Sonntag

Praxis-Lehrbuch der modernen Heilpflanzenkunde

Grundlagen – Anwendung – Therapie

Ursel Bühring

67 Abbildungen
12 Tabellen

Sonntag Verlag · Stuttgart

Bibliografische Information
der Deutschen Bibilothek

Die Deutsche Bibliothek verzeichnet diese Publikation in der Deutschen Nationalbibliografie; detaillierte bibliografische Daten sind im Internet über http://dnb.ddb.de abrufbar.

Wichtiger Hinweis: Wie jede Wissenschaft ist die Medizin ständigen Entwicklungen unterworfen. Forschung und klinische Erfahrung erweitern unsere Erkenntnisse, insbesondere was Behandlung und medikamentöse Therapie anbelangt. Soweit in diesem Werk eine Dosierung oder eine Applikation erwähnt wird, darf der Leser zwar darauf vertrauen, dass Autoren, Herausgeber und Verlag große Sorgfalt darauf verwandt haben, dass diese Angabe **dem Wissensstand bei Fertigstellung des Werkes** entspricht.
Für Angaben über Dosierungsanweisungen und Applikationsformen kann vom Verlag jedoch keine Gewähr übernommen werden. **Jeder Benutzer ist angehalten**, durch sorgfältige Prüfung der Beipackzettel der verwendeten Präparate und gegebenenfalls nach Konsultation eines Spezialisten festzustellen, ob die dort gegebene Empfehlung für Dosierungen oder die Beachtung von Kontraindikationen gegenüber der Angabe in diesem Buch abweicht. Eine solche Prüfung ist besonders wichtig bei selten verwendeten Präparaten oder solchen, die neu auf den Markt gebracht worden sind. **Jede Dosierung oder Applikation erfolgt auf eigene Gefahr des Benutzers.** Autoren und Verlag appellieren an jeden Benutzer, ihm etwa auffallende Ungenauigkeiten dem Verlag mitzuteilen.

Oswald-Hesse-Straße 50, 70469 Stuttgart

Unsere Homepage: www.sonntag-verlag.com

Printed in Germany

Umschlaggestaltung: Thieme Verlagsgruppe
Umschlagfotos: Ursel Bühring, Stegen
Satz: DOPPELPUNKT Auch & Grätzbach GbR, Leonberg
Druck: Druckhaus Köthen GmbH, Köthen

ISBN 3-8304-9097-6 2 3 4 5 6

Inhalt

Verzeichnis der Abkürzungen

(0)	Null-Monographie der Kommission E
äth.	ätherisch
bzgl.	bezüglich
b. B.	bei Bedarf
Btm	Betäubungsmittel
Ca	Calcium
Drg.	Dragees
EL	Esslöffel (gestrichen)
Fe	Eisen (Ferrum)
Glob.	(homöopathische) Globuli
griech.	griechisch
K	Kalium
Kps.	Kapseln
l	Liter
lat.	lateinisch
Lsg.	Lösung
(M)	Positiv-Monographie der Kommission E
Mg	Magnesium
N	Stickstoff
(N)	Negativ-Monographie der Kommission E
NSAR	Nichtsteroidale Antirheumatika
P	Phosphor
P.A.	Pyrrolizidin-Alkaloide
Plv.	Pulver
PMS	Prämenstruelles Syndrom
S	Schwefel (Sulfur)
Si	Kieselsäure (Silicium)
s. Kap.	siehe Kapitel
sog.	so genannt
Tbl.	Tabletten
tgl.	täglich
Tkt.	Tinktur
TL	Teelöffel (gestrichen)
Tr.	Tropfen
u.a.	unter anderem / und andere
u.v.m.	und vieles mehr

Geleitwort

Das Heilpflanzenbuch von Ursel Bühring erscheint genau zum richtigen Zeitpunkt. Denn trotz einer uralten Heilpflanzentradition (über 60.000 Jahre!) und trotz modernster wissenschaftlicher Beweise der Wirksamkeit von Heilpflanzen wurde durch die neue Gesundheitsreform dieser Zweig der Medizin vernachlässigt, mit der Folge, dass viele Arzneipflanzenzubereitungen nicht mehr erstattet werden. Was Sie als Therapeuten auch dadurch trifft, dass viele, selbst jahrelang in der Praxis bewährte Präparate vom Markt verschwinden. Andererseits führt dies dazu, dass aus Kostengründen viele Patienten eher zu den für sie günstigeren chemischen Mitteln greifen, trotz ihrer zum Teil erheblichen Nebenwirkungen.

Guter Rat ist gefragt. Und genau diesen bietet das vorliegende Buch an. Die Phytotherapie ist fester Bestandteil der naturheilkundlichen Praxis. Es könnte sein, dass, wie so oft im Leben, das Ärgerliche plötzlich ein ganz neues Gesicht bekommt – dass die Widersacher einer guten Angelegenheit – hier der Naturheilkunde – ohne es zu wollen, ihr den größten Dienst erweisen. Denn nun treten diejenigen auf den Plan, denen die Heilpflanzenkunde wirklich am Herzen liegt.

Frau Bührings Buch ist nicht nur sehr lebendig geschrieben, sondern versetzt den Leser in die Lage, selbst auf Entdeckungsreise zu gehen. Therapeuten wie Laien können sich in diesem so überschaubar angelegten Text problemlos zurechtfinden und entdecken schnell die gewünschten Angaben für ihre derzeitigen Beschwerden und die entsprechenden Heilpflanzen. Durch die brilliante Art zu schreiben und zu erklären werden die Leser motiviert, neugierig zu bleiben und möglichst schnell Hilfe in diesem Buch zu finden.

Aber das Schönste von allem ist, dass wir angeregt werden, unseren eigenen Heilpflanzenvorrat für ein ganzes Jahr zu sammeln, zu trocknen und aufzubewahren.

Ich wünsche dem Leser dieses wundervollen Buches gute Therapieerfolge, immer neue Entdeckerfreuden und eine von Jahr zu Jahr zunehmende Gesundheit und Fröhlichkeit durch das Leben in und mit der Natur.

Essen, im Sommer 2004

Dr. med. Veronica Carstens
Fachärztin für Innere Medizin
und Homöopathie

Geleitwort

In dem Begriff „Phytotherapie“ ist nicht nur die Pflanze, sondern auch das Wort „Theos: Gott“ verborgen, das heißt: Wir vermögen, oft staunend, in der Natur ein höheres Prinzip zu erkennen. Die Phytotherapie befasst sich neben der Bewegungs-, Ernährungs- und der Hydrotherapie mit der Natur des Menschen, die auch im Mittelpunkt des Interesses von Naturheilkundlern und Naturwissenschaftlern steht. Seit dem Beginn des 19. Jahrhunderts entwickelte sich, insbesondere in Deutschland, eine wissenschaftliche Betrachtung dieser Medizin aus der Natur, welche als die „grüne Apotheke der Welt“ gilt. Genauso wichtig ist es allerdings, sich auch mit der Natur *der Medizin* zu beschäftigen – nicht in einem akademisch abgehobenen, theoretischen Lehrgebäude, sondern immer in der Anschauung und im Kontakt mit der Pflanze.

Hier hat die Freiburger Heilpflanzenschule mit ihrer Gründerin Ursel Bühring Vorbildliches geleistet, um die verschiedenen Erkenntnisstränge zusammenzuführen und, was eine Besonderheit der Schule darstellt, an der Pflanze erfahrbar zu machen. Frau Bühring versteht es, die rationale Phytotherapie im Rahmen der evidenzbasierten Medizin mit wichtigen Erkenntnissen aus der Erfahrungsheilkunde (Experienced Based Medicine) zu vereinen. Dieser Anspruch spiegelt sich in ihrer umfangreichen Lehrtätigkeit wider sowie in diesem Buch, das ganz praxisnah aus ihrem Unterricht entstanden ist. Es beschreibt die wissenschaftlichen Grundlagen und das praktische Wissen so, dass das Lernen Freude macht.

Dieses „Praxis-Lehrbuch der modernen Heilpflanzenkunde“ bietet hervorragende Möglichkeiten, Lehrende und Lernende wieder mit der Natur der Pflanzen in Kontakt zu bringen und wirkliches Wissen und Verständnis zu erfahren, und ich wünsche ihm viele Leser, die davon profitieren dürfen.

München, im Sommer 2004

Dr. Erwin Häringer, M.D., Ph.D.

Geleitwort

Es ist mir eine Freude, ein Geleitwort für das Buch von Frau Ursel Bühring zu schreiben, denn es ist derzeit das beste Buch zum Thema, das ich kenne; das ausführlichste, umfangreichste, genaueste und praktikabelste. In den 40 Jahren meiner phytotherapeutisch ausgerichteten Praxis und den 15 Jahren Mitarbeit in der Kommission E habe ich rund um die Phytotherapie vieles gehört, gesehen und erlebt, und ich möchte mir durchaus ein Urteil erlauben. Lassen Sie mich das begründen:
Die zahlreiche phytotherapeutische Literatur scheint momentan in drei Kategorien zu zerfallen:
Zum einen ist da eine Reihe von wissenschaftlichen Fachbüchern, die zwar eine umfangreiche Datenlage vorweisen, in deren Büchern aber leider die tägliche Praxis häufig außen vor gelassen wird.
Dann gibt es die Flut von phytotherapeutischen Ratgebern und Arzneipflanzenbüchern auf dem Markt, nett, reich bebildert, teilweise aufwändig gestaltet, doch oft unkritisch und „schwerelos". Aber was Gewicht hat, ist nun einmal schwer – oder?
Die esoterische Pflanzenliteratur ist gut gemeint, aber für die Praxis zum größten Teil unbrauchbar: Magisches und Okkultes, Wundermittel aus fernen Ländern, Altes und Obskures sonderzahl klingt zwar durchaus interessant, doch damit arbeiten kann man nicht, und schon gar nicht ein Praxisschild über Jahrzehnte an der Haustüre halten.
Das vorliegende Buch geht über diese Kategorien hinaus. Als seriöse Empirikerin verbindet Frau Bühring Altes mit Neuem, bleibt dabei aber immer auf dem Boden der Tatsachen. Sie ist, wie es schon Paracelsus forderte, den Erfahrungsweg gegangen und berichtet nicht nur, was der so genannten Wissenschaftlichkeit entgeht, sondern auch, was diese entbehrt. Über Jahre beobachte ich nun ihren Weg – und kenne nur ganz wenige, die sich so engagiert in dieses Gebiet hineinbegeben haben.
Diesem Werk ist ein gutes Schicksal zu wünschen!

München, im Sommer 2004

Josef Karl
Heilpraktiker, Phytotherapeut
Ehemaliges Mitglied der Kommission E

Vorwort

Heilen mit Pflanzen ist der ursprünglichste Weg zu heilen und er hat sich seit Jahrtausenden bewährt. Die Pflanzen – ihre Gestalt, ihr Duft, ihre Geschichte, die Art ihrer vielgestaltigen Botschaften und ihre lebensspendende (Heil-) Kraft haben mich immer schon in ihren Bann gezogen. Bereits als Kind war es selbstverständlich für mich, Löwenzahn für einen Salat zu sammeln oder Spitzwegerich bei Wunden aufzutragen. Die Liebe zu Pflanzen hat mich durch Wiesen und Wälder geführt, meine Neugier genährt, mehr und mehr wissen zu wollen und alles anzufassen und auszuprobieren, um wirklich zu begreifen und zu verstehen. Ich habe erfahren, geschmeckt und probiert, habe ältere Menschen befragt (was man heute „Feldforschung" nennt) – und dabei viel mehr in Erfahrung bringen können als ich es je über Bücher vermocht hätte.

1982, zu Beginn meiner Heilpraktikerausbildung, hatte ich dann ein Schlüsselerlebnis, das eine Wende in mein Leben bringen sollte: Eine Freundin erzählte mir von ihrer Tochter Sophia. Diese war als Baby so schwer an einem Virus erkrankt, dass die Ärzte der Uniklinik sie schließlich aufgegeben haben. Die Mutter nahm die Kleine (gegen ärztlichen Rat und auf eigene Verantwortung) mit nach Hause und zog sie mit der Pastinake auf, einer kohlenhydratreichen Wurzel, die das Kind als einzige Speise vertragen konnte. Heute ist Sophia eine gesunde junge Frau, Krankenschwester und inzwischen selbst Heilpraktikerin. Sie besuchte u. a. die Ausbildung an der Freiburger Heilpflanzenschule und integriert die Phytotherapie, die ihr selbst das Leben gerettet hatte, in ihre naturheilkundliche Praxis.

Diese Kraft der wilden Kräuter berührte mich so tief, dass ich spürte, dass es an der Zeit war, mein „Erfahrungswissen" auf solide Beine zu stellen. So begann ich, mich intensiv weiterzubilden. Ich las und las und verschlang die Phytoliteratur, besuchte Seminare, Kongresse, Ausbildungen, verwarf so manches und überprüfte das Wissen auch auf seine Praxisrelevanz: Teemischungen z. B. mussten so schmecken, dass sie auch getrunken werden können (was beileibe nicht selbstverständlich ist!).

Schließlich gab ich erste Wildkräuterkurse und Heilpflanzenseminare, und bald kamen Krankenkassen und Kliniken auf mich zu. Mit der Zeit wuchsen meine Erfahrungen und mein Wissen und entwickelten sich, zusammen mit den Rückmeldungen und Erfahrungen der Patienten in der Praxis und in der Klinik, der Freunde, Bekannten und später der Kursteilnehmer, zu einem harmonischen Ganzen.

Als ich im Jahre 1996 die ersten Unterrichtsskripte für die Eröffnung der Freiburger Heilpflanzenschule erarbeitete, wusste ich noch nicht, welche Kreise dies nach sich ziehen würde. Statt dem zaghaften Öffnen einer „Knospe" durfte ich von Anfang an eine volle „Blüte" erleben: Die Teilnehmerinnen und Teilnehmer strömen bis heute aus Deutschland, der Schweiz, Frankreich, Luxemburg, Belgien, Italien und Österreich, und es gibt für alle Kurse Wartelisten. Dass meine Schule so eine positive Resonanz erfährt, beglückt mich bis heute.

Pflanzen brauchen zum Gedeihen ein ordentliches, reichhaltiges Wurzelwerk. Die Wurzeln meiner Schule liegen zum einen in meinem Unterrichtsskript, in dem ich den Lehrstoff „Phytotherapie" völlig neu für einen lebendigen Unterricht aufbereitet habe. Es musste verständlich geschrieben, gut strukturiert und logisch aufgebaut sein und sich als kompetentes Begleitskript und Nachschlagewerk gleichermaßen bewähren. Dieses Skript ist von Ausbildung zu Ausbildung gewachsen, es wurde verändert und auf den neuesten Stand gebracht, manches wieder verworfen, vieles ist dazugekommen und bereichert worden durch Anregungen der Teilnehmer meiner Schule, denen ich hiermit als Erstes herzlich danken möchte –, und heute ist daraus dieses Buch entstanden, das Sie, liebe Leserinnen und Leser, nun in der Hand halten.

Der andere Teil des Wurzelwerks meiner Schule ist feiner, ähnlich den zarten nährenden Wurzelhärchen, ohne die kein Baum existieren könnte: Es ist die eingangs schon erwähnte Liebe zu den Pflanzen. Sie ist eine Stütze, ein Elixier und zugleich die „Seele" meiner Schule. Sie erfüllt mich mit steter Energie, verleiht mir Flügel und schenkt mir die Kraft, diese so schnell gewachsene Institution mit Herz und Freude zu leiten. Diese Begeisterung möchte ich mit anderen teilen – und mitteilen, quasi durch die Sprache der (heilenden) Blumen.

Das „Praxis-Lehrbuch der modernen Heilpflanzenkunde" wendet sich an alle interessierten Angehörigen aus Heil- und Pflegeberufen, an Therapeuten und solche, die es werden wollen. Im naturheilkundlich orientierten Praxisalltag gehört die Phytotherapie von jeher zur bewährten Basis. Mit diesem Werk halten Sie ein Lehr- und Praxisbuch und ein Nachschlagewerk zugleich in der Hand, das Sie mit handfestem Wissen und vielen naturheilkundlichen Tipps begleitet. Und ganz nebenbei macht es Lust zu lernen und das Gelernte umzusetzen. Wenn Sie wollen, können Sie das Heilen mit Pflanzen „Schritt für Schritt" lernen, lebendig, praxisnah und mit Anleitungen zu eigenen Experimenten und zur Selbsterfahrung.

Das Wissen und die praktische eigene Erfahrung – die „Evidence Based Medicine" und die „Experienced Based Medicine" – bergen gemeinsam einen so wertvollen Wissensschatz, dass dieser allen zugänglich sein sollte, die daran Interesse haben, Therapeuten wie „Laien". Aus diesem Grund möchte ich genauso interessierte Laien ermutigen, sich in die faszinierende Welt der Heilpflanzen zu begeben, denn Selbstmedikation mit Heilpflanzen hat eine lange Tradition. Durch fachgerechte Heilpflanzenanwendungen könnten viele Menschen ihre Eigenverantwortlichkeit wiedererlangen und leichte Unpässlichkeiten zu Hause selbst „phytotherapieren". Sie können mithilfe dieses Buches ihre Gesundheit „lust- und geschmackvoll" erhalten und Befindlichkeitsstörungen im Vorfeld lindern, bevor (Labor-)Befunde eine Erkrankung aufzeigen. Aus diesem Grund habe ich das Buch so geschrieben, dass es auch für Laien verständlich ist und alle, die sich das Wissen verantwortungsbewusst erarbeitet haben, damit auch arbeiten können. Für ein ausführliches Hintergrundwissen gibt es ausreichend wissenschaftliche Literatur, die weitere Informationen liefern kann.

Die Umsetzung dieses Wissens ist allen zu empfehlen, und es möge Ihnen Freude bereiten. Die „Gründaumigen" unter Ihnen können in die Praxis gehen: Heilsame aromatische Kräuter lassen sich im eigenen Garten oder auf dem Balkon relativ einfach anbauen und ernten, oder Sie erwerben sie bei einer (biologisch arbeitenden) Heilpflanzengärtnerei oder sammeln sie, mit geschulten Augen natürlich, in „freier Wildbahn", d. h. mitten in der Natur.

Eignen Sie sich das Wissen aus diesem Buch an und lassen Sie sich auf Exkursionen, Kursen oder durch weitere Fachliteratur darin schulen, die Pflanzen wieder zu erkennen. Die Rückverbindung mit der Natur wird nicht nur für ihren Körper eine Wohltat sein.

Und damit wünsche ich Ihnen, liebe Leserinnen und Leser, viel Freude beim Lesen, Lernen und Umsetzen.

An dieser Stelle möchte ich mich bedanken für die hilfreiche und engagierte Mitarbeit an meinem zentralen Lebenswerk:

bei meinen Co-Dozentinnen und Mitarbeiterinnen Helga Ell-Beiser und Michaela Girsch für den wertvollen inhaltlichen Austausch, bei meiner Mitarbeiterin Marion Oerding für die kompetente sprachliche Mitgestaltung, bei Dr. Häringer und Josef Karl für die motivierende fachliche Beratung, bei Rudi Beiser (La Luna Kräutermanufaktur) für den Erfahrungsaustausch zum Thema Sammeln und Trocknen, bei meinem Sohn Christian für die geduldige, liebevolle Unterstützung im technischen Bereich und schließlich bei Stephanie Schneider, die die botanischen Namen nach Fehlerteufeln durchsuchte, und bei meinen Lektorinnen Silvia Mensing und Angelika Hein für ihr feines und stilsicheres Gespür.

Freiburg, im Sommer 2004

Ursel Bühring

Zur Arbeit mit dem Buch

Liebe Leser,

um Ihnen zu helfen, den größtmöglichen Nutzen aus der Lektüre meines Buches zu gewinnen, möchte ich Ihnen gerne die Struktur etwas erläutern.

Das Buch folgt einem klaren Aufbau:

Nach einer kurzen allgemeinen Einführung werden die einzelnen **Wirkstoffe** dargestellt. Im Unterricht hat es sich bewährt, diesen theoretischen Lehrstoff mit einer Praxiseinheit zu beginnen. Das Erlernte bleibt danach besser im Gedächtnis, da es auch „erfahren" wurde. Im Kapitel „Heilen mit Pflanzen" finden sich oft nur Kurzbeschreibungen der Wirkstoffe, so dass Sie im Zweifelsfall immer hier in diesem Kapitel nachschlagen können.

In den **Praxis-Grundlagen** möchte ich Ihnen aus der Vielfalt der praktischen Anwendungsmöglichkeiten die wichtigsten aufzeigen. Konkrete Beispiele finden Sie dann weiter hinten im Buch, im Hauptteil, am Ende der jeweiligen Indikationen unter: Praxis: Rezepte.

Der Hauptteil des Buches, das **Heilen mit Pflanzen**, orientiert sich am Unterrichtsplan der Freiburger Heilpflanzenschule. Diese Kombination aus Hintergrundwissen, Theorie, Praxis und Bildern hat sich dort als sehr sinnvoll erwiesen und motiviert und unterstützt das Lernen der Heilpflanzenkunde. Zu Beginn der einzelnen Indikationen finden Sie eine Zusammenfassung vom Unterrichtsstoff der Lektion, gefolgt von Abbildungen der wichtigsten Heilpflanzen zu dem jeweiligen Indikationsgebiet.

Pflanzensteckbriefe zu den einzelnen Heilpflanzen bieten Ihnen dabei die wichtigsten Informationen über Botanik, Inhaltsstoffe, Anwendung etc. Die einzelnen Pflanzensteckbriefe sind in kleinerer Schrift gedruckt und beginnen jeweils mit dem *Namen* einer Pflanze, z. B. Mariendistel *Silybum marianum* Cardui mariani fructus (M).

Sie enthält in dieser Reihenfolge

- deutschen Namen (z. B. „Mariendistel"),
- *botanischen Namen* = internationale Bezeichnung (z. B. *„Silybum marianum"*),
- Rezepturvorschrift inkl. Pflanzenteil = Drogenbezeichnung (z. B. „Cardui mariani fructus"),
- Hinweis auf Monographie der Kommission E:
  (M) = Positivmonographie,
  (N) = Negativmonographie,
  (0) = Nullmonographie bzw. nicht bearbeitet worden.

Die angegebenen **Dosierungen** beziehen sich auf die getrockneten Pflanzenteile (Droge) und auf eine gute Wirkstoffqualität der Arzneidrogen. Die Pflanzensteckbriefe enden mit der Zeile **„Kommission E"**. Dies ist der derzeit gültige Gesetzestext (s. Kapitel „Kommission E").

Die *ausführlichen* Pflanzensteckbriefe befinden sich jeweils im Kapitel über die Hauptanwendung dieser Pflanze (z. B. „Spitzwegerich" im Kapitel „Husten"). Die entsprechenden Seitenzahlen sind im Index fett gedruckt. Bei weiteren Anwendungsmöglichkeiten finden sich nur *Kurz-Steckbriefe* oder die Namenszeile der Pflanze (z. B. „Spitzwegerich" im Kapitel „Hautentzündungen und Ekzeme").

Schließlich folgen **Praxis-Rezepte**, um Ihnen die Anwendung des theoretisch Erlernten zu ermöglichen und Sie zu Eigenerfahrungen zu ermuntern.

Um Ihnen das Arbeiten in der Praxis etwas zu erleichtern, habe ich die **„Bewährten Rezepturen"** auf einen Blick zusammengefasst.

Am Ende der einzelnen Indikationen haben Sie dann die Möglichkeit, Ihr Wissen über die wichtigsten Grundlagen zu überprüfen. Nehmen Sie sich die Zeit, die **Fragen/Repetitorium** zu beantworten. Der Lernerfolg wird Sie ermutigen. Zahlen in Klammern bedeuten die Anzahl der richtigen Antworten. Alle Antworten ergeben sich aus dem Text der Lektion. Aus diesem Grund wurden den Fragen von mir auch absichtlich keine Antworten zugeordnet – denn es ist viel sinnvoller, die Lektion zu wiederholen, wenn Sie sich noch nicht sicher sein sollten.

Im **Anhang** schließlich finden Sie einige Anregungen für weitergehende Praxisanwendungen. Auch wenn diese vielleicht nicht im „klassischen" Verständnis von Phytotherapie gelehrt werden, runden sie das

Verständnis von und die Verbindung zur Heilpflanzenkunde ab.

Wir haben uns sehr bemüht, die Angaben zu den genannten Fertigarzneimitteln zum Zeitpunkt der Drucklegung dem aktuellen Stand anzupassen. Die derzeit für eine große Zahl von pflanzlichen Arzneimitteln laufenden Nachzulassungsverfahren führen jedoch wöchentlich zu Änderungen in diesem Bereich. Es ist daher möglich, dass einige der genannten Präparate später nicht mehr oder nur noch mit geänderter Zusammensetzung erhältlich sind. Wir empfehlen daher, insbesondere, wenn der Name des Präparats geändert wurde (z. B. Zusatz von „N“, „neu“ oder „mono“), sich vor dem Kauf zu vergewissern bzw. von der Apotheke bestätigen zu lassen, dass die gewünschte Pflanze noch in diesem Arzneimittel enthalten ist.

Nun wünsche ich Ihnen eine lehrreiche und inspirierende Lektüre. Und vergessen Sie dabei bitte auch nicht, dass ganzheitliches Lernen *alle* Sinne beinhaltet. Der Gang in die freie Natur gehört als Erholungspause oder Exkursion ganz selbstverständlich dazu, denn „das beste Buch ist die Natur selbst“ (Paracelsus).

Teil I
Einführung

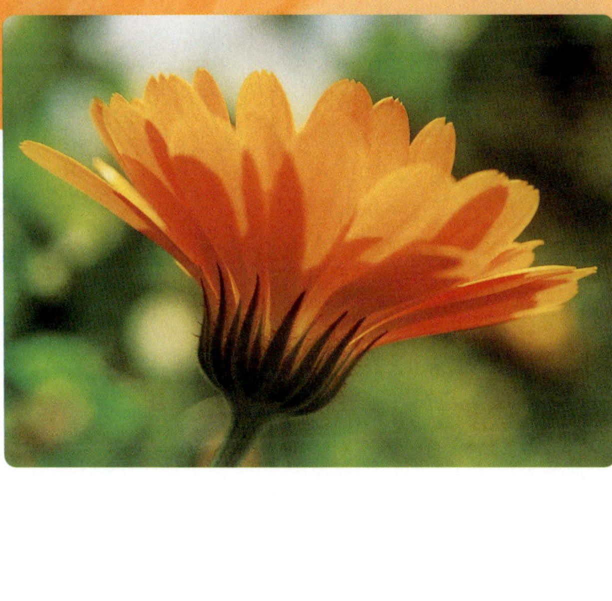

1 Die Geschichte der Pflanzenheilkunde

„Denn die Zukunft fällt nicht aus dem lautlosen Himmel; sie wächst geduldig aus dem Boden, den Jahrtausende bestellten.“

Werner Bergengruen

Die Geschichte der Pflanzenheilkunde ist so alt wie die Geschichte der Menschheit und mit ihr aufs Engste verknüpft. Früher war das Heilen mit Pflanzen in einen soziokulturellen, rituellen Kontext eingebunden, substanzielle und immaterielle Heilkunde waren eins. Sicherlich hatten unsere Vorfahren die Fähigkeit, heilende Kräuter durch eine Art Eingebung unmittelbar und instinktiv zu erkennen und nützliche oder genießbare von schädlichen Pflanzen zu unterscheiden. Im Falle einer Erkrankung mussten sie differenzieren, was ihnen in diesem Fall gut täte; oftmals Pflanzen, von denen sie ansonsten Abstand nahmen, weil sie zum Beispiel zu bitter waren. Die archaisch-animistische Form der Krankheitsauffassung schenkte ihnen im Schlaf und in Träumen, in tiefer Meditation, in der Ekstase oder im Rahmen eines überlieferten Rituals Einsichten über die richtige (Anwendung der) Pflanze. Schamanen, Priesterinnen und andere Heilkundige traten mit (halluzinogenen) Pflanzen in Verbindung, sie sahen die Heilkraft der Pflanzen dank der durch sie wirkenden Göttinnen und Götter gegeben und wussten mit ihrer Hilfe Krankheitsdämonen auszutreiben oder abzuwehren (Apotropaika). Die Pflanzen, die mit ihren Wurzeln tief in die Erde hinein reichen und ihre Stängel und Blüten himmelwärts strecken, galten als eine Art Medium, das die Weisheit der Ewigkeit enthält, das die obere mit der unteren Welt verbindet, das Taglicht mit der Dunkelwelt.

Später wurde dieses Wissen als das Hören und Sagen der Tradition weitergegeben. Mündliche und schriftliche Überlieferungen belegen die Anwendung von Pflanzen als Heilmittel bei Mensch und Tier seit Urzeiten. Immer wieder sind es **Tiere**, die dem Menschen vormachen, wie die Natur heilt, das haben verhaltenswissenschaftliche Untersuchungen zweifelsfrei ergeben. Tiere können keine Krankheiten diagnostizieren, sie entdecken heilkräftige Pflanzen durch Ausprobieren und geben dieses Wissen an ihre Nachkommen weiter. Viele Tiere fressen bei Verdauungsstörungen spezifische Kräuter, die den Verdauungstrakt wieder in Ordnung bringen, das kennt man von Haustieren. Verwundete **Schafe** wälzen sich in Schafgarbe und fressen sie vermehrt, weil sie wundheilend wirkt und den Verdauungstrakt aktiviert. **Gämsen** wälzen sich bei Verletzungen auf dem antibiotisch wirkenden wundheilenden Alpenwegerich. **Feldhasen** benötigen eine reichhaltige „Wildkräuterapotheke“ (Thymian, Kamille, Spitzwegerich u.v.m.), ohne die sie an Parasiten zugrunde gehen würden. **Wölfe** fressen bei Darmstörungen Brennnesseln, bis sie sich übergeben können. **Stare** polstern ihre Nester mit Heilkräutern (Bärenklau, Schafgarbe, Wiesenkerbel, Silberweide) aus, um ihre Jungen vor Parasitenbefall zu schützen. **Spatzen** in Kalkutta statteten ihre Nester während einer Malariaepidemie mit frischen Blättern des *Caesalpina-pulcherrima*-Baumes aus, die das gegen Malaria wirksame Chinin enthalten. Kranke **Affen** kauen Rinden, wenn sie Bauchschmerzen haben oder bittere, haarige Kräuter, die Durchfall verursachen und sie somit von Bandwürmern und Parasiten befreien. Die Kapuzineraffen Costa-Ricas reiben sich mit Zitrusfrüchten ein, weil die ätherischen Öle den Juckreiz lindern. Japanische Forscher fanden heraus, dass weibliche Affen im Verlauf ihrer Schwangerschaft vermehrt gerbstoffhaltige Pflanzen fraßen und dadurch weniger Fehlgeburten erlitten. Die Primatologen Richard Wrangham und Jane Goodall entdeckten bei wildlebenden Schimpansen eine regelrechte „Heilkräutersammelkultur“. **Bären** pflegen ihre Wunden mit dem Saft der *Osha*-Wurzel, die sie zuvor ausgegraben und gekaut haben, und sie fressen vor der Winterruhe scharfkantiges Gras, um solchermaßen eine Wurmkur durchzuführen. Der **Seehund** wickelt sich mit einer Bandalge ein, wenn er verletzt ist. Sie dient dem Wundverschluss und enthält antibiotische und pilztötende Stoffe. **Rehe** wälzen sich auf einem bestimmten Moos, das keimtötende Stoffe enthält, die eine Wundinfektion verhindern. Dies mögen der Beispiele genug sein, es gäbe noch viele.

Erste Spuren der Anwendung von Arzneipflanzen lassen sich zurückverfolgen bis lange vor unserer Zeitrechnung. In **Shanidar im Irak** wurde in einer Höhle ein ca. 60.000 Jahre altes Grab entdeckt, in dem die Toten auf Büscheln blühender Heilkräuter gebettet waren. Die Analyse des Blütenstaubs konnte Blütenpollen von 28 verschiedenen Heilpflanzen identifizieren; darunter Schafgarbe, Eibisch, Tausendgüldenkraut und Großer Wegerich, Flockenblume, Greiskraut, Meerträubel, Traubenhyazinthe und Beifuß („Mutter aller Kräuter") das überall auf den Boden gestreut worden war. Aus dieser Zeit gibt es zwar keine schriftlichen Überlieferungen, aber durch Funde aus prähistorischen Gräbern lassen sich Rückschlüsse ziehen. **In jungsteinzeitlichen Pfahlbauten am Bodensee** fand man Samen von Holunder, Schlehe, Kümmel, Brombeere u. a. Auch **„Ötzi"**, der Steinzeitmensch, trug eine große Anzahl verschiedener Heilkräuter in seinem Köcher mit sich.

3000 v. Chr.

entstanden in Mesopotamien, im „fruchtbaren Halbmond" Keilschrifttexte mit einer Fülle pflanzlicher Rezepturen.

2500 v. Chr.

tauchte der erste schriftliche Beleg einer Ärztin auf, die sich mit Pflanzenheilkunde beschäftigte: **Merit Ptah** aus Ägypten. Die sehr gebildeten ägyptischen Frauen, die in großer Freiheit lebten, erhielten ihre Kenntnisse über die Heilmittelbereitung von den Priestern im Tempel. Die Frauen kurierten ihre Familien selbst und sie reichten vor dem vierten Krankheitstag keinerlei Medizin, um der Natur die Möglichkeit der Selbsthilfe zu lassen.

1900 v. Chr.

Die ersten Überlieferungen der indischen Heilkunde, der **Ayur-Veda** („Lehre vom langen Leben") entstanden. Die ayurvedische Heilkunst wurde erst etwa 700 Jahre später in einem Lehrbuch niedergeschrieben und geht auf den indischen Arzt Susruta zurück. Heilpflanzen, die heute wieder im Mittelpunkt des medizinischen Interesses stehen, wurden hier schon genutzt, wie z. B. Rauwolfia, Aloe, Sandelholz oder Ingwer, ein bis heute beliebtes Gewürz und viel genutztes Heilmittel.
Den Indern, ständig wilden Tieren ausgesetzt, die sie zugleich verehrten und fürchteten, diente zur Abwehr von Pantern und Tigern ein Pfeilgift aus den Knollen des **Eisenhutes**. Eisenhut lieferte außerdem ein Heilmittel gegen Gicht, Rheumatismus und Neuralgien. Dem **indischen Hanf** huldigte man in Indien mehr als dem Opium. Verbreitet ist es auch heute noch, die Blattspitzen zu kauen, ihn mit Honig, Butter und Gewürzen als Getränk anzusetzen oder in der Wasserpfeife zu rauchen, das erhöht das Lebensgefühl. Die Anhänger Mohammeds, denen der Alkoholgenuss verboten war, nutzten den Hanf später als Ersatzstimulans. Wie von **Herodot** (500–424 v. Chr.) berichtet wird, warfen die **Skythen**, ein Volk von den Küsten des Schwarzen Meeres, Hanfsamen auf glühende Steine.

1700–1600 v. Chr.

Zu den eindrucksvollsten und umfangreichsten Überlieferungen gehören Funde aus ägyptischen Königsgräbern, die auf ca. 1600 v. Chr. geschätzt werden. Die berühmteste Aufzeichnung ist das **„Papyrus Ebers"**, worin 877 Rezepte mit zahlreichen Heilpflanzen, wie z. B. Wacholder, Myrrhe, Thymian oder Knoblauch geschrieben stehen. Die Schriftrolle hat eine Länge von über 20 Metern! Auf die gleiche Zeit wird auch die **Kahun-Papyrusrolle** datiert, die sich speziell mit Frauen- und Kinderkrankheiten befasst. Der **Gott** der ägyptischen Heilkunde, *Thot*, wurde als Lotse auf einem Nilschiff dargestellt, als „Ph-armaki".
Aus dieser Zeit stammen auch die Keilschriftüberlieferungen des babylonischen Königs **Hammurabi** im Zweistromland: Sein Gesetzbuch enthält eine Fülle an Hinweisen für die Verwendung von Heilpflanzen.

500–400 v. Chr.

500 Jahre v. Chr. beschäftigte sich **Pythagoras von Samos** (565–480 v. Chr.) mit Heilpflanzen, Diät und einem geordneten Lebensrhythmus zur Erhaltung und Wiedererlangung der Gesundheit: *„... der ganze Himmel ist Harmonie und Zahl."* Eine der herausragenden Größen im Griechenland der Antike war der Wanderarzt **Hippokrates** von Kos (460–370 v. Chr.), dessen hippokratischer Eid noch heute jedem Mediziner geläufig ist. Hippokrates gilt als der geistige Va-

ter der modernen Medizin und lehrte, von der Natur zu lernen und Krankheiten mit Heilpflanzen, Wasser, frischer Luft und leichter Kost zu behandeln. Er stellte den Lehrsatz auf: *„Lasst eure Heilmittel Nahrungsmittel sein und eure Nahrungsmittel Heilmittel“* und war der Begründer der Säfte- bzw. Konstitutionslehre. Die später von Galen hinzugefügten Temperamente sind uns heute noch bekannt: Choleriker, Sanguiniker, Melancholiker und Phlegmatiker.
350 Jahre v. Chr. verfasste **Theophrast** (371–287 v. Chr.), ein Schüler von **Aristoteles**, die „Naturgeschichte der Pflanzen“, die etwa 450 verschiedene Heilpflanzen beschreibt.
Mongolische Völker brachten ihre Arzneischätze aus der sibirischen Heimat zu den Griechen. Darunter befand sich die schwarze Nieswurz, hierzulande als Christrose bekannt; eine altbekannte Herzdroge mit digitalisähnlicher Wirkung. Wie aus dem Namen hervorgeht, schätzten die Griechen die Gefährlichkeit der giftigen Pflanze richtig ein: „Helleborus – die tödliche Speise.“

200 v. Chr.

wird von vielen herausragenden griechischen Frauen berichtet, die die Heilkunde ausübten; z. B. galt **Helena** als eine bedeutende Heilerin und Kräuterkundige, die bei **Polydamna**, einer ägyptischen Königin, gelernt hatte und viele Kräuterrezepturen beherrschte. Sie gab dem Heldensohn Telemachos den schmerzlindernden Saft „Nepenthes“ (Haschisch, Schlafmohn u. a.), um ihn die Trauer über die vor Troja gefallenen Gefährten vergessen zu lassen. Inula helenium, der Alant, soll aus den Tränen der Helena entstanden sein, als sie den Verlust des Steuermannes Canopos beklagte. Auch **Pythia**, Priesterin und Orakelsprecherin zu Delphi, beherrschte die Pflanzenheilkunde. Sie saß auf einem Dreifuß, kaute Blätter des dem Apollon geweihten Lorbeers und verkündete ihre Weissagungen in Trance.

Ein bekanntes Wort aus dem **Alten Testament** lautet: *„Gott hat die Kräuter heilsam gemacht und ein Vernünftiger verachtet sie nicht.“* Im Alten Testament sind im **3. Buch Mose (Levitikus)** viele Krankheiten und Heilungsvorschläge beschrieben. Zu dieser Zeit wurde aus dem Stamme **Levi** (Sohn Jakobs und Leas) stets der älteste Sohn als Priester berufen. Er war gleichzeitig eine Art Krankheitsberater. Im **„Levitikus“** finden wir z. B. den Rat, der Priester solle einen Aussätzigen nur mit Zedernholz, scharlachfarbener Wolle und Ysop berühren: *„Entsündige mich mit Ysop, dass ich rein sei.“* In den Apokryphen ist zu lesen: *„Und Gott sprach zu dem Heilengel: Geh hin und heile das Land ..., und lehre die Menschen die Heilkräuter der Erde.“ „Und Noah schrieb alles auf, was sie ihn lehrten, in ein Buch mit allen Arten der Heilkräuter.“* Neben den Priestern besaßen auch Propheten und Seher die Gabe des Heilens. **Jesaja** zum Beispiel befreite den **König Hiskia** mit einem Feigenblatt von seiner Drüsenschwellung. Zum **Passahfest** war es Brauch der Juden, bittere Kräuter zu sich zu nehmen, z. B. Zichorie, Löwenzahn, Lattich und Endivie. Das entspricht heute einer Frühjahrskur.

100 v. Chr.

entstanden zur Zeit der „Streitenden Reiche“ die Überlieferungen des legendären Kaisers von China, **Shen-nung**, genannt der „göttliche Ackersmann“. Er verfasste zwischen 32 v. Chr. und dem Jahr 10 unserer Zeitrechnung eine pharmakologische Pflanzenheilkunde, das „Pen-ts'ao ching“ mit 239 Pflanzendrogen, mit Heilwirkung und Anwendungsmöglichkeiten, empfohlenen Sammelzeiten, Standorten sowie günstigen Gestirnskonstellationen. Shen-nung förderte u. a. die Kultur des Zimtbaumes. Das duftende Holz würzte Speisen, half bei Verdauungsstörungen, stillte den Blutfluss der Frauen und stieg als heiliges Räucherwerk vor den Bildern der Ahnen auf. In den schneebedeckten Gipfeln Osttibets wuchsen in 3000–4000 m Höhe die Wurzeln des chinesischen **Medizinal-Rhabarbers**, der zu den „niederen Arzneimitteln“ gehörte, die spezifisch zur Behandlung von Krankheiten eingesetzt wurden. Die „höheren Arzneimittel“ dagegen sind niemals giftig und dazu bestimmt, „das Leben zu nähren“ und gegen den Alterungsprozess anzukämpfen; dazu wird vor allem Ginseng gezählt, aber auch der Enzian. Der Medizinalrhabarber gehört zu den ersten Heilmitteln, die über die alte Seidenstraße, über das „Dach der Welt“ bis an die Westküste Kleinasiens gelangten. Shen-Nungs Heilpflanzenkatalog soll ein venezianischer Goldschmiedesohn und Weltreisender als erster Europäer gesehen haben: Marco Polo. Von ihm stammt die Kunde von dem nie gesehenen Reichtum an duftenden, stärkenden, berauschenden und betäubenden Gewächsen des fernen Landes „Kathai“. Die Karawanen konnten nur leichte (aber möglichst kostbare!) Ware mit sich führen, z. B. die Früchte des Sternanis oder Campher, das Atmung und Herztätigkeit stimuliert, und Schlafmohn (Opium), aus dessen eingetrocknetem Milchsaft der Mohnköpfe ein schmerzlinderndes Narkotikum gewonnen wurde.

100 n. Chr.

wurde von dem römischen Militärarzt Pedanius **Dioskurides** (40–90 v. Chr.), der unter Kaiser Nero lebte, das wohl bedeutendste Heilpflanzenbuch der Antike verfasst. Sein 5-bändiges Werk **„Materia medica“** beschreibt ausführlich etwa 800 Pflanzen und ihre Verwendung. Es soll angeblich auf dem Wissen kräuterkundiger Frauen basieren und war bis ins 15. Jahrhundert für die Pflanzenheilkunde maßgebend. Viele seiner Angaben sind bis heute gültig und manche der Pflanzenportraits von Dioskurides können sich durchaus mit den Erkenntnissen der heutigen Phytotherapie messen. So wurden damals schon Holunderblüten als schweißtreibende Mittel eingesetzt, Tausendgüldenkraut als bittere Medizin und Pfefferminze als ein krampflinderndes und blähungstreibendes Heilkraut. Dioskurides hatte den Nahen Osten, Ägypten und Italien bereist und dabei seine Kenntnisse der Pflanzenwelt vervollständigt. Die bekannteste Handschrift seines Werkes (Codex med. gr.1, „Wiener Dioskurides“, entstanden 512 n. Chr.) befindet sich heute in der österreichischen Nationalbibliothek in Wien.
Ungefähr zur gleichen Zeit entstand eine 37-bändige Sammlung von über 2000 Schriften unterschiedlicher Autoren über die Anwendung von Heilpflanzen, die von dem berühmten römischen Feldherrn und Geschichtsschreiber **Plinius** dem Älteren (23–79 n. Chr.) zusammengetragen wurden. In seinen Schriften wurde auch pflanzenheilkundliches Wissen von Frauen veröffentlicht. Nach seinen Angaben soll zum Beispiel **Aristoteles' Frau** (um 350 v. Chr.) einen großen Anteil der umfangreichen Werke mitverfasst haben. Die Werke von **Dioskurides** und **Plinius** wurden zur wichtigsten Quelle für alle mittelalterlichen Kräuterbuchautoren.

200 n. Chr.

Als ein bedeutender Mediziner wird der römische Arzt **Claudius Galenos** (129 bis 201 n. Chr.) angesehen, der als Leibarzt des **Kaisers Marc Aurel** wirkte. Galenos wurde in Pergamos in Kleinasien geboren und gilt als der Begründer der Pflanzenheilkunde. Auf ihn gehen detaillierte Angaben zur Herstellung von pflanzlichen Destillaten, Tinkturen, Salben usw. zurück: durch „galen“ische Zubereitung entstehen aus Rohdrogen Arzneimittel, und sie werden heute noch als **„Galenika“** bezeichnet. Von **Oktavia**, der ersten Frau von **Marcus Antonius,** sind häusliche Heilverfahren mit heilenden Kräutern wie Zimt, Kardamom, Rose und Lavendel überliefert.

Von unseren Vorfahren, den **Germanen**, liegen über den Gebrauch von Heilpflanzen nur sehr kärgliche Überlieferungen vor. Das Heilwesen der Germanen entwickelte sich aus ihrem Zusammenleben mit der Natur; astrologische Einflüsse spielten eine große Rolle. Man weiß, dass sie eine sehr differenzierte Kräuterbetrachtung hatten: Da gab es Kräuter der Liebesgöttin, die beliebte Hausmittel waren und „Bärenpflanzen“, die kräftigend wirkten im Gegensatz zu „Wolfspflanzen“, giftigen Gewächsen, mit denen hauptsächlich Kultpriesterinnen umgingen. Tacitus nannte die Weisen Frauen „alrun“ = die Allwissende; danach wurde später die Zauberwurzel Alraune benannt. Vorwiegend wurde die Heilkunde von Frauen ausgeführt. An abgelegenen Waldorten hauste das „Wilde Weib“ aus dem „hag“ = Hecke, die „Hagzissa“ oder „Hagesuse“ (daraus entwickelte sich das Wort Hexe). Sie gab, gestützt auf uralte Traditionen, die Kenntnisse von Heilpflanzen weiter und bewährte sich in der Pflege Kranker.
Als die **Germanen** später mit den **Römern** in Berührung kamen, übernahmen sie von ihnen auch das Kräuterwissen der Antike.
Die **Kelten**, in der Hallstattzeit vor knapp 3000 Jahren das führende Kulturvolk in Europa, bildeten in ihrer Gemeinschaft Druidinnen und Druiden aus, die aufgrund ihrer Heilkunst überaus angesehen waren. Der Unterricht dauerte bis zu 20 Jahre, und die über 20.000 Verse Lehrstoff durften nur mündlich weitergegeben werden. Die Kelten besaßen beachtliche Kenntnisse in der Kräuterkunde; berühmt geworden ist vor allem das „heiligste Produkt des Pflanzenreichs“, die Mistel, die am Neujahrstag unter feierlichem Zeremoniell mit goldener Sichel geschnitten und in einem weißen Tuch aufgefangen wurde, damit sie die Erde nicht berührte.
Neben den antiken Schriftstellern sind es die **Edda** und **Sagas** isländischer und norwegischer Geschlechter aus dem 10. und 11. Jahrhundert, die in einigen Andeutungen auf die altgermanische Heilkunde hinweisen. *„Pflegen und heilen“*, so heißt es in der **Edda**, *„erhalten uns eines der höchsten Güter, die Gesundheit.“*

Das sich ausbreitende Christentum setzte alles daran, heidnische Rituale zu unterbinden bzw. zu überdecken. Für christliche Missionare galten heidnische Priesterinnen und Schamanen als Rivalen. Sie waren wie ihre Kräuter des Teufels, denn Heilung für den sündigen Menschen sei nur im Gebet zu finden. Dadurch wurden die Errungenschaften der Antike auf dem Gebiet der Pflanzenheilkunde verdrängt. Auf der anderen Seite behielten weise Frauen trotz kirchlicher Ächtung ihr Vertrauen auf die lebensspendenden Kräfte althergebrachter Kräuterrezepturen bei. Vermögende Frauen aus der oberen Gesellschaftsschicht, die in ihren Burgen umfangreiche Kräutersammlungen hegten, wurden gleichermaßen um Hilfe aufgesucht wie die „Kräutermarie" in der ärmeren Dorfgemeinschaft.

800 n. Chr.

Im Laufe des 8. Jahrhunderts kam es zur Ausdehnung des Islams (Mohammed 570–632); die Heilkunde war seit dieser Zeit stark vom Einfluss arabischer Ärzte geprägt.

Das **Lorscher Arzneibuch** (um 750) ist eines der ältesten deutschen Arzneibücher, das mit seiner Fülle an Arzneipflanzen und der „Selbstbefreiung der Medizin aus christlich-wissenschaftsfeindlicher Bindung" weit reichende Entwicklungen für das Capitulare de villis, den Kloster-Gartenplan St. Gallen, und den „Hortulus", das Kräuterbuch des Abtes Walafrid Strabo, zur Folge hatte. Es beginnt mit einem Angriff auf die Medizinfeindlichkeit des frühchristlichen Abendlandes und verteidigt damit gleichzeitig die antiken, zwangsweise heidnischen Autoren. Heute befindet es sich in der Staatsbibliothek Bamberg. **Karl der Große** (742–814) unterwarf die Pflanzenheilkunde staatlicher Kontrolle. Er förderte zum Wohle seines Volkes die Kultivierung von Heilpflanzen in Klostergärten und erließ eine Verordnung, die **„Capitulare de villis"**, nach der über 70 Heil- und Gewürzpflanzen zum Anbau vorgeschrieben waren. Darin heißt es wörtlich: *„Wir wollen, dass man in den Gärten alle diese Kräuter halte: Fenchel, Rosen, Salbei, Raute ..."*

Nach dem Niedergang des Römischen Reiches bildeten im europäischen Mittelalter die Klöster ein Refugium für das antike Wissen. Das übrig gebliebene Kräuterwissen suchte Unterschlupf in der Kirche. Zunehmend waren es jetzt Mönche, die damit arbeiteten. In der Zeit vom 8.–13. Jahrhundert galten die Klöster als Hüter der Wissenschaft. Die medizinischen Wissenschaften wurden in den Klöstern durch Studieren und Abschreiben der alten Kräuterbücher gepflegt, die alten Schriften wurden quasi „kopiert" und so vor dem Verlust bewahrt. Daraus entstand die so genannte **„Mönchs- oder Klostermedizin"**. Der erste Plan zur Anlage eines Kräutergartens findet sich auf dem Bauplan des **Klosters von St. Gallen**. Die Räume, in denen die Heilkräuter aufbewahrt wurden, hießen damals **„apotheca"**. Viele Mönche übten außerdem selbst die Heilkunde mit den Kräutermitteln aus, an erster Stelle der Orden der **Benediktiner**.

Eine wunderbar kundige und gelungene Aufzählung von Heilkräutern stammt vom **Abt Walafrid Strabo** (809–849), dem „Schieler". Er wurde im Jahre 847 Abt des berühmten Benediktinerklosters Reichenau am Bodensee. In seinem bekannten **„Hortulus"**, einem Lehrgedicht über den Gartenbau, werden 23 Heilpflanzen in Versform beschrieben, in 444 wohlklingenden Hexametern verfasst, die eine Wonne sind zu lesen.

1100 n. Chr.

lebte der bedeutendste persische Mediziner: **Abu Ali Ibn Sina**, auch **Avicenna** genannt (980–1037). Er war Arzt und Philosoph, ein profunder Kenner tropischer Drogen und führte sie in den europäischen Arzneischatz ein. Vom 11. Jahrhundert an wurden die arabischen Arzneipflanzen weltberühmt, besonders Gewürzpflanzen spielten erstmals eine große Rolle, so auch die Lotuspflanze: Die Wurzel, zu Suppe verarbeitet, hilft gegen Schlafstörungen, die bitteren Samen regulieren die Verdauung, die Blätter dienen als Verpackungsmaterial. Ein reger Austausch über Heilpflanzen fand zwischen den verschiedenen Kulturen statt; den Hauptantrieb dazu gaben die Kreuzzüge.

Das medizinische Wissen wurde ausgebaut in der **Schule von Salerno**, der ersten abendländischen Hochschule im großen Stil. An dieser Schule, die ungewöhnlicherweise auch Frauen zuließ, wirkte eine Frau namens **Trotula** (gest. 1097). Sie hatte die antiken Lehren ausführlich erforscht und bewertete sie kritisch. Die gängigen Lehrmeinungen erweiterte sie um ihre eigenen Erkenntnisse. In ihrem Werk über Gynäkologie und Geburtshilfe **„Passionibus Mulierum Curandorum"**, das bis ins 17. Jahrhundert als die am meisten gelesene Schrift über Frauenmedizin galt, beschreibt sie u. a. ihre Ansicht, dass Frauen am besten von Frauen behandelt werden. Sie war eine Verfechterin ganzheitlicher Medizin. Hochschwangeren empfahl sie u. a., nur leichte Kost zu sich zu nehmen, oft zu baden und den Unterleib mit Veilchenöl einzumassieren. Gegen geschwollene Knöchel verordnete sie Rosenöl, bei Verdauungsbeschwerden Minze. Gelehrte in der Renaissance änderten später ihren Namen in die männliche Form

„Trotus“ um, weil es als undenkbar galt, die Schriften einer Frau als Lehrbasis anzuerkennen.

1200 n. Chr.

lebte **Hildegard von Bingen** (1098–1179), die bis heute als eine der bemerkenswertesten Frauen des Hochmittelalters gilt. Schon mit acht Jahren trat sie in ein Benediktinerinnenkloster ein. Sie gab erstmals eine Heilmittellehre heraus, die auch aus dem Volk überliefert und nicht nur den Denkern der Antike nachempfunden war. In ihrer neunbändigen **„Physica“** beschreibt sie viele in Mitteleuropa heimische Pflanzen, die nicht aus dem Mittelmeergebiet kamen und bis dahin in den Schriften der Antike weitgehend unerwähnt waren. Dadurch erweiterte sie das damalige Wissen um Heilpflanzen. In ihren Werken **„Physica“** und „**Causae et Curare**“ kommt es zu einer Vermischung von antikem Wissen, christlichem Glauben und germanischem Weltbild. Ihre Bücher wurden zu einem Zeugnis der Volksmedizin des 12. Jahrhunderts. Heute erlebt die „Hildegard-Medizin“ einen großen Aufschwung. Viele ihrer Rezepturen sind noch immer gültig, bedürfen aber unbedingt einer sorgfältigen Überprüfung in Bezug auf eine zeitgemäße Anwendung.

1300 Jahre n. Chr.

kam es unter Friedrich II. von Hohenstaufen zur **„Medizinalordnung“**: Ärzte- und Apothekerstand wurden erstmals voneinander getrennt, Arzneimittelpreise festgelegt und die Niederlassungen von Apotheken geregelt – dies hatte in Deutschland die Gründung zahlreicher Apotheken zur Folge. Doch das einfache Volk konnte oft die teuren Behandlungen nicht bezahlen und suchte weiterhin Rat und Beistand bei den weisen Kräuterfrauen.
Neben der Volksmedizin breitete sich die Naturwissenschaft in Deutschland weiter aus. Hierfür stehen die ausführlichen, mehrbändigen botanischen Werke des Dominikanermönches **Albertus Magnus** (1193–1280).

1500–1600 n. Chr.

beeinflussten zwei Ereignisse die Weiterentwicklung der Heilkunde: die Entdeckung der Welt, Amerika und Asien sowie die Entdeckung der Buchdruckerkunst (**Gutenberg**, 1450). Erstmals wurden viele Werke in deutscher Sprache herausgegeben. Damit vollzog sich ein entscheidender Wandel in der Literatur der Kräuterbücher. An die Stelle alter Überlieferungen trat eine neue, auf Naturbeobachtung basierende Kräuterbeschreibung. Die Heilpflanzenbücher zählten bald zu den meistverkauften Büchern überhaupt.
Das erste gedruckte Kräuterbuch in deutscher Sprache hieß **„Garten der Gesundheit“**. In 435 Kapiteln werden hier Heilkräfte von 368 Pflanzen, 25 Tieren und 28 Mineralstoffen beschrieben. Der Garten der Gesundheit war für Medizin und Botanik von größter Bedeutung, eine Fundgrube medizinischen Wissens, verfasst von zahlreichen antiken und mittelalterlichen Ärzten. Herausgegeben wurde das Buch 1485 von dem Mainzer Drucker und Verleger **Peter Schöffer. Otto Brunfels** (1485–1534), zuerst Mönch und später weltlicher Arzt, verfasste das **„Contrafeyt Kreuterbuch“**. **Hieronymus Bock** war protestantischer Pfarrer in Hornbach am Neckar und übte die Heilkunde aus. Er war ein großer Naturbeobachter und beschrieb die Pflanzen naturgetreu und exakt – und er verstand es meisterlich, Wissenschaftliches mit Kurzweiligem zu verbinden. Mit zu den besten Werken zählt das farbig kolorierte Buch des Professors der Medizin **Leonhart Fuchs** (1501– 1566), das **„New Kreuterbuch“**. Er lehrte in München, Ingolstadt und zuletzt an der Hochschule Tübingen, später wurde er dort Rektor. Das Buch bestach weniger durch seine Textpassagen denn durch seine 515 betörend schönen, ganzseitigen Pflanzenbilder. Der Straßburger Wundarzt **Hieronymus Brunschwygk** verfasste mehrere Kompendien über Chirurgie und Destillierkunst. Das Buch mit dem meisten Erfolg bei den Lesern schrieb der italienische Arzt **Pierre Andrea Matthioli** (1501–1577). Seine Pflanzenkenntnisse hatte er sich im Botanischen Garten zu Pisa erworben. 1555 wurde er Leibarzt des Erzherzogs Ferdinand von Prag. Matthiolis Kräuterbücher hatten damals die wohl zahlreichsten Auflagen, weit mehr als 32.000 Exemplare; es ist eine Freude, darin zu schmökern. Auf ihn geht auch das wahrscheinlich berühmteste Herbarium zurück: Sein Kräuterbuch **„De plantis Epitome“** wurde von dem deutschen Botaniker und Arzt **Joachim Kammermeister** (1534–1598), genannt **Camerarius** der Jüngere, übersetzt.

Bis zum 16. Jahrhundert gab es nur in den Städten akademisch gebildete Ärzte, deren Inanspruchnahme für weite Kreise der Bevölkerung zu teuer war. Nachdem die bis zum 14. Jahrhundert in lateinischer Sprache geschriebenen Bücher sich ausschließlich an studierte Ärzte wandten, waren die in der Landessprache geschriebenen späteren Werke auch an die Allgemeinheit gerichtet. Damit gab man sowohl medizinischen Berufen eine Anleitung zur Behandlung an die Hand als auch Laien einen Leitfaden zur Selbstbehandlung. Das zu dieser Zeit geschriebene Buch des **Jakob Theodor von Bergzabern** (1520–1590), der nach seiner Vaterstadt **Tabernaemontanus** genannt wurde, war das **„New Kreuterbuch"**. Im Vorwort zu seinem 1588 erschienen Buch sind Zielgruppe und Absicht des Werkes genannt: *„Allen Ärzten, Apothekern, Schmieden, Gärtnern, Köchen, Kellnern, Hebammen, Hausvätern und anderen Liebhabern der Arznei nützlich ... Es werden große Unkosten gespart, die dem armen und gemeinsamen Manne aufgehen und ansonsten wollen viele lieber sterben, als dass sie einen Medicus berufen, der Kosten und der Mittel halber"*, ein Aufruf also zur Selbstmedikation! **Tabernaemontanus** war Schüler von **Otto Brunfels** und **Hieronymus Bock**. Der 1516 in Zürich geborene **Konrad Gesner** zählt zu den bedeutendsten Naturwissenschaftlern der Schweiz. An der Universität Zürich wurde er Professor für Naturgeschichte; 1565 starb er an der Pest. Aufgrund seines außerordentlich vielseitigen und enzyklopädischen Wissens wurde **Gesner** der **„Plinius"** seiner Zeit genannt. Er arbeitete an einer botanischen Systematik, lange bevor Linné geboren wurde. Der alte Botanische Garten in Zürich, der heute noch reich an Medizinalpflanzen und jederzeit zu besichtigen ist, verdankt ihm sein Entstehen. **Gaspard Bauhin** (1560–1624), Professor der Botanik und Anatomie, hatte in Basel studiert und legte dort einen Garten mit etwa 4.000 Pflanzen an und arbeitete an einem neuen, kritischen Kräuterbuch. Für die Botanik heute noch von Bedeutung ist das mehr als 6.000 Pflanzen umfassende Buch „Pinax theatri botanici". Das Werk ordnete erstmals das bis dahin existierende Durcheinander der Nomenklatur und der Synonyme der Pflanzennamen in einer methodisch übereinstimmenden, übersichtlichen Form an.

Neben der Buchdruckerkunst sorgten die „Entdeckung" Amerikas 1492, der neue Seeweg nach Indien 1498 und danach der Import von Heilpflanzen aus Übersee für eine Verbreitung des Wissens. Der Frankfurter Stadtarzt **Adam Lonicerus** brachte 1557 ein neu bearbeitetes Kräuterbuch heraus, in dem eine bis dahin in Europa nie gesehene Pflanze erwähnt wird. Es handelte sich um Tabak, der erst 1497 nach Europa gebracht wurde. Damit begann gleichzeitig der Import weiterer bedeutsamer Heilmittel, zum Beispiel Guajakholz und Sarsaparillwurzel gegen die Syphillis oder Chinarinde („Jesuitenpulver") gegen das Wechselfieber (Malaria). In Spanien sammelte der Arzt **Nicolas Monardes** (1493–1578) alle fremdländischen Heilmittel in einem Drogenmuseum. Die wichtigste neuartige Pflanze war für ihn der Perubalsam. Ein portugiesischer Mönch namens **Tristram** beschrieb zu dieser Zeit erstmals die Wirkungen einer Heilpflanze aus den Urwäldern Brasiliens, der Brechwurzel.

Die Zeit der Hexenverfolgung

Aberglaube und Mystik mischten sich in die Kräuterkunde des **Mittelalters** und begünstigten die Kurpfuscher, Quacksalber oder **„Thyriakkrämer"**, die in das Allheilmittel „Theriak" die absurdesten Ingredienzien mischten (s. Kap. 16: Bitterstoffe). Im Spätmittelalter verdunkelten miserable Ernährungszustände, katastrophale hygienische Verhältnisse, dicht bevölkerte Elendsquartiere und Seuchen das Leben der Menschen.

Zu dieser Zeit betrachtete man Frauen und ihre Kräutermixturen besonders misstrauisch. Zum einen schienen sie mit ihrem nicht nachvollziehbaren Naturverständnis Unheil über Menschen zu bringen, zum anderen wollten die Männer sich ihre Einnahmen nicht schmälern lassen durch die meist unentgeltlich oder nur gegen geringes Entgelt arbeitenden Frauen. Auch schienen Frauen den „Schwarzen Tod", die Pest, besser zu überstehen. Statt dies auf das Ungleichgewicht durch die unzähligen Kriege zurückzuführen, wurden die Frauen bezichtigt, Männern mit ihren magischen Kräften den Tod zu bringen. Schließlich wurde Frauen gänzlich und unter Androhung von schweren Strafen bis zum Tod untersagt, als Heilerinnen oder Hebammen zu arbeiten. Dass Frauen in der Lage sind, Leben zu nehmen und Leben zu schenken, dass sie gar um die Zusammenhänge der Verhütung wussten, wurde von der Kirche und der weltlichen Herrschaft als Bedrohung angesehen.

Das Wissen über heilende Pflanzen wurde schon immer in der Hauptsache von Frauen getragen und mündlich weitergegeben. Ihre Kenntnisse niederzuschreiben blieb den Frauen dieser Zeit meistens verwehrt. Es war ihnen nicht gestattet, schreiben, lesen oder später auch Latein als die Sprache der Gelehrten zu lernen oder an wissenschaftlichen Forschungen teilzuhaben. Zwar finden sich historische Belege über bedeutende Frauen in der Pflanzenheilkunde, doch meist ist ihr Wissen durch patriarchalisches Denken der Schreiber verändert oder verfälscht zu

Papier gebracht worden, häufig gekennzeichnet durch Ignoranz oder Verachtung weiblicher Belange. Frauen hatten ein intuitives Naturverständnis, das ihnen eine gewisse Macht verlieh und die Männer verunsicherte. Je mehr sich Männer durch wissenschaftliche Forschung und rationale Betrachtungsweise von den unmittelbaren Naturkräften entfernten, umso stärker entwickelte sich der Argwohn gegenüber Frauen, die diesen Bezug immer beibehielten. Der geschichtliche Verlauf zeigt, dass immer wieder versucht wurde, Frauen durch Ausschluss vom wissenschaftlichen Leben diese Macht zu nehmen.

Das verhängnisvolle christliche Frauenbild des 15. Jahrhunderts bildete den Nährboden für die schreckliche Zeit der Hexenverfolgungen. Zur Aufspürung und Ausrottung der Hexen wurde von der Inquisition ein Handbuch in Auftrag gegeben, das zur Verfolgung und Verurteilung unzähliger Frauen zwischen dem 15. und 17. Jahrhundert führte: der **„Hexenhammer"** oder **„Malleus Maleficarum"**. Die Hetzjagd dehnte sich bald auf jede Frauengestalt aus, die mit Pflanzen Linderung zu schenken suchte, und schließlich auch auf die Heilpflanzen selbst. Es wurde Frauen vollkommen unmöglich gemacht, die Heilkunde auszuüben. „Wenn sich eine Frau anmaßt zu heilen, ohne studiert zu haben, ist sie eine Hexe und muss sterben", steht im Hexenhammer geschrieben, ein perfides Urteil für Frauen, denen ja untersagt war zu studieren! Die letzte Hexenverbrennung in Deutschland fand im Jahr **1775** statt.

Paracelsus

Theophrastus Bombastus von Hohenheim (1493–1541), genannt **Paracelsus,** wurde in Einsiedeln geboren. Sein Vater, Arzt und Chemiker, schenkte dem Knaben schon früh Einblick in die reiche Pflanzenwelt seiner Schweizer Heimat und erweckte sein Interesse an den in der Natur wirkenden Kräften.

Paracelsus wurde vom Rat der Stadt Basel als Stadtarzt berufen; damit verbunden war ein Amt im akademischen Lehrberuf. Er hielt seine Vorlesungen in deutscher Sprache, verkündete seine eigenen Erfahrungen und Lehren und führte seine Studenten auf botanischen Spaziergängen in die Welt der Heilpflanzen ein. *„Alle Wiesen und Matten, alle Berge und Hügel sind Apotheken."* Das war damals sehr ungewöhnlich. Er sprach sich aus gegen eine übermäßige Verwendung fremdländischer Heilpflanzen und war der Überzeugung, dass jedes Land mit seinen eigenen Gewächsen seine eigenen Krankheiten heilt. **Paracelsus'** Größe lässt sich auf seine hermetische Betrachtungsweise zurückführen. Er war ein unermüdlicher Forscher, ein querköpfiger, unruhiger Geist, der sich von nichts und niemandem verbiegen ließ und sich selbst treu blieb. Er war Arzt und Naturwissenschaftler zugleich, er beobachtete genau, experimentierte unablässig und kam, losgelöst von der damaligen Wissenschaft, zu eigenen und teilweise genialen Erkenntnissen. Seine wertvollsten Kenntnisse über Heilmittel verdankte er den als Hexen verschrienen Kräuterweibern und dem fahrenden Volk. Er verbrannte 1527 seine Schrift über die **Pharmaceutika** mit dem Geständnis, er habe „von der Zauberin alles gelernt, was er wisse". Bis zum Jahre 1600 verfasste er über 200 Schriften, darunter eines seiner Hauptwerke: **„Die große Wundarznei."** Immer galt für ihn der Grundsatz: *„Das Buch der Arznei ist die Natur selbst."* Sein wohl bekanntestes Zitat ist bis heute gültig: *„Alle Dinge sind Gift und nichts ist ohne Gift. Allein die Dosis macht, dass ein Ding kein Gift ist."*

Paracelsus starb mit 48 Jahren. Der frühe Tod des großen Arztes wird damit erklärt, dass die jahrelangen Arbeiten mit Quecksilberpräparaten seine Gesundheit nach und nach zerrütteten. Es waren Versuche, unedle Metalle in Gold umzuwandeln und vor allem die Suche nach der Möglichkeit, aus ihnen Kräfte für Leben und Gesundheit zu gewinnen: *„Denn die Metalle und Steine haben ebenso wie die Wurzeln, Kräuter und Früchte Leben in sich."*

Paracelsus ging bei seinen Pflanzenbeobachtungen weit über eine mechanistische Anschauung hinaus. Für ihn war eine Pflanze immer ein Wesen: *„In jeder Pflanze und in jedem Stock wohnt ein Geist inne, der eine große Kraft verbirgt, die von der Materie nur festgehalten werde. Doch kann man, wenn man die Pflanze an ihrer Signatur genau erkenne, auf deren Heilkräfte schließen."* Paracelsus knüpfte an alte Schriften an, als er die **Signaturenlehre** wieder hoffähig machte. Sie brachte ihn aber in Verruf, da sie als unwissenschaftlich abgetan wurde. Doch Paracelsus' Anschauung griff auf alte hermetische Weisheit zurück: *„Wie oben, so unten. Wie innen, so außen."* Die starke Vereinfachung dieser Lehre brachte es mit sich, dass es in der Volksmedizin zu teilweise sehr naiven und oberflächlichen Zuordnungen kam. Paracelsus schaute da schon genauer hin. *„Wunderbare Kräfte liegen in den Arzneien. Kaum würde man es glauben, dass die Natur sie in sich birgt ..."*

Für Paracelsus war die **Astronomie**, die damals gleichbedeutend war mit der Astrologie, eine der Grundsäulen der Medizin. Dazu gehörte auch die genaue Beachtung des Standes von Sonne und Mond. Paracelsus war auch Alchimist und wird als Vater der **Spagyrik** bezeichnet. Er bereitete Heilpflanzen durch verschiedene chemische Prozesse auf, indem er sie gären ließ, ein Destillat anfertigte, die Pflanze zu Asche verbrannte und die Endprodukte wieder zusammenführte. *„Trenne und vereine, solve et koagule“* ist ein Grundsatz der **Spagyrik**, in der ein neues Heilmittel entsteht. Paracelsus, der auch der Vorläufer **Hahnemanns** war, zählt zu den großen Wegbereitern der Naturheilkunde.

1700 n. Chr.

Bereits im 15. Jahrhundert besaßen die meisten Apotheken kleinere Kräutergärten, in denen Heilpflanzen mit größter Aufmerksamkeit gehegt und gepflegt wurden. Im 17. Jahrhundert bemühten sich die Apotheker um eine Vertiefung ihrer Kenntnisse, indem sie **Herbationen** unternahmen, gemeinsame Ausflüge in die Natur, oft unter der Führung eines besonders heilpflanzenkundigen Arztes. In Italien begann man angrenzend an die Universitäten botanisch-medizinische Gärten anzulegen; bekannt ist der **Botanische Garten** zu Pisa (1547).
Noch heute existieren in so genannten „Herbarien“ (s. Kap. 3.1: Herbarien anlegen) getrocknete, gepresste Pflanzen aus dem 17. und 18. Jahrhundert, teils mit bestens erhaltenen Blütenfarben. Die bis heute gut erhaltenen Anleitungen zur Anfertigung eines **Herbariums** mit dem Titel „Zur Aufbewahrung der Kinder Floras“ beschreibt die Vorgehensweise ganz genau: Man brauchte Instrumente, Leim, eine Sonnenuhr zur Bestimmung der Zeit und des Ortes, einen eisernen Spaten, einen Quersack aus Leder oder Leinen, ein Torcularium (Presse mit Papierblättern), ein botanisches Nachschlagewerk und eine Schachtel Theriak („Arznei gegen alle Gifte“) gegen zu befürchtende Schlangenbisse beim Sammeln.

1800 n. Chr.

gab der Arzt und Botaniker **Carl von Linné** (1707–1778) den Pflanzen Gattungs- und Beinamen in lateinischer und griechischer Sprache, „so wie wir Menschen uns mit Vor- und Familiennamen unterscheiden“. Es gelang ihm eine **einfache Klassifizierung und Systematisierung** der vielfältigen Pflanzenwelt. Die mit großer Konsequenz eingeführten lateinischen Doppelnamen (binäre Nomenklatur) finden sich in allen Pflanzenbüchern und botanischen Gärten, einschließlich des „L“ hinter dem Namen, das zeigt, dass diese Bezeichnung von **Linné** stammt. Linné hat in seinem Leben 3.000 Pflanzen (und 5.000 Tiere) solcherart beschrieben. Es ist eine universelle, umfassende Namensgebung, denn er hauchte mit dem Namen der Pflanze auch etwas von ihrer Geschichte oder Heilkunde ein, und durch die Verwendung der botanischen Nomenklatur wissen alle Interessierten auf der ganzen Welt, um welche Pflanze es sich handelt.

Unter den Leitsätzen aufstrebender Naturwissenschaften wurde mit der Zeit ein mechanistisches Weltbild geprägt, das die Natur entzauberte und sie mathematisch zu erfassen begann. Waren es früher die Kräuterweiber, Engelmacherinnen oder Hebammen, so interessierten sich in der beginnenden Neuzeit die Wissenschaften für die überlieferte Heilkunde. Nachdem 1775 der englische Arzt und Botaniker **Dr. Withering** die Heilung einer schwer herzkranken Frau mit „Wassersucht“ durch den Kräutertee einer einfachen Kräuterfrau miterlebt hatte, ließ er die Teemischung untersuchen und erkannte aus den 20 Kräutern den Fingerhut als hauptwirksam. Er ließ die herzwirksamen Eigenschaften von Digitalis analysieren und gab damit zugleich den Anstoß, dass volksheilkundliches Wissen in Medizinerkreise Eingang fand.
Die erste genauere Untersuchung pflanzlicher Inhaltsstoffe begann mit der Alkaloidforschung durch die Apotheker **Friedrich Wilhelm Sertürner** (1783–1841), der das Morphin aus dem Schlafmohn entdeckte, und **Karl Friedrich Wilhelm Meissner** (1792–1855); auf ihn geht die Bezeichnung „**Alkaloid**“ zurück.
Eine weitere bedeutende Persönlichkeit der Pflanzenheilkunde des 18. Jahrhunderts war **Christoph Wilhelm Hufeland**, der Lehrer von **Samuel Hahnemann** und **Johann Gottfried Rademacher.** Hufeland knüpfte an die Humoral- oder Viersäftelehre des Hippokrates an und führte den Begriff „Dyskrasie“ wieder ein.

Samuel Hahnemann (1755–1843) begründete die **Homöopathie** neu und erhob die **Ähnlichkeitslehre (Simila similibus curentur)** zum Gesetz. In seinem 1810 erschienen „Organon der rationellen Heilkunde“ ist zu lesen: *„Wähle, um sanft, schnell und dauerhaft zu heilen, in jedem Krankheitsfalle eine Arznei, die für sich ein ähnliches Leiden erregen kann, wie sie heilen soll. Die besten Versuche unternimmt der gesunde Arzt an sich selbst. Er weiß am gewissesten, was*

er an sich selbst wahrgenommen hat, und gewinnt den Eindruck der echten, reinen, untrüglichen Wirkungsarten der einfachen Arzneistoffe ..." Die der Homöopathie eigene Zubereitungsart ist die Gewinnung der rohen Arzneisubstanz vor allem aus frischen Kräutern, aber auch aus tierischen und mineralischen Bestandteilen. Dies hat sich bis heute erhalten und gibt uns die Möglichkeit, Frischpflanzenessenzen (Urtinkturen) aus der Apotheke zu beziehen.
Die **Pflanzenheilkunde** bemühte sich damals zusehends, die Ursachen für Krankheiten zu erkennen und diese nicht, wie die Allopathie, zu bekämpfen. Sie distanzierte sich auch mehr und mehr von der Homöopathie und erklärte es frühzeitig zu ihrem Bestreben, den Körper durch Lösung und Ausscheidung von schädlichen Stoffen zu befreien und ihn so mit neuer Kraft auszurüsten und die inneren Selbstheilungskräfte zu unterstützen.

1900 n. Chr.

Das 20. Jahrhundert ist gekennzeichnet durch die **Industrialisierung** und den „Siegeszug" der Chemie. Die Bedeutung der Pflanzen als Heilmittel begann abzunehmen, als durch die Fortschritte in den Naturwissenschaften die Wirkstoffe vieler Heilpflanzen isoliert und als Reinsubstanzen synthetisiert werden konnten, wie z. B. das Morphin, das die pflanzliche Zubereitung des Opiums ersetzte. Im nächsten Schritt wurden die Strukturen der aus Pflanzen isolierten Substanzen chemisch verändert, um zu wirksameren bzw. besser verträglicheren Arzneistoffen zu gelangen. Als bekanntestes Beispiel dient die Acetylsalicylsäure, die als Aspirin ihren Siegeszug als Analgetikum antrat und noch heute ihren Platz behauptet, wenn auch mit zusätzlichen Wirkungen und Nebenwirkungen bestückt. Der chemisch hergestellte Stoff verdrängte die Weidenrinde mit ihren aus Salicin- bzw. Salicylalkoholderivaten bestehenden Inhaltsstoffen. Bis dahin war die Weidenrinde eine Arzneidroge, die als „Europäische Fieberrinde" neben der teuren Chinarinde hoch geschätzt war. Heute erfährt sie, nach Auffindung salicinreicher Varietäten, wieder eine Neubelebung.
Doch die jahrtausendealte Lehre von der Heilkraft der Pflanzen überdauerte bis in die heutige Zeit. Immer wieder war der Ruf zu hören: „Zurück zur Natur!", im Sinne einer Neubelebung der Naturheilkunde. Das analytische Denken, das alles Belebte auf Atome und deren Verbindungen zurückführte, geriet in Verruf als ein totes Weltbild, und der Wunsch nach einer „Wiederbeseelung" wurde immer deutlicher vernehmbar.
In dieser Zeit stellte **Johann Wolfgang von Goethe** seine ausführlichen Naturbetrachtungen an; er beschäftigte sich fast lebenslang mit den botanischen Wissenschaften, legte ein umfangreiches Herbarium an und gilt als Entdecker der Metamorphose der Pflanzen. Seine von ihm praktizierte Erkenntnismethode war die „anschauende Urteilskraft", in der er der Pflanze vorurteilslos gegenüberstand und sich von der Pflanze ihr ureigenes Wesen mitteilen ließ, zur „sinnlichen Wahrnehmung der Idee".
Der Bauernsohn **Vincenz Prießnitz**, geb. 1799, wurde durch seine Wasserbehandlungen als Wunderdoktor berühmt. Unvergleichbar mehr Erfolg mit Wasser als Heilmittel hatte der deutsche Pfarrer **Sebastian Kneipp** (1821–1897). Kneipp ging vor allem von der Heilkraft des Wassers aus, ohne die Kräuter jedoch wäre sein gesamtes Heilwerk unvollständig. Nach dem Grundsatz: *„Wer heilt, hat recht"*, lehrte er seine ungewöhnlichen Therapiemethoden zur Abhärtung des Körpers, die bis in die heutige Zeit viele Anhänger gefunden haben. **Wasser- und Kräuterkur** sind als zwei der fünf Grundsäulen in seinen Naturheilverfahren schier untrennbar miteinander verbunden: *„Kein Kräutchen, kein Pulver, das ich nicht selbst versucht und als bewährt befunden habe. Geht hinaus in den Garten Gottes und sammelt die Gaben!"*
Der Schweizer Kräuterpfarrer **Johann Künzli** (1857–1945) veröffentlichte seine reichhaltigen Erfahrungen und erprobten Heilkräuterrezepte in dem Buch **„Chrut und Uchrut"** und betonte: *„Das Pflanzenwissen hat mir fürs praktische Leben mehr genützt als Homer und Virgil."*
Die **anthroposophisch** orientierte Heilpflanzenkunde beruht auf der Theosophie des 18. und 19. Jahrhunderts. Rudolph Steiner (1861–1925) hat damit eine Erweiterung der Medizin angestoßen, in der Pflanzen wieder eine ganz eigene Rolle spielen.

20. Jahrhundert

„Gesunde Medizin für gesunde Körper" war ein Leitwort im **Dritten Reich**. Die „Medizin aus der Natur" konnte sich in Kriegszeiten unabhängig von Pharmaimporten machen und war gut zu beschaffen. Die hungernde und kränkelnde Kriegsbevölkerung suchte im ersten und zweiten Weltkrieg wieder vermehrt heilende Pflanzen. Frauen und Kinder mussten Heilpflanzen sammeln für die Soldaten an der Front. Im

Konzentrationslager in Dachau wurden Heilpflanzen in riesigen Mengen von Häftlingen angebaut, die als billige Arbeitskräfte galten. In Kriegslazaretten wurde mit Kräutern therapiert – etwas anderes gab es nicht. Beste Erfahrungen bezüglich der Wirksamkeit von Arzneipflanzen unter den einfachsten Bedingungen im Lazarett machte damals der Arzt **Dr. Rudolf Fritz Weiß** (1895–1991), der auch nach dem Krieg die Therapie mit Arzneipflanzen zu seinem Thema machte. Er gilt als der **„Nestor der Phytotherapie"**; sein Lebensziel war die Anerkennung der Phytotherapie als ein unverzichtbarer Bestandteil der so genannten Schulmedizin. Er war der Begründer des ersten Lehrstuhles für Phytotherapie und sein „Lehrbuch der Phytotherapie", erstmals 1943 herausgegeben und bereits in der 10. Auflage, gehört auch heute noch zu den Standardwerken.

Im **20. Jahrhundert** wurde von dem französischen Arzt **Leclerc** (1870–1955) der heute gebräuchliche Begriff „Phytotherapie" eingeführt. Damit wurde die Pflanzenheilkunde offiziell als eine eigene Wissenschaft begründet, die sich mit der Anwendung pflanzlicher Heilmittel am kranken Menschen befasst: „Phytotherapie ist Heilung, Linderung und Vorbeugung von Krankheiten bis hin zu Befindensstörungen durch Arzneipflanzen, deren Teile oder Bestandteile sowie deren Zubereitungen."

Im Allgemeinen werden Phytopharmaka weniger zur Anwendung bei schweren oder akuten Erkrankungen eingesetzt, sondern eher zur Gesunderhaltung und Vorbeugung, für leichtere Befindlichkeitsstörungen sowie bei vielerlei chronischen Krankheiten als Begleittherapie. Die Wirkung setzt meistens langsamer ein und ist in der Regel mit weniger Nebenwirkungen verbunden als bei synthetisch hergestellten Arzneimitteln. Am 3.10.1991 wurde vom **„Kuratorium der Gesellschaft für Phytotherapie e.V."** folgende Definition verabschiedet:

> „Phytotherapie ist die Behandlung und Vorbeugung von Krankheiten bis zu Befindensstörungen durch Pflanzen, Pflanzenteile und deren Zubereitung. Die Phytotherapie ist nicht Alternative, sondern Teil der heutigen naturwissenschaftlich orientierten Medizin. Sie schließt therapeutische Lücken und bietet ergänzende oder adjuvante Möglichkeiten bei der Behandlung und Vorbeugung akuter und chronischer Krankheiten."

Mittlerweile sind Phytotherapeutika auf hohem wissenschaftlichen Niveau erforscht. Viele Inhaltsstoffe konnten mittels genauer Analyse- und Messmethoden isoliert und in ihrer Wirksamkeit bestätigt werden. Doppelblinde, randomisierte Studien nach modernen Anforderungen belegen ihre Wirkung. Dieser Weg hat der Phytotherapie zur Anerkennung verholfen und sie zum Gegenstand wissenschaftlicher Forschung gemacht; eine wichtige Voraussetzung, damit die Arzneipflanzen nicht ganz aus den Apothekenschubladen verschwinden.

Mit dem langen Zeitraum der geschichtlichen Entwicklung vor Augen ist ersichtlich, dass die erst 200 Jahre alte naturwissenschaftliche Ära nicht hätte entstehen können ohne ihr historisches Fundament. Das Erfahrungswissen (Experienced Based Medicine, im Gegensatz zur durch klinische Studien „nachweisgestützten" Evidence Based Medicine) ist die „Mutter" der heutigen Medizin, und jeder Fortschritt basiert auf den Errungenschaften seiner Vorgängerinnen und Vorgänger.

Die Heilkraft von Arzneipflanzen ist unbestritten und wirkt seit Generationen, auch wenn die Wirkprinzipien – noch lange – nicht in allen Fällen mit den gegenwärtigen wissenschaftlichen Methoden nachgewiesen werden können. Es setzt sich die Erkenntnis wieder durch, dass nicht (nur) eine isolierbare chemische Einzelsubstanz der Pflanze heilt, sondern die Vielzahl verschiedener Stoffe, wie wir sie als wunderbares Ganzes nur in der Pflanze selbst finden (s. Kap. 13: Zur Wirksamkeit von Pflanzenstoffen). Es gilt zu hoffen, dass Therapeuten aus der langen Geschichte lernen und der Pflanzenheilkunde wieder kundig werden.

2 Die Kommission E

Geschichte und Ziele der Kommission E

Pflanzliche Arzneimittel genießen heutzutage ein hohes Ansehen; ²⁄₃ der Bevölkerung greifen zu Naturheilmitteln. Der ganzheitliche Therapieansatz, wie ihn die Phytotherapie bietet, kommt dem Wunsch nach einer natürlichen und nebenwirkungsarmen Therapie entgegen. Die Bereitschaft für mehr Eigenverantwortung und zur Selbstmedikation ist wieder größer geworden. Die weit verbreitete Ansicht, Phytotherapeutika seien nebenwirkungsfrei, kann allerdings nicht vertreten werden, denn es können toxische, mutagene oder karzinogene Effekte, allergische Reaktionen oder Wechselwirkungen mit anderen Medikamenten auftreten. Nicht zuletzt muss auf die Qualität und Herkunft der Heilpflanzen geachtet werden, denn sie könnten mit Schädlingen, Pilzen, Schwermetallen, Herbiziden oder anderen Giften kontaminiert, verfälscht oder mit anderen Pflanzen verwechselt worden sein.

Um die Qualität, Wirksamkeit und Unbedenklichkeit von Arzneimitteln zu garantieren, forderte das so genannte **zweite Arzneimittelgesetz (2. AMG) von 1976**, das 1978 Gültigkeit erlangte, den Nachweis sowohl der Wirksamkeit als auch der Unbedenklichkeit von Arzneimitteln, gleichgültig ob diese synthetisch hergestellt sind oder aus Pflanzen. Alle, d. h. neu entwickelte sowie bereits als Therapeutika im Handel befindliche Arzneimittel, mussten hinsichtlich der Anforderungen an ihre Zulassung neu überdacht werden.

Zur Beurteilung der **Arzneipflanzen** wurde 1978 vom damaligen Bundesgesundheitsamt (heute Bundesinstitut für Arzneimittel und Medizinalprodukte = BfArM) die **Kommission E** gegründet, eine Sachverständigenkommission, interdisziplinär zusammengesetzt aus sieben verschiedenen Bereichen des Gesundheitswesens. Ihre Aufgabe bestand darin, wissenschaftliches Erkenntnismaterial zu Wirksamkeit und Unbedenklichkeit einer Arzneipflanze und zusätzlich das gesammelte Erfahrungswissen darüber zu überprüfen und daraus eine Art Steckbrief (**Monographie**) für die einzelne Pflanze zu erstellen.

Voraussetzungen für die Zulassung von Arzneimitteln (auch pflanzlichen) sind Nachweise über

- Wirksamkeit,
- pharmazeutische Qualität (analytische Daten),
- Unbedenklichkeit (Ausschluss unerwünschter Wirkungen),
- Informationen über Wirkungen, Nebenwirkungen, Anwendungsempfehlungen, Gegenanzeigen, Wechselwirkungen mit anderen Medikamenten sowie die empfohlene Dosierung der Heilpflanzen.

Eine **Positivmonographie (M)** wurde an Pflanzen vergeben, für die in klinischen Studien die angegebene Wirkung bestätigt werden konnte und bei denen keine oder allenfalls geringe, vertretbare Nebenwirkungen auftreten.
Eine **Negativmonographie (N)** wurde für Pflanzen erteilt, bei denen die Nebenwirkungen überwiegen, so dass von einer Anwendung als Heilpflanze abgeraten wird.
Eine **Nullmonographie (O)** bekamen Pflanzen, für die eine volksmedizinisch beschriebene Wirkung – noch – nicht ausreichend belegt werden konnte, bei denen aber auch keine schädlichen Wirkungen auftreten. Sie können nach wie vor ohne Bedenken zum Beispiel in Teemischungen zur Verbesserung von Aussehen, Geruch und Geschmack verwendet werden.

In der Zwischenzeit (1978–1995) sind für **378 Heilpflanzen**, die in unserem Arzneischatz eine Rolle spielen, Monographien erstellt worden, die teilweise schon wieder überarbeitet wurden. Sie spiegeln den vorhandenen Wissensstand über die betreffende Heilpflanze zum Zeitpunkt der Veröffentlichung wi-

der. 208 Heilpflanzen sind positiv monographiert worden, für 133 der bewerteten Pflanzen haben sich Null- oder Negativmonographien ergeben.
Seit 1995 ist die Monographierung der Pflanzen abgeschlossen. Es werden jedoch ständig Nachbesserungen vorgenommen für Arzneimittel, die die Zulassung noch nicht erreicht haben, aber bis Ende 2004 auf dem Markt bleiben dürfen. Werden bis dahin keine ausreichenden Unterlagen für eine Nachzulassung eingereicht, dürfen die Produkte nicht mehr weiter vertrieben werden.
Die Kommission des BfArM (Bundesinstitut für Arzneimittel) wurde neu berufen und hat als Sachverständigenkommission die Aufgabe, neue pflanzliche Arzneimittel auf der Basis der vorhandenen Monographien nach den Kriterien des 2. AMG zu beurteilen. Für die Zukunft ist eine Untersuchung der kombinierten Präparate und Ergänzungen der bisherigen Monographien vorgesehen. Diese Monographien werden von der ESCOP (European Scientific Cooperative for Phytotherapy) in Brüssel weiter geführt und dienen auch zur Zulassung.

Für den Nachweis der Wirksamkeit wird heute vom Gesetzgeber in erster Linie die kontrollierte klinische Studie gefordert. Mittlerweile sind eine ganze Reihe von Phytopharmaka in Bezug auf Wirksamkeit und Unbedenklichkeit auf hohem wissenschaftlichem Niveau untersucht. Doppelblinde, randomisierte Studien belegen im Vergleich zu Placebo und Standardtherapeutika eindeutig die Wirksamkeit von pflanzlichen Arzneimitteln. Daraus ist ersichtlich, dass pflanzliche Zubereitungen, in der richtigen Dosierung und für die entsprechende Indikation eingesetzt, den Synthetika in der Wirksamkeit gleichwertig sind.
Die Phytotherapie bietet zweifelsohne auch in der Schulmedizin wertvolle, wirksame und besonders gut verträgliche Arzneimittel an, um eine unverzichtbare Bereicherung der Therapie zu bieten. Die meisten der traditionell erfolgreich eingesetzten Phytopharmaka sind aber nach wie vor ohne Wirksamkeitsnachweis durch klinische Studien. Die Prüfverfahren von Vielstoffgemischen (= Pflanzen) sind im Vergleich zu synthetischen Monosubstanzen schwieriger, teurer und aufwändiger. (Eine Zulassung einschließlich Studien kostet ca. 1–3 Millionen Euro!) Dafür bietet die Zulassungsbehörde die Möglichkeit einer Zulassung ohne den Wirksamkeitsnachweis an, unter Verzicht auf die Angabe einer Indikation. Sie werden mit dem Vermerk „traditionell angewendet bei ..." oder „kann in der Selbstmedikation sinnvoll sein" zum Einsatz bei Befindlichkeitsstörungen und leichteren Erkrankungen empfohlen. Nach wie vor werden bei der Bewertung pflanzlicher Arzneimittel Daten der „Erfahrungsmedizin" mit einbezogen.
Medizinische Richtungen, die in der Auseinandersetzung mit der herkömmlichen Medizin ein eigenes Verständnis von Krankheit und Heilung haben – wie die anthroposophische Medizin oder die Klassische Homöopathie – werden als „besondere Therapierichtungen" abgegrenzt.

Aktuelle Situation

Inzwischen haben die Monographien der Kommission E wissenschaftliche Bestätigung erfahren. Seit 1992 erstellt die Europäische Union (EU) eigene Monographien, sog. **ESCOP-Monographien**, die internationale Gültigkeit besitzen und das Ziel verfolgen, den wissenschaftlichen Status der Phytotherapie weiter zu entwickeln. Inzwischen sind 80 Monographien erstellt worden. Sie stützen sich zwar auf die Monographien der Kommission E, sind aber wesentlich ausführlicher und wurden um die Besonderheiten anderer Länder ergänzt. Es besteht eine weltweite Zusammenarbeit mit phytotherapeutischen Einrichtungen anderer Länder.
Parallel dazu erarbeitet die WHO seit 1998 **WHO-Monographien** über häufig verwendete Arzneipflanzen für die primäre medizinische Versorgung im Rahmen des WHO-Programms „Traditionelle Medizin". Bisher wurden 40 Monographien veröffentlicht. Das ehrgeizige Ziel dieser internationalen Organisation wird umschrieben mit „Gesundheit für alle". Prof. Norman R. Farnsworth von der Universität Illinois (Chicago), Experte für Heilkräutertherapien und Medizinbotanik, arbeitet seit 1983 auf diesem Gebiet und wirbt weltweit für neue Möglichkeiten, überlieferte Heilwirkungen von Naturstoffen für künftige Generationen zu erhalten und zu erforschen. Mit Hilfe des Computersystems „Napralert" und unter der ständigen Auswertung von 6.000 verschiedenen wissenschaftlichen Journalen werden weltweit seit 1975 pharmazeutische und volkstümliche Anwendungen von Heilpflanzen gespeichert.
Somit ist das Ziel vieler Mediziner und Wissenschaftler, der Phytotherapie zur wissenschaftlichen Anerkennung zu verhelfen, in greifbare Nähe gerückt, nicht zuletzt aufgrund moderner Untersuchungsmethoden. „Dadurch, dass es jetzt möglich geworden ist, auch Pflanzenextrakte in ihrer In-

haltszusammensetzung und ihrem Wirkprofil zu standardisieren, wird die Phytotherapie rational anwendbar und kann völlig in das Gesamtkonzept der modernen Arzneimitteltherapie integriert werden", referierte Prof. Dr. Hildebert Wagner anlässlich des 3. Internationalen Kongresses für Phytomedizin im Oktober 2000 in München. Die drei Arzneipflanzenkommissionen verdeutlichen das wachsende Interesse an pflanzlichen Arzneimitteln auf internationaler Ebene, wobei Deutschland (noch) eine führende Stellung einnimmt. Es bleibt zu hoffen, dass künftige Einschränkungen durch gesundheitspolitische Maßnahmen (z. B. Herausnahme nicht verschreibungspflichtiger Arzneimittel aus der Erstattungspflicht) die bisher so positive Entwicklung der Phytotherapie nicht gefährden.

Teil II
Praxis-Grundlagen

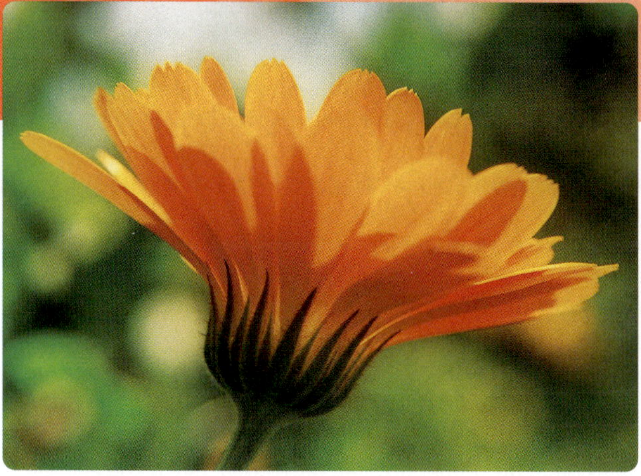

Aus alten Kräuterbüchern

Paracelsus (1493–1541)

Wie die Kräuter gebraucht werden sollen ...

Wie die hochberühmten Kräuter gebraucht werden sollen, da ist viel dran gelegen. Denn nit gleich ist der eine Arzt, so ein Kräuterbuch hat und etlicher Kräuter Kraft Wissen hat, sondern gleichwie etliche Vorbereitungen gehören zu den zusammengesetzten Arzneien, also auch hier.

Zu welchen Zeiten die Kräuter sollen gesammelt werden ...

Es müssen auch die Kräuter zu rechter Zeit eingesammelt werden. Denn wo solches missachtet, dürfen sie wohl keine Kraft haben. Erstlich sollen sie gesammelt werden, wann der Himmel klar und schön Wetter ist, nit im Regen, nit im Nebel. Denn davon werden sie faul und schimmelig. Man soll auch die Zeit des Jahres wohl wahrnehmen, dann etliche in ihrer Jugend gesammelt werden, etliche, wann sie blühen, etliche, wann sie sich besamen. In summa so soll man alle Blumen sammeln, ehe sie abfallen und die Frucht, wenn sie zeitig werden und noch nit von selbst abfallen, die Samen, wenn sie dürr werden und noch nit springen oder reissen. Den Saft soll man auch sammeln und ausdrücken, derweil die Kräuter noch grün und saftig sind.

Wie man die Kräuter aufbewahren soll ...

Bevor man die Kräuter behalten tut, soll man sie säubern vom Erdreich. Danach dörren im Schatten an einem trockenen Ort. Etliche knüpfen sie zusammen in Büschlein und henken sie der Ordnung nach an die Wand. Etliche streifen die Blättlein ab und tun sie in ein Säcklein, ist auch ein guter Brauch. Vor allem soll man dafür Sorg haben, dass der Ort oder die Kammer sauber sei, dass die Kräuter nit auf der Erden liegen, nit faulen, nit schimmelig werden, nit von den Katzen und Ratten beseicht, nit bestäubet, sondern wie ein köstlich Kleinod bewahrt werden. Was Blumen und wohlriechende Kräuter sind, soll man in geschlossene Lädlein tun von Lindenholz gemacht, damit sie ihren Geruch behalten, doch auch nit ersticken. Für die Samen ist gut in Papier gewickelt, dass sie nit schimmelig werden. Wurzeln soll man zuvor würfelig oder rund wie Rettich schneiden, darnach einen Faden durchziehen und trocknen lassen. Doch soll man solche zuvor wohl säubern und trocknen lassen.

Sehet euch die Kräuter an! Ihre Kräfte sind unsichtbar, und dennoch werden sie in ihnen aufgespürt.

3 Sammeln, Trocknen und Aufbewahren von Heilpflanzen

Für Heilpflanzenfreunde ist es eine der schönsten Tätigkeiten, in der Natur wirkkräftige Pflanzen für den eigenen Bedarf zu sammeln, um sie anschließend weiter zu verarbeiten für die „Grüne Hausapotheke". Dafür sollte man sich genug Zeit und Muße einräumen. Mit offenen Augen und Ohren für die Schönheiten und Kräfte der Natur kann die Seele ausspannen: die richtige Ausgangsbasis, um sich Pflanzen zu nähern.

3.1 Pflanzenkundig werden

Wie man im Laufe der Zeit die Heilpflanzen immer besser kennen lernen kann, ist sicherlich zum großen Teil vom jeweiligen Interesse des Einzelnen abhängig. In diesem Abschnitt möchte ich meinen persönlichen Umgang vorstellen, wie ich mir die Kenntnisse über die Pflanzen angeeignet habe.

Pflanzen kennen lernen

Wer sich mit Heilpflanzen näher beschäftigen und sie kennen lernen möchte, sollte sich dafür Zeit einräumen. Pflanzen zu beobachten und ihnen wirklich näher zu kommen, funktioniert nicht mit der Stoppuhr. In Ruhe wieder einmal Wald und Wiese zu durchstreifen, lässt bunte Bilder in der Seele reifen und bringt uns der Natur in uns und um uns herum wieder näher. Die Stille und Aufmerksamkeit, die der Pflanze gewidmet wird, tut auch uns selbst gut! Es motiviert, sich mit wenigen ausgesuchten Pflanzen zu befassen und über das Jahr hinweg wiederholt – wenn nicht täglich, dann vielleicht einmal die Woche oder einmal im Monat – zu einzelnen Pflanzen zu gehen, um sie in ihrer jahreszeitlichen Entwicklung wahrzunehmen. So habe ich die Möglichkeit, eine Pflanze wirklich kennen zu lernen, sie mir zur „grünen Freundin" zu machen. Ich erkenne sie dann auch im Embryonalstadium, wenn die ersten zwei kleinen zarten Blättchen austreiben, und im Winter, wenn der vertrocknete Fruchtstand aus dem Schnee schaut. Welche Pflanzen es werden (sollen), das sagen uns meistens die Pflanzen selbst,

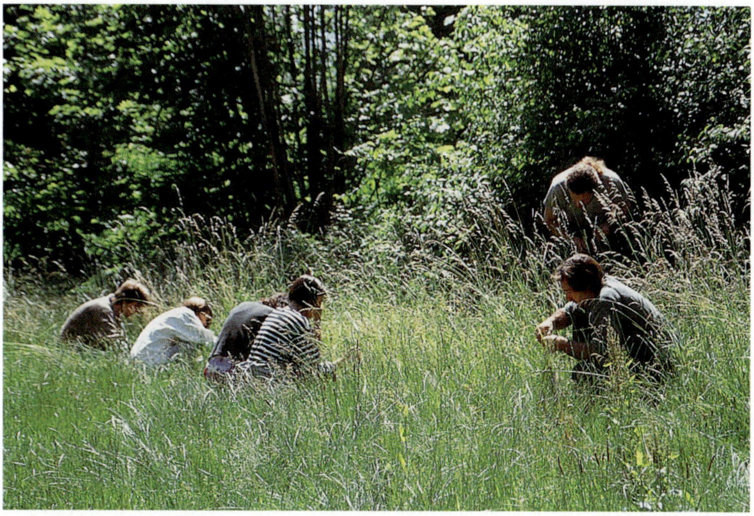

Abb. 1 Exkursion

„irgendwie“ erregen sie unsere besondere Aufmerksamkeit.

Ich bin „meinen Pflanzenweg“ gegangen, indem ich jeden Monat eine Pflanze genauer beobachtet habe, die „Heilpflanze des Monats“, ein Titel, den ich später und inzwischen schon seit vielen Jahren als Grundlage für Heilpflanzenseminare gewählt habe. Dazu habe ich nicht nur über die Pflanze nachgelesen, wobei ich neben der modernen Phytoliteratur vor allem auch die ältere Literatur und damit unsere Vorfahren schätzen gelernt habe. Ich holte mir Pflanzen, die nicht in meiner Nachbarschaft wuchsen, auf meinen Balkon bzw. auf die Terrasse und schaute ihnen beim Wachsen zu. Ich beobachtete sie genau und entdeckte dabei, dass sich die Blüten zu einer bestimmten Zeit, aber nicht immer nach „Linné's Blütenuhr“ öffnen; ich habe gezeichnet und gemalt und gestaunt, in welch architektonischem Zahlenverhältnis und bildhaftem Rhythmus sie sich entwickeln. Ich befragte mit Freude und Achtung ältere Menschen über ihren Umgang mit diesen Kräutern und gewann so viele Erkenntnisse, erhielt auch Rezepturen, die ich ausprobieren konnte, betrieb sozusagen eine Feldforschung im Kleinen. Auf diese Weise konnte ich mit Erstaunen die Heilkräfte erfahren, am eigenen Leib oder an anderen, und dieses „erlebte“ Wissen hat sich tief eingegraben. Ich habe Märchen, Mythen, Lieder und Gedichte über Heilkräuter gesucht und als „goldene Schlüssel“ gefunden, Pflanzen gefühlt, gestreichelt, gerochen und geschmeckt. Und dabei meinen Spaß an der Wildkräuterküche erfahren und genüsslich ausgelebt. Manche Pflanzen kamen in meinen Träumen vor und wollten mir auf diesem Weg etwas Besonderes vermitteln. Zu manchen Pflanzen wollte ich einen intensiven Kontakt aufnehmen und erfuhr durch meditatives Erleben eine tiefe Verbundenheit. Wichtig war die Zeit, die ich mir dafür geschenkt habe, das Tun und der persönliche Umgang. Solch ein „Pflanzenweg“ bereichert unglaublich, es ist ein stilles inneres Glück, das sich nicht beschreiben, nur erfahren lässt.

Herbarium anlegen

Herbarien waren schon immer die wichtigste Quelle für Naturforscher, die ihnen ein genaues Bestimmen der grünen Schätze erlaubte. Ein Herbarium besteht aus Pflanzen, die auf Spaziergängen gepflückt, danach gepresst, getrocknet, eingeordnet und nach einem Bestimmungsbuch beschriftet werden.

So legt man es an: Die zu bestimmende Pflanze (keine geschützte!) gleich vor Ort zwischen zwei saugfähigen Papieren (Zeitung, Haushaltspapier) ausbreiten, beschriften und gut geschützt zwischen zwei stabilen Kartons pressen (in der Heilpflanzenschule empfehle ich dafür ein DIN-A4- oder A5-Heft mit stabilem Karton). Zu Hause kommt die kleine Kostbarkeit zwischen neue Lagen Saugpapier und in eine Pflanzenpresse oder unter „gewichtige“ Werke wie Lexika. Während der etwa zweiwöchigen Presstrocknung etwa alle 3 Tage die Papiere wechseln, damit die Pflanze schnellstmöglich trocknet und so ihre Farbe behält. Ist sie vollständig getrocknet, klebt man sie mit Klebeetiketten oder mit einem lösungsmittelfreien Kleber behutsam in das Herbar: Fotoalben mit Pergament-Zwischenblatt eignen sich gut. Das fertige Blatt (oder das ganze Herbar) für einige Stunden in den Gefrierschrank gelegt, macht Schadinsekten den Garaus; so hält das Herbarium „Hunderte“ von Jahren, wie diejenigen der Naturforscher Carl von Linné und Alexander von Humboldt.
Ich habe mir oft auch persönliche Bemerkungen dazu geschrieben, z. B. in welcher Umgebung die Pflanze gedeiht, zu welcher Jahreszeit ich sie gesammelt – oder wann im Jahr ich sie das erste Mal entdeckt habe, wie die Stimmung oder wie das Wetter war oder welche Tiere sich in der Nähe bzw. an der Nachbarpflanze niedergelassen hatten. Hat mir jemand dazu eine Geschichte erzählt oder er wusste von einem Lied, Gedicht oder Ähnlichem, dann fand auch dies Platz in meinem Herbariumsheft. Ein Herbarium ist mehr als getrocknetes Grünzeug, platt gepresst zwischen leeren Seiten. Es ist ein Buch, vielleicht ohne Worte, aber mit unglaublich vielen Informationen von der Pflanze selbst.

Eine gute Idee ist es auch, das ganze Jahr über auf Spaziergängen handliche Karteikarten mitzunehmen, um neben dem Namen der Pflanze den genauen Standort zu notieren, wann sie blüht, fruchtet usw. So wird es über die Jahre hinweg ein gutes Nachschlagewerk.

3.2 Sammeln

Wie wird gesammelt?

Pflanzen sind Lebewesen. Sie haben sich ihren Lebensraum erobert, damit sie genau an dieser Stelle wachsen können. Zerstören wir also ihren Lebensraum nicht, sondern sammeln schonend und mit größter Sorgfalt und Achtung Teile von **kräftigen, gesunden Pflanzen**.

- So sammeln, dass anschließend nicht zu erkennen ist, dass hier gesammelt wurde. Also niemals alle Blätter oder Blüten einer Pflanze abschneiden, sondern stets so viele belassen, dass die Pflanze weiterwachsen und Blüten und Früchte ansetzen kann. Beim Sammeln daher häufiger den Standort wechseln, bewusst „in Bewegung bleiben", um nicht ganze Bestände eines Platzes „abzugrasen".
Zu bedenken ist, dass einjährige Pflanzen mehr von der Selbstaussaat ihrer Früchte abhängig sind als die mehrjährigen Pflanzen.
- Nur den **Bedarf für ein Jahr** sammeln, damit die Population am Sammelort nicht gefährdet ist – auch im nächsten Jahr sollen diese Pflanzen wieder wachsen können.
- Persönlich sammle ich – wenn möglich – die Pflanzen von Hand, d. h. ich knipse sie ab. Wo aber die Gefahr besteht, dass Pflanzenteile herausgerissen oder unnötig verletzt werden (Schafgarbe, Johanniskraut: „Hartheu"; Vogelmiere u. a.), sollte man Schere oder Messer verwenden, um die Restpflanze so wenig wie möglich zu schädigen. Die früher übliche Vorgabe, „sine ferro" = ohne Eisen zu sammeln, ist kulturgeschichtlich bedingt und entstammt archaischen Sammelritualen. Eisen wurde in der so genannten Eisenzeit als unreines, weil kriegerisches Metall angesehen, mit dem gegen Ackerbau betreibende Völker Krieg geführt wurde. Damit sollte Mutter Erde nicht berührt werden und statt dessen wurde mit kultischen Gegenständen wie Hirschgeweihen gegraben.
- Mit Ungeziefer, Fäulnis, Pilzen, Schimmel, Schmutz oder Staub behaftete Pflanzenteile stehen lassen. Bei Gräsern oder Getreide einschließlich Mais ist besonders auf Pilzinfektionen zu achten, da sie sich ähnlich wie Mutterkornvergiftungen auswirken können. Pflanzen, denen der Schaum von der Eiablage verschiedener Insekten anhaftet, werden nicht gesammelt.
- Löcher, die beim Wurzelgraben entstehen, sollten wieder verschlossen werden, nachdem ein Stück der Wurzel in die Erde zurückgelegt wurde. So hat die Pflanze die Möglichkeit neu auszutreiben.
- Mit Ausnahme von Wurzeln wird das Sammelgut zugunsten der Trocknung nicht gewaschen – eine Voraussetzung mehr, „sauber" zu sammeln und nicht unnötig viele Pflanzen mitzunehmen.
- Natürlich nur Pflanzen sammeln, die 100%ig bekannt sind! Ein Bestimmungsbuch sollte immer dabei sein.
- Als Dankeschön und „Energieaustausch" können wir Pflanzen helfen, ihre Samen zu verbreiten (wie Goethe das schon empfahl) und natürlich für eine intakte Umwelt sorgen.

Sammeltipps für die Wildkräuterküche

- Nur die Pflanzen sammeln, die 100%ig bekannt sind!
- Nur dort sammeln, wo die Pflanze in großer Menge vorkommt; immer einige Pflanzen stehen lassen, damit sie sich fortpflanzen können.
- Nur so viele Pflanzen sammeln, wie in den nächsten 2 Tagen gegessen wird, und nur die Pflanzenteile ernten, die auch verzehrt werden. Junge, zarte Pflanzenteile bevorzugen, sie schmecken besser.
- Sorgfältig pflücken, denn Gräser und Erde machen die Putzerei zu Hause mühsam. Das verdirbt schnell die Lust am Wildgemüse.
- Gut vorher informieren, mit welchen giftigen Pflanzen die gesuchten Wildkräuter verwechselt werden könnten (Bärlauch zum Beispiel mit Maiglöckchen, Aronstab oder Herbstzeitlose: Das wäre das letzte Süppchen geworden!).
- Die Pflanzen vor dem Konsum gründlich waschen, nochmals auf giftige Pflanzen kontrollieren und nach evtl. Kleinsttierchen Ausschau halten.
- Kinder darauf hinweisen, dass sie nur die Pflanzen sammeln und essen sollen, die sie Ihnen zeigen; insgesamt sind Kinder hervorragende Sammler!
- Wer länger unterwegs ist, kann Wildkräuter in ein feuchtes Tuch einschlagen, dann kommen sie frisch zu Hause an.

Wo wird gesammelt?

An unbelasteten Feld-, Wald- und Wiesenrändern, an Hecken, Bachufern, trockenen Hängen, Brachflächen, Waldlichtungen, Flussufern und natürlich im eigenen oder in Nachbars Garten.

Wo sollte nicht gesammelt werden?

- Überall dort nicht sammeln, wo mit **Pestiziden** gearbeitet wird (mit Herbiziden gegen Unkräuter, mit Insektiziden gegen Schädlinge oder mit Fungiziden gegen Pilze), oder wo Flächen intensiv landwirtschaftlich genutzt werden;
- nicht in der Nähe von viel befahrenen Straßen oder gar Autobahnen (10–200 m Abstand);
- nicht mitten in einer landwirtschaftlich genutzten Wiese, nicht wenn das Gras hoch steht;
- nicht in **Naturschutzgebieten**;
- niemals **gefährdete oder geschützte Pflanzen** sammeln; Auskunft über geschützte Pflanzen (der Region) gibt die Rote Liste, die im Buchhandel erhältlich ist.

Die Sammelausrüstung

In einem **flachen Korb** liegen die gesammelten Pflanzen luftig und trocken. Auch Stofftaschen oder Papiertüten eignen sich gut. Das Sammelgut rasch nach Hause transportieren, damit möglichst wenig Druckstellen entstehen, kranke oder schmutzige Bestandteile nochmals sorgfältig aussortieren und das Sammelgut so schnell wie möglich verarbeiten.

- Keinesfalls sollten Heilpflanzen längere Zeit in einer Plastiktüte transportiert werden. Plastik lässt die Pflanzen „schwitzen" und fördert die Zersetzung von Eiweiß.
- Für Kräuter, die bis zu ihrem Gebrauch als Wildgemüse frisch und saftig bleiben sollen, einen kleinen Eimer mitnehmen.
- Zum Abschneiden harter Kräuter eine **Schere** oder ein **Messer** verwenden.
- Eine **Lupe** und ein **Bestimmungsbuch** vervollständigen die Sammelausrüstung.

Wann wird gesammelt?

Es darf nicht zu feucht und auch nicht zu trocken sein, deshalb möglichst nur bei **schönem Wetter** und blauem Himmel sammeln; wenn es einige Tage geregnet hat, 1–2 Sonnentage abwarten. Pflanzen haben nach starken **Regenfällen** vorübergehend einen geringeren Wirkstoffanteil, dafür einen höheren Wassergehalt; Regen „wäscht die Wirkstoffe aus". Auch durch starke **Trockenheit** kann der Wirkstoffgehalt einer Pflanze eingeschränkt werden, weil dann die Stoffumwandlungsprozesse gestört sind. Deswegen sollte für die Erntezeit möglichst eine stabile Witterung abgewartet werden.
In der Regel sind auch Morgen- und Abendtau zu meiden – erst sammeln, wenn der Tau verdunstet ist. Feuchte oder nasse Pflanzen sind ausschließlich zum sofortigen Gebrauch zu verwenden, bei der Trocknung könnten sie schimmeln oder fermentieren.

Jahreszeiten

Im **Frühjahr** werden Knospen, junge Blätter, junge Triebe oder Rinden junger Äste und manche Wurzeln (Löwenzahn) gesammelt.
Sommer ist die Hauptzeit der „Kräuter", also der oberen Triebe mitsamt der Blüte.
Der **Herbst** ist Sammelzeit für Wurzeln, Samen und Wildfrüchte.
Im **Winter** ruhen die Pflanzen im Schutz der Erde. Nur die Mistel wird zur Winter- (und zur Sommer-) Sonnenwende gesammelt.

Tageszeiten

Der Wirkstoffgehalt bei Heilpflanzen ändert sich ständig, darum ist auch die richtige Tageszeit zu beachten. Nach 17 Uhr nicht mehr sammeln, dann haben bereits die Rückbildungstendenzen der Wirkstoffproduktion eingesetzt.
Blattpflanzen und Blüten werden **vormittags** bei trockenem Wetter gesammelt, sobald der Tau getrocknet ist.

- **Königskerzenblüten** zwischen 9 und 10 Uhr sammeln, dann sind die Blüten voll geöffnet und es besteht ein optimaler Bienenflug; schon nur 1 Std. später beginnt die Vitalität der Blüten nachzulassen und der Wirkstoffgehalt ist vermindert.
Tägliches Pflücken regt die Blühbildung an; ca. 8 Wochen lang können dann täglich bis zu 200 Blüten geerntet werden! Mitte Juli ermöglicht ein Rückschnitt sogar die Bildung neuer Triebe, so dass zwei Wochen später noch einmal 4 Wochen lang geerntet werden kann.

- **Ringelblumenblüten** zwischen 12 und 13 Uhr alle 2 Tage.

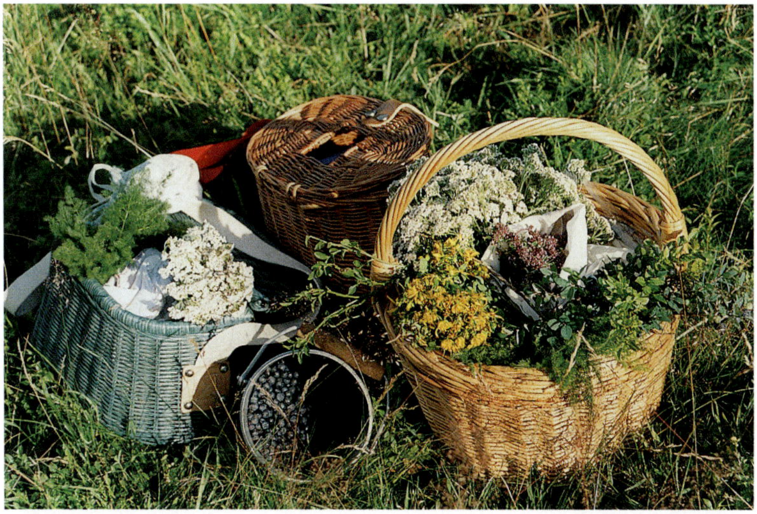

Abb. 2 Sammelschätze

- **Pflanzen mit ätherischen Ölen** am späten Vormittag sammeln, bevor die Sonne zu stark scheint, damit die flüchtigen Stoffe nicht verdunsten:

Minze: höchster Gehalt an ätherischen Ölen zwischen 10 und 11 Uhr morgens (bei leichter Bewölkung zwischen 12–14 Uhr); kurz vor der Blütezeit die ganzen Triebe abschneiden.

Melisse: höchster Gehalt an ätherischen Ölen zwischen 11 und 12 Uhr morgens (bei leichter Bewölkung zwischen 12–14 Uhr). Melisse darf zum Ernten nicht blühen, am besten 1 Woche vor Blühbeginn ernten (Anfang Juni): Die Triebe 10 cm über dem Boden abschneiden, wenn sich erste kleine Knospen zeigen.

Basilikum: Wirkstoffhöhepunkt zur Vollblüte; wenn der Mittelspross erblüht ist, wird die gesamte Pflanze zwischen 10 und 11 Uhr beerntet. Die köstlich duftenden Knospen und Blüten können natürlich verwendet werden.

Majoran/Dost: Wirkstoffhöhepunkt zur Vollblüte zwischen 10 und 11 Uhr; die oberen 10 cm des blühenden Krautes ernten.

Lavendel: Wirkstoffhöhepunkt zur Vollblüte zwischen 10 und 11 Uhr: Der untere Blütenkranz sollte gerade offen sein.

Rose: Wirkstoffhöhepunkt bis 10 Uhr morgens, danach sind die ätherischen Öle abgeflimmert.

Wurzeln früh morgens sammeln, denn nachts fließt die Kraft durch die Rückbildung der Stoffwechselprozesse wieder in die Wurzel zurück. Zwischen 3 und 4 Uhr morgens beginnen die Wirkstoffe wieder in die oberen Pflanzenteile hoch zu strömen, deshalb sollten Wurzeln so früh wie möglich – am besten vor Sonnenaufgang (sowie bei abnehmendem Mond) – ausgegraben werden.

Pflanzenteile

- **Blätter** zu Beginn oder vor der Blütezeit sammeln. Unmittelbar vor dem Aufblühen der Pflanze ist die Konzentration der ätherischen Öle am höchsten und hauptsächlich in den Blättern konzentriert.
- **Blüten** meistens zur Vollblüte (Basilikum, Brennnessel, Frauenmantel und Krautdrogen wie Wermut, Dost, Oregano) oder bei beginnender Blütezeit sammeln (Salbei und Thymian, Weißdorn und Goldrute), dann enthalten sie am meisten Flavone. Je häufiger Blüten gesammelt werden, desto mehr Blüten entwickelt die Pflanze anschließend.
- **Kraut** (bedeutet immer das blühende Kraut, d. h. der obere Teil der Pflanze mit Blüten, Stängeln und Blättern) während der Blütezeit; meist die oberen 10–15 cm.
- **Wurzeln** am frühen Morgen im Herbst sammeln. Ausnahme: Wurzeln mit Bitterstoffen (z. B. Löwenzahn, Enzian, Engelwurz) sollten im Frühjahr ausgegraben werden.
- **Knospen** und **Rinden** im Frühjahr ernten.
- **Samen** und **Beeren** zur Vollreife oder kurz davor, am besten **nachmittags** ernten. Nach der Blütezeit

beginnen einjährige Pflanzen, ihren gesamten Nährstoffüberschuss in den **Samen** zu verlagern, um die eigene Art durch Selbstauskeimen und Selbstaussaat in die nächste Vegetationsperiode zu retten. Dieser Reifungsprozess verbessert neben der Samengröße auch Menge und Qualität der Geschmacksstoffe. Wenn die Samen trocken und reif sind und sich anschicken, von der Pflanze zu fallen bzw. zu fliegen, ist ihr Wirkstoffgehalt meist am höchsten.

Hinweis

Bitte niemals alle Samen einer Pflanze mitnehmen!

Sammeln nach Wirkstoffgehalt

Pflanzen mit Bitterstoffen haben ihr Wirkstoffoptimum am Nachmittag.
Gerbstoffpflanzen sind am besten im Juil-August zu ernten; zu dieser Zeit ist die Pflanze am ehesten durch Fraßfeinde bedroht und entwickelt am meisten Gerbstoffe – als Abwehrmaßnahme.
Pflanzen mit ätherischen Ölen haben zur oder kurz vor der Blütezeit sowie um die Mittagszeit ihr Wirkstoffoptimum. Der Gehalt an ätherischen Ölen schwankt stark. Wird es den Pflanzen zu heiß, kommen die ätherischen Öle ihrer Schutz- bzw. Kühlfunktion nach und verdunsten. Deshalb erntet man vor der großen Mittagshitze zwischen 10 und 11 Uhr oder an bedeckteren Tagen zwischen 12 und 14 Uhr.
Flavonoidpflanzen enthalten im Frühjahr die meisten Flavonoide (Birke, Weißdorn u. a.).
Alkaloid- und Glykosidpflanzen brauchen viel Wärme, um ihren Wirkstoffgehalt optimal zu entwickeln; bei Regen nimmt er rapide ab. Auch die Tageszeit spielt eine Rolle: In den Morgenstunden ist der Alkaloidgehalt 2- bis 4-mal so groß wie abends.

Traditionelle Sammelzeiten: Sonnenwenden und Tag-und-Nacht-Gleichen

Frühjahr: Erster Vollmond nach der Tag-und-Nacht-Gleiche (Ostern),
Beltane: Nacht zum 1. Mai, „Walpurgisnacht", Ritualnacht: Gundelrebe, Bärlauch u. a.,
Sommersonnenwende: Johanniskraut, Beifuß und andere „zauberkräftige" Heilpflanzen,
Schnitterinnenfest: Am 2. August, „Lugnasad"; Ernten von Getreide,
Maria Himmelfahrt: Am 15. August, **bis Frauendreißiger** am 8. September; Kräuterbuschen, beste Zeit und beste Heilkraft der Sommerkräuter,
Herbst: Tag-und-Nacht-Gleiche, der Neumond danach ist die Zeit zum Wurzelgraben.

Der Einfluss des Mondes

Die Säfte einer Pflanze steigen bei zunehmendem Mond auf, bei abnehmendem Mond strömen sie wieder nach unten. Also sind Blattpflanzen am besten bei **zunehmendem Mond** zu sammeln, nicht aber bei Vollmond.
Wurzeln sollten bei **abnehmendem Mond** ausgegraben werden.
Bei **Vollmond** werden traditionell Blüten der Nachtschattengewächse gesammelt.
Neumond ist traditionell die Zeit der „Zauberwurzeln".
Auch die Mondbewegung im Tierkreis kann bedacht werden, der auf- und absteigende Mond sowie Blatt-Blüte-Wurzel-Frucht-Tage. Der Aussaatkalender nach Maria Thun bietet dafür eine wertvolle Hilfe.

3.3 Trocknen

Trocknen dient der Konservierung. Die Arzneipflanze wird dadurch in eine **Droge** umgewandelt. Die Bedeutung des Wortes hat nichts mit Rauschgift zu tun, sondern stammt vom altdeutschen Wort für „trocken". Eine Droge ist eine durch möglichst schonendes Trocknen haltbar gemachte Heilpflanze, die als Arzneimittel verwendet wird. Teekräuter werden durch Wasserentzug haltbar gemacht. Deshalb dürfen sie vor dem Trocknen **nicht gewaschen** werden. Waschen beschädigt auch die Zellen der ätherischen Ölpflanzen und führt zu einem Wirkstoffverlust. Man entfernt beim Sammelgut lediglich welke und unsaubere Teile.
Die beste Qualität erhält man, wenn Blätter frisch vom Stängel „gestreifelt" werden, damit sich die Wirkstoffe während des Trocknens nicht in die Stiele zurückziehen. Möglichst als **Ganzblattware, ohne Zerkleinerung** trocknen und aufbewahren (!), weil an den Bruchstellen Verluste von Wirkstoffen, vor allem von ätherischen Ölen auftreten, wie in der Studie von Heeger nachgewiesen wurde.[1] Dabei verlor Pfefferminze als Ganzblattware innerhalb eines Jahres 5 % an Wirkstoffgehalt, bei zerkleinerter Ware (= Krüllschnitt) waren es 36 %.

1 Heeger 1989: 174–175.

Blüten-, Blätter- und Stängeldrogen werden am besten gleich nach dem Sammeln in einem trockenen Raum ausgelegt, ohne direkte Sonneneinstrahlung: **luftig, trocken, schattig bzw. dunkel und staubfrei.** In einer feuchten Nacht die Fenster schließen und natürlich Ungeziefer vom Trocknungsgut fernhalten. Die Pflanzen unter 40° C aber möglichst **schnell** trocknen, sonst könnten sie fermentieren oder ihre Farbe verlieren: Beim Fermentieren bauen sich in der feuchten Wärme Gerbstoffe um. Eine Fermentierung kann auch beabsichtigt sein und ist bei allen Gerbstoffdrogen möglich, das ist vom Schwarztee bekannt.

Hinweis

Das beste Erntegut entsteht beim Sammeln und Ernten von Hand!

Wie wird getrocknet?

Auslegen der Kräuter

Einen **Korb** mit einem sauberen Leinentuch, Küchenpapier oder Gaze auslegen und die Pflanzen darauf ausbreiten. Den Korb so platzieren, dass die Luft von allen Seiten zirkulieren kann. Für größere Mengen eignet sich ein **Holzrahmengestell**, mit Gaze oder Tuch bespannt. Um sehr große Mengen Pflanzen zu trocknen, nehme ich einen **Wäscheständer**, über den ich ein Leintuch lege. Auch ein **Dörrapparat** ist geeignet, wobei eine Temperatur von maximal 40° C nicht überschritten werden darf.

Tab. 1 Trocknungszeiten verschiedener Pflanzenteile (in Tagen)

Pflanzenteil	Sommer	Frühling und Herbst
Blüten	3–8	8–14
Blätter/Kraut (dünn)	3–6	10–14
Blätter/Kraut (fleischig)	10–14	14–21
Blattknospen	10–14	14–21
Wurzeln	10–14	15–21

Kräuter mit ätherischen Ölen dürfen nur bei Temperaturen unter 30° C getrocknet werden, sonst verflüchtigt sich ihr Wirkstoff. Neuerdings werden Solartrockner, auch zum Selbstbau, angeboten.

Das Sammelgut so großzügig auf dem Tuch ausbreiten, dass die Blätter möglichst wenig aufeinander liegen.

- Pflanzen mit **Pflanzenschleimen** müssen besonders **sorgfältig** und locker ausgebreitet werden, Blatt neben Blatt, Blüte neben Blüte einzeln legen, da sie relativ schwer trocknen und Wasser an sich ziehen (hygroskopisch). Dadurch neigen sie zu Schimmel- und anderem Pilzbefall.
- In der Zeit des Trocknens sollten die Pflanzen häufiger umgedreht bzw. umsortiert werden.
- Während der Trocknung keine frischen Kräuter mehr dazugeben.
- Stark duftende Pflanzen von anderen Pflanzen getrennt trocknen.

Wurzeln und Rinden hingegen dürfen **an der Sonne getrocknet** werden. Wurzeln waschen, bürsten und längs aufschneiden. Längere Wurzeln werden gefädelt und zum Trocknen aufgehängt. Wurzeln sollten innerhalb von 2 Wochen trocken sein, damit die während des Trocknungsprozesses immer noch vorhandene Enzymtätigkeit gestoppt wird.

Traditionell: Aufhängen in Kräutersträußen

Ein schöner Anblick: Zimmer voller Trockensträuße, die von der Decke oder von Balken herunterhängen und ihren Duft verströmen! Für die medizinische Anwendung sollte allerdings nur „herba: blühendes Kraut" als Kräuterstrauß getrocknet werden, d. h. wenn Blüte, Blatt und Stängel verwendet werden. Für „folium: Blattdrogen" wird das Abstreifen der frischen Blätter und das Trocknen auf Trockengestellen empfohlen; es ist wirkstofferhaltender, weil sich die Inhaltsstoffe im Verlauf des Trocknens in die Stängel zurückziehen. Die Kräutersträuße locker und luftig binden: Wie bei einem von einer Floristin gebunden Strauß sollten auch hier die Pflanzen nach außen herausstehen, damit die Feuchtigkeit in der Mitte des Straußes gut verdunsten kann. Getrocknete Sträuße sogleich aufbewahren – sonst werden sie zu Staubfängern.

3.4 Aufbewahren

Die richtige Lagerung

Pflanzen sind fertig getrocknet und bereit zum Aufbewahren, wenn sie strohtrocken sind, sich knisternd wie „Cornflakes" anfühlen und zwischen den Fingern zu Pulver zerreiben lassen. Erst wenn die Heilpflanzen ganz trocken sind, werden sie in Behälter gefüllt. Die getrocknete (Ganzblatt-) Ware locker in Gläser schichten oder, noch besser, in speziellen Holz- oder Kartondosen, oder in kleinen Kissenbezügen. Dies gilt allerdings nicht für wasserziehende Kräuter wie Königskerze oder Malve. **Keine Metallgefäße verwenden!**
Die Pflanzen werden in einem trockenen, möglichst unter 18° C kühlen Raum gelagert, nicht in feuchten Räumen wie Küche oder Bad!
Nach dem Verpacken beschriften: deutscher und lateinischer Name, Erntezeit und -ort.

Nach einem Jahr bauen sich die Wirkstoffe ab. Danach sollten die Pflanzen nicht mehr für Heilzwecke verwendet werden. Reste kann man für **Heublumensäcke, Kräuterbäder, Gießwasser** oder für den **Kompost** verwenden.

Weiterverwendung

Aus getrockneten Pflanzen können nicht „nur" Tees zubereitet werden. Man kann sie auch

- als Würze verwenden oder in Kräutersalz einarbeiten,
- kauen oder auslaugen, vor allem Wurzeln oder Hölzer (z. B. Kalmus- oder Süßholzwurzel),
- zu Tinkturen ansetzen oder zu Salben weiterverarbeiten,
- zu Pulver zerreiben und mit 1 EL Honig einnehmen oder als Pulver in Milch aufkochen.

4 Heilpflanzentees

„Der Tee überflutet die Seele unmittelbar wie eine Stimme.
Seine feine Bitterkeit erinnert an den Nachgeschmack eines guten Rates.“

Wang-Yü-Cheng,
chinesischer Dichter der Sung-Dynastie

Bei der Zubereitung eines Heilpflanzentees sollen die heilsamen Inhaltsstoffe der Pflanzen auf die bestmögliche Weise gelöst werden, damit sie zur Wirkung kommen. Deshalb spielt die Art der Zubereitung eines Heilkräutertees eine wichtige Rolle. Heilpflanzentees können aus **Einzeldrogen** oder aus **Teemischungen (Species)** bestehen. In der Phytotherapie kann für jeden Menschen eine ganz individuelle Rezeptur erstellt werden für seinen speziellen Krankheitsfall, seine Konstitution, sein Alter, Geschlecht, besonderes Befinden; wer die Pflanzen kennt, hat eine Fülle von Möglichkeiten an der Hand. **Voraussetzung** für einen wirksamen Arzneitee ist qualitativ hochwertige, einwandfreie, rückstandsgeprüfte und im Bestfall aus kontrolliert-biologischem Anbau stammende bzw. selbst gesammelte Ware. Die Wirkung eines Heilpflanzentees wird optimiert, wenn die Pflanzenteile als „Ganzblattware“ aufbewahrt und erst direkt vor der Zubereitung gut zerkleinert (Früchte und Samen gemörsert) werden, damit sich dann die Wirkstoffe gut entfalten. Heilpflanzentees sollten möglichst frisch zubereitet werden; manche Teezubereitungen kann man für den Tagesbedarf in einer Thermosflasche aufbewahren, (z. B. Erkältungstees), andere (Teezubereitungen mit Schleimdrogen) dürfen keinesfalls auf Vorrat, sondern nur Tasse für Tasse frisch angesetzt werden, um eine Keimbelastung zu vermeiden.

- **Instanttees** sind zwar recht beliebt, weil sie gut schmecken und sofort getrunken werden können, sie enthalten aber einen hohen Zuckeranteil und andere Füllstoffe (bis zu 96 %!) und einen dementsprechend niedrigen Drogenanteil. Sie sind im Allgemeinen als Arzneitees abzulehnen (bis auf wenige Ausnahmen, deren Wirkstoffanteil standardisiert ist).

- Teedrogen in **Filterbeuteln** sind stark zerkleinert; das mindert die Heilkraft, weil an den Bruchstellen Verluste von Wirkstoffen, vor allem von ätherischen Ölen auftreten. Filterbeuteltees sind schon

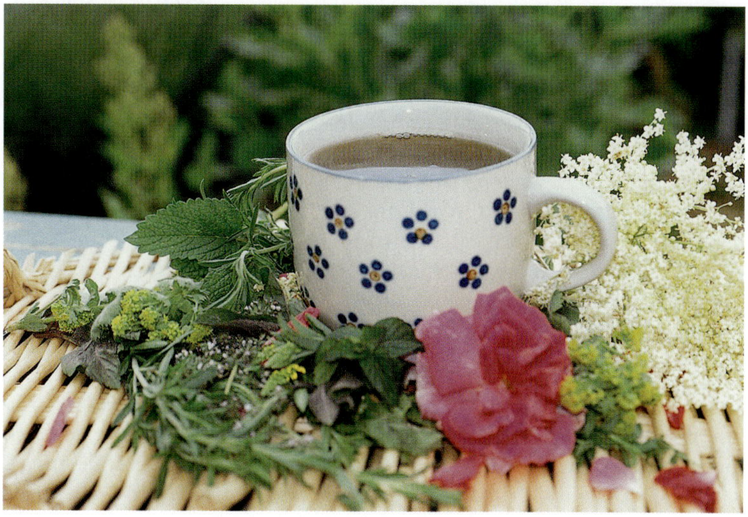

Abb. 3 Tee trinken – Ritual und Genuss in hektischer Zeit.

„vordosiert“ und können schnell zubereitet werden. Sie sind auf Reisen zu empfehlen und aufgrund ihrer einfachen Zubereitung auch für ältere Menschen oder für Menschen in Zeitnot, z. B. im Büro. Ansonsten sollte der traditionellen Teezubereitung der Vorzug gegeben werden. Nur Filterbeutel, die den Richtlinien des Deutschen Arzneibuchs (DAB) entsprechen, dürfen medizinisch verwendet werden; sie sind im optimalen Fall aromageschützt verpackt. Filterbeutel aus dem Lebensmittelladen weisen oftmals einen Wirkstoffgehalt auf, der weit unter dem für Heilzwecke notwendigen Mindestgehalt liegt. Das ist für ein Getränk, das den Durst auf geschmackvolle Weise löschen soll, vollkommen legitim – nicht aber für eine Arzneiteezubereitung. Deshalb Teebeutel aus dem Lebensmittelladen nicht für die Therapie verwenden!

4.1 Die Kunst der Heiltee-Zubereitung

Es macht einen Unterschied, wie Pflanzen in der Heilkunde angewendet werden: ob frisch oder getrocknet, als Tinktur oder als Tee. Jede Behandlung der Pflanze verändert sie, und damit die Wirkung. Ein bekanntes Beispiel: Schwarztee, kurz gezogen, hat eine anregende Wirkung. Länger als 3–5 Minuten gezogen hat er eine stopfende Wirkung und er wirkt nicht mehr anregend. Der Faktor **Zeit** spielt hier eine Rolle. In den ersten Minuten löst sich aus den Teeblättern das Teein, ein dem Coffein nächstverwandtes Alkaloid, welches das Zentralnervensystem anregt.

Lässt man den Tee länger ziehen, so lösen sich die ebenfalls reichlich vorhanden Gerbstoffe im Wasser. Gerbstoffe haben die Eigenschaft, das Teein u. a. Alkaloide unlöslich zu binden, so dass es vom Körper nicht mehr aufgenommen werden kann. Jetzt macht der Tee nicht mehr munter, er hat einen zusammenziehenden, herb-bitteren Geschmack, typisch für Gerbstoffe, die auch für die stopfende Wirkung zuständig sind (s. Kap. 18: Gerbstoffe).

Infus: heißer Aufguss

Ein Infus ist die häufigste Art der Zubereitung: 1 gestrichenen TL getrocknetes Kraut (entspricht 1 EL frischem Kraut) mit einer Tasse (150–200 ml) kochendem Wasser übergießen und bedeckt 3–10 Minuten ziehen lassen. Ein Infus eignet sich für zartere Pflanzenteile (Blüten, Blätter) oder fein zerkleinerte Wurzel- oder Rindendrogen. Pflanzen mit gut wasserlöslichen Wirkstoffen wie **ätherischen Ölen**, Saponinen, Bitterstoffen (thermolabil) oder Alkaloiden werden mit heißem Wasser aufgegossen, das gekocht hat, aber nicht mehr sprudelt. Sie ziehen bei **geschlossenem Deckel**, damit die Wirkstoffe nicht mit dem Wasserdampf verloren gehen. Anschließend die am Deckel befindlichen **Kondenstropfen** in die Tasse abtropfen – sie sind „schwanger“ von ätherischen Ölen und sollen ja im Getränk enthalten sein! Tees mit Flavonoiddrogen 10–20 Min. ziehen lassen. Beim Infus findet eine Keimreduzierung auf 10 % statt.

Bei frisch gepflückten, zarten, aromatischen Blüten und Blättern kann eine **Sekundenüberbrühung** angewendet werden. Hierbei geben die Pflanzen ihre aromatischen Heilkräfte schnell an das Wasser ab. Die Dosierung ist die gleiche wie oben, die Pflanzenteile lässt man jedoch nur 20–30 Sekunden lang ziehen.

Wird für bestimmte Gelegenheiten, wie z. B. zum Fasten, eine größere Menge (2 l) Tee benötigt, so wird ebenfalls eine Sekundenüberbrühung, aber mit niedrigerer Dosierung durchgeführt: 1 EL Teekräuter mit 1 l heißem Wasser überbrühen und 30–60 Sekunden ziehen lassen. Das ergibt einen sehr dünnen Tee mit milder Heilwirkung, der auch ein sehr verträglicher Durstlöscher ist für Menschen, die nach Alternativen suchen, um ihre tägliche Trinkmenge nicht nur mit Wasser oder Säften zu erfüllen. Die **Teefarbe** ist kein Kriterium für den Wirk- oder Heilstoffgehalt; auch ganz helle, so genannte „blonde“ Teearten können heilkräftig sein.

Mazerat: Kaltwasserauszug

Das DAB schreibt einen Kaltwasserauszug (= Mazeration) für schleimhaltige Drogen vor, die gleichzeitig einen größeren Anteil an Stärke oder Pektinen enthalten und mit heißem Wasser verkleistern würden (Eibischwurzel). Pflanzen mit **Schleimen** zieht man auch deshalb in **kaltem Wasser** aus, weil Schleimstoffe bei Hitze abgebaut und wirkstoffvermindert werden. Andere Pflanzen werden mazeriert, damit keine unerwünschten toxischen Bestandteile in Lösung gehen, zum Beispiel das giftige Viscotoxin der Mistelblätter, Harze in Sennesblättern oder Gerbstoffe in Bärentraubenblättern.

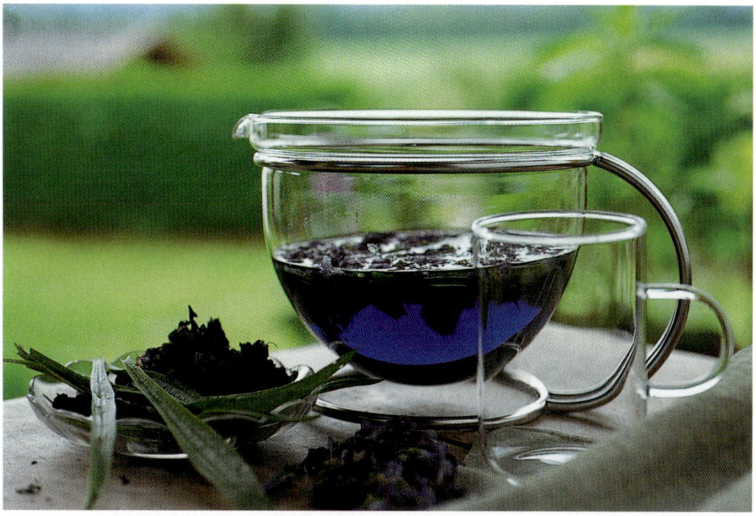

Abb. 4 Malventee – Mazerat und „blaues Wunder".

Die gut zerkleinerten Pflanzen in kaltes Wasser legen und 1–5 Stunden unter gelegentlichem Umrühren ziehen lassen (zarte Malven**blätter** und -**blüten** oder Lein**samen** 1–2 Stunden, Eibisch**wurzeln** 3–5 Stunden). Zum Trinken kann der abgesiebte Tee im Wasserbad erwärmt werden, oder – besser noch – Schluck für Schluck im Mund.

Nachteil dieser Zubereitung ist die **relativ hohe Keimbelastung**: Schon nach wenigen Stunden können Schleimpflanzen bei der Mazeration schimmeln oder es entwickeln sich pathogene Keime, die zu Magen-Darm-Beschwerden führen können. Um dies zu vermeiden, sollte immer nur 1 Tasse Tee angesetzt werden, die dann unmittelbar nach der Mazeration getrunken wird, meist schluckweise.

Der Begriff „Mazeration" wird nicht nur für Teezubereitungen verwendet, sondern auch für Kaltauszüge mit Alkohol, Wein oder fetten Ölen.

Dekokt: Abkochung

Wurzel- und Rindendrogen werden durch einen Dekokt zubereitet, eine Abkochung von 5 bis 30 Minuten. Die Droge mit dem Hackmesser oder im Mörser zerkleinern und dann mit kaltem Wasser ansetzen, zum Sieden bringen, 10–15 Minuten kochen, kurz stehen lassen und abfiltrieren. Beim Dekokt findet die **größte Keimreduzierung** statt, aber es können auch einige Inhaltsstoffe verloren gehen. Harte Wurzeln, getrocknete Rinden oder Hölzer benötigen diese längere Kochzeit, um ihre Wirkstoffe im Wasser zu lösen, denn die harten, holzigen Pflanzenteile haben robuste Zellwände, die nur unter großer Hitze ihre Inhaltsstoffe freigeben. Ein Dekokt eignet sich für harte bis sehr harte Pflanzenteile (Eichenrinde, Blutwurz) und für Drogen mit schwer löslichen Bestandteilen.

Kombinationsmethoden

Infusmazerat

Bei **harten Drogen mit ätherischen Ölen** werden diese zuerst als Infus zubereitet, also mit kochendem Wasser übergossen und dann mazeriert, d. h. man lässt sie (bedeckt!) bis zum Erkalten ziehen: zum Beispiel die Wurzeln von Baldrian, Alant und Engelwurz.

Mazerationsdekokt

Eine eher seltene Zubereitungsart bei Kieselsäurepflanzen (und manchen Wurzeln, Rinden und Hölzern). Dabei werden die Pflanzenteile **über Nacht in kaltem Wasser eingelegt** und nach zwölf Stunden 10–30 Minuten lang **gekocht**. Erst dann löst sich z. B. Kieselsäure gut. Auch die Wirkstoffe getrockneter Hagebutten lösen sich mittels Mazerationsdekokt am besten.

4.2 Die Kunst der Teemischung

Eine Teemischung (Species) sollte nicht mehr als 3–5 verschiedene Drogen enthalten. Dabei gilt es, die richtigen Pflanzen zusammenzubringen: Pflanzen, die sich in ihren Wirkungen ergänzen, unterstützen, oder farblich und geschmacklich miteinander harmonieren (s.u. Kap. 4.4: Rezeptieren).

1. **Basis- oder Hauptmittel, Hauptdroge, Remedium cardinale**

   In der Regel wird **ein** Hauptmittel genommen; mehr als zwei oder drei Basisheilpflanzen sollten für eine Teemischung nicht verordnet werden. Mehrere Basismittel müssen stets eine ähnliche Wirkungsrichtung haben. Das Remedium cardinale bestimmt die Wirkung!

2. **Unterstützungs- oder Begleitmittel, Adjuvans**

   Das Adjuvans ist ein Wirkungsverstärker, der das Basismittel verstärken oder ergänzen soll. Zum Beispiel Saponine, die die Resorption anderer Wirkstoffe fördern oder solche, die eine dem Basismittel ähnliche Wirkung haben. Möglichst auf **ein** Adjuvans beschränken.

3. **Geschmacksverbesserer, Korrigens**

   Eine Korrigens-Pflanze verbessert den Geschmack oder die Verträglichkeit der Teemischung. Sie soll eine ähnliche Wirkung wie das Basismittel haben und zugleich den Tee **geschmacklich** abrunden. Dazu werden bevorzugt Pflanzen mit ätherischen Ölen eingesetzt.

4. **Füllmittel und Schönungsdrogen, Konstituens**

   Füll- und Schönungs- bzw. Schmuckdrogen sollen der Teemischung ein schönes Aussehen verleihen. Sie sind nicht unbedingt nötig: Ist eine Teemischung gut gewählt, so umfassen Pflanzen aus den ersten 3 Gruppen alles, was für einen Heilkräutertee wichtig ist. **Schönungsdrogen**, also Pflanzen, die eine Teemischung optisch aufbessern (goldgelbe Königskerzenblüten, orangefarbene Ringelblumen, violette Malvenblüten, blaue Kornblumenblüten), und **Füllmittel**, also Pflanzen, die eine größere Blattmasse haben, so dass die Mischung „nach etwas aussieht", wie Melisse oder Pfefferminze u.v.a. sind Heilkräuter wie die anderen auch. Sie mit Kenntnis und Bedacht einzusetzen ist die Kunst!

Zubereitung

Bei Teemischungen entscheidet stets das Basismittel über die Zubereitung.

Rezeptierkunst ist, eine Teemischung so sorgfältig zusammenzustellen, dass die **Zubereitung sinnvoll** erfolgen kann; sie richtet sich ganz nach der Art der Pflanzen. Wenn Blüten, Wurzeln und Kieselsäurepflanzen, ätherische Öl- und Schleimpflanzen durcheinander verordnet werden, bleibt die Zubereitung fraglich. Beispielsweise könnte bei einer Heilkräuterteekur von durchschnittlich 4–6 Wochen Dauer zuerst ein Blütentee angewandt werden, anschließend ein Wurzeltee, dann einer aus Pflanzen mit ätherischen Ölen oder mit Schleimpflanzen, je nach Indikation. Pflanzen zur Auswahl gibt es genügend.

Dosierung und Anwendungsdauer

- Einen **gestrichenen TL** der getrockneten, zerkleinerten Droge (1 knappen EL des frischen Krauts) **mit einer Tasse** (150–200 ml) kochendem oder heißem **Wasser** übergießen und bei geschlossenem Deckel drei bis zehn Minuten ziehen lassen.
- Die übliche **Tagesmenge** beträgt 2–3 Tassen.
- Die Teeangaben gelten für **Erwachsene.** Für Kinder unter 14 Jahren werden die Angaben im Allgemeinen halbiert, bei Kleinkindern oder Säuglingen ihrem Alter entsprechend geviertelt oder geachtelt.
- In der Regel **dauert** eine Heilkräuterteekur 3–6 Wochen. Die erwünschte Wirkung tritt oft erst nach einigen Tagen ein und wird häufig nur bei regelmäßiger und länger dauernder Anwendung erreicht. Manche Heilpflanzentees sollen allerdings nur so lange getrunken werden, bis die Erkrankung abgeklungen ist, z. B. Kamillentee gegen Übelkeit. Spezielle „Frauentees" sollten meist einen Zyklus lang getrunken werden. Johanniskraut- und Weißdorn-

tee dürfen über längere Zeit (2–3 Monate und länger) eingenommen werden. Huflattichtee darf nur 2 × im Jahr – 3 Wochen lang – getrunken werden. **Anwendungsbeschränkungen** gibt es z. B. auch für Abführdrogen wie Aloe oder Sennesblätter. **Detaillierte Kenntnisse** über Wirkungen, Nebenwirkungen und Kontraindikationen sind unerlässlich und im Kapitel „Indikationen" bei den einzelnen Pflanzen jeweils genau angegeben.

Hinweise

- Ein Heilkräutertee soll (mit Ausnahmen) immer warm, langsam und mit kleinen Schlucken **im Sitzen (!)** getrunken werden, am besten auf nüchternen Magen – so wird die Resorption der Inhaltsstoffe verbessert. Tee trinken ist Ritual und Genuss in hektischer Zeit.
- Bei Heilkräuterkuren sollten Tees und Teemischungen immer frisch zubereitet und sofort getrunken werden, um eine Keimbildung zu verhindern.
- **Magen(bitter)tees** werden $^1/_2$ Stunde vor dem Essen eingenommen. Nicht süßen, das verhindert die Wirksamkeit der Bitterstoffe. Ausnahme: Süßholzwurzel.
- **Gesüßte Magentees** können Verdauungsbeschwerden (Blähungen) verursachen.
- **Schlaftees** werden durch Süßen mit Honig in Ihrer Wirkung verstärkt.
- **Hustentees** sollen mit Honig gesüßt getrunken werden. Die Geschmacksknospen im Mund, die für „süß" zuständig sind, reizen die parasympathisch sensiblen Nerven und steigern dadurch die Bronchialsekretion.
- Tees mit **anregenden Drogen** (Rosmarin) und **Nierentees** (Löwenzahn) nicht vor dem Schlafengehen einnehmen – der ungestörten Nachtruhe zuliebe.
- **Diabetiker** können ihren Tee auf Wunsch mit Süßholzwurzeln oder Fenchel-, Anissamen (wenig! ca. 5 %) süßen, oder mit Zitronensaft aromatisieren.
- **Ätherische Öldrogen** können auch über Nacht eingelegt und am nächsten Morgen nur erwärmt getrunken werden; die Wirkstoffe werden durch Mazeration gelöst.
- Bei der Zubereitung von **aquaretischen Tees** ist darauf zu achten, dass sie 15–30 Minuten, also länger als üblich, bei geschlossenem Deckel ziehen und ständig umgerührt werden: Das fördert den Übergang der wirksamkeitsmitbestimmenden **Flavonoide** in das Teewasser.
- **Teedrogen** in einer Mühle mahlen und als **Pflanzenpulver** essen (in Butter, Honig, Wein, Milch, Joghurt oder Öl) war früher eine obligate Darreichungsform; dadurch werden auch nichtmineralische Bestandteile aufgenommen.

4.3 Frische Kräuter

Frische Kräutertees (fast alle Heilpflanzentees dürfen auch frisch zubereitet werden!) übertreffen Teezubereitungen mit getrockneten Pflanzen bei Weitem an Geschmack, Duft und Aussehen und oftmals auch in der Wirkung.

Frische Pflanzen können (sollen und dürfen) auch verwendet werden als

- **Wildkräutersalate** oder **Wildgemüse** „frisch von der Wiese".
- **Gewürze** aus frischen Wild- oder Heilpflanzen (s. Kap. 30: Wildgemüse).
- **Sirup:** Am bekanntesten sind Spitzwegerich- oder Fichtensprossensirup, aber auch Sirupe mit Fenchel, Thymian, Zwiebel oder Eibisch haben sich bewährt, z. B. Zwiebelsirup (s. Kap. 23.3 Atemwege). Die einfachsten Zubereitungsarten: **Erdkammernsirup:** Im Einweckglas abwechselnd je eine Lage Blätter und Honig bis an den Rand füllen, gut verschließen und 50 cm tief vergraben, kennzeichnen, nach drei Monaten wieder ausgraben und abfiltrieren. Der Sirup hält ca. 1 Jahr. Oder: Gequetschte **Frischpflanzen** mit wenig Wasser 20 Minuten sieden, abgießen, 1:1 mit Honig mischen und 10 Min. einköcheln. Hält 3–4 Monate. (Weitere Rezeptbeispiele für Sirup finden Sie in Kap. 23 Atemwegserkrankungen.)
- **Frischpflanzensäfte:** Dazu werden frische Kräuter (bzw. Früchte oder andere Pflanzenteile) zerkleinert und in einer Saft- oder Küchenmaschine oder mittels einer Knoblauchpresse entsaftet. Der auf diese Weise gewonnene Saft muss **unbedingt** mit der 5fachen Menge an Wasser oder gesäuerter Milch verdünnt werden. Er wird dann jeweils sofort ge-

trunken. Frischsaft wird kurmäßig angewendet: 3 × tägl. 1 EL Pflanzensaft maximal 6 Wochen lang (s. Kap. 29.1 Frühjahrskur).

- **Honigmedizin** ist eine einfache und köstliche Art, Kindern ihre Medizin zu versüßen: frische (oder getrocknete) Kräuter ganz fein hacken oder mörsern und mit Honig bedecken. Ein paar Minuten einziehen lassen, mischen und mit dem Löffel reichen. Honig gilt in anderen Kulturen als „Medizinpferd", um Heilstoffe wirksam in den Körper einzuschleusen.

4.4 Rezeptieren

Grundsätzlich gilt für Medizinaltees, dass sie wirken, gut schmecken und gut aussehen sollten.

Bei jedem Tee-Rezept (s. Kap. 4.2) gibt es

1. das **Grund-** oder **Basismittel** (Remedium cardinale),
2. das **Adjuvans**, das die Wirkung des Grundmittels verstärkt oder ergänzt,
3. evtl. das **Korrigens**, das den Geschmack oder die Verträglichkeit verbessert,
4. evtl. ein **Füllmittel** (Konstituens), Pflanzen mit einer größeren Blattmasse.

Dazu gehört zu jedem Tee-Rezept eine ausführliche Gebrauchsanweisung.

Sieben Regeln für Tee-Rezepte

1. Möglichst nur ein **Basismittel;** nicht mehr als **2–3.**
2. Nur **1 Adjuvans**, höchstens 2, damit die Wirkung übersichtlich bleibt.
3. Als **Korrigens** möglichst eine Droge, die gleichartig dem Basismittel wirkt, dabei aber den Geschmack verbessert (Drogen mit ätherischen Ölen).
4. Im Sinne eines **Füllmittels** kommen Drogen in Betracht, die die Teemischung durch ihre größere Blattmasse „nach etwas aussehen lassen" und dem Tee ein gefälliges Aussehen geben; sie sollen ebenfalls in gleicher Richtung mit dem Basismittel wirken.
5. Keine unnötig langen Rezepte!
6. Immer genau die **Zubereitungsvorschrift** angeben: z. B. Blätter und Blüten nur heiß übergießen, Wurzeln, Rinden und Hölzer 10–15 Minuten kochen lassen oder kalt ansetzen und kurz aufkochen (s. Kap. Teezubereitungen). Bei Tee**mischungen** entscheidet das Basismittel.
7. Genaue Angaben über die **Dosierung, Anwendung** und **Dauer** angeben. In der Regel:

   Dosierung: 1 Teelöffel Droge auf 1 Tasse Wasser.
   Anwendung: 3 Tassen täglich: die erste morgens (möglichst nüchtern), die zweite am Nachmittag, die dritte abends vor dem Schlafengehen.
   Dauer der Kur: 3–4 Wochen.

Tab. 2 Rezeptur-Anweisungen

Abkürzung	ausgeschrieben	Bedeutung
Rp.	recipe	Nimm! *Einleitende Formel bei jeder Rezeptanfertigung*
aa	ana partes aequales	Zu gleichen Teilen. *Bei mehreren Bestandteilen*
aa ad	ana partes aequales ad	Zu gleichen Teilen bis ...
M.f.	misce fiat	Mische und mache daraus ... *die Arzneiform (s. Tabelle) z. B. liqu., pil., pulv., spec., supp., ungt.*

Forsetzung **Tab. 2** Rezeptur-Anweisungen

Abkürzung	ausgeschrieben	Bedeutung
D.S.	Da! Signa!	Gib! *(dem Patienten)* Bezeichne! *(die Arznei) Dosierungsanweisung*
M.D.S.	Misce, Da, Signa	Mische, gib, bezeichne!

Tab. 3 Arzneiformen

Acet.	Acetum	Essig
Aqu.	Aqua	Wasser
Dekokt.	Dekoktum	Abkochkung
Emuls.	Emulsio	Emulsion
Extr.	Extractum	eingedickter Auszug
Extr. fluid.	Extractum fluidum	Fluidextrakt
Inf.	Infusum	Aufguss
Linim.	Linimentum	Liniment
Liqu.	Liquidum	Flüssigkeit
Macer.	Maceratio	Kaltauszug
Ol.	Oleum	Öl
Pil.	pilula	Pille
Pulv.	Pulvis	Pulver
Res.	Resina	Harz
Sirup.	Sirupus	Sirup
Spec.	Species	Teemischung
Spir.	Spiritus	Weingeist
Succ.	Succus	Saft
Supp.	Suppositorium	Zäpfchen
Tinct.	Tinctura	Tinktur
Ungt.	Unguentum	Salbe
Vin.	Vinum	Wein

Tab. 4 Zubereitungsarten

conc.	concisus	zer-, geschnitten
cont.	contusus	zerstoßen, zerquetscht, zerdrückt
decort.	decorticatus	geschält
depur.	depuratus	gereinigt
expulp.	expulpata	von der Innenschicht befreit
immat.	immaturus	unreif
inspiss.	inspissatus	eingedickt
pulv.	pulvis	gepulvert
rec.	recens	frisch
sicc.	siccum	trocken

Tab. 5 Weitere Abkürzungen

a. c.	ante cenam	vor der Mahlzeit
DAB		Deutsches Arzneibuch
DAC		Deutscher Arzneimittelcodex
ext.	extern	äußerlich
gtt.	guttae	Tropfen
HAB		Homöopathisches Arzneimittelbuch
int.	intern	innerlich
n.	noctu	nachts
Ø		Urtinktur
p.c.	post cenam	nach dem Essen
pro die		pro Tag
pro dosi		pro Dosis
tot.	totus	ganz

Wichtig für jede Rezeptur ist die genaue **Bezeichnung** der Droge und der verwendete Teil einer Pflanze. Der zu verschreibende Pflanzenteil ist im jeweiligen Kapitel bei den Pflanzenmonographien angegeben, und zwar immer als letztgenannter Titel. Beim Holunder heißt dies z. B. Sambuci flos:
„Holunder, schwarzer *Sambucus nigra* Sambuci flos (M)“

Die botanische Nomenklatur ist ein binäres System, d. h., der lateinische Name einer Arzneidroge setzt sich aus zwei Teilen zusammen. Der erste Teil nimmt auf die botanische Herkunft Bezug und steht im Genitiv, darauf folgt die Bezeichnung des verwendeten Pflanzenteils oder des aus der Droge gewonnenen Produkts im Nominativ Singular. Die botanische Bezeichnung leitet sich vom kompletten Artnamen der Pflanze ab.

Tab. 6 Verwendete Pflanzenteile der Drogen

Pflanzenteil	Singular	Plural	Abkürzung	Beispiel	Deutsche Bezeichnung
Beeren	bacca	baccae	bacc.	Juniperi fructus	Wacholderbeeren
Blatt	folium	folia	fol.	Eucalypti folium	Eukalyptusblatt
Blüte	flos	flores	flor.	Arnicae flos	Arnikablüten
Drüse	glandula	glandulae	gland.	Lupuli glandula	Hopfendrüsen
Flechte	Lichen		lich.	Lichen islandicus	Isländisches Moos
Frucht	fructus	fructus	fruct.	Foeniculi fructus	Fenchelfrüchte
Fruchtschale	pericarpium	pericarpia	pericarp.	Citri sinensis pericarpium	Orangenschalen
Holz	lignum	ligna	lign.	Lignum Juniperi	Wacholderholz
Knolle	tuber	tubera	tub.	Corydalis tuber	Lärchenspornknolle
Knospen		Gemmae	gem.	Populi gemma	Pappelknospen
Kraut	herba	herbae	herb.	Anserinae herba	Gänsefingerkraut
Rinde	cortex	cortices	cort.	Mahoniae aquifolii cortex	Mahonienrinde
Samen	semen	semina	sem.	Psylli semen	Flohsamen
Sprossen		Turiones	tur.	Pini turiones	Kiefernsprossen
Stängel		stipites	stip.	Dulcamarae stipites	Bittersüßstängel
Stroh	Stramentum		stram.	Avenae stramentum	Haferstroh
Wurzel	radix	radices	rad.	Angelicae radix	Angelikawurzel
Wurzelstock	rhizoma	rhizomae	rhiz.	Tormentillae rhizoma	Tormentillwurzelstock
Zapfen	strobulus	strobuli	strob.	Lupuli strobulus	Hopfenzapfen
Zweigspitzen		summitates	summ.	Thujae summitates	Lebensbaumtriebspitzen
Zwiebel	bulbus	bulbi	bulb.	Allii ursini bulbus	Bärlauchzwiebel

Beispiele für Rezepturen

(**Weitere Beispiele** in den Kap. 20–29: bei „Bewährte Rezepturen“)

Teemischung: Entschlackungstee

Rp.

Taraxaci radix cum herba	
Urticae herba	aa 30.0
Betulae folium	15.0
Fumariae herba	
Menthae piperitae folium	aa 10.0
Calendulae flos	5.0

M.f.spec. D.S.: 1 TL auf 1 Tasse Wasser, 10 Min. zugedeckt ziehen lassen. 2–3 Tassen tägl.

Teemischung: Milde Hypertonie *(Rothmaler)*

Rp.

Herb. Visci albi	
Fol. et Flor. Crataegi	
Fol. Melissae	aa ad 100 g

2 TL auf 1 Tasse, heiß überbrühen, 5–10 Min. ziehen lassen. Morgens und abends je 1 Tasse warm schluckweise trinken.

Salbe: Hautsalbe

Rp.

Violae tinct.	10.0
Unguentum emulsificans	40.0

M.f.ungt.

D.S.: Ekzemsalbe; mehrmals tägl. dünn auf die befallenen Körperpartien auftragen.

Salbe: juckreizlindernde Salbe *(Glöckler)*

Rp.

Equisetum oleum 10 % (Weleda)	50 g
Aqua dest.	75 g
Eucerinum anhydricum	aa ad 200 g

M.f.ungt. D.S.: mehrmals tägl. dünn auf die betroffenen Stellen auftragen.

Tinktur: Amara-Mischung

Rp.

Gentianae tinct.	
Millefolii tinct.	
Taraxaci tinct.	**aa ad** 50.0

M.f.liqu. D.S.: Amara-Mischung; 3-mal tägl. 20 Tr. ½ Std. vor dem Essen in etwas Wasser einnehmen.

Tinktur: Magenmixtur *(R. F. Weiss)*

Rp.

Gelber Enzian Tinktur	20 ml
Wermuttinktur	20 ml
Pfefferminztinktur	10 ml

3 × tägl. 30 Tr. kurz vor den Mahlzeiten in 1 Glas Wasser, 4 Wochen lang.

Wein: Enzianwein Vinum gentianae *(Widmaier)*

Rp.

Enzianwurzel	10 g
Pomeranzenschalen	25 g
Weißwein	ad 500 ml

Ansatz 1–2 Std. stehen lassen, filtrieren. Mittags und abends nach dem Essen 1 Likörglas.

Wein: Herz-Schlaf-Wein *(J. Karl)*

Rp.

Extr. Crataegi fluid. (Weißdorn)	50 g
Vini Valerianae (Baldrian)	ad 500 g

M.D.S.: 1–2 Likörgläschen ¼ Std. vor dem Schlafen.

Sirup: reizlinderndes Mucilaginosum *(Weiss/Fintelmann)*

Sir. Althaeae	
Sir. Plantaginis lanc.	
Mel. Foeniculi	aa ad 100.0

D.S.: Alle 2 Std. 1 TL einnehmen.

Kräuterkissen: bei Abszessen und Furunkeln *(Widmaier)*

Rp.

Flor. Chamomillae	
Fol. Altheae	
Fol. Malvae	
Herb. Meliloti	
Sem. Lini	aa ad 100 g

M.f.spec. D.S.: 20–30 g der Teemischung in ein Stoffsäckchen füllen, in heißes Wasser legen, auswringen und möglichst heiß auf die entsprechende Hautpartie legen. **Trockenes Kräuterkissen:** Auf den Deckel eines Kochtopfs legen, erhitzen und heiß (42° C) auf die betreffende Stelle legen.

Bad: Windeldermatitis-Bad *(Bühring)*

Hammamelisrinde	250 g
Ringelblumenblütenköpfchen	50 g
Johanniskraut	100 g

M.f.spec. D.S.: 20 g der Mischung mit 250 ml kochendem Wasser überbrühen, 20 Min. ziehen lassen u. dem Badewasser zugeben. 2–3 × pro Woche baden.

Spiritus: Einreibung bei rheumat. Beschwerden *(Fintelmann und Weiss)*

Ol. Juniperi	2 g
Spirit calami	aa ad 100 g

D.S.: Einreibung

5 Tinkturen

Tinkturen sind flüssige Drogenauszüge. Was die Natur in ihrer Vielfalt entwickelt, kann behutsam extrahiert, konserviert und damit zum stets vorrätigen Arzneimittel gemacht werden. Heilpflanzen werden schon seit langem traditionell in Alkohol „ausgezogen", das heißt, ihre Wirkstoffe gehen in den Alkohol über. Alkohol (in den allermeisten Fällen wird Ethanol, Ethylalkohol, C_2H_5OH, verwendet) kann in jedem Verhältnis mit Wasser gemischt werden. Er zeichnet sich durch konservierende und stabilisierende Eigenschaften aus und hat sehr positive Lösungseigenschaften auf Wirkstoffe. Im Gegensatz zu Wasser führt Alkohol bei den Extraktionsverfahren zu keiner Quellung der Zellmembranen, wodurch die Wirkstoffausbeute bedeutend besser ausfällt als bei einer Wasserextraktion.

„Tinkturen sind flüssige Zubereitungen aus Drogen, die mit Ethanol verschiedener Konzentration durch ***Mazeration*** (Standextraktion) *oder* ***Perkolation*** (Durchlaufextraktion: langsames Durchströmen von Ethanol durch die zerkleinerten Drogen, um dadurch eine 95%ige Ausbeute an Inhaltsstoffen zu ermöglichen) *hergestellt werden"* (DAB 10). Die Mazeration ist im Gegensatz zur Perkolation ein sehr einfaches Verfahren, das keine besonderen Anforderungen an Gerätschaften oder Arbeitsaufwand stellt und eignet sich daher besonders gut zur Selbstherstellung. Allerdings erhält man eine schlechtere „Ausbeute", weil sich zwischen Droge und Lösungsmittel ein Konzentrationsgleichgewicht einstellt. Aus diesem Grund werden manchmal die Kräuter in 2 Abläufen hintereinander in jeweils neuem Alkohol ausgezogen und anschließend zusammengefügt (s. Kap. 8: Rezept Medizinalwein: Theriak). Eine ***Digestion*** ist eine bei erhöhter Temperatur (40–50° C) durchgeführte Mazeration.

Das **Verhältnis Droge zu Extraktionsflüssigkeit** ist durch die Arzneibuchvorschrift bzw. bei der jeweiligen Monographie festgelegt. Im Allgemeinen werden Tinkturen aus 1 Teil Droge und 5–10 Teilen Extraktionsflüssigkeit hergestellt (das kann auch alkoholfreies Propylenglykol/Glycerol oder, in der Volksheilkunde manchmal eingesetzt, Essig sein).

Tinkturen werden lichtgeschützt und gut verschlossen in Tropfflaschen aufbewahrt. Sie sind zwar durch ihren Alkoholgehalt hinsichtlich einer Keimvermehrung lange haltbar, sollten aber dennoch nicht länger als 1 Jahr aufbewahrt werden, weil sie als Pflanzen-Vielstoffgemische zahlreiche Verbindungen enthalten, die sich im Laufe der Lagerung verändern können. Tinkturen können innerlich und äußerlich verwendet werden. Innerlich eingenommen werden sie in Wasser, Tee oder auch Fruchtsaft verdünnt.

Hinweise

Bei einer Einnahme von 3 × 20 Tr. pro Tag beträgt der „reine" Alkoholgehalt bei einer 45%igen Tinktur ca. 1,3 g (200 ml 10%iger Wein: ca. 15 g, 300 ml 4%iges Bier: 10–12 g). Da Tinkturen Alkohol enthalten, dürfen sie nicht von Alkoholikern und Leberkranken verwendet werden.

Tinkturen aus Trockenpflanzen

Grundlage für Tinkturen sind **Trockenpflanzen** (Drogen). Sie werden hergestellt, indem die gut zerkleinerten Pflanzen mit Alkohol (unterschiedlicher Konzentration, s. u.) meist im Verhältnis 1:10 angesetzt werden. Der Alkoholgehalt ist unterschiedlich; für Arzneibuchqualität ist er für jeden Pflanzenauszug genau vorgegeben, für den Selbstansatz kann man sich in etwa nach der Auszugstabelle/Kreuzregel richten (s. u.). Den Ansatz mehrmals täglich schütteln und nach ca. 3 Wochen durch einen Teefilter abfiltrieren und den Rest auspressen. In dunkle Tropffläschchen umfüllen, beschriften und max. 1 Jahr dunkel aufbewahren.

Frischpflanzenauszüge

Dabei handelt es sich um alkoholische Auszüge aus frischen Pflanzen. Frische Pflanzen stehen nicht immer zur Verfügung, können aber durch einen Alkoholauszug optimal konserviert werden. Frischpflan-

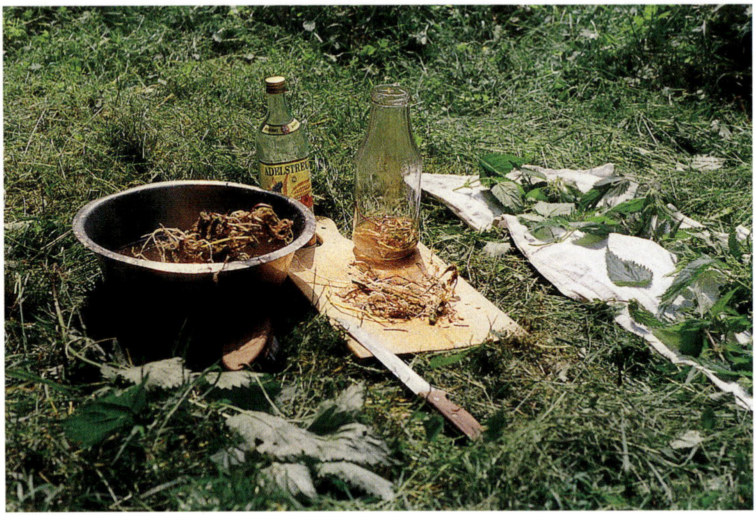

Abb. 5 Frischpflanzenauszug: Brennesselwurzeln.

zenauszüge vermitteln noch den feinen Duft und das volle Aroma der frischen Pflanze; sie sind biologisch hoch aktiv und durch ihren Alkoholgehalt ohne chemische Haltbarmachung oder Hitzekonservierung haltbar.

Herstellung

In ein weithalsiges, gut verschließbares Weißglas 50–100 g zerkleinerte Frischpflanzen mit etwa 500 ml 40–45%igem Alkohol übergießen, täglich gut schütteln und ca. 3 Wochen verschlossen an einem warmen Platz stehen lassen. (Manche empfehlen einen dunklen Ort; ich rate zu einem hellen Fensterplatz, aber ohne pralle Sonne, weil die Wärme und Energie m. E. die Wirkstoffe in optimaler Weise aufschließt.) Anschließend abfiltrieren, in dunkle Tropfflaschen abfüllen und beschriften.

Urtinkturen

Urtinkturen sind meistens **Frischpflanzenauszüge** nach dem HAB, also „homöopathische" Urtinkturen: Sie werden aus Frischpflanzen-Presssaft gewonnen und im Verhältnis 1:1 mit 86%igem Ethanol ausgezogen. Wenn in der „allopathischen Phytotherapie" keine Tinkturen erhältlich sind, kann man auf Urtinkturen zurückgreifen, weil man damit im stofflichen Bereich therapiert. (Einige Phytopharmafirmen bieten Frischpflanzenauszüge an.)[2]
Aus Urtinkturen werden flüssige Verdünnungen, **Dilutionen,** oder feste Verdünnungen in Form von Verreibungen, **Triturationen,** hergestellt. Die verschiedenen Verdünnungsgrade der Zubereitungen werden durch **Potenzieren** erhalten, der stufenweisen Verdünnung flüssiger oder fester Zubereitungen nach den Vorschriften des HAB. Dezimalverdünnungen (D) entstehen im Verhältnis 1:10, Centesimalverdünnungen (C) im Verhältnis 1:100.

Potenzierung

10 ml Urtinktur (Frischpflanzenpresssaft, 1:1 mit 86%igem Ethanol vermengt) in eine 100-ml-Flasche geben, mit 50%igem Alkohol auffüllen und 10 × kräftig hin- und herschwingen oder kräftig auf den Handteller schlagen (laut Wala): Das ergibt die Potenz D1. Mit 10 ml der D1 wie oben verfahren, ergibt die D2, usw. Wenn statt 100-ml-Flaschen 1000-ml-Flaschen verwendet werden, so entsteht daraus die C1, C2, usw.

Definitionen spezieller alkoholischer Pflanzenauszüge

Flüssig- oder Fluidextrakte (Extractum fluidum) sind flüssige Zubereitungen, die höher konzentriert sind als Tinkturen und vom Extraktionsmittel (teilweise) befreit sind. Dabei werden mit 1 Teil Droge 1 bis

2 Z.B. Alcea, Ceres (CH), bioforce/ Dr.Vogel (diese Nennung stellt nur eine Auswahl und keine Bevorzugung gegenüber anderen Anbietern dar).

maximal 2 Teile Fluidextrakt gewonnen. Sie können durch Mazeration oder Perkolation hergestellt werden und entweder als solche verwendet werden oder als arzneilich wirksamer Bestandteil in Säften, Tropfen oder Salben.

Trockenextrakte (Extractum siccum) werden durch Einengen und Trocknen flüssiger alkoholischer Extrakte bis zu einem Restfeuchtigkeitsgehalt von 3 % hergestellt.

Spissumextrakte sind abdestillierte wässrige oder alkoholische Drogenauszüge mit zähflüssiger, honigartiger Substanz, die teilweise auch in Suppositorien oder Salben verwendet werden.

Pflanzenspiritus ist ein Auszug von Heilpflanzen in Weingeist.

Elixiere sind weingeisthaltige oder weinhaltige Tinkturen mit Zusätzen von Extrakten, ätherischen Ölen oder Zucker.

Tab. 7 Auszugstabelle für Tinkturen und Frischpflanzenauszüge

Alkohol in Prozent	0	18–20	30	40	50	60	70	80	90–95%
Pflanzenteile									
weiche und saftige Teile, Blüten			30% ....bis..........55%						
Wurzeln und harte Teile					55%....bis....70%				
Harze						70%.........bis........95%			
Wirkstoffe									
Schleimstoffe		18% bis 30%							
Bitterstoffe			35%.....bis....50%						
Gerbstoffe			35%...........bis..............65%						
Ätherische Öle					50%......bis.......70%				
Glykoside		20%...........bis............50%							
Cumarine			30%.........bis.........50%						
Flavonoide			35%.....bis....50%						
Saponine		20%...bis...35%							
Scharfstoffe			35%.....bis....50%						
Alkaloide		20%.......bis..........45%							

Beispiele

Eiche	65 % (Gerbstoffe)
Goldrute	35 % (Flavonoide, Saponine)
Malve	25 % (Schleimstoffe)
Thymian	60 % (äth. Öle)
Tausendgüldenkraut	35 % (Bitterstoffe)
Steinklee	40 % (Cumarine)

Kreuzregel

Um die optimale Alkoholkonzentration (für die entsprechenden Wirkstoffe) zu berechnen, dient die Kreuzregel:

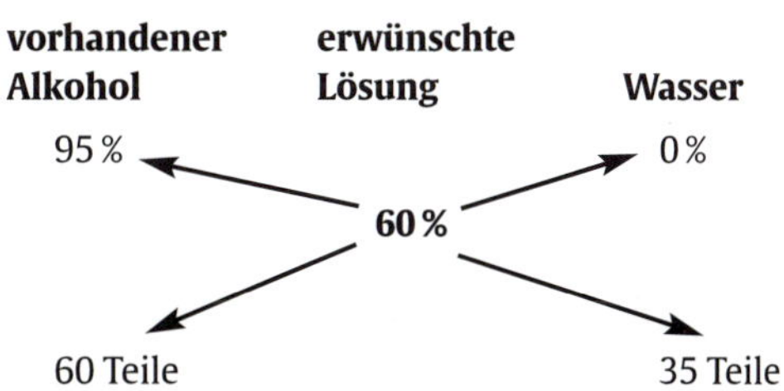

Um aus einem 95%igen Alkohol eine 60%ige Tinktur anzusetzen, werden (95 minus 60 =) 35 Teile Wasser (Volvic o. Ä.) und 60 Teile Alkohol miteinander vermengt.

Beispiele: 30%ige Tinktur mit 70%igem Alkohol: 30 Teile Alkohol und 40 Teile Wasser.

50%ige Tinktur mit 80%igem Alkohol: 50 Teile Alkohol und 30 Teile Wasser.

Beispiele für Tinkturrezepte finden Sie im Kap. 27.6 Herz-Kreislauf-Erkrankungen.

6 Salben, Cremes und Gele

Salben, Cremes, Balsame, Pasten, Gele und Linimente bringen die heilsamen Wirkstoffe von Arzneipflanzen über die Haut in den Körper. Salben herstellen ist eine uralte Tradition und ein „heiliges Geschäft“. Es erfordert Ruhe, Zeit und Muße, Konzentration und Hingabe!

In eine – im besten Falle selbst heilungsfördernde – (Salben-) Grundlage werden heilsame Pflanzenzusätze aus frischen oder getrockneten Kräutern, Tinkturen, Hydrolaten oder Teezubereitungen gemischt und als Salbe auf die Haut gebracht. Die Grundlage kann aus fetten Ölen, Wachsen, Vaseline, Schweineschmalz oder Glycerin bestehen.

Fetthaltige Zubereitungen – **Salben** – bilden auf der Haut einen zusammenhängenden Lipidfilm und verhindern dadurch die Abdunstung. Sie erhöhen den Feuchtigkeitsgehalt und die Elastizität der oberen Hautschichten, so dass die enthaltenen Wirkstoffe tiefer in die Hautschichten eindringen. Fettreiche Zubereitungen werden bei chronischen Hauterkrankungen angewendet.

Wird Fetten eine **wasserhaltige** Phase zugerührt: Wasser, Hydrolate, Tinkturen oder Tees, entsteht eine **Creme**. Damit sich Fett und Wasser beim Lagern nicht wieder voneinander trennen (scheiden), wird meist ein Emulgator zugegeben. Wasserhaltige Zubereitungen werden zur Behandlung akuter Entzündungen bevorzugt, weil sie kühlend und in gewissem Ausmaß trocknend wirken.

Um einer bestmöglichen **Arzneiqualität** zu entsprechen, kommt es auf alle Zutaten an: Pflanzen und ätherische Öle sollten möglichst aus kontrolliert-biologischem Anbau oder, wenn sie selbst gesammelt werden, von einem unbelasteten Standort stammen (s. Kap. 3: Sammeln, Trocknen, Aufbewahren). Die Zutaten zur Salbengrundlage sollten hochwertige organische Fette **pflanzlicher** oder tierischer Herkunft enthalten, ebenfalls aus bester biologischer Qualität und kontrolliert-biologischem Anbau. Das ist bei Fetten besonders wichtig, da sie chemische Rückstände (Insektizide, Herbizide, Fungizide, Schwermetalle usw.) an sich binden, die sie dann auf bzw. in die Haut (und damit in den Körper) bringen!

Mineralische Öle und Fette wie **Vaseline, Melkfett, Paraffin** sind gereinigte Erdöle und eignen sich nicht für die Hautpflege, allenfalls als Schutz. Sie dringen aufgrund ihrer Molekulargröße nicht in die Haut ein und können dadurch auch keine Heilstoffe in die Haut einschleusen. Ihre Aufgabe ist es, einen isolierenden (Schutz-) Film zu bilden. Dieser Schutzfilm dichtet die Haut ab und „verstopft“ die Hautporen (es soll ja auch nichts Schädliches von außen nach innen in den Körper gelangen! Dies ist z. B. beim Melkfett durchaus so gewollt). Die natürliche Temperatur- und Feuchtigkeitsregulation der Haut, die ja auch selbst in der Lage ist, sich mit Fett und Feuchtigkeit zu versorgen, kann dadurch nicht mehr stattfinden, und der natürliche Schutzmantel der Haut wird mehr und mehr gestört. Das ist bekannt durch das oft suchtartige Benutzen einer Lippenpomade, bei der das trockene Gefühl auf den Lippen immer wiederkehrt. Der Vorteil ist, dass mineralische Fette so gut wie unendlich haltbar sind, sich gut auf der Haut verteilen und mit allen Rohstoffen gleichermaßen gut mischen lassen. Daher ist das Ergebnis immer gleichbleibend „gut“, also ohne Risiken für die Hersteller.

Wollfett (Adeps lanae) ist von seiner chemischen Zusammensetzung her eigentlich kein Fett (Fettsäureglycerinester), sondern ein Wachs: Wollwachs. Es besteht hauptsächlich aus Estern höherer Fettsäuren mit Sterinalkoholen. Wegen seines hohen Wasseraufnahmevermögens wird es häufig für Salbengrundlagen sowie zur Herstellung für **Lanolin**, einer W/O-Emulsion aus Wollfett, Olivenöl bzw. flüssigem Paraffin und Wasser verwendet. Man gewinnt es als Nebenprodukt aus dem Waschwasser bei der Reinigung der Schafwolle. In geringer Konzentration eingesetzt macht es eine Creme weich und geschmeidig.

Hinweis

Häufig wird Wollfett mit Benzoesäureestern haltbar gemacht, die Allergien auslösen können. Außerdem ist es oftmals mit Schadstoffen belastet durch Insektizidbäder vor der Schafschur. Weil Wollfett aber ge-

rade auf die kranke Haut mit nicht mehr intaktem Stratum corneum aufgetragen wird, kann die Aufnahme von lipohilen Stoffen wie Pestiziden schneller vonstatten gehen und sich, bei regelmäßiger Anwendung, im Fettgewebe anreichern! Deshalb dringend vor dem Einkauf darauf achten: Nur **rückstandskontrolliertes** Wollfett darf für die Heilung zur Anwendung kommen!
Schweineschmalz muss aus artgerechter biologischer Tierhaltung stammen.

Salben, Cremes, Balsame, Pasten, Gele und Linimente müssen dunkel (lichtgeschützt) und kühl aufbewahrt werden. Sind Salbendöschen angebrochen, sollten sie zügig verbraucht werden. Wer Ansätze selbst herstellt, wählt am besten kleinere Salbendöschen (à 30 ml) und achtet beim Gebrauch darauf, den Inhalt sauber zu entnehmen: mit einem sauberen Löffelchen oder Spatel und evtl. für den Tages- oder Wochenbedarf portionsweise in ein kleines Gebrauchsgefäß (Eierbecher o. Ä.) umfüllen.

Salben (Unguentum)

Halbfeste Arzneizubereitungen zur lokalen Anwendung werden als Salben bezeichnet, normalerweise als einphasige Zubereitung verschiedener Fette, Öle oder Wachse (Öl-Wachs-Gemisch oder fette, streichfähige Bestandteile, z. B. Kakaobutter oder Lanolin) **ohne Wasser**, mit denen die pflanzlichen Wirkstoffe gemischt werden. Solche fetthaltigen Salben sind wasserabstoßend; sie bilden auf der Haut einen Lipidfilm und eignen sich zur Behandlung chronischer Hautveränderungen. Salben, die kein Wasser enthalten, sind meist länger haltbar. Es gibt aber auch Salben als Emulsion vom Typ Wasser-in-Öl.

Balsam: Von der Definition her sind Balsame pflanzliche Sekrete aus Harzen und ätherischen Ölen (s. Kap. 14.1: Ätherische Öle). Der Begriff wird volksheilkundlich aber auch für Salben, die Harze und/oder ätherische Öle beinhalten verwendet.

Salbenzubereitung

100 ml Öl (Olivenöl, Sonnenblumenöl, Mandelöl o. Ä.) und 10 g gut zerkleinerte, trockene Kräuter (oder 20 g frische) zusammen im Topf erwärmen, bis erste Bläschen aufsteigen (ca. 70° C) und, je nach Beschaffenheit der Pflanzenteile, 10–60 Minuten lang unter stetem Rühren ausziehen (zarte Blüten 10, harte Wurzeln bis 60 Min.). Vorsicht: nicht überhitzen, damit es keine „frittierten" Kräuter gibt. Die Kräuter abgießen, Reste gut auspressen (evtl. ein Leinen- oder Baumwolltuch über das Sieb geben) und das Auszugsöl wieder in den Topf legen. 10 g geriebenes Bienenwachs dazu rühren (auf Wunsch kann zusätzlich die Hälfte bis die gleiche Menge Lanolin beigegeben werden; das macht die Salbe weicher). Wenn die Mischung geschmolzen ist, den Topf vom Herd nehmen und noch 5–10 Min. rühren (in Form einer liegenden Acht), damit sich alle Ingredienzien gut vermengen. Ist die Mischung etwas abgekühlt, können nach Wunsch ätherische Öle zugegeben werden (ca. 25 Tr.). Anschließend rasch in die vorbereiteten sauberen Döschen (Apotheke) abfüllen. Mit einem Küchentuch bedecken, damit die Feuchtigkeit verdunsten kann und später nicht als Verdunstungstropfen vom Deckel in die fertige Salbe gelangt. Erst nach dem Erkalten mit dem Deckel verschließen und beschriften: Ort, Datum und Inhalt.

Grundrezept für eine Person: 30 ml Öl, 3 g Bienenwachs und 3 g Kräuter.

Weitere Beispiele für Salben-Rezepte finden Sie im Kap. 23.4 Atemwegserkrankungen.

Schnelle Heilsalbe für die Erste Hilfe

2 EL Butter (oder, noch besser, Butterschmalz) im Topf schmelzen lassen, 2 EL Ringelblumenblüten einstreuen und 5–10 Min. darin schwenken (die Butter darf dabei keinesfalls zu heiß werden und bräunen!). Anschließend durch ein Taschentüchlein abfiltern und kühl stellen. Auf diese Weise kann man bei kleineren Verletzungen ganz schnell eine Heilsalbe herstellen.

Traditionelle Salbenzubereitung mit Schweineschmalz bzw. Butterschmalz

3 EL Schmalz erwärmen, 3 EL zerkleinerte Pflanzen zugeben (z. B. Ringelblumenblüten, Beinwellblätter), 10 Minuten köcheln und 10 Minuten ziehen lassen, dann abfiltrieren und in Döschen füllen. Die Salbe ist im Kühlschrank ca. $1/2$ Jahr lang haltbar.

Schweineschmalz soll nur noch verwendet werden, wenn sichergestellt ist, dass es von biologisch aufgezogenen, artgerecht gehaltenen Schweinen stammt (damit keine Gifte oder Schwermetalle in der Heilsalbe sind!). Alternative: Butterschmalz, das auch in der ayurvedischen Medizin verwendet wird.

Creme

Eine Emulsion aus Fetten oder Ölen mit Wasser ist eine Creme; d. h. eine halbfeste Arzneiform zur lokalen Anwendung mit **hohem Wassergehalt** (Tee, Hydrolat, Tinktur) und hydrophoben Bestandteilen in verschiedenen Emulsionsformen (meist Öl-in-Wasser-, aber auch Wasser-in-Öl-Emulsion) als Trägersubstanz für gelöste oder emulgierte Stoffe. Wasserhaltige Zubereitungen werden zur Behandlung akuter Entzündungen bevorzugt.

Bewährte Cremegrundlage

Dazu ist die Herstellung einer **Emulsion** notwendig, da lipophile (fettlösliche) und hydrophile (wasserlösliche) Stoffe gemischt werden. Die „fette Fraktion" besteht z. B. aus 3 TL Bienenwachs, 100 ml Mandelöl und 4 TL Lamecreme, einem Emulgator (Triglycerindiisostereat). Alles in ein 200-ml-Schraubglas geben und im Wasserbad erwärmen bis es flüssig ist. Parallel dazu die „wässrige Fraktion" auf 60–70° C im Wasserbad erwärmen, z. B. 20 ml Tinktur und 20 ml Wasser/Tee oder Hydrolat. Anschließend die flüssige in die fette Fraktion einrühren und kräftig schütteln. Ist die Mischung handwarm, können ätherische Öle (oder Homöopathika) zugegeben werden. Die Salbe erhärtet nach der Abkühlung.

Wenn sie zu flüssig ist, muss mehr Konsistenzgeber (Bienenwachs) zugegeben werden; bricht die Emulsion (d. h. scheidet sich die wässrige von der fetten Phase), dann etwas mehr Lamecreme zugeben.

Im Kühlschrank ist die Salbe 3–6 Monate haltbar (alle Zutaten sind in der Apotheke erhältlich).

Fettcreme

Ganz einfach ist es, in eine fertige Salbengrundlage (*Unguentum cordes*, in der Apotheke erhältlich), die durch Erwärmen verflüssigt wird, Tees, Tinkturen, Hydrolate, Homöopathika oder ätherische Öle einzurühren. In 100 g Salbe lassen sich etwa 20–30 ml Tinktur einrühren; an ätherischen Ölen nimmt man 10–20 Tr.

Weitere Beispiele für Creme-Rezepte finden Sie im Kap. 26.7: Hauterkrankungen.

Gel

Ein Gel ist eine halbfeste Zubereitung zur lokalen Anwendung mit sehr viel Wasser, Glycerol oder Propylenglykol und Quellstoffen, in denen Wirkstoffe gelöst sind. Gele sind besonders zur äußerlichen Behandlung von Entzündungen geeignet.

Beispiele für Gel-Rezepte finden Sie im Kap. 26.7 Haut Praxis-Rezept: Entzündungsgel.

Körper-Lotion

Eine Lotion ist eine flüssige Arzneizubereitung zur lokalen Anwendung mit Wasser (Tee, Hydrolat, Tinktur), Fett (Öl) und Emulgator, und je nach Anwendung mit ätherischen Ölen.

Eine **Schüttelmixtur** enthält zusätzlich einen hohen Feststoffanteil (z. B. Zinkum, Talk o. Ä.).

Beispiele für Lotion-Rezepte finden Sie im Kap. 26.7: Hauterkrankungen.

Linimente

Diese „flüssigen Einreibemittel" sind Öl-in-Wasser-Emulsionen. Sie werden aus Extrakten auf Öl- oder Alkoholbasis oder aus einer Mischung von Ölauszügen und alkoholischen Tinkturen entsprechender Heilpflanzen hergestellt. Normalerweise enthalten sie stimulierende ätherische Öle wie z. B. Ingwer oder Cayennepfeffer, um die örtliche Durchblutung zu steigern. Sie erwärmen den eingeriebenen Hautbezirk und wirken durch den gesetzten Reiz bis in die Tiefe schmerzlindernd, z. B. bei Muskelverspannungen oder Arthrose. Linimente kauft man am besten in der Apotheke.

Pasten

Diese Arzneiform enthält vorwiegend mineralische, aber auch pflanzliche Substanzen in Form eines feinst gemahlenen, unlöslichen Pulvers (10 %: weiche Paste, 50 %: harte Paste). Sie werden homogen dispergiert in einer salbenartigen Grundlage (Lanolin) oder in einer flüssigen Trägersubstanz (Glycerol).

7
Fette Öle in der äußerlichen Anwendung

Medizinische Auszugsöle

Ölige Pflanzenauszüge (Olea) bestehen aus frischen oder getrockneten Arzneipflanzen, die in fetten Ölen mazeriert wurden. Nach dem Abgießen enthalten die Ölauszüge dann in der Hauptsache die fettlöslichen Bestandteile der Pflanzen. Ganz wesentlich für die Wirksamkeit ist die hohe Qualität der pflanzlichen Öle zum Ausziehen (Kaltpressung, in schonendem Verfahren gewonnen), damit die hochwertige Struktur ihrer Fettsäuren erhalten bleibt. Fette Öle müssen dringend rückstandsgeprüft sein bzw. aus kontrolliert-biologischem Anbau stammen, weil sie dazu neigen, chemische Rückstände an sich zu binden. Zum Ausziehen geeignete Pflanzenöle werden vorwiegend aus Samenölen (Sonnenblumen-, Mandel-, Sesam-, Distelöl) oder Fruchtfleischölen (Olivenöl) gewonnen. Besonders wertvolle Öle mit mehrfach ungesättigten Fettsäuren wie Nachtkerzen- oder Borretschsamenöle oder auch Sanddorn-Fruchtfleischöl werden nicht als Auszugsöl verwendet, sondern als spezifisch hautwirksame Öle sparsam in fette Öle gemischt oder bei Hautproblemen auch pur verwendet.
Auszugsöle werden hauptsächlich äußerlich angewendet, sie können aber auch innerlich eingenommen werden (Johanniskrautöl, Knoblauchöl usw.).

- **Medizinische Auszugsöle** können selbst hergestellt werden: Zerkleinerte frische oder getrocknete Pflanzen in ein helles Glasgefäß mit dichtem Verschluss geben, mit reinem Pflanzenöl auffüllen (Mengenverhältnis 1:10) und auf das Fensterbrett stellen. 2–6 Wochen mazerieren (ausziehen) lassen und mehrmals täglich schütteln, damit das Öl die heilkräftigen Substanzen gut aufnimmt und die Pflanzenteile stets mit Öl bedeckt sind. Anschließend abfiltern und in kleinen dunklen Flaschen kühl aufbewahren. Haltbarkeit: 1 Jahr.

- Ein Auszugsöl kann auch **auf dem Herd** zubereitet werden, das geht schneller: Die zerkleinerten Kräuter in einen Topf geben, mit Öl bedecken (1:10), bei niedriger Hitze (40° C) erwärmen und bei gleicher Temperatur 6 Stunden lang unter stetem Rühren warm halten (evtl. Hitzeschutz auf die Herdplatte geben), danach abgießen.

- Bei Auszugsölen mit **Frischpflanzen** gilt zu beachten: Der Pflanzensaft, der noch in den frischen Kräutern enthalten ist, führt oft zu Schimmel oder Fäulnis. Deshalb ist es empfehlenswert, (vor allem schleimhaltige) Pflanzen über Nacht anwelken zu lassen und erst danach mit Öl zu begießen und peinlich genau darauf zu achten, dass stets alle Pflanzenteile gut mit Öl bedeckt sind (mehrmals täglich schütteln). Beim Abfiltern das Öl nur abtropfen lassen, den im Filter verbleibenden Rest nicht ausdrücken. Hat sich Wasser unten im Glas abgesetzt, das Öl besonders behutsam abgießen. Die beste Zeit für die Herstellung von Auszugsölen ist der Sommer.

Weitere Rezeptbeispiele für Auszugsöle finden Sie im Kap. 24.4: Harnwegserkrankungen und Kap. 26.7: Hauterkrankungen.

Massageöle und Heilöle mit ätherischen Ölen

Zur Massage können reine fette Öle oder auch Auszugsöle verwendet werden. Besonders bewährt haben sich hierzu auch ätherische Öle, die in fetten Ölen gelöst sind.

Ätherische Öle (s. Kap. 14.1: Ätherische Öle) sind lipophil (fettlöslich) und kleinmolekular. Sie dringen schnell durch feinste Kapillare in den Blutstrom ein und entfalten dort ihre spezifische Wirkung. Eine Massage mit ätherischen Ölen beschleunigt ihre Aufnahme in den Körper. Voraussetzung für die Anwendung ist eine genaue Kenntnis der eingesetzten ätherischen Öle über deren Wirksamkeit und Nebenwirkungen. Beim Einkauf auf naturreine, rückstandskontrollierte und möglichst kbA-Öle (kontrolliert-biologischer Anbau) achten. Auf dem **Etikett** muss stehen: botanischer Pflanzenname und -teil, Anbauart, Gewinnungsverfahren, Herkunftsland, Sicherheitshinweise für den Gebrauch. Für medizinische Anwendungen keine Kompromisse machen

(keine schlechten, synthetischen, meist billigeren Öle kaufen)!
Trägeröle sollten lichtgeschützt und kühl gelagert werden. Eine Beimischung von 10 % Jojobaöl (= Wachs!) verlängert die Haltbarkeit. Eine angesetzte Ölmischung innerhalb von 3–6 Monaten verbrauchen. Massage-Ölmischungen sollten stets als angenehm empfunden werden. Zu stark konzentrierte Öle können Abwehr- und Hautreaktionen u.v.m. hervorrufen.

„Um Gesundheit zu erlangen, braucht man jeden Tag ein aromatisches Bad und eine Duftmassage“
(Hippokrates)

Dosierungsempfehlungen für eine Ganzkörpermassage

0,5%ige Lösung:	5 Tr. auf 50 ml Trägeröl
1%ige Lösung:	10 Tr. auf 50 ml Trägeröl
2%ige Lösung:	20 Tr. auf 50 ml Trägeröl

Fertige 10%ige Mischungen von WALA/Weleda können leicht mit fetten Ölen heruntergemischt werden: z. B. 35 ml fettes Öl + 5 ml 10%iges Ölgemisch ergeben eine 1,25%ige Mischung. 15 ml fettes Öl + 5 ml 10%iges Ölgemisch ergeben eine 2,5%ige Mischung.

Fette Pflanzenöle – eine Übersicht

Aprikosenöl aus dem Aprikosenkern gewonnen, hat eine leichte Konsistenz, zieht schnell in die Haut ein, ist für alle Hauttypen geeignet; besonders für trockene Haut; für Körperöle und Lotionen geeignet. Ist dem Mandelöl ähnlich.

Avocadoöl dringt gut in die Haut ein, hinterlässt einen leichten Fettglanz. 30%ig anwenden. Stabiles Öl (Vitamine, Pantothensäure). Für trockene Haut, Augenfalten.

Bienenwachs wird durch Drüsen an der Unterseite der Bienen ausgeschieden und zum Wabenbau verwendet. Nach dem Abschleudern des Honigs wird es in heißem Wasser geschmolzen und gereinigt. Bienenwachs ist äußerst hautfreundlich, duftet angenehm und eignet sich zur Herstellung von Salben.

Carnaubawachs hartes Wachs von einer südamerikanischen Palmenart, durch Bürsten gewonnen. Schmilzt erst bei 80° C. Gut geeignet für Lippenstifte.

Distelöl/Saflor hautpflegend, geruchsneutral, leicht und feinflüssig. Für leichte Cremes bei Misch- und fetter Haut, gut für Massageölmischungen. Oxidiert leicht.

Erdnussöl wird kaum ranzig, sehr stabiles Öl mit leichtem UV-Filter. Enthält viele essenzielle Fettsäuren.

Frauenwurzelöl (Caulophyllum thalictroides) in asiatischen Tropen heimisch. Teures und dickflüssiges Wundöl, wird als entzündungshemmende, antibakterielle, schmerzstillende Beimischung aufgetragen bei rheumatischen- und Nervenschmerzen, bei Wundinfektionen, Schuppenflechte, rissiger Haut (Brustwarzen, Analfissur).

Hagebuttenkernöl regeneriert und nährt die Haut (Alpha- und Gamma-Linolensäure, Retinsäure). Als 10–20%ige Beimischung (teuer!). Zur Wundheilung, Narbenpflege oder zur Kräftigung des Bindegewebes (mit Calendulaöl mischen); bei Verbrennungen. Vermindert Wasserverlust der Haut (Pergamenthaut), gegen Altersflecken und Narben, bei Mund- und Zahnfleischentzündungen.

Haselnussöl leicht und mild duftend, zieht schnell ein. Gut geeignet für Kosmetik bei fetter Haut oder zu Massagen. Empfiehlt sich für Ringelblumenauszüge.

Hanföl aus den Samen gepresstes „rauschfreies“ Öl mit großem Heilwert: B- und E-Vitamine, hochwertige Eiweiße mit (allen 8!) essenziellen Aminosäuren und Gamma-Linolensäure. Starke Wirksamkeit für den Zellaufbau und das Immunsystem. Gut bei Hauterkrankungen und nach Verletzungen und Operationen, um Narbenbildung vorzubeugen.

Jojobaöl aus den Samen eines Wüstenstrauches gewonnen. Kein Öl, sondern flüssiges Wachs, das lange haltbar und sehr temperaturbeständig ist, nicht oxidiert und nicht ranzig wird. Wird gut von der Haut aufgenommen (ähnelt dem hauteigenen Talg), harmonisiert trockene

	und fette Haut, unterstützt das natürliche Feuchthaltevermögen der Haut und hat einen hervorragenden Schutzfaktor (wie alle Wachse). Lässt sich gut auftragen, hält die Haut geschmeidig und ist auch geeignet für Haar- und Kopfhautbehandlungen. Wirkt wundheilend und schützt vor UV-Strahlung (LSF 4). Ist 30 Jahre lang haltbar; 10%ig einem Öl beigegeben verlängert es dessen Haltbarkeit.
Kakaobutter	Nebenprodukt der Kakaoherstellung mit angenehmem Duft. Geeignet als Beigabe, um weiche, leichte Cremes oder Lippenpomaden zu erhalten. Bildet einen zarten Fettfilm, ohne die Poren zu verstopfen.
Kokosnussöl	enthält den höchsten Anteil an gesättigten Fettsäuren (doppelt so stark gesättigt wie Schweineschmalz) und ist bei Zimmertemperatur fest. Mit anderen Ölen vermengt zur Massage, für Cremes oder Körperlotionen.
Macadamiaöl	verleiht der Haut einen seidig-weichen Schimmer, sehr hautfreundlich, gut zur Gesichtspflege, zieht schnell in die Haut ein (25 % Palmitoleinsäure); mit äth. Rosenöl ideal gegen Falten; teuer. Gut auch zur Haarpflege.
Mandelöl, süßes	zieht gut ein, fettet nicht, relativ stabil gegen Ranzigwerden. Hautfreundlich, reizlindernd, pflegend, schützend; zur Babypflege, für die allergische- und Altershaut geeignet. Trocknet bei längerer Anwendung die Haut aus.
Nachtkerzen-, Borretsch- und schwarzes Johannisbeeröl	sind reich an Gamma-Linolensäuren, die die Haut gesund erhalten und hauterneuernd wirken, bei Neurodermitis und ähnlichen Hautproblemen, aber auch bei reifer Haut. Sehr teuer, als 10%ige Beigabe zu empfehlen, oder pur direkt auf die betroffenen Stellen geben.
Olivenöl	bei Muskel- und Gelenkschmerzen, antirheumatisch, als Sonnenschutz. Für Salben und Massageöle. Bestes Medium für medizinische Kräuterauszüge. Gut haltbar.
Sanddorn-Fruchtfleischöl	eines der hautfreundlichsten Öle, unglaublich wundheilungs-, elastizitäts- und regenerationsfördernd, reich an Betacarotin und fettlöslichen Vitaminen; zur Pflege und Therapie bei allen Erkrankungen von Haut und Schleimhaut geeignet. Zieht schnell in die Haut ein (Palmitoleinsäure); färbt stark; gut haltbar. Bei Vaginalpilz, trockener Scheide, Sonnenbrand, reifer, trockener Haut oder jugendlicher Problemhaut.
Schwarzkümmelöl	wirkt antiallergisch und stabilisiert das Immunsystem; enthält ca. 60 % Linolsäure und 1 % äth. Öl. Bei Neurodermitis, Asthma, Heuschnupfen.
Sesamöl	beruhigend, erwärmend, stoffwechselanregend, aktiviert die Entgiftung: vor dem Duschen, Baden, Saunieren ganzen Körper inkl. Haare einreiben, danach schwitzen. Für Sonnen- und Pflegeöle (LSF 4). Stabil gegen Ranzigwerden (Antioxidantien). Sesamöl ist bekannt durch ayurvedische Anwendungen.
Sheabutter	Nuss des Butyrospermum-Baumes aus Zentralafrika. Mildes Fett mit Allantoin, Karotinoiden und Vitamin E, gut wundheilend. Schützt vor Wind und Wetter, bindet gut Feuchtigkeit; als Konsistenzgeber für Cremes geeignet.
Sojaöl	reich an Linolensäure, wird schnell ranzig. Gut für Reinigungscremes, als Bade- oder Massageöl.
Sonnenblumenöl	wärmend, nervenstärkend, zur Massage geeignet. Wird schnell ranzig.
Traubenkernöl	hautfreundliches, dünnflüssiges Kernöl. Für fette- und Mischhaut geeignet.
Weizenkeimöl	reich an Vitamin A, B und E, wundheilend, zellregenerierend, gut bei alternder, trockener, schuppender oder zu Allergien neigender Haut. Gut für das Bindegewebe, 10%ige Mischung empfohlen. Den intensiven Eigengeruch mag nicht jeder. Wird schnell ranzig.

Gesättigte Öle sind „dicker“, länger haltbar und bleiben eher **auf der Haut**. Sie sind für Massagen gut geeignet. Ungesättigte Öle vermitteln den Eindruck, schnell in die Haut einzuziehen (in Wirklichkeit verdunsten sie). Sie sind, weil nicht so dick und „klebrig“, eher für die Kosmetik geeignet.

8 Medizinalwein und Theriak

Medizinalweine

Heilende Pflanzen in Wein „auszuziehen“ und zu konservieren ist eine alte Tradition. Sie ist vor allem seit Hildegard von Bingen sehr beliebt und hat sich vornehmlich über die Klöster entwickelt.

Medizinalweine können aus frischen oder aus getrockneten Pflanzenteilen, die jeweils gut zerkleinert werden müssen, hergestellt werden. Sie werden direkt und ganz einfach (deshalb für die Selbstmedikation sehr bewährt) durch Mazeration der Pflanze in Wein gewonnen, hauptsächlich durch Süd- bzw. Süsswein: ca. 30–50 g Droge pro Liter Wein ansetzen, 1–7 Tage in die Sonne stellen, stets gut schütteln, danach abfiltrieren. Oder auf 100 ml Südwein 5 ml Tinktur (z. B. Bitterstoffe) geben.

Süsswein ist ein alkohol- und zuckerreicher Wein aus südeuropäischen Ländern, der durch Konzentration des Traubensaftes mit nachfolgender Gärung hergestellt wurde. Die Haltbarkeit ist durch den eher geringen Alkoholgehalt (Sherry, Portwein, Malaga, ca. 17 %) etwas kürzer (bis zu 4 Monaten), die Wirkung schwächer als bei Tinkturen. Dafür ist die Dosierung höher: likörgläschenweise, und der Genuss natürlich! Handelsweine mit 10–12 % sind nur 2–3 Wochen haltbar und sollten, wenn man sie länger aufbewahren möchte, mit Korn o. Ä. auf 20%igen Alkoholgehalt erhöht werden. 20%ige Ansätze sind 1 Jahr haltbar.

Wurzelwein: Magenbitter zur Kräftigung des Altersmagens

Wenn sich im Herbst die Pflanzenkräfte – und die „Vegetationsgeister“ – zunehmend unter die Erde zurückziehen und sich dort konzentrieren, kommt die Zeit des Wurzelgrabens. Im Verlauf der Vegetationsperioden entspricht der Oktober dem Alter, dem Lebensabend des Menschen. Ein Nachlassen, ein „Erkalten“ der Verdauungsfunktion ist typischer Ausdruck dieses Alterungsprozesses. Wenn sich Verdauungsschwäche oder chronische Verstopfung beim Menschen einstellen, sind Wurzeln mit Bitterstoffen genau das Richtige, um das innere Feuer wieder anzufachen und die Säfte zum Fließen zu bringen. Wurzeln gelten als heilender Kraftquell, besonders für den Lebensabend.

„Schlafwein“

Je 10 g Baldrianwurzel, Hopfendolden, Melissenblätter und Johanniskraut, 5 g Lavendelblüten und 1 Stange Zimt zerkleinern und mit 1 l Rotwein übergießen. Gut verschlossen 2 Wochen lang ziehen lassen, danach abgießen. Bei Bedarf 1 Likörglas vor dem Schlafengehen einnehmen.

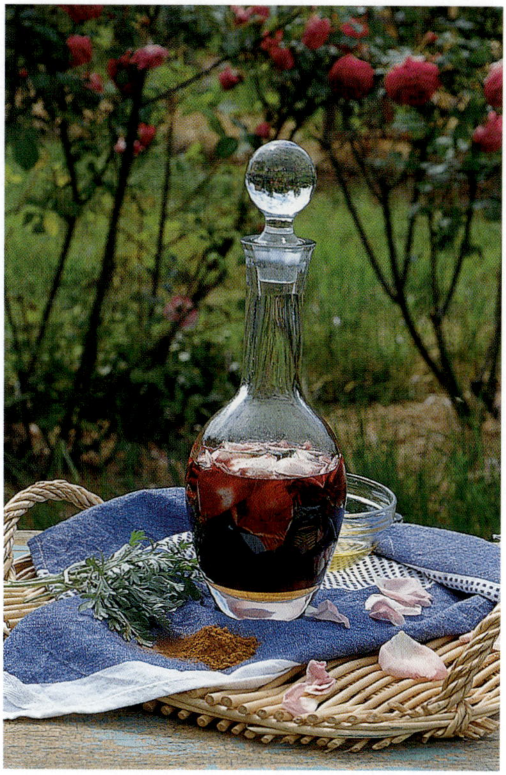

Abb. 6 Medizinalwein.

Theriak – Lebenselixier

Theriak war in vergangenen Zeiten ein **Allheilmittel**, ein Geheimmittel, in das die „Theriakkrämer" (s. Kap. 16: Bitterstoffe") neben Bitterstoffen auch allerlei zweifelhafte Ingredienzien hineinmischten. Ein Theriak von heute entspricht dem bekannten **„Schwedenbitter"**, den ein schwedischer Arzt zur Gesunderhaltung seiner Truppe im 30-jährigen Krieg entwickelt haben soll. Schon seit 1700 Jahren existiert eine Schrift über ein „Elixier ad longam vitam", ein „Länger-Leben-Elixier", ein **Lebenselixier** also.
Solch ein Heilmittel ist stets eine **„Tinctura amara"**, ein **Bittertonikum**, auch „Tinctura sacra: heilige Tinktur" genannt. Darin enthalten ist eine besonders glückliche Kombination von einander ergänzenden, tonisierenden und funktionssteigernden Heildrogen, deren Zusammenspiel eine staunenswerte Vielfalt von sinnvollen Anwendungsmöglichkeiten bietet. Ein „Lebenselixier" wirkt verdauungs- und sekretionsfördernd, entzündungshemmend, entgiftend, tonisierend, stoffwechselfördernd, blutbildend, abwehrsteigernd, zusammenziehend und gewebestraffend.

Solch eine Lebensessenz hat sich über die Jahre bewährt und erweist sich auch heute noch als hervorragende Arznei und begehrtes Mittel „ad longam vitam".

Weitere Beispiele für Medizinalwein und Theriak finden Sie in Kap. 21.4: Magenerkrankungen.

9 Wickel und Auflagen

Wickel

Wickel schenken neben ihrer „medizinischen Wirkung“ zusätzlich aufmerksame Zuwendung, Berührung und Nähe, sie sprechen die Sinne an durch feine Düfte, angenehme Wärme und geben das Gefühl von Geborgenheit. All das kommt der Genesung zugute, und die Patienten kommen zur Ruhe. Für manche Menschen sind Wickelanwendungen ein überraschendes, wohltuendes Einschlafmittel, selbst für chronische Nichtschläfer und unruhige Kinder.
Wickel müssen ganz korrekt angewendet und die Kontraindikationen beachtet werden (vor jeder Wickelanwendung genau informieren!), sonst kann die Anwendung eher schaden als nützen (verbrühen, auskühlen, Allergien hervorrufen u.v.m). Wer damit regelmäßig arbeitet, sollte sich das Wissen in Kursen bzw. in einer Ausbildung aneignen.
Bei Wickeln kommt nicht nur die Substanzwirkung (pflanzlicher Zusätze) zum Tragen, sondern ein komplexes Zusammenspiel verschiedener Wirkprinzipien: die physikalische Wirkung von Wärme oder Kälte (bewirkt z.B. vermehrte Durchblutung, Muskelentspannung, Schmerzlinderung oder verbesserte Stoffwechselsituation) und von trockenen oder feuchten Anwendungen (mit der Möglichkeit, Wärme zu erhalten und aufzubauen oder zu entziehen und abzuleiten). Je nach Lokalisation der Anwendung und Größe der Auflagefläche werden gezielte reflektorische Wirkungen (über die Headschen Zonen zur spinalen Reflexleitung zu einem inneren Organ) ausgelöst.

Allgemeine Kontraindikationen

Keine intensiv-heißen bzw. hautreizenden Anwendungen und keine intensiv-kalten Anwendungen bei Sensibilitätsstörungen, Lähmungen, Bewusstlosigkeit, Verwirrtheitszuständen; nicht bei alten Menschen, kleinen Kindern und Säuglingen anwenden. Keine intensiv-heißen Anwendungen bei akut-entzündlichen Prozessen, Gefäßschädigungen, Blutungsneigung oder schweren Herz-Kreislauf-Erkrankungen. Keine intensiv-kalten Anwendungen bei Gefäßschädigungen oder bei Wärmemangel.

Beispiele für Schafgarbenwickel finden Sie in Kap. 22.4: Lebererkrankungen.

Wadenwickel bei Fieber

Das kann doch jeder? Gerade bei dieser bekanntesten aller Wickelanwendung werden viele Fehler gemacht und über Generationen weitergegeben. Folgende Punkte gilt es zu beachten:

- Wadenwickel erst durchführen, wenn der Fiebergipfel erreicht ist.
- Bei kalten Händen/Füßen keine Wadenwickel anlegen (z.B. erst mittels Wärmflasche erwärmen).
- Keine zu rasche Fiebersenkung bewirken, das belastet den Organismus und hat oft einen erneuten Anstieg zur Folge; eine Temperatursenkung von 0,5° C ist genau richtig.
- „Wärmestau“ ist der häufigste Fehler, er muss unbedingt vermieden werden: Die feuchten Wickeltücher dürfen nicht mit Decken oder Plastik umhüllt werden (um das Bett nicht nass zu machen), im Gegenteil: die Hitze muss verdunsten können. Also nur locker ein leichtes Tuch darüber breiten.

So geht es

Der fiebernden Person (Woll-) Socken anziehen und die untere Betthälfte schützen mit einem Badetuch oder einer Frotteedecke (evtl. darunter Plastikfolie legen). In einer Schüssel mit Wasser oder Pfefferminztee (maximal 10° C unter der Körpertemperatur der kranken Person) zwei wadenbreit gelegte Baumwoll- oder Leinentücher eintauchen, auswringen und faltenfrei um die Waden wickeln. Nur locker mit einem leichten Bade- oder Leintuch bedecken, auf

Wunsch evtl. den oberen Körperteil lose mit einer Decke zudecken. Die Tücher jeweils 3–10 Minuten belassen und wechseln (erst unter dem Wasserhahn auswaschen, danach in der Schüssel tränken), sobald sie erwärmt sind. Diesen Vorgang 3- bis 4-mal wiederholen. Schläft der Betroffene zwischendurch ein, ist das ein gutes Zeichen; dann bricht man die Anwendung ab, deckt nur leicht zu (Wärmestau vermeiden) und führt frühestens nach 30 Minuten eine Temperaturkontrolle durch.

Auflagen und Kompressen

Diese werden mit einem Heilteeaufguss, einer verdünnten Tinktur oder einer Mischung aus einigen Tropfen ätherischer Öle (in Wasser verschüttelt oder mit fettem Öl gemischt) hergestellt: Ein sauberes Tuch mit der Flüssigkeit durchtränken, auswringen, evtl. erwärmen und anschließend auf die betroffene Körperstelle legen. Die Auflage wird mit Wolltuch und Wärmflasche warm gehalten und – im Allgemeinen – so lange belassen, wie es angenehm erscheint. Die Auflage dann entfernen, die betroffene Stelle warm halten und nachruhen. Zur besseren Wirkung mehrmals wiederholen.

Ölkompressen

Zur Verwendung kommt ein **Ölauszug** (z. B. Johannis-, Kamillen-, oder Ringelblumenöl) oder ein 1–5%iges **Ölgemisch** (fettes Öl mit 1–5 % ätherischem Eukalyptus-, Lavendel-, Melissen-, Kümmel-, Thymianöl (s. Kap. 7: Fette Öle). Das stellt entweder die Apotheke her oder man mischt sich selbst z. B. eine 2%ige Lösung: 20 Tr. ätherisches Öl auf 50 ml fettes Mandelöl.

Ein ca. 15 × 25 cm großes Wattestück oder einen Waschhandschuh und ein „Außentuch" (Geschirrhandtuch) zwischen zwei heißen Wärmflaschen vorwärmen. In der Zwischenzeit ein Stoffläppchen oder ein Papiertaschentuch, 3–4fach gefaltet, mit einem Ölauszug oder 60–80 Tr. einer Ölmischung beträufeln, zum Schutz der Wärmflaschen in ein Butterbrotpapier einpacken und ebenfalls zwischen den Wärmflaschen anwärmen.

Einen Wollschal im Bett bereitlegen und den Patienten darauf betten. Die warme (nicht heiße) Ölkompresse aus dem Butterbrotpapier auspacken und direkt auf die Haut (z. B. auf die Brust bei Bronchialerkrankungen) legen, darauf die erwärmte Watte, und danach am besten eine eng sitzende Unterwäsche darüber ziehen; das hält die Auflage am Platz. Das Außentuch über die Auflage platzieren, den Wollschal um den Körper wickeln und sorgfältig zudecken. Die Füße müssen warm sein, evtl. eine Wärmflasche an die Füße legen. Die Auflage mindestens 20–30 Minuten bis zu mehreren Stunden am Körper belassen, danach die Auflage entfernen, den Körper weiter warm halten und nachruhen. Die Auflage kann 1–2 × täglich wiederholt werden, jedoch spätestens nach 5 Tagen 1–2 Tage pausieren.

Hinweis

Keine Ölkompressen mit ätherischen Ölen bei Kindern unter 3 Jahren anwenden.

Packungen

Packungen können sowohl aus frischen als auch aus getrockneten Pflanzen angefertigt werden. Frische Bestandteile (Blätter, Stängel, Wurzeln oder Samen) müssen zunächst ganz fein gequetscht, getrocknete Pflanzen fein gehackt oder im Mörser zerstoßen werden, nur so können die heilsamen Bestandteile austreten. Dann werden die Pflanzenteile, oder z. B. auch Heilerde, Bockshornklee, Senfmehl oder Leinsamen mit wenig Wasser zu einer Paste angerührt. Die hergestellte Heilpaste zwischen zwei Mullstücke betten und mit einer Baumwollbinde auf dem betroffenen Körperteil fixieren. Die Stelle mit einer Wärmflasche mehrere Stunden warm halten. Die beste Wirkung tritt ein, wenn morgens und abends je eine Packung aufgelegt wird. Stellt man mehrere Päckchen zur Anwendung auf einmal her, kann man sie zwischen zwei Wärmflaschen warm halten.

Eine Weizenkeimpackung zum Beispiel kann Furunkel aufbrechen, eine mit Zwiebeln lindert Ohrenschmerzen (s. Kap. 23.3.4: Atemwege), eine mit Meerrettich hilft bei Nasennebenhöhlenentzündung (s. Kap. 23.3.6: Atemwege) eine „Schleimpackung" (Leinsamen) durchwärmt (s. Kap. 23.3.6: Atemwege).

Weitere Beispiele für Rezepte finden Sie im Kap. 25.5.4 und 25.5.5: Rheumatische Erkrankungen.[3]

3 Weitere Literatur hierzu: Bühring U, Sonn A: Heilpflanzen in der Pflege 2004; und Sonn A: Wickel und Auflagen 2004.

10 Bäder mit Heilpflanzen

„Ich fühle mich wie neu geboren", „In der Badewanne bin ich Kapitän" – Aussagen wie diese zeugen von der Wonne in der Wanne, vom ungemein stärkenden Wohlgefühl beim Baden. Schon die Chinesen, Ägypter, Römer und Griechen schätzten das Baden, und ein Tag ohne Baden (in Lavendel) war für die Römer unvorstellbar. Baden ist mehr als Körperreinigung: Ein Bad kann anregen, aufregen, ermüden, entspannen, erfrischen, beleben oder Schmerzen lindern, das ist seit der Antike verbürgt. Bäder sind „Gesundheitsvorsorge", sie können eine Erkältung aufhalten, lindern bei Überanstrengung, sie regen die Atmung an oder stimulieren den Kreislauf. Ein Bad ist aber auch ein Innehalten im hektischen Alltagsbetrieb, eine heilsame Verschnaufpause für Körper, Seele und Geist. Das Eintauchen in das warme, tragende Wasser hilft, Belastendes abgleiten zu lassen und neue Kräfte zu schöpfen.

Durch die **Kneipptherapie** (am besten einen Kneipp-Kurs mitmachen, das lohnt sich!) sind Kräuterbäder als Voll- oder Teilbäder wieder gebräuchlich und in der Medizin anerkannt geworden. Die hydrostatischen Auswirkungen des Wassers wirken über die Haut auf das vegetative Nervensystem und werden von Heilkräuterzusätzen unterstützt. Diese können auf die Haut selbst wirken, aber auch resorbiert oder inhaliert werden und so den gesamten Organismus beeinflussen. Der entspannende Effekt eines Bades – sogar eines anregenden – ist wohlbekannt und vertieft die Wirkung der Kräuter. Vollbäder erweitern die Blutgefäße, lockern die Muskulatur und fördern die Schweißbildung.

Kontraindikationen

Bei größeren Verletzungen oder unklaren Hauterkrankungen, bei schweren fieberhaften und infektiösen Erkrankungen sowie bei Herz-Kreislauf-Schwäche und Bluthochdruck.

Hinweis

Für Wasseranwendungen der **Kneipptherapie außerhalb der Badewanne** gilt: **Wassertemperaturen** von 16–18° C werden zur Abhärtung eingesetzt, von 18–20° C bei niedrigem Blutdruck, von 20–22° C bei funktionellen Herz-Kreislauf-Störungen, von 27–29° C für Unterwassergymnastik und von 30–36° C bei chronischen rheumatischen Erkrankungen.

Vollbäder

Sie werden in der Badewanne mit **Temperaturen** zwischen 35° C und 38° C genommen. Je stärker die Wassertemperatur von der indifferenten Temperatur (34–35° C) abweicht, desto stärker ist ihre Reizwirkung. 36–37° C werden als entspannend und wohltuend empfunden, sie gelten als eher kleinerer Reiz. 38–39° C werden als sehr warm, kräftigend und eher anregend empfunden, sie gelten als mittlerer Reiz. Über 40° C werden als sehr heiß und sehr anregend empfunden, aber evtl. auch schnell als zu stark, so dass geschwächte Personen eher erschöpft werden. Die Erträglichkeitsgrenze liegt bei 43–45° C, ab einer Temperatur von 45° C tritt eine Schmerzempfindung auf.

Die **Badedauer** beträgt in der Regel 10–15 Minuten, das Badezimmer sollte angenehm temperiert sein (etwa 20° C). Anschließende Bettruhe sichert den Therapieerfolg. **Badezusätze** können von der Apotheke oder selbst zusammengestellt werden. Sie werden wie **Heilpflanzen-Tees** (s. bei den jeweiligen Pflanzenmonographien) zubereitet, nur in entsprechend größeren Mengen: 10–30 g für Säuglings- und Kinderbäder und 50–100 g für Erwachsene.

Ätherische Öle (ca. 10 Tr./Vollbad) verbinden sich nicht mit dem Badewasser; sie schwimmen oben auf der Wasseroberfläche und verdunsten schnell. Sie müssen daher zuerst in ca. 2–5 EL Sahne, Milch, Honig oder Meersalz emulgiert werden, damit sie sich im Wasser lösen, sonst würden die auf dem Wasser schwimmenden ätherischen Öle direkt mit der Haut in Berührung kommen und Reaktionen wie Allergien oder Ekzeme auslösen. Die emulgierten ätherischen Öle erst in das voll eingelaufene Badewasser geben, damit sie sich nicht so schnell verflüchtigen.

Hinweise

Kinder sollten frühestens ab 3 Jahren mit ätherischen Ölen behandelt werden. Wer mit ätherischen Ölen therapeutisch arbeitet, muss sich genaueste Informationen (Kurse, Ausbildungen) beschaffen über Anwendung, Zubereitung und Kontraindikationen. Außerdem werden nur solche ätherischen Öle ausgewählt, die die Betroffenen auch gern riechen mögen.

Sitzbäder

Auf die unteren Beckenorgane wirken Sitzbäder durchblutungsfördernd und reflektorisch entzündungshemmend. Sie werden hauptsächlich bei gynäkologischen oder bei Analerkrankungen verordnet. Sitzbäder führt man in einer größeren Schüssel oder in einer eigenen Sitzbadewanne durch. Vor dem Sitzbad die Füße erwärmen. Füße und Oberkörper befinden sich beim Sitzbad nicht im Wasser und werden mit einem Handtuch warmgehalten.

Hand- und Fußbäder

Beide wirken reflektorisch auf den gesamten Organismus, sie fördern die Durchblutung und stabilisieren den Kreislauf. Für ein Hand- oder Fußbad 2–4 Tropfen ätherisches Öl (emulgiert in Honig oder Sahne) oder 1–2 EL Tinktur oder 1 Liter doppelt starken Tee in eine Schüssel mit heißem Wasser geben. Morgens und abends 8 Minuten lang Füße bzw. Hände darin baden. Anschließend dicke Wollsocken anziehen und Bettruhe einhalten. Hand- und Fußbäder genießen auch kleine Kinder.

Kontraindikationen

Krampfadern und Lymphödeme.

Ansteigendes Fußbad

Mit einer Wassertemperatur von 36° C beginnen, über 10–15 Minuten Badedauer immer wieder kleine Mengen heißen Wassers zugeben und so die Temperatur steigern bis auf 40–41° C.

Kontraindikationen

Ausgeprägte Krampfadern.

Weitere Rezeptbeispiele für Fußbäder finden Sie im Kap. 23: Atemwegserkrankungen.

Augenbäder

Ein Augenschälchen (in der Apotheke als „Augenbadewanne“ erhältlich) wird mit lauwarmer Teezubereitung (z. B. Ringelblumen- oder Fencheltee) gefüllt. Man hält das Schälchen direkt ans Auge und „klimpert“ mit den Lidern, damit die Lösung das Auge durchspülen kann. Dann wird die Schale ausgewaschen und für das andere Auge mit frischem Tee gefüllt. Bei akuten Infektionen alle 2 Stunden, bei chronischen Augenerkrankungen 3 × täglich anwenden.

Inhalationen und Dampfbäder

Bei der **Inhalation** werden Kopf und Gefäß mit einem Handtuch bedeckt und die Kräuterdämpfe tief eingeatmet. Zu kaufen gibt es dafür auch Masken, so genannte Inhalatoren, die auf Mund und Nase gehalten werden, so dass die Augen frei bleiben. Anschließend mindestens 1 Stunde Zimmerruhe einhalten.
Beim **Dampfbad** wirken die Dämpfe auf die Haut ein. Es eignet sich vorzüglich bei Akne oder anderen eitrigen Hauterkrankungen.

Zubereitung: etwa 2–3 EL Teekräuter (Aromatika) mit 1 Liter siedendem Wasser übergießen. Mit dem heißen Wasserdampf gelangen die ätherischen Öle über die Haut und Schleimhaut zu den oberen Luftwegen und befeuchten sie.

Kontraindikationen

Gefäß- und Augenerkrankungen.

Gurgeln und Mundspülungen

Gegurgelt wird mit Heilkräuter-Tee oder mit einer verdünnten Tinktur in einer gut verträglichen Temperatur. Die Gurgelzeit sollte (ohne Unterbrechung) mindestens 1 Minute betragen. **Mundspülungen** dauern etwa 5 Minuten.

Waschungen

Waschungen sind noch viel zu wenig bekannt, dabei wirken sie ausgesprochen wohltuend. Sie haben sich nicht nur in der Klinik, sondern auch in der Hauspflege und bei sich selbst (z. B. Salbeitee-Waschung in den Wechseljahren) bewährt. Waschungen wirken über das reizableitende Wasser, die Wassertemperatur, die die Wärme- oder Kälterezeptoren der Haut anspricht und reflektorische Wirkungen auslöst, den mechanischen Reiz durch den Waschlappen, über die entsprechende Waschrichtung (eher vagoton oder eher sympathikoton, s.u.) und über die Inhaltsstoffe, die entsprechende Rezeptoren an der Hautoberfläche reizen können (z. B. reizt eine Pfefferminz-Waschung die Kälterezeptoren der Haut und verschafft ein kühles Empfinden). Eine Waschung verschafft darüber hinaus aufmerksame Zuwendung und Berührung. Die Wirkstoffaufnahme über die Haut ist bei einer Waschung eher gering.

So geht es: Den Waschlappen gut ausdrücken, damit die Haut benetzt, aber nicht triefnass wird, die Waschung zügig durchführen und anschließend wärmeschützend abtrocknen bzw. abdecken. Nur wenn ein Wärmeentzug gewünscht wird (z. B. bei Fieber), lässt man die Haut nach dem Befeuchten an der Luft trocknen (aber immer nur einzelne Gliedmaßen und Körperpartien, der Rest bleibt solange leicht abgedeckt), um die entstehende Verdunstungskälte zu nutzen (es sollte aber nicht bis zum Frösteln kommen). Man beginnt mit dem Gesicht, dann die Arme (erst rechts, dann links), Oberkörper-Vorderseite, Bauch, Rücken, Beine und Füße.

- **Anregende Waschungen** (sympathikoton) werden bevorzugt vormittags durchgeführt: Bewegungsrichtung von der Peripherie zum Zentrum (herzwärts) mit leicht kreisenden Bewegungen und „ansprechender" Berührungsqualität. 35–36° C Wassertemperatur werden als lauwarm, erfrischend und belebend empfunden.

- **Entspannende, beruhigende Waschungen** (vagoton) werden eher am späten Nachmittag und Abend durchgeführt: Bewegungsrichtung vom Zentrum zur Peripherie mit langsamen, ausstreichenden Bewegungen und mit weicher Berührungsqualität. Dabei wird eine Wassertemperatur von 40° C als wärmend und entspannend empfunden.

Weitere Rezeptbeispiele für Waschungen finden Sie im Kap. 23: Atemwegserkrankungen.

11 Aromamischungen und ätherische Öle

Ätherische Öle duften angenehm und entfalten erfrischende, entspannende oder anregende, hustenlösende oder konzentrationsfördernde o. a. Wirkungen (s. Kap. 14.1: Wirkstoffe, ätherische Öle). Das therapeutische Arbeiten mit ätherischen Ölen gehört in die Hände von speziell ausgebildeten Therapeuten und Pflegekräften. Die verdünnte Anwendung als Aromaspray oder in der Aromalampe sind aber auch ideal für den privaten Bereich, und Kräuterkissen entstammen einer uralten Tradition.

Es gibt heutzutage vielfältige Möglichkeiten, Aromen gekonnt zu mischen und wirkungsvolle Rezepturen zur Anwendung zu bringen. Die unten aufgeführten Vorschläge haben sich vielfach bewährt und sind zugleich begehrte Geschenke.

11.1 Aromaspray

Aromasprays sind wegen ihrer einfachen Handhabung und ihrer Effektivität sehr zur therapeutischen Anwendung, aber auch als Raumspray in Krankenzimmern zu empfehlen. Eine große Erleichterung kann dies z. B. in Kliniken oder Altenheimen für Pflegende, Besucher und Patienten mit starken Ausdünstungen sein (Leberkoma, Urämiepatienten, Inkontinenz, Erbrechen, eitrige Erkrankungen). Raumsprays bieten nicht nur die Möglichkeit, den Praxisalltag zu harmonisieren, sondern auch, die Patienten auf eine sehr angenehme Weise zu unterstützen. Profitieren können davon alle Beteiligten.

Häufig kommt es vor, dass Patienten sich ihres Zustandes quälend bewusst sind und in sich zurückziehen. Durch die Anwendung von angenehm duftenden ätherischen Ölen wird der Aufenthalt für alle angenehmer und zugleich wird ein bewusstes Signal gesetzt, dass Besucher willkommen sind. Dies gilt natürlich ebenfalls für die Anwendung in Sterbezimmern oder in der Infektiologie. Auch in Gemeinschaftsräumen machen ätherische Öle das Miteinander-Arbeiten angenehmer, nicht zuletzt als geruchsbindende Erleichterung in Raucherzimmern und -ecken. Aromasprays eignen sich genauso in (Zahn-) Arzt-, Heilpraktiker- oder Physiotherapeutenpraxen – sowohl, um unangenehme Gerüche bzw. gedrückte (Angst-) Stimmungen der Vorpatienten zu eliminieren – als auch, um eine duftende Wohlfühlatmosphäre zu schaffen. Genau dasselbe gelingt natürlich auch im Privatbereich aufs Angenehmste.

Grundregel

In eine **100-ml-Sprühflasche** (Apotheke) **2 ml 90%igen Alkohol** und eine Mischung von **10–15 Tr. ätherischen Ölen** geben und mit **98 ml destilliertem Wasser** auffüllen. Ca. ½ Jahr haltbar.

Beispiele reiner ätherischer Öle für Raumspray-Mischungen

Konzentrationssteigernd
Basilikum, Kiefer, Fichte, Zitrone, Grapefruit, Rosmarin, Ysop, Zitronenverbene

Beruhigend
Lavendel, Sandelholz, Melisse, Orange, Rose

In Erkältungszeiten
Lavendel, Thymian, Fichte, Kiefer, Pfefferminze, Eukalyptus, Salbei, Ysop

Für das Kinderzimmer
Mandarine, Vanille, Zimt

Harmonisierend, geruchsbindend
Salbei, Mandarine, Eisenkraut, Muskatellersalbei, Lavendel, Geranie, Bergamotte

Aphrodisisch
Sandelholz, Rose, Ylang-Ylang, Zimt, Jasmin, Patchouli

Krampflösend
Kamille, Majoran, Angelika

Insektenabwehrend
Lavendel, Eukalyptus, Rosmarin, Bergamotte, Nelke, Salbei, Zitrone, Geranie, Limette

Bei Bedarf alle paar Stunden eine heilsame, erfrischende, beruhigende, anregende, aphrodisische oder keimtötende Mischung versprühen.

Rachenspray

1–2 Tr. ätherisches Öl, z. B. Thymian, Salbei, Lavendel (oder 1 TL Tinktur) in einem halben Glas Wasser oder in einer halben Tasse Tee durch kräftiges Schütteln auflösen. Evtl. als „Emulgator" eine Prise Salz oder 1 Messerspitze Honig zugeben. Danach in eine Sprühflasche füllen und bei akuten Infektionen alle zwei Stunden, bei chronischen Erkrankungen 3 × täglich anwenden.

Insektenspray

Um Insektenstichen vorzubeugen, können mit einer Sprühlösung aus ätherischen Ölen (Lavendel, Eukalyptus, Rosmarin, Bergamotte, Nelke, Salbei, Zitrone, Geranie, Limette) Zimmer, Vorhänge, Kleidungsstücke und auch Kopfhaare besprüht werden.

(!) Vorsicht

Nicht auf Schleimhäute oder in die Augen bringen! Um auch das Gesicht vor Insektenstichen zu schützen, können 2–3 Pumphübe in den Händen verrieben und behutsam auf die Haut gebracht werden. Allergiker, Schwangere und Epileptiker müssen die Auswahl der ätherischen Öle besonders sorgfältig und gut informiert treffen!

Pflanzenspray

Um Pflanzen vor Schädlingen zu schützen oder sie bei Befall zu behandeln, kann ein Duftspray mit ätherischem Majoran- und Bergamotteöl verwendet werden: 16 Tr. Majoranöl und 4 Tr. Bergamotteöl mit 2 ml 90%igem Alkohol mischen und mit 98 ml destilliertem Wasser auffüllen. Aus ca. 20 cm Entfernung mehrmals tägl. die befallenen Stellen besprühen.

11.2 Aromalampe

Der Umgang mit Aromalampen erfreut sich zunehmender Beliebtheit, im therapeutischen wie im privaten Bereich. Wichtig ist dabei die gekonnte Auswahl reiner ätherischer Öle von bester (kbA) Qualität. In entsprechender Konzentration können mit speziellen ätherischen Ölen z. B. pathogene Keime eliminiert werden, das ist u. a. von Lavendel und Thymian bekannt. Für diese Indikation hat es sich bewährt, direkt im Patientenzimmer mit Aromalampen zu arbeiten. Allerdings wählt man außerhalb des privaten Bereichs (in Kliniken, Praxen u. a.) elektrische Aromalampen oder sog. Aromasteine, um kein „offenes Feuer" zu verwenden.

Grundregel: Ca. 3 Tr. reinen ätherischen Öls mit etwas Wasser in eine Duftlampe geben. Lavendel und Thymian eignen sich besonders zur Keimhemmung, Zitrusöle heben die Stimmung und aromatisieren das Krankenzimmer auf angenehmste Weise. Weitere Beispiele s.o. unter Aromamischungen. Wichtig ist die Vergewisserung, dass die betreffende Person den Duft auch mag![4]

11.3 Kräuterkissen – ein wirksames bewährtes Volksheilmittel

Früher wurden Matratzen und Kissen mit getrockneten, süßlich duftenden Kräutern gefüllt, um für besseren Schlaf zu sorgen, die Nerven zu beruhigen oder Kopf- und Ohrenschmerzen zu lindern, aber auch um unliebsames „Kleinvieh" fernzuhalten. Lavendel, echtes Labkraut und Honigklee waren die „Renner" für solche Kissen. Auch heute kann ein kleines Kräuterkissen Schmerzen lindern, Schlafbegleiter oder Seelentröster sein. Es eignet sich für Reisen – oder es liegt einfach duftend auf Bett oder Sofa bereit. Kräuterkissen sind beliebte, ganz persönliche Geschenke, schon Kinder können sie zubereiten.
Kräuterkissen gelten pharmakologisch gesehen als **„Duftstofftherapie"**, denn die Körperwärme sorgt

4 Weitere Informationen zu diesem Themenkreis bei: Eliane Zimmermann: Aromatherapie 1998.

dafür, dass die angenehmen, heilsamen Düfte während der Ruhezeit eingeatmet werden und zur Wirkung kommen. Sie wurden häufig als „Suggestivmittel" abgetan, aber seit die Aromatherapie bei uns als erfolgreiche Therapierichtung Einzug gehalten hat, werden sie wieder als sanfte, wohltuende Heilmittel eingesetzt.
Die **Haltbarkeit** beträgt im Allgemeinen 6–12 Monate. Erwärmte Kissen wirken intensiver, ihre Haltbarkeit ist aber dadurch verkürzt: Wenn Kissen zwischen zwei Wärmflaschen „trocken erwärmt" zur Therapie eingesetzt werden, kann man sie ca. 15-mal wieder verwenden, bei feuchtem Erwärmen über dem Wasserdampf 2- bis 3-mal; dazwischen gut trocknen.

Herstellung

Es ist ganz einfach: Für die **Kräuterfüllung** ca. 50–150 g einer Mischung von Pflanzen mit ätherischen Ölen (z. B. Dost, Thymian, Lavendelblüten, Baldrianwurzel, Hopfenzapfen o. Ä.) gut zerkleinert, aber nicht pulverisiert in kleine Kissenhüllen einfüllen, ca. 15 × 15 cm groß. Man kann die Kräuter auch in Rohwolle (vom Schäfer, oder in anthroposophisch orientierten Spielzeugläden erhältlich) einkneten, oder zu einem Drittel Dinkelspelz hinzufügen. Der **Kissenbezug** kann aus beliebigem Stoff sein, nicht zu dick, damit der Duft sich entfalten kann, aber auch nicht zu dünn, damit die Pflanzenteile nicht herausbröseln. Ob Seide, Baumwolle, Leinen, Musselin, gemustert oder bestickt: Für jede Gelegenheit gibt es genügend Auswahl. Ob die Form recht- oder dreieckig, rund oder herzförmig, als Teddybär, Schlafschäfchen oder Halbmond genäht wird, ist unbedeutend für die Kräuterwirkung – wird aber sicher die Beschenkten erfreuen! Ausgewählt wird nach Sinn und Zweck des Kissens und nach persönlichem Geschmack: Ein edles Kräuterduftkissen wird einen anderen Stoffbezug bekommen als ein Heublumenkissen, das einige Male feucht erwärmt und dann weggeworfen wird. Sollen Kräuter oft nachgefüllt werden, wie etwa beim Kamillen- oder Hopfenkissen, so empfiehlt sich ein Klettverschluss. Ein Schlafkissen kann mit weicher Rohwolle oder reiner Baumwollwatte ausgepolstert werden. Ein Kräuterkissen aus einfachem Stoff ist auch gut unter dem normalen Kissenbezug unterzubringen.

Kräuterkissen können auch als **Badesäckchen** verwendet werden: Für ein erholsames, nervenstärkendes, durchblutungsförderndes, entzündungshemmendes oder schmerzlinderndes Badevergnügen werden getrocknete Kräuter in einfache Säckchen oder dünne Waschlappen gefüllt. An einem langen Bändel unter das einlaufende heiße Wasser gelegt, entfalten sich die heilsamen Inhaltsstoffe.

Kamillenkissen

Seit alters her haben sich Kamillenkissen bei Erkältungen, Kiefer- und Stirnhöhlenentzündungen bewährt, bei Kopf-, Zahn- und Ohrenschmerzen, Mumps, zum Einschlafen und bei „Bauchweh". Die Wirkung wird vertieft, wenn das Kissen vor dem Auflegen zwischen zwei Wärmflaschen erwärmt wird. Die Kamille ist ein hervorragendes Spasmolytikum und Beruhigungsmittel, vor allem bei Schlaflosigkeit der Kinder und während der Zahnungsperiode!

Dillkissen für Kinder

Das ätherische Öl im Dillsamen übt eine beruhigende Wirkung auf überstrapazierte Nerven aus. Man gab die Samen früher unruhigen Kindern vor dem Nachtschlaf, um süße Träume zu schenken und Alpträumen vorzubeugen: Dill lullt ein (altnorwegisch „dilla = einlullen"). Zu gleichen Teilen gemörserte Dillsamen, Lavendel-, Orangen- und Kamillenblüten und Zitronenverbenenblätter in ein Stoffsäckchen füllen und neben das Kopfkissen legen.

Dostkissen

Kräuterkissen mit Dost (wilder Majoran) sind ein sinnvolles Geschenk zur Geburt eines Kindes: ob Bauchweh, Zahn- oder Ohrenschmerzen, in unruhigen Nächten oder für „quengelige" Kinder: Der wilde Majoran entspannt, entkrampft und lindert Schmerzen. Die Kissen können trocken (zwischen Wärmflaschen) oder feucht (über Wasserdampf) erwärmt und einige Male wiederverwendet werden. Am besten gleich 20–30 kleine Kissen verschenken, um für die ersten Lebensmonate einen Vorrat zu haben!

Kopfwehkissen

Je 1 Teil Pfefferminze, grüne Minze und Krauseminze, Mutterkraut, Kamille, Zitronenmelisse und Orangenblüten mit 1 EL gemahlener Veilchenwurzel (Iriswurzel) in einen Bezug geben, der am besten in einem warmen Grünton gehalten ist. Grün entspannt und harmonisiert.

Schlafkissen

Beruhigende Duftkräuter wie Hopfen, Lavendel, Beifuß, Melisse, Rose, Majoran, Honigklee, Waldmeister und Orangenblüten werden in einen (blauen) Kissenbezug gefüllt und neben das Kopfkissen gelegt; so können im Schlaf die heilsamen Aromen eingeatmet werden. Vor dem Einfüllen 1–2 Tr. äth. Rosen- oder Lavendelöl auf die Kräuter geben, dadurch wird die beruhigende Wirkung verstärkt. Hopfenzapfen, mit einigen Tropfen Wodka besprengt, waren die Schlafkissenfüllung für König Georg III von England, der damit endlich süßen Schlaf gefunden hatte. Ein reines Hopfenkissen sollte ca. alle 2 Wochen neu befüllt werden.

Zitronenduftkissen

Je ein Teil Zitronenmelisse, Marienblatt, Zitronenthymian und Zitronenverbene und Honigklee mischen und mit getrockneten dünnen, gemörserten Schalen von Biozitronen und -orangen in eine Kissenhülle geben. Zitronenduft erheitert das Gemüt und gilt als „Labsal für die Seele".

Rheumakissen nach Großmutters Art

Wurmfarnwedel trocknen, die Blättchen vom Stängel abstreifen und in eine Kissenhülle füllen. Bei rheumatischen Beschwerden, Gicht oder Kopfschmerzen das Kissen unter die betroffene Stelle legen. Früher, in „rheumatischen Zeiten", wurde das ganze Bett damit ausgelegt.

Wäschekissen

Wäschekissen liegen zwischen der Wäsche, um Motten fern zu halten. In einer entsprechend dekorativen Verpackung verströmen sie ihren Duft auch auf Bücher- oder Schrankregalen, sie umhüllen Kleiderbügel, aromatisieren delikate Unterwäsche oder werden zwischen Briefpapier gesteckt (und beduften dort die noch unbeschriebenen Blätter, je nach Adressat mit Rose, Lavendel oder Zitrone). Solche Säckchen können sich auch in der Hosen- oder Handtasche, am Bettpfosten oder an der Türklinke befinden. Wäschekissen werden am besten gar nicht vernäht, sondern mit Bändern versehen oder mit Textilklebestreifen zugeklebt. Spezielle „Mottenkräuter" sind Lavendel, Thymian, Minze, Eberraute, Beifuß, Wermut, Salbei, Rosmarin, Majoran und Waldmeister. Klein gemörserte Gewürze wie Zimt oder Nelken machen jede beliebige Mischung länger haltbar. Getrocknete, zerstoßene Zitronen- oder Orangenschalen duften fein und verlängern ebenfalls die Haltbarkeit. Nach 1 Jahr sollten die Kissen erneuert werden. Als feine Duftkräuter eignen sich außerdem Marienblatt, Basilikum, Veilchen, Rosen- u. a. Pelargonienarten.

Einige bekannte Rezepturen

- Salbei, Eberraute und Rosmarin zu gleichen Teilen,
- Minze, Beifuß, Zypressenkraut und Rosmarin mit wenig frisch zerstoßenem Koriander,
- je eine Handvoll Rainfarn, Thymian und Eberraute mit 1 Esslöffel zerstoßenen Nelken,
- 2 Esslöffel Lavendel und je 1 Esslöffel Waldmeister und Majoran,
- Eberraute, Waldmeister, Honigklee und frisch gemörsertem Zimt zu gleichen Teilen mischen.

Rezeptbeispiele

Aphrodisierendes „Liebeskissen": Rose, Zimt, Rosmarin, Beifuß, Bohnenkraut, Ingwer, Kardamom, Fenchel, Damiana, Honigklee.

Krampflinderndes Menstruationskissen: Beifuß, Gänsefingerkraut, Kamille, Lavendel, Melisse, Rose, Schafgarbe, Fenchel.

Konzentrationsförderndes, stimmungsaufhellendes „Lernkissen": Basilikum, Bohnenkraut, Orangenschalen, Pfefferminz, Rosmarin, Thymian, Zitronenverbene.

Weitere Beispiele für Rezepte finden Sie im Kap. 21.1: Magen, Reisekrankheit; 27.3.6: Herz-Kreislauf-Gefäße: venöse Gefäßerkrankungen; 28.1: ZNS, Schlafstörungen; 26.3.1: Haut: Geschlossene Wunden; 26.6.9: Insektenstiche; 26.8: Bewährte Rezepturen.

12 Räuchern

„Wichtige Dinge verschwinden nicht. Sie schlummern scheinbar in der Tiefe. Doch wenn ihre Zeit wieder gekommen ist, erwachen sie und erscheinen wie neu. So ist es mit dem Räuchern. Jahrtausendelang war das Räuchern ein wichtiger Bestandteil des menschlichen Lebens. Unglaubliche Reichtümer wurden für Räucherwaren ausgegeben, Welthandelsstraßen errichtet, um sie zu befördern, und zu fast allen Zeiten war das Räuchern eine Zeremonie, so alltäglich und wichtig wie Zähneputzen. Erst in diesem Jahrhundert ist das Wissen um das Räuchern in unserem Kulturkreis wie eine Quelle versiegt. Lebendig lebt es jedoch weiter in anderen Kulturen, vor allem in denen des Ostens. Dort ist das Räuchern für Millionen von Menschen eine essentielle Zeremonie des Alltags.
Die Ursprünge des Räucherns, das heißt des Verbrennens oder Verglimmens von aromatischen Substanzen liegen in der frühesten Menschheitsepoche, irgendwo vor oder in der Steinzeit."

Susanne Fischer-Rizzi

Seit die Menschen das Feuer entdeckt haben, verglühten sie getrocknete Kräuter, um die darin enthaltenen Duftstoffe freizusetzen; Räuchern ist der Ursprung der Duftheilkunde und der Parfümerie (lat. „per fumum: durch den Rauch"). Beim Räuchern werden ausgewählte Harze und aromatische Pflanzen auf einer Feuerstelle verbrannt; der „Geist" der Pflanze wird von der Materie befreit und durch die Glut des Feuers transformiert. Der aufsteigende Rauch ist Botschaft und Opfergabe an die Götter, er reinigt und klärt, harmonisiert und inspiriert , kräftigt und heilt. Geräuchert haben unsere Vorfahren auf der ganzen Welt, in jeder Kultur, bei Zeremonien, Festen und Heilungen, bei Geburt genauso wie bei Tod, im Krankenzimmer und bei Heirat, zu Festen und zum Schutz von Haus und Hof, vor allem aber in der Zeit der Rau(ch)nächte und den Jahreszeitenfesten (s. Kap. 34: Kräuterbräuche heutzutage). Unsere Ahnen gingen davon aus, dass in diesen Zeiten der Schleier zur „Anderswelt" dünner sei und sie dadurch leichter Kontakt mit jenseitigen Kräften und Gottheiten herstellen konnten. Räucherungen sind in vielen Kulturen elementarer Bestandteil eines ganzheitlichen medizinischen Ansatzes. Wer heute räuchert, spürt die Wirkungen der aromatischen Düfte auf körperlicher und auf seelischer Ebene: Sie beeinflussen die Stimmung, beruhigen und entspannen, stärken und beleben, desinfizieren und heilen.

Was passiert beim Räuchern?

Beim Räuchern werden Aromen der Pflanzen freigesetzt, die die an den Rauch gebundenen Duftmoleküle via Nasenschleimhaut direkt an das limbische System im Gehirn weiter leiten (s. Kap. 14.1: Wirkstoffe: ätherische Öle). Geruchs- und Geschmacksknospen sind beim Fötus schon in der 14. Schwangerschaftswoche voll ausgereift. Lange bevor unser „Ich" sich entwickelt, bevor wir sprechen oder sehen können, nehmen wir Gerüche wahr. Das Geruchsvermögen ist vor der Sprache ausgebildet – darum fällt es auch so schwer, Gerüche mit Worten zu beschreiben oder sie zu kategorisieren. So werden Geruchsempfindungen mit bekannten Dingen assoziiert; die Verknüpfungen lassen die Tiefe der Empfindungen erahnen.

Was wird zum Räuchern benötigt und wie wird geräuchert?

1. Ein **feuerfestes Räuchergefäß**, dessen Boden mit (Vogel-) Sand bedeckt ist (die Hitze verteilt sich besser und das Gefäß überhitzt nicht), Räucherkohle, Kerze, Streichholz, Feder und evtl. eine Pinzette sowie das „Räucherwerk": getrocknete Pflanzenteile und Harze. **Räucherkohle** besteht aus scheibenförmig gepresster Kohle, die mit Salpeter getränkt ist. Eine Räucherkohletablette (für eine normale

Raumgröße genügt 1/4 Tablette) mit der Pinzette erfassen und seitlich über der Flamme anzünden, bis sie zu knistern beginnt und ein Funkenband durch die Kohle läuft. Danach die Kohle mit der Vertiefung nach oben auf den Sand legen, mit einer Feder Luft zufächeln und, wenn die Kohle gut durchgeglüht ist, eine Prise (max. 1/2 TL) Räucherkräuter bzw. Harze darauf verteilen. Mit der Feder weiter Luft zufächeln oder mit der Schale im Raum umher gehen, damit das Aroma im ganzen Zimmer verteilt wird. Das verkohlte Räucherwerk z. B. mit dem Federkiel von der Kohle streichen und so lange neues nachstreuen, bis die Kohle ganz verglüht ist. Das Räuchergut selbst soll nicht brennen, nur verglimmen, sonst fängt es an brenzlig zu riechen und die duftenden Öle werden zerstört. Nach dem Räuchern Fenster öffnen und gut durchlüften.

2. Man kann die Kräuter auch „pur" räuchern. Sie brennen dann kürzer, haben aber den Vorteil, dass keine Räucherkohle benötigt wird, die zu Beginn einen unangenehmen Geruch verströmt. Dazu einfach die getrockneten Kräuter oder Harze in einer feuerfesten Schale (oder Abalone-Muschel) anzünden oder auf die heiße **Herdplatte** streuen (Harze evtl. auf Alufolie legen) oder, wer einen Ofen hat, nahe der Glut geben (ein flacher Stein am Rand des Feuers) oder auf die heiße **Ofenplatte** legen.

3. Beliebt ist ein Räuchergefäß (bzw. ein Stövchen für Aromalampen) mit einem speziellen **„Räuchersieb"** (aus feinmaschigem Edelstahl, so dass schmelzende Harze nicht durchtropfen), auf dem die getrockneten Pflanzenteile schonend verglimmen; als Wärmequelle dient ein Teelicht.

4. Vor allem im Voralpenland gibt es kupferne **Räucherpfannen mit langem Stiel**, mit denen man zum Ausräuchern gut durch Haus und Hof laufen kann. Etwas Glut aus dem Ofen in die „Pfanne" geben (oder Sand und Räucherkohle, s.o.) und das Räucherwerk darauf streuen.

5. Eine der ursprünglichen Anwendungen ist das **Räucherbündel**: Dazu werden getrocknete aromatische Pflanzen zu einem Bündel (ca. 20 cm lang und 3–4 cm breit) geschnürt. Sie werden an der Spitze angezündet, bis die Flamme einmal auflodert, dann die Flamme ausblasen und Luft zufächeln. Das Räucherbündel wird weiter vor sich hinglühen und lässt die Kräuter langsam verglimmen. Dabei immer einen Teller o. Ä. darunter halten, um abfallende glühende Pflanzenteile aufzufangen. Um die Glut zu löschen, das Bündel in Sand stecken und trocknen lassen; dann kann es zu einem späteren Zeitpunkt wieder angezündet werden.

Bei Hausräucherungen am besten ein Fenster geöffnet lassen und nach 3 Stunden gut durchlüften. Oft wird beim Räuchern gesungen, wobei das vertiefte Atmen die Heilwirkung der Kräuter unterstützt und die Tonschwingungen Energiezentren im Körper anregen.

Wann wird geräuchert?

- In Kranken- und Sterbezimmern, zur Desinfektion in Seuchenfällen und bei Infekten,
- in öffentlichen Räumen, in denen Leid, Schmerz und Trauer empfunden werden, z. B. in Krankenhäusern,
- in Schulungsräumen, vor und nach einer Prüfung oder wenn „dicke Luft" herrscht im Raum, oder nach einem anstrengenden Arbeitstag, um besser abschalten zu können,
- vor Kursen, Feiern, Konferenzen, wichtigen Gesprächen und für Zeremonien zu bestimmten Festtagen, vor allem in den Raunächten,
- in Räumen, in denen schöpferisch gearbeitet wird – vor allem Weihrauch inspiriert sehr!
- Beim Umzug in ein neues Heim, um unbelastet von der „Vorgängeratmosphäre" zu sein oder beim Auszug, um den Nachmietern energetisch gereinigte Räume zu übergeben.

Früher und in anderen Kulturen

- Bei Ohrenschmerzen wurde mit einem Trichter Huflattichrauch in die Ohren geleitet,
- bei Geburten und Zahnschmerzen mit schmerzlindernden Substanzen.
- Wenn Nomaden Gäste ehren wollen, parfümieren sie die Kaffeekanne mit Weihrauch.
- Bei Unterleibsbeschwerden (z. B. bei Scheidenpilz über ein Räuchergefäß kauern: Der warme Rauch entspannt und regt die Durchblutung des Beckenbodens an).
- Südarabische Frauen kauern über dem Weihrauchbrenner, um ihre Fruchtbarkeit zu steigern und sich auf den Geschlechtsakt vorzubereiten: duftbetonte Sinnesfreuden!

Die wichtigsten Räucherpflanzen

Getrocknete Blätter und Sprossen, Rinden, Harze und Balsame von Nadelbäumen, Blätter und Blüten vor allem duftender Pflanzen und vielerlei Gewürze und Zitrusfrüchte.

Weihrauch *Boswellia sacra* Harz

wurde seit alten Zeiten in riesigen Mengen zur **Verehrung der Götter** verbrannt, in vielen Kulturen wird auch heute täglich mit Weihrauch geräuchert. Geräucherter Weihrauch lindert Schmerzen und Entzündungen (s. Kap. 25: Rheuma) und verursacht einen sanften Rausch; beim Abbrennen wird bis zu 17 % Cannabis (THC) freigesetzt. So kann mit Weihrauch geheilt und gelindert werden, Gebet und Meditation unterstützt und eine Liebesnacht verschönt werden: Eine leichte Trance, Pulsbeschleunigung und angeregte Entspannung ist zu spüren, der Kopf wird schwer und warm, Muskel- und Gefäßtonus beruhigen sich.

Myrrhe *Cammiphora molmol* Harz

ist dem Weihrauch verwandt. Das Harz ist stark geruchsbindend und wurde zum Einbalsamieren verwendet oder, in Wein oder Öl eingelegt als Abortivum und Narkotikum vor Operationen. Myrrhe stellt das seelische Gleichgewicht wieder her; sie unterstützt die körpereigene Abwehrreaktion und ist bei Pilz-, Nebenhöhlen- und Atemwegserkrankungen wirksam. Bei uns wird sie heute vielfach bei Munderkrankungen verwendet und Zahnpasten zugesetzt.

Räucherpflanzen aus unserem Kulturkreis

Alant *Inula helenium* Wurzeln und Blätter

Der 2–3 m hohe, sonnengelb blühende Korbblütler mit Beinamen Edelharzwurz oder Weihrauchwurz wurde von keltischen Einwanderern von Asien nach Europa gebracht. Seine Wurzel riecht frisch nach Banane, getrocknet nach Weihrauch und Veilchen mit kampferartigem Beigeschmack („Alantkampfer"). Alant erweitert und entspannt die Bronchien und lässt gut durchatmen. Er gilt als Schutzräucherung und ist in der dunklen Jahreszeit besonders wohltuend. Die Wurzel bringt mit ihrer sonnengespeicherten Kraft durchs Räuchern Licht in dunkle Zeiten und harmonisiert und entspannt bei Traurigkeit und Melancholie.

Beifuß *Artemisia vulgaris* Kraut

Die heilige mächtige Heil-, Schutz- und Zauberpflanze, die „Mutter aller Pflanzen" gilt in allen Kulturen als eine der wichtigsten Räucherpflanzen. Beifuß eignet sich für Räucherungen zum Schutz und zur Reinigung, er unterstützt, begleitet Veränderungen im Leben und hilft beim Trauern und Loslassen. Beifuß fördert Intuition und Traumbewusstsein. Die „Frauen-Mugwurz", die „Schoßwurz", wie Artemisia auch genannt wurde, ist das Frauenkraut schlechthin. Frauen kauerten sich früher über mit Beifuß bestückte Räuchergefäße, um ihre heiligen lebensempfangenden und lebensspendenden Organe zu weihen und zu reinigen, zur Förderung der Fruchtbarkeit und um die Geburt einzuleiten.

Eisenkraut *Verbena officinalis* Kraut

Das unscheinbare zähe, „eisenharte" Kraut fällt erst auf, wenn es sich mit zartlila Blütchen aus der grünen Wiese erhebt. Eisenkraut ist eine alte Zauberpflanze, „Druidenkraut", „Traum- oder Diplomatenkraut" genannt. Sie war den Druiden und den Isispriesterinnen heilig. Mit Eisenkraut in der Hand berührten die alten Römer Friedensverträge, damit göttliche Gerechtigkeit darin wirke, „und das Wort (Verb) gilt". Eisenkraut wird geräuchert zur Förderung der diplomatischen Fähigkeiten und des Mutes, dort wo Geschäfte gemacht werden, wo viel gestritten wird und Prüfungen durchgeführt werden. Weil es keinen starken Eigengeruch hat, wird es gemischt mit wohlduftenden Kräutern (wie Rose) oder Gewürzen (wie Zimt).

Engelwurz, echte *Angelica archangelica* Wurzel, Samen, Blüte

Diese Pflanze ist von Licht durchflutet, sie bringt Licht und macht sensibel für Licht. Angelika wirkt keimhemmend und erweitert die Bronchien: „Brustwurz", „Angstwurz". Sie zentriert und stärkt den Geist und hilft dunkle Schatten über der Seele zu vertreiben. Ihr aromatischer Rauch umhüllt wie mit einem Schutzmantel, an dem nichts Dunkles zehren kann. Engelwurz gehört in jede Schutzräucherung und hilft auch, alte Häuser zu reinigen.

Fichte *Picea abies* Zapfen, Nadeln und Harz

Das Harz der Fichte galt als „Waldweihrauch", als erschwinglicher Weihrauchersatz. Kräftiger, aber weniger zitronig-blumig duftend als Tannenharz wirkt Fichtenharz bei Atemwegserkrankungen keimtötend und schleimlösend, erweitert die Bronchien und erleichtert die Atmung. Ihr reinigender Effekt hilft, sich abzuschirmen und innere Ruhe zu finden – wie wohltuend in der hektischen Vorweihnachtszeit! Das Harz muss gut durchgetrocknet sein (ca. 1 Jahr lang!), damit es gut verglimmt und nicht qualmt (s. Kap. 14.2: Harze – durch Wunden Wunden heilen).

Schwarzer Holunder *Sambucus nigra* Blüte, Mark

Der Holunder durfte an keinem Gehöft fehlen, er war die große „Hausapotheke" direkt vor der Haustür. Geräuchert lassen Holunderblüten die Sekrete fließen, bringen zum Schwitzen und stärken die Abwehrkräfte. Holunder ist ein Schwellenbaum, er begleitet Leben und Tod, Geburt und Hochzeit und gibt Schutz in allen Lebenslagen.

Hopfen *Humulus lupulus* Hopfenzapfen und Hopfenmehl

Das feinkörnige gelbe Pulver, das aus den Hopfenzapfen nach dem Trocknen herausfällt, wird Hopfenmehl genannt. Mit seinem eigenartigen Duft beruhigt und entspannt der Hopfen und schenkt ruhigen Schlaf.

Kiefer *Pinus sylvestris* Zapfen, Nadeln, Rinde und Harz

Hier steckt auch die Borke voll duftendem rotem Harz und kann, getrocknet, geraspelt oder gemahlen, zum Räuchern verwendet werden, wie es z. B. in Japan und in Marokko üblich ist. Aus Kiefernharz wird Kolophonium für Violinbogen gewonnen (s. Kap. 14.2: Wirkstoffe, Harze). Geräuchert stärkt die Kiefer die Lunge, fördert die Durchblutung und wirkt belebend. Laut *Plinius* bringt geräuchertes Kiefernharz *„die Gebärmutter wieder in Ordnung"*. Strassmann beschreibt die Wirkung so: *„Milde, angenehme Wärme strömt in unseren Körper und wandelt Trauer in Freude. Die Seele erwacht allmählich aus dem Schlaf und findet wieder den Weg zum Körper, um durch ihn Freude und Zuversicht auszudrücken."*

Lärche *Larix decidua* Zapfen, Nadeln und Harz

Die Lärche birgt die Kräfte der Erneuerung in sich, sie ist ein Symbol für den Neubeginn und schärft die Achtsamkeit zur *„anderen Welt"*. Alte Sagen erzählen von Waldelfen und Zauberfeen, die hier ihre Behausung haben. Sie mögen dann auch im richtigen Moment erscheinen, denn Lärchenharzräucherungen *„lassen Vorhaben gelingen und rufen das Glück herbei"*. Lärchenharz stärkt die Atemwege, wärmt, entkrampft und löst fest sitzenden Schleim bei Husten- und Nebenhöhlenerkrankungen.

Lavendel *Lavandula angustifolia* Blüten

Der frische zarte Duft der Blüten ist ein Symbol der Reinheit. Wenn er sich durchs Räuchern entfaltet, haben „Mief" und „dicke Luft" keine Chance, genauso wenig Krankheitskeime. Vor allem in Seuchenzeiten wurde Lavendel geräuchert, um die Luft zu desinfizieren und böse (Krankheits-) Geister zu vertreiben. Lavendel stärkt die Seelenkräfte und die Nerven, er gleicht aus, harmonisiert und schenkt Ruhe und Gelassenheit. Lavendel hilft, in uns anzukommen und offen zu sein für Intuition und Visionen.

Rosmarin *Rosmarinus officinalis* Blätter und Triebspitzen

Rosmarin ist eine belebende, vitalisierende Pflanze, die den Menschen von der Wiege bis zur Bahre begleitet. Rosmarin fördert die Herztätigkeit und die Liebesfähigkeit, er wirkt in Liebesräucherungen anregend und öffnet das Herz. Gleichermaßen hilft er zu trauern und führt aus Traurigkeit und Depression zurück ins Leben, er macht „keck und herzhaftig".

Salbei *Salvia officinalis* Blätter

Salbeiblätter kann man einfach zu einem Knäuel zusammenballen und sie anzünden, das ist seit langem bewährt. Der angenehme Duft macht die Lungen frei und lässt tief durchatmen, desinfiziert und zentriert. Salbei erdet, lässt zur Ruhe kommen und schenkt einen klaren Geist. Mit verräuchertem Salbei wird die Luft gereinigt und aromatisiert, auch ganz handfest in der Küche bei schlechten Gerüchen, ob Verbranntes, Fisch- oder Kohlgeruch.

Schafgarbe *Achillea millefolium* blühendes Kraut

Schafgarbe ist eine der ältesten Heilpflanzen und ein in vielen Kulturen bekanntes Orakelkraut. Die Pflanze fördert die innere Einsicht und Weisheit und begleitet Schlaf und Träume; „en rève: im Traum" wurde sie früher genannt. Schafgarbe vor dem Schlafengehen geräuchert, unterstützt Wahrträume und fördert die Intuition. Die Bilder, die kommen, sind licht und hell und mit Wissen durchdrungen. Geräucherte Schafgarbe desinfiziert, entspannt und zentriert zugleich.

Tanne *Abies alba* Zapfen, Nadeln und Harz

Tannenharz reinigt die Luft mit seinem balsamisch-würzigen Duft, stärkt die Nerven und lässt laut alten Kräuterbüchern *„kräftig und mutig“* werden. Tannenharz im Krankenzimmer trägt zur schnelleren Genesung bei. Erkältete, Grippe- und Rheumakranke erfahren Linderung. Terpentin, gereinigtes Tannenharz, ist auch heute noch erhältlich als „Straßburger bzw. Elsässer Terpentin“ und wirkt mit seinem feinen, zitrusartigen Duft schleimlösend und antiseptisch. Natürlich können auch getrocknete Nadeln geräuchert werden, das machen Kinder an den Weihnachtstagen „automatisch“ und mit großem Genuss.

Thymian *Thymus vulgaris* Blätter

Thymian ist schon von seiner Wortbedeutung her ein uraltes Rauchkraut: „thymon: räuchern, Darbringung eines Rauchopfers“; „thymaterion: Räuchergefäß“, aber auch „thymos: Mut“. Thymian wirkt keimhemmend und befreit die Atemwege von „Krankheitsdämonen“, er entkrampft, lässt gut durchatmen und stärkt die Abwehrkräfte. Thymian geräuchert hilft aber auch, um mit Mut ins Leben zu treten und das zu tun, was getan werden muss.

Wacholder *Juniperus communis* Früchte, Nadeln und Holz

Dieser Schutzbaum des Lebens birgt magische Kräfte in sich, vor denen der „Teufel flieht“. Seine desinfizierenden, reinigenden Eigenschaften galten früher als Schutz vor Ansteckung in Seuchenzeiten. Kranke Gliedmaßen hielt man über Wacholderrauch, vor allem bei rheumatischen Erkrankungen, Lähmungen oder Quetschungen, oder man zog ein Flanelltuch durch den offenen Rauch, um schmerzende Körperteile mit dem rauchgetränkten Tuch abzureiben. Pfarrer Kneipp hat den Wacholder bevorzugt: *„Wenn es gilt einen Raum zu Zeiten ansteckender Krankheiten zu reinigen, dann lobe ich mir stets Wacholderdampf, der räumt mit Pilzen und Krankheitserregern gründlich auf.“* „Wach-holder“ macht wach und stärkt die Lebensenergie, erwärmt und löst Schmerzen und Verschleimung. Für müde, abgespannte, „ausgebrannte“ Menschen und in der Rekonvaleszenz besonders zu empfehlen. Vor allem verglimmende Wacholderbeeren verbreiten einen warmen, angenehmen Wohlgeruch.

Räuchermischungen

Rezeptbeispiele

- **Reinigende, warme, schutzgebende Räucherung:** Rosenblätter, Iriswurzel, Sandelholz, Lavendel, Zimt, Lorbeerblatt, Harz
- **Begrüßung des Frühlings:** Rosmarin, Salbei, Lavendel, Copal, Rose, Honigklee und Beifuß.
- **Hausreinigung:** Fichtenharz, Salbeiblätter, Beifuß, Dillsamen und Wacholderbeeren.
- **Rau(ch)nachtsmischung:** Beifuß, Engelwurz und Schafgarbe, Lavendel, Rosmarin, Salbei, Wacholderbeeren, Fichte und Tanne.
- **Räuchermischung zur Meditation und Konzentration:** Eisenkraut, Schafgarbe, Tulsi (ind. Basilikum), Myrte und Zeder.
- **Räuchermischung für die Liebe:** Rose, Myrrhe, Zimt, Nelken, Muskatblüte, Muskatellersalbei, Sandelholz und Tonkabohne.

„Räucherkegel“ aus unserem Kulturkreis

Räuchern im Winter: Rau(ch)nacht-Räucherkegel: 3 Teile Nadelhölzer (Harz, Rinde, Nadeln, Zapfen und Samen) und 3 Teile Alant, je 1 Teil Hopfenzapfen, Sternanis, Zimt, Gewürznelke, Wacholder, Rose, Majoran, Salbei und Thymian.

Herstellung

Alle Bestandteile gut zerkleinern, am besten mörsern, und in ein Gefäß geben. Zuvor eine Bindemasse vorbereiten, z. B. mit dem Gelbildner „Tylose“ aus der Apotheke: Die Tylose mit wenig kaltem Wasser ansetzen bis eine gallertartige Substanz entsteht, $^1/_2$ Std. quellen lassen und danach die Räucherpflanzen einarbeiten. Die Masse zu mehreren kleinen Kegeln formen und auf Papier trocknen lassen.[5]

---

5 Weiterführende Literatur: Marlies Bader: Räuchern mit heimischen Kräutern; Susanne Fischer-Rizzi: Botschaft an den Himmel; Christian Rätsch: Räucherstoffe – Der Atem des Drachen (s. Literaturverzeichnis). Räucherutensilien: s. Anhang*.

Teil III
Wirkstoffe

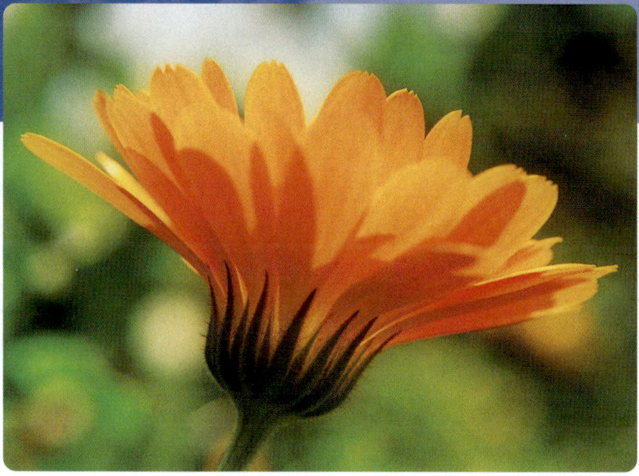

13 Zur Wirksamkeit von Pflanzenstoffen

Viele Pflanzen-Inhaltsstoffe sind bekannt und tragen eindeutig zur Heilung bei. Bis heute sind durch die phytopharmazeutische Forschung die wohl wichtigsten Pflanzen-Inhaltsstoffe untersucht worden, um die Wirkung von pflanzlichen Heilmitteln zu belegen. Die analysier- und messbaren Wirkstoffe in den Heilpflanzen machen es dem naturwissenschaftlich orientierten Menschen leichter, die Heilkraft zu begründen – doch die Wirkstoffe alleine machen die Heilkraft nicht aus.

In der Ethnomedizin zum Beispiel werden Heilpflanzen untersucht, die große Heilerfolge vorzuweisen haben. Jedoch war bei der analytischen Untersuchung die Ausbeute enttäuschend mager, und die Frage, was die Heilung eigentlich verursacht hatte, konnte nicht beantwortet werden. Die Natur ist voller Geheimnisse, noch lange nicht sind alle Phänomene erforscht. Trotz fortschreitender wissenschaftlicher Erkenntnis ist nicht alles messbar, geschweige denn erklärbar.

Was wirkt noch?

Diese Frage lässt sich in naturwissenschaftlichen Denkmodellen bis heute nicht beantworten. Die multikausale Wirkung in der Anwendung von Heilpflanzen, Wirkungsunterschiede bei unterschiedlichen Zubereitungsarten derselben Heilpflanze, unterschiedliche Dosierungen (wirken niedrig dosierte Heilpflanzenanwendungen in der Tat schwächer?) ist noch viel zu wenig erforscht.

In letzter Zeit wird auch von Seiten der Schulmedizin immer wieder betont, dass bei einigen ausführlich in klinischen Studien erforschten Pflanzen nicht nur eine isolierte Monosubstanz wirkt. Ihre volle Heilkraft beruht auf der gesamten Komposition einer Vielzahl an Inhaltsstoffen, wie wir sie als Ganzes nur in dieser Pflanze vorfinden. Dabei spielen auch pflanzliche Begleitstoffe in ihrer Vielfalt eine Rolle, indem sie z. B. die Bioverfügbarkeit von Wirkstoffen im Gesamtextrakt gegenüber Monosubstanzen erhöhen können.

Die Heilkraft der Pflanzen sehe ich im Sinne der Ganzheit, wie auch der Mensch als Ganzes, als Einheit von Körper-Seele-Geist anzusehen ist. So wenig ich Menschen gerecht werde, wenn ich nur die Moleküle ihres Körpers betrachte, so wenig werde ich Pflanzen gerecht, wenn ich sie nur durch die „Wirkstoffbrille" erklären möchte. Vielleicht könnte man die Wirkstoffe Tönen gleichsetzen: Erst wenn jemand die Saiten berührt, wird eine Melodie daraus und erst, wenn viele Stimmen oder Instrumente zusammenklingen, erfüllen Chor oder Orchester den Raum und berühren die Seele.

Um es mit Goethe auszudrücken: „*Wer will was Lebendiges erkennen und beschreiben, sucht erst den Geist herauszutreiben, dann hat er die Teile in der Hand; fehlt, leider, nur das geistige Band.*" (Goethe, Faust, 1. Teil, 4. Szene).

Wenn in den folgenden Seiten die Wirkstoffe dargestellt werden, so mag das einen Anreiz geben, die „Töne" zu erlernen.

Praxis

Wer zusätzlich zu den theoretischen Grundlagen die Wirkungen einzelner Stoffe praktisch erfahren möchte, erhält dazu zu Beginn eines Wirkstoff-Kapitels die entsprechenden Anleitungen.

14 Ätherische Öle mit Harzen

Praxis

- Um den Unterschied zwischen ätherischen und fetten Ölen schnell und praktisch zu demonstrieren, geben Sie auf ein Löschblatt je 1 Tr. reines ätherisches Öl (z. B. Zitrone) und fettes Öl (Sonnenblumenöl): nach ca. 30 Min. ist das ätherische Öl verdunstet, während das fette Öl einen bleibenden Fettfleck hinterlässt.

- Reiben Sie eine frisch angeschnittene Zehe Knoblauch auf ihrer Fußsohle ein – nach kurzer Zeit (30–50 Min.) ist der Knoblauchgeruch über den Atem wahrnehmbar! Das ist der einfachste Nachweistest für die Tatsache, dass ätherische Öle rasch über die (unverletzte) Haut in die Blutbahn aufgenommen werden.

14.1 Ätherische Öle

Allgemeines

In der Natur ist alles mit Duft erfüllt. Düfte und Gerüche bestimmen unser Leben mit – oft unbewusst. Natürliche ätherische Öle sind pflanzliche Inhaltsstoffe mit intensivem, meist angenehmem Duft und so artspezifisch, dass sie absolut einmalig vorkommen; ihr Duftmuster kann sich aus Hunderten von Duftkomponenten zusammensetzen. Ätherische Öle sind „Geist und Seele einer Pflanze" und im gesamten Pflanzenreich verbreitet. Damit eine Pflanze aber als Droge mit ätherischen Ölen bezeichnet werden kann, muss sie bestimmte Anforderungen erfüllen: Sie muss einen definierten Gehalt an ätherischen Ölen aufweisen (0,1–20 %), und die ätherischen Öle müssen maßgeblich an den gesamten Wirkungseigenschaften bzw. -mechanismen der Pflanze beteiligt sein.

In der Therapie muss streng unterschieden werden, ob mit **ätherischen Ölpflanzen** (Phytotherapie) oder mit **reinen ätherischen Ölen** (Aromatherapie) gearbeitet wird. Ätherische Öle sind nur ein Teil der Pflanze, sie entsprechen nicht dem gesamten Wirkstoffprofil und auch nicht dem „Geist und der Idee der ganzen Pflanze".

Reine ätherische Öle dürfen therapeutisch nur von eigens dafür ausgebildeten Aromaexperten verabreicht werden (Beispiele für die Selbstmedikation: s. Kap. 11: Aromen). Immerhin wird 1 Tr. reines ätherisches Öl aus ungefähr 30–300 g Pflanzenmaterial gewonnen!

Die lateinische Bezeichnung für ätherisches Öl heißt „**Aetheroleum**", zur Unterscheidung von fettem Öl „**Oleum**".

Pflanzenphysiologie

Ätherische Öle können als kleinste Öltröpfchen in allen Pflanzenteilen gebildet werden, in Blüten, Blättern, Stängeln, Früchten, Wurzeln oder Rinden. Sie werden in der Pflanze in speziellen „Ölbehältern" gelagert, in Öl- und Haardrüsen, Sekretbehältern, Ölgängen und Ölstriemen oder in Harzkanälen. Hier sind sie gut geschützt und verschlossen aufbewahrt. Sie werden erst frei bei Verletzung der Pflanze und entfalten ihren Duft meist erst beim Zerreiben der Blätter.

Die meisten ätherischen Öle wirken desinfizierend und **keimwidrig**, das ist auch ihre Hauptfunktion in der Pflanze selbst. Außerdem dienen sie als **Insektenlockstoff**, **Fraßschutz**, **Schutz vor Verdunstung, Hitze** oder **Kälte,** als **Energiereserve** und zur **Reifung** und **Förderung** ihres **Wachstums**.

Einige Beispiele: Rosmarin vetreibt Insekten durch seinen intensiven Geruch, der bei der leichtesten Berührung freigesetzt wird, Salbei schützt sich durch seine ätherisches Öl enthaltenden Härchen an der Blattunterseite, und die Akazie warnt allzu hungrige Giraffen vor weiteren Bissen mit einem stark abwehrenden, giftigen Geruch, der kilometerweit getragen wird. Myrrhe- und Weihrauchbäume schützen sich durch ihre ätherischen Öle gegen die sengende Hitze; bei den Eukalyptusbäumen fackelt bei Waldbränden das ätherische Öl ab, aber der

Baum als solcher bleibt am Leben und grünt schnell wieder. Es ist faszinierend, der Pflanzen ureigenes Schutzsystem!

Eigenschaften

- **Reine ätherische Öle** sind bei Zimmertemperatur meist **flüssig** (mit Ausnahmen: Rosen- und Anisöl z. B. erstarren teilweise) und **farblos** bzw. von gelblicher, in Ausnahmefällen auch blau-grüner Farbe. Bei längerer Lagerung, bei Licht- oder Sauerstoffeinfluss unterliegen sie Oxidationsreaktionen und nehmen eine gelbbraune Farbe an oder verharzen leicht. Das geht einher mit Qualitätseinbußen und Geruchsveränderung, daher: immer lichtgeschützt, kühl und gut verschlossen aufbewahren.

- Sie sind leicht **flüchtig** und verdunsten – mit wenigen Ausnahmen – vollständig ohne einen Rückstand zu hinterlassen (s.o., im Gegensatz zu fetten Ölen, die einen Fettfleck hinterlassen). Mit steigender Temperatur nimmt die Flüchtigkeit zu, eine Eigenschaft, die man sich in der Aromatherapie mit der Duftlampe zunutze macht.

- Sie sind **lipophil** und durchdringen die Zellmembran des Körpers. Aus diesem Grund sind sie auch gut löslich in allen lipophilen Lösungsmitteln (fettes Öl, Milch, Sahne, Honig, Alkohol, Benzin, Chloroform, Ether usw.), schlecht löslich dafür in Wasser (aber es reicht aus, um aromatische Wässer herzustellen). Sie haben ein geringeres spezifisches Gewicht als Wasser und schwimmen deshalb auf der Wasseroberfläche. Aus diesen Gründen muss man ätherische Öle zuerst emulgieren, bevor man sie z. B. in ein Vollbad gibt (ca. 10 Tr. in 2–5 EL Sahne, Salz oder Honig).

- Ätherische Öle besitzen einen **intensiven Geruch** und Geschmack, auch noch in sehr hoher Verdünnung.

- Die **Zusammensetzung** der ätherischen Öle in der Pflanze ändert sich während der Jahres- und Tageszeiten und je nach klimatischen Bedingungen. Aus diesem Grund wird z. B. die Rose in der Türkei am frühen Morgen gesammelt, um sie zur Destille zu bringen; im späteren Tagesverlauf wäre ein Großteil der ätherische Öle schon abgeflimmert. In unseren Breitengraden wird die Rose eher gegen 10 Uhr gesammelt, weil sich erst dann genügend ätherische Öle entwickelt haben.

- Sie sind **leicht entflammbar**; das kennen alle, die schon einmal Orangenschalen gegen eine brennende Kerze ausgepresst haben!

Wasserdampfflüchtige **Senföle** werden nicht im eigentlichen Sinne zu den ätherischen Ölen gerechnet. Sie liegen in der Pflanze glykosidisch gebunden vor und entstehen aus ihren Vorstufen beim Zerkleinern der Droge. Die **desinfizierende und antibiotische** Wirkung der Senföle tritt erst nach der Spaltung aus ihrer glykosidischen Bindung ein.

Herstellung: Reine ätherische Öle werden aus den Pflanzen zumeist durch **Wasserdampfdestillation** gewonnen, teilweise aber auch durch Auspressverfahren (Zitrusschalenöle), Ölextraktionsverfahren (Enfleurage) oder durch Lösungsmittelextraktion. Ätherische Öle sind Vielstoffgemische, die sich zu 90 % aus **Terpenverbindungen** zusammensetzen. Terpene lassen sich strukturell unterteilen in Monoterpene (Menthol, Thymol), Sesquiterpene (Matricin), Di- und Triterpene, und in geringerem Maße in Phenylpropanderivate (Aldehyde, Phenylether) und schwefel- und stickstoffhaltige Verbindungen.

Wirkungen: über Haut und Nase

Reine ätherische Öle können aufgrund ihrer stark lipophilen Eigenschaften leicht die Zellmembran durchdringen. Dadurch erklärt sich ihre **perkutane Wirkung**. Sie sind **fettlöslich und kleinmolekular** und können wegen des Fettgehaltes unserer (Schleim-) Haut genauso über feinste Kapillaren in den Blutstrom aufgenommen und vom Magen-Darm-Trakt leicht resorbiert werden.

Eine Massage mit fettem Öl beschleunigt die Aufnahme ätherischer Öle durch die Haut. Interessant ist, dass manche der ätherischen Öle durch den ganzen Körper wandern, um doch erst an den Endorganen wie Lunge und Niere ihre Hauptwirkung zu entfalten. Die Ausscheidung ätherischer Öle erfolgt entweder über die Nieren, den Respirationstrakt oder über die Haut.

Nahezu alle Pflanzen mit ätherischen Ölen wirken **keimhemmend**, das wussten schon unsere Vorfahren. Sie nutzten diese „dämonenabwehrende“ antibiotische Kraft vor allem in Seuchenzeiten, in denen sie aromatische Pflanzen zum Schutz vor der Pest auf Straßen und in Krankenzimmern verbrannten, oder Knoblauch-, Wacholder- oder Rosmarinsträuße aufhängten. Sie trugen „Duftkugeln“ oder kleine Ketten mit aromatischen Pflanzen um den Hals, oder sie schützten sich mit Schnabelmasken, in die Essigtücher gelegt wurden, die durch Pflanzen mit ätherischen Ölen aromatisiert waren.

Ätherische Öle können über die Nase das zentrale Nervensystem direkt beeinflussen und bestimmte Gehirnregionen dazu stimulieren, Neurotransmitter auszuschütten, die den Körper ganz unterschiedlich beeinflussen: **Muskatellersalbei** und **Grapefruit** zum Beispiel lassen den Thalamus **Encephaline** und über die Hypophyse **Endorphine** ausschütten, körpereigene Botenstoffe, die ein euphorisierendes Wohlgefühl auslösen. **Kamille**, **Lavendel** und **Majoran** bewirken über den Raphus nucleus die Ausschüttung von beruhigend und schlafförderndwirkendem **Serotonin; Rosmarin** z. B. lässt über den Locus ceruleus das stärkende, aufmunternde Noradrenalin ausschütten.
Durch den Geruchssinn haben wir unmittelbaren Kontakt zur Natur und zu anderen Menschen. Wenn von den ca. 30.000 verschiedenen aromatischen Duftmolekülen einige flüchtige in der Luft schweben und von unserer Nase eingefangen werden, lagern sie sich an der 3–4 cm^2 großen Riechschleimhaut an. Sie befindet sich ganz oben an der Nasenwurzel. Das Besondere der Riechnervenzellen ist, dass sie sich alle 4–6 Wochen erneuern. Jede dieser Nervenzellen hat 5–7 fingerförmige Ausstülpungen (Riechsinneshaare oder Zilien genannt), die in den Nasenschleim hineinragen. An diesen Zilien befinden sich Rezeptoren, an die die jeweiligen Duftmoleküle „andocken“ (Schlüssel-Schloss-Prinzip). Das bewirkt, dass sich Ionenkanäle der Zellen öffnen, Calcium und Natriumionen hinein strömen und die Membran depolarisiert wird. Diese veränderte elektrische Ladung wird vom Zellnervenfortsatz (Axon) durch die Siebbeinplatte zum Riechkolben[6] geleitet, und über den Tractus olfactorius (1. Hirnnerv) gelangt die Information zum limbischen System. Auf diesem Weg zu Geruchsmustern neu aufbereitet, werden Duftmoleküle im Zusammenspiel mit Thalamus und Archicortex emotional wahrgenommen.
Normalerweise verhindert die Blut-Hirn-Schranke, eine lipidreiche Membran, die das Gehirn umhüllt und schützt, den unmittelbaren Kontakt unseres Gehirns mit der Außenwelt. Doch die Riechnerven haben sich, entwicklungsgeschichtlich gesehen, vor unserem Gehirn entwickelt und sind von dieser Hülle nicht eingeschlossen. Mit unserem Geruchssinn verfügen wir also über den direktesten Kontakt zu unserer äußeren Umgebung.

Heilpflanzen mit ätherischen Ölen (Aromatika) können wirken als:

- **Expectorantia: auswurffördernd** (Anis, Bibernelle, Engelwurz, Eukalyptus, Fenchel, Fichte, Thymian). Diese ätherischen Öle verflüssigen den Bronchialschleim (Sekretolyse) und sorgen auf sekretomotorischem Wege für den Abtransport des Schleimes. Zum Teil erfolgt die Wirkung auf reflektorischem Wege über die Reizung der Magennerven, zum Teil aber auch durch Resorption oder durch Ausscheidung über die Lungen. Anwendung innerlich und äußerlich bei Bronchialerkrankungen.

- **Sedativa: beruhigend** (Baldrian, Hopfen, Lavendel, Majoran, Melisse). Die beruhigend wirkenden Aromatika werden vor allem innerlich verwendet. In der äußerlichen Anwendung kommen sie als Badezusatz, Salben, Linimente o. Ä. zum Einsatz.

- **Antiphlogistika: entzündungshemmend** (Arnika, Kamille, Johanniskraut, Ringelblume, Schafgarbe). Diese Aromatika besitzen entzündungshemmende Eigenschaften bzw. eine Antihistaminwirkung. Letztere kommt wahrscheinlich durch Hemmung der Prostaglandinkaskade und Histaminfreisetzung zustande oder durch Stimulierung von Nebennierenrindenhormonen. Die ätherischen Öldrogen werden äußerlich und innerlich eingesetzt.

- **Antibiotika, Antiseptika: keimwidrig, antiviral, fungizid** (Arnika, Fichte, Knoblauch, Thymian, Salbei, Senföl). Die keimhemmenden bzw. keimabtötenden Aromatika können aufgrund ihrer Lipidlöslichkeit leicht jede Zellmembran durchdringen und dadurch direkt in den Stoffwechsel der Mikroben eingreifen. Zur Mundpflege, Zahnbehandlung, bei Bronchitis oder Harnwegsinfekten.

- **Rubefacientia: hyperämisierend, Antirheumatika: Rheumamittel** (Arnika, Fichte, Kampfer, Lorbeer, Rosmarin, Senf, Wacholder). Bei äußerlicher Anwendung kommt es zu einer verstärkten Durchblutung mit nachfolgender Hautrötung und Wärmegefühl. Das kommt zustande durch lokale Hautreizungen und die damit verbundene humorale Freisetzung von Mediatoren und Nebennierenrindenhormonen. In manchen Fällen wird die Prostaglandinsynthese gehemmt und damit die Freiset-

6 Nicht an den mitten im Gesicht, sondern an den Bulbus olfactorius im Vorderhirn!

zung von Entzündungsstoffen. Anwendung bei neuralgischen und rheumatischen Schmerzen, Durchblutungsstörungen und Sportverletzungen.

- **Aquaretika: harntreibend** (Engelwurz, Hauhechel, Liebstöckel, Pastinake, Petersilie, Sellerie, Wacholder). Diese Aromatika verstärken die Nierendurchblutung durch eine Reizung des Nierenepithels und fördern daher die Bildung des Primärharns. Sie bewirken also keine echte Aquarese. Mitunter kann es bei zu hoher Dosierung oder zu langer Anwendung zu toxischen Nebenwirkungen kommen. Zur Durchspülung der Nieren.

- **Karminativa: blähungswidrig** (Anis, Basilikum, Curcuma, Engelwurz, Fenchel, Kamille, Koriander, Kümmel, Origanum, Pfefferminz, Wacholder). Die ätherischen Öle wirken zum einen regulierend auf Störungen der Magensaftsekretion und der Magenmotorik, zum anderen krampflösend auf die glatte Muskulatur des Magen-Darm-Traktes. Sie wirken bei Gärungsprozessen antiseptisch und entwickeln einen blähungstreibenden Effekt durch ihre galleanregende und den Gallenfluss steigernde Wirkung. Anwendung bei Blähungen und Krämpfen der Verdauungsorgane.

- **Spasmolytika: krampflösend** (Fenchel, Kamille, Kümmel, Melisse, Pfefferminz, Schafgarbe). Die krampflösende Wirkung kommt zustande durch einen Acetylcholin-Antagonismus bzw. durch Hemmung der Na-abhängigen Membran-ATPase. Sie kann sich auf die gesamte glatte Muskulatur erstrecken. Die ätherischen Öle werden in der Hauptsache bei Krämpfen des Darmes, der Gallenblase, Bronchien oder Blutgefäße eingesetzt.

- **Emmenagoga u. Dysmenorrhoika: menstruationsfördernd, unterleibskrampflösend** (Beifuß, Majoran, Muskatellersalbei, Rosmarin, Schafgarbe, Wermut). Sie wirken menstruationsauslösend bei Amenorrhöe und Dysmenorrhöe und können in hohen Dosen einen Abort auslösen.

Nebenwirkungen und Kontraindikationen

Auch hier muss deutlich unterschieden werden zwischen der Anwendung reiner ätherischer Öle (die hier nicht besprochen werden) und der Anwendung von Pflanzen mit ätherischen Ölen. Aromatika können bei einer Überdosierung oder nicht bestimmungsgemäßem Gebrauch allergen, hautreizend, abortiv, kanzerogen, nephrotoxisch o. ä. wirken.
Besonders häufig kommt es zu allergischen Reaktionen auf Korbblütler mit ätherischen Ölen. Die spezifischen Nebenwirkungen und Kontraindikationen sind bei den jeweiligen Pflanzenportraits beschrieben.

Anwendungen

Ätherische Öle (nicht nur die reinen, sondern auch solche im Gesamtextrakt der Pflanze!) können, wie wir gesehen haben, auf **verschiedenen Wegen in den Körper gelangen** (über den Mund, die Nase und über die Haut): oral durch Inhalationen, durch Einreibungen oder über das Badewasser. Sie werden durch ihre lipophilen Eigenschaften relativ rasch **resorbiert** aus dem Magen, über die Haut, über Nase, Mund, Rachen und über die Bronchien und gelangen über Blut und Lymphe zum Erfolgsorgan. Deshalb finden Aromatika in der Phytotherapie Anwendung als Heiltee, Dampfinhalation, Badezusatz, Kräuterkissen oder feuchtheiße Wickel und Dampfkompressen. In Öl, Essig oder Alkohol ausgezogene ätherische Ölpflanzen kommen innerlich oder äußerlich eingesetzt zur Wirkung.

- Bronchitiden, Schnupfen, Nebenhöhlenaffektionen
- Gastritis, Blähungen, Appetitsteigerung, Sekretionssteigerung, Spasmolyse
- Kreislaufanregung
- Beruhigung, Schlafförderung
- Aquarese
- Hauterkrankungen, Wundpflege, Keimreduzierung.

Ätherische Öle im „übertragenen Sinn“

Ätherische Öle haben überaus weitreichende und sehr unterschiedliche Auswirkungen auf den Menschen, zumal sie auch die Gehirnregionen direkt ansprechen, in denen unsere Gefühlswelt und das Erinnerungsvermögen beheimatet sind. Sie wirken auf das Vegetativum und die Stimmungslage. So vielfältig die Düfte, so vielfältig auch ihre Auswirkungen: behutsam oder stark, harmonisierend oder manipulierend und vieles mehr.

Pflanzen mit ätherischen Ölen

Bestimmte Pflanzenfamilien innerhalb der Natur sind durchweg mit einem sehr hohen Gehalt an ätherischen Ölen ausgestattet. Fast alle Arten der folgenden Familien enthalten ätherische Öle:

Apiaceae (Doldenblütler), **Lamiaceae** (Lippenblütler), **Lauraceae** (Lorbeergewächse), **Myrtaceae** (Myrtengewächse), **Rutaceae** (Rautengewächse), **Pinaceae** (Kieferngewächse), **Piperaceae** (Pfeffergewächse) und **Zingiberaceae** (Ingwergewächse).

Apiaceae, Doldenblütler

- **Anis** *Pimpinella anisum* Anisi fructus
- **Dill** *Anethum graveolens* Anethi fructus
- **Engelwurz, echte** *Angelica archangelica* Angelicae radix/-aetheroleum
- **Fenchel** *Foeniculum vulgare* Foeniculi fructus/-aetheroleum
- **Kleine Bibernelle** *Pimpinella saxifraga* Pimpinellae radix
- **Koriander** *Coriandrum sativum* Coriandri fructus
- **Kümmel Wiesen-,** *Carum carvi* Carvi fructus
- **Liebstöckel** *Levisticum officinale* Levistici radix/-herba.

Lamiaceae, Lippenblütler

- **Ackerminze** *Mentha arvensis* Menthae arvensis folium/-aetheroleum
- **Bohnenkraut** *Satureja hortensis* Saturejae herba/-aetheroleum
- **Dost** *Origanum vulgare* Origani herba
- **Lavendel** *Lavandula angustifolia* Lavandulae flos
- **Majoran** *Origanum majorana* Majoranae herba/-aetheroleum
- **Melisse** *Melissa officinalis* Melissae folium/-aetheroleum
- **Muskatellersalbei** *Salvia sclarea* Salviae folium/-aetheroleum
- **Pfefferminze** *Mentha x piperita* Menthae piperitae folium/-aetheroleum
- **Rosmarin** *Rosmarinus officinalis* Rosmarini folium/-aetheroleum
- **Salbei** *Salvia officinalis* Salviae folium/-aetheroleum
- **Sand-Thymian, Quendel** *Thymus serpyllum* Thymi herba/-folium
- **Thymian, Garten-** *Thymus vulgaris* Thymi herba/-folium
- **Wasserminze** *Mentha aquatica* Menthae aquaticae folium/-aetheroleum
- **Ysop** *Hyssopus officinalis* Hyssopi herba.

Asteraceae, Korbblütler

- **Beifuß** *Artemisia vulgaris* Artemisiae herba
- **Kamille, echte** *Matricaria recutita* Matricariae flos/Chamomillae aetheroleum
- **Mutterkraut** *Tanacetum parthenium* Chrysanthemi parthenii folium
- **Römische Kamille** *Chamaemelum nobile* Chamomillae romanae flos
- **Schafgarbe** *Achillea millefolia* Millefolii herba/-flos
- **Wermut** *Artemisia absinthium* Absinthii herba.

Rosaceae, Rosengewächse

- **Echte Nelkenwurz** *Geum urbanum,* **Bachnelkenwurz** *G. rivale* Gei urbani radix/-herba
- **Essigrose** *Rosa gallica* Rosae flos/-aetheroleum
- **Gartenrose, Zentifolie** *Rosa x centifolia* Rosae flos/-aetheroleum
- **Rose, Damaszener** *Rosa x damascena* Rosae flos/-aetheroleum.

Pinaceae, Kieferngewächse

- **Fichte, Rotfichte** *Picea abies* Piceae aetheroleum
- **Lärche** *Larix decidua* Oleum pini
- **Waldkiefer, Föhre** *Pinus sylvestris* Oleum pini
- **Weißtanne** *Abies alba* -Piceae aetheroleum.

Rutaceae, Rautengewächse

- **Bitterorange** *Citrus bigaradia* Citri folium/-flos/-fructus cortex (Blatt: Petitgrain, Blüte: Neroli, Fruchtschale: Bitterorange)
- **Raute, Weinraute** *Ruta graveolens* Rutae graveolentis herba
- **Zitrone** *Citrus limon* Citri fructus cortex.

Ätherischölpflanzen aus verschiedenen Pflanzenfamilien

- **Baldrian, echter** *Valeriana officinalis* Valerianae radix ***Valerianaceae, Baldriangewächse***
- **Hauhechel, dornige** *Ononis spinosa* Ononidis radix ***Fabaceae***
- **Johanniskraut** *Hypericum perforatum* Hyperici herba ***Clusiaceae***
- **Kalmus** *Acorus calamus* Calami rhizoma/-aetheroleum ***Acoraceae***
- **Lorbeer, Lorbeerbaum** *Laurus nobilis* Lauri fructus/-oleum/-folium ***Lauraceae***
- **Myrte** *Myrtus communis* Myrti folium/-aetheroleum ***Myrtaceae***
- **Schwarzer Holunder** *Sambucus nigra* Sambuci flos ***Caprifoliaceae, Geissblattgewächse***
- **Wacholder** *Juniperus communis* Juniperi fructus/-aetheroleum ***Cupressaceae.***

14.2 Harze – durch Wunden Wunden heilen

Geschichte

Die Therapie mit Harzen ist uralt. Seit dem frühesten Altertum sind uns aus allen Kulturen Räucherungen mit Weihrauch, Myrrhe und anderen Harzen überliefert, ob in religiösen Ritualen oder in der Heilkunde. Harze treten hauptsächlich aus Nadelbäumen, aber auch aus manchen Laubbäumen und gelegentlich aus Knospen aus. Manchmal verwandeln sich Harze auch zu golden schimmernden Edelsteinen: Millionen Jahre alt und aus vorsintflutlichen Wäldern stammend, schwemmt die Ostsee ab und zu Bernstein an, „versteinerte" Harztropfen, in denen oft Kleintiere aus uralten Zeiten auf ewig konserviert sind.

Theophrast, ein antiker Naturforscher und Philosoph empfahl, Harz zu sammeln, wenn der Sirius (das Hundsgestirn) aufgeht, also an den heißen „Hundstagen". Im Sommer ist der Wassergehalt im Harz durch die Verdunstung niedrig und der feine Duft der ätherischen Öle besonders intensiv. Eines der kostbarsten Harze, das schon in frühester Zeit gewonnen wurde, ist der Weihrauch. Das edle Harz, schon im Papyrus Ebers (1600 Jahre v. Chr.) als Heilmittel erwähnt, wurde zur Blütezeit des Weihrauchhandels (1100 v. Chr. bis 575 n. Chr.) von Südarabien in Richtung Mittelmeer 3.500 km lang mit Kamelkarawanen entlang der hindernisreichen so genannten **„Weihrauchstraße"** transportiert. Der Begriff „Arabia felix": Glückliches Arabien" stammt von diesem einträglichen Handel, der die Grundlage des sagenhaften Reichtums der **Königin von Saba** war.

In Deutschland gab es bis in die Mitte des 20. Jahrhunderts den Beruf des **„Harzers"** (in Südeuropa bis heute); die Waldarbeiter ließen die Bäume (früher die Fichte, nach dem 1. Weltkrieg fast ausschließlich die Kiefer) damals aber zu sehr „ausbluten", um mit genügend Harz ihren ärmlichen Lebensunterhalt aufzubessern; u. a. darum ist das Gewerbe heute verboten. Roh-Harz besteht zu ca. 70 % aus festem Kolophonium (zur Weiterverarbeitung für Lacke, Seifen, Wachstuch, Linoleum, Schiffspech, Schmierfette, Dachpappe geeignet), zu 20 % aus flüchtigem Terpentinöl (für Verdünnungs-, Lösungs- und Reinigungsmittel und Pharmaka), zu 10 % aus Wasser und anderen Stoffen. Kiefernharz ist „Violinbogen-Kolophonium" (die Stadt Kolophon in Libyen hatte besonders edle Kiefern): Dafür werden die Harze so lange destilliert, bis alles Wasser verdampft ist und Terpentin von Kolophonium getrennt werden kann. Erzählungen von A. Stifter („Granit") und H. Hansjakob („Waldleute: Der Fürst von Teufelstein") berichten von Harzern aus dem Schwarzwald: Mit einem speziellen Harzbeil schälten sie die Rinde (meist fischgrätenartig) ab und fingen die ausfließende zähe Flüssigkeit im Harzkorb auf. Sie lieferten das schöne gelbe Fichtenharz zum Veredeln der Obstbäume in Täler mit Obstbau, zur Herstellung von Harzwasser und Badezusätzen an Seifensieder und Apotheker. Sie stellten daraus dunkles Brühpech her für das Abhaaren von Schweinen, für Schuster und Sattler zum Verpichen von Nähten und für Brauer zum Abdichten der Fässer. Aus den Resten der Rinde entstand Kienruß für Druckerschwärze. Hatten sie sich bei der schweren Arbeit verletzt, so behandelten sie sich entweder direkt mit dem Harz oder sie stellten daraus eine einfache Harzsalbe her (s. Kap. 23.4: Atemwege, Praxis-Rezepte Salben).

Pflanzenphysiologie

Wird Baumrinde verletzt, quillt Harz heraus. Mit dieser zähen Flüssigkeit versucht der Baum, ihm zugefügte Wunden zu heilen: Harz verklebt die Leitbündel, schließt die Wunde nach außen ab und desinfiziert sie durch seine antibiotischen Substanzen. Harze entsprechen dem Granulationsgewebe beim Menschen, das nach einer Verletzung der Haut entsteht.

Eigenschaften

Harz ist eine gelblich-klebrige, zähflüssige, manchmal auch schon ausgehärtete Substanz, die angenehm und intensiv riecht und an den Fingern kleben bleibt. (Harz mit Wasser abzuwaschen ist nicht möglich, dazu sind organische Lösungsmittel wie Öl, Alkohol oder Terpentin nötig; relativ einfach geht es mit normalem Speiseöl). Harze sind Stoffe verschiedener chemischer Zusammensetzung, die unter Wärmezufuhr zu einer amorphen und klebrigen Substanz werden und bei gewöhnlicher Temperatur aushärten. Meist besitzen Harze Säurecharakter und bestehen aus Harzsäuren, Harzalkoholen oder Harzestern. Je nach chemischer Zusammensetzung unterscheidet man Terpenharze (**Weihrauch**, **Mastix**), Benzharze (**Perubalsam**, **Benzoe**) und Gummiharze (**Myrrhe**). Harze zum Räuchern sollten ein Jahr gelagert werden, damit sie besten balsamischen Duft verströmen können; sind sie zu kurz gelagert, qualmen sie oft.

Von den Harzen zu unterscheiden sind die **Balsame**, die eine Kombination aus Harzen mit ätherischen Ölen darstellen. Die Harze sind in den ätherischen Ölen gelöst und dadurch sirupartig verflüssigt (z. B. **Perubalsam**, **Tolubalsam**). **Harze** verlassen die Pflanze in flüssiger Form und erstarren dann (unterschiedlich schnell), indem sie mit Sauerstoff reagieren und die ätherischen Öle teilweise verdunsten. Balsame erstarren weniger schnell; sie verbleiben meist in ihrem sirupartigen, halbflüssigen Zustand.

Wirkung und Anwendung

So wie die Harze beim Baum als Wundverschluss dienen, können sie auch beim Menschen entsprechend angewendet werden. Harze und Balsame wirken

- als Wundverschluss, antiseptisch, desinfizierend,
- hautreizend (wie „Zugsalbe“, um Splitter zu entfernen),
- bei Ekzemen, Krätzemilben wundheilungsfördernd,
- zu Räucherungszwecken in vielerlei Weise auf den Körper und auf die Seele (s. Kap. 12: Räuchern),
- bei chronischen Entzündungen (schmerzlindernd und abschwellend: **Weihrauch**).

Pflanzen mit Harzen

- **Copal** *Bursera graveolens*
- **Fichte**, **Rotfichte** *Picea abies*
- **Lärche** *Larix decidua*
- **Myrrhe** *Cammiphora molmol*
- **Styrax** *Liquidambar orientalis*
- **Waldkiefer**, **Föhre** *Pinus sylvestris*
- **Weihrauch** *Boswellia sacra*
- **Weißtanne** *Abies alba.*

15 Alkaloide

Geschichte

Schon von jeher wurden rauscherzeugende Pflanzensäfte gewonnen, z. B. aus **Schlafmohn**, der „Traurigkeit und Zorn aus dem Herzen vertreibt“ (Homer). Überliefert ist aber auch der prophetische Rausch aufgrund von **Bilsenkraut** oder durch Dämpfe verglühender **Stechapfel**samen, die hypnotisch auf Andächtige in den Tempeln wirkten – nicht nur dies verdanken wir alkaloidhaltigen Pflanzen. Auch die berüchtigten „Hexensalben“, Relikte von Kulthandlungen einstiger Priesterinnen wurden im Wesentlichen aus Alkaloiddrogen hergestellt: **Tollkirsche**, Bilsenkraut, Stechapfel u.v.m.

Krankheiten wurden früher als von Göttern verhängte Strafen empfunden. Pflanzenkundige Priesterinnen und Schamanen, als Vermittler zur Götterwelt zu Rate gezogen, nutzten mithilfe von Ritualen die heiligen, halluzinogenen Pflanzen, um daraus Wege zur Heilung zu erfahren. Halluzinogene Alkaloid-Drogen spielten und spielen eine wichtige Rolle bei religiösen Zeremonien und schamanistischen Handlungen, um in andere Bewusstseinszustände zu gelangen und die gewohnten Grenzen der Wahrnehmung zu überschreiten. Pflanzen mit Alkaloiden bringen Heilung und Erkenntnis, Lust, Rausch und mystische Einsicht. Hexenmedizin und Schamanismus, tiefste Verehrung und Inquisition sind mit dem Begriff „Alkaloide“ verbunden. Das Zauberwort im **wissenden Umgang** mit diesen Pflanzen heißt „**Dosierung**“: *„In allen Dingen ist ein Gift, und es ist nichts ohne ein Gift. Es hängt allein von der Dosis ab, ob ein Gift ein Gift ist oder nicht“*, postulierte Paracelsus im 16. Jahrhundert. Der Unterschied zwischen Gift und Heilmittel, Genussmittel und Rauschgift liegt darin verborgen. Ein altes Sprichwort bestätigt das: *„Der größte Zauberer ist derjenige, der am besten die Geheimnisse der Pflanzenwelt kennt.“*

Morphin war das erste Alkaloid, das der Apotheker Fr. W. Sertürner im Jahre 1805 isolierte. Er nannte die entdeckte Substanz Morphium, nach Morpheus, dem griechischen Gott des Schlafes. Es ist heute üblich, Alkaloiddrogen nach der Pflanze zu benennen, aus der sie gewonnen wurden, z. B. „Papaverin“ von „papaver“, dem Mohn, oder nach ihrer Wirkung, wie bei „Narcotin“, was „narkoseerzeugend“ bedeutet.

Pflanzenphysiologie

Alkaloide sind im Pflanzenreich weit verbreitet. Sie werden hauptsächlich in den stoffwechselaktiven Teilen der Pflanzen, also in Blattspitzen, Blütentrieben oder Wurzeln gebildet. Von dort aus können sie in verschiedenste Pflanzenteile transportiert werden, in Blätter, Früchte, Samen oder in die Rinde. Bis heute sind etwa 7.000 Alkaloide im Pflanzenreich bekannt, sie sind aber auch in Tieren zu finden (Stinktier, Kröten, tropische Frösche, Feuersalamander, Tausendfüssler). Nur eine Pflanze mit einem Mindestgehalt von 0,01 % Alkaloiden kann noch als Alkaloid-Pflanze bezeichnet werden. Alkaloide stellen Abbauprodukte des Pflanzenstoffwechsels dar, die denen des Eiweißstoffwechsels beim Menschen erstaunlich ähnlich sind (Harnstoff und Harnsäure). Die alkaloidproduzierende Pflanze kann die für sie selbst meist ebenfalls toxischen Abbauprodukte nicht ausscheiden, sie kristallisiert sie in absterbenden Zellen, Geweben oder in Milchsaft aus.

Die meisten Alkaloide sind leicht flüchtig, verdunsten und halten damit andere Pflanzen fern, wie z. B. das Conein des gefleckten **Schierlings**. Alkaloide dienen der Pflanze vorwiegend als Fraßschutz, ihr bitterer Geschmack hat Signalfunktion für die Räuber. Außerdem schützen sie vor Bakterien, Viren und Pilzen. Manche Alkaloide regen den Prozess des Blühens an und beschleunigen ihn. In wärmeren Gegenden sind Pflanzen alkaloidreicher. Einige Insekten nehmen die aufgenommenen Alkaloide als Vorstufe für die Biosynthese von Pheromonen.

Eigenschaften

- Alkaloide sind meist kompliziert aufgebaute, niedermolekulare Stickstoffverbindungen, die eine spezifische physiologische Wirkung auf den menschlichen Organismus haben. Das Wort stammt aus dem Arabischen „al quali: kalzinierte Asche" und bezeichnet alkalische bzw. alkaliähnliche, also **basisch reagierende Natursubstanzen, die Stickstoff enthalten.** Alkaloide sind organische Substanzen und setzen sich aus Kohlenstoff, Wasserstoff, Stickstoff und Sauerstoff zusammen, bilden mit Säuren charakteristische Salze, sind meist **lipophil** und daher in Wasser schlecht löslich. Alkaloide liegen in der Pflanze meist als wasserlösliche Salze organischer Pflanzensäuren vor; einige sind an Gerbstoffe gebunden.

- Man unterteilt Alkaloide in **Protalkaloide**, einfach aufgebaute Basen wie die biogenen Amine (Tyramin, Histamin, Cholin, Ephedrin oder Mescalin), in **Pseudoalkaloide**, deren N-Gehalt eher als zufälliges Merkmal anzusehen ist und **echte Alkaloide**, die den Stickstoff immer zyklisch gebunden enthalten.
- Fast alle Alkaloide liegen in kristalliner Form vor und haben einen bitteren Geschmack. Nur ganz wenige gibt es in flüssiger Form, z.B. Coniin, Nicotin und Capsicain, die scharf schmecken und Brennen verursachen.
- Alkaloide zeichnen sich aus durch ihre spezielle Fähigkeit, mit Schwermetallen wie Quecksilber, Wismut oder Platin Komplexsalze zu binden.
- **Pyrrolizidin-Alkaloide** sind spezifische Verbindungen, meist aus Korbblütler- und Raublattfamilien, die keine therapeutische Wirkung haben, aber giftige Stoffwechselprozesse bilden. Aus diesem Grund haben sich Anwendungsbegrenzungen ergeben, zum Beispiel **Beinwell**wurzel: nur äußerlich anwenden; **Huflattich**blätter: nur max. 6 Wochen pro Jahr anwenden.

Wirkungen

Alkaloide entfalten ausgeprägte, vielschichtige Wirkungen auf Wahrnehmung und Bewusstsein, primär über das zentrale Nervensystem. Sie sind in der Lage, Gefühle hervorzurufen oder diese zu unterdrücken. Sie können auch die Wahrnehmung und das Bewusstsein sehr stark beeinflussen, einengend wirken oder enthemmend. Auch hypnotische oder prophetische Wirkungen sind bekannt, die Menschen durch Halluzinationen alle Grenzen ihres Egos sprengen lassen oder bleibend verändern können (Psychose). Die Anziehungskraft dieser Pflanzen ist faszinierend, der ungekonnte Umgang kann lebensgefährlich sein. Für Mensch und Tier sind Alkaloide wegen ihrer ausgeprägten Wirkung auf das Nervensystem giftig und zählen mit wenigen Ausnahmen zu den stark wirksamen Phytopharmaka mit starken Nebenwirkungen. Sie werden fast ausschließlich als isolierte, genau dosierbare Reinsubstanzen eingesetzt. Viele von ihnen sind rezeptpflichtig oder unterliegen dem Betäubungsmittelgesetz, bei einigen besteht Suchtgefahr. Der ungemein starken Wirkung der Alkaloide auf die Psyche ist es zuzuschreiben, dass diese „mächtigen" Pflanzen seit Urzeiten auf den Menschen eine erhebliche Faszination ausüben.

Ihre Anzahl ist ebenso groß wie die Breite der Wirkungen und Anwendungsbereiche: Aufgrund ihrer ähnlichen chemischen Struktur sind Alkaloide in der Lage, an Nervenzellen Rezeptoren zu besetzen, die ansonsten für Neurotransmitter bestimmt sind, weshalb sie hauptsächlich über das ZNS und das Vegetativum wirken. Vergiftungen können sehr schnell dramatische Zustände erzeugen, die rasch zum Tod führen.

Beispiel Atropin: Das Alkaloid der Tollkirsche blockiert an den Synapsen von Nervenbahnen die Rezeptoren für den Neurotransmitter Acetylcholin, das den Parasympthikus steuert, so dass die Reizweiterleitung zum Erliegen kommt. Dadurch wird die Sekretion der Verdauungs- und Schweißdrüsen gehemmt, es kommt zur Spasmolyse der Hohlorgane und der glatten Muskulatur von Galle, Blase, Blutgefäßen und Bronchien sowie zu einer indirekten sympathikotonen Wirkung wie Erweiterung der Pupillen und Beschleunigung der Herzfrequenz.

Die meisten Alkaloide passieren die Blut-Hirn-Schranke und die Plazentaschranke und treten in die Muttermilch über. Deshalb gilt hier besonders:

(!) Vorsicht

bei therapeutischer Anwendung in der Schwangerschaft und bei stillenden Müttern!

Zum großen Teil sind Alkaloid-Drogen angezeigt **bei akuten und heftigen Krankheitszuständen**, weniger bei chronischen Prozessen. Die meisten der Alkaloiddrogen finden sich in verdünnter und potenzierter Form als homöopathische Arzneimittel („Es hängt allein von der Dosis ab, ob ein Ding ein Gift ist oder nicht").

Nebenwirkungen und Kontraindikationen

Akute Vergiftungen und erste Hilfe

Meist ist das Vergiftungsbild ähnlich: Schwindel, Erbrechen, zum Teil heftiges Delirium mit Halluzinationen, Kreislaufkollaps. Meist ist zuerst Erregung spürbar, dann Lähmung, Bewusstlosigkeit, schließlich Atemlähmung.
Als erste Hilfe ist **Tierkohle** bekannt, zusammen mit einem starken Abführmittel und einer starken Gerbstoffdroge (z. B. **Kaffee** mit **Vitamin C** [Zitronensaft]: Gerbstoffdrogen und Vitamin C binden Alkaloide unlöslich). Bei schweren Vergiftungen muss schnell und differenziert gehandelt werden; in diesen Fällen sind Giftnotrufzentralen und Kliniken zuständig! Die giftige Substanz möglichst zur Identifizierung bereit halten!

Die **bundeseinheitliche Rufnummer in allen größeren Städten Deutschlands**:
Ortsvorwahl + 19240;
in der **Schweiz**: 0041–1–2515151,
in **Österreich**: 0043–1–4064343.

Anwendungen

Nur wenige Fachleute wissen heutzutage noch um die richtige Dosierung von Alkaloiddrogen. Dazu gehören langjährige Erfahrungen und ein Wissen, das uns heute kaum noch zur Verfügung steht. In der Therapie bedürfen sie einer strengen Indikationsstellung; sie sind **rezeptpflichtig** und dürfen nur in der normierten Arzneibuchform unter Beachtung von Dosierung, Kontraindikation und Nebenwirkung ärztlich verordnet werden. Ansonsten sind sie hauptsächlich der Homöopathie vorbehalten. Manche Pflanzen enthalten Alkaloide als Nebenwirkstoffe und können sich bei vorschriftsmäßigem Gebrauch zur (Selbst-) Medikation eignen (**Schöllkraut**, **Herzgespann**).

Pflanzen mit Alkaloiden

Solanaceae – Nachtschattengewächse

- **Alraune** *Mandragora officinarum* Mandragorae herba/-radix
- **Bilsenkraut** *Hyoscyamus niger* Hyoscami folium/-semen
- **Bittersüßer Nachtschatten** *Solanum dulcamara* Dulcamarae stipes
- **Glockenbilsenkraut, Tollkraut** *Scopolia carniolica* Scopoliae radix
- **Kartoffel** *Solanum tuberosum* Amylum solani
- **Paprika** *Capsicum frutescens* Capsici fructus acer
- **Pfeffer, spanischer** *Capsicum anunuum* Capsici fructus
- **Stechapfel** *Datura stramonium* Stramonii folium/-semen
- **Tabak, virginischer** *Nicotiana tabacum* Nicotinae folium
- **Tollkirsche** *Atropa bella-donna* Belladonnae folium/-radix
- **Tomate** *Lycopersicom esculentum*

Papaveraceae, Mohngewächse

- **Erdrauch, echter** *Fumaria officinalis* Fumariae herba
- **Schlafmohn** *Papaver somniferum* Papaveris immaturi fructus
- **Schöllkraut** *Chelidonium majus* Chelidonii herba/-radix

Ranunculaceae, Hahnenfußgewächse

- **Eisenhut, blauer** *Aconitum napellus* Aconiti tuber
- **Feld-Rittersporn** *Consolida regalis*, **hoher Rittersporn** *Delphinium elatum*
- **Nieswurz, schwarze** *Helleborus niger* Hellebori rhizoma.

Fabaceae, Schmetterlingsblütler

- **Besenginster** *Cytisus scoparia* Sarothamni scoparii herba
- **Bohne** *Phaseolus vulgaris* Phaseoli pericarpium
- **Geißraute** *Galega officinalis* Galegae herba.

Alkaloidpflanzen aus unterschiedlichen Pflanzenfamilien

- **Berberitze, Sauerdorn** *Berberis vulgaris* Berberidis radicis cortex ***Berberidaceae***
- **Brechwurzel** *Psychotria ipecacuanha* Ipecacuanhae radix ***Rubiaceae***
- **Chinarindenbaum** *Cinchona pubescens* Cinchonae cortex ***Rubiaceae***
- **Coca** *Erythroxylum coca* Coca folium ***Erythroxylaceae***
- **Kolanuss** *Cola acuminata* Colae semen ***Sterculiaceae***
- **Diptam, weißer** *Dictamnus albus* ***Rutaceae***
- **Eibe** *Taxus baccata* ***Taxaceae***
- **Guarana** *Paullinia cupana* Paulliniae semen ***Sapindaceae***
- **Herbstzeitlose** *Colchicum autumnale* Colchici semen ***Colchicaceae***
- **Immergrün** *Vinca minor* Vincae minoris folium ***Apocynaceae***
- **Kaffee** *Coffea arabica* Coffeae semen ***Rubiaceae***
- **Kakao** *Theobroma cacao* Cacao semen ***Sterculiaceae***
- **Madagaskar-Immergrün** *Catharanthus roseus* Catharanthi herba ***Apocynaceae***
- **Mahonie** *Mahonia aquifolium* Mahoniae cortex ***Berberidaceae***
- **Mate** *Ilex paraguariensis* Mate viride folium ***Aquifoliaceae***
- **Meerträubchen** *Ephedra sinica* Ephedrae herba ***Ephedraceae***
- **Pfeffer, schwarzer; Pfeffer, weißer** *Piper nigrum, Piper album* Piperis nigri/albi fructus ***Piperaceae***
- **Schlangenwurz** *Rauvolfia serpentina* Rauwolfiae radix ***Apocynaceae***
- **Schierling, gefleckter** *Conium maculatum* Conii herba ***Apiaceae***
- **Tee-Strauch** *Camelia sinensis* Theae folium ***Theaceae***
- **Weinraute** *Ruta graveolens* Rutae herba ***Rutaceae.***

Pflanzen mit Pyrrolizidin-Alkaloiden (P.A.)

Boraginaceae, Raublattgewächse

- **Beinwell** *Symphytum officinale* Symphyti radix (P.A.)
- **Borretsch** *Borago officinalis* Boraginis herba/-oleum (P.A.).

Asteraceae, Korbblütler

- **Greiskraut (Fuchskreuzkraut)** *Senecio nemorensis* Senecionis fuchsii herba (P.A.)
- **Huflattich** *Tussilago farfara* Farfarae folium/-flos (P.A.)
- **Pestwurz** *Petasites hybridus* Petsitidis rhizoma (P.A.).

Pilze

- **Fliegenpilz** *Amanita muscaria*
- **Mutterkorn** *Claviceps purpurea, Secale cornutum.*

16 Bitterstoffe

Praxis

Ein Selbstversuch mit **Bitterstoffen**: ein Blatt Wermut kauen oder einige Tropfen Tausendgüldenkrauttinktur einnehmen und lange im Mund behalten: Wie fühlt sich „bitter" an im Gegensatz zu den herben Gerbstoffen? Wie schnell fließen die Verdauungssäfte und lassen „das Wasser im Mund zusammenlaufen"? Durch Bitterstoffe werden die Muskeln der Speicheldrüsen angeregt, und der Speichel entleert sich in die Mundhöhle. Wer spürt nach einer kurzen Weile die angenehme Wärme im Magen oder – falls vorhanden – den Abgang von Blähungen? Bitter macht warm – wohltuend im Winter, für ältere Menschen oder ewig Frierende! Manche verspüren die tonisierenden Eigenschaften der Bitterstoffe sofort: Sie werden wach, oder sie bekommen auf der Kopfhaut eine „Gänsehaut". Wenn eine Bitterstoffkur drei bis vier Wochen lang durchgeführt wird, tonisieren und stärken Bitterstoffe spürbar. Probieren Sie es aus!

Geschichte

„Was bitter dem Mund, ist dem Magen gesund." Der Volksmedizin ist demnach längst bekannt, dass der Körper durch das Trinken eines bitteren Getränkes gekräftigt wird. Die Wertschätzung solch kraftspendender Pflanzen bringt ein Name wie **Tausendgüldenkraut** deutlich zum Ausdruck. Im Altertum wurde bei der Behandlung verschiedenster Beschwerden größter Wert auf Bitterstoffe gelegt. Hippokrates wusste um die Heilkraft des Bitteren; unter seinen 250 Arzneimitteln befinden sich allein 30 Bittermittel. Antonius Musa, der Leibarzt von Kaiser Augustus, empfahl im Jahre 60 n. Chr. dem römischen Volk zur Förderung der Verdauung allabendlich eine Schüssel bitterer Kräuter. Auch Hildegard von Bingen hat Bittermittel als universelle Medizin geschätzt. Bitterstoffe sind die Hauptbestandteile vieler alter **Lebenselixiere** (Theriaks), „Elixier ad longam vitam", aus denen sich die heute gebräuchlichen „Schwedenbitter" entwickelt haben. Aus diesem alten Wissen stammt auch das geflügelte Wort von der **„bitteren Medizin"**.

Bitterstoffe werden häufig als Gewürze mit der Nahrung aufgenommen, entfalten dort ihre Wirkung als Tonika (Kräftigungsmittel) und sind damit bereits Arzneimittel. „Geistige Bitterwässer" werden überall gebraut, ob als Klosterelixier wie Benedictine oder Chartreuse, als Aperitif oder Digestif vor oder nach einem opulenten Mahl zu ordern oder als Kräutergebräu gegen Magengrimmen in der Selbstmedikation. Magenbitter sind beliebt und wirken.

Der Theriak ist eine breiförmige Arzneizuberei-tung, eine Latwerge, deren Anwendung zurückzuführen ist auf Mithridates Eupator, König von Pontus (124–62 v. Chr.). **Mithridates** hatte große Angst vor Vergiftungen und beschäftigte sich aus diesem Grund ausführlichst mit der Toxikologie. Er unternahm zahlreiche Versuche mit verschiedensten Giften an Gefangenen und an sich selbst und nahm deshalb täglich eine bestimmte Menge an Gift mit dem entsprechenden Gegengift. Als er von Pompejus besiegt worden war und Gift nahm, um dem Feind nicht lebend in die Hände zu fallen, wirkte dieses nicht mehr, weil sein Körper so an die Gifte gewöhnt war. So musste er sich von einem seiner Soldaten durch das Schwert töten lassen. Unter den Hinterlassenschaften des Mithridates fand der römische Geschichtsschreiber Plinius (23–79 n. Chr.) die Vorschrift zu der schon damals berühmten Rezeptur, einer Bittermischung mit wenigen bitteren Bestandteilen. Andromachus, Leibarzt Kaiser Neros, verbesserte die Rezeptur auf 64 untereinander zu mischende Bestandteile. Er fügte erstmals auch Schlangenfleisch bei und gab seitdem der Mischung den Namen Thyriak, angeblich nach der Schlange „tyrus" benannt. Wahrscheinlicher ist allerdings, dass der Name von „therion: das giftige, wilde Tier" abstammt.

Die Rezepturen wandelten sich, weit über hundert verschiedene Rezepturen für Lebenselixiere sind aus dem Altertum überliefert, etliche enthalten über 100 Bestandteile. Alles, was zur damaligen Zeit zur Heilung beitragen konnte, schien im Lebenselixier vereinigt zu sein. In erster Linie befanden sich darin

getrocknete Pflanzen wie Bibernelle, Engelwurz und Tausendgüldenkraut, aber auch Meerzwiebel, Baldrian, Zimtrinde, Ingwer und Safran; im Laufe der Zeit hatte sich aus dem Theriak ein Allheilmittel entwickelt. Und gerade weil viel Undeutbares hineingeschmuggelt wurde und Quacksalber und Marktschreier ihn auf Jahrmärkten feilboten, musste der Theriak im **Mittelalter** unter amtlicher und öffentlicher Aufsicht zubereitet werden, und nur einen solchen mit behördlichen Siegeln sollte man kaufen.
Der heute erhältliche Theriak wird nach der Vorschrift im Ergänzungsbuch zum DAB 6 von 1953 hergestellt und enthält in Xereswein und Honig vermengte Drogen. Dieser Theriak ist schwarzbraun und riecht würzig. Als Einzelgabe wird 1 g empfohlen.
Theriak ist bis heute Bestandteil des **Schwedenbitters**. Das Rezept soll ursprünglich auf einen schwedischen Arzt, Dr. Claus Samst zurückgehen, der mit diesem Elixier „ad longam vitam" die Gesundheit der Soldaten zur Zeit des Dreißigjährigen Krieges stärkte.

Pflanzenphysiologie

Im Pflanzenreich dienen Bitterstoffe als Fraßschutz. In Wurzeln sind sie gehäuft zu finden, aber auch in Fruchtschalen und Blättern. Viele Pflanzen enthalten Bitterstoffe, es werden aber nur solche zu den Bitterstoffdrogen gerechnet, bei denen die **Bitterwirkung im Vordergrund** steht. Die anderen Inhaltsstoffe treten zugunsten der Bitterstoffe zurück.

Eigenschaften

Einziger Leitfaden dieser chemisch uneinheitlichen Stoffform **ist der bittere Geschmack**.
Von tausend Arzneigemischen in der Pflanzenheilkunde sind etwa $^1/_3$ Amara[7]-Gemische, ob in Form von Würze (Ingwer), als Aperitif (Artischocke) oder als Bier (Hopfen). Bitterstoffe sind in ihrer chemischen Struktur nicht einheitlich aufgebaut. Sie werden unterteilt in terpenoide (Mono-, Sesqui-, Di- und Triterpene) und nicht terpenoide Bitterstoffe. Viele liegen glykosidisch gebunden vor. Die meisten Bitterstoffe gehören zu den Mono- und Sesquiterpenen oder zu den Flavonoiden, wichtige Bitterstoffe gehören auch zu den Iridoidglykosiden. Trotz der Verschiedenheit im chemischen Aufbau ist die Wirkung der Bitterstoffe im Allgemeinen gleich, so dass sich die Zusammenfassung der Bitterstoffdrogen zu einer gemeinsamen Gruppe rechtfertigt.
Bitterstoffe werden in enorm niedriger Dosierung wahrgenommen, allerdings ist eine bestimmte Mindestkonzentration Voraussetzung für eine Erregung der Geschmacksknospen (sensorischer Schwellenwert) am Zungengrund. Den höchsten Bitterwert hat das Isolat Iridoidesterglykosid Amarogentin des Enzians (1:58 Mill.), gefolgt vom Absinthin des Wermuts (1:13 Mill.). Ein **Bitterwert** von 10.000 bedeutet zum Beispiel, dass ein Extrakt von 1 g Droge in 10.000 ml Wasser gerade noch bitter schmeckt (Enzian weist z. B. einen Bitterwert von 10–30.000 auf, Wermut 10–20.000, Tausendgüldenkraut 2–10.000, Andorn 3.000, Benediktenkraut 1.000). Die Bitterwerte der wichtigsten Planzen sind in den Pflanzenporträts angegeben.
Die meisten Bitterstoffe sind **chemo- und thermolabil**. Bei falscher Zubereitung (längeres Kochen) und Lagern der Drogen (zu lange, nicht trocken genug) kann der Gehalt an Bitterstoffen abnehmen.

7 Lat. „amarus" = bitter.

Unterscheidung der Bittermittel

Es gibt verschiedene Bittermittel: solche, bei denen die allgemein tonisierende Bitterwirkung im Vordergrund steht (Amara tonica, pura oder simplex genannt), solche mit ätherischen Ölen (Amara aromatica), mit Scharfstoffen (Amara acria) und mit Schleimstoffen (Amara mucilaginosa).

- **Amara tonica:** Die **allgemein tonisierende** Bitterwirkung steht im Vordergrund.
Pflanzen: **Enzian**, **Tausendgüldenkraut**, **Artischocke**, **Löwenzahn**.

- **Amara aromatica:** Die allgemein tonisierende Wirkung tritt zu Gunsten der lokalen Magenwirkung in den Hintergrund. Pflanzen mit ätherischen Ölen bewirken meist eine leichte Schleimhautreizung und damit eine verbesserte Durchblutung im oberen Verdauungstrakt. Dadurch kommt es zu einer schnelleren Resorption von Gasen und einem erleichterten Abgang von Darmgasen. Amara aromatica können zusätzlich spasmolytisch, beruhigend, karminativ, motilitätssteigernd, entzündungshemmend, cholagog, choleretisch, antimykotisch und antibakteriell wirken.

Pflanzen: **Wermut**, **Engelwurz**, **Schafgarbe**, **Pomeranze**.

- **Amara acria:** Bitterstoffe mit Scharfstoffen haben einen feurigen Geschmack, regen Verdauungssekrete und Darmperistaltik an, wirken keimtötend und blähungswidrig. Die Scharfwirkung kommt durch eine Erregung der Thermo- und/oder der Schmerzrezeptoren auf der Haut zustande.
Pflanzen: **Ingwer**, **Galgant**, **Gelbwurz**.

- **Amara mucilaginosa:** Diese Amara sind bitter und schleimhaltig. Sie fördern die Bindung von Magensäure und schleimhautreizenden Zersetzungsprodukten; ihr Schleim bietet Schutz für entzündete Magenschleimhäute.
Pflanzen: **Isländisch Moos**.

Wirkungen und Anwendungen

Bitter ist die stärkste Geschmacksqualität, die wir kennen. Die Bitterstoffwirkung beginnt im Mund, bei den Geschmacksnerven. Die Bittergeschmacksknospen sitzen am Zungengrund und erneuern sich alle 6–8 Tage. Die Empfindung „bitter" wird im Wahrnehmungszentrum der Großhirnrinde ausgelöst und ist an eine intakte Geschmackswahrnehmung gebunden.

Die Reaktionen des Körpers auf Bitterstoffe sind sehr individuell und hängen von der jeweiligen Speichelzusammensetzung ab, vom Alter, der Psyche, dem Gesundheitszustand, Temperament und anderen Faktoren. Bei Schwangeren, Rauchern, bei Medikamentenabusus und Stress ist die Empfindung für bitter stark herabgesetzt. Biertrinker werden Bitterstoffen gegenüber in zunehmendem Maße unempfindlich und dadurch auch weniger zugänglich für eine Therapie. Erwachsene verfügen im Alter zwischen 30–40 Jahren über 2.000 Geschmacksknospen, Kinder besitzen wesentlich mehr. Das macht verständlich, weshalb Kinder sehr viel empfindlicher auf Bitterstoffe reagieren als Erwachsene. Im Alter nimmt die Anzahl der Geschmacksknospen und damit die Geschmacksempfindlichkeit zunehmend ab.

Bitterstoffe regen auf direktem (Nervus glossopharyngeus) und auf reflektorischem Weg (Nervus vagus über die Erregung der Geschmacksrezeptoren) die Verdauung an. Die Magenschleimhaut, das Speicheldrüsensystem und die gesamte Verdauungstätigkeit werden innerviert und die motorischen Leistungen des Magens und der Gallenblase verbessert. Häufig können Bitterstoffe auch die Wirkung anderer Stoffe durch eine verbesserte **Resorption** von Nährstoffen positiv beeinflussen.

Wirkungen auf den Magen und Darm

Bitterstoffe wirken **sekretionssteigernd**, zum einen durch die Anregung der Geschmacksrezeptoren für bitter (vagale Phase durch den Nervus vagus) und zum anderen durch eine Freisetzung von Gastrin, nachdem die Bitterstoffe mit der Nahrung zusammen in den Magen gelangt sind (gastrische Phase). **Gastrin** stimuliert die Magenmotorik und die Produktion von Magensäure, Gallen- und Pankreassaft. Weil die gastrische Phase unabhängig von der Geschmackswirkung verläuft, sind auch bei der Einnahme von festen, magenlöslichen Darreichungsformen verdauungsfördernde Effekte zu erwarten. Die Magen-Darm-Bewegungen werden gesteigert und die Magenentleerung beschleunigt. Es kommt zu einer Mehrdurchblutung der Magenschleimhaut und einer optimalen Vorbereitung für alle Verdauungsvorgänge eines gesunden Magens. Das führt dazu, dass z. B. auch unphysiologische Bakterien wie Helicobacter pylori in ihrer Ausbreitung gehindert werden können.

Durch die Anregung der Belegzellen, die den **Intrinsic Factor** bilden, wird auch dessen Produktion gesteigert. Der Intrinsic Factor ist verantwortlich für die Resorption von **Vitamin B12**, das seinerseits notwendig ist für die **Reifung der Erythrozyten**. In diesem Sinne unterstützen Bitterstoffe auch die Blutbildung.

Bitterstoffe senken den pH-Wert des Magens. Sie regen im menschlichen Körper die basophilen Drüsen des Verdauungstraktes und damit die **Basenbildung** an. Damit helfen sie, das Säure-Basen-Gleichgewicht im Körper zu regulieren und wirken einer Übersäuerung des Körpers entgegen. Durch die im Körper geschaffenen Basenreserven können Säuren im Gewebe abgebaut und ausgeschieden werden. Das hat Einfluss auf zahlreiche Stoffwechselerkrankungen wie Gicht, Rheuma oder Hauterkrankungen.

Bitterstoffe unterstützen die Verdauung auch bei **Verstopfung**, in diesem Fall sollen sie als eines der ersten Mittel verordnet werden. Zudem regen sie durch die Aktivierung der gesamten Verdauungssäfte eine geschädigte Darmschleimhaut dazu an, Stoffwechselrückstände auszuscheiden. In einer intakten Darmschleimhaut finden Viren, Pilze und Bakterien kein passendes Milieu – insofern wirkt eine Bitterstofftherapie bei einer **Darmsanierung** und **Candidatherapie** unterstützend und sollte immer begleitend verordnet werden! Insbesondere, weil ganz offensichtlich auch der Hunger auf Süßes gemildert wird.

Zusammenfassung

Bitterstoffe wirken

- sekretionsfördernd, appetitanregend, resorptionsfördernd,
- peristaltikanregend und Beschleunigung der Magenentleerung,
- blähungs-, gärungs- und fäulniswidrig

und werden angewendet bei

- Appetitlosigkeit, Anorexie,
- Verdauungsbeschwerden mit Völlegefühl und Blähungen,
- Achylie (Verdauungssaftmangel), Magenatonie, Hypoazidität,
- zur Darmsanierung, Mykosetherapie, Obstipation,
- Eingeweidewürmern zur unterstützenden Therapie.

Hinweise

- Wesentliche **Voraussetzung** für die Bitterstoffwirkung ist die Einnahme ca. ½ **Stunde vor dem Essen**. Die Sekretionszunahme beträgt ca. 25–30 %.

- Bitterstoffe sind hitzeempfindlich. Deshalb nur überbrühen, keinesfalls länger kochen. Kalte Zubereitungen sind bitterer und wirksamer (deshalb haben sich wohl die ganzen Aperitifs und Digestifs seit Jahrhunderten so gut bewährt!).

- Die Bitterwirkung beginnt im Mund, also **nicht süßen** (außer mit Süßholz: macht das Bittere angenehm, verändert aber die Wirkung nicht) und erst einmal 1–2 Min. im Mund behalten!

- Bittermischungen sollten immer wieder geändert werden, weil nach 3–5 Wochen eine Gewöhnung an die Droge stattfindet und damit die Wirkung nachlässt.

- Bitterstoffe wirken **dosisabhängig**, die **individuelle Dosis** ist sehr unterschiedlich und kann nur selbst bestimmt werden: Wenig Bitterstoffe wirken stark **appetitanregend** bei Patienten mit Appetitlosigkeit und verminderter Magensaftsekretion (bei normalem Appetit und normaler Reflexsekretion ist keine zusätzliche Steigerung zu erwarten). Eine höhere Dosis Bitterstoffe hat im Vergleich eine geringere Wirkung. Eine hohe Dosis Bitterstoffe zeigt keine Wirkung. Eine **Überdosis Bitterstoffe** bewirkt eine Verlangsamung der Verdauungstätigkeit.

Resorptionsförderung

Bitterstoffe verstärken die Durchblutung im Verdauungstrakt, die Verdauungsschleimhäute schwellen an und füllen sich mit Lymphe. Das führt zu einer verbesserten Resorption von Nahrungsbestandteilen und zu einer besseren Nahrungsausnutzung: Nährstoffe, fettlösliche Vitamine (A, D, E und K) und Eisen (Fe III) werden besser resorbiert. Auch Aminosäuren werden besser aufgenommen, was zur Folge hat, dass Gärungsdyspepsien, Fäulnisprozesse und Blähungen weniger auftreten. Aufbau und Regeneration der Darmschleimhaut werden durch die erhöhte Präsenz von Blut und Lymphe unterstützt, Wärme wird freigesetzt und der gesamte **Energiestoffwechsel** angeregt. Die Durchwärmung fördert die Stoffwechselaktivität und regt den Appetit an. Die Folge ist eine allgemeine Tonisierung und Kräftigung.

Wirkungen auf Leber, Galle und Bauchspeicheldrüse

Bitterstoffe sind leber- und gallefunktionsfördernd. Das aktivierte Gastrin regt sekundär die Gallensaft- und Pankreassekretion an. Das hat choleretische Auswirkungen (Stimulation der Gallesekretion), cholekinetische (Kontraktion der Gallewege), cholagoge (gallenflussfördernd) – und fördert die Verdauung von Eiweiß, Kohlenhydraten und Fetten. Durch ihre cholagoge Wirkung sind Bittermittel leicht abführend. Die stimulierte Motorik des Magens und Dünndarms regt außerdem die Produktion des Pankreassaftes an.

Zusammenfassung

Bitterstoffe wirken

- cholagog, choleretisch, cholekinetisch, pankreassekretionsfördernd

und werden angewendet bei

- funktionellen Gallenblasen- und Gallenwegsstörungen sowie bei beginnendem Gallensteinleiden (als Adjuvans),
- Pankreasdyspepsie, Hepatopathie,
- zur Verdauungsförderung von Eiweiß, Kohlenhydraten und Fetten,
- zur Anregung des Energiestoffwechsels.

Unterstützung des Immunsystems und der Blutbildung

Bitterstoffe wirken immunstimulierend und werden daher auch bei banalen Infekten eingesetzt (**Enzian, Ingwer**). Bitterstoffe wirken durch die Anregung der Schweißdrüsen auch fiebersenkend und leiten die Wärme nach außen ab (**Chinarinde**, **Fieberklee**). Die indirekte Anregung der Schleimhaut über die Bitterstoffe fördert die **Expectoration.** Die **unspezifische Abwehr** des Körpers wird aktiviert durch die Vermehrung der Leukozyten und durch die vermehrte Bildung von Immunglobulin A. Die Peyer-Plaques im Dünndarm werden angeregt und lösen eine leichte Verdauungsleukozytose aus.

Bitterstoffe gelten auch als direkte Transmitter zum Immunsystem. Diskutiert werden neuerdings immunologische Wirkungen im Bereich des sekretorischen Immunglobulins A.

Durch die Resorptionsförderung von Eisen und Vitamin B12 (mittels der verstärkten Bildung von Intrinsic factor) wird die **Blutbildung angeregt**. Bei ständiger Müdigkeit und Antriebslosigkeit ist möglicherweise ein schlechtes Resorptionsvermögen des Magen-Darm-Bereichs die Ursache: Hier lohnt sich ein Versuch mit Bittermitteln!

Zusammenfassung

Bitterstoffe wirken

- blutbildend, sie regen die Erythropoese an und die Resorption von Eisen,
- anregend auf die Leukozytenbildung und die Peyer-Plaques im Dünndarm,
- verstärkt auf die Bildung von Intrinsic Factor (Resorption von Vitamin B12),
- fiebersenkend (Anregung der Schweißdrüsen)

und werden angewendet bei

- Erkältungskrankheiten (vor allem bei fiebrigen),
- Schwächezuständen (als Tonika),
- Anämie (als Adjuvans),
- zur Resistenzsteigerung (besonders in der Rekonvaleszenz).

Wirkungen auf das Vegetativum

Stärkung des Herzens und Tonisierung des Gesamtstoffwechsels

Nicht nur der Nervus vagus, auch der Nervus sympathikus wird von Bitterstoffen angeregt. Das klingt erstaunlich, denn Parasympathikus und Sympathikus sind Gegenspieler – dennoch werden beide von Bitterstoffen stimuliert: Sie „schaukeln sich ein" im Sinne einer Harmonisierung. Vagotone Menschen bekommen mehr Antribeskraft, sympathikotone Menschen können besser entspannen. Das bringt ihnen mehr Erholung und Ruhe.

Bitterstoffe wirken positiv inotrop (Erhöhung der Kontraktionskraft des Herzens). Bei einem harmonisch ausgerichteten Sympathikus nimmt die Herzkraft zu. Die Kapillaren werden erweitert und der Gefäßtonus erhöht. Blut und Wärme werden im Körper besser verteilt und die Koronargefäße besser versorgt (**Schafgarbe** bei Angina pectoris, **Weißdorn**). Die Schlagfrequenz des Herzens nimmt ab, was sich vor allem in einer verbesserten Herztätigkeit zeigt. Das weiß der Volksmund, wenn er sagt: ***„Bitter ist gut für das Herz."***

Bitterstoffe **tonisieren**, das heißt sie steigern den Tonus der glatten Muskulatur, was sich letztendlich auch auf die Psyche auswirkt. Die vielfältigen Wirkungsrichtungen werden verständlich, wenn man sich vor Augen führt, wo überall im Körper glatte Muskulatur vorkommt: Verdauungstrakt, Gallenwege, exkretorischer Teil des Pankreas, Niere–Blase, Bronchialtrakt, HNO-Bereich, Blutgefäße, Uterus usw.

Zusammenfassung

Bitterstoffe wirken

- herzstärkend, durchblutungsfördernd,
- antriebs- und energiesteigernd, wärmend, stimmungsaufhellend

und werden angewendet bei

- Herzschwäche,
- chronisch kalten Händen und Füßen,
- Antriebsschwäche, allgemeine Schwächezustände, Konzentrationsstörungen,
- Erschöpfungssyndrom, Stimmungsschwankungen, in der Rekonvaleszenz, im Alter.

Nebenwirkungen und Kontraindikationen

Bei zu hohen Dosen können gegenteilige Effekte wie Sekretions- oder Appetithemmung auftreten, Übelkeit und Brechreiz; gelegentlich kommt es auch zu Kopfschmerzen. Bitterstoffe bewirken eine Tonisierung und eine Steigerung des Stoffwechsels und der Sekretion. Sie sind kontraindiziert vor allem bei

- Hyperazidität des Magens,
- Ulcus ventriculi und Ulcus duodeni (ab einem Bitterwert von 10.000),
- Gallensteinen (bei hohem Bitterwert).

Bitterstoffe im „übertragenen Sinn“

Bitterstoffe machen „warm um's Herz“ und eignen sich für Menschen, die ihre Spannkraft verloren haben, die lethargisch und antriebslos dem Leben gegenüber sind und kein Interesse an der Gegenwart haben. Bei „Null-Bock“-Stimmung, Mangel an Initiative, Zweifel an der eigenen Effektivität und Kraft tonisieren Bitterstoffe und können helfen, Herz und Geist wieder zusammenzufügen und die Willenskraft zu stärken. Bitterstoffe gelten als „Mutmacher“, die helfen können, Depressionen zu mindern und bei Entscheidungsschwierigkeiten zu Klarheit und Standfestigkeit zu kommen.

Pflanzen mit Bitterstoffen

Gentianaceae, Enziangewächse (bitterste Gruppe)

- **Gelber Enzian** *Gentiana lutea* Gentianae radix
- **Tausendgüldenkraut, echtes** *Centaurium erythraea* Centaurii herba.

Asteraceae, Korbblütler

- **Artischocke** *Cynara cardunculus* Cynarae folium/-radix
- **Beifuß** *Artemisia vulgaris* Artemisiae herba
- **Benediktenkraut** *Cnicus benedictus* Cnici benedicti herba
- **Endivie, Zichorie** *Cichorium endivia* Cichorii radix/-herba
- **Löwenzahn** *Taraxacum officinale* Taraxaci radix cum herba
- **Mariendistel** *Silybum marianum* Silybi marianae fructus
- **Schafgarbe** *Achillea millefolium* Millefolii herba/-flos
- **Wasserdost, Wasserhanf** *Eupatorium cannabinum, perfoliatum* Eupatorii herba
- **Wegwarte** *Cichorium intybus* Cichorii radix/-herba
- **Wermut** *Artemisia absinthium* Absinthii herba.

Pflanzen aus verschiedenen Familien

- **Andorn, weißer** *Marrubium vulgare*, Marrubii herba ***Lamiaceae***
- **Bitterklee** *Menyanthes trifoliata* Menyanthidis folium ***Menyanthaceae***
- **Chinarindenbaum** *Cinchona officinalis* Chinae calisayae cortex ***Rubiaceae***
- **Condurango** Andenwein *Marsdenia condurango*, Condurango cortex ***Asclepiadaceae***
- **Eberesche** Vogelbeere, *Sorbus aucuparia*, Sorbi fructus ***Rosaceae***
- **Engelwurz, echte** *Angelica archangelica*, Angelicae radix ***Apiaceae***
- **Galgant** *Alpinia officinarum* Galangae rhizoma ***Zingiberaceae***
- **Gamander, Edel-** *Teucrium chamaedrys*, Teucrii herba ***Lamiaceae***
- **Hanf** *Cannabis sativa* Cannabis indicae herba ***Moraceae***
- **Herzgespann** *Leonurus cardiaca*, Leonuri cardiacae herba ***Lamiaceae***
- **Hopfen** *Humulus lupulus* Lupuli strobulus/-glandula ***Moraceae***
- **Ingwer** *Zingiber officinale* Zingiberis rhizoma ***Zingiberaceae***
- **Isländisch Moos** *Cetraria islandica* Cetrariae lichen ***Parmeliaceae***
- **Kalmus** *Acorus calamus* Calami rhizoma/-aetheroleum ***Acoraceae***
- **Orange** *Citrus aurantium* Auranthii flos ***Rutaceae***
- **Pomeranze** *Citrus aurantium* Auranthii fructus immaturus ***Rutaceae***
- **Teufelskralle, afrikanische** *Harpagophytum procumbens* Harpagophyti radix ***Pedaliaceae***
- **Weißdorn, zweigriffliger, eingriffliger** *Crataegus laevigata, monogyna* Crataegi flos/-fructus/-foilum cum flore ***Rosaceae.***

17 Glykoside

Allgemeines

Glykoside bestehen jeweils aus den Bausteinen Aglykon oder Genin (als Hauptwirkstoffe) und aus einem Zuckeranteil, dem Glykon. Durch eine hydrolytische Spaltung (Anlagerung von Wasser) werden sie in einen Zucker- und einen Nichtzuckeranteil zerlegt, wobei die **Wirkungsweise durch das Aglykon bestimmt wird**, die sehr unterschiedlich sein kann. Das Aglykon kann auch ein Bitter-, Gerb- oder Scharfstoff sein. Häufig wird es mit der Endung „**-osid**" gekennzeichnet (z. B. Lanatosid, Rutosid, Primulaverosid u. a.). Die Monosaccharide des Glukoseanteils bestehen u. a. aus Glukose, Mannose (Mannaesche, Mannarinde), Fruktose, Galaktose, Xylose (Birke und Birkengewächse), Digitoxose (Fingerhut) oder Rhamnose (Faulbaumrinde, Kreuzdornbeere).

Pflanzenphysiologie

Glykoside dienen der Pflanze als vorübergehender „nächtlicher" Speicher für Zucker. Der am Tag synthetisierte Zucker des Blattgrüns wird an die Aglykonkomponente gebunden, abends wieder gelöst und nachts in die festen Zuckerspeicher transportiert und eingebaut (meist als Polysaccharid). Glykoside dienen aber auch als Transportmoleküle, ähnlich wie die Proteine (Lipoproteine) beim Menschen zu Transportzwecken dienen können.

Eigenschaften

Glykoside treten stets in Verbindung mit bestimmten Enzymen auf, die für die Spaltung dieser Verbindung sorgen. Glykon und Aglykon sind in der Pflanze getrennt voneinander gelagert und kommen erst durch eine Verletzung der Pflanze (durch Pflücken, Schneiden, Trocknen oder Gefressenwerden) zusammen und werden danach aktiv. An der Spaltung sind Wasser, Enzyme und andere Stoffe beteiligt. Glykoside zerfallen leicht bei der Trocknung oder Lagerung, daher möglichst frisch verwenden bzw. nicht zu lange aufbewahren.

Wirkungen

Die Wirkungen sind sehr unterschiedlich und abhängig von der Aglykongruppe. Die Einteilung der Glykoside in verschiedene Stoffgruppen erfolgt aufgrund der Hauptglykoside. Dabei wird die Namensgebung von der entsprechenden chemischen Bezeichnung des Aglykons abgeleitet. Drogen in der gleichen Glykosidgruppe mit ähnlichen oder identischen Aglykonen weisen gemeinsame Wirkungseigenschaften auf. Die einzelnen Glykosidgruppen können weitere Unterteilungen erfahren, die aufgrund der chemischen Zusammensetzung der Glykosidverbindung oder der Wirkungseigenschaft des Aglykons vorgenommen wird.

Nebenwirkungen und Kontraindikationen sowie Anwendungen sind jeweils abhängig von der spezifischen Glykosid-Gruppe.

Einteilung der wichtigsten Glykosiddrogen

- Anthocyanglykoside
- Anthranoidglykoside
- Arbutin
- Cumaringlykoside
- Digitalisglykoside
- Flavonoidglykoside
- Salicin
- Saponinglykoside
- Senfölglykoside.

17.1 Anthocyanglykoside

Allgemeines

Bei den Anthocyanglykosiden handelt es sich um natürliche Farbstoffe (rot, blau, violett), die chemisch in enger Verbindung zu den Flavonoiden und Gerbstoffen stehen. Ihre Wirkung ist noch nicht ausreichend erforscht, sie werden bisher als **Zellschutz**- und Leberschutzmittel und gleichzeitig als krebsverhütend angesehen. Zur Krebsprophylaxe werden sie überwiegend **innerlich** empfohlen, als wohlschmeckende Ernährungstherapie. Ebenso bei Netzhauterkrankungen des Auges und zur Förderung der Epithelregeneration bei Magen-Darm-Geschwüren. Zur Verbesserung der Wundheilung können sie auch **äußerlich** eingesetzt werden, auch bei Verbrennungen.

Anthocyane sind in der pflanzlichen Zelle in der Vakuole gespeichert, also wasserlöslich (im Gegensatz zu den meisten anderen sekundären Pflanzenstoffen, die lipophil sind) – das ist zu beobachten nach dem Genuss von Rote Bete: Der Urin kann rot gefärbt sein.

Pflanzen mit Anthocyanen

- **Heidelbeere** *Vaccinium myrtillus* Myrtilli fructus/-folium ***Ericaceae***
- **Schwarzer Holunder** *Sambucus nigra* Sambuci fructus ***Caprifoliaceae***
- **Rose/Hagebutte** *Rosa canina/-gallica u. a.* Rosae flos/-fructus ***Rosaceae***
- **Rote Bete** *Beta vulgaris* Betae radix ***Chenopodiaceae***
- **Schwarze Johannisbeere** *Ribes nigrum* Ribis nigri fructus/-folium ***Grossulariaceae***
- **Stockrose** *Alcea rosea* Malvae arboreae flos, **Malve** *Malva sylvestris* Malvae flos/-folium ***Malvaceae***
- **Veilchen** *Viola odorata* Violae odoratae herba ***Violaceae***
- **Wein** *Vitis vinifera* Vitaceae fructus (vor allem roter Bordeaux) ***Vitaceae.***
- Auch Brombeeren, Erdbeeren und Himbeeren gehören dazu.

17.2 Anthranoidglykoside

Wirkungen und Anwendungen

Anthranoide, auch als Emodine bezeichnet, wirken stark abführend. Sie sind **neuromuskulotrop** wirkende **Peristaltika**, die die glatte Muskulatur stimulieren und dadurch die Motilität des Darmes steigern. Anthranoide werden erst im Dickdarm durch die Tätigkeit der Bakterienflora (Escherichia coli) gespalten und wirksam. Der Wirkungsmechanismus beruht auf einer Freisetzung bzw. verstärkten Synthese von Histamin, Prostaglandin u. a. Mediatoren. Anthranoidglykoside wirken hydragog, d. h. sie erhöhen die Sekretion von Wasser und Elektrolyten in das Darmvolumen und hemmen zugleich deren Rückresorption; außerdem wird die Schleimsekretion angeregt. Die Volumenzunahme führt zu einer Steigerung des Füllungsdrucks und dadurch wird die Darmperistaltik angeregt. Nach ca. 6–10 Stunden erfolgt der Wirkungseintritt. Dann kommt es zu einer breiigen, bei zu hoher Dosierung krampfartigen Entleerung des Stuhls.

(!) Vorsicht

Es ist bei Anthrachinon-Drogen besonders wichtig, Dosierung, Zubereitung und Anwendungsdauer genau zu beachten! Anthranoiddrogen dürfen max. 8–10 Tage hintereinander eingesetzt werden.

Nebenwirkungen und Kontraindikationen

Nebenwirkungen können starke **Krämpfe und Abort** sein. Anthrachinone erregen auch die Uterusmuskulatur und wirken wehenauslösend. Sie fördern intensiv die Durchblutung im kleinen Becken und sind aus diesem Grunde bei Schwangerschaft, starker Menstruation und Hämorrhoiden kontraindiziert. Außerdem führen Anthranoide bei längerem Gebrauch stets zur Gewöhnung, so dass immer höhere Dosen benötigt werden. Durch die veränderte Kalium-Natrium-Bilanz kommt es zur Hypokaliämie, die zusätzlich eine Verstärkung der Herzwirkung bei einer gleichzeitigen Herzglykosidtherapie nach sich ziehen würde. Außerdem führt Dauergebrauch zu einer

Überreizung der Dickdarmschleimhaut mit der Gefahr eines Dickdarmkarzinoms.
Kontraindikationen sind Schwangerschaft, Darmverschluss und akut entzündliche Darmerkrankungen.

Pflanzen mit Anthranoiden

- **Aloe , Kap-Aloe** *Aloe vera/- ferox* ***Aloaceae***
- **Alpen-Ampfer** *Rumex alpinus* Rumicis alpini rhizoma ***Polygonaceae***
- **Faulbaum** *Fragula alnus* Frangulae cortex ***Rhamnaceae***
- **Kreuzdorn, echter** *Rhamnus catharticus* Rhamni catharici fructus ***Rhamnaceae***
- **Medizinal-Rhabarber** *Rheum palmatum* Rhei radix ***Polygonaceae***
- **Senna** *Senna alexandrina* Sennae folium/-fructus ***Caesalpiniaceae.***

17.3 Arbutin

Wirkungen und Anwendungen

Das Hydrochinonglykosid **Arbutin** wird erst in den Zellen des Dünndarms in Zucker und Hydrochinon gespalten. Hydrochinon wird über die Niere als Glucuronid oder Schwefelsäureester ausgeschieden. Das Hydrochinon, das für die antibakterielle Wirkung verantwortlich ist, kann allerdings nur im alkalisch reagierenden Harn freigesetzt und wirksam werden. Alkalischer Harn wird durch die Zugabe von Natriumbikarbonat erreicht. Der hohe Gerbstoffgehalt der Droge kann zu Magenreizungen u. a. Nebenwirkungen führen. Deshalb wird der Teeauszug durch mehrstündiges Kaltmazerat hergestellt, das kaum Gerbstoffe freisetzt. **Bärentraubenblätter** enthalten besonders viel Arbutin, sie werden bevorzugt zur Therapie von Blasen- und Nierenentzündungen verwendet.

Anwendungen: Nieren- und Harnwegsinfekte.

Nebenwirkungen und Kontraindikationen

Magenreizungen durch Gerbstoffgehalt von Arbutin (deshalb Mazerat!).

Kontraindikationen: Schwangerschaft, Stillzeit, Kinder unter 12 Jahren.

Hinweis

Nicht länger als max. 8 Tage, und nur bei pH 8 anwenden.

Pflanzen mit Arbutin

- **Bärentraube, echte** *Arctostaphylos uva-ursi* Uvae ursi folium ***Ericaceae***
- **Preiselbeere** *Vaccinium vitis-idaea* Vitis idaeae folium ***Ericaceae.***

17.4 Cumaringlykoside

Praxis

Probieren Sie es aus: Ein frisches Sträußchen Waldmeister duftet (noch) nicht, es muss erst welken, um zu duften und auch um zu wirken. Das ist die Wirkung der Glykoside im Allgemeinen (s. Kap. 17: Glykoside), und hier im Besonderen der Cumaringlykoside.
Rezept: Morgens auf der Tageswanderung gesammelt, ist der Waldmeisterstrauß am Abend so weit getrocknet, dass Sie ihn (duftend) in den Bowlentopf hängen können, natürlich in der richtigen Dosierung: 13 Stängel pro Liter und nur 20 Min. lang: zum Wohl!

Allgemeines und Geschichte

Die Bezeichnung Cumarin stammt von „Coumarouna", einem in Guayana heimischen Baum (Dipteryx odorata). Seine getrockneten Samen, **Tonkabohnen** genannt, duften unglaublich süß nach Cumarin! Ähnlich intensiv nach Cumarin duftet getrockneter **Honigklee**, eine hochwachsende Leguminose, zart mit gelben Blüten, die auf sonnigen Wiesen in unseren Breiten zu Hause ist und, medizinisch eingesetzt, den Abfluss von Lymphe fördert. Wegen seines Duftes nach frischem Heu ist Cumarin in der Parfümindustrie beliebt. 1820 wurde dieser Stoff erstmalig von einem französischen Apotheker aus der Tonkabohne isoliert, danach isolierte ein Apotheker aus Hannover Cumarin aus **Waldmeister**.

Im Jahr 1922 grassierte die „Blähsucht" und viele Tiere verbluteten. Ein Bauer brachte einem Chemiker den Kadaver seines verendeten Rindes, einen Behälter mit nicht gerinnendem Blut und das „vergammelte" Heu, das dem Tier als Futter vorgesetzt worden war. Seine Erkenntnis: Das **einfache Cumarin** des mit „Süßklee" versetzten Heus verwandelt sich durch Gärung und Fäulnis zu **Dicumarol** und hemmt in diesem Zustand die Gerinnung. Das war der Beginn der Erforschung der Cumarine und der blutgerinnenden Eigenschaften **spezieller** Cumarinverbindungen. Schon Ende des letzten Jahrhunderts wurde Cumarin synthetisch hergestellt. Sämtliche Kleefelder der Welt würden nicht ausreichen, um den Gesamtbedarf an Dicumarolderivat zu decken!

Übrigens: Aspirin und Cumarin sind eng miteinander verwandt. Auch Aspirin kann im Magen-Darm-Trakt bei Überdosierung Blutungen hervorrufen. Im positiven Sinne und niedrig dosiert wird das genutzt für die Prophylaxe von Thrombosen und Embolien, hier vor allem zur Verhütung von Herzinfarkt.

Pflanzenphysiologie und Eigenschaften

Cumarin kommt in verschiedenen Verbindungen vor mit jeweils ganz unterschiedlichen (Neben-) Wirkungen (s.u.).

Im Pflanzenreich sind Cumarine weit verbreitet, am häufigsten bei den Apiaceen. Wahrscheinlich fördern sie das Wurzelwachstum. Sie gehen direkt aus dem Zuckerstoffwechsel hervor, daraus erklärt sich ihr honigartiger Geruch, z. B. bei frischem Heu. Das Cumarin liegt meist in einer geruchlosen Vorstufe vor und wird erst beim Verwelken oder Trocknen frei. In manchen Pflanzen kommt auch freies Cumarin vor – dann duftet schon die frische Pflanze danach.

Cumarin spielt in der Pharmazie und Lebensmittelherstellung eine Rolle als Geruchs- und Geschmackskorrigens; allerdings muss es vorsichtig und gekonnt dosiert werden.

Wirkungen

Cumarine sind **lipophil** (fettlöslich) und werden vom Magen-Darm-Trakt gut resorbiert. Danach gelangen sie als fettlösliche Stoffe in das ZNS, wo sie unspezifische Wirkungen entfalten. Die **therapeutisch eingesetzten** so genannten **einfachen Cumaringlykoside** wirken **gefäßentkrampfend, zentralsedierend, ödemhemmend, entzündungshemmend, lymphabflussfördernd** (lymphokinetisch) und zirkulationsfördernd. Die Wirkung z. B. des **Heublumensacks** (mit den Cumarinpflanzen Ruchgras, „Süßklee" und echtes Labkraut) beruht zusätzlich zur tiefen Erwärmung auf der Gefäßwirkung des Cumarins: Rötung und Durchblutungsförderung machen den Heublumensack zu einem Phlogistikum. Die Wärmewirkung geht aufgrund der Förderung von Durchblutung und Zirkulation durch die Cumarine zwei- bis dreimal so tief. Darauf beruht die wohltuende Wirkung vor allem bei Arthrosen und Spondylosen. Sind in Pflanzen Cumarin **und** Rutin (Flavonoid) enthalten, so unterstützen sie sich gegenseitig in ihrer protektiven ödemhemmenden Wirkung. Präparate aus **Steinklee** und **Buchweizen** werden in der Potenz ihrer Wirkungen als **nichtsteroidale Antiphlogistika** bezeichnet. Im Gegensatz zu Dicumarol (s.u.) hat Cumarin keine blutgerinnungshemmende Wirkung.

Kondensierte Cumarine, Dicumarol genannt, wurden erstmals aus verschimmeltem, gärendem Heu isoliert: Dicumarol entsteht bei der bakteriellen Einwirkung auf cumarinhaltiges feuchtes Drogenmaterial. Im Organismus setzt es die Zellwandspannung herab, verlangsamt die Blutgerinnung und erhöht die Blutungsbereitschaft. Dicumarol gilt als ein Vitamin-K-Antagonist, der die Bildung von Gerinnungsfaktoren (Prothrombin, Proconvertin und Stuart-Prower-Faktor) in der Leber hemmt: Es verdrängt das für die Blutgerinnung wichtige Vitamin K aus seinem wirksamen Apoenzym-Komplex. Heute wird es hauptsächlich synthetisch hergestellt und peroral zur Prophylaxe und Therapie thromboembolischer Erkrankungen, einschließlich des Herzinfarktes, eingesetzt. Dicumarol war Modell für Antikoagulanzien wie Marcumar, Tromexan, Coumadin u. a., die zwar schneller wirken, aber weniger lang in ihrer Wirkung anhalten.

Furanocumarine (**FC;** 150 bekannte Arten, unterschieden nach der Anknüpfung des Furanrings) kommen hauptsächlich in Doldenblütlern vor. Sie wirken stark **phototoxisch** und bilden unter Einwirkung von UV-Strahlung Sauerstoffradikale, die für ihre membranzerstörenden Eigenschaften mitverantwortlich sind. FC absorbieren Lichtquanten des UV-Bereichs 320–400 nm und induzieren chemische Reaktionen, die in der Dermatologie als Herabsetzung der Lichtreizschwelle der Haut definiert sind. Gelangen FC von Pflanzenteilen (**Angelika**, **Bärenklau**, **Bibernelle**, **Diptam**, **Pastinake**, **Petersilie**, **Schafgarbe**, **Sellerie**, **Weinraute**, **Zitrusarten** u. a.) auf die Haut und wird die Hautpartie anschließend von der Sonne beschienen, kommt es nach ca. 7–12 Stunden zu Erythem- oder Bläschenbildung. Diese Erscheinung wird „Wiesendermatitis" oder „Berloque-Dermatitis" (bei Bergamotte) genannt; sie kann extreme, nekroseartige Formen entwickeln! (Zur **Linderung** bestens bewährt haben sich **Johanniskraut**- und **Sanddorn**fruchtfleischöl.) FC kommen in der **Photochemotherapie** mit bestimmten Pflanzen (**Khella**, **Bergamotte**) zur **medizinischen Anwendung**: Als unmittelbare Folge des Erythems setzt nämlich nach 1–2 Tagen eine starke Neubildung von Melanozyten ein, die bei gezielter Dosierung zu einer lang anhaltenden indirekten Bräunung führt. Bei **Vitiligo** oder im Rahmen einer PUVA-Therapie bei **Psoriasis** entsteht so ein erwünschter Bräunungseffekt. Die bei Psoriasis pathologisch erhöhte Zellteilungsrate wird wieder normalisiert. Früher wurden die Cumarine Umbelliferon, Äsculetin und Herniarin als Zusatz zu Sonnenschutzpräparaten verwendet, weil sie im UV-Wellenbereich von 280–315 nm UV-B absorbieren, der hauptsächlich für die Erythembildung der Haut bei starker Sonneneinstrahlung verantwortlich ist. Der bräunende langwellige Anteil der UV-Strahlung wird nur zum Teil absorbiert.

Pyranocumarine finden sich in den Früchten von **Ammi visnaga**, der Zahnstocherammei. Diese Cumarinverbindungen (Khellin und Visnagin) wirken stark koronarerweiternd und in geringerem Maße auch spasmolytisch auf die glatte Muskulatur von Bronchien, Magen-, Darm- und Harntrakt, der Gallenblase und des Uterus.

(!) Vorsicht

Furo- und Furanocumarine können karzinogen wirken; exakte Dosierung und Limitierung der Behandlung müssen daher garantiert sein!

Nebenwirkungen

Reichlicher Genuss cumarinhaltiger Getränke kann zu **Kopfschmerzen**, Übelkeit und Benommenheit führen: Es wird empfohlen, nicht mehr als **3 g** Droge (entspricht z. B. bei Waldmeisterbowle 13 Waldmeisterstängel pro Liter) pro Tag zu sich zu nehmen. Bei einer **Überdosierung** zeigen einige Cumarine hepatotoxische, cardiotoxische und narkotische Effekte mit Symptomen wie Kopfschmerz, Erbrechen, Schlafsucht, bei extrem hohen Dosen bis zum Atemstillstand.
Durch das Ablagerungsvermögen von Furanocumarinen in die Haut kann eine **Photosensibilisierung oder Phototoxizität** entstehen: Als Nebenwirkungen sind die **Wiesen-Dermatitis**, die Berloque-Dermatitis (durch Bergamottöl in Kosmetika) und die nekroseartigen Hautverbrennungen des Riesenbärenklaus bekannt.

Anwendungen

Einfache Cumaringlykoside werden eingesetzt als Ödemprophylaxe bei chronischer venöser Insuffizienz, als Adjuvans bei Thrombophlebitis, zur Behandlung von Hämorrhoiden, Lymphstauungen und zur Förderung der Durchblutung sowie zur Krampflinderung bei Kopfschmerzen und bei nächtlichen Wadenkrämpfen. Sie werden vor allem äußerlich angewendet.

Pflanzen mit Cumarinen

Einfache Cumarine

- **Anis** *Pimpinellea anisum* Anisi fructus ***Apiaceae***
- **Bruchkraut** *Herniaria glabra* Herniariae herba ***Illecebraceae***
- **Honigklee, echter Steinklee** *Melilotus officinalis* Meliloti herba ***Fabaceae***

- **Kamille** *Matricaria recutita* Matricariae flos/Chamomillae aetheroleum ***Asteraceae***
- **Mariengras** *Hierochloe odorata* (geschützt!) ***Poaceae***
- **Ruchgras** *Anthoxanthum odoratum* ***Poaceae***
- **Steinklee, weißer** *Melilotus albus* Meliloti herba ***Fabaceae***
- **Waldmeister** *Galium odoratum* Asperulae herba ***Rubiaceae.***

Furanocumarine

- **Bärenklau, Riesen-Bärenklau** *Heracleum sphondylium, H. mantegazzianum* Heraclei sphondylii herba ***Apiaceae***
- **Engelwurz, echte** *Angelica archangelica* Angelicae radix/-aetheroleum ***Apiaceae***
- **Lavendel** *Lavandula angustifolia* Lavandulae flos ***Lamiaceae***
- **Liebstöckel** *Levisticum officinalis* Levistici radix/-herba ***Apiaceae***
- **Pastinak** *Pastinaca sativa* Pastinacae fructus/-radix ***Apiaceae***
- **Petersilie** *Petrosilium crispum* Petroselini fructus/-radix ***Apiaceae***
- **Schafgarbe** *Achillea millefolium* Millefolli herba/-flos ***Asteraceae***
- **Weinraute** *Ruta graveolens* Rutae graveolentis herba ***Rutaceae***
- **Zahnstocherammei** *Ammi visnaga* Ammeos visnagae fructus ***Apiaceae.***

17.5 Digitalisglykoside

Allgemeines

Herzglykoside sind vom chemischen Aufbau her **Steroidglykoside**, d. h. sie sind hormonähnlich und mit den Sterinen (Sexual- und Nebennierenrindenhormonen, Gallensäuren) und Cholesterin verwandt. Namengebend für die Digitalisglykoside war der **Fingerhut**, Digitalis purpurea, dessen Blüte tatsächlich einem Fingerhut ähnelt.

Seit den Entdeckungen Witherings von 1775, der die Digitaliswirkung samt den Zeichen der Überdosierung beschrieben hat, hat sich viel verändert. Vor allem sind die Wirkstoffe isoliert und standardisiert worden, so dass die Digitalisglykoside 1. Ordnung (14 Reinglykoside aus Digitalis und Strophantus) nicht mehr zu den reinen Phytotherapeutika zählen, weil sie inzwischen nur noch synthetisch hergestellt werden. Bei den Digitalisglykosiden 2. Ordnung, den sog. Digitaloiden (vor allem **Adonisröschen**, **Maiglöckchen** und **Meerzwiebel**), beginnt jedoch der Wirkungsbereich der Phytotherapie.

Eigenschaften

Digitalisglykoside sind eine Verbindung aus einem oder mehreren Zuckern mit einem Alkohol oder Phenol. Sie sind von weißer kristalliner Substanz, geruchlos und von stark bitterem Geschmack. In Alkohol sind sie gut löslich, in Wasser dagegen weniger gut. Insgesamt sind mehr als 200 Digitalisverbindungen bekannt.

Wirkungen und Anwendungen

Die große Gruppe der Herzglykoside ist heute für die Herzinsuffizienztherapie eminent wichtig, vor allem bei der Linksherzinsuffizienz und beim „Altersherzen". Digitalisglykoside besitzen eine spezifische Wirkung auf die Dynamik und Rhythmik des insuffizienten Herzmuskels. Sie verbessern die Ökonomie der Herzarbeit und vermindern den Sauerstoffverbrauch des Myocards im Verhältnis zur Leistung: Kraft und Schnelligkeit der Systole werden gesteigert, die Diastole verlängert und vertieft und das Schlagvolumen erhöht, so dass eine optimale Ausnutzung der Kräfte erfolgen kann. Die Wirksamkeit ist schon nach wenigen Tagen spürbar.

- Herzglykoside **erhöhen** die (systolische) **Kontraktionskraft des Herzmuskels** bei gleichzeitigem Ansteigen des Schlagvolumens (**positiv inotrop**). Dabei nimmt die in den Herzkammern verbleibende Restblutmenge ab und gleichzeitig vergrößert sich die diastolische Füllung des Herzens.
- Sie **vermindern** die **Herzfrequenz** (**negativ chronotrop**), der venöse Druck nimmt ab. Dadurch wird auch der venöse Rückstau beseitigt und es kommt zu einer gesteigerten Diurese.

- Sie **vermindern** die **Erregungsleitungsgeschwindigkeit** zwischen Vorhof und Kammer (**negativ dromotrop**).

- Sie sorgen für eine **Zunahme der Erregbarkeit** (**positiv bathmotrop**) durch Herabsetzen der Reizschwelle. Das ist gleichzeitig die Ursache der wichtigsten unerwünschten Nebenwirkungen der Herzglykoside.

- Der **Wirkungsmechanismus** beruht auf einer rhythmischen intrazellulären Freisetzung von Calciumionen über eine Hemmung der Mg-abhängigen Na-Ka-aktivierbaren Membran-ATPase. Der intrazelluläre Na-Gehalt erhöht sich, während sich der Ka-Gehalt vermindert, und es findet ein vermehrter Austausch von Natrium gegen Calcium im Zellinneren statt. Die Digitalisrezeptoren scheinen identisch zu sein mit dem extrazellulären Teil der Membran-ATPase.

- Es gehört zur ärztlichen Kunst, die **exakte therapeutische Dosis** zu ermitteln, denn die voll wirksame Dosis liegt nahe an derjenigen, die Vergiftungserscheinungen hervorruft, d. h. die **therapeutische Breite** ist äußerst **gering**. Darum unterliegen die **reinen** isolierten, bzw. synthetisch hergestellten Herzglykoside **Digoxin** und seine Derivate der **Verschreibungspflicht**. Homöopathisch dürfen sie ab der D4 vom Heilpraktiker verordnet werden.

Zubereitungen aus den Gesamtpflanzen (Adonisröschen, Maiglöckchen und Meerzwiebel) sind **nicht verschreibungspflichtig**, sie sind apothekenpflichtig und damit auch für Heilpraktiker verordnungsfähig. Die digitalisähnlich wirkenden Digitaloide werden bei leichteren Formen der Herzinsuffizienz eingesetzt oder zur Erhaltung eines Zustandes der Kompensation.
Interessanterweise reagiert der insuffiziente Herzmuskel im Gegensatz zum gesunden Herzmuskel mit einer gesteigerten Empfindlichkeit gegenüber Herzglykosiden. Die einzelnen Herzglykoside unterscheiden sich quantitativ hinsichtlich ihrer Resorptions- und Abklingquote, der Kumulationsgefahr und der Latenzzeit bis zum Wirkungseintritt.

Anwendungen: Bei **Herzinsuffizienz** NYHA I-IV, Altersherz.

Nebenwirkungen und Kontraindikationen

Bei einer Digitalisüberdosierung kann es durch **Kumulation** (Anhäufung) zu einer ausgeprägten Bradykardie kommen, mit Extrasystolen und Bigeminus (Doppelpulsschlag). Kumulieren bedeutet hier, dass sich Digitalisglykoside anhäufen, weil sie weniger schnell ausgeschieden als aufgenommen werden. Eine Überdosierung kündigt sich an mit Übelkeit, Erbrechen, Farb- bzw. Gelbsehen und kann sich weiter entwickeln bis zum Vorhofflimmern, Herzblock oder gar Herzstillstand. Die toxischen Effekte führt man zurück auf die zelluläre Kaliumverarmung des Herzmuskels infolge einer Hemmung der Kaliumaufnahme.
Erst in letzter Zeit wurde (wieder) festgestellt, dass Gesamtextrakte aus den Pflanzen sehr viel besser verträglich sind als Monopräparate. Inzwischen wird synthetisches Digitalis oft durch Präparate mit Maiglöckchen (*Convallaria majalis*) und Meerzwiebel (*Scilla maritima*) ersetzt.
Kontraindikationen: Vorhof- und Kammertachykardie, Überleitungsstörungen, schwere ventrikuläre Extrasystolen, Elektrolytstörungen (Hypokaliämie, Hyperkalzämie).

Pflanzen mit Herzglykosiden

- **Adonisröschen** *Adonis vernalis* Adonidis herba ***Ranunculaceae***
- **Fingerhut, wolliger/roter** *Digitalis lanata/-purpurea* Digitalis lanatae folium/-purpureae folium ***Braunwurzgewächse, Scrophulariaceae***
- **Maiglöckchen** *Convallaria majalis* Convallariae herba ***Convallariaceae***
- **Meerzwiebel** *Urginea maritima* Scillae bulbus ***Hyacinthaceae.***

17.6 Flavonoidglykoside

Allgemeines

Flavonoide sind gelblich-orange Farbstoffe (lat. flavus: gelb), die zu den wichtigsten Wirkstoffen in der Phytotherapie gehören. Zahlreiche Flavonoide sind gleichzeitig Lebensmittel, deshalb werden sie als semiessenziell bezeichnet. Der menschliche Körper nimmt täglich 50–1000 mg Flavonoide mit der Nahrung zu sich und baut sie schnell und mühelos ab. Erst Drogen mit einem Gehalt von 0,5–3 % Flavonoiden werden als solche bezeichnet. Besonders viel (ca. 50 mg/kg) Flavonoide enthalten: **Brokkoli**, **Endivie**, **Grünkohl**, **Zwiebeln**, **Preiselbeeren**, **Tomaten**(saft), **Rotwein**, **Grüner Tee** und **Schwarzer Tee**; etwas weniger (10–50 mg/kg) **Orangen**, **Äpfel**, **Trauben**, **Kirschen**.

Die Anzahl an Bioflavonen werden auf mehrere Tausend geschätzt. Diese Stoffgruppe wurde früher „Vitamin P" genannt, weil sie u. a. die **Gefäßpermeabilität** regelt. Die damalige Bezeichnung „Vitamin P" wurde in den 50er Jahren wieder aufgegeben, weil keine Vitamin-P-Mangelerscheinung beobachtet wurde und ersetzt durch den Begriff „Bioflavonoide". Ihre therapeutischen antihämorrhagischen Eigenschaften wurden erst 1936 entdeckt. Der Mediziner Györgyi stellte bei seinen Untersuchungen über die Ascorbinsäure in Zitronen fest, dass durch das Flavonoidgemisch Citrin eine pathologisch erhöhte Kapillardurchlässigkeit und Kapillarbrüchigkeit wieder rückgängig gemacht werden konnte. Bei Erkrankungen, die mit einer verminderten Kapillarresistenz einhergehen (Skorbut, Hochdruck, Arteriosklerose, Diabetes und Hämorrhagien) setzt man seither Citrusflavonoide und Rutinpräparate ein.

Pflanzenphysiologie

In den Pflanzen haben Flavonoide die Aufgabe, diese vor UV-Licht zu schützen und ihre Kapillaren abzudichten. So finden sich die meisten Flavonoide an den sonnenbestrahlten Pflanzenteilen (Blütengewebe, Stängel, Blätter, Früchte oder Rinden); im Wurzelbereich fehlen sie meist, ebenso weitgehend in niederen Gattungen wie Algen oder Pilzen. Mit der geographischen Höhe nimmt die Farbintensität der Pflanzen zu (UV-Sonnenschutz). Färben sich im Herbst die Blätter gelb, dann entfärben sie sich eigentlich. Das Blattgrün (Chlorophyll) wird abgebaut, denn die Bäume holen sich daraus die „Mangelware" Stickstoff und Magnesium zurück in den Stamm. Stickstoff ist wesentlich für das Wachstum der grünen Sprossteile, für Atmung und Assimilation. In den Blättern bleiben gelbe Farbstoffe zurück: **Flavonoide und Carotinoide**, die keinen Stickstoff enthalten und somit entbehrlich sind; sie werden im folgenden Jahr wieder neu gebildet. Sie schützen die grünen Blätter vor Verbrennungen und helfen mit beim Einfangen von Sonnenlicht.

Flavonoide sind als zellsaftlösliche Pigmente im Zellsaft der Vakuolen gelöst. Aufgrund ihres ubiquitären Vorkommens wird vermutet, dass Flavonoide direkte biologische Funktionen ausüben, z. B. Anlockung von Insekten, Schutz gegen Insektenbefall und Virus- bzw. Pilzinfektionen sowie eine Beeinflussung von Wachstumsvorgängen.

Eigenschaften

Flavonoide zählen zu den phenolischen sekundären Pflanzenstoffen (Polyphenole) und kommen in ca. 300 unterschiedlichen Verbindungen vor, z. B. als Flavonole, Flavanone, Flavanonole oder als Flavone. Auch Leukoanthocyanidine, Anthocyanidine und Proanthocyanidine (Epicatechingerbstoffe) gehören dazu, wobei sie schon zu den Gerbstoffen überleiten. Flavonoide bestehen aus zwei aromatischen Kohlenstoffringen, die über eine C3-Brücke verbunden sind. Ihre chemische Mannigfaltigkeit ergibt sich vor allem aus dem unterschiedlichen Oxidationsgrad, variierenden OH-Gruppen und aus der unterschiedlichen Stellung der Zuckerreste. Flavonoide sind Chelatbildner (org. Verbindungen, die mit Metallen Komplexe bilden, z. B. zur Detoxikation von Schwermetallvergiftungen).

Flavonoide werden auch zum Färben verwendet oder in Teemischungen als Schönungsdroge. Aufgrund ihrer antioxidativen Eigenschaften setzt man sie außerdem zur Konservierung von Fetten oder Obstsäften ein. Übrigens: Obst und Gemüse aus Freilandanbau enthalten mehr Polyphenole als solches aus Gewächshäusern.

Hinweise

Flavonoide sind **hitzestabil**, gehen beim Kochen also nur geringfügig verloren. Flavonoiddrogen gut trocken lagern, weil sonst die Wirksamkeit durch die enzymatische Spaltung der Flavonoidglykoside herabsetzt wird.

Wirkungen

Flavonoide haben unterschiedliche, sehr vielfältige pharmakologische Wirkungen und dadurch ein **breites Anwendungsgebiet**. Die vorrangige Wirkung ist der Schutz der Kapillargefäße.

- **Gefäßabdichtend und ödemprotektiv** (steigern die Kapillarperresistenz, reduzieren die Membrandurchlässigkeit, verhindern die Ödementstehung), schwach kapillarzusammenziehend (**Rosskastanie**, **Goldrute**, **Buchweizen**: Rutin!, **Weinlaub**), **antihämorrhagisch, antiallergisch** (**Zitrone**),
- **herzbelebend** (Kornardurchblutung wird verbessert), koronardilatatorisch und kräftigend auf das Herz-Kreislauf-System, positiv inotrop (**Weißdorn**, **Arnika**),
- **entzündungshemmend** (durch Hemmung von Entzündungsmediatoren der Prostaglandinkaskade, Arachidonsäurestoffwechsel, Lipoxigenasehemmung) (**Kamille**). Flavonoide greifen hemmend in den Arachidonsäurestoffwechsel ein und supprimieren die an der Entzündung beteiligten Enzyme.
- **Antioxidativ:** Flavonoide binden die bei Stoffwechselreaktionen entstehenden aggressiven freien Radikale, die zu Genmutationen und Schädigungen der Zellmembran führen und durch unkontrolliertes Wachstum der mutierten Zelle Krebs induzieren sowie die Alterung begünstigen können; daher zählen sie zu den auch ernährungsphysiologisch wichtigen antikanzerogenen Substanzen.
- **Kanzeroprotektive** Wirkungen (s. o.), allgemeiner und spezieller Art: Prostatakarzinom (**Brokkoli**), Kolonkarzinom (**Grüner Tee**, **Kamille**).
- Flavonoide werden zunehmend als **ernährungsphysiologisch wertvoll** angesehen, seit Studien der letzten Jahre ergeben haben, dass die in Lebensmitteln wie **Tee**, **Rotwein**, **Zwiebeln** und **Äpfeln** vorkommenden Flavonoide aufgrund ihrer antioxidativen Eigenschaften wesentlich an der Verhinderung koronarer Herzerkrankungen und Krebs beteiligt sind.
- **Radioprotektiv** (bei Strahlenschäden),
- **zellschützend, antihepatotoxisch**, cholesterinsenkend, cholagog (**Mariendistel**, **Artischocke**),
- **diuretisch**, entgiftend (**Birke**, **Goldrute**, **Schachtelhalm**, **Hauhechel**, **Stiefmütterchen**),
- periphere und zentrale arterielle **Durchblutungsstörungen verbessernd** (**Ginkgo**),
- **thrombozytenaggregationshemmend** (dadurch werden die Fließeigenschaften des Blutes verbessert und es wird einer Thrombenbildung vorgebeugt),
- blutdrucksenkend, sedativ, **spasmolytisch** (**Kamille**, **Süßholz**),
- **schweißtreibend** (**Linden**- , **Holunder**- und **Mädesüß**blüten).
- Flavonoide schützen die Kapillarwand, indem sie als Hemmstoffe der Hyaluronidase wirken. Dadurch kann die Hyaluronsäure als wichtiges Stützelement der Gefäße und des Bindegewebes ihrer Funktion nachkommen. Das erklärt die unterstützende Wirkung der Flavonoide bei **Infektionserkrankungen.**
- Teilweise **stimmungsaufhellende** und **angstlösende** Wirkungen durch Einflussnahme auf die Gamma-Aminobuttersäure (GABA), einem Neurotransmitter für die synaptische Erregungsübertragung: die Hyperpolarisation der Nervenzellen (verstärkter Einstrom von Chloridionen) führt zu einer verminderten Erregbarkeit (**Johanniskraut**, **Passionsblume**).
- Antiparasitär, antiviral, antibiotisch, antimykotisch.

Flavonoide beteiligen sich an grundlegenden Vorgängen des Zellstoffwechsels, ohne toxisch zu wirken. Sie verweilen nicht lange im Körper, werden schnell wieder ausgeschieden und sind deshalb zur Langzeitanwendung bestens geeignet.

Nebenwirkungen

Nicht bekannt.

Anwendungen

- **Therapie und Prophylaxe von Herz-Kreislauf-Gefäß-Erkrankungen**
- Herzinsuffizienz, Hypertonie
- Krampfadern, Veneninsuffizienz
- Lebererkrankungen, -schutz
- Allergien, Serumexantheme, Reduzierung der erhöhten Kapillardurchlässigkeit, Ödeme
- zur Aquarese
- in der Strahlentherapie zur Reduzierung der Nebenwirkungen
- als Adjuvans bei Infektionserkrankungen

- Blutungen, Neigung zu Blutergüssen
- bei Fieber als Diaphoretikum
- Prophylaxe der Kanzerogenese.

Pflanzen mit Flavonoiden

- **Stiefmütterchen** *Viola tricolor* Violae tricoloris herba ***Violaceae***
- **Arnika** *Arnica montana* Arnicae flos ***Asteraceae***
- **Birke** *Betula pendula* Betulae folium ***Betulaceae***
- **Buchweizen** *Fagopyrum esculentum* Fagopyri herba ***Polygonaceae***
- **Ginkgo** *Ginkgo biloba* Ginkgo bilobae folium ***Ginkgoaceae***
- **Goldrute** *Solidago virgaurea* Solidaginis herba ***Asteraceae***
- **Hauhechel** *Ononis spinosa* Ononidis radix ***Fabaceae***
- **Schwarzer Holunder** *Sambucus nigra* Sambuci flos ***Caprifoliaceae***
- **Honigklee** *Melilotus officinalis* Meliloti herba ***Fabaceae***
- **Johanniskraut** *Hypericum perforatum* Hyperici herba ***Clusiaceae***
- **Kamille, echte** *Matricaria recutita* Matricariae flos ***Asteraceae***
- **Königskerze** *Verbascum phlomoides, V. densiflorum* Verbasci flos ***Scrophulariaceae***
- **Linde** *Tilia cordata* Tiliae flos ***Tiliaceae***
- **Mädesüß** *Filipendula ulmaria* Spireae flos ***Rosaceae***
- **Mariendistel** *Silybum marianum* Cardui mariae fructus ***Asteraceae***
- **Pomeranze** *Citrus aurantium* Aurantii immaturi pericarpium ***Rutaceae***
- **Ringelblume** *Calendula officinalis* Calendulae flos ***Asteraceae***
- **Rosskastanie** *Aesculus hippocastanum* Hippocastani semen ***Hippocastanaceae***
- **Sanddorn** *Hippophae rhamnoides* Hippophae rhamnoides fructus ***Elaeagnaceae***
- **Schachtelhalm** *Equisetum arvense* Equiseti herba ***Equisetaceae***
- **Süßholz** *Glycyrrhiza glabra* Liquiritiae radix ***Fabaceae***
- **Vogelknöterich** *Polygonum aviculare* Polygonum avicularis herba ***Polygonaceae***
- **Waldmeister** *Galium odoratum* Asperulae herba ***Rubiaceae***
- **Walnuss** *Juglans regia* Juglandis folium ***Juglandaceae***
- **Weinraute** *Ruta graveolens* Rutae graveolentis herba ***Rutaceae***
- **Weißdorn** *Crataegus monogyna* Crataegi folium cum flore, -fructus ***Rosaceae***
- **Zaubernuss** *Hamamelis virginiana* Hamamelidis folium/-cortex/-Extractum fluidum ***Hamamelidaceae.***

17.7 Salicin

Allgemeines und Pflanzenphysiologie

Die meisten Pflanzen, die **Salicin** in höherer Dosierung enthalten, wachsen im Feuchten, dort, wo viele der Erkrankungen entstehen, die sie lindern können (z. B. Erkältung, Rheuma). Aber auch in vielen anderen Pflanzen kommt Salicylsäure vor, zwar zu niedrig, um eine pharmakologische Wirkung zu erzielen, aber groß genug für physiologische Effekte in der Pflanze selbst: Salicylsäure beeinflusst den pflanzlichen Stoffwechsel und das Wachstum von Knospen, Blüten und Wurzeln. Sie regt zur Wärmebildung an und trägt zum Immunsystem der Flora bei. Viele Pflanzen besitzen die Fähigkeit, für einige Zeit ihre Temperatur zu erhöhen, vor allem in der Blütezeit, zuweilen steigt dieses „Fieber“ sogar um bis zu 20° C über die Umgebungstemperatur (Aronstabblüte!). Die Pflanzen schützen sich dadurch vor Viren, Bakterien und Pilzen, und zwar besonders in kritischen Zeiten während der Knospenentwicklung und Blüte. Sobald Pflanzen mit einem Erreger infiziert sind, steigt die Salicylkonzentration um das Hundertfache des Ausgangswertes an.

Wirkungen

Salicin hat zahlreiche Eigenschaften: es wirkt **fiebersenkend, antiphlogistisch, schmerzlindernd**, antirheumatisch, antibakteriell. Es regt die Bildung von Interferon an, hat antiseptische, anthelminthische und diuretische Wirkungen. **Salicin**, ein Glykosid des Saligenins, liegt in der Pflanze als sog. „Prodrug" vor und wird erst im menschlichen Körper zu seiner wirksamen Form, der Salicylsäure, umgewandelt: Bakterielle Enzyme (Glucosidasen) spalten aus den Glykosiden den Zucker ab, worauf der entstandene Salicylalkohol rasch über die Blutbahn resorbiert und in der Leber zur wirksamen Salicylsäure metabolisiert wird (Voraussetzung dazu ist eine gesunde Bakterienflora im Darm!). Bis zum Eintritt der Wirksamkeit dauert es ca. 2–3 Stunden, deshalb sind pflanzliche Salicinpräparate keine Sofortmittel. Dafür hält die Wirkung ca. 12 Stunden an, und wenn morgens und abends eine Medikation verabreicht wird, erhält man einen schmerzlindernden, so genannten „Rund-um-die-Uhr-Effekt", ohne Nebenwirkungen!

Äußerlich wird Salicylsäure zur Erweichung der Hornschicht (Keratolyse) bei Hühneraugen, Schwielen, Warzen und bei Schuppen verwendet. Sie wird über die Haut gut resorbiert und ist deshalb auch in vielen Sport- und Rheumasalben enthalten. Die maximale Tagesdosis von 2 g (Kinder 0,2 g) darf nicht länger als eine Woche angewendet werden.

Nebenwirkungen und Kontraindikationen

Salicylsäureüberempfindlichkeit (vermutlich bei ca. 0,2 % der Bevölkerung). Weidenrinde ist wesentlich besser verträglich als die nach ihrem Vorbild synthetisch hergestellte Acetylsalicylsäure. Weil die schleimhautreizende Essiggruppe fehlt, kommt es **nicht** zu Magenunverträglichkeiten und auch die Gerinnungsfähigkeit des Blutes wird nicht bzw. (dosisabhängig) nur geringfügig verändert.

Anwendungen

Bei fieberhaften Infekten, rheumatischen Beschwerden, Schmerzzuständen allgemeiner Art, länger dauernden Kopf- und Rückenschmerzen und „Kater" nach Alkoholgenuss. Äußerlich bei Sportverletzungen und zur Erweichung von Schwielen und Warzen.

Pflanzen mit Salicin

- **Esche** *Fraxinus excelsior* Fraxini cortex ***Oleaceae***
- **Mädesüß** *Filipendula ulmaria* Spiraeae herba/-flos ***Rosaceae***
- **Weide** *Salix alba, purpurea, daphnoides* Salicis cortex ***Salicaceae***
- **Zitterpappel** *Populus tremula* Populi cortex/-folium/-gemma ***Salicaceae.***

17.8 Saponinglykoside

Praxis

Geben Sie zerkleinerte Efeublätter oder Rosskastanien in ein Glas mit Wasser und schütteln dieses kräftig: rasch entwickelt sich ein richtiger Seifenschaum. Daran erkennt man die saponinhaltigen Inhaltsstoffe. Vielleicht haben Sie sich schon einmal gewundert, warum Feldsalat beim Waschen so schäumt? – Genau aus diesem Grund: Er enthält ebenfalls Saponine. Haben Sie auch schon einmal bemerkt, dass an einem regnerischen Herbsttag die Straße voller Seifenschaum ist, wenn Lastwagen über herabgefallene Kastaniensamen gefahren sind? Das ist die Wirkung der Saponine, die reichlich in Rosskastanien enthalten sind (und durch Lastwagenreifen mit Regenwasser „in Lösung gebracht" wurden).

Allgemeines und Geschichte

„Saponin" leitet sich ab von lat. „sapor: Seife". Saponine setzen die Oberflächenspannung von Flüssigkeiten herab und verbinden Wasser und Luft miteinander zu einer schäumenden Lösung, wie Seife. Die dabei entstehende Blasenbildung führt zur Vergrößerung der Oberfläche und zu einer erhöhten Kontaktaufnahme verschiedener Stoffe miteinander. Aus diesem Grund verbessern sie die Aufnahme schlecht resorbierbarer Arzneimittel (Saponine selbst werden normalerweise nicht resorbiert!). „Seifenstoffe" galten früher als probate Reinigungsmittel. Mit saponinhaltigen **Seifenkraut**wurzeln, **Efeu**blättern oder **Rosskastanien**samen wurde damals Wäsche gewaschen. Heute kommt die Indische Waschnuss (Sapindus trifoliatus) bei uns in Mode.

Eigenschaften

Saponine bilden beim Schütteln in wässriger Lösung einen **seifenartigen Schaum.** Durch einen hydrophilen und einen lipophilen Anteil in ihrer Molekülstruktur sind sie in der Lage, die Oberflächenspannung im Wasser herabzusetzen. Sie besitzen die Fähigkeit, **fette und ätherische Öle** zu **emulgieren** und Suspensionen zu stabilisieren, und sie **erhöhen** aufgrund ihres hohen Dispergiervermögens die **Resorbierbarkeit** vieler Nahrungs- und Arzneimittel (**Spinat** z. B. erhöht die Kalziumaufnahme in den Körper in hohem Maße; **Digitalis**glykoside werden bei Anwesenheit von Saponinen besser aufgenommen).

Man unterscheidet je nach ihrer Struktur penta- oder tetrazyklische Triterpene, Steroidsapogenine und Steroidalkaloide. Die meisten Saponine gehören den Triterpensaponinen an. Saponine sind stickstoffreich, haben eine enge chemische Verwandtschaft zu den Steroiden (Pflanzenhormone, Digitalisglykoside) und eine Affinität zu Cholesterin, mit dem sie Komplexe bilden.

Saponine schmecken kratzig und bitter und steigern den Tränenfluss. Pulverisierte Saponindrogen sind typische „Niespulver" (z. B. schwarze **Nieswurz**). Sie verursachen Jucken und Niesreiz mit dem Gefühl, als ob sich alles Verhärtete lösen würde. Saponine besitzen ausgeprägte fungizide, aber auch antivirale und bakteriostatische Eigenschaften, vermutlich der Grund für ihre weite Verbreitung im Pflanzenreich.

Wirkungen

Saponindrogen sind in ihrer Wirkung ausgesprochen vielfältig: expektorierend und schleimlösend, harn- und schweißtreibend, aquaretisch, antiexsudativ, resorptionsfördernd und stoffwechselstimulierend u.v.m.; sie sind noch lange nicht ausreichend erforscht.

In der Hauptsache wirken Saponine **expektorierend, sekretolytisch** und **sekretomotorisch**. Sie lösen den zähen Schleim in den Bronchien und verflüssigen ihn, so dass er besser abgehustet werden kann. Das geschieht durch eine Erhöhung der Oberflächenaktivität und Reizung der Schleimhaut, wodurch die Drüsensekreion angeregt wird. Es wird vermutet, dass die Nervenenden durch Saponine so stark erregt werden, dass eine Sekretbildung im Bronchialtrakt ausgelöst wird; man nennt Saponine deshalb auch Reflexexpektorantien (die Reizungen der Nervenendigungen des Nervus vagus werden im Kerngebiet des N. vagus umgeschaltet und erreichen über sekretomotorische Bahnen die Schleimhaut der Trachea und der Bronchien). Zugleich wird die **Tätigkeit des Flimmerepithels** gesteigert. Die sekretomotorische Wirkung könnte man bei normaler Dosierung auch als einen abgeschwächten Brechreflex betrachten: Irritationen im oberen Verdauungstrakt werden reflektorisch mit der Sekretion eines dünnflüssigen Sekrets in Becherzellen und Bronchialdrüsen beantwortet. Saponine, die in niedriger bzw. in therapeutischer Dosierung expektorierende Effekte haben, wirken in höherer Dosierung emetisch (**Efeu**, **Schlüsselblume**, **Senegawurzel**, **Seifenkraut**, **Süßholz**). Die mit der Schleimhautreizung verbundene Sekretionsanregung bewirkt reflektorisch (von der Magenschleimhaut über das Brechzentrum) die Anregung der **glatten Muskulatur** in den Bronchien (Nies- und Hustenreiz). Man sagt Saponinen eine verflüssigende Tendenz nach, die alten, zähen und „verhockten" Hustenschleim zur Auflösung bringt.

Saponine stimulieren die **Schweißdrüsen**, deshalb leisten sie bei grippalen Infekten und zur allgemeinen **Entgiftung über die Haut** zusätzliche wertvolle Dienste.

Sie wirken außerdem allgemein **sekretionsanregend**, **stoffwechselanregend**, appetitsteigernd und abführend. Diese Wirkung erstreckt sich auf die Verdauungsorgane Magen, Leber, Bauchspeicheldrüse und auf die Nieren. Saponine entfalten ihre Wirkung reflektorisch in den bradytrophen Geweben (Bindegewebe, Gelenke), indem sie die Ablagerungen von Stoffwechselprodukten wieder verflüssigen und zur Ausscheidung bringen. Früher wurden Heilmittel, die eine fehlerhafte „Säftemischung" in Ordnung bringen können „*Antidyskratika*" genannt und zur Blutreinigung, bei Haut- und Steinleiden oder bei Störungen des gesamten rheumatischen Formenkreises eingesetzt. Wer heute saponinreiche Wildkräutersalate (**Gänseblümchen**, **Schlüsselblume**, **Veilchen**, **Vogelmiere** u. a.) im Frühjahr genießt, steht damit in alter Tradition und „reinigt sein Blut".

Die **diuretische** Wirkung der Saponine kommt auf osmotischem Wege zustande oder durch eine direkte Reizung der Nierenepithelien. Häufig sind an dieser Wirkung Flavone oder ätherische Öle mitbeteiligt (**Birke**, **Goldrute**, **Hauhechel**, **Königskerze**, **Schachtelhalm**, **Stiefmütterchen**).

Viele Saponine wirken auch **bakteriostatisch** und **antimykotisch**. Man führt diese Wirkung auf eine

Komplexbildung mit den Sterinen zurück. Gute bakteriostatische Wirkung besitzen **Schlüsselblume**, **Efeu** und **Sarsaparille**.

Viele Saponine wirken **antiviral**, das ist seit langem bekannt, vor allem von den Triterpensaponinen (**Efeu**, **Süßholz**). Es scheint, dass vor allem frühe Ereignisse der Virusreplikation wie die Adsorption oder die Penetration der Viren gehemmt werden. Das Problem ist die meist nur geringe therapeutische Breite und die mangelnde enterale Resorption. Die Glycyrrhizinsäure von **Süßholz** z. B. wirkt antiviral, hemmt den Kortikoidabbau in der Leber und führt dadurch zu einem erhöhten Kortikoidspiegel im Blut, der die Entzündung hemmt. Glycyrrhizinsäure wird von den Leberzellen aufgenommen, nicht aber von den Blutzellen und unterliegt dem enterohepatischen Kreislauf (Erfahrungen liegen mit einer i.v.-applizierten Lösung vor, s. Kap. 22: Leber).

Manche Saponine besitzen „Sonderwirkungen", die sich auf spezielle Struktureigentümlichkeiten der Aglykone beziehen. **Rosskastanien**- und **Mäusedorn**saponine zum Beispiel wirken **antiexsudativ**, also **ödemhemmend** und **venentonisierend**. Sie werden bei chronischer venöser Insuffizienz mit schweren Beinen, nächtlichen Wadenkrämpfen und Beinschwellungen eingesetzt. **Süßholz**saponine besitzen ganz spezifische, nämlich **antiphlogistische, antiulzerogene** und glucocorticoidähnliche Wirkung, **Ginseng**saponine **tonisieren** und stimulieren das Immunsystem. Einige Saponine wirken auch **schmerzstillend**, wobei der Wirkungsmechanismus noch nicht wissenschaftlich erklärt worden ist.

Nebenwirkungen und Kontraindikationen

Saponine werden normalerweise aus dem Magen-Darm-Trakt nicht bzw. nur schwer resorbiert. Allerdings können sie bei starker Überdosierung, offenen Wunden, innerer Blutungsneigung oder Entzündungen im Bereich des Rachens oder der Verdauungsorgane vermehrt in die Blutbahn aufgenommen werden. Übelkeit, Erbrechen und Überreizungen der Schleimhäute sind dann zu erwarten. Im Vergiftungsfall oder bei einer entsprechenden chemischen Struktur kann die Oberflächenspannung der Erythrozyten so stark herabgesetzt werden, dass es zu einer **Hämolyse** kommt. Dabei bilden Saponine mit dem Cholesterin, Proteinen und den Lipiden der Zellmembran stabile Komplexe, die die Zellmembran durchlässiger machen. Dadurch können Natriumionen und Wassermoleküle einströmen und das Hämoglobin tritt ins Blutplasma über.

Anwendungen

- Erkältungskrankheiten, Bronchitiden (**Efeu**, **Schlüsselblume**, **Königskerze**, **Gänseblümchen**),
- Durchspülungstherapie bei Blasen-Nieren-Entzündungen (**Birke**, **Goldrute**, **Hauhechel**),
- Stoffwechselförderung, rheumatische Erkrankungen, Gicht (**Birke**, **Goldrute**, **Stiefmütterchen**),
- chronische venöse Insuffizienz (**Mäusedorn**, **Rosskastanie**),
- Magengeschwüre (**Süßholzwurzel**),
- Hautkrankheiten, Psoriasis (**Sarsaparillewurzel**, **Stiefmütterchen**),
- nachlassende Konzentrations- und Leistungsfähigkeit (**Ginseng**).
- Zur besseren Resorption anderer Inhaltsstoffe (auch saponinhaltige Nahrungspflanzen wie **Feldsalat**, **Spinat**, **Melde**, **Gänseblümchen**, **Hafer**, **Rüben**, **Mais**, **Spargel**).

Saponine im „übertragenen Sinn"

Saponine lösen Verhärtetes und schaffen Kontakt. So könnten Saponinpflanzenanwendungen Menschen, die sich innerlich verhärten, zurückziehen und neuen Kontakten aus dem Wege gehen helfen, sich von Altem abzulösen, „verkrustete" Gefühlsstrukturen wieder zu beleben und neue Begegnungen einzugehen. Bei einer Frühjahrskur sind es vor allem die Saponinkräuter, die eine belebende und verjüngende Wirkung haben und helfen, Überflüssiges (Stoffwechselendprodukte) loszuwerden.

Pflanzen mit Saponinen

- **Birke** *Betula pendula* Betulae folium ***Betulaceae***
- **Braunwurz** *Scrophularia nodosa* Scrophulariae herba/-radix ***Scrophulariaceae***

- **Bruchkraut, kahles** *Hernaria glabra* Herniariae herba ***Illecebraceae***
- **Efeu** *Hedera helix* Hederae helicis folium ***Araliaceae***
- **Gänseblümchen** *Bellis perennis* Bellidis flos/-folium ***Asteraceae***
- **Goldrute** *Solidago virgaurea* Solidaginis herba ***Asteraceae***
- **Saat-Hafer** *Avena sativa* Avenae herba ***Poaceae***
- **Königskerze** *Verbascum densiflorum/-phlomoides* verbasci flos ***Scrophlariaceae***
- **Mais** *Zea mays* Mayidis stigmatum/Amylum mayidis ***Poaceae***
- **Mäusedorn, stacheliger** *Ruscus aculeatus* Radix Rusci aculeati ***Ruscaceae***
- **Meerzwiebel, zweiblättrige** *Urginea maritima* Scillae bulbus ***Hyazynthaceae***
- **Quecke** *Elymus repens* Graminis rhizoma ***Poaceae***
- **Rosskastanie** *Aesculus hippocastanum* Hippocastani semen ***Hippocastanaceae***
- **Wald-Sanikel** *Sanicula europaea* Saniculae herba/-radix ***Apiaceae***
- **Sarsaparille** *Asmilax regelii* Sarsaparillae radix ***Liliaceae***
- **Schlüsselblume, duftende** *Primula veris* Primulae radix/-flos ***Primulaceae***
- **Schwarzkümmel, echter** *Nigella sativa* Nigellae semen ***Ranunculaceae***
- **Seifenkraut** *Saponaria officinalis* Saponariae herba/rubrae radix ***Caryophyllaceae***
- **Sojabohne** *Glycine max* ***Fabaceae***
- **Spargel** *Asparagus officinalis* Asparagi rhizoma ***Asparagaceae***
- **Stiefmütterchen** *Viola tricolor* Violae tricoloris herba ***Violaceae***
- **Süßholz** *Glycyrrhiza glabra* Liquiritiae radix ***Fabaceae***
- **Veilchen, wohlriechendes** *Viola odorata* Violae odoratae herba ***Violaceae***
- **Vogelmiere** *Stellaria media* Stellariae mediae herba ***Caryophyllaceae***
- **Wundklee** *Anthyllis vulneraria* Anthyllidis vulnerariae flos ***Fabaceae.***

17.9 Senfölglykoside

Praxis

Probieren Sie es einmal aus: Meerrettich liegt ganz „unschuldig" und harmlos als braunes dickes Wurzelstück im Küchenkorb; er duftet allenfalls zart beim Beschnuppern. Aber wenn die Wurzel gerieben wird, entfalten sich die Senföle schnell und intensiv und bewirken das stechende Brennen in der Nase – typisch für Glykoside: Glykon und Aglycon sind durch die Verletzung der Pflanze aktiv und damit wirksam geworden (s. Kap. 17: Glykoside)!

Allgemeines

Senföle sind Verbindungen schwefelhaltiger organischer Säuren, die sich als Vorstufen aus Aminosäuren (Phenylalanin, Tyrosin, Methionin u. a.) ableiten und vor allem in Cruciferengemüse, aber auch in Aliumgewächsen vorkommen. Die Strukturvielfalt entsteht durch die Biosynthese aus Aminosäuren bzw. der unterschiedlichen Aminosäurenverteilung. Neben den medizinisch verwendeten Pflanzen (s.u.) zählen Kohlarten dazu wie Rot-, Grün-, Rosen-, Blumen-, China- oder **Weißkohl**, **Kohlrabi**, **Brokkoli**, Kressearten wie **Radieschen**, **Gartenkresse**, aber auch Steckrüben, Raps u.v.m. Mit solchen „sekundären Pflanzeninhaltsstoffen", Glucosinulate genannt, kann man sich gesund essen!

Eigenschaften

Biologisch wirksam sind nicht die Glucosinulate selbst, die in der Pflanze an Glucose gebunden vorliegen, sondern erst die durch Enzyme (Myrosinase) gebildeten Abbauprodukte ergeben die eigentlich wirksamen Substanzen: Isothiozynate und Thiozynate. Senföle sind entweder scharf schmeckende, nicht flüchtige geruchlose Substanzen oder wasserdampfflüchtige und stechend riechende Verbindungen. Sie bilden sich immer dann, wenn die Zellen der Pflanze zerstört werden, also beim (Fr)Essen, Kleinschneiden, Reiben.

Glucosinolate sind nicht sehr hitzestabil, weil Kochen die Myrosinase partiell oder komplett inaktiviert. Deshalb sollten die „Gemüseglucosinolate" vorwiegend roh genossen werden.

Hinweis

Mäßige Wärme fördert die Senfölabspaltung, Erhitzung über 45° C hemmt bzw. verhindert sie. Letzteres ist wichtig zu beachten bei der äußerlichen Anwendung von **Senfmehlauflagen** (s. Kap. 23.3.7 Atemwege).

Pflanzenphysiologie

Pflanzen mit Senfölglykosiden gehören – mit Ausnahme der Kapuzinerkresse – der Kreuzblütlerfamilie an. Wegen des scharfen Geschmacks und ihrer antibiotischen Wirkung stehen sie bei der Pflanze selbst im Dienst der Verteidigung gegen Fraßfeinde und Mikroorganismen.

Wirkungen

Senfölglykoside wirken **äußerlich angewendet** lokal gefäßerweiternd und hautreizend und werden als örtliche Hautreizmittel (**Rubefacientia: Senfölauflagen**) verwendet. Sie dringen durch ihre Lipidlöslichkeit schnell in die Haut ein und lösen dort sofort Wärmegefühl und Hautrötungen, etwas später heftiges Brennen und Stechen, aus. Über die Head-Zonen werden die entsprechenden inneren Organe besser durchblutet und so in ihrer Funktion gestärkt. **Kohlauflagen** wirken als bewährtes, antibiotisch wirksames Antiphlogistikum bei Furunkel oder Entzündungen.

Innerlich angewendet wirken Senfölglykoside antibakteriell. Senföle werden über Nieren und Lungen ausgeschieden, wo sie ihre antibiotische Wirkung entfalten. Die **antibiotisch** wirksame Substanz, das **Benzylsenföl** (Kapuzinerkresse), wirkt noch in einer Verdünnung von 1:50.000 antimikrobiell gegen Staphylokokken, Pseudomonas, Proteus sowie gegen Hautpilze. Es wird durch seine Lipidlöslichkeit schon in der Mundschleimhaut resorbiert; Resistenzen wurden keine beobachtet. Das Wirkungsspektrum ist breit: grampositive und -negative Keime, Sproßpilze (Candida albicans), Rikettsien und Influenzaviren. Bereits der Verzehr von etwa 10 g Kapuzineroder Gartenkresse oder Meerrettich verleiht dem Urin bakteriostatische Eigenschaften. Es handelt sich also um ein phantastisches **Breitspektrum-Antibiotikum**, das zusätzlich **immunologische Abwehrreaktionen stimuliert**.

Außerdem hemmen Glucosinolate die Entstehung von Krebs. Ihr **starkes antikarzinogenes Wirkprofil** zeigt sich laut Studien besonders effizient bei Lungentumoren, Kolon-Ca sowie bei Ösophaguskarzinom. Die Sulforaphane von **Brokkoli**sprossen, die ein zusätzliches Schwefelatom enthalten, gelten als das potenteste Antikarzinogen. Als erfolgversprechende Präventivmaßnahme sollte zu einer gesunden Ernährung der regelmäßige Verzehr roher Kohl- und Kressegemüse gehören.
Wenn Senfölglykoside als Lebensmittel eingenommen werden, werden Sekretion und Motorik im **Verdauungssystem** gesteigert, also auch Appetit und Resorption. Über eine reflektorische Fernwirkung kann dabei die Atmung vertieft, die Herztätigkeit angeregt und der Blutdruck erhöht werden; die Thrombozytenzahl wird gesenkt und die Fibrinolyse aktiviert. Die örtliche Gefäßerweiterung kann sich z. B. in einer flushartigen Reaktion nach dem Genuss von zu viel Meerrettich zeigen.

Nebenwirkungen

Bei **sachgemäßer äußerlicher Anwendung ohne Nebenwirkungen**! Bei zu hoher Konzentration oder zu langer Anwendung (länger als 5 bis max. 15 Minuten **äußerlich**) kann es zu Haut- und Nervenschäden kommen mit unerträglich heftigen Schmerzen und irreversibler Schädigung des Gewebes bis zur Nekrose. Deshalb sollte während der Anwendung am Patienten immer eine betreuende Person anwesend sein! Auf die Nasen- und Augenschleimhäute wirken schon die Dämpfe stark reizend, daher die Augen bei der Anwendung schützen.
Bei **Überdosierung bei innerlicher Anwendung:** Magen- Darm-Beschwerden.
Kontraindikationen äußere Anwendung: Kinder unter 6 Jahren, Patienten mit Sensibilitätsstörungen bzw. Patienten im Koma.
Kontraindikationen innerliche Anwendung: Magen- Darm-Geschwüre.

Anwendungen

Innerlich als „pflanzliches Antibiotikum" und in der Ernährungstherapie als Krebsprophylaxe. **Äußerlich** als **Kataplasma** oder **Auflage** zur Segmenttherapie bei rheumatischen Schmerzen, Bronchitis, Pneumonie, Pleuritis, Kopfschmerzen, Nasennebenhöhlenentzündungen und chronisch-degenerativen Gelenkerkrankungen. Senföle finden überall dort Anwendung, wo eine spontane und intensive Durchblutungsförderung erwünscht ist. Sie können sogar als Erste-Hilfe-Maßnahme bei Angina pectoris oder Kollaps angewendet werden. Senföle werden in Form eines **Fußbades** auch bei Erkältungen, asthmatischen Beschwerden und bei Kopfschmerzen eingesetzt.

Pflanzen mit Senfölen

- **Brunnenkresse** *Nasturtium officinale* Nasturtii herba ***Brassicaceae***
- **Kapuzinerkresse** *Tropaeolum majus* Tropaeoli herba ***Tropaeolaceae***
- **Meerrettich** *Armoracia rusticana* Armoraciae radix ***Brassicaceae***
- **Senf, schwarzer** *Brassica nigra* Sinapis nigrae semen, **Senf, weißer** *Sinapis alba* ***Brassicaceae***
- **Winter-Rettich, Schwarzrettich** *Raphanus sativus* Raphanistri radix ***Brassicaceae.***

18 Gerbstoffe

Praxis

Eine Erfahrung mit **Gerbstoffen** ist besonders eindrücklich: Einen doppelt starken Schwarztee zubereiten, 15 Minuten lang ziehen und abkühlen lassen. Von diesem Tee einen Schluck in den Mund nehmen und 1 Minute lang im Mund belassen, gleichzeitig und 3 Min. lang einen Finger in die Tasse mit Schwarztee tunken. Dabei im Mundraum und am Finger genau erspüren: Wie fühlt sich das an? Am besten geben Sie sich selbst die Antwort, bevor Sie weiterlesen!
Die Gerbstoffwirkung ist rasch zu schmecken und zu spüren: Haut und Schleimhaut fühlen sich rau und trocken an, sie ziehen sich zusammen und hinterlassen eine glatte „Membran" und bei sensibler Haut ein leichtes Taubheitsgefühl (anaesthesierende, schmerzlindernde Wirkung).

Geschichte

In früheren Zeiten war das Gerben weit verbreitet: man **konservierte Tierhäute durch Gerben** mit gerbstoffreichen Galläpfeln, **Eichen**rinde, **Walnuss**schalen oder **Blutwurz**. Das Ausfällen der Eiweiße durch die Gerbstoffe überführt tierische Haut in Leder und macht sie dadurch haltbar. Heute werden in der Lederindustrie die pflanzlichen Gerbstoffe weitgehend von anorganischen Salzen (Alaun, Chromsalze) ersetzt.
Die chemische Untersuchung der Gerbstoffe begann vor etwa 200 Jahren mit der **Eichengalle**. Ein Gallapfel dient als Behausung für Wespenlarven und entsteht durch einen Stich der Gallwespe (Cynips tinctoria) auf den Vegetationspunkt junger Eichenblattknospen. Dieser Stich führt durch fehlgeleitete Wachstumsprozesse zu einer gerbstoffreichen Wucherung, dem Gallapfel, in dem die jungen Larven heranwachsen. Nach 5–6 Monaten bohren sie sich ein Flugloch und verlassen ihre Kinderwiege. Galläpfel türkischer Eichen enthalten bis zu 40–60 % Gerbstoffe, die der chinesischen Eiche sogar bis zu 70 %; sie sind somit die gerbstoffreichsten Substanzen, die wir kennen. Mit Hilfe von gerbstoffhaltigen Galläpfeln und Eisensalzen stellte man sich früher seine eigene **Tinte** her.
Die konservierende Wirkung beschrieb **Shakespeare** treffend: Hamlet: „Wie lange liegt wohl einer in der Erde, ehe er verfault?" 1. Totengräber: „Mein Treu, wenn er nicht schon vor dem Tode verfault ist, so dauert er euch wohl acht Jahre aus; ein Lohgerber neun Jahre." Hamlet: „Warum der länger als ein Anderer?" 1. Totengräber: „Ei Herr, sein Gewerbe gerbt ihm das Fell so, dass es eine lange Zeit das Wasser abhält ..."

Pflanzenphysiologie

Gerbstoffe kommen vor allem in Rinden und Wurzeln vor. Sie haben für die Pflanze eine abgrenzende Funktion: Nach innen hin fungieren sie als Fäulnisschutz und verhindern das Eindringen von zu viel Nässe, Bakterien und anderen Schädlingen, nach außen hin dienen sie als Schutz vor Feuchtigkeitsverlust. Außerdem bilden Gerbstoffe die Grundlage zum Aufbau von Harzen, Korksubstanzen, Anthocyanen und Flavonoiden, mit denen sie chemisch eng verwandt sind.

Eigenschaften

Gerbstoffe sind **wasserlösliche** Verbindungen, die Eiweiße ausfällen lassen. Sie festigen im lebendigen Organismus das Eiweiß der oberen Haut- und Schleimhautschichten, indem sie die Polypeptidketten der Eiweißmoleküle miteinander vernetzen und mit den Eiweißstoffen von Haut und Schleimhaut (Kollagen, Zellulose, Pektine) **unlösliche Eiweißverbindungen** eingehen.
Man unterscheidet zwei Arten von Gerbstoffen: **Kondensierte Gerbstoffe** (Catechingerbstoffe: große, unlösliche Moleküle), die nicht oder nur zu einem geringen Teil hydrolytisch gespalten werden können (in der Mehrheit Catechine, ansonsten Leucoanthozyanidine, Proanthocyanidine); z. B.

Eichenrinde und **Heidelbeeren**. **Hydrolisierbare Tannin-Gerbstoffe** (Moleküle mit zwei Bestandteilen, Gallussäure und Zucker, die erst mit Wasser oder Säuren gelöst werden), sog. Gallotannine und Ellagtannine („Tannin“, die englische Bezeichnung für „Gerbstoff“, bezeichnet im deutschen Sprachgebrauch einen Spezialextrakt aus Gallen). Isolierte Gallotannine werden durch Hydrolyse rasch inaktiviert und sind nur dann zur innerlichen Anwendung geeignet, wenn sie in Form eines Gerbstoff-Eiweiß-Komplexes vorliegen, wenn also die Ganzdroge zur Anwendung kommt. Sie kommen z. B. in **Hamamelis** und **Blutwurz** (zusammen mit Catechingerbstoffen) vor. Tannine hemmen die Eisenaufnahme aus der Nahrung, deshalb sollte **Schwarztee** oder **Grüner Tee** nicht zu den Mahlzeiten getrunken werden. Zu Gerbstoffen im weiteren Sinne gehören **Chlorogensäure** und Verbindungen vom Typ Rosmarinsäure, die man wegen ihrer weiten Verbreitung in der Lippenblütler-Familie als **Lamiaceen-Gerbstoffe** (mit antiviraler Wirkung) bezeichnet. Es handelt sich bei diesen nichtechten Gerbstoffen um Phenolcarbonsäuren mit ausgeprägt gerbender Potenz. In Braunalgen fand man so genannte **Algengerbstoffe** mit entsprechenden Gerbstoffeigenschaften.
Sauerstoff in der Luft macht Gerbstoffe unwirksam. Auch bei längerem Kochen werden sie zerstört. Gerbstoffe entfalten alle eine bräunliche oder rötliche **Färbung**, „Phlobaphene“ bzw. „Gerbstoffrot“ genannt, das sich erst durch Oxidasewirkung entwickelt.

Geschmack: herb und trocken-zusammenziehend mit einem stumpfen Gefühl im Mund (durch die im Speichel ausgefällten Glykoproteine); in wässriger Lösung schwach sauer.

Löslichkeit: In heißem Wasser und in Ethanol, Methanol oder Aceton **sehr gut** löslich. In kaltem Wasser schwer löslich, in Fetten und fetten Ölen praktisch **unlöslich**. Das ist wichtig zu beachten, wenn man Salben mit Gerbstoffen (z. B. Blutwurzsalbe) herstellen möchte: Gerbstoffdrogen müssen zuerst in Alkohol ausgezogen werden.

Gerbstoffe und Alkaloide

Gerbstoffe lösen Eiweißstoffe (Gelatine), Schwermetallionen (z. B. Amalgam) und Alkaloide aus ihren Verbindungen, das wird als „ausfällen“ bezeichnet, und bilden in Wasser schwer- oder unlösliche Komplexe. Weil Gerbstoffe Schwermetalle binden, haben sie eine wichtige Funktion bei der Schwermetallausleitung (s. Kap. 29.4 Schwermetallausleitung). Zusammen in Teemischungen sind Gerbstoffe und Alkaloide Antagonisten (Gegenspieler). Sie verhindern und verzögern die Resorption bis zum vollständigen Wirkungsverlust der Gerbstoffe oder der Alkaloide. Diese Wirkung ist am Beispiel des Schwarztees allgemein bekannt: 3 bis max. 5 Minuten gezogen wirkt er anregend, weil das im Tee enthaltene Alkaloid Koffein/Teein seine Wirkung entfaltet. Die **Gerbstoffe** des Schwarztees lösen sich erst 5–10 Minuten später und binden dann die Koffein-Alkaloide unlösbar an sich. Der Schwarztee regt nun nicht mehr an, er wirkt durch die Gerbstoffe zusätzlich stopfend und kann bei Durchfallerkrankungen eingesetzt werden.

Wirkungen

Gerbstoffe wirken zusammenziehend und austrocknend, entzündungshemmend, keimhemmend, blutstillend und fördern die **Wundheilung**. Dabei verlieren die Zellen in den obersten Schichten der (Schleim-) Haut und des Bindegewebes Wasser und das Gewebe zieht sich durch die Gerbvorgänge zusammen, es wird gefestigt und verdichtet und bildet eine stabile Schutzschicht, das so genannte Eiweißkoagulat. Die (Schleim-) Haut „schrumpft“ und die direkte Durchblutung nimmt ab, weil sich die kleinen Gefäße abdichten, das erleichtert die Blutstillung und die Heilung verläuft rascher. Lockeres, aufgequollenes Gewebe wird abgedichtet und Schleimhäute schwellen ab. Das mindert die Reizbarkeit des Gewebes und seine Widerstandsfähigkeit nimmt zu. Dabei werden auch die Hautnerven in ihrer Funktion beeinträchtigt, äußere Reize können nicht in die erkrankten tieferen Schleimhautpartien gelangen und es kommt zu einer **Linderung von Schmerz und Juckreiz**, was sich auch entzündungshemmend auswirkt.
Als Adstringens (zusammenziehendes Mittel) haben Gerbstoffe bei **Durchfall** eine stopfende Wirkung. Sie reduzieren den Flüssigkeitsaustritt in das Darmlumen, werden aber selbst weder über die Haut noch über die Schleimhaut resorbiert (s. Kap. 20.2.3 Darm). Die verdichtete Darmschleimhaut erschwert zum einen das Einströmen von Flüssigkeit in den Darm, zum anderen die Resorption von Flüssigkeit aus dem Darm und damit das Eindringen toxischer Substanzen und pathogener Keime vom Darmlumen in die Blutbahn.

Gerbstoffe wirken **keimhemmend**. Das verdichtete Gewebe schützt zum einen Haut und Schleimhaut vor dem Eindringen von Bakterien, Viren und Pilzen, zum anderen findet die **Bakterien**zelle selbst in dem ausgefällten Zellinhalt einen ungünstigen Nährboden und schlechte Wachstumsbedingungen, sie trocknet quasi aus. Stoffwechselprodukte von Mikroorganismen werden ausgefällt, und durch die abgedichteten oberen Hautschichten wird die Resorption toxischer Eiweißabbauprodukte verhindert. Die (eher lokale) **antivirale** Wirkung beruht vor allem auf der Hemmung der Adsorption der Viren an der Zelloberfläche; das ist offensichtlich der empfindliche Schritt der Virusreplikation. Bekannt sind dafür die Lamiaceen-Gerbstoffe der Melisse (Herpesviren), Salbei und Ysop, aber auch Schwarztee oder Rotwein, Reiher- und Blut-Storchenschnabel wurden auf ihre antiviralen Eigenschaften untersucht.[8]
Gerbstoffe entfalten durch ihre zusammenziehende, entzündungshemmende und schmerzlindernde Wirkung einen günstigen Einfluss auf Sonnenbrand und kleinere **Brandwunden**. Größere Brandwunden dürfen aber keinesfalls mit Gerbstoffen behandelt werden, denn unter der durch den „Gerbprozess" gebildeten Schutzschicht können sich Bakterien und Giftstoffe befinden und schwere Komplikationen auslösen!
Als **Gegengift** (Antidot) haben sich Gerbstoffe bei Alkaloid- und Schwermetallvergiftungen bewährt; sie verbinden sich mit ihnen zu unlöslichen Komplexen, die zu groß sind, um über die Darmschleimhaut in das Blut oder in die Lymphe zu gelangen, und die über den Stuhl ausgeschieden werden.

Die adstringierenden Eigenschaften der Gerbstoffe führen zu unterschiedlichen Wirkungen

- zusammenziehend, austrocknend, konservierend
- stopfend
- leicht lokalanästhesierend
- blutstillend, sekretionshemmend
- schleimhautschützend
- keimhemmend: bakterizid, antiviral, auch gegen Schimmelpilze
- reizmildernd, entzündungswidrig, wundheilungsfördernd
- Antidot bei Alkaloid- oder Schwermetallvergiftung.

8 Samuel Büechi, DAZ 138. Jg., Nr. 14 1998.

Nebenwirkungen und Kontraindikationen

Verstopfung, trockene Ekzeme, trockene Schleimhäute.
Die Resorption von Arzneistoffen kann verringert sein.
In hohen Dosen können Gerbstoffe zu Magenschleimhautreizungen und Brechreiz führen. Magenempfindliche Menschen reagieren besonders leicht mit Reizungen. Dies kann gemildert werden durch Zugabe von Schleimstoffen (Malvenblüten) oder von 1 TL Heilerde auf $^1/_4$ l Tee.
Bei Langzeitanwendungen, von denen generell abzuraten ist, könnten Leberschädigungen entstehen. Es wird vermutet, dass Gerbstoffe bei größeren Wunden oder Verbrennungen doch resorbiert werden können.

Anwendungen

Äußerlich

- Als **Auflage** bei akut-entzündlichen Wunden, nässenden Hauterkrankungen, Frostbeulen, kleineren Verbrennungen, Allergien, Juckreiz. **Eichen**rinde zum Beispiel ist das beste Adstringens der Phytotherapie bei nässenden Ekzemen und Schweißfüßen!
- Als **Pinselung** oder **Gurgelmittel** bei Entzündungen des Mund- und Rachenraumes wie Stomatitis (Mundschleimhautentzündung), Angina, Zahnfleischentzündungen (Gingivitis) und -blutungen nach Extraktionen, Zahnfleischschwund,
- als **Waschung** bei übermäßiger Schweißbildung oder bei Fiebernden (**Salbei**),
- bei kleineren Blutungen, Hämorrhoiden (Salbei- oder Eichenrinde-**Sitzbad**), Proktitis (als **Klistier**), Krampfadern, Fußpilz (**Fußbad**),
- **Frischpflanzensaft** (**Melisse** bei Herpesviren) oder hochgeschnupfter Tee (**Reiherschnabel** als antivirale „**Nasentropfen**").

Je nach Bedarf Gerbstoffpflanzen wählen, die gleichzeitig ätherische Öle enthalten und deshalb eine zusätzlich desinfizierende und lindernde Wirkung entfalten, wie z. B. Salbei, Melisse oder Minze.

Innerlich

- Bei Diarrhöe (vorrangig **Blutwurz**, getrocknete **Heidelbeeren**),
- bei Magen-Darm-Katarrh,
- als Antidot (Gegenmittel) bei Alkaloid- oder Schwermetallvergiftung.

Gerbstoffteezubereitungen möglichst ungesüßt trinken, dann kommt es weniger zu unerwünschten Gärungsprozessen im Darm (Zucker ist Nährmedium für Hefen und Gärungsbakterien im Darm).

Hinweise

Rinden und Wurzeln nicht länger als 5–10 Minuten kochen, sonst wird die Gerbstoffwirkung abgebaut. Gerbstoffhaltige Pflanzen sind maximal 1–2 Jahre haltbar. Da Gerbstoffe durch ihren „Säurecharakter" auch reizend wirken, empfiehlt sich die Zubereitung zusammen mit schleimhaltigen Drogen.

Gerbstoffe im „übertragenen Sinn"

Gerbstoffe ziehen zusammen, sie zentrieren, erden und verdichten. Sie könnten helfen, das Grenzbewusstsein zu stärken und die Energie nach innen zu lenken und sich dadurch eignen für Menschen, die sich schwer konzentrieren können, die ausschweifen, auf alles „allergisch" reagieren, die sich schwer entscheiden können oder sich verströmen und nicht zu ihrer Mitte bzw. ihrem eigenen Weg finden.

Pflanzen mit Gerbstoffen

Rosaceae, Rosengewächse

- **Blutwurz** *Potentilla erecta,* Tormentillae rhizoma
- **Brombeere** *Rubus fruticosus* Rubi fruticosi folium
- **Frauenmantel** *Alchemilla xanthochlora* Alchemillae herba
- **Gänsefingerkraut** *Potentilla anserina* Potentillae anserinae herba
- **Himbeere** *Rubus idaeus* Rubi idaei folium
- **Odermennig** *Agrimonia eupatoria,* Agrimoniae herba
- **Rose** Essigrose u. a. *Rosa gallica u. a.* Rosae flos
- **Wald-Erdbeere** *Fragaria vesca* Fragariae folium.

Ericaceae, Erikagewächse

- **Heidelbeere** *Vaccinium myrtillus* Myrtilli fructus.

Geraniaceae, Storchenschnabelgewächse

- **Stinkender Storchenschnabel** *Geranium robertianum* Geranii robertiani herba/-radix
- **Blutroter Storchenschnabel** *Geranium sanguineum* Geranii sanguineum herba/-radix
- **Reiherschnabel** *Erodium cicutarium.*

Lamiaceae, Lippenblüttler

- **Gundermann** *Glechoma hederaceum* Hederae terrestris herba
- **Heilziest** *Stachys officinalis* Betonicae herba
- **Pfefferminze** *Mentha x piperita* Menthae piperitae folium
- **Salbei** *Salvia officinalis* Salviae folium.

Scrophulariaceae, Rachenblüttler

- **Augentrost, großblütiger** *Euphrasia rostkoviana* Euphrasiae herba.

Gerbstoffreiche Baumgewächse

- **Ratanhia** *Krameria lappacea* Rathaniae radix ***Krameriaceae***
- **Sommer-Eiche** *Quercus robur* und **Winter-Eiche** *Qu. petraea* Quercus cortex ***Fagaceae***
- **Walnuss** *Juglans regia* Juglandis folium ***Juglandaceae***
- **Zaubernuss** *Hamamelis virginiana* Hamamelidis folium/-cortex ***Hamamelidaceae.***

19 Kohlenhydrate/Pflanzenschleime

Praxis

Schleimstoffe bilden einen reizmildernden Schutzfilm: Das ist gut zu spüren, wenn Sie etwas Leinsamenschleim (1 EL Leinsamen in 2 EL Wasser 1 Std. ziehen lassen, abgießen) auf eine ca. 2 cm breite Stelle des Unterarmes streichen. Gut trocknen lassen, und dann mit dem Zeigefinger der anderen Hand ganz sachte vor, über und hinter dieser „Leinsamenstrasse" streichen: Die Empfindlichkeit wird dort spürbar herabgesetzt; die Haut fühlt sich „etwas dicker" an, abgepuffert oder richtig „örtlich betäubt".

Allgemeines

Pflanzen produzieren Kohlenhydrate, die sie für den eigenen Energiestoffwechsel verwenden, aber auch als Speichersubstanz einlagern (z. B. Kartoffeln). Man unterscheidet **Monosaccharide**, sog. einfache Zucker, **Oligosaccharide** (mit 2–10 Monosaccharideinheiten) und **Polysaccharide** (mit mehr als 10 Monosaccharideinheiten). „Schleimdrogen" sind Heilpflanzen mit Pflanzenschleimen, die Polysaccharide (z. B. Schleime oder Pektine) enthalten.

Schleime sind Heteropolysaccharide (je nach Zuckerzusammensetzung Glucomannane, Mannane, Galactomannane, Rhamnomannane oder Glucuronane) und werden vor allem als Haut- und Schleimhautschutz verwendet. Man unterscheidet saure und neutrale Schleime, reine Schleimstoffdrogen und Füll- oder Quellstoffdrogen.

Pektine bestehen aus Galakturonsäureketten und sind besonders reich im **Apfel**, in **Zitrusfrüchten**, **Erdbeeren**, **Rüben** und **Feigen** enthalten. Sie besitzen aufgrund der Ausbildung einer dreidimensionalen Netzstruktur die Fähigkeit zu gelieren, d. h. in wässriger Lösung vom Sol- in den Gelzustand überzugehen. Pektine werden vor allem in der Kinderheilkunde bei Durchfall, Gastroenteritis und Ulcus angewendet; aufgrund ihrer blutstillenden Eigenschaften auch zur Wundbehandlung sowie als Blutersatzflüssigkeit und als Verdickungs- und Emulgiermittel.

Pflanzengummen sind Heteropolysaccharide mit klebrigen Eigenschaften. Sie fließen nach einer mechanischen Verletzung aus der Pflanze heraus und erstarren in der Luft. In Wasser lösen sie sich zu einer viskosen Lösung (arabisches Gummi, **Tragant**). Man verwendet sie als Mucilaginosum, als Stabilisator von Emulsionen und als Gelbildner.

Pflanzenpolysaccharide mit immunstimulierender Wirkung sind erst in den letzten Jahren aus **Sonnenhut**, **Kamille**, **Ringelblume**, **Arnika** u. a. Pflanzen isoliert worden. Es sind meist gut wasserlösliche, verzweigte Heteroglykane, die immunstimulierende, immuninduzierende und antitumorale Wirkungen besitzen. Bekannt ist dies vor allem durch den Sonnenhut (Echinacea) mit seinen Polysacchariden: Er aktiviert Immunzellen zur Freisetzung von Zytokinen (Interferone und Interleukine), steigert die Phagozytoseaktivität von Makrophagen und Granulozyten und aktiviert natürliche Killerzellen.

Inulin und die daraus gewonnene Oligofructose sind ebenfalls Polysaccharide, unverdauliche wasserlösliche **Ballaststoffe**, neuerdings „Pre- oder Präbiotika" genannt, die das Wachstum und die Aktivität von Milchsäure- und Bifidusbakterien im Darm positiv beeinflussen. Inulin wird nicht zu Monosacchariden abgebaut, deshalb wird auch kein Insulin zur Verstoffwechslung benötigt; für Diabetiker ein Vorteil. Regelmäßiger Verzehr von Inulin senkt den Lipoprotein- und Cholesterinspiegel und wirkt gefäßprotektiv. Inulin findet sich reichlich in **Topinambur**, **Chicorée**, **Wegwarte**, **Lauch**, **Schwarzwurzeln**, **Artischocke**, **Löwenzahn** u.v.m.

Pflanzenphysiologie

Schleimstoffe werden in Vakuolen und in speziellen Membranen in der Pflanze gelagert.

Sie binden Wasser; das ist vor allem für keimende Samen wesentlich. Der Pflanzensaft und die Umgebung der Samen wird mit Hilfe von Schleimstoffen länger feucht gehalten und die Verdunstung wird verzögert, was dem Keimling optimale Bedingungen liefert (z. B. Spitzwegerich: Seine schleimhaltigen Samen hefteten sich an Fußsohlen und Wagenräder der Siedler, wurden u. a. nach Nordamerika verschleppt und besiedelten dort ihre neue Heimat). Außerdem verhindert der Schleimmantel um die Samen, dass sie von fressenden Tieren verdaut werden – häufig werden sie unverdaut wieder ausgeschieden und können sich sogar unter verbesserten Bedingungen (mit Kot als Kompost) weiter verbreiten. Auch innerhalb des Samens finden sich Schleimstoffe, die der werdenden Pflanze helfen, für sie wichtige Stoffe an sich zu binden (u. a. bei Lilien- und Borretschgewächsen).

Eigenschaften

Schleimstoffdrogen besitzen die Fähigkeit, viel Wasser aufzunehmen, wodurch sie aufquellen. Sie können schleimig-zähe (viskose) Flüssigkeiten bilden, die an der Oberfläche haften bleiben und einen abdeckenden, einhüllenden Charakter haben. Sie halten Stoffe an ihrer Oberfläche fest und adsorbieren diese. Das erklärt die entgiftende Wirkung von Schleimstoffen und Pektinen an den Schleimhäuten des Verdauungskanals: Sie binden Giftstoffe an sich und behindern gleichermaßen die Resorption von Giftstoffen. Das ist bekannt durch Hausmittel wie „geriebener **Apfel**" oder „geschlagene **Banane**" bei Durchfall.

In Wasser (warm oder kalt) bilden Schleimstoffe viskose Lösungen, die gelieren können. Polysaccharide werden nur teilweise durch pflanzeneigene Enzyme (Pektinasen u. a.) oder durch Verdauungsfermente abgebaut.

Auch **Füll- oder Quellstoffdrogen** besitzen die Fähigkeit, in ihre Polysaccharidstruktur viel Wasser einzulagern. Aufgrund ihrer spezifischen Verbindungen werden sie von den Verdauungssäften nicht oder nur teilweise gespalten und gelangen nahezu unverändert in den Darm. Der Grad der Quellungsfähigkeit hängt von der chemischen Struktur, dem pH-Wert, der Temperatur und von Salzen ab. Ihr Volumen kann um ein Vielfaches zunehmen. Diese Eigenschaft wird mit der sog. Quellungszahl ausgedrückt.

Die für die Pflanzenmedizin bedeutsamen Schleimstoffe sind **wasserlöslich**.

Schleimstoffe schwächen die Geschmacksempfindung ab, besonders für Saures. Ein Beispiel dafür ist die **Himbeere**, die weniger Zucker und mehr Säuren enthält als Johannisbeeren. Sie ist aber reicher an Schleimstoffen und schmeckt deshalb süßer als **Johannisbeeren**.

Schleimhäute im **menschlichen Körper** produzieren Schleime, die aus Mucopolysaccharid-Proteinverbindungen bestehen und eine ähnliche Aufgabe wie die Schleimdrogen erfüllen: Sie sind Schutz- und Gleitmittel, verhindern Austrocknung, unterstützen die Entgiftung und den Wegtransport von Fremdstoffen. Wenn die körpereigene Schleimhaut durch entzündliche Prozesse in Aufbau und Funktion gestört ist, ersetzen Pflanzenschleime in gewissem Maße die natürliche Schleimschicht.

Wirkungen

Schleimstoffe wirken reiz- und entzündungsmildernd. Sie legen einen Schutzfilm über die (Schleim-)Haut, die nun vor mechanischen und chemischen Reizen besser geschützt ist. Bloßliegende Nervenendigungen werden von äußeren Reizen abgeschirmt, die Haut ist weniger schmerzempfindlich und kann sich so besser regenerieren.

Im Verdauungskanal überziehen Pflanzenschleime die Schleimhäute mit einer viskosen Schicht und mindern dadurch Entzündungen. Sie verzögern das Eindringen chemischer Substanzen in die Schleimhaut, binden Gase und Bakterien und neutralisieren Zersetzungsprodukte im Darm. Pflanzenschleime reduzieren den Geschmackssinn für bitter, sauer und scharf und verbessern die Verträglichkeit örtlich reizender und entzündungserregender Medikamente.

In größeren Dosen und mit genügend Wasser eingenommen wirken die unverdaulichen Schleimpolysaccharide der Füll- und Quellstoffdrogen bei **Verstopfung** abführend, indem sie durch Quellung mit Wasser einen Dehnungsreiz an der Darmwand auslösen und für eine beschleunigte Passage des Darminhaltes sorgen. Auf der anderen Seite hemmen Zubereitungen aus Pflanzenschleime, in kleineren Dosen eingenommen, durch ihre Gleit- und Schmiermittelfunktion die peristaltische Verdauungsbewegung. Die wasserbindenden Eigenschaften der Pflanzenschleime überführen zusätzlich den wässrigen Stuhl bei **Durchfall** in eine breiige Konsistenz und wirken dadurch, so paradox es klingen mag, antidiarrhoisch.

Bei Entzündungen an den **Schleimhäuten der Luftwege** lindern kolloidale (fein verteilte) Pflanzenschleime den Husten. Sie decken die gereizte

Schleimhautoberfläche – vor allem im Rachen-Kehlkopf-Bereich – ab und wirken dadurch reiz- und schmerzlindernd. Durch das Abdecken der Scheimhaut mittels Schleimdrogen wird eine Blockade sensibler Nerven im Bereich der Atemwege (Mechanorezeptoren) erzielt. Der Hustenreiz wird unterbunden und Entzündungen können schneller abklingen. Zusätzlich hemmen Schleimdrogen über eine Dämpfung sensibler parasympathischer Nerven in der Magenschleimhaut reflektorisch die Bronchialschleimsekretion und mindern eine hyperaktive mukoziliare Aktivität im Flimmerepithel. Dadurch wird ein unproduktiver Reizhusten mit quälendem Hustenreiz unterbunden (**Antitussivum**). Schleimstoffe werden bei Bronchitis, Husten, Pharyngitis, Laryngitis und Tracheitis eingesetzt.

Pflanzenschleime wirken

- reiz- und schmerzlindernd,
- einhüllend, schleimhautschützend, decken Schleimhautschäden ab,
- entzündungshemmend,
- reflektorisch schützend auf Schleimhäute des Bronchialtraktes (trotz Nichtresorption),
- puffernd bei Magenübersäuerung, dadurch ulkusprotektiv,
- resorptionsunterbindend oder -verzögernd (Giftstoffe, Säuren),
- entgiftend bzw. durch ihre flüssigkeitsbindende, „aufsaugende" Wirkung giftbindend (Polysaccharide werden durch ihre Molekulargröße nicht resorbiert und passieren somit den Magen-Darm-Kanal unverdaut mit dem adsorbierten Giftstoff),
- peristaltikanregend (Füll- und Quellstoffe) durch Aufquellen im Darmvolumen, dadurch abführend.
- Durch ihre Gleit- und Schmiermittelfunktion hemmen Pflanzenschleime, in kleineren Dosen eingenommen, die peristaltische Verdauungsbewegung und wirken antidiarrhoisch. Außerdem wirken sie
- als Geschmackskorrigens (reizmildernde Funktion bei scharfen und bitteren Substanzen),
- erweichend auf die Haut (Bockskleesamen, Lein).

Anwendungen

Die Anwendungen sind sehr vielseitig und manchmal sogar gegensätzlich (z. B. stopfend bei Durchfall und abführend bei Verstopfung). Schleimstoffe werden zur Wundheilung, Schmerz- und Reizmilderung, Geschwürshemmung, Blutstillung und in der Kinderheilkunde als Diätetikum bei ständigem Erbrechen (Pylorus-Spasmus) angewendet (Schleimdrogen erhöhen die Viskosität der Nahrung). Außerdem als erwärmende Kompressen, weil sie über eine lange Zeit Wärme speichern.

Innerlich

- Bei Magen-Darm-Entzündungen, Gastritis, Colitis ulcerosa u. Ä. (**Malve**, **Isländisch Moos**),
- Infektionen und Stoffwechselstörungen im Magen-Darm-Kanal (Schleimhautschutz),
- Heiserkeit, trockener- oder Reizhusten (**Spitzwegerich**, **Malve**, **Eibisch**, **Lein**),
- zur Volumenvergrößerung und als Quellmittel bei Obstipation,
- als Gleit- und Adsorptionsmittel bei Durchfall,
- zur Entgiftung, Resorptionsminderung und zur Milderung von Arzneimitteln.

Äußerlich

- Als einhüllende, erweichende und schützende Umschläge und Waschungen bei
- trockenen Ekzemen, Hautentzündungen (**Leinsamen**), trockenem Auge, Gerstenkorn,
- als Gurgelmittel (**Eibisch**wurzel),
- als feucht-heiße Auflage bei Nasennebenhöhlenentzündung und Abszessen (**Lein**samen).

Nebenwirkungen, Kontraindikationen und Interaktionen

Bei Schleimpflanzen ist stets an die verminderte Resorption zu denken, die sich ja nicht auf unerwünschte (Gift-) Stoffe beschränkt. Empfehlenswert ist daher bei innerer Anwendung eine kurmäßig angewandte Intervalltherapie von ungefähr je 1 Woche. Schleimdrogen sollen aus diesem Grund nicht mit Arzneimitteln geringer therapeutischer Breite zusammen ein-

genommen werden (z. B. Digitalis, Antidiabetika, Marcumar).
Bei Ileus und Stenosen im Bereich der Speiseröhre und des Magen-Darm-Traktes werden Schleimdrogen nicht angewendet. Bei schwer einstellbarem Diabetes keinen Flohsamen verordnen.

Schleimpflanzen im „übertragenen Sinn"

Schleimpflanzen lindern durch einen reizmildernden Schutzfilm. So könnte ein nervöser, von Reizen überfluteter Mensch eine Therapie mit Schleimpflanzen wie einen umhüllenden Schutzmantel empfinden, unter dem das dünne Nervenkostüm sich regenerieren kann und schmerzende Umweltreize wie gedämpft empfunden werden.

Pflanzen mit Kohlenhydraten: Schleimstoffe

Malvaceae, Malvengewächse

- **Eibisch, echter** *Althaea officinalis* Althaeae radix/-folium/-flos
- **Moschus-Malve** *Malva moschata* Malvae flos/-folium
- **Stockrose** *Alcea rosea* Malvae arboreae flos
- **Wilde Malve** *Malva sylvestris*, **Weg-Malve** *Malva neglecta* Malvae flos/-folium.

Plantaginaceae, Wegerichgewächse

- **Breitwegerich** *Plantago major* Plantaginis major herba
- **Flohsamen** *Psyllium afrum* Psyllii semen
- **Sand-Flohsamen** *Psyllium arenarium* Psyllii semen
- **Spitzwegerich** *Plantago lanceolata* Plantaginis lanceolatae folium.

Rosaceae, Rosengewächse

- **Apfelbaum, wilder** *Malus sylvestris* Mali fructus
- **Quitte** *Cydonia oblonga* Cydoniae semen.

Boraginacaea, Raublattgewächse

- **Beinwell** *Symphytum officinale* Symphyti radix
- **Lungenkraut** *Pulmonaria officinalis* Pulmonariae herba.

Schleimstoffe anderer Pflanzenfamilien

- **Lein** *Linum usitatissimum* Lini semen ***Linaceae***
- **Huflattich** *Tussilago farfara* Farfarae folium ***Asteraceae***
- **Königskerze** *Verbascum densiflorum/- thapsiforme* Verbasci flos ***Scrophulariaceae***
- **Ringelblume** *Calendula officinalis* Calendulae flos ***Asteraceae***
- **Weiße Taubnessel** *Lamium album* Lamii albi flos ***Lamiacae***
- **Bockshornklee, griechischer** *Trigonella foenum-graecum* Foenugraeci semen ***Fabaceae***
- **Deutsche Schwertlilie** *Iris germanica* Iridis rhizoma ***Iridaceae***
- **Winterlinde, Sommerlinde** *Tilia cordata, T. platyphyllos* Tilia flos ***Tiliaceae***
- **Isländisch Moos** *Cetraria islandica* Cetrariae lichen
- **Gemeine Quecke** *Elymus repens* Agropyri repentis rizoma ***Poaceae***
- **Weizen** *Triticum aestivum* Amylum tritici, **Reis** *Oryza sativa* **Saat-Hafer** *Avena sativa* ***Poaceae.***

Inulinhaltige Pflanzen

- **Topinambur** *Helianthus tuberosus* ***Asteraceae.***

Teil IV
Heilen mit Pflanzen

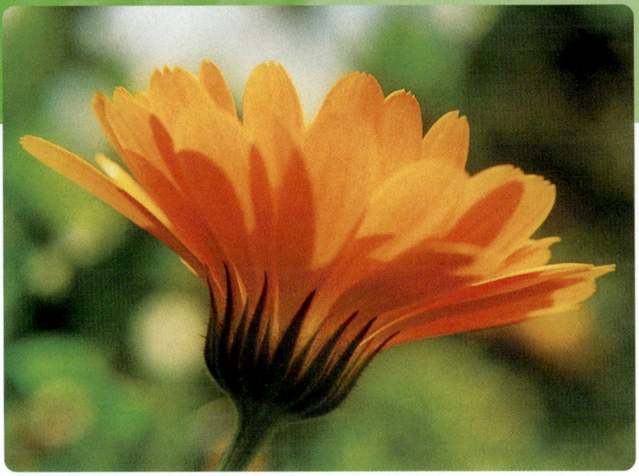

20 Darmerkrankungen

- → Praxis-Einstieg: Eigenerfahrung der Gerbstoffwirkung (s. Kasten „Praxis“, Kap. 18)
- → Grundlagen der Gerbstoffe und zugehörige Pflanzen (s. Kap. 18)
- → Heilpflanzen bei Durchfallerkrankungen und Blähungen
- → Grundlagen der Anthranoidglykoside und Schleimstoffe (s. Kap. 17.2 und Kap. 19)
- → Heilpflanzen bei Verstopfung
- → Praxis-Rezept: Teezubereitungen (mit Gerbstoff- und Schleimdrogen) (s. Kap. 4)
- → Praxis: Rezeptieren (s. Kap. 4)

Im Bauch, im „Reich der Mitte“, ist das Zentrum der Gefühle. Dort flattern Schmetterlinge und Anspannung drückt auf den Darm. Einige Zitate mögen die Bedeutung unterstreichen, die dem Darm schon immer zugeschrieben wurde:
„Es ist der Bauch, für dessen Befriedigung die meisten Menschen arbeiten. Es ist aber auch der Bauch, der für die meisten Menschen Leiden bringt“ (Plinius). „Der Darm kann mit den Wurzeln einer Pflanze verglichen werden; an ihm entscheidet sich Gedeih und Verderb eines Organismus“ (Kempf); „Der Mensch ist so gesund wie seine Darmflora“ (Volksmund); „Im Darm sitzt der Tod“ (Metschnikoff); „Im Darm sitzt das Leben“ (Bühring); „Der Mensch ist, was er isst“ (Volksmund).
Worte wie diese zeugen von der grundlegenden Wichtigkeit des Darms. Man spricht ihm mehr zu als Ausscheidungsfunktionen, das bezeugen auch Aussprüche wie „Ich halte mir den Bauch vor Lachen“, oder „Mein Bauch sagt mir ...“. Ein Teil unseres Gehirns „sitzt im Darm“: Das so genannte „enterische Nervensystem“ besitzt die größte Ansammlung von Neuronen außerhalb des Gehirns und koordiniert u. a. die hochsensible Steuerung der erregenden oder hemmenden Nervenbotenstoffe. Es ist über Rückenmark und Nervus vagus mit dem Gehirn verbunden. Psychoaktive Stoffe wie Serotonin, Dopamin, Opiate o. Ä. werden vor allem aus dem „Darmhirn“ ausgeschüttet; Serotonin zum Beispiel zu 95 %, und nur zu 5 % aus dem Gehirn! Kein Wunder, dass viele Menschen mit dem Bauch denken und sich auf ihr Bauchgefühl verlassen (können!).

Mit seinen ca. 500 qm Fläche ist der Darm – im Vergleich zur Haut mit 2 qm und der Lunge mit ca. 100 qm – das größte Organ, das Grenzflächen-, Barriere- und Kommunikationsfunktion besitzt. Er ist eine Art Tunnel, ca. 7 m lang und in Bezug auf die Ernährung „Außenwelt“, denn alles, was sich im Darm befindet, hat der Körper noch nicht zu seiner Verfügung. Der vom Magen anverdaute Nahrungsbrei gelangt zuerst in das „12-Finger-breite“ Duodenum, den Zwölffingerdarm. Die zufließenden Enzyme von Galle und Bauchspeicheldrüse, die gemeinsam in der so genannten Vaterpapille in das Duodenum einmünden, zerlegen den Nahrungsbrei in kleinere Nahrungsbestandteile. Im nächstfolgenden 5 m langen Dünndarm (Jejunum, Leerdarm und Ileum, Krummdarm) mit seiner durch mehrfach gefaltete Zotten riesigen Oberfläche findet die weitere Verdauung und Resorption (von Glukose, Aminosäuren, Fettsäuren und Verdauungssekreten) statt. Der 1,5 m lange Dickdarm (aufsteigender, querliegender und absteigender Colon) dickt den Nahrungsbrei ein (daher der Name) und resorbiert vor allem Flüssigkeit, Mineralsalze u. a. in die Blutbahn zurück. Über den Mastdarm (Rectum) gelangt das, was „oben hinein kam“ und nicht verwertet bzw. resorbiert wurde, „unten wieder hinaus“. Aber der Darm ist mehr als Sammelrohr für Abfallprodukte.

Der Darm bildet eine der fünf großen **Entgiftungsstationen** im menschlichen Körper (neben Niere, Haut, Leber und Lunge) und scheidet neben Nahrungsresten auch Giftstoffe aus. Außerdem reguliert er das Volumen und die Elektrolytzusammensetzung des Stuhls und beeinflusst die Wasserausscheidung. Nicht zuletzt nimmt der Darm eine zentrale Stellung ein bei der Abwehr schädlicher Einflüsse; er ist das größte **Immunorgan** des Körpers.

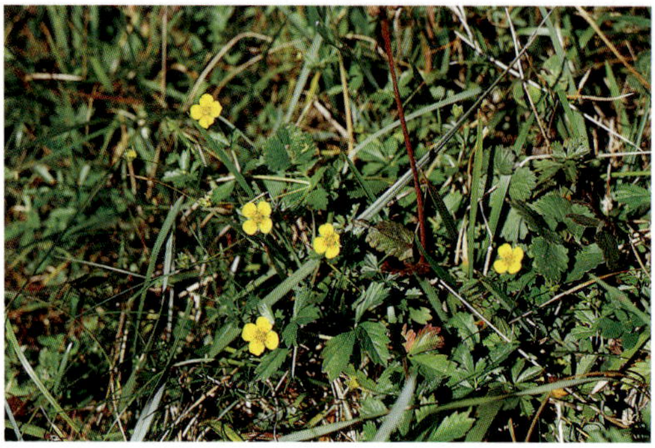

Abb. 7a Blutwurz *Potentilla erecta*, die Pflanze mit dem höchsten Gerbstoffgehalt.

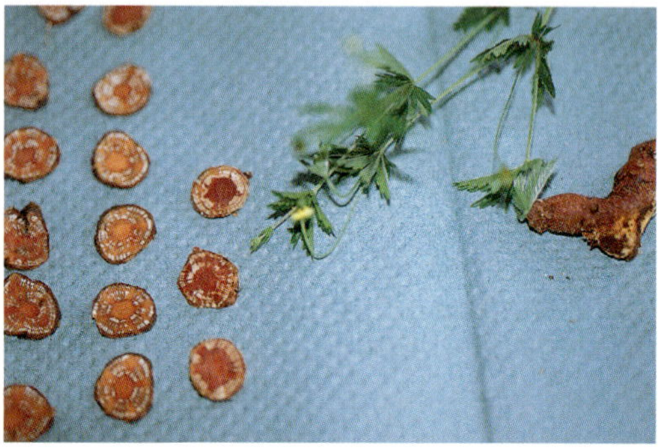

Abb. 7b Blutwurz *Potentilla erecta*, beim Anschneiden färbt sich die Wurzel blutrot.

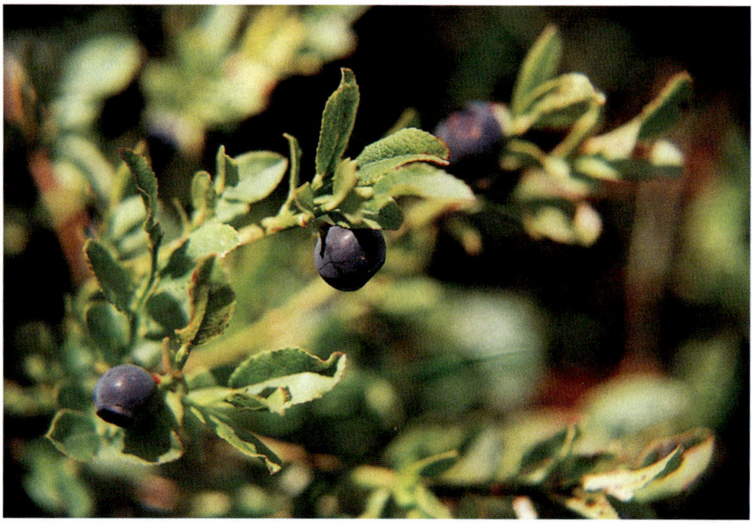

Abb. 8 Heidelbeere *Vaccinium myrtillus*, getrocknet als wohlschmeckende Medizin gegen Durchfall.

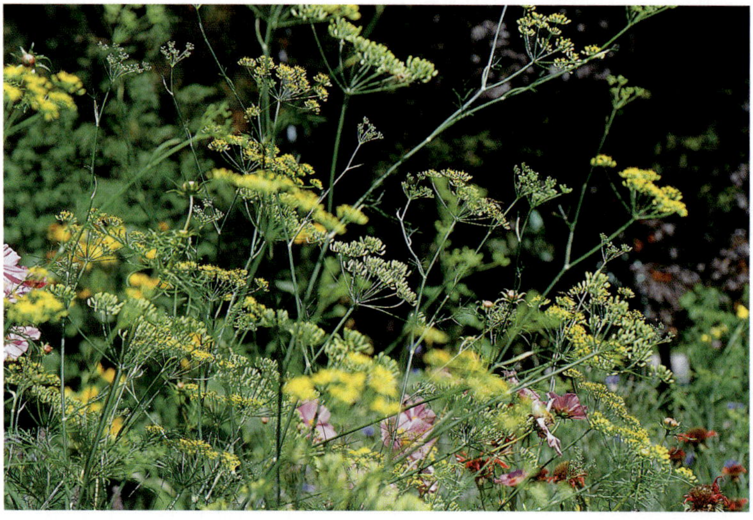

Abb. 9 Fenchel *Foeniculum vulgare*, beliebte Pflanze gegen Blähungen.

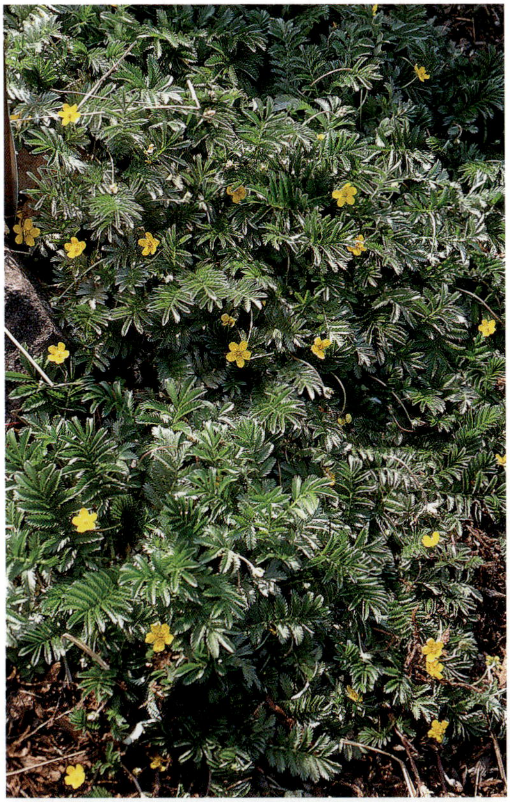

Abb. 10 Gänsefingerkraut *Potentilla anserina*, gegen Durchfall und Menstruationsschmerzen.

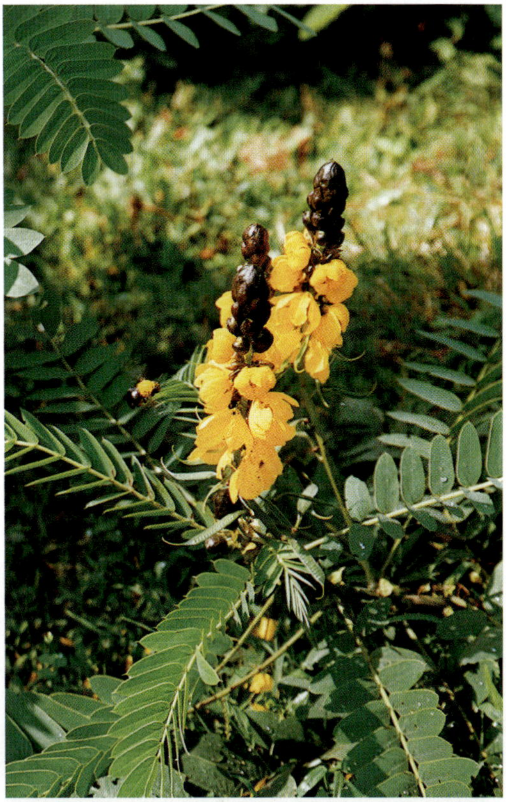

Abb. 11 Sennes *Senna alexandrina*, stark wirkendes Abführmittel zur kurzfristigen Anwendung.

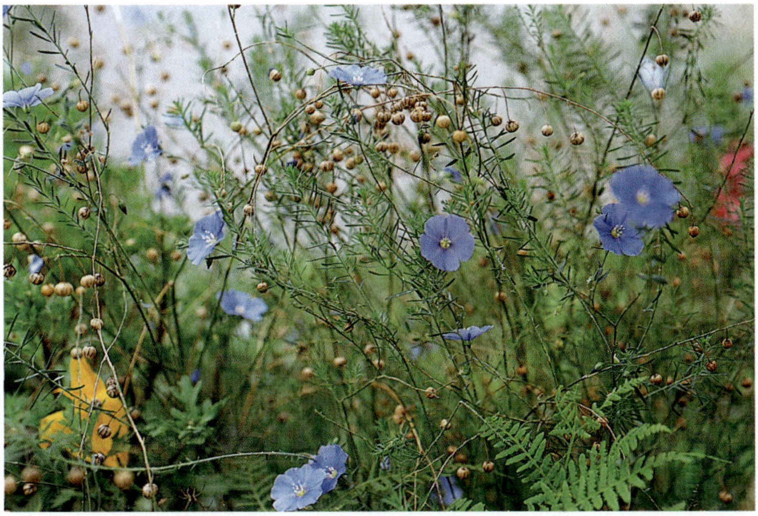

Abb. 12 Lein *Linum usitatissimum*, bewährtes Quellmittel gegen Verstopfung.

Im lymphatischen Gewebe des Dünndarmes befinden sich die Peyer-Plaques: eine Anhäufung von Lymphfollikeln vor allem im Ileum als Bestandteil des Immunsystems. Dort findet die immunologische Prägung der B-Lymphozyten statt, das heißt, sie werden dort immunologisch kompetent gemacht.

Darmflora

Wichtigste Voraussetzung für einen **gesunden Darm** ist eine gesunde **Darmflora** (s. auch Kap. 29.2: Darmsanierung). Der gesamte Verdauungstrakt ist von der Mundhöhle bis zum After von einer Mikroflora (Symbionten) besiedelt, aber im Dickdarm ist die Konzentration am höchsten. Sie überzieht das Schleimhautepithel wie ein Biofilm und stellt so eine primäre Barriere für pathogene Keime im Darmlumen dar. In Magen und Dünndarm finden sich anaerobe und aerobe Bakterien (v. a. Laktobazillen, Streptokokken, Enterobakterien), im Dickdarm leben überwiegend (98 %) Anaerobier (Bifidus, Bacteroides, Enterobakterien, Enterokokken). Eine gesunde Dickdarmflora besteht aus 400–500 verschiedenen physiologischen Bakterienarten; etwa $^1/_3$ des Stuhls besteht aus Symbionten. Besonders körperfreundliche Symbionten wie Lactobacillus gasseri und Bifidobacterium longum haben eine Schutzfunktion für die gesamte Darmflora. Im Normalfall ist die Besiedelung ein stabiles Ökosystem, das das Wachstum pathogener Keime zum einen durch die Bildung bakteriostatisch wirkender Substanzen und zum anderen durch Konkurrenz um Substrate verhindert, d. h. die nützlichen Keime überwiegen. Die Darmflora stellt eine mechanische Barriere dar für Fremdstoffe und pathogene Keime und verhindert die Ausbreitung von schädlichen Bakterien und Pilzen im Darm sowie auch das Eindringen von Allergenen durch die Darmwand. Die Qualität der Dickdarmwand bestimmt, ob und wie viele Schadstoffe in den Körper eindringen können. Die Darmwand braucht die Energieversorgung durch die Darmflora, um ihre Funktionen erfüllen zu können, und die Darmbakterien brauchen ihrerseits das Milieu der Darmschleimhaut, um existieren zu können – eine echte Symbiose also. Ohne Bakterienflora ist die Ausbildung und Steuerung des Immunsystems undenkbar; ein funktionierendes **Immunsystem** ist von einer intakten Darmflora abhängig. Die Darmflora beherbergt 75 % aller antikörperproduzierenden Zellen; sie bilden das darmassoziierte lymphatische Abwehrsystem und sind zur Bildung sekretorischer Antikörper befähigt. Vermutlich stimulieren die Mikroorganismen ihrerseits auch das Immunsystem: Untersuchungen zeigten, dass eine Störung der Darmflora zur Abnahme der Aktivität zirkulierender natürlicher Killerzellen führt.[9]

Die Darmflora ist u. a. verantwortlich für Milchsäureschutzstoffe, für einige B-Vitamine und den Aufbau von Vitamin K, das für die Blutgerinnung wichtig ist. Außerdem baut sie Cholesterin und krebserregende Nitrosamine ab. Darmbakterien wandeln nichtessenzielle Aminosäuren durch den Einbau von Schwefel in essenzielle Aminosäuren um, und sie bauen Aminosäuren auf.

Meist genügt die **richtige Ernährung** – gesund, regelmäßig und gut gekaut, verbunden mit genügend Flüssigkeit, um das Verdauungssystem gesund zu halten – klingt ganz einfach!

Verdauungsprobleme sind Spiegel unserer Gesellschaft: Fastfood, mangelnde Bewegung oder Stress, überhöhter Alkohol-, Tabak- oder Kaffeekonsum. Die zunehmende Zahl der Verdauungsstörungen macht sich auch volkswirtschaftlich bemerkbar: Abführmittel z. B. werden jährlich etwa 40 Millionen Mal in deutschen Apotheken verkauft, die Therapie funktioneller Darmstörungen kostet in Deutschland ca. 16 Millionen Euro pro Jahr! Ein **kranker Darm** ist oft Ausgangspunkt von Krankheiten im Körper. **Chronische Darmstörungen** sind heute ein weit verbreitetes Leiden mit vielerlei Folgen: Kreislaufbeschwerden, Kopfschmerzen, schlechte Körperhaltung und -tonus, Ernährungsstörungen, Leberbelastungen und Erkrankungen des rheumatischen Formenkreises, chronische Stoffwechselstörungen, Hauterkrankungen oder Präkanzerosen. Auch an seelischen Beschwerden wie z. B. Depressionen kann eine gestörte Darmfunktion mit beteiligt sein.

Darmerkrankungen sind ein dankbares Kapitel für die **Phytotherapie**; in vielen Fällen genügt eine gesunde Ernährung und die alleinige Behandlung mit Pflanzen.

---

9 Müller 2002: 33–34.

20.1 Blähungen

Windiges

Ach, welch unverdienter Schmähung
ist ausgesetzt die arme Blähung!

Da sie, zwar schuldlos, sich nicht schickt,
lebt sie in tragischstem Konflikt.

Und zweifelnd zwischen Tun und Lassen
hat sie sich heimlich anzupassen

in einem Kampf, der voller Pein dem,
der gern kinder-stubenrein.

Wie glücklich doch der Grobe prahlt:
„Heraus, was keinen Zins bezahlt!“

Der Feine hat sich abzufinden,
er muss die Winde überwinden!

Eugen Roth: „Der Wunderdoktor“

Blähungen sind häufige Begleitsymptome einer gestörten Verdauung und quälende Beschwerden, die oft schamhaft verschwiegen werden, weil sie den Betroffenen peinlich sind. Die dabei entstehenden Darmgeräusche werden mühsam und unter Schmerzen unterdrückt, bis sie endlich auf dem stillen Örtchen ins Freie gelangen dürfen.

Eine übermäßige Ansammlung von Gasen im Magen-Darm-Trakt, zum Teil mit Auftreibung des Bauches, wird „Meteorismus“ genannt; ein vermehrter Abgang von Darmgasen „Flatulenz“. Diese vermehrt gebildeten „duftenden“, oft quälenden Winde können vielfältige Ursachen haben: blähende Speisen, Verdauungsstörungen (vor allem der Galle), Verstopfung, entzündliche Darmkrankheiten, bakterielle Fehlbesiedelung des Darmes, Nahrungsmittelallergien, Medikamente, Erkrankungen der Gallenblase (Cholezystopathien) oder Arterioskleroseerscheinungen im Abdomen bzw. an den Mesenterialgefäßen (in diesem Fall werden die Gase ungenügend resorbiert). Auch ein „chronischer Blinddarm“, das so genannte „Reizdarmsyndrom“ (s.u.) und Nabel- und Dreimonatskoliken der Kinder zeigen sich mit blähungsähnlichen Beschwerden. Roemheld hat auf die Beziehung zwischen Meteorismus und Herzkranz- und anderen großen Gefäßen aufmerksam gemacht und schuf den Begriff des „gastro-kardialen Symptomenkomplexes“ bzw. **Roemheld-Syndrom**: Die Herzachse wird durch den Zwerchfellhochstand, der sich aufgrund der Ansammlung von Gasen im Darm hochwölbt, verschoben. Dadurch wird die Durchblutung des Herzens vermindert und es können Herzschmerzen entstehen. In diesem Falle sollte in der Therapie auch das Herz unterstützt werden mit **Weißdorn** und mit **Galgant**, der sich mit seiner blähungstreibenden und zugleich herzkreislaufentlastenden, gefäßerweiternden Wirkung bewährt hat.

Bei diesem Beschwerdebild lindert die Phytotherapie mittels **Karminativa** (von lat. „carminare: reinigen“). Karminativa sind blähungstreibende Mittel, die eine Beseitigung von schmerzhaften Gasansammlungen in Magen und Darm bewirken. Zusätzlich wirken sie krampflösend und antimikrobiell, erleichtern das Aufstoßen nach der Nahrungsaufnahme und lösen ein wohltuendes inneres Wärmegefühl aus. Experimentelle Arbeiten haben gezeigt, dass die Magenschleimhaut vermehrt durchblutet und die Magenmuskulatur (Mukosa) tonisiert wird, und dass es innerhalb von 5–15 Minuten nach Einnahme eines Karminativums zu Gas- oder Flüssigkeitsausstoßung aus dem Magen kommt. Es wird vermutet, dass die ätherischen Öle den Druck des Ösophagussphinkters (Speiseröhrenschließmuskels) herabsetzen; möglicherweise reflektorisch aufgrund einer Hyperämie der Kardia. Dadurch kommt es zu einem Druckausgleich zwischen Mageninnenraum und Speiseröhre, der zum Aufstoßen, aber auch zum Reflux führen kann. Ein anderes Erklärungsmodell weist darauf hin, dass es durch eine lokale Reizung der Magenschleimhaut zu einem Tonusanstieg bestimmter Magenanteile sowie zu einer Verstärkung der rhythmischen Kontraktionen führen kann. Dies könnte das Aufstoßen von Luft aus dem Magen bedingen. Auch die spasmolytischen und antimikrobiellen Eigenschaften der Karminativa tragen zu ihrem günstigen Einfluss auf Meteorismus und Flatulenz bei. Bei manchen infektiösen Darmerkrankungen und Gärungsdyspepsien können Karminativa Durchfall hemmen. Kinder scheinen auf Karminativa deutlicher zu reagieren als Erwachsene.

Die klassischen Karminativa sind gleichzeitig auch **Gewürze**: Kümmel, Fenchel und Anis. In der karminativen Wirkung ist Kümmel am stärksten und Anis am schwächsten (als Expectorans ist Anis am stärksten und Kümmel am schwächsten). Fenchel steht jeweils in der Mitte, er ist geschmacklich am beliebtesten. Die Früchte werden in Teegemischen „contusa“ verordnet, d. h. frisch zerdrückt oder zerquetscht. Die ätherischen Öle dieser Gewürze entfalten motilitätssteigernde und krampflösende Effekte, die neben der Drucksenkung des Ösophagussphinkters auch eine Entkrampfung des Zwölffinger- und Dickdarmes nach sich ziehen. Im weiteren Sinne zählt man auch **Dill**samen, **Engelwurz**, **Gelbwurz**, **Kamille**, **Koriander**, **Melisse**, **Pfefferminze** und **Zimt** zu den Karminativa, desgleichen **Bittermittel** wie **Beifuß**, **Enzian**, **Kalmus** oder **Wermut**.

Hinweis

Mineralwasserkonsum fördert Blähungen, deshalb einschränken!

Zu einer umfassenden Therapie eignen sich **Teemischungen** mit spasmolytischen und beruhigenden Pflanzen wie **Pfefferminze**, **Gänsefingerkraut**, **Melisse** oder **Kamille**, bei Verdauungsbeschwerden auch mit **Schafgarbe** oder **Wermut**.

20.1.1 Heilpflanzen gegen Blähungen: Karminativa

Kümmel-, Fenchel- und Anisfrüchte unmittelbar vor der Verwendung anstoßen (contusa, gequetscht verordnen!). Das ätherische Öl befindet sich gut geschützt und aromasicher aufbewahrt in so genannten Sekreträumen innerhalb der Frucht und kann nur bei zerkleinerten bzw. angestoßenen Früchten in das Extraktionsmedium (Wasser, Ethanol) übergehen.

Anis
Pimpinella anisum
Anisi fructus (M)

Schon bei den Römern hielt Anis, der weißblühende Doldenblütler aus dem Orient Einzug in die gehobene Küche. Anis findet sich in Vergils Anisplätzchen, in heutigen weihnachtlichen „Springerle“ und in „geistigen Wässern“ wie Raki, Ouzo oder Pastis.

Übrigens: **Sternanis** (Illicum verum) wächst in Ostasien auf einem immergrünen Baum der Magnolienfamilie. Die sternartigen Früchte sind jedoch in Inhalt und Wirkung dem Anis gleichzusetzen!

Inhaltsstoffe: Ätherisches Öl (trans-Anethol), fette Öle.

Wirkungen: Blähungswidrig, schwach krampflösend, antibakteriell, auswurffördernd. Steigerung der Speichel- und Magensaftsekretion.

Indikationen: Blähungen (in der karminativen Wirkung viel schwächer als Kümmel), außerdem wichtiges Expectorans und Geschmackskorrigens.

Darreichungsformen: Tee, Fertigpräparate, Verdauungsschnäpse. Bei Verdauungsbeschwerden genügt auch kräftiges Würzen.

Tagesdosis: 3,0 g Droge. Bei äußerer Anwendung Zubereitungen mit 5–10 % ätherischem Öl, z. B. gelöst in Oliven- oder Erdnussöl.

Nebenwirkungen: Gelegentlich allergische Reaktionen von Haut, Atemwegen oder Magen-Darm-Trakt.

Gegenanzeigen: Allergie gegen Anis oder Anethol. **Hinweis:** Bei unsachgemäßer Lagerung des ätherischen Öls (nicht der Droge!) entsteht die östrogenartige Verbindung Photoanethol.

Präparate: Aspasmon® N Tr. (mit Anis- und Pfefferminzöl), Bäuchlein-Salbe Babynos® (mit Kümmel).

Teezubereitung: 1 TL (2–3 g) frisch gequetschte Droge mit 150 ml heißem Wasser überbrühen, 10 Min. abgedeckt ziehen lassen. 3 × tägl. 1 Tasse zu den Mahlzeiten warm trinken.

***Kommission E:** Innere und äußere Anwendung: Katarrhe der Luftwege. Innere Anwendung: dyspeptische Beschwerden.*

Fenchel
Foeniculum vulgare
Foeniculi fructus/ -aetheroleum (M)

Schon in den alten Hochkulturen in Ägypten, China und Arabien war Fenchel ein geschätztes Heilmittel. Im Jahre 838 n. Chr. beschrieb der junge Abt Walahfrid Strabo von der Insel Reichenau in seinem wunderbaren Gedichtband „Hortulus“ den Fenchel:

„Auch die Ehre des Fenchels sei hier nicht verschwiegen; er hebt sich kräftig im Spross, und er strecket zur Seite die Arme der Zweige. Ziemlich süß von Geschmack und süßen Geruches desgleichen. Nützlich soll er den Augen, wenn Schatten sie trübend befallen, und sein Same, mit Milch einer Mutterziege getrunken, lockre, so sagt man, die Blähung des Magens und fördere lösend alsbald den zaudernden Gang der lange verstopfeten Verdauung. Ferner vertreibt die Wurzel des Fenchels, vermischt mit dem Weine, Trank des Lenaeus, und so genossen, den keuchenden Husten.“

Fencheltee hat sich bis heute in der Kinderheilkunde bewährt, nicht nur, weil er die schmerzhaften Koliken lindern hilft, sondern weil er so gut schmeckt. Stillenden Müttern schenkt er mehr Milch und den Babys über die Muttermilch das Heilmittel gegen Blähungen.

Inhaltsstoffe: 2–5 % ätherisches Öl mit Anethol und Fenchon, fettes Öl, Eiweiß, Flavonoide.

Wirkungen: Blähungshemmend, krampflösend, appetitanregend, Förderung der Magensekretion und der Magen-Darm-Motilität. Auswurffördernd, keimhemmend im Bronchialbereich, erhöht die Aktivität der Flimmerhärchen, schleimlösend.

Indikationen: Bei Blähungen, Säuglingsdyspepsie mit Durchfall: Fencheltee und Fasten. Als krampflösendes und blähungshemmendes Mittel insbesondere bei Säuglingen und Kleinkindern, als schleimlösendes Mittel bei Erkältungskrankheiten vor allem bei Kindern (Fenchelhonig), zur Appetitanregung (Aperitif) und als Geschmackskorrigens.

Darreichungsformen: Tee, Fenchelhonig, Fenchelsirup, Aperitif, Fertigpräparate.

Tagesdosis: Fenchelfrüchte: 5–7 g Droge. 10–20 g Fenchelsirup oder Fenchelhonig.

Nebenwirkungen: Für Teezubereitungen nicht bekannt. Ätherisches Fenchelöl kann bei äußerlicher Anwendung in Einzelfällen allergische Haut- oder Atemwegsreaktionen hervorrufen und sollte bei Schwangerschaft und für Säuglinge und Kleinkinder nicht angewendet werden.

Gegenanzeigen: Für Teezubereitungen nicht bekannt.

Präparate: Kneipp® Flatuol® Tbl, Gastricholan-L® Tr. (mit Kamille und Pfefferminz), Pascoepankreat® Tbl. (mit Condurangorinde und Wermut).

Teezubereitung: 1 TL frisch gequetschte Fenchelfrüchte (2,5 g) mit 1 Tasse heißem Wasser überbrühen, 5 Min. bedeckt ziehen lassen. Mehrmals täglich 1–2 Tassen trinken.

Kommission E: *Dyspeptische Beschwerden wie leichte krampfartige Magen-Darm-Beschwerden, Völlegefühl, Blähungen. Katarrhe der oberen Luftwege.*

Kümmel
Carum carvi
Carvi fructus (M)

Der feinfiedrige, weißrötlich blühende Kümmel gehört zu den Doldenblütlern und findet sich auf artenreichen Almwiesen. Den Kümmel erkennen Pflanzenfreunde am „Kümmelkreuz“: Das untere Paar Fiederblätter eines jeden Blattes steht weit entfernt vom nächsten, es sitzt am Blattstiel an, ist kreuzweise gestellt und sieht aus wie Nebenblätter. Kümmel ist ein uraltes Gewürz, das nachts böse Dämonen vertreiben sollte. Deshalb stellte man eine Schale mit Kümmel unter das Bett unruhiger Kinder. Wem Kümmel als ganzes Korn nicht schmeckt, kann Kümmelkörner in ein Säckchen gebunden mitkochen und anschließend entfernen, dann entfaltet sich zartes, verdauungsförderndes Kümmelaroma. Oder den Kümmel frisch und feingemahlen zugeben, zu Brot, Gemüse, Kartoffel- und Kohlgerichten oder Quark. Andere bevorzugen eher geistige Getränke: Auch Kümmelschnaps vertreibt Blähungen.

Inhaltsstoffe: 3–7% ätherische Öle (Carvon, Limonen, Dihydrocarveol, Carveol), fettes Öl, Eiweiß, Gerbstoffe, Zucker, Flavonoide, Phenylcarbonsäuren (Kaffeesäure), Cumarine und Harze.

Wirkungen: Blähungstreibend, krampflösend, verdauungsfördernd, appetitanregend, durchblutungsfördernd (Magen-Darm-Schleimhaut) und keimhemmend. Außerdem auswurffördernd, antimikrobiell, desinfizierend und choleretisch. Für Kümmelöl ist eine beträchtliche fungizide Wirkung (vergleichsweise stärker als Nystatin) festgestellt worden.

Indikationen, *innerlich:* Meteorismus, Appetitlosigkeit, Völlegefühl, Blähungen, leichte krampfartige Magen-Darm-Störungen und Verdauungsbeschwerden bei Säuglingen.

Äußerlich: Das ätherische Öl verdünnt in Pflanzenölen als durchblutungsförderndes und mild hautreizendes Einreibemittel oder zum Einreiben bei Nabelkoliken der Kinder (lokale Resorption über die Bauchhaut) erwiesen.

Darreichungsformen: Innerlich: Die Früchte frisch gemörsert als Tee, Aperitifs, Gewürze, Fertigpräparate. **Äußerlich:** als 3%ige Kümmelöleinreibung.

Tagesdosis: 1,5–6 g Droge.

Nebenwirkungen/Gegenanzeigen: Nicht bekannt.

Präparate: Aspasmon® N Tr. (mit Anis- und Pfefferminzöl), Bäuchlein-Salbe Babynos® (mit Anis), Carminativum Hetterich Tr. (mit Fenchel, Kamille, Kümmel, Pomeranzenschalen), Carum carvi Zäpfchen Weleda, Kneipp® Flatuol® Filmtbl. (mit Enzian, Fenchel, Pfefferminz), Lomatol® Tr. (mit Fenchel, Pfefferminz, Wermut).

Teezubereitung: 1 TL frisch gequetschte Droge (2–3 g) mit 150 ml siedendem Wasser überbrühen, 10–15 Min. abgedeckt ziehen lassen. 2–4-mal tägl. eine Tasse warm zwischen den Mahlzeiten trinken.

Kommission E: *Dyspeptische Beschwerden wie leichte, krampfartige Beschwerden im Magen-Darm-Bereich, Blähungen und Völlegefühl.*

Lavendel
Lavandula angustifolia
Lavandulae flos (M)

(s. Kap. 28: ZNS und 21: Magen)

Inhaltsstoffe: ätherische Öle, Cumarine, Lamiaceengerbstoffe, Flavonoide, Phytosterole.

Wirkungen: Beruhigend, karminativ, gallefördernd.

Indikationen: Blähungen, Roemheld-Syndrom, funktionelle Oberbauchbeschwerden, Unruhezustände.

Darreichungsformen: Tee, Tinktur, Wein, Fertigpräparate.

Nebenwirkungen/Gegenanzeigen: Für die Droge nicht bekannt.

Präparate: Valeriana-Strath® Tr.

Teezubereitung: 1 TL (0,8 g Droge) mit 1 Tasse heißem Wasser überbrühen und 5 Min. abgedeckt ziehen lassen.

Kommission E: *Innere Anwendung: Unruhezustände, Einschlafstörungen, funktionelle Oberbauchbeschwerden (nervöser Reizmagen, Roemheld-Syndrom, Meteorismus, nervöse Darmbeschwerden). Bäder: funktionelle Kreislaufstörungen.*

Pfefferminze
Mentha x piperita
Menthae piperitae folium (M)

Nach einer Sage von Ovid sind die vielen Minzenarten aus dem Leib der schönen Nymphe Mintha entstanden, der von Persephone aus Eifersucht in 1000 Stücke zerrissen wurde. Die Pfefferminze war schon seit Urzeiten hochgeschätzt: In biblischen Zeiten galt sie als Zahlungsmittel; die Ägypterinnen brachten auf einem Lager aus heilsamer Minze ihre Kinder zur Welt.
So gern Pfefferminztee getrunken wird, er sollte kein Dauerteegetränk sein! Menthol stimuliert die Bildung von Magensäure und kann zu Magenschmerzen führen. Als Ersatz kann die Krause Minze getrunken werden, die weniger scharf ist und anstelle von Menthol Carvon enthält.

Inhaltsstoffe: 0,5–4% ätherisches Öl (Hauptbestandteil: Menthol 35–50 %), Flavonoide und Gerbstoffe.

Wirkungen: Krampflösend, schmerzlindernd, verdauungsfördernd, gallenflussfördernd, gärungswidrig und antiseptisch. Reines Menthol wirkt im Bereich der Atemwege sekretlösend, äußerlich örtlich betäubend und erfrischend.

Indikationen: Tee bei krampfartigen Magenbeschwerden und Gallenleiden. Blätter und ätherisches Öl als Geruchs- und Geschmackskorrigens bei Arznei- und Körperpflegemitteln.

Darreichungsformen: Tee, Likör, Fertigpräparate.

Tagesdosis: 3–6 g Droge, 5–15 g Tinktur.

Nebenwirkungen/Gegenanzeigen: Blätter: bei Gallensteinleiden nur nach Rücksprache mit dem Arzt.

Öl: nicht bei Verschluss der Gallenwege, Gallenblasenentzündungen oder schweren Leberschäden; pfefferminzölhaltige Zubereitungen nicht bei Säuglingen und Kleinkindern.

Hinweis: Bei chronischen Magenbeschwerden ist von einem Dauergebrauch von Pfefferminzzubereitungen abzuraten. Vorsicht bei Gastritis, denn Pfefferminze ist ein Säurelocker.

Präparate: Aspasmon® N Tr. (mit Anis- und Pfefferminzöl), Carminativum Hetterich Tr. (mit Fenchel, Kamille, Kümmel, Pomeranzenschalen), Flatuol® Kneipp® Filmtbl (mit Enzian, Fenchel, Pfefferminz), Rowachol® Digestiv Kaudrg. (mit Menthol u. a. äth. Ölen).

Teezubereitung: 1 TL (1 g) Droge mit 1 Tasse siedendem Wasser übergießen, bedeckt 10 Minuten ziehen lassen. 3–4-mal täglich 1 Tasse.

Kommission E: Krampfartige Beschwerden im Magen-Darm-Bereich sowie der Gallenblase und -wege.

20.2 Durchfallerkrankungen

„Durchfall" (Diarrhöe) bedeutet eine Zunahme der täglichen Stuhlfrequenz auf mehr als drei Mal. Damit verbunden ist ein Anstieg des Flüssigkeitsgehaltes des Stuhles zu einer breiigen bis wässrigen Konsistenz, bis zum reinen „Wasserdurchfall". Dadurch kann ein deutlicher Flüssigkeits- und Mineralsalzverlust im Körper entstehen, der besonders bei Säuglingen bedrohlich ist – sowie eine Störung im Säure-Basen-Haushalt. Durchfälle sind meist begleitet von Übelkeit, Erbrechen oder Darmkrämpfen bis hin zu Darmkoliken. Sie sind häufig Leitsymptom bakterieller/viraler Infektionskrankheiten oder funktioneller Darmstörungen, und sie kommen häufig vor: In Deutschland zählt man pro Jahr ca. 40 Millionen Episoden von Durchfallerkrankungen!
Zu schnell und intensiv sollten Durchfälle nicht gehemmt werden, um die bei infektiösen Prozessen erforderlichen Ausscheidungs- und Selbstreinigungsmechanismen nicht vorschnell zu unterbinden.

Allgemeine Therapie

Bei subakuten und unspezifischen Durchfallerkrankungen, bei Säuglingsdyspepsie und bei chronischen Formen der funktionellen Diarrhöe genügen Phytotherapeutika als alleinige symptomatische Therapie. Nur bei schweren bakteriellen Darminfektionen sind Antibiotika das Mittel der Wahl. Bei infektiösen Durchfällen oder bei einer Lebensmittelvergiftung setzt man Phytotherapeutika begleitend ein.
Je nach Ursache und Beschwerdebild werden Durchfälle behandelt mit:
Quellstoffen und **Schleimdrogen** (**Flohsamen**, **Leinsamen**), die Bakterientoxine und Gifte adsorbieren, überschüssige Flüssigkeit binden und die Schleimhäute vor Reizungen schützen. Sie werden vom Körper selbst nicht resorbiert und als Komplex gebunden ausgeschieden.
Pektinen: (in fein geriebenen **Äpfeln**); diese schützen die Schleimhäute, adsorbieren Gifte und Krankheitskeime und hemmen eine abnorme Darmflora. Außerdem sorgt Pektin für eine naturgemäße Eindickung des Darminhaltes und trägt damit zur Normalisierung der Verdauung bei. Als Fertigarznei: „Diarrhöesan" (Apfelpektin, Kamille), „Aplona" (getrocknetes Apfelpulver).
Adsorbenzien (Kaffeekohle oder Heilerde wie „Luvos Ultra" für den inneren Gebrauch), die mit ihrer stark vergrößerten Oberfläche und einem hohen Adsorptionsvermögen Gifte, Gärungsprodukte und Bakterienabbauprodukte binden und ausscheiden. Allerdings auch Enzyme, Vitamine und Arzneistoffe; deswegen sollten sie nur kurzfristig (ca. 1 Woche) angewendet werden.
Antiphlogistika, die die Entzündung hemmen (**Kamille**).
Mikrobiologischen Präparaten, die nach dem akuten Geschehen für die Wiederherstellung der physiologischen Darmflora sorgen (Naturjoghurt, Hylak® N, Mutaflor®, Perenterol®).
Gerbstoffdrogen, die adstringierend, sekretions- und keimhemmend wirken. Gerbstoffdrogen mit einer verzögerten Gerbstofffreisetzung in tieferen Darmabschnitten (Blutwurz) bewirken eine Abdichtung der Darmschleimhaut und somit ein Nachlassen des Durchfalls. (Auch Rotwein – alter Bordeaux, wirkt im richtigen Maße durch seine Gerbstoffe gegen Durchfall und außerdem desinfizierend.)

Bei allen Durchfällen sollte, unabhängig von der Genese, auf eine **ausreichende Flüssigkeits- und Mineralstoffzufuhr** geachtet werden. Starke Flüssigkeitsverluste müssen durch die Zufuhr von Mineral-

salz- und Zuckerlösung ausgeglichen werden (Zuckerzusatz verbessert den Transport von Mineralien und Flüssigkeit ins Blut). Den starken Flüssigkeitsverlust gleichen Elektrolytlösungen aus (Präparate wie Elotrans® Plv. bzw. für Kinder: Oralpädon®-240 Plv.) oder eine Teemischung aus 1 l Wasser mit 1 EL Pfefferminzblättern oder Kamillenblüten und 1 EL Fenchelsamen, zusammen mit 1 TL Kochsalz und 2–10 EL Traubenzucker (Glukose). Die WHO empfiehlt folgende Rezeptur: auf 1 Liter Wasser 20 g Glucose, 3,5 g Natriumchlorid, 2,5 g Natriumhydrogenkarbonat (Natron) und 1,5 g Kaliumchlorid.
Kleinere Kinder und Säuglinge können durch den hohen Flüssigkeits- und Mineralienverlust in kritische Situationen kommen. Weisen sie deutliche Zeichen der Austrocknung auf (stehende Hautfalte, eingesunkene Fontanelle, starke Teilnahmslosigkeit), müssen sie zur Flüssigkeitsergänzung in die Klinik. Säuglinge sollten pro Tag 150 ml Flüssigkeit pro kg Körpergewicht zu sich nehmen, Erwachsene ca. 30 ml pro kg. Trinken Säuglinge zu wenig, haben sich Einläufe mit warmem Tee bewährt.

Bei Durchfall ist es ratsam, **Diät** einzuhalten: scharfe Speisen, Gewürze, Kaffee und Rohkost meiden und viel Flüssigkeit trinken. Empfehlenswert sind geriebene **Äpfel**, pürierte **Bananen**, gekochte pürierte Möhren mit Salz und **Reis**-, **Hafer**- oder **Weizen**schleimsuppe. Karotten eignen sich besonders als Diätkost und sind geeignet für Säuglinge ab 6 Monaten. Im Akutfall Cola und Salzstängel oder **Schwarztee** mit Zucker und einer Prise Salz.

Bei entzündlich bedingten chronischen Durchfallerkrankungen wie Morbus Crohn und Colitis ulcerosa sind Phytotherapeutika zur begleitenden Therapie geeignet. Eine feuchtwarme Bauchauflage wirkt in jedem Falle entkrampfend und wohltuend.

20.2.1 Akuter Durchfall

Ursachen für akute Diarrhöen sind meist Infektionen durch Bakterien, Viren, Parasiten oder Pilze, Vergiftungen oder Antibiotikagaben. Sie können aber auch psychischer Art sein, z. B. wenn sich jemand „vor Angst in die Hosen macht" – oder durch Ernährungsfehler bedingt. Ein kurzfristiger Durchfall kann im besten Falle wie eine spontane „Darmreinigung" wirken und hört von alleine wieder auf. Die symptomatische **Behandlung** von Durchfällen erfolgt in der Regel durch adstringierende **Gerbstoffdrogen**, durch entzündungshemmende **Schleimstoff- bzw. ätherische Öldrogen** sowie durch Adsorption von Giftstoffen und Eindickung des Speisebreis mittels **Quellstoffen.**

Die so genannte **Reisediarrhöe** ist, neben ungewohnten Ernährungsfaktoren, meist durch Viren oder Bakterien bedingt. Um sich auf Reisen vor „Montezumas Rache" zu schützen, sollte man von vornherein die Empfehlung der Engländer beherzigen: „Cook it, peel it, or forget it" (entweder kochen, schälen oder weglassen).
Bei großer Hitze kann auch in unseren Breitegraden ein so genannter **Sommerdurchfall** als Folge von kontaminierter Nahrung oder von zu kalten Speisen auftreten; vor allem Kinder sind davon betroffen.
Die harmlosen Formen der Sommer- und Reisediarrhöe können gut mit pflanzlichen Arzneimitteln in der Selbstmedikation behandelt werden. Wird aber innerhalb von 3 Tagen keine Normalisierung erzielt, so muss die Ursache dringend ärztlich abgeklärt werden.
Die häufigsten **Lebensmittelvergiftungen** werden durch Salmonellen, Kolibakterien, Camphylobacter, Staphylococcus aureus, Bacillus cereus, Clostridium botulinum oder -perfringens oder durch Listerien hervorgerufen. Sie **gehören in ärztliche Behandlung!** Man kann eine begleitende Behandlung mit **Kamillen**- oder **Pfefferminz**tee durchführen, im Vordergrund steht aber die rasche Ausscheidung der Erreger mit dem Stuhl!

20.2.2 Chronischer Durchfall

Chronischen Durchfällen liegen meist funktionelle oder organische Störungen zugrunde: Leber-Galle-Störungen, Pankreaserkrankungen, Ernährungsfehler, Infektionserkrankungen, Allergien, entzündliche Darmstörungen, Dickdarmkrebs, eine Strahlenenteritis oder Darmresektion, Hyperthyreose, Alkoholabusus oder auch psychogene Faktoren. Ebenfalls können iatrogene (medikamentenbedingte) Schädigungen die Ursachen sein, z. B. Antibiotika, Sulfonamide, Laxanzien (!), Digitalis, Chinidin, magnesiumhaltige Antazida (Säureblocker), Schilddrüsenhormone, Zytostatika oder Eisenpräparate.
Von einer chronischen Diarrhöe spricht man bei Andauern der Durchfälle über einen Zeitraum von 3–4 Wochen.
Neben der Behandlung der zugrunde liegenden Erkrankung benötigen chronische entzündliche

Durchfälle vor allem antiphlogistische, spasmolytische, sedierende und karminative **Phytotherapeutika**. Zusätzlich muss die gestörte Darmflora aufgebaut und der Elektrolyt- und Wasserhaushalt reguliert werden. Bei schweren infektiösen Darmerkrankungen genügt die Phytotherapie oft nicht, kann aber zumindest begleitende Funktion haben.

Morbus Crohn

ist eine chronisch-entzündliche Darmerkrankung mit unbekannter **Ursache**. Als begünstigende Faktoren werden genetische Dispositionen, mikrobielle Einflüsse und autoimmunologische Prozesse diskutiert. Gesichert ist, dass Rauchen die Entstehung der Erkrankung fördert; eine Störung des Immunsystems ist am Geschehen mitbeteiligt. Die Erkrankung verläuft schubweise, entzündliche und nicht entzündliche Phasen wechseln sich ab, und sie ist vor allem in der Altersgruppe der 20- bis 30-Jährigen anzutreffen. Meistens ist die Erkrankung im unteren Dünndarm (Ileum) und im Dickdarm lokalisiert, sie kann aber im ganzen Verdauungstrakt vom Mund (selten) bis zum After vorkommen. Morbus Crohn geht einher mit Fistelbildung, Fissuren, Fieber und Bauchschmerz, die Durchfälle können bis zu 15-mal am Tag auftreten. Das Allgemeinbefinden ist beeinträchtigt durch starke Schmerzen und Durchfälle, Fieber und Gewichtsverlust. Als wichtigstes phytotherapeutisches Angebot gilt **Weihrauch**, der spezifisch die 5-Lipoxygenase hemmt und somit direkt in den Entzündungsvorgang eingreift (s. u. und Kap. 25: Rheuma).

Colitis ulcerosa

ist ebenfalls eine chronisch-entzündliche Darmerkrankung mit schubweisem Verlauf, und häufig vergesellschaftet mit Geschwürbildung und blutigen Durchfällen, so dass es öfters zu einer Anämie kommt. Müdigkeit, Antriebsschwäche durch Eisenmangel, Eiweiß- und Blutverlust, Haut- und Gelenkbeschwerden begleiten die Erkrankung. Es sind wie bei Morbus Crohn eher jüngere Menschen im Alter zwischen 20–40 Jahren befallen. Als **Ursache** werden psychogene und autoimmunpathologische Faktoren vermutet. Lokalisiert ist die Erkrankung hauptsächlich im Dickdarm, sie beginnt meist im Rektum und schreitet in Richtung Dünndarm fort. In der naturheilkundlichen **Therapie** hat sich die vorübergehende Ruhigstellung des Darmes mit der Milch-Semmel-Diät oder einer anderen Schonkost bewährt; sämtliche Reizfaktoren sollten ausgeschaltet werden. Nach Abklingen der Entzündungsphase wird eine Aufbaunahrung empfohlen mit **Hafer**- oder **Reis**schleim oder **Kartoffel**suppe. **Dinkel** wird besser vertragen, besitzt einen höheren Nährwert und doppelt so viel Aminosäuren als Weizen und sollte aus diesem Grund bevorzugt werden. Bei Colitis ulcerosa empfiehlt sich eine begleitende Psychotherapie.

Phytotherapeutisch wird bei Bauchkrämpfen eine **blähungswidrige** Teemischung aus **Kamille**, **Fenchel** oder **Kümmel** gegeben und **beruhigende** Teedrogen wie **Hopfen**, **Melisse** oder **Orangenblüten**. Regelmäßige „Frühjahrskuren“ werden zur Verbesserung der Stoffwechsellage empfohlen, z. B. mit einer Teemischung aus **Birke**, **Brennnessel** und **Löwenzahn**. Bewährt hat sich auch „Myrrhinil-Intest“ (**Kaffee**kohle, **Kamillen**blüten + **Myrrhe**). **Krause Minze** wirkt blähungs- und krampfwidrig; **Süßholz** entzündungshemmend (s. Kap. 21: Magen), **Zimt** löst Spannungen der glatten Darmmuskulatur.

Ein Qualitätszirkel aus 16 Ärzten für Naturheilverfahren hat ein **ganzheitliches Therapiekonzept für Colitis ulcerosa und Morbus Crohn** erarbeitet. Die Empfehlungen beruhen zu einem großen Teil auch auf Erfahrungswissen und umfassen u. a. eine Lebensumstellung im Sinne der Ordnungs-, Ernährungs- und Entspannungstherapie, der mikrobiellen Therapie sowie der Phytotherapie. Zur Senkung der Stuhlfrequenz und zur Stuhlverfestigung werden **Flohsamen** empfohlen, die auch bei Verstopfung eingesetzt werden: Die durch die Anbindung von Flüssigkeit erzeugte Volumenzunahme löst einen Dehnungsreflex aus, der die Darmtätigkeit anregt. Flohsamen binden aber auch Bakterientoxine und schützen die Darmschleimhaut vor weiteren Schädigungen. Zur Linderung des Entzündungsprozesses werden **Borretsch**- oder **Nachtkerzen**öl empfohlen, **Teufelskrallen**wurzelextrakt, **Brennnessel**kraut oder **Weihrauch**präparate (die Boswelliasäuren des Weihrauchs hemmen die Leukotriene, die typischerweise bei den entzündlichen Prozessen von C. ulcerosa und M. Crohn vermehrt gebildet werden). Ähnlich wirkt Myrrhenharz (Myrrhinil-Intest®, s. o.). Entzündungswidrig und stopfend wirken die traditionell genutzte **Kamille**, **Zaubernuss**, **Blutwurzel** und getrocknete **Heidelbeeren**. (Diese Empfehlungen gelten nicht bei Stenosen oder bei einer Ileussymptomatik!) www.colitis-crohn-portal.de

Reizdarmsyndrom

Die häufig vorkommende „funktionelle Störung des Darms ohne krankhaften Befund“ wird auch Reizkolon oder Colon irritabile genannt. 10–20 % der westlichen Bevölkerung sind davon betroffen, mehr Frauen als Männer, vor allem im Alter von 20–50 Jahren. Als **Ursachen** werden psychosomatische Hintergründe und eine Übererregbarkeit des vegetativen Nervensystems vermutet; falsche Ernährungsgewohnheiten (zu viel, zu oft, zu hektisch, zu unregelmäßig, zu schnell) begünstigen das Krankheitsbild, gelten aber nicht als Auslöser. Der Schweregrad der Beschwerden steigt und fällt mit dem Stressniveau. Die Erkrankung ist harmlos, aber hartnäckig und löst Ängste aus. Neuerdings werden entzündliche Prozesse in der Darmschleimhaut diskutiert, die eine neuromuskuläre Dysfunktion im Darm hervorrufen. Charakteristisch ist eine **Symptomentrias** von krampfartigen diffusen Bauchschmerzen, starken Blähungen (bis zum Roemheld-Syndrom) und einem Wechsel von Diarrhöe (mit Schleimbeimengungen) zu Obstipation (oft verbunden mit einem Gefühl der unvollständigen Stuhlentleerung). Häufig kommen Völlegefühl, Aufstoßen, Übelkeit und Nahrungsmittelunverträglichkeiten (v. a. Laktose, Gluten) dazu. Bei andauernden Beschwerden können mit der Zeit Divertikel entstehen, oder es nisten sich aufgrund der chronisch gereizten Darmschleimhaut vermehrt pathologische Bakterien und Pilze ein, die evtl. Autoimmunerkrankungen auslösen können. Bei der **Untersuchung** ergibt sich meist kein krankhafter organischer Befund; deshalb muss zur Abklärung eine sehr sorgfältige Differenzial- bzw. eine Ausschlussdiagnose erfolgen. Bei der Palpation rollt der Darm (Colon descendens) wie ein elastisches Rohr über die Fingerspitzen. Meistens bestehen gleichzeitig vegetative Symptome wie Reizblase, Kopfschmerzen, Erschöpfung, Schwächegefühl, Depressionen und Ängste, Kreislaufbeschwerden oder funktionelle Herzbeschwerden.

Die **naturheilkundliche Therapie** erfolgt je nach vorherrschender Symptomatik: gezielte Nahrungsumstellung (keine blähenden, fetten Speisen, stattdessen vermehrt Ballaststoffe); körperliche Bewegung (löst viele Verdauungsprobleme!); feuchtwarme Auflagen auf den Unterbauch sowie Stressreduktion und Entspannungsübungen. Unerlässlich ist eine Darmsanierung (s. dort, Kap. 29.2)

Die wichtigsten Heilpflanzen in der **Phytotherapie** sind **Kamille**, **Kümmel**, **Fenchel** und **Minz**öl. Differenziert wird in stuhlregulierende Schleimdrogen (**Indische Flohsamen**, **Leinsamen**), entspannende Drogen (**Baldrian**, **Hopfen**), krampflösende (**Pfefferminze**, **Kamille**, **Gänsefingerkraut**), blähungswidrige (**Fenchel**, **Kümmel**, **Anis**, **Galgant**) und verdauungs- und gallefördernde Arzneipflanzen (**Artischocke**, Indische **Gelbwurz**, **Erdrauch**). Bei Bauchkrämpfen **Heublumen**auflage. Laut Studien hat sich ätherisches **Pfefferminz**öl mit seinen krampflösenden und örtlich betäubenden Eigenschaften besonders gut bewährt. In diesem Fall sollte auf die Verwendung von magensaftresistenten Weichgelatinekapseln geachtet werden, damit die Magenschleimhaut nicht gereizt und die Wirkung erst in dem betroffenen Darmabschnitt entfaltet wird. Auch Einreibungen mit 10 %igem **Kümmel**öl wirken wohltuend, blähungswidrig und entspannend. Die Indische **Gelbwurz**, Cucurma longa, die mit ihren breit gefächerten Wirkungen (verdauungsfördernd, entzündungshemmend, reizlindernd, entblähend, krampflösend, antioxidativ) die vielschichtige Reizdarmproblematik auf unterschiedlichen pathogenetischen Ebenen erfasst ist sehr empfehlenswert. Bei Reizdarm hat sich die Fixe Kombination Iberogast® Tinktur besonders bewährt, die gleichermaßen beim Reizmagen einzusetzen ist (mit **Bittere Schleifenblume**, **Kamillen**blüten, **Kümmel**- und **Mariendistel**früchte, **Melissen**- und **Pfefferminz**blätter, **Schöllkraut** und **Süßholz**wurzel), oder Abdomilon® N (mit **Angelika**-, **Enzian**- und **Kalmus**wurzel, **Melisse** und **Wermut**).

http://www.reizdarmsyndrom-info.de
http://www.reizcolon.de

20.2.3 Heilpflanzen bei Durchfallerkrankungen

Vorrangig werden Heilpflanzen mit **Gerbstoffen** eingesetzt. Gerbstoffe (s. Kap. 18) wirken zusammenziehend und austrocknend, sie verdichten die Oberfläche des Gewebes, steigern dessen Widerstandsfähigkeit und haben eine entzündungshemmende, keimhemmende und blutstillende Wirkung. Sie reduzieren den Flüssigkeitsaustritt in das Darmlumen, weil sie durch die Bildung einer Koagulationsmembran in den obersten Schichten der Schleimhaut und des Bindegewebes die Sekretion von Flüssigkeit hemmen und auf diese Weise für die durchfallhemmende Wirkung verantwortlich sind. Nicht nur das Einströmen von Flüssigkeit in den Darm wird erschwert, sondern auch die Resorption von Flüssigkeit und das Eindringen toxischer Substanzen und pathogener Keime aus dem Darmlumen. Gerbstoffe wirken **bakterizid**: Zum einen werden Haut und Schleimhaut durch das verdichtete Gewebe vor dem Eindringen von Bakterien und Pilzen geschützt, zum anderen wird die Bakterienzelle selbst geschädigt, weil sie in dem ausgefällten Zellinhalt einen ungünstigen Nährboden und Wachstumsbedingungen findet. Stoffwechselprodukte von Mikroorganismen werden ausgefällt, die oberen Hautschichten abgedichtet und dadurch die Resorption toxischer Eiweißabbauprodukte verhindert.

Hinweise

Eine Behandlung mit Gerbstoffen soll durchgeführt werden, bis die akute Entzündung abgeklungen ist (4–7 Tage). Gerbstoffe selbst werden nicht resorbiert, können aber Schleimhäute reizen, daher unbedingt die Dosierung und die Anwendungsdauer beachten! Sollten Durchfälle länger als 3–4 Tage andauern, ist ein Arzt aufzusuchen.

Gerbstofftees werden bei Durchfallerkrankungen ungesüßt getrunken. Zucker ist für die Hefen und Gärungsbakterien im Darm Nährmedium und begünstigt Gärungsprozesse im Darm.

Apfel *Malus sylvestris var. domestica* Mali sylvestris fructus

Der Apfelbaum wurde seit uralten Zeiten verehrt als Sinnbild des Vollkommenen und stand in besonderer Huld der Götter. Die Unsterblichen aßen seine Frucht, und selbst Donars Blitze konnten ihm nichts anhaben.

Apfelpektine, die beim fein geriebenen Apfel freigesetzt werden, schützen die Schleimhäute, adsorbieren Gifte und Krankheitskeime und hemmen eine abnorme Darmflora. Pektin sorgt für eine naturgemäße Eindickung des Darminhaltes und trägt damit zur Normalisierung der Verdauung bei. 1–3 Tage lang als einzige Kost 1–2 Pfund biologische Äpfel mitsamt Schale feinst gerieben essen.

Präparate: Diarrhoesan® Flüssigkeit (Apfelpektin, Kamille), Aplona® (getrocknetes Apfelpulver).

Blutwurz *Potentilla erecta* Tormentillae rhizoma (M)

Blutwurz – wenn eine Pflanze solch einen Namen hat, so ist das nicht ohne Bedeutung: Hier steckt die Kraft in der Wurzel. Ihr kräftiges Rhizom läuft beim Anschneiden rötlich an und nimmt mit der Zeit eine immer stärkere Rotfärbung an. Zudem stillt die Wurzel Blutungen – nomen est omen. Der Beiname „Tormentill" stammt von lat. „tormentum: Kolik" und weist auf die schmerzlindernde Wirkung bei Koliken hin. „Potentilla erecta" bedeutet „die Aufgerichtete, Mächtige": mächtig in der Wirkung, aufrecht der kleine zarte Blütenstängel mit den je vier leuchtend gelben Blüten. Die kleine Pflanze aus der Familie der Rosengewächse ist die Gerbstoffdroge Nummer Eins in Deutschland.

Inhaltsstoffe: 15–20 % Catechingerbstoffe, Triterpensäureglucosid, Tormentosid als Leitsubstanz, Ellagsäure, Phenolcarbonsäuren, Harze, ätherische Öle.

Wirkungen: Zusammenziehend, stopfend, blutstillend, keimhemmend, schmerzlindernd. Tormentilla-Extrakt zeigt zudem antiallergische, immunstimulierende und interferonproduzierende Wirkung.

Indikationen: Durchfallerkrankungen (auch blutige und kolikartige) und Brechdurchfall. Begleitend bei Colitis ulcerosa, Morbus Crohn, Enteritis oder Proktitis. Bei Ätzung der Rektalschleimhaut und bei Analprolaps als Tormentill-Bleibeklistier. Bei übermäßiger Schweißbildung als Fußbad/Waschung.

Darreichungsformen: Tee, pulverisierte Droge (z. B. Aufschwemmung in Rotwein oder mehrmals tägl. 1 Messerspitze in fein geriebenem Apfel einnehmen), Tinktur (1:10, mehrmals tägl., bei akuten Zuständen stdl. 10–30 Tr. in Tee verdünnt einnehmen), Fertigpräparate.

Tagesdosis: 4–6 g Droge.

Nebenwirkungen: Bei empfindlichen Personen können Magenreizungen und Erbrechen auftreten.

Gegenanzeigen: Nicht bekannt. Durchfall bei Säuglingen und Kleinkindern ärztlich betreuen!

Hinweis: Die Anwendung ist auf 3–7 Tage zu beschränken. Sollten Durchfälle länger als 3–4 Tage anhalten, ist ein Arzt aufzusuchen.

Teezubereitung: $^1/_2$ TL (1–2 g) frisch zerkleinerte Droge mit 1 Tasse kaltem Wasser kurz (max. 5 Min.) aufkochen, sofort abgießen. 3–4-mal tägl. 1 Tasse trinken. Stets frisch gepulverte Droge anwenden, da der Gerbstoffgehalt rasch abnimmt. Gut geeignet in Kombination mit Kamille.

Präparate: Diaro® Kapseln.

***Kommission E:** Unspezifische, akute Durchfallerkrankungen; leichte Schleimhautentzündungen im Mund- und Rachenraum.*

Brombeere
Rubus fruticosum
Rubi fruticosi folium (M)

Nicht die süßen schwarzen Früchte, sondern die getrockneten Blätter der Brombeere werden seit langem gegen Durchfall gebraucht. Auch mit jungen Schösslingen liegen gute Erfahrung vor. Ähnliche Wirkungen haben Himbeer- und Erdbeerblätter. Die (selbst) fermentierten Blätter dieser drei Rosengewächse sind bekannt als Hausteemischung.

Inhaltsstoffe: Gerbstoffe, Flavonoide, organische Säuren, Spuren ätherischen Öls.

Wirkungen: Zusammenziehend, stopfend.

Indikationen: Akuter, unspezifischer Durchfall, Dysenterie, blutiger Durchfall bei Säuglingen.

Darreichungsformen: Tee.

Tagesdosis: 4,5 g Droge; Zubereitungen entsprechend.

Nebenwirkungen/Gegenanzeigen: Nicht bekannt.

Präparate: Nicht erhältlich.

Teezubereitung: 1 gehäuften TL Brombeerblätter mit 1 Tasse kochendem Wasser übergießen, 10 Min. ziehen lassen, abgießen. Mehrmals tägl. 1 Tasse zwischen den Mahlzeiten trinken.

***Kommission E:** Unspezifische, akute Durchfallerkrankungen; leichte Schleimhautentzündungen im Mund- und Rachenraum.*

Eichenrinde
Quercus robur
Quercus cortex (M)

(s. Kap. 26: Haut) Die Eiche ist ein bedeutender, uralter Kultbaum, der Schutz und Heilung versprach. Er war den Druiden heilig und Thor, dem Gott des Donners geweiht. Schon Dioskurides verwendete die Eichenrinde als zusammenziehendes Mittel. In der europäischen Kräutermedizin wurden die Eichen wegen ihrer adstringierenden Rinde, Blätter und Eicheln geschätzt: Die Rinde nahm man zum Gerben von Leder, zum Räuchern von Fisch und zum Heilen von Wunden und Durchfall.

Inhaltsstoffe: 8–20 % Gerbstoffe, Flavonoide (Quercetin).

Wirkungen: Zusammenziehend, entzündungshemmend (Quercetin), stopfend. Wirkt äußerlich auch virustatisch.

Indikationen: Unspezifische entzündliche Durchfallerkrankungen.

Darreichungsformen: Tee, Fertigpräparate.

Tagesdosis: 3 g Droge. Nicht länger als 1 Woche anwenden (gerbend und austrocknend).

Nebenwirkungen/Gegenanzeigen: Nicht bekannt.

Hinweis: Die Resorption von Alkaloiden und anderen basischen Arzneistoffen kann verringert oder verhindert werden.

Präparate: Cinis Quercus Trit. (Weleda), Traxaton® Tbl.

Teezubereitung: Knapp $^1/_2$ TL (1 g) feingeschnittene oder grob gepulverte Rinde mit 200 ml kaltem Wasser zum Kochen bringen, kurz köcheln, 5 Minuten ziehen lassen und abgießen. 3-mal tägl. 1 Tasse ($^1/_2$ Std. vor den Mahlzeiten) warm trinken.

***Kommission E:** Äußere Anwendung: entzündliche Hauterkrankungen. Innere Anwendung: unspezifische, akute Durchfallerkrankungen. Lokale Behandlung leichter Entzündungen im Mund- und Rachenbereich sowie im Genital- und Analbereich.*

Frauenmantel *Alchemilla xanthochlora* Alchemillae herba (M)

Die alten Alchemisten hatten erkannt, dass die schillernden Tropfen an den Blättern des Frauenmantels ein besonderes Geheimnis der Natur sind, und sie versuchten daraus den Stein der Weisen herzustellen. Nach ihnen wurde der Frauenmantel benannt. Keine gewöhnlichen Tautropfen, sondern reinen Pflanzensaft scheidet Alchemilla aus den Spitzen ihrer Blattzähnchen aus. Wasser, aus der Erde aufgesogen, durchs Pflanzengewebe filtriert und des Morgens als „Guttationstropfen" wieder ausgeschwitzt. Kein Wunder, dass solch ein Wasser schön machen soll. Das einst hochbegehrte „Alchemistenkraut" kann mehr als Durchfälle hemmen und wird vor allem in der Frauen-Naturheilkunde verwendet.

Inhaltsstoffe: Gerbstoffe, Bitterstoffe, Flavonoide, wenig ätherisches Öl.

Wirkungen: Entzündungshemmend, schmerzlindernd, zusammenziehend.

Indikationen: Leichte unspezifische Durchfallerkrankungen und Magen-Darm-Katarrhe.

Darreichungsformen: Tee.

Tagesdosis: 5–10 g Droge.

Nebenwirkungen/Gegenanzeigen: Nicht bekannt.

Präparate: Nicht bekannt.

Teezubereitung: 1 TL (1 g) Kraut mit 1 Tasse heißem Wasser aufgießen, 10 Minuten ziehen lassen, abgießen. Täglich 1–3 Tassen trinken.

***Kommission E:** Leichte unspezifische Durchfallerkrankungen.*

Gänsefingerkraut *Potentilla anserina* Anserinae herba (M)

„Anserina", der lateinische Beiname dieses hübschen silbrigleuchtenden Rosengewächses, bedeutet „Gans" und weist darauf hin, dass die Pflanze gerne dort wächst, wo Gänse den Boden festtreten. Der Gattungsname „Potentilla: mächtig" zeugt von ihrer großen Heilkraft. Gänsefingerkraut wirkt hervorragend bei Durchfallerkrankungen, besonders wenn sie mit Krämpfen verbunden sind, und es ist das wirksamste „Krampfkraut" bei Menstruationskrämpfen.

Inhaltsstoffe: Gerbstoffe, Flavonoide, Cumarine, Anthozyane, Phytosterole und Stoffe unbekannter Struktur, die eine krampflösende Wirkung besitzen.

Wirkungen: Zusammenziehend, leicht stopfend, entzündungshemmend, krampflösend.

Indikationen: Unterstützende Therapie leichter, unspezifischer akuter Durchfallerkrankungen mit Krämpfen. Zur Schmerzlinderung bei Menstruationsbeschwerden.

Darreichungsformen: Tee, Milchauszug (blühende Pflanze mit Wurzel), Tinktur, Fertigpräparate.

Tagesdosis: 4–6 g Droge.

Nebenwirkungen/Gegenanzeigen: Nicht bekannt. Bei Reizmagen können die Beschwerden verstärkt werden.

Präparate: Cefadian® Tbl., florabio naturreiner Heilpflanzensaft Gänsefingerkraut Presssaft.

Teezubereitung: 1 TL Gänsefingerkraut mit 1 Tasse siedendem Wasser überbrühen und 10 Minuten ziehen lassen. Mehrmals tägl. 1 Tasse trinken. Bevorzugt in Teemischungen zu verwenden.

***Kommission E:** Zur unterstützenden Therapie leichter, unspezifischer, akuter Durchfallerkrankungen. Leichte Entzündungen im Bereich der Mund- und Rachenschleimhaut. Leichte dysmenorrhoische Beschwerden.*

Heidelbeere *Vaccinium myrtillus* Myrtilli fructus (M)

Frisch gesammelte Heidelbeeren schmecken köstlich – und wirken abführend. Doch schon Hildegard von Bingen kannte die hervorragende Wirkung sorgfältig getrockneter Heidelbeeren als ein stopfendes, zusammenziehendes Mittel gegen Durchfallerkrankungen. Vor allem Kinder vertragen und mögen diese fein schmeckende, lilafarbene Medizin aus getrockneten Beeren.

Inhaltsstoffe: 5–10 % Gerbstoffe, Anthocyane, Flavonoide, Invertzucker, Pektine, Fruchtsäuren, Vitamine.

Wirkungen: Stopfend, entzündungshemmend, zusammenziehend, brechreizlindernd und keimhemmend. Die Zersetzungsprodukte des Darminhaltes, Bakterien und ihre

Toxine, werden durch Adsorption gebunden. Die schwach antiseptische Wirkung hemmt die Entwicklung pathogener Keime, ohne die Darmflora ungünstig zu beeinflussen.

Indikationen: Leichtere, unspezifische Durchfälle; Gärungs- und Fäulnisdyspepsien. Für Kinder und Säuglinge aufgrund des fruchtigen Geschmacks und der eher milden Wirkung besonders gut geeignet.

Darreichungsformen: Getrocknete Beeren, Tee, Heidelbeer-Muttersaft (*R. F. Weiß:* „In der Kinderheilkunde 1–2 Tage nur Quark mit Heidelbeer-Muttersaft unterstützt die durchfallhemmende Wirkung des Quarks und schmeckt gut"), Beerenpulver, getrocknete Beeren in Rotwein mazeriert.

Tagesdosis: Heidelbeerauszug muss relativ hoch dosiert werden, um zur vollen Wirkung zu gelangen: Säuglinge 5–10 g, Kleinkinder 10–15 g, Kinder über 4 Jahren 15–20 g, Jugendliche und Erwachsene 20–60 g; oder mehrmals tägl. 5–10 g der getrockneten Früchte kauen.

Nebenwirkungen/Gegenanzeigen: Nicht bekannt. **Frische** Heidelbeeren sind kontraindiziert, da sie eine gegenteilige, d. h. abführende Wirkung haben.

Hinweis: Bei Durchfällen, die länger als 3 bis 4 Tage andauern, ist ein Arzt aufzusuchen.

Teezubereitung: 1–2 EL (8–15 g) Droge mit 150 ml kaltem Wasser zum Kochen bringen, 10 Min. kochen und danach abgießen.

Präparate: nur Präparate zur Verbesserung der Nachtsehleistung erhältlich (nicht wirksam bei Durchfallerkrankungen): Salus Augenschutz-Kapseln N, Difrarel®, Vitreolux® (mit Weintraubenkernextrakt, Vit. A, C und E und Folsäure).

***Kommission E:** Unspezifische akute Durchfallerkrankungen. Lokale Therapie leichter Entzündungen der Mund- und Rachenschleimhaut.*

Johanniskraut *Hypericum perforatum* Hyperici herba (M)

(s. Kap. 28: ZNS und 26: Haut) Durch seinen Gerbstoffgehalt kann das stimmungsaufhellende Johanniskraut gut in Teemischungen gegen Durchfall verordnet werden.

Inhaltsstoffe: Hypericine, Phloroglucinderivat Hyperforin, Flavonoide, 10 % Gerbstoffe, äther. Öl.

Wirkungen: Durchfallhemmend und stimmungsaufhellend.

Indikationen: Bei depressiven Verstimmungen und akut-infektiösen Durchfällen.

Darreichungsformen: Tee, Tinktur.

Tagesdosis: 2–4 g.

Nebenwirkungen: Photosensibilisierung möglich (aber sehr selten und in Teemischungen unwahrscheinlich).

Gegenanzeigen: Nicht bekannt. (Wechselwirkungen nur nach Einnahme von hochdosierten Präparaten.)

Teezubereitung: 1–2 TL Droge (2–4 g) mit 150 ml kochendem Wasser übergießen und 10 Min. ziehen lassen. 2 × tägl. 1–2 Tassen trinken.

***Kommission E:** Innere Anwendung: psychovegetative Störungen, depressive Verstimmungszustände, Angst und/oder nervöse Unruhe. Ölige Zubereitung; innere Anwendung: dyspeptische Beschwerden. Ölige Zubereitungen; äußere Anwendung: Behandlung und Nachbehandlung von scharfen und stumpfen Verletzungen, Verbrennungen 1. Grades, Behandlung und Nachbehandlung von Myalgien.*

Kaffeekohle *Carbo coffeae* Coffeae (tostae) carbo (M)

Kaffeekohle wird durch Rösten (bis zur Verkohlung) und anschließendes Vermahlen der Kaffeebohne gewonnen. Durch die stark vergrößerte Oberfläche besitzt Kohle ein enormes Adsorptionsvermögen, durch das sie die ursächlichen Auslöser der Diarrhöe, z. B. pathogene Keime, Bakterientoxine, Gärungsprodukte oder Giftstoffe wie z. B. Alkaloide binden kann. (Medizinalkohle, Carbo activatus, wird aus pflanzlichen Produkten [Holz-, Torf-, Braunkohle oder Melasse] durch Verkohlen hergestellt). Kaffeekohle soll anderen Kohleformen überlegen sein

Inhaltsstoffe: Coffein, Gerbstoffe, Vitamine (B1, D).

Wirkungen: Adsorbierend, zusammenziehend, sekretionsmindernd, entzündungs- und durchfallhemmend.

Indikationen: Als Absorptionsmittel bei unspezifischen Durchfallerkrankungen und Magenstörungen. Bei starken Blähungen, Vergiftungen (Schwermetallen) und äußerlich zur

Wundbehandlung. Bei einer Reise- oder Sommerdiarrhöe kann notfalls der Kaffeesatz von zweifach gefiltertem Kaffee verwendet (gegessen!) werden.

Darreichungsformen: Mehrmals tägl. 1 Messerspitze Pulver in Wasser verrühren und einnehmen.

Tagesdosis: 9 g pulv. Kaffeekohle; Zubereitungen entsprechend.

Nebenwirkungen/Gegenanzeigen: Nicht bekannt.

Hinweis: Aufgrund des Adsorptionsvermögens der Kaffeekohle kann die Resorption anderer, gleichzeitig verabreichter Arzneimittel beeinträchtigt werden.

Präparate: Carbo Königsfeld® Pulver, Myrrhinil-Intest® Drg. (mit Kamillenblütenextrakt, Myrrhe), Ultracarbon®, Kohle-Pulvis.

***Kommission E:** Unspezifische, akute Durchfallerkrankungen; lokale Therapie leichter Entzündungen der Mund- und Rachenschleimhaut.*

Karotten
Daucus sativus

„Möhren sind lieblich zu essen, dem magen nützlich und bringen lust zur Speiß, und so jemants dieser artznei hat eingenommen, mög er von keinem gifftigen wurm geschedigt werden ..." – so belegen schon die „Kräuterhistorien" aus dem 16. Jahrhundert die Wirkung dieses heilenden Gemüses. Karotten eignen sich besonders als Diätkost. Das in ihnen enthaltene Oligogalakturonid hemmt schon in einer Konzentration von 0,005 % die Anheftung schädlicher Keime an die Darmmukosa.

Rezept: 500 g Karotten schälen, im Mixer pürieren, mit wenig Wasser auf 200 ml einkochen und durch ein Sieb streichen und in 1 l Gemüsebrühe einrühren. Über den Tag verteilt essen. Geeignet für Säuglinge ab 6 Monaten.

Odermennig
Agrimonia eupatoria
Agrimoniae herba (M)

Odermennig wird aufgrund seiner zusammenziehenden Wirkung auch „Sängerkraut" genannt und zu Gurgellösungen bei chronischen Pharyngitiden der Redner und Sänger verwendet.

Inhaltsstoffe: 4–10 % Catechingerbstoffe, Flavonoide, Bitterstoffe, ätherische Öle.

Wirkungen: Zusammenziehend, entzündungshemmend, sekretionshemmend, bakteriostatisch, gewebeverdichtend (Epidermis).

Indikationen: Akute, unspezifische Durchfallerkrankungen, Ruhr, Durchfälle mit Leberbeteiligung.

Darreichungsformen: Tee, Pulver (mehrmals tägl. 1 Messerspitze oder 1 gestrichenen TL in Wasser verrühren und einnehmen), Samen und Kraut in Rotwein getrunken.

Tagesdosis: 3–6 g Droge.

Nebenwirkungen/Gegenanzeigen: Nicht bekannt.

Präparate: Nicht erhältlich.

Teezubereitung: 1 TL geschnittene Droge mit 1 Tasse heißem Wasser übergießen, 5–10 Min. ziehen lassen, dann abgießen. 3 × tägl. 1 Tasse vor den Mahlzeiten trinken. Wird hauptsächlich in Teemischungen verordnet.

***Kommission E:** Innere Anwendung: leichte unspezifische, akute Durchfallerkrankungen, Entzündungen der Mund- und Rachenschleimhaut. Äußere Anwendung: leichte, oberflächliche Entzündungen der Haut.*

Storchenschnabel, blutroter
Geranium sanguineum L.
(Storchschnabel, stinkender: *G. robertianum*)

Kraut- und Wurzeln der gerbstoffreichen Storchenschnabelpflanzen wurden in der Volksmedizin seit langem eingesetzt zur Behandlung von Durchfall und von Hauterkrankungen. Moderne Untersuchungen (K. P. Latté/Berlin) belegen antimikrobielle und antivirale Eigenschaften des blutroten Storchenschnabels (Blume des Jahres 2001) gegen grampositive Bakterien, Herpes-simplex- und Influenza-A-Viren sowie immunmodulatorische und antioxidative Wirkungen und eine ausgeprägte Aktivität gegen Candida albicans. Sicher eine altbekannte Arzneipflanze mit Zukunft. Verwendet wird das blühende Kraut und die Wurzeln.

Inhaltsstoffe: Gerbstoffe, Flavonoide, Phenolcarbonsäuren.

Teestrauch
Camellia sinensis
Theae nigrae folium

Schwarztee ist mehr als ein anregendes Genussmittel. Lange genug gezogen (10 Min.), gelangen die Gerbstoffe in das Wasser, verzögern die Aufnahme des Teeins und machen aus einer Teezeremonie ein Heilgetränk.

Inhaltsstoffe: Coffein (Tein), Theobromin, Theophyllin, 5–10 % Gerbstoffe, Flavonoide, Aromastoffe und etwa 300 weitere Verbindungen.

Wirkungen: Durchfallhemmend bei einer Ziehdauer von 10 Minuten, sonst anregend.

Indikationen: Durchfall.

Darreichungsformen: Teezubereitung.

Nebenwirkungen/Gegenanzeigen: Nicht bekannt (außer Coffein-Unverträglichkeit; Überdosierungen vermeiden).

Teezubereitung: 1 gehäuften TL Schwarztee mit 150 ml siedendem Wasser übergießen und 10 Minuten ziehen lassen. 2–3 × tägl. 1 Tasse trinken.

Uzarawurzel
Xysmalobium undulatum
Uzarae radix (M)

Von afrikanischen Medizinmännern stammt das Wissen über dieses Schwalbenwurzgewächs (Asclepiadaceae), deren Wurzel 2–3-jähriger Pflanzen sie seit langem gegen Durchfall und Regelbeschwerden verwenden.

Inhaltsstoffe: Gerbstoffe, Glykoside mit Cardenolidgrundgerüst (Uzarin, Xysmalorin), Flavonoide.

Wirkungen: Durchfall- und peristaltikhemmend, krampflösend, brechreizlindernd, digitalisähnliche Wirkungen. Über den Nervus vagus wird die Krampfneigung vermindert und die beschleunigte Passage verlangsamt, ohne die Selbstreinigungsfunktion des Darmes abrupt zu unterbrechen. Die gesteigerte Darmtätigkeit wird gedämpft, der Tonus bleibt erhalten.

Indikationen: Akute, unspezifische virale Durchfallerkrankungen, Reisediarrhöe, Brechdurchfall. Bei Anwendung der Uzarawurzel wird die Darmflora erfahrungsgemäß geschont. Uzarawurzel hat sich auch in der Pädiatrie bewährt, sogar bei schweren Brechdurchfällen oder „Tropendurchfällen“.

Darreichungsformen: Nur standardisierte Fertigpräparate aufgrund der herzwirksamen Glykoside!

Tagesdosis: 1 g Droge bzw. 75 mg Gesamtglykoside für Erwachsene.

Nebenwirkungen: Bei sachgemäßer Dosierung nicht bekannt, in hoher Dosierung digitalisähnlich.

Gegenanzeigen: Gleichzeitige Therapie mit Herzglykosiden.

Präparate: Uzara® Drg. und Tr.

Kommission E: *Unspezifische, akute Durchfallerkrankungen.*

Rose
Rosa gallica, damascena u.a.
Rosae flos (M)

Rose, die liebliche Blume der Liebe gegen Durchfall? Wie wohltuend, heilsam und stimmungsaufhellend ist allein schon der Duft, wenn diese Rosengerbstoffe mit ihren botanischen „Geschwistern“ zusammen verordnet werden, also mit Blutwurz, Gänsefingerkraut, Odermennig, Frauenmantel, Brombeer- oder Himbeerblättern; wie angenehm, mit Rosen schnell zu gesunden!

Inhaltsstoffe: Ätherische Öle, Gerbstoffe.

Wirkungen: Zusammenziehend, entzündungshemmend.

Indikationen: Bei Durchfall in Teemischungen.

Darreichungsformen: Tee.

Tagesdosis: 1–2 g Droge auf 1 Tasse (200 ml) Teeaufguss.

Nebenwirkungen/Gegenanzeigen: Nicht bekannt

Teezubereitung: 1 TL Droge mit 150 ml kochendem Wasser übergießen, 10 Min. ziehen lassen und abgießen.

Kommission E: *Leichte Entzündungen im Bereich der Mund- und Rachenschleimhaut.*

20.3 Verstopfung

„Man kann mit ethischen Entschlüssen
zum Dürfen wandeln sonst das Müssen.

Nur die Verstopfung schafft Verdruss:
man darf: – was hilfts, wenn man nicht muss?“

Eugen Roth: „Der Wunderdoktor“

Verstopfung war schon immer ein bekanntes Problem. Um 1600 v. Chr. war eine ägyptische Gottheit allein für den regelmäßigen Stuhlgang verantwortlich; später hatten königliche Hofärzte die Ehre, sich „Hüter des königlichen Stuhlganges“ nennen zu dürfen! „Haben Sie heute schon gut verdaut?“ war in asiatischen Ländern eine gängige Frage, und der deutsche Dichter Karl Gützow (1811–1878) lässt in einem Roman seinen Helden sagen: „Verdauen Sie gut, meine Herren, sie haben das einzige Glück, das die Erde gewähren kann.“

Alles, was der Körper aufnimmt, muss ihn in irgendeiner Form wieder verlassen, über die Niere, als Schweiß, Energie oder eben als gut ausgewerteter Verdauungsbrei. Eine Verstopfung ist eine Funktionsstörung des Dickdarms, die häufig vorkommt: Bis zu 50 % der erwachsenen Bundesbürger leiden gelegentlich darunter und immer mehr Kinder sind davon betroffen. Man ist nicht richtig krank, leidet aber unter erheblichen Befindlichkeitsstörungen. **Ursachen** sind zumeist ballaststoffarme Kost, unzureichende Trinkmenge und Bewegungsmangel.

Eine **akute Verstopfung**, die häufig bei Reisen, im Verlauf von Erkrankungen, Aufregungen oder Ernährungsänderungen vorkommt, ist unbedenklich und nicht unbedingt behandlungsbedürftig. Das **„beste Abführmittel“** bei gelegentlicher Verstopfung ist neben ballaststoffreicher Ernährung, ausreichender Bewegung und Trinkmenge ein **Cholagogum** (**Löwenzahn**, **Erdrauch**, **Galgant**) bzw. galleanregende **Bitterstoffpflanzen** (**Gelber Enzian**, **Wermut**, **Tausendgüldenkraut**. Auch durch sekretionsfördernde **Gewürze** (**Anis**, **Fenchel**, **Kümmel** oder **Koriander**) und **Scharfstoffdrogen** (**Ingwer**, **Galgant**) wird die Darmbewegung angeregt. Für **Schwangere** eignen sich zum Abführen Mariendistelsamen („Silymarin macht den Stuhl weich“) oder auch **Flohsamen**schalen.

Harntreibende Tees sind nicht angezeigt – sie entziehen dem Dickdarm Flüssigkeit und verstärken die Obstipationsneigung.

> **Hinweis**
>
> Eine akut auftretende Verstopfung, plötzliche Änderung des Stuhlverhaltens sowie Blut im Stuhl muss dringend abgeklärt werden (Verdacht auf kolorektalen Tumor).

Eine **chronische Verstopfung** kann für die Gesundheit des Menschen eine Gefahr darstellen. Das ist keine bloße Befindlichkeitsstörung, keine „Bagatelle“. Weil die nicht rechtzeitig ausgeschiedenen Giftstoffe zum Teil wieder rückresorbiert werden, kann es in einer Art Selbstvergiftung zu chronischen Kopfschmerzen, Hauterkrankungen, Divertikeln u. a. führen. Sie sollte ärztlich abgeklärt und auf alle Fälle behandelt werden.

Die **Ursachen** einer chronischen Verstopfung können ernährungsbedingt sein oder durch zu wenig Flüssigkeitszufuhr, verbunden mit Bewegungsmangel und oft auch im Anschluss an eine akute Verstopfung, die verfrüht mit Abführmitteln behandelt wurde. Diese Einnahme kann leicht zur Gewohnheit werden, bis sich der Darm ohne Abführhilfen nicht mehr von selbst entleert (beim übermäßigen Laxanziengebrauch kann es durch die chronische Reizung der Darmschleimhaut zur Schädigung der vorher gesunden Darmflora und zu Elektrolytstörungen, vor allem zu Kaliummangel kommen, der wiederum die Darmträgheit fördert). Aber auch wenn die Neigung zum Missbrauch von Abführmitteln mit 30 % bei den Deutschen sehr groß ist, sollte gegen Menschen mit chronischer Verstopfung keinesfalls der moralische Zeigefinger erhoben werden mit der Unterstellung, selbst schuld zu sein durch „Lebens- oder Ernährungssünden“. Weitere Ursachen können psychosomatische Faktoren, Übergewicht, Medikamente (Opiate, Antazida, Antidepressiva, Laxanzien[!]) oder Erkrankungen wie Hämorrhoiden, Hypothyreose, Colon irritabile oder Tumoren sein sowie Angst vor Schmerzen, z. B. bei Analrhagaden, Fissuren oder Hämorrhoiden. Ein häufiges **Symptom** der Obstipation ist Appetitlosigkeit, meist verbunden mit Blähungen und Völlegefühl. Bei länger dauernden Obstipationen kann es zu heftigen Koliken kommen, oder durch starke Blähungen zu Herz- und Atembeschwerden, dem Roemheld-Syndrom.

Therapie

Eine Therapie erfordert von Behandlern und Betroffenen gleichermaßen Geduld, denn meistens ist eine Änderung der Lebensweise und der Ernährung erforderlich. Das Behandlungsziel soll die Autoregulation des Darmes sein! Oft benötigt ein gereizter Darm zuerst Schonung, wie es bei verschiedenen Fastenarten oder zum Beispiel bei der F. X.-Mayr-Kur empfohlen wird, verbunden mit genügend Bewegung und vor allem mit einer ausreichenden Flüssigkeitszufuhr. Darauf sollten ältere Menschen besonders achten. Immer wichtig ist: sich morgens Zeit für den Stuhlgang zu nehmen und ihn nicht zu unterdrücken. Zur Bahnung des „gastrokolischen Reflexes" morgens ein Glas Wasser trinken und eine Bauchmassage durchführen: am rechten Unterbauch beginnen, dem Kolonverlauf folgen und am linken Unterbauch enden. Wenig eingreifend, unproblematisch und preiswert sind Klistiere (à 25 ml–200 ml, in Apotheken erhältlich), die lediglich im Enddarm (im Gegensatz zum hohen Einlauf) einen Entleerungsreiz ausüben und das „Ökosystem Dickdarm" nicht stören. Nach einer Aufbauphase kann dann langsam und behutsam, um Druck- und Völlegefühl, Blähungen und Unverträglichkeiten zu vermeiden, eine ballaststoffreiche Ernährung mit Vollkorn eingeführt werden.

Eine **ballaststoffreiche Ernährung**, langsam gegessen und gut gekaut, leitet oft schon eine Normalisierung des Stuhlgangs ein. Ballaststoffe galten früher als minderwertige Substanzen; in der modernen Ernährungstherapie weiß man um ihren Wert. Sie üben eine reinigende Funktion auf die Darmwände aus, indem sie wie eine Art „Reisigbesen" Ablagerungen, Bakterien und auch Pilznester „herauskehren". Zusätzlich binden sie Problemstoffe an sich und wirken dadurch einer Leberüberlastung und der Entstehung von Krebs entgegen. Eine amerikanische Studie mit 400.000 Teilnehmern konnte belegen, dass faserreiche Kost (35g/Tag) das Risiko, an Darmkrebs zu erkranken um 40 % senkt.

Die uneinheitliche Stoffgruppe stammt ausschließlich aus pflanzlicher Nahrung und wird vom Verdauungssystem enzymatisch nicht aufgeschlossen. Ballaststoffe setzen sich in der Hauptsache aus Zellulose und Hemizellulosen zusammen, der so genannten **Kleie**, die vor allem in den äußeren Schichten des Getreidekorns vorkommt, aus dem quellfähigen **Pektin**, das vor allem in Obst enthalten ist, aus dem wasserlöslichen **Inulin**, das in **Topinambur**, Chicoree und Lauchgewächsen zu finden ist und aus **Lignin**, einer holzartigen Substanz, die in den Außenschichten der Getreidekörner und im Gemüse, besonders älteren, „holzigen", vorkommt. Ballaststoffe werden nicht resorbiert, sondern zum großen Teil durch die Bakterien der Darmflora abgebaut. Beim Abbau von Obst und Gemüse (weniger bei Getreide) entstehen dabei auch Gase, die Blähungsbeschwerden verursachen können. Deshalb wird Würzen mit **Kümmel**, **Fenchel** oder **Anis** empfohlen. Menschen, für die eine ballaststoffreiche Ernährung ungewohnt ist, sollten sich aus diesen Gründen behutsam an eine Ernährungsumstellung gewöhnen – und bei Bedarf auch anerkennen, dass es nicht die richtige Form der Ernährung für sie ist, denn nicht jeder Darm gewöhnt sich daran!

Lösliche Ballaststoffe wie sie z. B. in **Hafer** enthalten sind, senken zusätzlich den Cholesterinspiegel im Blut: Sie binden Gallensäuren, schleusen diese aus dem Körper und entziehen sie damit der Rückresorption, so dass sie dem Körper nicht zum Cholesterinaufbau zur Verfügung stehen.

Durch die unverdaulichen Pflanzenfasern wird das **Stuhlvolumen vergrößert** und über den erhöhten Füllungsdruck ein mechanischer Reiz auf die Darmwand ausgeübt. Aufgrund der hohen Quellfähigkeit ballaststoffreicher Nahrung unbedingt auf genügend Flüssigkeit achten! Die Tagesdosis für eine wirksame Verdauungsregulierung beträgt 15 g Getreideballaststoffe, eingenommen mit mindestens 250 ml Wasser.

Empfehlenswertes **Rezept zur Stuhlregulierung**: Täglich je 1 EL ganze Leinsamen und Haferkleie mit 2 EL Weizenkleie, 250 g Joghurt und 250 ml zusätzlicher Flüssigkeit einnehmen. Honig, Marmelade oder Früchte können nach Bedarf zugegeben werden. Rohe Salate, Obst und Gemüse, Sauermilch und milchsaure Produkte sowie eingeweichte **Feigen**, **Pflaumen** oder **Datteln** unterstützen die Therapie. Auch **Milchzucker** mit seiner abführenden Wirkung ist empfehlenswert. Er bindet zum einen reichlich Wasser und führt zu einer Aufweichung des Kotes, andererseits bauen ihn die Darmbakterien zu Milchsäure ab und verbessern damit das Darmmilieu.

Abführmittel (Laxanzien)

„Laxare" kommt aus dem Lateinischen und wird mit „lockern" übersetzt. Vorrangig sollten Abführmittel als diätetische Mittel in der Ernährung eingesetzt werden. Meistens weiß jeder selbst, auf welche

Mittel er am besten reagiert – manche Menschen auf Sauerkraut, manche auf Orangen. Abführmittel im weiteren Sinne werden unterschieden in:

- **Ballaststoffe,** die das Stuhlvolumen auf physikalische Weise vermehren.
- **Füll- oder Quellmittel**, die über einen Dehnungsreiz wirken (Floh- und Leinsamen).
- **salinische osmotisch wirkende Abführmittel** Mineralsalze wie Glaubersalz (Natriumsulfat) oder Bittersalz (Magnesiumsulfat), die über osmotische Kräfte wirken und zur Wasserretention im Darm führen; wichtig ist, bei der Anwendung auf eine ausreichende (mineralstoffreiche, z. B. **Lapacho**-Tee) Flüssigkeitszufuhr zu achten. Nicht zur Daueranwendung geeignet (Glaubersalz kann zu Hochdruck, Bittersalze zu neurologischen Störungen führen!), aber gut, um eine kurzfristige, rasche und risikoarme Darmentleerung herbeizuführen.
- **osmotisch wirkende Abführmittel** (nicht bzw. schlecht resorbierbare Kohlenhydrate wie Sorbit oder Mannitol, **Pflaumen**, **Feigen** und **Tamarinden**mus), die durch ihre osmotische Kraft viel Wasser im Darm binden und dadurch die Eindickung des Kotes verhindern. („Zirkulin“ Früchtewürfel, mit Feigen, Pflaumen, Tamarindenkonzentrat und Milchzucker oder „Manna-Feigen-Sirup“ von Schoenenberger)
- **mikrobiologisch wirksame Laxanzien** wie Milchzucker, die die häufig geschädigte Darmflora zusätzlich sanieren.

Als Laxanzien im eigentlichen Sinn gelten so genannte **Anthrachinone**, neuromuskulotrop und antiabsorptiv wirkende, **anregende Abführmittel**, (Aloe, Faulbaumrinde, Sennesblätter und -früchte, Rhabarberwurzel). Ihre Wirkung ist chemisch und nicht physikalisch bedingt. Sie halten den Darminhalt flüssig, indem einerseits weniger Wasser aus dem Nahrungsbrei resorbiert wird, andererseits mehr Wasser ins Darmlumen gelangt. Anthranoiddrogen dürfen **nur kurzfristig angewendet** werden (7–10 Tage); eine Daueranwendung führt zu einer Verstärkung der Verstopfung.
So genannte **Drastika** (Rizinusöl, Koloquinthen, Bryonia, Gottesgnadenkraut, Jalapenwurzel), gehören auch zu dieser Gruppe, wirken aber schon nach ½ bis 2 Stunden und sollten wegen starker Gewebereizung, hoher Wasserverluste und kolikartiger Schmerzen gemieden werden. Lediglich Rizinusöl wird noch – behutsam – verordnet (z. B. Schwangeren zur Geburtseinleitung bei Terminüberschreitung).

20.3.1 Schleimpflanzen zum Abführen (Quellmittel und Mucilaginosa)

Füll- und Quellmittel, in erster Linie Lein- oder Flohsamen, aber auch Weizenkleie u. a. sind bei chronischer Verstopfung die Mittel der ersten Wahl. Sie gelten nicht als eigentliche Abführmittel, sondern als **stuhlregulierend** und sind für die **Langzeitanwendung** geeignet. Sie wirken durch Volumenzunahme über einen Dehnungsreflex anregend auf die Darmperistaltik. Unter Aufnahme von Wasser quellen Füll- und Quellmittel auf ein Vielfaches ihres ursprünglichen Volumens im Darm auf und vergrößern dadurch das Volumen des Darminhaltes. Durch die folgende Darmwanddehnung wird die Defäkation reflektorisch in Gang gesetzt. Der Erfolg der Therapie setzt nicht sofort, sondern erst nach ca. 2 – 4 Wochen ein, darauf ist bei der Behandlung hinzuweisen.
Quellmittel sind auch empfehlenswert bei Colon irritabile und Colitis ulcerosa.

Kontraindikationen: Darmtumore, Ileus oder Strikturen müssen zuvor ausgeschlossen werden.

Wechselwirkungen: schlechte Resorption (Mucilaginosa).

Hinweis

Bei Quellmitteln muss **zusätzlich genügend Flüssigkeit** verabreicht werden (1:10). Deshalb pro EL Quellmittel immer ein Glas Wasser (200 ml) dazu verordnen! Bei einer verminderten zusätzlichen Flüssigkeitsaufnahme wird die Verstopfungsneigung verstärkt, weil Leinsamen Wasser bindet. Außerdem kann es durch Verklumpung der Drogen zur mechanischen Verlegung von Abschnitten des Gastrointestinaltraktes kommen, im Extremfall zum Darmverschluss.

Lein
Linum usitatissimum
Lini semen (M)

Lein, mit altertümlichem Namen auch Flachs genannt, zählt zu den ältesten Kulturpflanzen der Welt. Im alten Ägypten wurden die zähen Fasern der Pflanze zur Herstellung von Geweben gebraucht, lange bevor die Samen als Heil- und Genussmittel bekannt waren. Jeder kennt Leinsamen, im Brot oder übers Müsli gestreut. Wer aber weiß, wie einfach daraus eine Pflanze wird? Leinsamen über ein Stückchen freie Erde streuen, gut feucht halten, und in 2 Monaten blüht schon die wunderbare blauen Blüte! 1 Monat später hat sich die ganze Pflanze goldbraun verfärbt, und aus den blauen Blüten sind erbsengroße Kügelchen geworden, gefüllt mit kostbaren Leinsamen.

Inhaltsstoffe: 12 % Schleim und reichlich Ballaststoffe, 30–45 % fettes Öl, 25 % Eiweiß.

Wirkungen: Stuhlregulierend, peristaltikanregend, schleimhautschützend. Leinsamen gelangen ungehindert in den Dickdarm und binden dort das (zugeführte!) Wasser in die Polysaccharide der Samen. Es kommt zu einer 4–8fachen Volumenzunahme und dadurch zu einem erhöhten Füllungsdruck, der einen Dehnungsreflex auf die Darmwand auslöst. Nachfolgend wird die Darmperistaltik ausgelöst durch Kontraktion der Ringmuskulatur. (Bei **Durchfall** binden die Leinsamen-Polysaccharide überschüssiges Wasser und Bakterientoxine und führen dadurch zu einer Konsistenzsteigerung des Stuhles, Rückgang der Stuhlfrequenz und Verlangsamung der Darmpassage!) Leinsamen gelten als Quell- und Gleitmittel gleichzeitig. Sie überziehen die Darmschleimhaut mit einem schützenden Film und werden auch zum Schutz der geschädigten Darmschleimhaut eingesetzt, weil vermutlich auch Karzinogene an Leinsamen gebunden werden.

Indikationen: Verstopfung. Auch bei Divertikulose, Colon irritabile. Bei abklingender, unkomplizierter Divertikulitis kann, wenn eine Nahrungskarenz nicht mehr erforderlich ist, der reizlindernde Leinsamen zur Stuhlregulierung eingesetzt werden. Auch bei Durchfall und als Darmschleimhautschutz.

Darreichungsform: 2–3 × tägl. 1–2 EL ganze bzw. „aufgebrochene" Samen zwischen den Mahlzeiten mit je 150 ml Flüssigkeit pro EL Samen einnehmen. Der Leinsamen soll **im Darm quellen**, damit ein optimaler Dehnungsreiz entsteht. In der Tasse vorgequellter Leinsamen übt zu wenig Druck auf die Darmwand aus. (Bei **Gastritis** dagegen lässt man die Samen „in der Tasse" quellen.) Ganze bzw. aufgebrochene Samen bevorzugen, weil geschrotete Samen innerhalb 1 Woche ranzig werden und die Darmwand zusätzlich reizen können! So genannter „aufgebrochener oder aufgeschlossener" Leinsamen ist nur leicht gequetscht: Die Samenschalen sind nur aufgebrochen um die dort gelagerten Schleimstoffe optimal nutzen zu können, die ölführenden Zellen bleiben weitgehend intakt und sind somit haltbarer als geschrotete; aufgeschlossener Leinsamen quillt schneller. Wer Leinsamen kaut und isst nimmt pro 100 g Leinsamen 500 kcl auf.

Tagesdosis: 45 g Droge.

Nebenwirkungen: Bei korrekter Dosierung und Flüssigkeitszufuhr nicht bekannt.

Gegenanzeigen: Darmtumore, Ileus oder Strikturen.

Hinweis: Verminderte Resorption wie bei jedem Mucilaginosum möglich. Aus diesem Grund sollten andere Medikamente erst 30–60 Minuten später eingenommen werden. Leinsamen nicht zusammen mit Milch einnehmen, weil Milch nicht in die Schleimstoffe eingelagert wird und es dadurch zu keiner Quellung kommen kann. Bei insulinpflichtigen Diabetikern kann eine Reduzierung der Dosis notwendig werden.

Präparate: Linusit-Gold® Leinsamen (die goldfarbenen Leinsamen sind eine spezielle Züchtung mit höherer Quellzahl), Darm-aktiv Portionsbeutel. In der Apotheke cadmiumfreien Leinsamen verlangen!

Kommission E: *Innere Anwendung: habituelle Obstipation, durch Abführmittel geschädigtes Kolon, Colon irritabile, Divertikulose, bei Gastritis und Enteritis als Schleimzubereitung. Äußere Anwendung als Kataplasma: bei lokalen Entzündungen.*

Sand-Flohsamen,
Ps. arenarium
Flohsamen, schwarzer
Psyllium afrum,
Psylli semen (M)

Beide Pflanzen sind Wegericharten und mit unserem Spitz- und Breitwegerich verwandt. (Auch diese enthalten in ihren Samen Pflanzenschleime und könnten als sehr mild wirkende „Flohsamen von der Wiese" für den Hausgebrauch gelten.) Indischer Flohsamen (Plantago ovata) enthält mit 25 % einen höheren Schleimgehalt als der Sand-Flohsamen (Psyllium arenarium) mit 10–12 %. Häufig wird von Plantago ovata nur die Samenschale verwendet (die wirklich wie ein Floh vom Samen weghüpft!), weil die Schleimstoffe ausschließlich in der Epidermis sitzen, die ihrerseits ein wesentlich höheres Quellungsvermögen besitzt und eine Wassermenge bis zum 40fachen ihres Gewichts binden kann.

und
Indischer Flohsamen, Plantago ovata, *Plantaginis ovatae semen/ -testa* Psylli semen

Inhaltsstoffe: 10–25 % Schleimstoffe, neutrale Schleime, die kolloidale Lösungen bilden- und saure Schleime mit der Fähigkeit zur Gelbildung, die reizmildernd auf die entzündlich veränderte Darmschleimhaut wirken und Giftstoffe, Gase und Bakterien adsorbieren.

Wirkungen: Regulierend auf die Darmperistaltik bei **Verstopfung**, weil durch Wasserbindung ein erhöhter Füllungsdruck entsteht, der via Dehnungsreiz die Darmperistaltik anregt. Zu beachten ist, dass die Wirkung erst nach 12–24 Stunden einsetzt, manchmal auch erst nach 7–10 Tagen. Die Verweildauer des Darminhaltes ist nach Gabe von Flohsamen verkürzt; es wird vermutet, dass dadurch auch die Karzinogene eine verkürzte Kontaktzeit mit der Darmschleimhaut haben. Deshalb wird Flohsamen als Prophylaxe zum Darmkrebs angesehen. Flohsamen wirken als Gleit- und Füllmittel. Bei **Durchfall** werden überschüssige Flüssigkeit und Bakterien(gifte) gebunden, dadurch die Konsistenz des Stuhls gesteigert und die Darmpassage verlangsamt. Außerdem wirken Flohsamen entzündungshemmend, reizlindernd, lipidsenkend (5–15 % Gallensäuren und Cholesterin werden an die Schleimstoffe gebunden, mit dem Stuhl ausgeschieden und dadurch aus dem enterohepatischen Kreislauf entfernt) und blutzuckerspiegelsenkend. Durch ihre schleimhautschützenden, bakterien- und giftbindenden Effekte sanieren Flohsamen auch die Darmflora.

Indikationen: Verstopfung, Divertikulose, Morbus Crohn und Colon irritabile (Studien ergaben signifikante Besserungen des Beschwerdebildes). Flohsamen werden auch in der Schwangerschaft eingesetzt, bei Hämorrhoiden, Analfissuren oder operativen Eingriffen. Bei unspezifischem und entzündlichem Durchfall, zur Konsistenzsteigerung des Stuhls bei Anus praeter (in diesem Fall verminderte Zugabe von Wasser!), als Adjuvans zur Cholesterinspiegelsenkung. Flohsamen werden nicht resorbiert und führen dadurch zu keiner unerwünschten Gewichtszunahme.

Darreichungsform: 1 TL Flohsamen mit 200 ml Wasser einnehmen und rasch 2 Tassen Wasser nachtrinken.

Tagesdosis: 10–30 g (1 TL = 5 g) Flohsamen bzw. 10–20 g Flohsamenschalen.

Nebenwirkungen: Selten allergische Reaktionen.

Gegenanzeigen: Stenosen der Speiseröhre und des Magen-Darm-Traktes; gleichzeitige Therapie mit Cumarinen, Antidiabetika oder Herzglykosiden (beeinträchtigte Resorption, deshalb andere Medikamente 30–60 Min. später einnehmen!); schwer einstellbarer Diabetes mellitus.

Präparate: Mucofalk® Granulat, Agiocur® Granulat, Plantocur® Granulat.

***Kommission E:** Habituelle Obstipation, Colon irritabile.*

20.3.2 Stimulierend wirkende Abführmittel: Laxanzien (Anthranoid-Glykoside)

Anthranoid-Glykoside (s. Kap. 17.2) stehen bei der Selbstmedikation an erster Stelle, vor allem weil sie schnell (nach 8–12 Std.) wirken. Jedoch sollten sie nur begrenzt (8–10 Tage) und in Ausnahmefällen eingesetzt werden. Sie gelten als Laxanzien im eigentlichen Sinne, weil ihr Wirkungsmechanismus nicht physikalisch bedingt ist, sondern chemisch. Anthranoid-Glykoside sind dickdarmwirksame, neuromuskuläre, motilitätssteigernde (auf die glatte Muskulatur des Dickdarms) und die Darmschleimhaut reizende Mittel. Sie gelangen zum großen Teil unverändert in den Dickdarm, werden dort durch Enzyme gespalten und zu ihrer wirksamen Form umgewandelt. Durch die Reizwirkung kommt es zu einer erhöhten Freisetzung von Histamin und Prostaglandin (neuromuskulär). Dies führt zu einer gesteigerten Flüssigkeits- und Elektrolytsekretion in den Darm und zu einer Hemmung der Flüssigkeitsresorption aus dem Dickdarm (Hemmung der Rückresorption von Natrium und folglich auch von Wasser). Als Folge gelangt mehr Wasser in den Darm, die Verfestigung des Kotes entfällt und er wird aufgeweicht. Die Stuhlabgabe wird erleichtert, auch weil es zu einer Volumenzunahme des Darminhaltes und zur Verstärkung des Füllungsdrucks kommt. Der Dehnungsreiz führt reflektorisch dazu, die Kontraktion zu steigern, die Peristaltik anzuregen und die Verweildauer zu verkürzen. Zusätzlich wird im Darm vermehrt Schleim sezerniert. Am verträglichsten unter den Anthranoiddrogen sind solche aus Rhabarberwurzeln und Faulbaumrinde. Am stärksten wirksam sind Aloeextrakte; am beliebtesten Sennesblätter und noch mehr die wohlschmeckenden Sennesfrüchte.

Anwendungen: Anthranoiddrogen eignen sich zur Vorbereitung von klinischen Untersuchungen, Operationen des Darmes oder bei akuter Obstipation (z. B. auf Reisen). Sie werden auch eingesetzt, wenn ein weicher Stuhl bzw. eine leichte Defäkation erforderlich ist, z. B. bei Analfissuren und Hämorrhoiden. Die Wirkung tritt nach ca. 8–10 Stunden ein, daher sollte die Einnahme abends erfolgen.
Die **Dosierung** ist individuell einzustellen: die geringste, mit der noch ein weicher, geformter Stuhl erzielt werden kann ist die richtige Dosis.
Als **Nebenwirkung** können kolikartige Leibschmerzen auftreten. Bei **Langzeitanwendung** besteht die Gefahr der Gewöhnung des Darmes an die Laxanzien mit einer nachfolgenden Darmatonie und Verstärkung der Verstopfung, was zu dem bekannten Teufelskreis führt: Die Elektrolytstörungen haben einen **Kaliummangel** zur Folge, der wiederum eine Muskelschwäche bedingt und die Darmträgheit verstärkt. Kaliummangel führt auch zu Störungen in der Erregungsleitung des Herzens und beeinträchtigt die Herzfunktion und die Empfindlichkeit gegenüber Digitalis. Bei Missbrauch oder bei Kaliummangel haben sich, um die Verstärkung der Herzglykosidwirkung anzugehen, „Cardio Longoral" Drg. oder täglich 1/4 Pfund getrocknete **Aprikosen** oder die Einnahme von **Süßholz** (s. Kap. 21: Magen) bewährt.
Kontraindikationen für Laxanzien: akut-entzündliche Darmerkrankungen wie Morbus Crohn oder Colitis ulcerosa, Darmverschluss, Dickdarmkrebs, Melanosis, abdominelle Schmerzen unbekannter Ursache, schwere und chronische Niere-Leber-Leiden, Stillzeit (aufgrund unzureichender toxikologischer Untersuchungen) sowie die Anwendung bei Kindern unter 10 Jahren.

Bei gleichzeitiger Einnahme von Herzglykosiden ist Vorsicht geboten (Hypokaliämie durch veränderte Natrium-Kalium-Bilanz). Da Anthrachinone eine starke Hyperämie im kleinen Becken hervorrufen ist eine Anwendung bei Schwangerschaft, starker Menstruation und Hämorrhoiden kontraindiziert.

Vorsicht

Anthranoiddrogen sind nur zur kurzfristigen Behandlung geeignet! Nie länger als 8–10 Tage anwenden.

Hinweis

Die innerliche Anwendung von Anthrachinonzubereitungen wurde im Jahre 1997 nur noch eingeschränkt für den kurzfristigen Einsatz von 1–2 Wochen zugelassen. Daher sind sie auch nicht mehr zugelassen für Teemischungen zur „Blutreinigung" oder im Schwedenbitter zur Verdauungsförderung.

Aloe
Aloe ferox, vera
Extractum aloes
A. tinctura (M)

(s. Kap. 26: Haut) Die Aloe vera ist seit langem wegen ihrer legendären Heilkraft bekannt. Die Blätter bestehen aus mehreren Schichten und enthalten zwei ganz unterschiedliche Wirkstoffkomplexe. In der Blattmitte verbirgt sich das Markgewebe, das durchsichtige Gel der Aloe, das äußerlich angewendet zur Wundheilung eingesetzt wird. Unter der wachsartigen Blatthaut befindet sich Aloin, ein bitterer, gelblich-rötlicher Saft mit abführender Eigenschaft, in der Volksmedizin Deutschlands bekannt als bitteres Magenmittel, das in niedrigeren Dosen galleanregend und in höheren Dosen abführend wirkt.

Inhaltsstoffe: Anthranoide (Aloin).

Wirkungen: Stark abführend, peristaltikanregend, choleretisch (gilt in kleinen Mengen als Bitterstoffdroge), emmenagog und abtreibend.

Indikationen: Verstopfung. Aloe ist die am stärksten wirksame Anthranoiddroge.

Darreichungsformen: Aloepulver, wässrig-ethanolische Extrakte.

Tagesdosis: 20–30 mg Hydroxyanthracenderivate, 0,05–0,2 g Aloepulver. 20–30 Tropfen Aloetinktur abends einnehmen, maximal 8–10 Tage lang. Die geringste Dosis, die individuell erforderlich ist, um eine Verstärkung der Darmtätigkeit zu erreichen, ist die beste.

Nebenwirkungen: Magen-Darmkrämpfe bzw. -koliken, bei Langzeitanwendung Elektrolytverluste.

Gegenanzeigen: Schwangerschaft (abortive Wirkung!), Stillzeit, entzündliche Darmerkrankungen, keine Anwendung bei Kindern unter 12 Jahren. Überdosierung (schon bei 10 g tödliche Darmblutungen!).

Präparate: Kräuterlax® A Kräuterdrg., Aristochol® Konzentrat Granulat (mit Schöllkraut).

Kommission E: *Obstipation.*

Faulbaum
Frangula alnus
Frangulae cortex (M)

Seinen deutschen Namen erhielt der Faulbaum, weil die Rinde faulig riecht. Das Holz wurde früher zu Kohle verascht und zur Herstellung von Schwarzpulver benutzt; daher kommt der Name „Pulverholz". Seit dem Mittelalter zählt Faulbaum zu den häufigsten Abführmitteln. Die Rinde muss erst ein Jahr gelagert werden, sonst ist die Wirkung brechreizerregend. Faulbaum ist im Vergleich zu Senna und Aloe weniger stark wirksam, dafür besser verträglich und auch in der Kinderheilkunde (ab 12 Jahren) anwendbar.

Inhaltsstoffe: Anthranoide.

Wirkungen: Abführend.

Indikationen: Verstopfung und bei Erkrankungen, bei denen eine leichte Defäkation erwünscht ist. Faulbaumrinde verursacht weniger Darmkrämpfe und ist daher bei spastischer Obstipation am besten geeignet. Auch setzt ihr Gewöhnungseffekt langsamer ein als bei den anderen Anthranoiddrogen.

Darreichungsformenen: Tee, Elixiere, Weintinktur (Tinct. Rhei vinosa). Eine Kombination mit Kamille und Fenchel oder mit Mucilaginosa (Schleimpflanzen) ist empfehlenswert.

Tagesdosis: 20–30 mg Hydroxyanthracenderivate. Die geringste Dosis, die individuell erforderlich ist, um eine Verstärkung der Darmtätigkeit zu erreichen, ist die beste. Maximal 1–2 Wochen lang einnehmen.

Nebenwirkungen: Magen-Darmkrämpfe bzw. -koliken, bei Langzeitanwendung Elektrolytverluste.

Gegenanzeigen: Schwangerschaft (abortive Wirkung!), Stillzeit, entzündliche Darmerkrankungen, keine Anwendung bei Kindern unter 12 Jahren.

Präparate: Heumann Abführtee Solubilax® N Pulver.

Teezubereitung: 1 TL (0,5–3 g) geschnittene Rinde in 250 ml kaltem Wasser ansetzen, zum Kochen bringen, 10 Min. ziehen lassen und abgießen. Abends vor dem Schlafengehen 1 Tasse trinken.

Kommission E: *Obstipation.*

Rhabarber, Medizinalrhabarber
Rheum palmatum und *Rheum officinale*
Rhei radix (M)

Das Knöterichgewächs ist in China und Tibet beheimatet und entwickelt sich dort zu einer prächtigen 2–3 m hohen Pflanze. Erst nach 5–10 Jahren ist die Wurzel erntereif. Der „Arzneirhabarber" (nicht der Speiserhabarber, dieser wirkt kaum abführend) besitzt hervorragende Verträglichkeit und wirkt sehr mild.

Inhaltsstoffe: 2,5 % Anthranoide, Gerbstoffe, Flavone und Pektine.

Wirkungen: Abführend (Dosierung ab 1 g), durchfallhemmend (Dosierung von 0,1–0,3 g).

Indikationen: Verstopfung, Hämorrhoiden, Analfissuren, nach rektal-analen Operationen.

Darreichungsformen: Tee, Tinktur, Pulver, Sirup.

Tagesdosis: 1,2–4,8 g Droge, entsprechend 20–30 mg Hydroxyanthracenderivate. Die geringste Dosis, die individuell erforderlich ist, um eine Verstärkung der Darmtätigkeit zu erreichen, ist die beste. Maximal 1–2 Wochen lang einnehmen.

Hinweis: Gerbstoffreiche Rheum-Zubereitungen mit geringem Anthranoidgehalt können stopfend wirken, wenn durch die zu geringen Dosen (0,1–0,3 g) die stopfende und nicht die abführende Wirkung in den Vordergrund tritt.

Nebenwirkungen/Gegenanzeigen: s. Aloe, Sennes und Faulbaum.

Präparate: Nicht erhältlich.

Teezubereitung: 1 TL gepulverte Droge mit 1 Tasse heißem Wasser überbrühen, 10 Min. ziehen lassen und abgießen. Abends 2 Tassen trinken. Der säuerlich-bittere Geschmack kann durch Zugabe von Gewürzen (Fenchel, Kardamom, Ingwer oder Pfefferminze) ausgeglichen werden.

Kommission E: *Obstipation.*

Sennespflanze
Senna alexandrina
Sennae folium/ - fructus (M)

Die attraktive, gelbblühende Sennespflanze gehört zu den Schmetterlingsblütlern und gilt als bevorzugte, meist verwendete Abführdroge. Die Schotenfrüchte stammen von Cassia senna und wirken milder als die Blätter, weil sie trotz des höheren Anthranoidgehalts weniger freie Emodine enthalten.

Inhaltsstoffe: Blätter über 3 %, Früchte über 5 % Anthranoide.

Wirkungen: Abführend, peristaltikanregend, menstruationsauslösend.

Indikationen: Verstopfung; zur Darmreinigung vor Untersuchungen oder operativen Eingriffen. Gut geeinget bei Analfissuren, Neigung zu Hämorrhoiden, Operationen.

Darreichungsformen: Tee, Pulver, Trockenextrakte, Präparate.

Tagesdosis: 1–2 g wirken nach 5–7 Stunden. Die geringste Dosis, die individuell erforderlich ist, um eine Verstärkung der Darmtätigkeit zu erreichen, ist die beste. Maximal 8–10 Tage lang einnehmen.

Nebenwirkungen: Magen-Darmkrämpfe bzw. -koliken. Geringe Wirkstoffmengen gehen in die Muttermilch über; eine abführende Wirkung bei gestillten Säuglingen wurde bisher nicht beobachtet. Nebenwirkungen wie flüssiger Stuhl und Leibschmerzen kommen bei 2–4 g vor, Koliken und Erbrechen bei 8–12 g. Sie sind vor allem auf den Harzanteil zurück zu führen. Deshalb Sennestee als Kaltauszug zubereiten, weil dann weniger Harze in Lösung gehen. Bei Langzeitanwendungen Elektrolytverluste.

Gegenanzeigen: Schwangerschaft (abortive Wirkung!), Stillzeit, entzündliche Darmerkrankungen, Kinder unter 10 Jahren.

Präparate: Liquidepur® N Lösung, Bekunis-Instanttee®, Depuran® N Kps., Tamarindenmus mit Sennalatwerge (Sennae elactuarium DAB 6), Florabio Manna-Feigen-Sirup mit Sennae.

Teezubereitung: 2 TL (0,5–2 g) Droge mit ¼ l kaltem Wasser ansetzen und 6–12 Std. stehen lassen; danach abgießen und abends trinken.

Kommission E: *Obstipation.*

Kreuzdorn
Rhamnus cathartica
Rhamni cathartici fructus

Die getrockneten Früchte wurden seit Jahrhunderten zum Abführen verwendet als sog. Cathartica, die reinigend und abführend wirken. **Kreuzdornbeeren sollten nicht mehr verwendet werden**, weil ihre Wirkung schwer zu regulieren ist und es als Nebenwirkung häufig zu starkem Bauchgrimmen kommt.

20.4 Analerkrankungen/ Hämorrhoiden

Man spricht nicht darüber, aber man leidet darunter: Hämorrhoiden, das sind erweiterte kleine Schwellkörper des arteriovenösen Gefäßpolsters (Plexus haemorrhoidalis). Die Afterzone wird vom inneren und vom äußeren Ringmuskel ringförmig umspannt und durch ein Zusammenspiel von Muskeln, Nerven und blutführenden Gefäßen gesteuert. Wenn sich die Venen am unteren Mastdarm und After knotenförmig erweitern und entzünden, entstehen Hämorrhoiden. Sie stellen ein Passagehindernis beim Stuhlgang dar. Die Darmschleimhaut selbst ist unempfindlich, die Analschleimhaut aber äußert empfindlich – und Hämorrhoiden tun weh!

Die Erkrankung zeigt sich als **innere** („echte“, arterielle) **Hämorrhoiden** mit hellrotem Blut auf Kot und Toilettenpapier, die nur durch einen Tastbefund nachweisbar sind, oder als **äußere Hämorrhoiden** (durch Venenerweiterungen und oft durch heftiges

Pressen entstanden) bis hin zu einer kompletten Vorwölbung, dem sog. Prolaps, der im schlechtesten Fall nicht mehr reponierbar ist. Dann ist eine Operation unumgänglich. Typische **Symptome** sind: Schmerzen, Juckreiz, Brennen, Fremdkörpergefühl, schleimig-blutige Sekretion, Nässen, hellrotes Blut auf dem Stuhl oder auf dem Toilettenpapier. Als **Ursachen** kommen Bewegungsmangel, erbliche Disposition, Bindegewebsschwäche, Pfortaderstauungen (venöser Rückstau: Kommt es im Pfortaderbereich zu Stauungen, wirkt sich dies im Sinne eines „Rückstoßprinzips" auf die Afterregion aus mit der Folge vermehrter Hämorrhoiden; **Mariendistel**samen und **Schafgarben**-Leberwickel entlasten in diesem Fall die Leber!), Übergewicht, ständiges schweres Heben, ballaststoffarme Ernährung (das hemmt die Bewegungen im Darmtrakt, führt zu einer längeren Verweildauer und damit zu entzündlichen Reaktionen mit Störung der empfindlichen Reflexmuster im Enddarmbereich), chronische Obstipation mit langem und vermehrtem Pressen, Laxanzien- oder Alkoholabusus in Frage. Differenzialdiagnostisch müssen kolorektale Tumoren ausgeschlossen werden. Um Hämorrhoiden weitgehend zu vermeiden ist es wichtig, auf regelmäßigen weichen Stuhlgang zu achten. Bei bestehenden Hämorrhoiden sollten statt „reizendem" Toilettenpapier weiche, feuchte Reinigungstücher oder -läppchen mit Heilpflanzentees verwendet und beengende Kleidung vermieden werden. Bei der Vermischung des Stuhles mit dunklem (venösem) Blut muss die Blutungsquelle (Polypen, Krebs o. Ä.) abgeklärt werden.
Die **Phytotherapie** hat zum einen eine vorbeugende Wirkung und trägt zum anderen vor allem zur Linderung der Beschwerden bei. Die **lokale Behandlung** erfolgt durch Salben, Zäpfchen, Waschungen, Umschläge und Bäder im Wechsel und ist vor allem symptomatisch. **Beinwell**salbe, **Eichen**rinde, **Zaubernuss**rinde, **Kamillen**blüten, **Johanniskraut**öl und **Lein**öl haben sich zur Wundpflege bestens bewährt. Bei der Afterhygiene statt mit Seife mit Heilpflanzentees (s. o.) waschen.

Die begleitende **innerliche** Behandlung enthält folgende Komponenten:

- gefäßtonisierend: **Schafgarbe**, **Mäusedorn**wurzel
- krampflösend und entzündungshemmend: **Kamille**, **Eichen**rinde, **Ringelblume**, **Zaubernuss**, **Pappel**knospen, **Schafgarbe**
- zusammenziehend und juckreizlindernd: **Hamamelis**blätter, **Eichen**rinde, **Walnuss**blätter
- blutstillend: **Schafgarbe**, **Hirtentäschel**, **Eichen**rinde, **Zaubernuss**blätter
- antimikrobiell: **Kamille**, **Ringelblume**, **Schafgarbe**
- leberunterstützend: **Mariendistel**, **Löwenzahn**, **Artischocken**blätter.

Das Trinken von **Buchweizen**krauttee oder die Einnahme von **Mäusedorn**- und **Rosskastanien**präparaten hat sich in der Praxis bewährt. (s. Kap. 27: Gefäße).

Ein bewährter „**Hämorrhoidentee**" setzt sich zum Beispiel zusammen aus **Kamille**, **Löwenzahn**, **Fenchel**, **Faulbaum** (ganz gering dosieren!), **Hirtentäschel** und **Schafgarbe** und wirkt entzündungshemmend, krampflösend, blutstillend, leicht abführend, tonisiert die Pfortadergefäße und entlastet den Plexus Hämorrhoidalis. Eine feuchtwarme Leberkompresse regt den Leberstoffwechsel an und entlastet das Pfortadergebiet.

20.4.1 Heilpflanzen bei Hämorrhoidalerkrankungen zur äußeren Behandlung

Sitzbäder und Waschungen werden mit Teeauszügen vorgenommen und sollen im Wechsel mit Salbenauflagen und Zäpfchen verabreicht werden. Bei stark nässenden Hämorrhoiden besteht eine verstärkte allergische Neigung auf die Salben- oder Zäpfchengrundlage, deshalb sollte vor einer längerfristigen Anwendung ein Allergietest durchgeführt werden.
Die Arzneipflanzen zur äußerlichen Anwendung sind im Kapitel Hauterkrankungen ausführlich beschrieben.

Arnika ***Arnica montana*** **Arnicae flos (M)**	**Wirkungen**: Entzündungshemmend, antiseptisch. **Anwendungen**: Äußerlich; als feuchtkühler Umschlag oder Sitzbad.
Beinwell ***Symphytum officinale*** **Symphyti radix (M)**	**Wirkungen**: Wundheilungsfördernd, schmerzlindernd, abschwellend, entzündungshemmend. **Anwendungen**: Äußerlich; als Sitzbad, Salbenauflage. **Präparat**: Kytta-Plasma®.
Blutwurz ***Potentilla erecta*** **Tormentillae rhizoma (M)**	**Wirkungen**: Zusammenziehend, austrocknend, ausgeprägt blutstillend und juckreizlindernd. **Anwendungen**: Äußerlich vor allem bei nässenden Hämorrhoiden; als Sitzbad, Zäpfchen oder Salbe.
Eiche ***Quercus robur*** **Quercus cortex (M)**	**Wirkungen**: Zusammenziehend, juckreizstillend. **Anwendungen**: Innerlich und äußerlich bei nässenden Hämorrhoiden als Tee, Sitzbadzubereitung, Salbe oder Zäpfchen.
Hirtentäschel ***Capsella bursa-pastoris*** **Bursae pastoris herba (M)**	**Wirkungen**: Blutstillend. **Anwendungen**: Innerlich und äußerlich, als Tee, Sitzbad, Waschung.
Johanniskraut ***Hypericum perforatum*** **Hyperici oleum (M)**	**Wirkungen**: Schmerzlindernd, entzündungshemmend, wundheilungsfördernd. **Anwendungen**: Äußerlich; Teezubereitung als Sitzbad, Johanniskrautöl als Ölauflage oder zur Pflege.
Kamille ***Matricaria recutita*** **Matricariae flos** **Chamomillae aetheroleum (M)**	**Wirkungen**: Entzündungs- und keimhemmend, schmerz- und juckreizstillend, wundheilungsfördernd. **Anwendungen**: Innerlich und äußerlich; als Tee-/ Sitzbadzubereitung, Tinktur, Salbe oder Zäpfchen. **Präparat:** Kamillosan®.
Leinsamen ***Linum usitatissimum*** **Lini semen/ -oleum (M)**	**Wirkungen**: Wundheilungsfördernd, hautpflegend. **Anwendungen**: Äußerlich; als Ölauflage.
Malve ***Malva neglecta, sylvestris*** **Malveae flos/ -folium (M)**	**Wirkungen**: Schleimhautschützend bei trockenen, juckenden Hämorrhoiden. **Anwendungen**: Äußerlich; als schleimhaltiger, reizmildernder Umschlag, Sitzbad, Waschung oder Salbe.

Mäusedorn, stacheliger *Ruscus aculeatus* **Rusci aculeati rhizoma (M)**	**Wirkungen**: Tonisierend auf Venen, antiexsudativ, entzündungshemmend. **Anwendungen**: Innerlich und äußerlich; nur als Fertigpräparat. **Präparat:** Ruscorectal® Kombipackung, Hämorrhoidalsalbe und -zäpfchen.
Pappel *Populus nigra, tremula u.a.* **Populi gemmae (M)**	**Wirkungen**: Juckreizstillend, beruhigend, schmerzlindernd und tonisierend. **Anwendungen**: Äußerlich; als Tee-/ Sitzbadzubereitung, Tinktur, Salbe oder Zäpfchen. **Vorsicht** bei Überempfindlichkeit gegen Salicylate. **Präparat:** Populus® CP Hämorrhoidalzäpfchen.
Ringelblume *Calendula officinalis* **Calendulae flos (M)**	**Wirkungen**: Entzündungshemmend, granulationsfördernd, lymphabflussfördernd. **Anwendungen**: Innerlich und äußerlich; als Tee, Sitzbad, Tinktur, feuchte Auflage, Salbe. **Präparat**: Calendula Essenz, Traumeel® S Salbe.
Zaubernuss *Hamamelis virginiana* **Hamamelidis folium/ -cortex (M)**	**Wirkungen**: Zusammenziehend, entzündungshemmend (cortisonähnlich), blutstillend, juckreizlindernd. **Anwendungen**: Innerlich und äußerlich; als Tee-/ Sitzbadzubereitung, Tinktur, Salbe oder Zäpfchen. **Präparat:** Hämorrhoidalsalbe und -zäpfchen (mit Rosskastanienextrakt), Prosterine® Zäpfchen.

20.5 Praxis-Rezepte: Teezubereitungen

Hier finden Sie einige Beispiele für die grundlegenden Teezubereitungen (Infus, Dekokt und Mazerat, s. Kap. 4) passend zum Thema, vor allem mit Gerbstoffdrogen und mit den gebräuchlichsten Pflanzenteilen: Wurzel, Beere, Rinde, Blatt, die Blätter mit (z. B. Salbei) oder ohne (z. B. Walnuss) ätherische Öle. Salbeitee lässt man z. B. lang ziehen, wenn die Gerbstoffe ausgezogen werden sollen und kurz, wenn eher die ätherischen Öle zur Wirkung kommen sollen.

Dekokte (Abkochung)

Blutwurz**wurzel** (bei Durchfall): ½ TL (1–2 g) frisch zerkleinerte, gemörserte Wurzel in 1 Tasse kaltem Wasser ansetzen, kurz aufkochen und sofort abgießen. Stets frisch gepulverte Droge als max. 5-minütigen Dekokt anwenden, da der Gerbstoffgehalt rasch abnimmt. 1–3 Tassen Tee tägl. max. 5–8 Tage lang trinken.

Eichen**rinde**: ½ TL (1 g; 3 g ist Tagesdosis!) feingeschnittene oder grob gepulverte Rinde in 150 ml kaltem Wasser zum Sieden bringen, 5 Min. köcheln, 5 Min. ziehen lassen, abgießen. Mehrmals tägl. 1 Tasse (½ Std. vor den Mahlzeiten) warm trinken.
Für die äußerliche Anwendung (v. a. äußerlich bei nässenden Ekzemen) 5–20 g zerkleinerte Droge mit 1 l Wasser aufkochen, 10 Min. ziehen lassen und abgießen; zu Bädern, Auflagen und Umschlägen verwenden.

Heidelbeer**beeren** (bei Durchfall von Kindern; die für das jeweilige Alter entsprechende Tagesdosis dem Steckbrief entnehmen): 1–2 EL (8–15 g) getrocknete, gut germörserte Beeren mit 150 ml kaltem Wasser zum Kochen bringen, 10 Min. köcheln, abgießen und schluckweise warm trinken.

Mazerat (Kaltwasserauszug)

Malven**blüten** und **-blätter** (innerlich und äußerlich zur Reizlinderung der Haut/Schleimhaut): 1 TL Blätter und Blüten in 150 ml **kaltem Wasser** (Schleimstoffe!) 1–2 Std. lang ziehen lassen und abgießen. Tasse für Tasse frisch zubereiten, schluckweise trin-

ken und max. 3–4 Std. aufbewahren. Malventee wird als reizmildernder Tee und Gurgelmittel gereicht, oder äußerlich zu Waschungen, Auflagen und Umschlägen verwendet. Bei Bedarf kann er über dem Wasserbad leicht erwärmt werden.
„Schleimpflanzen" werden auch als „Begleitschutz" von Gerbstoffdrogen für empfindliche Schleimhäute eingesetzt: Malventee mit etwas abgekühltem „Gerbstoff"-Tee vermischt als lauwarmen, trinkfertigen Tee für wunde Schleimhäute einsetzen.

Infus (heißer Aufguß)

Salbei**blätter** (zur innerlichen Anwendung, z. B. zur Schweißhemmung – u. a. in den Wechseljahren): 2–3 Min. gezogen; zur äußerlichen Anwendung, z. B. zum Gurgeln oder für Waschungen: 10 Min. gezogen 1 knapper TL getrocknete Blätter (oder 2 knappe TL frische Blätter) mit heißem, nicht mehr kochendem Wasser überbrühen, sofort zudecken und *zum Trinken* bei geschlossenem Deckel **1–3 Minuten** ziehen lassen. Kondenstropfen vom Deckel (sind „ätherisch-Öl-geschwängert") in die Tasse abschütteln und abgießen.
Für die *äußerliche Anwendung* (zum Gurgeln, als Kompresse oder Waschung) 2 TL Droge mit 200 ml heißem Wasser übergießen und bedeckt **10 Minuten** ziehen lassen. (Eine Salbeiwaschung hat sich bei Fiebernden sehr bewährt).

Walnuss**blätter** (gut v. a. bei juckenden Ekzemen): 1 TL Blätter mit 150 ml kochendem Wasser übergießen, 10 Minuten ziehen lassen und abgießen. 2 Tassen tägl. trinken. Walnussblätter werden meistens für eine Tee**mischung** empfohlen oder äußerlich angewendet zu Bädern, Auflagen und Umschlägen.

Hinweis

Die Einheit „1 TL" bedeutet immer einen **gestrichenen**, nie einen gehäuften Teelöffel!

20.6 Bewährte Rezepturen Darmerkrankungen

Durchfalltee für Kinder *(M. Girsch)*

Brombeerblätter	10 g
Himbeerblätter	10 g
Kamillenblüten	10 g

M.f.spec. D.S.: 1 TL mit 1 Tasse heißem Wasser übergießen, 7 Min. ziehen lassen. 3 Tassen tägl.

Durchfalltee für Kinder *(H. Ell-Beiser)*

Heidelbeeren	60 g
Kamillenblüten	40 g

1 TL mit 250 ml siedendem Wasser übergießen,

10 Min. ziehen lassen, absieben und lauwarm trinken. 3 Tassen tägl.

Leichter Reisedurchfalltee *(U. Bühring)*

Odermenningkraut	20 g
Gänsefingerkraut	20 g
Kamillenblüten	20 g
Fenchelfrüchte	20 g
Hopfenzapfen	15 g
Orangenblüten	5 g

M.f.spec. D.S.: 1 TL der Mischung mit heißem Wasser übergießen, 10 Min. ziehen lassen, abseihen. 3 × tägl. 1 Tasse.

Colon irritabile, auch bei Kindern *(J. Karl)*

Kamillensirup

Fenchelsirup

Pomeranzensirup

zu gleichen Teilen mischen auf 500 g; 3 × tägl. 1 TL

Blähungstreibender Tee „Spez. Carminativae"

Kümmelfrüchte	15 g
Fenchelfrüchte	15 g

Anisfrüchte	15 g
Kamillenblüten	20 g
Pfefferminzblätter	10 g

1 TL (Säugl.: ¼ TL) mörsern, mit 1 Tasse heißem Wasser überbrühen, 5 Min. ziehen lassen und abgießen. Für **Säuglinge ohne Pfefferminze**! 3–5 × tägl. 1 Tasse.

Begleittherapie bei Darmsanierung *(U. Bühring)*

Gelbwurzwurzel	10 g
Ingwerwurzel	10 g
Pfefferminzblätter	10 g
Harongarinde	10 g
Kamillenblüten	30 g
Zistrosenkraut	20 g
Fenchelfrüchte	10 g

M.f.spec. D.S.: 1 TL der Mischung mit heißem Wasser übergießen, 10 Min. ziehen lassen, abgießen. 3 × tägl. 1 Tasse ; evtl. süßen mit Milchzucker.

Abführtee *(R. F. Weiss)*

Kümmelfrüchte
Fenchelfrüchte
Pfefferminzblätter
Sennesblätter
zu gleichen Teilen auf 100 g mischen,
2 TL mit 250 ml heißem Wasser überbrühen,
15 Min. ziehen lassen, tägl. 2 × 1 Tasse, max. 10 Tg.

Verstopfung *(U. Bühring)*

Löwenzahnkraut	40 g
Erdrauchkraut	40 g
Schafgarbenkraut	30 g
Malvenblüten	40 g
Pfefferminzblätter	20 g
Fenchelfrüchte	40 g

M.f.spec. D.S.: 1 TL mit heißem Wasser übergießen, 10 Min. ziehen lassen, abgießen. 1–2 × tägl. 1 Tasse, 6 Wochen lang.

Bauchwehtee für Kinder *(H. Ell-Beiser)*

Malvenblüten	
Kamillenblüten	
Gänsefingerkraut	
Ringelblumenblüten	
Fenchelsamen	aa ad 100,0

M.f.spec. D.S.: 1 EL mit 250 ml heißem Wasser übergießen, 7 Min. ziehen, absieben, 3–5 Tassen.

Obstipation und unreine Haut *(G. Lindemann)*

Faulbaumrinde	30 g
Ackerstiefmütterchenkraut	40 g
Schlehenblüten	30 g

1 TL pro Tasse als Aufguss. Max. 10 Tg. lang.

Abführtee *(B. Vonarburg)*

Sennesfrüchte geschn.	50 g
Kümmel geschn.	100 g
Pfefferminzblätter	100 g
Malvenblüten	100 g
Tausendgüldenkraut (o. Benediktinerkraut)	50 g

1 TL der Mischung mit heißem Wasser übergießen, 10 Min. ziehen lassen, abseihen. 3 × tägl. 1 Tasse, 1–2 Wochen lang.

Begleittherapie bei Darmpilz *(U. Bühring)*

Kümmelfrüchte	15 g
Melissenblätter	10 g
Engelwurzwurzel	15 g
Wermutkraut	15 g
Kamillenblüten	15 g
Schafgarbenkraut	10 g
Gänsefingerkraut	10 g
Süßholzwurzel	10 g

M.f.spec. D.S.: 1 TL der Mischung mit heißem Wasser übergießen, 7 Min. ziehen lassen, abgießen. 3 × tägl. 1 Tasse.

Reizdarm-Teemischung *(U. Bühring)*

Kamillenblüten	15 g
Fenchelsamen	15 g
Engelwurzwurzel	15 g
Gänsefingerkraut	15 g
Indische Gelbwurz	10 g
Passionsblume	15 g
Malvenblüte	15 g

M.f.spec. D.S.: 1 TL der Mischung mit heißem Wasser übergießen, 10 Min. ziehen lassen, abgießen. 3 × tägl. 1 Tasse.

Hämorrhoidentee *(U. Bühring)*

Zur begleitenden Behandlung

Schafgarbenkraut	25 g
Kamillenblüten	15 g
Hamamelisblätter	15 g
Hirtentäschelkraut	15 g
Ringelblumenblüten	15 g
Buchweizenkraut	15 g

M.f.spec. D.S.: 1 TL der Mischung mit heißem Wasser übergießen, 10 Min. ziehen lassen, abgießen. 3 × tägl. 1 Tasse.

20.7 Fragen/Repetitorium

1. Welche Wirkungen (innerlich und äußerlich) haben Gerbstoffe?
2. Gerbstoffe sind Antagonisten von .... – Was bedeutet das für die Heilkunde?
3. Welche Nebenwirkungen haben Gerbstoffe?
4. Sind Gerbstoffe in Fetten löslich? Wofür ist es wichtig, das zu wissen?
5. Gerbstoffpflanzen eignen sich auch zur **äußerlichen** Anwendung. Nennen Sie drei Beschwerden, bei denen Gerbstoffpflanzen verwendet werden. Nennen Sie auch die Pflanzen (3) und ihre Anwendung (3).
6. Nennen Sie fünf Heilpflanzen mit Gerbstoffen einschließlich des verwendeten Pflanzenteils.
7. Was versteht man unter „Karminativa“? Nennen Sie die wichtigsten Karminativa (3). Was ist bei der Teezubereitung zu berücksichtigen(2)?
8. Welche Pflanzen empfehlen Sie beim Roemheld-Syndrom (sog. „Herzbauchweh“)?
9. Sie planen eine Reise in den Süden und fürchten „Montezuma's Rache“ (Durchfall). Welche Heilpflanzen nehmen Sie in welcher Form mit?
10. Das einjährige Kind Ihrer Freundin hat Durchfall. Nennen Sie zwei Heilpflanzenanwendungen.
11. Stellen Sie einen Heilpflanzentee zusammen aus 5 Pflanzen gegen Durchfall mit heftigen Krämpfen.
12. Verstopfung – Welche milden Mittel kennen Sie? Zu welcher Wirkstoffgruppe gehören sie? Mit welchen pflanzlichen Abführmitteln (3) ist Vorsicht geboten und warum (2)? Zu welcher Wirkstoffgruppe gehören diese?
13. Was versteht man im Zusammenhang mit Obstipation unter „Quellmittel“ und wie wirken diese? Nennen Sie zwei Pflanzen, die zu den Quellmitteln gezählt werden. Was ist bei Ihrer Einnahme zu beachten?
14. Wie lange dürfen stark wirkende Laxanzien (Abführmittel) wie Sennes *(Cassia augustfolia)*, Aloe *(Aloe barbadensis)* und Faulbaum *(Rhamnus frangula)* eingenommen werden ?
15. Leinsamen *(Linum usitatissimum)* wirken gegen Verstopfung – In welcher Form, wann und wie viel Samen sollten verabreicht werden, und worauf ist bei der Einnahme zu achten? Wie und bei welchen Erkrankungen kann Leinsamen auch in anderer Form zur Anwendung kommen?
16. Nennen Sie drei Heilpflanzen und ihre Anwendungsform, die bei Hämorrhoiden für die äußerliche Anwendung zum Einsatz kommen können.
17. Was ist ein Infus, ein Mazerat, ein Dekokt? Schildern Sie die Zubereitung in je drei Schritten (inkl. der zu verwendenden Pflanzenteile).
18. Nach welchen drei Kriterien stellt man eine gute Teemischung zusammen?

21 Magenerkrankungen

- ➔ Praxis-Einstieg: Eigenerfahrung der Bitterstoffwirkung (s. Kasten „Praxis", Kap. 16)
- ➔ Grundlagen der Bitterstoffe und zugehörige Pflanzen (s. Kap. 16)
- ➔ Heilpflanzen bei Magenerkrankungen
- ➔ Praxis-Rezept: Medizinalwein und Theriak (mit Bitterstoffdrogen)

„Wir können uns durch das tägliche Essen krank machen, aber auch stärken und unsere Gesundheit erhalten."

Paracelsus

„Essen hält Leib und Seele zusammen", „Liebe geht durch den Magen" oder „Es schlägt mir auf den Magen" sind Redensarten, die darauf aufmerksam machen, welche Bedeutung der Magen über seine Organfunktion hinaus besitzt. Der Bauch wurde schon immer als Zentrum des Wohlbefindens angesehen. Ein Hinweis darauf, Körper, Seele und Geist in eine ganzheitliche Therapie einzubeziehen.

Der **Verdauungsvorgang** ist außerordentlich komplex und eng verbunden mit dem vegetativen Nervensystem: Schon wenn wir Appetit nur verspüren, werden die Verdauungssäfte zum Fließen gebracht. Das vegetative Nervensystem ist zuständig für die Muskelbewegungen, mit denen der Speisebrei durchknetet wird, und gleichermaßen für die Erzeugung des Magensafts, die Produktion von Histamin, Prostaglandin und Gastrin. Hormonelle, nervale und enzymatische Faktoren sind eng miteinander verbunden und stehen in einem sensiblen Gleichgewicht zueinander, um die Sekretion, Motorik und Durchblutung zu regulieren. Seelische Belastungen oder ungesunde Ernährung können dieses Gleichgewicht stören und „auf den Magen schlagen". Der Nervus vagus kann durch Stressfaktoren so übererregt werden, dass sich Magengeschwüre bilden. Deshalb sollte man bei der Suche nach der Ursache von Magenerkrankungen immer auch nach Ursachen im seelischen Bereich forschen.

Die aufgenommene Nahrung kommt am besten nach dem Motto „gut gekaut ist halb verdaut" mechanisch fein zerkleinert über die Speiseröhre in den Magen, vom kohlenhydratspaltenden Enzym Ptyalin vorverdaut und gut mit Speichel vermischt. Im Magen wird der Speisebrei durchknetet und durch konzentrierte Salzsäure desinfiziert. Erst im sauren Magenmilieu (pH 1) beginnt die Eiweißverdauung (Pepsinogen und Kathepsin). Frischkost wird am schnellsten, stark fetthaltige Speisen am langsamsten verdaut. Deshalb reicht man frische Salate zu Beginn, weil sie die Verdauungssäfte „locken".

Grundvoraussetzung, um **Krankheiten der Verdauungsorgane vorzubeugen**, ist eine **gesunde Ernährung**. Sie soll abwechslungsreich, naturbelassen und vollwertig sein, damit der Körper die nötigen Nährstoffe, Spurenelemente, Vitamine und Enzyme aufnehmen kann. „Moderne" Ernährungsgewohnheiten machen dies oft unmöglich: Durch Kochen oder Braten gehen Vitamine verloren. Enzyme werden bereits bei 30 bis 40° C nahezu vollständig zerstört; Enzymgifte werden zusätzlich in Konservierungsmitteln eingesetzt, um Speisen haltbar zu machen. Ein Mangel an körpereigenen Enzymen vermindert aber die Nahrungsauswertung. Zunehmend zerstören Antibiotika (z. B. über Fleisch eingenommen) die gesunde Darmflora – die lebensnotwendigen Darmbakterien machen eine Auswertung der Nahrung aber überhaupt erst möglich. In einer gestörten Darmflora haben krankheitserregende Bakterien, Pilze und Pilzgifte ein leichtes Spiel (s. Kap. 20: Darm und 29.2: Darmsanierung).

Durch einen Mangel an **Bitterstoffen** wird die Nahrung nur ungenügend ausgewertet. Das kann vielerlei Beschwerden nach sich ziehen und es überrascht nicht zu erfahren, dass lediglich durch eine tägliche kleine Gabe von Bitterstoffen oftmals Kopfschmerz und Migräne verschwinden! Raffinierte Zucker und Weißmehle sind so genannte „Mineralstoff- und

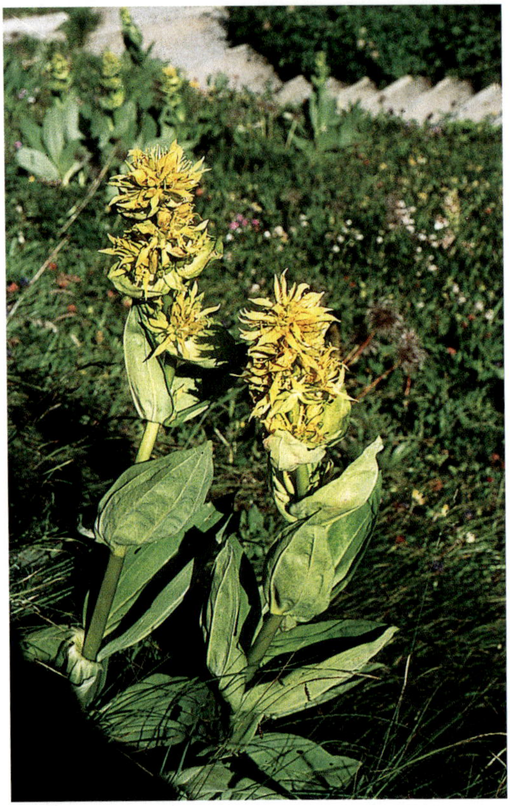

Abb. 13 Enzian *Gentiana lutea*, die Wurzel als wirksamer Bestandteil im Magenbitter.

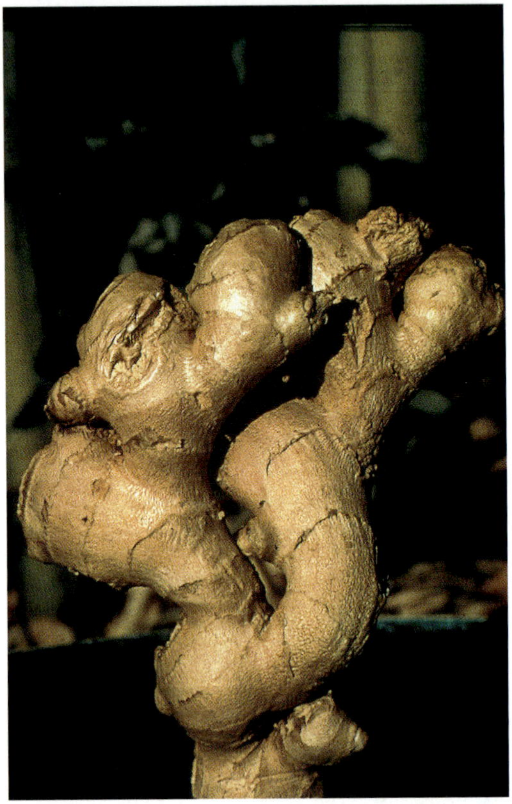

Abb. 14 Ingwer *Zingiber officinalis*, bewährtes Mittel gegen Reiseübelkeit.

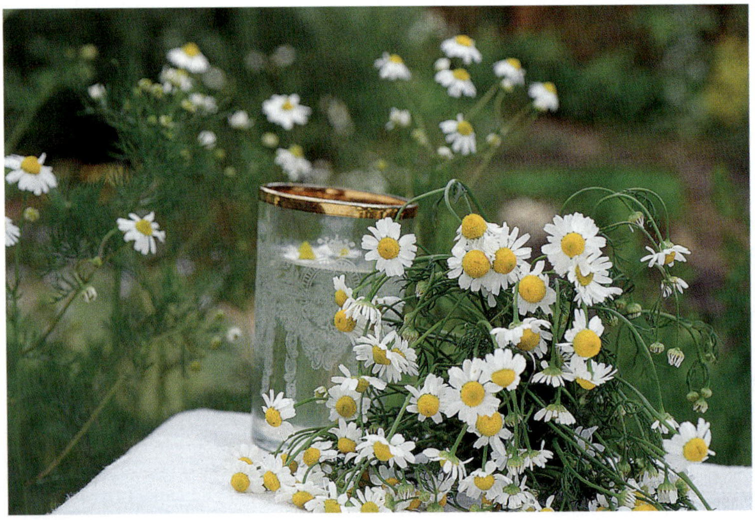

Abb. 15 Kamille *Matricaria retucita*, krampflösend und schmerzlindernd bei Magenbeschwerden.

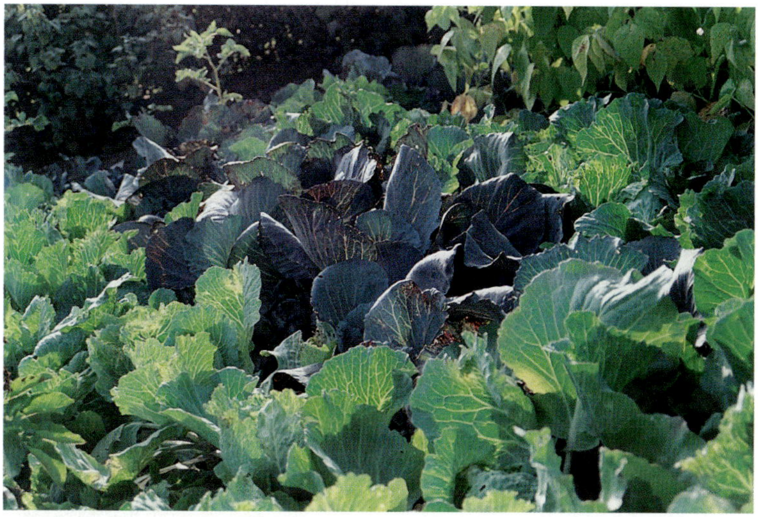

Abb. 16 Kohl *Brassica oleracea*, die Pflanze mit dem „Anti-Ulcus-Faktor".

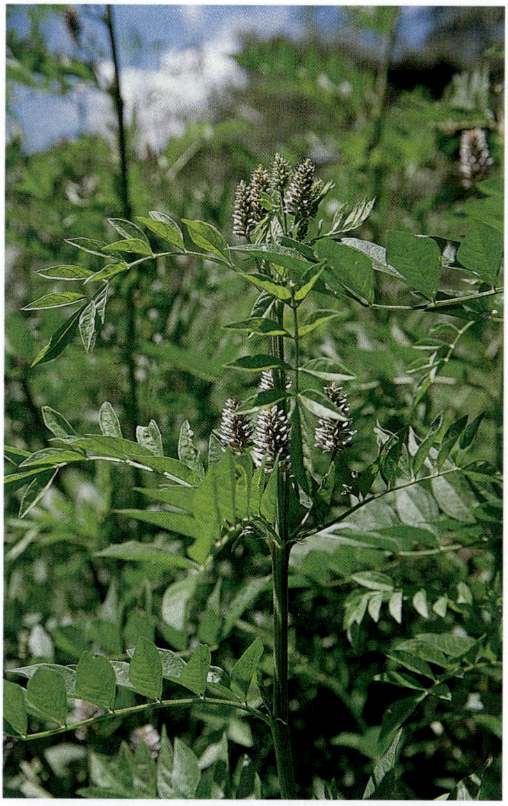

Abb. 17 Süßholz *Glycyrrhiza glabra*, schleimhautschützend bei Gastritis.

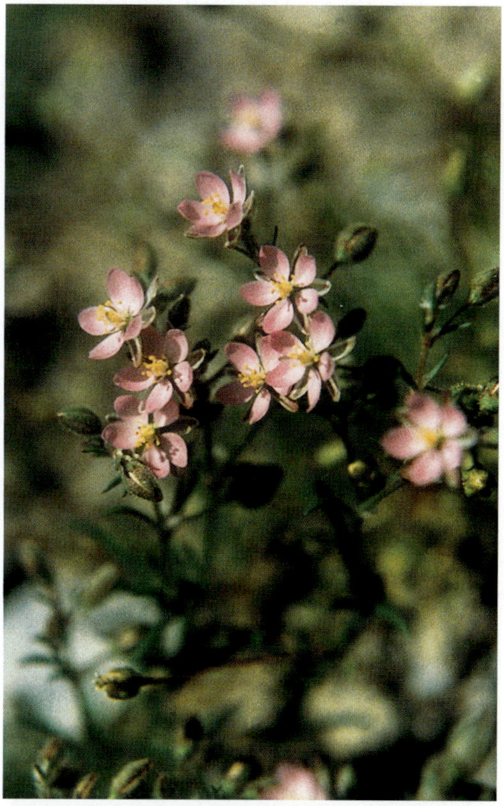

Abb. 18 Tausendgüldenkraut *Centaurium erythraea*, Tonikum gegen nervöse Magenbeschwerden.

Spurenelementräuber" und tragen eher zur Übersäuerung bei. Auch größerer Fleischkonsum kann eine Übersäuerung verursachen – Bitterstoffe gleichen den Säure-Basen-Haushalt aus (s. Kap. 16). Zuwenig **Ballaststoffe** verursachen einen trägen Darm und verdichteten Speisebrei, in dem Giftstoffe entstehen können, die den Körper belasten.

In der **Phytotherapie** ist der Bereich der Magen- und Darmerkrankungen ein wichtiges Gebiet, für das eine Fülle von pflanzlichen Heilmitteln zur Verfügung steht. Häufig genügen Arzneitees, diätetische Maßnahmen oder das Würzen von Speisen, um eine Besserung der Beschwerden herbeizuführen. Deshalb verwundert es nicht, dass die Selbstmedikation bei Verdauungsbeschwerden einen großen Stellenwert einnimmt. Nicht nur bei akuten, auch bei chronischen und funktionellen sowie bei psychosomatisch bedingten Magenerkrankungen spielen Arzneipflanzenanwendungen eine große Rolle. Die Übergänge zwischen den einzelnen Krankheitsbildern sind durch die funktionelle Verbindung der Verdauungsorgane (s.o.) häufig fließend. Das kann bei Teemischungen sehr gut berücksichtigt werden. Bei schwereren Erkrankungen kommt die Phytotherapie an ihre Grenzen, kann aber begleitend oder unterstützend eingesetzt werden. Zum Einsatz kommen

- sekretionsanregende, appetit- und gallefördernde **Bitterstoffdrogen**
- verdauungs- oder gallefördernde, krampflösende, blähungstreibende und entzündungshemmende **Pflanzen mit ätherischen Ölen** sowie
- schleimhautschützende **Schleimdrogen**.

Hinweis

Arzneiteemischungen für den Magen sollten körperwarm, also weder heiß noch kalt getrunken werden.

21.1 Akute Magenerkrankungen

Bei akuten Magenerkrankungen handelt es sich um eine Überladung des Magens, oft verbunden mit Übelkeit und Erbrechen, Magenkrämpfen, Nahrungsmittelunverträglichkeiten oder einer akuten Gastritis. In diesen Fällen sind **sofortige lindernde Maßnahmen** nötig, erst danach wird man die tieferen Ursachen der Magenbeschwerden analysieren und behandeln.

Die **akute Gastritis** (Magenschleimhautentzündung) kann bakterieller oder viraler **Ursache** sein, oder hervorgerufen werden durch verdorbene Nahrungsmittel, Medikamente, Giftstoffe, Stress, Allergien oder übermäßigen Alkohol- oder Nikotingenuss. **Symptome** sind Sodbrennen, Völlegefühl, Übelkeit, Erbrechen und Appetitlosigkeit. Die akute Gastritis kann schnell behoben werden durch Weglassen der auslösenden Faktoren und Heilpflanzenteemischungen aus **Kamille**, **Pfefferminze**, **Melisse**, **Fenchel** oder **Gänsefingerkraut**. Feuchtwarme Dampfkompressen auf den Magen (**Kamille**, **Heublumen**) und warme Füße (Fußbad) lindern die Beschwerden. Bessern sich die Beschwerden nicht, ist eine diagnostische Abklärung erforderlich.

Bei **Krämpfen** im Magen-Darm-Bereich ist **Gänsefingerkraut** zu empfehlen, das „Krampfkraut", das besonders die glatte Muskulatur und vor allem den Magenpförtner beruhigt, zusätzlich die krampflösende und entzündungshemmende **Kamille** sowie die krampflösende und brechreizlindernde **Pfefferminze**. Bewährt hat sich auch die stark entzündungshemmende und krampflösende **Süßholzwurzel**.

Übelkeit und Erbrechen

Der „ruckartigen Entleerung des Mageninhaltes" gehen meist vegetative Symptome voraus wie Blässe, Schweißausbruch und erniedrigter Blutdruck. Die **Ursachen** sind vielseitig, neben Verdauungsstörungen können auch Vergiftungen, Herz-Kreislauf- oder zerebrale Erkrankungen, Migräne, Glaukomanfall, psychische Ursachen, Schwangerschaft oder Reisen beteiligt sein. Neben der ursächlichen Behandlung und Kombinationen mit aromatischen **Bittermitteln** und **Karminativa** haben sich folgende **Heilpflanzengaben** bewährt: bei Verdauungsstörungen und bei Schwangerschaftserbrechen **Pfefferminze**, **Kamille**, **Melisse** und **Ingwer**, speziell bei Leber-Galle-Störungen auch **Artischocke**, bei Kinetosen (Reisekrankheit) **Ingwer** und **Pfefferminze**. Bei verdorbenem Magen **Kamille**. **Mariendistel**samen helfen die Entgiftungsstation Leber zu schützen.

Reisekrankheit

Unter der Reisekrankheit, Kinetose genannt, versteht man Beschwerden, die während des Fahrens im Auto oder auf dem Schiff auftreten. Die **Ursachen** liegen in den visuellen Wahrnehmungen des Auges, die nicht mit den Schwingungen, die das Gleichgewichtszentrum des Innenohrs zu verarbeiten hat, übereinstimmen. Das Auge passt sich den Fahrbewegungen an, aber das Innenohr vermag die ständig wechselnden Impulse nicht zu regulieren. Da das Gleichgewichtsorgan mit dem Brechzentrum im Gehirn verbunden ist, werden bei entsprechender Empfindsamkeit die bekannten **Symptome** ausgelöst: leichtes Unwohlsein, Blässe, Kreislaufschwäche, kalter Schweiß bis hin zu lang anhaltendem Erbrechen mit starker Erschöpfung.

Hier wirkt **Ingwer** direkt am Verdauungstrakt und ist ein sicheres Mittel, auch **Pfefferminze** hat sich bewährt, am besten vorbeugend vor Fahrtbeginn als Tee, evtl. gewürzt mit Ingwer, oder als Pfefferminzplätzchen (Menthae piperitae rotulae). 1 TL getrockneter Ingwer oder $^1/_2$ TL frisch geriebener Ingwer in 1 Glas Apfelsaft schmeckt und wirkt gleichermaßen, auch für Kinder. Für sie hat sich auch ein **Riechkissen** (s. Kap. 11.3: Kräuterkissen) bewährt mit je 30 g Minze, Melisse, Ingwer und gestoßenem Fenchel.

Tipp

Einige Tage vor Beginn einer Seereise Vitamin-B6-Kuren durchführen. Das setzt die Erregbarkeit der motorischen und vegetativen Nerven herab (Prof. Müller-Limmroth, München, empfiehlt 2–3 Tage vor Abreise 2 × 40 mg Vitamin-B6-Dragees täglich).

21.1.1 Heilpflanzen bei akuten Magenerkrankungen

Gänsefingerkraut *Potentilla anserina* Potentillae anserinae herba (M)

(s. Kap. 20: Darm) Dieses silbrig schillernde, sonnengelb blühende Rosengewächs sollte laut einer Legende aus dem Mittelalter am Johannistag vor Sonnenaufgang ausgegraben und die Wurzel als Amulett um den Hals getragen werden. So könne man die Liebe der Menschen gewinnen. Heute wird das Gänsefingerkraut als **das** Krampfkraut ohne unangenehme Nebenwirkungen verwendet.

Inhaltsstoffe: Gerbstoffe, Tormentosid (von lat. „Tormentum: Kolik"), Flavonoide, Cumarine, Anthocyane, Phytosterole und Stoffe unbekannter Struktur, die eine krampflösende Wirkung besitzen.

Wirkungen: Zusammenziehend, krampflösend, leicht stopfend, entzündungshemmend.

Indikationen: Magenkrämpfe oder -koliken, Durchfall, Gastroenteritis, Meteorismus mit krampfhafter Herzbeklemmung, Reizmagen, Pylorusspasmus bei Säuglingen, Menstruationskrämpfe.

Darreichungsformen: Tee, Milchauszug (auch mit der Wurzel), Tinktur, Fertigpräparate.

Tagesdosis: 4–6 g Droge.

Nebenwirkungen: Bei Reizmagen können die Beschwerden verstärkt werden.

Gegenanzeigen: Nicht bekannt.

Präparate: Cefadian® Tabletten, florabio naturreiner Heilpflanzensaft Gänsefingerkraut.

Teezubereitung: 1 TL (1 g) Droge mit 1 Tasse siedendem Wasser überbrühen und 10 Minuten ziehen lassen.

Kommission E: *Zur unterstützenden Therapie leichter, unspezifischer, akuter Durchfallerkrankungen. Leichte Entzündungen im Bereich der Mund- und Rachenschleimhaut. Leichte dysmenorrhoische Beschwerden.*

Ingwer *Zingiber officinalis* Zingiberis rhizoma (M)

In der ayurvedischen Medizin gilt Ingwer als die würzig-scharfe Arznei schlechthin, die das Stoffwechselfeuer ankurbelt, den Körper wärmt, den Magen besänftigt und die Verdauung fördert. Frischer Ingwer verströmt ein warmwürziges Aroma, er schmeckt scharf aromatisch mit blumig-zitronigem, bitterem Beigeschmack. Schon die Seefahrer kauten Ingwerwurzel gegen ihre „Seekrankheit", und neuerdings konnte in Studien festgestellt werden, dass Ingwer Übelkeit, Erbrechen und Schwindel genauso gut lindert wie herkömmliche Antihistaminika, ohne allerdings schläfrig zu machen. In Malaysia reibt man sich bei Übelkeit, Schwindel und Kopfweh Stirn und Nacken mit einer frisch angeschnittenen Scheibe Ingwer ein.

Inhaltsstoffe: 2–3 % ätherische Öle (Zingiberen, Zingiberol) und 5–8 % Scharfstoffe (Harze: Gingerol und Shogaol), Bitterstoffe, Fette, Zucker, Schleime.

Wirkungen: Brechreizlindernd, verhütet die Symptome der Reisekrankheit, steigert die Speichel-, Magen- und Gallensaftsekretion. Appetitanregend, erwärmend, blähungswidrig, keimtötend und durchblutungsfördernd.

Indikationen: Bewegungs- und Reisekrankheit (Schwindel, Übelkeit, Erbrechen), postoperative Übelkeit und Schwangerschaftserbrechen (nach ärztlicher Rücksprache), Verdauungsbeschwerden wie Magenverstimmungen, Blähungen, Koliken, Pankreasinsuffizienz und zur Darmsanierung.

Darreichungsformen: Tee, Tinktur (20 Tr. vor Reiseantritt), Fertigpräparate.

Tagesdosis: 2–4 g Droge.

Nebenwirkungen: Nicht bekannt. Vor dem Schlafen eingenommen kann Ingwer zu einer Beeinflussung des Träumens führen, und bei sehr starker Überdosierung vereinzelt zu Halluzinationen.

Gegenanzeigen: Bei Gallensteinleiden nur nach ärztlicher Anweisung.

Präparate: Zintona® Kps.

Teezubereitung: ca. ½ TL (1 g) frisch zerkleinerte Ingwerwurzel mit 1 Tasse heißem Wasser übergießen, nach 7 Min. abgießen. Mehrere Tassen vor Reiseantritt trinken.

Kommission E: *Dyspeptische Beschwerden; Verhütung der Symptome der Reisekrankheit.*

Kamille
Matricaria recutita
Matricariae flos (M)

„Die Kraft, das Weh im Leib zu stillen, verlieh der Schöpfer den Kamillen.
Sie blühen und warten unverzagt auf Jemand, den das Bauchweh plagt.
Der Mensch jedoch in seiner Pein glaubt nicht an das, was allgemein
zu haben ist. Er ruft nach Pillen. Verschon mich, sagt er, mit Kamillen, um Gottes Willen!"
Heinrich Waggerl

(s. Kap. 23: Atemwege und 26: Haut) Im alten Ägypten galt die Kamille als heilig und wurde mit ihrem gelben Blütenboden als Blume des Sonnengottes verehrt. Sie war ein Universalmittel und ist eines der ältesten und bekanntesten Heilmittel überhaupt. Auch wenn die arzneilich verwendete Kamille hauptsächlich aus osteuropäischen Ländern importiert wird: Kamille aus deutschen Anbaugebieten hat einen sehr viel höheren Anteil an ätherischen Ölen als diese und sollte bevorzugt werden.

Inhaltsstoffe: 0,2–0,8 % ätherisches Öl (mit Chamazulen und α-Bisabolol), bis 10 % Schleimstoffe, Flavonoide und Cumarine.

Wirkungen: Entzündungshemmend, krampflösend, entblähend, ulkusprotektiv (das α-Bisabolol des äth. Öls bewirkt eine spezifische Hemmung der Pepsinsekretion im Magen), mild beruhigend, reizmildernd, bakteriostatisch, pilzhemmend und antimikrobiell.

Indikationen: Bei Magen-Darm-Beschwerden mit Krämpfen, Reizmagen, Blähungen, Brechreiz oder Gastritis sowie bei Menstruationsbeschwerden. Bei Magengeschwüren Rollkur mit Kamille (s. Kap. 21.3.1).

Darreichungsformen: Tee, Tinktur, Extrakte. (Alkoholisch-wässrige Extrakte wirken intensiver als Teezubereitungen, weil in Letzteren nur 15–25 % des ätherischen Öls gelöst werden.)

Hinweis: Die Kombination von Tee mit Tinktur hat sich bewährt, um den Gesamtkomplex der Kamillenwirkstoffe zu erhalten: Im Tee sind Flavonoide und Schleimstoffe nahezu vollständig gelöst, aber nur ca. 15 % der ätherischen Öle, in alkoholischen Extrakten dagegen sind die ätherischen Öle und Flavonoide gelöst, nicht aber die Schleimstoffe.

Tagesdosis: 1 TL Kamillenblüten (1,5 g) mit 150 ml heißem Wasser übergießen, 3 Minuten bedeckt ziehen lassen und abgießen. Bei Magen-Darm-Erkrankungen 3–4-mal täglich eine Tasse trinken.

Nebenwirkungen: Selten (!) allergische Reaktionen: Kontaktallergien (Schnupfen, Asthma, Hautirritationen. Allergien rufen in der Hauptsache Anthemisarten hervor: Anthemis nobilis: römische Kamille, Anthemis arvensis: Hundskamille, nicht aber Matricaria recutita!). Die Verträglichkeit kann getestet werden durch das Einreiben von 2–3 Tr. Kamillentinktur in die Ellenbeuge – zeigen sich nach ca. 15 Min. keine Reaktionen, darf Kamille verwendet werden.

Gegenanzeigen: Korbblütler-Allergie. Überdosierung kann Schwindel, nervöse Unruhe oder Bindehautentzündung verursachen.

Präparate: Kamillosan® Konzentrat Lsg., Markalakt® Pulver (Laktose als Trägersubstanz), Matmille® Lösung, Kamille Spitzner® N Lösung.

Teezubereitung: 1 TL (1,5 g) Droge mit 1 Tasse heißem Wasser übergießen, zudecken und nach 3 Minuten filtrieren (durch die kurze Ziehdauer wird eine Überreizung der Schleimhaut vermieden). 1–3-mal tägl. 1 Tasse zwischen den Mahlzeiten, also auf nüchternen Magen trinken; die Anwendung im Magen-Darm-Bereich sollte 2–3 Wochen über die akute Symptomatik hinaus dauern.

Kommission E: *Äußere Anwendung: Haut- und Schleimhautentzündungen, bakterielle Hauterkrankungen einschließlich der Mundhöhle und des Zahnfleisches. Inhalationen: entzündliche Erkrankungen und Reizzustände der Luftwege. Bäder, Spülungen: Erkrankungen im Anal- und Genitalbereich. Innere Anwendung: gastrointestinale Spasmen, entzündliche Erkrankungen des Gastrointestinaltrakts.*

Melisse
Melissa officinalis
Melissae folium (M)

„Wie ein sanftes Ruhekissen wirkt der Tee von den Melissen.
Stärket Nerven, Herz und Magen, hilft bei vielen Frauenplagen,
Fördert auch den Schlaf ganz herrlich, kurzum: macht sich unentbehrlich."

(S. Kap. 26: Haut, 27: Herz und 28: ZNS)

Inhaltsstoffe: ätherische Öle, Flavonoide, Gerbstoffe, Phenylcarbonsäuren und Bitterstoffe.

Wirkungen: Beruhigend, blähungswidrig, krampflösend.

Indikationen: Nervöse funktionelle und vegetative Übererregbarkeit, Magen- und Darmstörungen, Meteorismus. Als mildes Beruhigungsmittel, insbesondere bei nervösen Herzbeschwerden.

Darreichungsformen: Tee, Tinktur, Destillat, Fertigpräparate.

Tagesdosis: 1,5–4,5 g Droge.

Nebenwirkungen/Gegenanzeigen: Nicht bekannt.

Präparate: florabio Frischpflanzenpresssaft Melisse, Euvegal® Entspannungs- und Einschlafdragees (mit Baldrian), Pascosedon® Tr. oder Tbl. (mit Baldrian, Hopfen), Balsamischer Melissengeist (mit Engelwurz, Nelke, Koriander, Muskatnuss, Zimt).

Teezubereitung: 1 TL (1 g) Droge mit 1 Tasse siedendem Wasser überbrühen und 7 Min. bedeckt ziehen lassen. 3 × tägl. 1 Tasse.

Kommission E: *Nervös bedingte Einschlafstörungen, funktionelle Magen-Darm-Beschwerden.*

Pfefferminze
Mentha x piperita
Menthae piperitae folium (M)

(s. Kap. 20: Darm, 22: Leber und 28: ZNS) Die Minze war seit jeher ein begehrtes Kraut: Orientalische Herrscher legten Minzenblätter als Zeichen der Freundschaft und der Liebe in ihre Schriftrollen. Im Mittelalter trugen die Menschen Minzensträußchen am Hals, um üble Gerüche und ansteckende Krankheiten zu vertreiben.

Inhaltsstoffe: 0,5–4 % ätherisches Öl (Hauptbestandteil: Menthol 35–50 %), Flavonoide, Bitter- und Gerbstoffe.

Wirkungen: Krampflösend, brechreizlindernd, schmerzlindernd, verdauungsfördernd, gallenflussfördernd, gärungswidrig, antiseptisch.

Indikationen: Krampfartige Magenbeschwerden und Gallenleiden, verdorbener Magen (Menthol desinfiziert), Übelkeit, Erbrechen, Schluckauf, funktionell-krampfhaftes Oberbauchsyndrom (Menthol blockiert die Schmerzrezeptoren der Magenschleimhaut, deshalb wirkt Pfefferminze schmerzlösend).

Darreichungsformen: Tee, Likör, Fertigpräparate.

Hinweis: Von einem Dauergebrauch von Pfefferminzzubereitungen ist abzuraten!

Tagesdosis: 3–6 g Droge, 5–15 g Tinktur.

Nebenwirkungen: Magenreizung bei zu langer Anwendung.

Gegenanzeigen: Blätter: bei Gallensteinleiden nur nach ärztlicher Rücksprache.

Öl: nicht bei Verschluss der Gallenwege, Gallenblasenentzündungen oder schweren Leberschäden.

Präparate: Mentacur® Kapseln, Aspasmon® N Tr. (mit Anis-, Kümmelöl), Carminativum Hetterich Tropfen (mit Fenchel, Kamille, Kümmel, Pomeranze).

Teezubereitung: 1–2 TL (1–2 g) Droge (der Stängelanteil sollte bei Arzneibuchqualität unter 5 % liegen) mit 1 Tasse siedendem Wasser übergießen und 10 Min. bedeckt ziehen lassen. 3–4-mal tägl. 1 Tasse trinken, 2– max. 6 Wochen lang.

Kommission E: *Krampfartige Beschwerden im Magen-Darm-Bereich und der Gallenblase und -wege.*

21.2 Chronische Magenerkrankungen (Dyspepsie)

Chronische Magenerkrankungen sieht man Menschen oft schon von außen an. Sie äußern sich durch dyspeptische (Verdauungs-) Beschwerden, Appetitlosigkeit oder durch einen funktionellen Reizmagen. **Dyspepsie** ist ein Sammelbegriff für unspezifische Verdauungsstörungen oder funktionelle Magenbeschwerden, die meistens durch einen Mangel an Verdauungssäften und Enzymen **hervorgerufen** werden. Der dadurch ungenügend aufgeschlossene Nahrungsbrei wird zu langsam transportiert und verursacht **Verdauungsbeschwerden**: unklare Oberbauchbeschwerden mit Appetitlosigkeit, Völle- und Druckgefühl, Übelkeit, Sodbrennen, Aufstoßen, Blähungen und Oberbauchkrämpfe, unregelmäßiger Stuhlgang und Unwohlsein. Ca. 5–10 % der Bevölkerung leiden unter solchen Beschwerden.

Hier steht die Therapie mit **Bitterstoffen** im Vordergrund sowie blähungstreibende **Karminativa**, **Spasmolytika** und **Cholagoga**.

Weitere **Ursachen** von Verdauungsstörungen sind Erkrankungen der Leber, Galle, Bauchspeicheldrüse oder Fehlbesiedelung im Darm. Manchmal kommt es zu galligem Rückfluss vom Duodenum in den Magen; dann werden gallensäurebindende **Flohsamen** eingesetzt.

Hinweis

Heilpflanzen bei chronischen Erkrankungen müssen über eine längere Zeitspanne hinweg angewendet werden, um ihre volle Heilkraft zu entfalten.

Aus Verdauungsbeschwerden kann sich ein **funktioneller Reizmagen** entwickeln, vor allem wenn saurer Mageninhalt in die Speiseröhre zurückfließt, häufig Magenkrämpfe bestehen und eine stressbetonte Lebensweise hinzukommt. Verdauungsbeschwerden gehen häufig einher mit vegetativen **Symptomen** wie Leistungsschwäche, Erschöpfung, funktionellen Kreislauf- und Herzbeschwerden oder Reizblase. Chronische Verdauungsstörungen und ein Reizmagen sind häufig psychosomatisch mitbedingt und oft auch mit einer Reizdarmsymptomatik gekoppelt. Deshalb ist es wichtig, bei der Behandlung die Psyche und die individuelle Lebenssituation mit einzubeziehen. Das übererregte vegetative Nervensystem wird mit beruhigenden Heilpflanzen wie **Baldrian**, **Lavendel** oder **Melisse** behandelt und mit herzstärkendem **Weißdorn**.

Bei **Oberbauchkrämpfen** werden krampflösende Arzneipflanzen eingesetzt wie z. B. **Kamille**, **Erdrauch** (wirkt besonders auf den Sphinkter Oddii) oder **Schöllkraut** (nur max. 10 %ige Teemischung!). Entspannung, Nahrungskarenz, Schonung und feuchtwarme Wickelauflagen unterstützen den Heilprozess. Krampflösend wirkende Alkaloiddrogen wie **Tollkirsche**, **Bilsenkraut** oder **Glockenbilsenkraut** bedürfen einer strengen Indikationsstellung; sie sind rezeptpflichtig und dürfen nur in der normierten Arzneibuchform unter Beachtung von Dosierung, Kontraindikation und Nebenwirkung ärztlich verordnet werden. Echte kolikartige Schmerzen sind ein Warnzeichen und müssen rasch klinisch abgeklärt werden; meist kündigen sie eine Abflussstörung eines Hohlorgans an.

Appetitlosigkeit ist ein häufiges Symptom, an dem vielerlei Ursachen beteiligt sein können: Magenschwäche, verminderte Magensaftsekretion, allgemeine Erschöpfungszustände vegetativ-funktioneller Art, postinfektiöse, postoperative oder schwere organische Erkrankung, Anorexie, motorische Stö-

rungen des oberen Verdauungstraktes (Magen, Galle, Pankreas). Eine Abklärung der zugrunde liegenden Erkrankung ist bei länger dauernder Appetitlosigkeit erforderlich.
Bittermittel wirken in allen Fällen appetitanregend, sekretionsfördernd und kräftigend. Sie haben auch eine über den Verdauungstrakt hinausgehende allgemein anregende Wirkung, die vor allem in der Geriatrie und in der Rekonvaleszenz bevorzugt genutzt wird.

Blähungen

Häufig sind Verdauungsbeschwerden von Blähungen begleitet, so genannten Gasbildungen im Magen-Darm-Kanal, die sich schmerzhaft und oft „duftend" bemerkbar machen. Neben Bitterstoffen und Gewürzen wirken gegen Blähungen vor allem die Karminativa (s. Kap. 20.1: Darm):

Anis *Pimpinella anisum* Anisi fructus (M)

Fenchel *Foeniculum vulgare* Foeniculi fructus/-aetheroleum (M)

Koriander *Coriandrum sativum* Coriandri fructus (M)

Kümmel *Carum carvi* Carvi fructus (M)

Pfefferminze *Mentha x piperita* Menthae piperitae folium (M)

21.2.1 Heilpflanzen bei Appetitlosigkeit und funktionellen Verdauungsstörungen

Eine Schüssel bitterer Kräuter empfahl schon Antonius Musa, der Leibarzt von Kaiser Augustus im Jahre 60 n. Chr., dem römischen Volk allabendlich zur Förderung der Verdauung. Auch heute werden viele bittere Heilpflanzen zur Therapie von Verdauungsbeschwerden eingesetzt. In der Selbstmedikation werden dazu aromatische Küchengewürze, verdauungsfördernde Aperitifs oder Digestifs und verschiedene Teezubereitungen verwendet – eine lange Tradition mit großer therapeutischer Breite.

Bitterstoffe, Amara genannt, verstärken die Sekretion von Speichel und Magensaft und regen die Gastrinbildung, den exokrinen Pankreas und die Magen-Darm-Bewegungen an. Dadurch werden Nahrungsausnutzung und Nährstoffaufnahme verbessert und Blähungen beseitigt. Zugleich steigern Amara den Tonus und werden bei Schwäche- und Erschöpfungszuständen eingesetzt. (s. Kap. 16: Bitterstoffe).
Es gibt **verschiedene Bittermittel:** solche, bei denen die allgemein tonisierende Bitterwirkung im Vordergrund steht (**Amara tonica**, pura, simplex), solche mit ätherischen Ölen (**Amara aromatica**), mit Scharfstoffen (**Amara acria**) und mit Schleimstoffen (**Amara mucilaginosa**). Die Bitter**wirkung** ist schnell spürbar, deshalb werden sie trotz ihres bitteren Geschmacks gerne eingenommen, vor allem Amara aromatika mit ihren fein-würzigen Geschmacksrichtungen.

Hinweise

Die beste Wirkung wird erzielt, wenn Amara 15–30 Min. vor den Mahlzeiten eingenommen werden. Die Bitterwirkung beginnt im Mund, also **nicht süßen** und erst einmal 1–2 Min. im Mund behalten. Lediglich Süßholz verändert die Wirkung nicht, macht aber das bittere angenehm. Exakte individuelle Dosierung beachten (auch wenn bei den Angaben zur jeweiligen Teezubereitung 1 TL steht – es mag für Einzelne die Hälfte oder noch weniger „individuell exakt" sein)!
Unterdosierung: keine Wirkung, **Überdosierung:** gegenteilige Wirkung. **Individuelle Dosierung**: Es soll kräftig bitter schmecken, aber so, dass der Tee noch gut zu trinken ist, und das muss jeder selbst heraus finden. Bitterstoffe sind hitzeempfindlich; deshalb nur überbrühen, keinesfalls länger kochen. Kalte Zubereitungen sind bitterer und wirksamer. Bittermischungen sollten immer wieder geändert werden, weil nach 3–5 Wochen eine Gewöhnung an die Droge stattfindet und damit die Wirkung nachlässt.

Kontraindikationen

für Bittermittel: Ulcus ventriculi und duodeni (vor allem für Drogen mit einem Bitterwert über 10 000).

Reine Bittermittel: Amara tonica, simplex, pura

Afrikanische Teufelskralle
Harpagophytum procumbens
Harpagophyti radix (M)

(s. Kap. 25: Rheuma) Seit Jahrhunderten ist die afrikanische Teufelskralle als Heilpflanze bekannt. Sie gehört zu den Sesamgewächsen und gedeiht auf dem rotsandigen Boden der südwestafrikanischen Savanne. Harpagophytum procumbens hat nichts gemeinsam mit der „Teufelskralle", die bei uns wächst und zu den Glockenblumengewächsen gehört.

Inhaltsstoffe: Bitterstoffe vom Iridoidtyp, freie Zimtsäure, Flavonoide. Die sekundäre Speicherwurzel hat einen Bitterwert von 5.000–12.000 und zählt damit zu den bittersten Drogen.

Wirkungen: Appetitanregend, choleretisch, regt Magensaftsekretion und Pankreasfunktion an, entzündungshemmend.

Indikationen: Als kräftiges Amarum bei Appetitlosigkeit und Verdauungsbeschwerden, auch bei allergischen Enteritiden, Pankreas- und Dünndarmerkrankungen. Zur Rheuma- und Schmerztherapie.

Darreichungsformen: Zerkleinerte Droge für Tee (bei rheumat. Schmerzen nur Fertigpräparate).

Tagesdosis: Bei Appetitlosigkeit 1,5 g Droge, zur Rheumatherapie 4,5 g Droge in Zubereitungen.

Nebenwirkungen: Nicht bekannt.

Gegenanzeigen: Magen- und Zwölffingerdarmgeschwüre. Bei Gallensteinleiden nur nach ärztlicher Rücksprache .

Präparate: Salus Teufelskrallen Teebeutel.

Teezubereitung: 1 TL geschnittene Droge mit 1 Tasse heißem Wasser übergießen, 8 Std. ziehen lassen und abgießen. 3 × tägl. 1 Tasse 30 Min. vor den Mahlzeiten einnehmen. Oder 1 Filterbeutel mit heißem Wasser übergießen, 5 Min. auf kleiner Flamme belassen, dann Beutel entfernen.

Kommission E: *Appetitlosigkeit, dyspeptische Beschwerden, adjuvant bei degenerativen Erkrankungen des Bewegungsapparats.*

Andorn
Marrubium vulgare
Marrubii herba (M)

Andorn wird heute selten verwendet, und wenn, denn eher bei Bronchialleiden. Paracelsus nannte ihn den „Arzt der Lunge". Doch Andorn ist auch ein kräftiges Bittermittel und galt schon beim jüdischen Passahfest als eines der fünf bitteren Kräuter. Die Albaner z. B. trinken bei vielerlei „Wehwehchen" erst einmal einen Andorntee (mit Lorbeerblatt und einer Feige gekocht – köstlich!), und manches Leiden ist dann gelindert oder entwickelt sich erst gar nicht.

Inhaltsstoffe: Bitterstoffe (Bitterwert 3000), Gerbstoffe, ätherische Öle.

Wirkungen: Gallenflussfördernd, verdauungsfördernd.

Indikationen: Bei Appetitlosigkeit, Verdauungsstörungen, Völlegefühl, Blähungen.

Darreichungsformen: Tee, Frischpflanzenpresssaft.

Tagesdosis: 4,5 g Droge, 2–6 EL Presssaft.

Nebenwirkungen/Gegenanzeigen: Nicht bekannt.

Präparate: Schoenenberger Andorn-Frischpflanzenpresssaft.

Teezubereitung: 1 TL geschnittene Droge mit 1 Tasse heißem Wasser übergießen, 7 Min. ziehen lassen und abgießen. 2–3-mal tägl. 1 Tasse 30 Min. vor den Mahlzeiten trinken.

Kommission E: *Appetitlosigkeit, dyspeptische Beschwerden wie Völlegefühl und Blähungen, Katarrhe der Luftwege.*

Artischocke
Cynara cardunculus
Cynarae folium (M)

„Ein Liebchen ist der Zeitvertreib/auf dem ich mich jetzt stütze.
Sie hat einen gar so schlanken Leib/und trägt eine Stachelmütze."
Goethe

Geheimrat Johann Wolfgang von Goethe schätzte dieses Gemüse der feineren Art, das er in Italien kennengelernt hatte, weshalb er ihr 1814 dieses Gedicht widmete.

Arzneilich genutzt werden nur die Blätter, nicht der – köstliche! – Blütenboden (s. Kap. 22: Leber).

Inhaltsstoffe: Bis zu 6 % Bitterstoffe (Bitterwert 10.000), Caffeoylchinasäurederivate, Flavonoide.

Wirkungen: Gallenflussfördernd, sekretionsfördernd, leberregenerierend und -schützend, anregend auf die exokrine Pankreasfunktion, lipid- und triglyzeridsenkend, Hemmung der Cholesterinbiosynthese, entzündungshemmend, antioxidativ, krampflösend.

Indikationen: Verdauungsstörungen, Appetitlosigkeit, Leber- und Galleerkrankungen.

Darreichungsformen: Tee, Frischpflanzenpresssaft, Fertigpräparate. Artischocken als Gemüse besitzen leider nicht die gleiche klinische Wirksamkeit.

Tagesdosis: 6 g Droge.

Nebenwirkungen: Nicht bekannt.

Gegenanzeigen: Bekannte Allergien gegen Artischocken und andere Korbblütler, Verschluss der Gallenwege. Bei Gallensteinleiden nur nach ärztlicher Rücksprache.

Präparate: Hepar SL® forte Kps., Kneipp® Pflanzenpresssaft Artischocke, Carminagal® N Drg., Cynacur® Drg.

Teezubereitung: 1 TL geschnittene Droge mit 1 Tasse heißem Wasser übergießen, 7 Min. ziehen lassen und abgießen. 1 Tasse 30 Min. vor den Mahlzeiten trinken.

Kommission E: *Dyspeptische Beschwerden (v. a. wenn sie auf Störungen des Leber-Galle-Systems zurückzuführen sind).*

Benediktenkraut
Cnicus benedictus
Cnici benedicti herba (M)

Der Artname „Cnicus: jucken“ bezieht sich auf die stachelige Beschaffenheit der Pflanze; „benedictus = gesegnet“ wurde das Kraut wegen seiner hochgeschätzten Heilkraft genannt, vor allem in Benediktinerklöstern. Sicher findet man aus diesem Grund Cnicus benedictus häufig in edlen geistigen Wässern und Kräuterlikören wie dem „Bénédictine“.

Inhaltsstoffe: 0,25 % Bitterstoffe (Bitterwert 800), Lignanlactone, 0,3 % ätherisches Öl, Flavonoide.

Wirkungen: Kräftiges Amarum zur Förderung der Speichel- und Magensaftsekretion, blähungshemmend, gallenflussfördernd, bakteriostatisch. Aufgrund seiner intensiv keimhemmenden Wirkung wird es bevorzugt bei verdorbenem Magen eingesetzt.

Indikationen: Dyspepsie, Roemheld-Syndrom, Fettverdauungsstörungen, Appetitlosigkeit.

Darreichungsformen: Tee, Tinktur, Kräuterlikör. Zurückhaltend dosieren, sonst Mundbrennen.

Tagesdosis: 4–6 g Droge.

Nebenwirkungen: Allergische Reaktionen und Brechreiz möglich.

Gegenanzeigen: Allergie gegenüber Benediktenkraut oder anderen Korbblütlern.

Präparate: Nicht erhältlich.

Teezubereitung: 1 TL Droge mit 1 Tasse heißem Wasser übergießen, 7 Min. ziehen lassen und abgießen. Bis zu 3 Tassen vor den Mahlzeiten schluckweise trinken.

Kommission E: *Appetitlosigkeit, dyspeptische Beschwerden.*

Chinarindenbaum
Cinchona officinalis
Cinchonae cortex (M)

Der Chinarindenbaum (von lat. „quinia: die Rinde“) stammt aus dem nördlichen Südamerika. Die Zweig- und Stammrinde der 6–8 Jahre alten Bäume wurde seit Jahrhunderten von den Indianern gegen Malaria und andere Fieberzustände verwendet. Hahnemann entdeckte beim Erproben der Chinarinde die Ähnlichkeitsregel, nachdem er als Gesunder immer mehr Fieberanfälle bekam.

Inhaltsstoffe: 5–15 % bitterschmeckende China-Alkaloide (Bitterwert 12.000), Catechingerbstoffe, Bitterstoffe (Triterpentyp).

Wirkungen: Fördert Magen- und Speichelsekretion, tonisiert den Gesamtorganismus, v. a. in der Rekonvaleszenz, fiebersenkend.

Indikationen: Appetitlosigkeit und Verdauungsstörungen, Fieber. Als Tonikum und Aperitiv bei Erschöpfungszuständen und für ältere Menschen.

Darreichungsformen: Tee, Tinktur oder Medizinalwein. (Nicht verwechseln mit dem isolierten Alkaloid Chinin, das heute meist synthetisch hergestellt wird.)

Tagesdosis: 1–3 g Droge.

Nebenwirkungen: Gelegentlich Überempfindlichkeitsreaktionen wie Hautallergien oder Fieber, selten erhöhte Blutungsneigung durch Thrombozytopenie. Während der Behandlung Sensibilisierung auf Chinin oder Chinidin möglich.

Gegenanzeigen: Schwangerschaft, Überempfindlichkeit gegen China-Alkaloide (Chinin, Chinidin).

Präparate: Amara-Tropfen-Pascoe® (mit Enzian, Wermut, Zimt), Sedovent® Tr. (mit Enzian, Kalmus, Pomeranze, Schafgarbe, Wermut).

Teezubereitung: 1 TL Droge mit 1 Tasse kochendem Wasser übergießen, 7 Min. ziehen lassen und abgießen. 2–3-mal 1 Tasse 30 Min. vor der Mahlzeit trinken.

Kommission E: *Appetitlosigkeit, dyspeptische Beschwerden wie Blähungen, Völlegefühl.*

Fieberklee, Bitterklee *Menyanthes trifoliata* Menyanthis folium (M)

Fieberklee gehört zur Familie der Fieberkleegewächse, nicht zu den Schmetterlingsblütlern. Zwar ähneln seine Blätter den Kleeblättern, doch die weißen, attraktiv behaarten und unglaublich schönen Blüten, die sich auffällig über Sümpfen erheben, sprechen eine andere botanische Sprache. Früher wurden bei Fieber stets Bittermittel verordnet, um das darmassoziierte Lymphsystem (Peyer-Plaques) zu unterstützen, daher der Name „Fieberklee".

Inhaltsstoffe: Glykosidische Iridoid-Bitterstoffe (Bitterwert 4.000–10.000), ätherisches Öl, Gerbstoffe, Flavonoide.

Wirkungen: Förderung der Magensaft- und Speichelsekretion, appetit- und verdauungsanregend.

Indikationen: Appetitlosigkeit und Verdauungsstörungen.

Darreichungsformen: Tee, Wein, Tinktur.

Tagesdosis: 1,5–3 g Droge.

Nebenwirkungen/Gegenanzeigen: Nicht bekannt.

Präparate: Nicht erhältlich.

Teezubereitung: 1 TL Droge mit 1 Tasse heißem Wasser übergießen, 10 Min. ziehen lassen und abgießen. Je 1 Tasse 30 Min. vor den Mahlzeiten trinken.

Kommission E: *Appetitlosigkeit, dyspeptische Beschwerden.*

Gelber Enzian *Gentiana lutea (G. pannonica, G. purpurea, G. punctata)* Gentianae radix (M)

„Die aller gebreuchlichst wurtzel in Germania/ist Entian/so wess der gemein man kein besser Tiriak oder magenartznei/als eben den Entian. Dann was sie jennerliche presten im leib und magen fülen/vertreiben sie mit Entian/Calmus oder mit Ingwer... "

Hieronymus Bock 1557

Diese stolze, attraktive Pflanze gedeiht vor allem in der Alpenregion und wird stattliche 1,20 m hoch. Der Gelbe Enzian kann bis zu 60 Jahre alt werden, doch zur Blüte kommt er erst im Alter von 10 Jahren. Der gelbe Enzian hat von den einheimischen Pflanzen den höchsten Bitterwert. Weil er so gut wie keine Gerbstoffe enthält, wirkt er nicht magenreizend, und die tonisierende Bitterwirkung kommt isoliert und intensiv zur Wirkung.

Inhaltsstoffe: 2–3 % Bitterstoffe (Bitterwert 10.000), Xanthone.

Wirkungen: Anregung der Speichel-, Magen- und Pankreassaftsekretion, appetitanregend. Durchblutungsförderung der Schleimhäute, Beschleunigung der Magenentleerung, motilitätssteigernd im Dünndarm, choleretisch, indirekt fiebersenkend, tonisierend, roborierend und immunmodulierend.

Indikationen: Appetitlosigkeit, Verdauungsbeschwerden wie Völlegefühl, Blähungen, Magensaftmangel, Anorexia nervosa, ständiges „Luftschlucken", leichte Pankreassekretionsstörung. Besonders geeignet für Patienten mit körperlichen oder seelischen Schwächezuständen, für Rekonvaleszenten, nach längeren Infektionskrankheiten, bei chronisch Kranken mit funktioneller Verdauungsschwäche. Bei „schwachem Magen", als „Magentonikum der Alten", bei Eisen- und Mineralstoffmangel (Resorptionsstörungen), chronisch atrophischer Gastritis (Perniziosa). Bei Hyperventilationstetanie 30 Tr. Enziantinktur als Notfallmittel.

Darreichungsformen: Tee, Tinktur, Verdauungsschnaps (jeweils einige Zeit im Mund behalten).

Tagesdosis: 2–4 g Droge, 1–3 g Tinktur, 2–4 g Fluidextrakt.

Nebenwirkungen: Bei disponierten Personen gelegentlich Kopfschmerzen.

Gegenanzeigen: Magen- oder Zwölffingerdarmgeschwüre.

Präparate: Digestivum-Hetterich® Tr., Enziagil® Magenplus Kapseln, Amara-Tropfen-Pascoe® (mit Chinarinde, Wermutkraut, Zimtrinde), Schwedentrunk Elixier.

Teezubereitung: Kaltwasserauszug: 1 TL Droge mit 1 Tasse kaltem Wasser ansetzen, 8 Std. ziehen lassen und abgießen. Bei Appetitlosigkeit 30 Min. vor, bei Verdauungsbeschwerden nach den Mahlzeiten einnehmen. **Teeabkochung:** 1 TL Droge mit 1 Tasse kaltem Wasser ansetzen, kurz aufkochen und abgießen.

Kommission E: *Appetitlosigkeit, dyspeptische Beschwerden wie Völlegefühl und Blähungen.*

Haronga, Drachenblutbaum *Harungana madagascariensis* Harunganae cortex/-folium (M)

Haronga, ein 2 m hoher Strauch oder ein bis 12 m hoher Baum, gehört zur Familie der Johanniskrautgewächse und gedeiht in Madagaskar und in Zentral- und Ostafrika. Die Madagassen kauten die Rinde und die Blätter nach fettem Essen zur Förderung der Verdauung.

Inhaltsstoffe: Dihydroxianthracenderivate (*Rinde*: Harunganin, Madagascin, *Blätter*: Hypericin, Pseudohypericin), Leucocyane, Gerbstoffe, Flavonoide.

Wirkungen: Sekretionsanregend auf Magen-, Galle- und Pankreassaft, blähungshemmend.

Indikationen: Verdauungsstörungen, Völlegefühl und leichte exokrine Pankreasinsuffizienz.

Darreichungsformen: Fertigpräparate.

Tagesdosis: 25–50 g Droge bzw. 7,5–15 mg eines wässrig-alkoholischen Trockenextraktes. Nicht länger als 2 Monate einnehmen (Einschränkung aufgrund fehlender Langzeitstudien).

Nebenwirkungen: Photosensibilisierung möglich aufgrund des Gehalts an Pseudo- und Hypericin.

Gegenanzeigen: Akute Pankreatitis, akute Schübe einer chronisch-rezidivierenden Pankreatitis, schwere Leber-Galle-Störungen, Verschluss der Gallenwege, Ileus.

Präparate: Harongan® Tbl. /Tr., Enzym-Harongan® Mantel Drg. (mit javanischer Gelbwurz, Pankreasenzym).

Teezubereitung: Keine, wird nur als Fertigpräparat verordnet.

Kommission E: *Dyspeptische Beschwerden, leichte exokrine Pankreasinsuffizienz.*

Kondurangorinde *Marsdenia condurango* Condurango cortex (M)

Der Kondurangostrauch ist eine Liane aus der Familie der Seidenpflanzengewächse und stammt aus Südamerika. Die Droge ist erst seit 1870 bei uns bekannt und galt damals vor allem als Heilmittel gegen Syphilis und Magenkrebs. Bisher hat sich diese Wirkung noch nicht bestätigt. Auf alle Fälle lindert er aber den unangenehmen Brechreiz, über den Magenkrebsleidende klagen.

Inhaltsstoffe: 1–3 % Bitterstoffe (Kondurangin mit Bitterwert 600–800), Flavonoide, Kaffeesäure- und Cumarinderivate.

Wirkungen: Anregung der Speichel- und Magensaftsekretion, appetitanregend.

Indikationen: Appetitlosigkeit, Verdauungsbeschwerden. Kondurangorinde eignet sich als schwaches Amarum besonders für Patienten, die einen moderaten bitteren Geschmack bevorzugen.

Darreichungsformen: Tee, Tinktur, bevorzugt als Kondurangowein.

Tagesdosis: 2–4 g Droge, Tinktur 2–5 g, Fluidextrakt 2–4 g.

Nebenwirkungen/Gegenanzeigen: Nicht bekannt.

Präparate: Pankraplex®, Neu Dragees oder Neu Lösung (mit Mariendistelfrüchten, Sarsaparillenwurzel, Syzygiumrinde).

Teezubereitung: 1 TL Droge mit 1 Tasse heißem Wasser übergießen, 10 Min. ziehen lassen und abgießen. 1 Tasse vor den Mahlzeiten trinken.

Kommission E: *Appetitlosigkeit.*

Löwenzahn
Taraxacum officinale
Taraxaci radix cum herba, im Frühjahr geerntet (M)

(s. Kap. 24: Harnwege und 25: Rheuma) Mit seiner kräftigen Pfahlwurzel vermag er den Asphalt zu sprengen. Rosettenartig sind die gezähnten Blätter angeordnet, aus denen sich die honigduftenden goldenen Blütenkörbchen stolz der Sonne präsentieren, und satte Wiesen werden mit samtenem Gelb überstreut. Für medizinische Zwecke sollte die Wurzel im Frühjahr geerntet werden, weil sie dann vermehrt Bitterstoffe enthält.

Inhaltsstoffe: Bitterstoffe (Bitterwert 100), Vitamine, Mineralstoffe, Schleimstoffe, Inulin (Frühjahr 2 %, Herbst 40 %). Im Kraut viel Kalium.

Wirkungen: Verdauungsfördernd, appetitanregend, gallensekretionsfördernd, stoffwechselanregend, harntreibend.

Indikationen: Appetitlosigkeit, Verdauungsbeschwerden, Störungen des Gallenflusses, zur unterstützenden Therapie bei chronischen rheumatischen und arthrotischen Beschwerden und als harntreibendes und mild abführendes Mittel. Wirkung der Blätter eher aquaretisch, der Wurzeln eher verdauungsfördernd. Wichtiger Bestandteil von Frühjahrskuren.

Darreichungsformen: Tee, Tinktur, Frischpflanzenpresssaft, Wildgemüse.

Tagesdosis: 12–15 g Droge.

Nebenwirkungen: Wie bei allen Bitterdrogen sind superazide Magenbeschwerden möglich.

Gegenanzeigen: Verschluss der Gallenwege, Gallenblasenempyem; Ileus. Bei Gallensteinleiden nur nach ärztlicher Rücksprache anwenden.

Präparate: Taraleon® Tr., florabio naturreiner Heilpflanzensaft Löwenzahn Presssaft, Pascobilin® novo Tbl. (mit Artischocke, Pfefferminze).

Teezubereitung: 1 TL (3–4 g) Droge mit 1 Tasse kaltem Wasser kurz aufkochen und nach 7 Minuten abgießen. 2–3 × tägl. 1 Tasse 4–6 Wochen lang.

Kommission E: *Appetitlosigkeit und dyspeptische Beschwerden wie Völlegefühl und Blähungen. Störungen des Gallenflusses. Anregung der Diurese.*

Tausendgüldenkraut
Centaurium erythraea
Centaurii herba (M)

Die hoch geschätzte Heilpflanze, die 1000 Gulden wert ist, gehört zur Familie der Enziangewächse und ist streng geschützt. Man mag dem kleinen pinkfarbenen Blümchen seine intensive Bitterkeit gar nicht zutrauen, und doch ist sie seit langem bekannt. Tausendgüldenkraut ist auch wichtiger Bestandteil von Lebenselixieren und Schwedenbitter.

Inhaltsstoffe: Secoiridoid-Bitterstoffe (Bitterwert 3500), Phenylcarbonsäuren, Xanthonderivate, Flavonoide.

Wirkungen: Steigerung der Magensaftsekretion, stimulierend auf alle an der Verdauung beteiligten Drüsen und Organe, appetitanregend, tonisierend, nervenstärkend. Wirksames Tonikum, das aber erst bei längerer Einnahmedauer voll zur Wirkung gelangt.

Indikationen: Appetitlosigkeit und Verdauungsschwäche mit chronischen Hautleiden, Anorexia nervosa, nervöse Erschöpfung, Altersmagen.

Darreichungsformen: Tee, Tinktur, Likör, Arzneiwein.

Tagesdosis: 6 g Droge, 1–2 g Extrakt.

Nebenwirkungen/Gegenanzeigen: Nicht bekannt.

Präparate: Tinctura Amara (Tausendgüldenkraut, Enzianwurzel, Pomeranzenschale, Zitwerwurzel), Gastroplant® Tr.

Teezubereitung: Kaltwasserauszug: 1 TL Droge (eher weniger, je nach individuellem Bitterempfinden!) in 1 Tasse Wasser kalt ansetzen, 8 Std. ziehen lassen, zum Trinken erwärmen. 1 Tasse 30 Min. vor den Mahlzeiten. Teilweise wird empfohlen, den Tee zu kochen, damit die Bitterkeit abnimmt; ich empfehle eher eine Dosisreduzierung.

Kommission E: *Appetitlosigkeit, dyspeptische Beschwerden.*

Wegwarte
Cichorium intybus
Cichorii radix (M)

Die himmelblaue Blüte dieser „verzauberten Prinzessin, die am Weg auf ihren Liebsten wartet", führt erst das menschliche Auge zur Pflanze – solange sie nicht blüht, wird die Wegwarte kaum wahr genommen. Wegwartenwurzel war in Kriegszeiten bekannt als „Muckefuck" oder „Zichorienkaffee": Die getrockneten Wurzeln wurden geröstet, gemahlen und als Kaffeeersatz verwendet. Als koffeinfreies Genussgetränk ist Zichorienkaffee nach wie vor beliebt.

Inhaltsstoffe: Bitterstoffe (Bitterwert 800), Cichoriumsäure als Leitsubstanz, Inulin, Pentosane.

Wirkungen: Schwach appetitanregend und gallenflussfördernd.

Indikationen: Appetitlosigkeit, Verdauungsbeschwerden, Pankreasschwäche. Mildes Bittermittel, bei Abneigung gegen „bitter" und für Kinder geeignet.

Darreichungsformen: Tee, Tinktur, Arzneiwein.

Tagesdosis: 3 g Droge.

Nebenwirkungen: In seltenen Fällen allergische Hautreaktionen.

Gegenanzeigen: Allergie gegen Wegwarte und andere Korbblütler. Bei Gallensteinleiden nur nach ärztlicher Rücksprache.

Präparate: Nicht erhältlich.

Teezubereitung: 1 TL (oder weniger) zerkleinerte Droge mit 1 Tasse heißem Wasser übergießen, 5 Min. ziehen lassen und abgießen. Tägl. 2 Tassen trinken.

***Kommission E:** Appetitlosigkeit, dyspeptische Beschwerden.*

Bittermittel mit ätherischen Ölen: Amara aromatica

Hinweis

Pflanzen mit ätherischem Öl nur mit heißem, nicht mehr kochendem Wasser überbrühen, bedeckt ziehen lassen und die Kondenstropfen vom Deckel in den Tee abtropfen!

Beifuß
Artemisia vulgaris
Artemisiae herba

Beifuß wuchs im Garten der Göttin Artemis und galt von jeher als starke Frauenpflanze. Artemisia, die „Mutter aller Pflanzen" wurde von der Antike bis ins Mittelalter aufs höchste gelobt. Heute kennen wir das Kraut höchstens noch als verdauungsförderndes Gewürz, vor allem für den Gänsebraten. Aber Beifuß kann mehr. Zum Beispiel werden in der chinesischen Medizin „Moxa-Zigarren" aus getrocknetem Beifuß hergestellt, und die Frauennaturheilkunde verwendet ihn zur Einleitung der Geburt und bei Menstruationsstörungen.

Inhaltsstoffe: Bitterstoffe, ätherische Öle.

Wirkungen: Appetit- und verdauungsfördernd, tonisierend, antibakteriell, fungizid, erwärmend, schweißtreibend, menstruationsauslösend, geburtseinleitend.

Indikationen: Appetitlosigkeit, Verdauungs-, vor allem Fettverdauungsstörungen.

Darreichungsformen: Tee, Tinktur, Wein.

Nebenwirkungen: Entwicklung einer Korbblütlerallergie möglich.

Gegenanzeigen: Schwangerschaft.

Präparate: Nicht erhältlich.

Teezubereitung: $^1/_2$–1 TL Droge mit 1 Tasse heißem Wasser überbrühen, bedeckt 7 Min. ziehen lassen und abgießen. 1–3-mal tägl. 1 Tasse trinken.

Engelwurz, echte
Angelica archangelica
Angelicae radix (M)

Den heiligen Namen bekam die Archangelika zu Pestzeiten, als ein Erzengel einem frommen Mann die Pflanze zeigte als Retterin in höchster Not. In der Volksmedizin der nordischen Länder, die ihre Heimat sind, war die Engelwurz eine wichtige Heilpflanze. Namen wie „Angst-, Brust-, Gift-, Zahn-, Zauber-, Liebes- oder Theriakwurz" erzählen von ihren vielfältigen Anwendungsmöglichkeiten in damaliger Zeit. Ein Wurzelamulett um den Hals gehängt sollte vor bösen Dämonen und vor angezauberter Impotenz schützen. Heute schützt sie vor Verdauungsstörungen, Husten, Grippe und vor Schwächezuständen.

Inhaltsstoffe: Ätherische Öle, Bitter- und Gerbstoffe, Pflanzensäuren, Cumarine, Furanocumarine.

Wirkungen: Krampflösend, blähungswidrig, appetitanregend, pankreasanregend, gallenflussfördernd, antimikrobiell, menstruationsfördernd.

Indikationen: Verdauungsstörungen, Appetitlosigkeit, Magen-Darm-Krämpfe.

Darreichungsformen: Tee, Tinktur, Öl, Arzneiwein, Magenlikör („Benediktiner", „Chartreuse").

Tagesdosis: 4,5 g Droge.

Nebenwirkungen: Photosensibiltät bzw. Kontaktekzeme durch Furanocumarine; während der Anwendung von Engelwurz sollte daher auf Sonnenbäder oder intensive UV-Bestrahlung verzichtet werden. Beim Ernten der Wurzel an sonnigen Tagen Handschuhe tragen.

Gegenanzeigen: Nicht bekannt.

Präparate: Iberogast® Tinktur (mit Bitterer Schleifenblume, Kamille, Kümmel, Mariendistel, Melisse, Pfefferminze, Schöllkraut, Süßholz), Bitterstern.

Teezubereitung: 1 TL Droge mit 1 Tasse kaltem Wasser ansetzen, zum Sieden erhitzen, 2 Min. bedeckt ziehen lassen und abgießen. 2–3 Tassen tägl. trinken.

Kommission E: *Appetitlosigkeit. Dyspeptische Beschwerden wie leichte Magen-Darm-Krämpfe, Völlegefühl, Blähungen.*

Hopfen
Humulus lupus
Lupuli strobulus (M)

Hopfen ist eine alte Kultur- und Heilpflanze, deren bitter schmeckende Zapfen die Mönche zum Aromatisieren des Biers entdeckten. Gehopftes Bier soll den männlichen Geschlechtstrieb dämpfen, und es wird spekuliert, ob die Mönche den Hopfen aus diesem Grund angebaut haben. Die jungen Maitriebe der Hopfensprossen dagegen haben eine anregende Wirkung auf die Magendrüsen, sie werden als „Leckerbissen rein der Lust wegen" genossen. Die Kletterpflanze ist zweihäusig, und nur die weiblichen Hopfenzapfen enthalten das begehrte Bittermittel für „gehopftes Bier".

Inhaltsstoffe: Ätherisches Öl, Harz mit den Hopfenbittersäuren Humulon und Lupulon, Flavonoide und Gerbstoffe.

Wirkungen: Appetit-, speichel- und magensaftsekretionsfördernd, verdauungsfördernd, krampflösend, beruhigend, östrogenähnliche Wirkung.

Indikationen: Appetitlosigkeit, nervöse Magenbeschwerden, Einschlafstörungen, Wechseljahrsbeschwerden.

Darreichungsformen: Tee, Tinktur, Hopfensherry, Fertigpräparate.

Tagesdosis: Einzeldosis 0,5 g Droge.

Nebenwirkungen/Gegenanzeigen: Nicht bekannt.

Hinweis: Beim Hopfenpflücken können Kopfschmerz, Schläfrigkeit, Dermatitis oder Gelenkbeschwerden auftreten.

Präparate: Ardeysedon® N Drg. (mit Baldrian), Luvased® Drg. (mit Baldrian).

Teezubereitung: 1 TL (0,5 g) Hopfenzapfen mit 150 ml siedendem Wasser überbrühen, 7 Min. abgedeckt ziehen lassen und abgießen. 2–3-mal tägl. 1 Tasse vor den Mahlzeiten trinken.

Kommission E: *Unruhe- und Angstzustände, Schlafstörungen.*

Kalmus
Acorus calamus
Calami rhizoma

„Der Kalmus wächst im dunklen Sumpf und hilft dem Menschen, der oft dumpf,
bedrückt-verdrießlich im Gemüt, weil ihm sein Magen drückt und zieht,
und weil sein Darm nur stockt und bläht und sein Gewicht nie aufwärts geht."

Inhaltsstoffe: Ätherische Öle, aromatische Bitterstoffe, Schleim- und Gerbstoffe.

Wirkungen: Kräftig tonisierend, appetitanregend, sekretionsfördernd, reizlindernd, nervenstärkend, blähungswidrig, krampflösend.

Indikationen: Appetitlosigkeit, Magen-Darm-Krämpfe, Verdauungsstörungen, unterstützend bei Anorexia nervosa. Gilt in der Naturheilkunde als „die Magenwurz" und wird bei Verdauungsschwäche und Blähungen im Alter oder infolge Karzinomerkrankungen, bei magenbedingten Kopfschmerzen, aber auch bei Hypotonie, zur Raucherentwöhnung und als Aphrodisiakum (Signatur) eingesetzt.

Darreichungsformen: Tee, Tinktur, Öl, Wurzel (zum Kauen).

Tagesdosis: 3–4 g Droge.

Nebenwirkungen/Gegenanzeigen: Keine bekannt.

Hinweis: Kalmus aus indisch-chinesischer (var. Angustatus) und europäischer (var. Vulgaris) Herkunft, die sog. „Jammu-Qualität“ der tetraploiden Acorus-calamus-Art, darf wegen vermuteter kanzerogener Eigenschaften des Beta-Asaron-Gehalts in der Pflanze nicht verwendet werden. Doch der bei uns kultivierte diploide Kalmus aus Nordamerika (var. Americanus) liefert beta-asaronfreie Öle und darf ohne Bedenken als Amarum weiter verwendet werden.

Präparate: Sedovent® Tr. (mit Chinarinde, Enzian, Pomeranze, Schafgarbe, Zimt).

Teezubereitung: Knapp 1/2 TL Droge (1–1,5 g) mit 1 Tasse heißem Wasser überbrühen, 5 Min. bedeckt ziehen lassen und abgießen.

Kommission E: *Aus unerfindlichen Gründen leider keine.*

Orange
Citrus sinensis
Citri sinensis pericarpium (M)

Über Geschmack lässt sich streiten: Nicht alle Menschen mögen bittere Orangenmarmelade. Wer hätte gedacht, dass sie auch Medizin sein kann! Genauso getrocknete Orangenschalen (aus dem Bioanbau!), aus denen man sich auch eigenen Tee zubereiten kann.

Inhaltsstoffe: Ätherische Öle, bitter schmeckende Flavonoide (Bitterwert 600).

Wirkungen: Appetitanregend, mild und leicht sedierend.

Indikationen: Appetitlosigkeit, aufgrund des guten Geschmacks beliebt in der Kinderheilkunde, oder als wohlschmeckendes Arzneikorrigens.

Darreichungsformen: Tee, Sirup, Tinktur.

Tagesdosis: 10–15 g Droge, 2–3 g Tinktur.

Nebenwirkungen/Gegenanzeigen: Nicht bekannt.

Präparate: Nicht erhältlich.

Teezubereitung: 1 TL Droge mit heißem Wasser übergießen, 10 Min. ziehen lassen und abgießen.

Kommission E: *Appetitlosigkeit.*

Pomeranze, Bitterorange
Citrus aurantium
Aurantii pericarpium (M)

Geerntet werden die unreifen Früchte, wenn sie ca. 1 cm groß sind. Blüten und Blätter der Pomeranze und der Orange beruhigen und werden zu Schlafteemischungen verwendet. Sie wirken mild und werden wegen ihres geringen Bitterwertes bevorzugt in der Kinderheilkunde eingesetzt.

Inhaltsstoffe: Ätherische Öle, bitter schmeckende Flavonoide (Bitterwert 600–2500), Furanocumarine.

Wirkungen: Appetitanregend, magensaftsekretionsanregend, mild krampflösend, leicht sedierend.

Indikationen: Appetitlosigkeit, Verdauungsbeschwerden.

Darreichungsformen: Tee, Tinktur, Fertigpräparate.

Tagesdosis: 4–6 g Droge, 2–3 g Tinktur.

Nebenwirkungen: Aufgrund der Furanocumarine Photosensibilisierung möglich.

Gegenanzeigen: Nicht bekannt.

Präparate: Carminativum-Hetterich Tr. (mit Fenchel, Kamille, Kümmel, Pfefferminze), Gastrosecur® (mit Chiratakraut, Enzian, Ingwer, Kümmel, Zimt).

Teezubereitung: 1 TL Droge mit 1 Tasse heißem Wasser überbrühen, 10 Min. bedeckt ziehen lassen und abgießen. 3-mal tägl. 1 Tasse vor den Mahlzeiten trinken.

Kommission E: *Appetitlosigkeit, dyspeptische Beschwerden.*

Salbei
Salvia officinalis
Salviae folium (M)

(s. Kap. 23: Atemwege)

Inhaltsstoffe: 1–2,5 % ätherisches Öl, Gerbstoffe, Diterpen-Bitterstoffe, Flavonoide.

Wirkungen: Antibakteriell, fungistatisch, virustatisch, adstringierend, sekretionsfördernd, schweißhemmend, antiphlogistisch.

Indikationen: Innere Anwendung: dyspeptische Beschwerden und vermehrte Schweißsekretion. Äußere Anwendung: Entzündungen der Mund- und Rachenschleimhaut.

Darreichungsformen: Tee, alkoholische Auszüge, Frischpflanzenpresssaft.

Tagesdosis: Bei innerer Anwendung 4–6 g Droge, 1,5–3 g Fluidextrakt.

Nebenwirkungen: Keine Nebenwirkungen bei Teeaufguss oder Frischpflanzenpresssaft. Bei länger dauernder Einnahme von alkoholischen Extrakten oder des reinen ätherischen Öls epileptiforme Krämpfe.

Gegenanzeigen: Schwangerschaft (reines ätherisches Öl und alkoholische Extrakte wegen des Gehalts an α- und β-Thujon).

Hinweis: Wegen des hohen Thujongehalts dürfen alkoholische Zubereitungen innerlich nicht in höherer Dosierung (max. 3 × tägl. 40 Tr.) und nicht länger als 4 Wochen angewendet werden.

Präparate: Salbei Curarina® Tr., Salus Salbei-Tropfen®, Salvysat® Brüger Lösung,

Teezubereitung: 1 TL feingeschnittene Droge mit 1 Tasse heißem Wasser übergießen und nach 1–3 Min. abgießen.

***Kommission E**: Innere Anwendung: dyspeptische Beschwerden und vermehrte Schweißsekretion. Äußere Anwendung: Entzündungen der Mund- und Rachenschleimhaut.*

Schafgarbe *Achillea millefolium* Millefolii herba/-flos (M)

(s. Kap. 22: Leber und 26: Haut) Die Schafgarbe (von mittelhochdeutsch „garwe: „Gesundmacher") gehört zu den ältesten Heilpflanzen der Welt. Das tausendblättrige („millefolium") Schafgarbenblatt ist so zart gegliedert und fein geschwungen, dass es als „Supercilium veneris: Augenbraue der Venus" bezeichnet wurde.

Inhaltsstoffe: Ätherische Öle mit Proazulen, Bitter- und Gerbstoffe, Flavonoide.

Wirkungen: Appetit- und gallenflussfördernd, tonisierend, krampflösend, blähungs- und entzündungshemmend, wundheilungsfördernd.

Indikationen: Appetitlosigkeit, Verdauungsbeschwerden, Menstruationsbeschwerden, Wundbehandlung.

Darreichungsformen: Tee, Frischpflanzenpresssaft, Tinktur, Arzneiwein, Wildgemüse, Fertigpräparate.

Tagesdosis: 4,5 g Droge, 3 TL Frischpflanzenpresssaft.

Nebenwirkungen: Selten Kontaktallergie bei äußerlicher Anwendung möglich.

Gegenanzeigen: Überempfindlichkeit gegen Schafgarbe o.a. Korbblütler.

Präparate: Schamill Schafgarbe-Extrakt Fluidextrakt.

Teezubereitung: 1 TL Droge mit 1 Tasse heißem Wasser überbrühen, 7 Min. bedeckt ziehen lassen und abgießen.

***Kommission E:** Innere Anwendung: Appetitlosigkeit, dyspeptische Beschwerden wie leichte krampfartige Beschwerden im Magen-Darm-Bereich. Sitzbäder: Pelvipathia vegetativa (schmerzhafte Krampfzustände psychovegetativen Ursprungs im kleinen Becken der Frau).*

Wermut *Artemisia absinthium* Absinthii herba (M)

„Den Wermut schätzt man oft als Wein, als Tee kann er noch besser sein, für süße Nascher und für alle, die bitter brauchen für die Galle. Nimm vor dem Essen einen Schluck, und auch danach – das ist genug!" Pfarrer Künzle (1857–1945) aus der Schweiz verordnete Wermut als *„fürnehme Arznei für gallsüchtige Weiber"*.

(s. Kap. 22: Leber)

Inhaltsstoffe: Ätherische Öle mit Thujon, Bitterstoffe (10.000–25.000), Flavonoide, Ascorbinsäure.

Wirkungen: Appetitanregend, tonisierend auf Magen und Gallenblase, gallenflussfördernd, blähungswidrig, antimikrobiell, entzündungshemmend, krampflösend, in höherer Dosierung anregend und tonisierend auf das ZNS.

Indikationen: Appetitlosigkeit und Verdauungsstörungen, vor allem bedingt durch Gallenfunktionsstörungen.

Darreichungsformen: Tee, Tinktur, Wein. Als Bittermittel vor, als Cholagogum nach dem Essen.

Tagesdosis: 2–3 g Droge.

Nebenwirkungen: Nicht bekannt.

Gegenanzeigen: Magen-Darm-Geschwüre, Stillzeit, Schwangerschaft.

Präparate: Abdomilon® N Liqu. (mit Engelwurz, Enzian, Kalmus), Ventrimarin® novo Tinktur (mit Engelwurz, Enzian).

Teezubereitung: $\frac{1}{4}$–1 TL (je nach individueller Bittergeschmacksempfindung) mit 1 Tasse heißem Wasser überbrühen, bedeckt 3–7 Min. ziehen lassen und abgießen. 1–2 Tassen tägl. trinken. Bis zu 3 Tassen Tee sind unbedenklich bzgl. der toxischen Wirkung des Thujons aus dem ätherischen Öl.

Kommission E: *Appetitlosigkeit, dyspeptische Beschwerden (v. a. solche, die auf einer gestörten Galleproduktion in der Leber und einer gestörten Galleausscheidung aus der Gallenblase beruhen), Dyskinesien der Gallenwege.*

Bittermittel mit Scharfstoffen: Amara acria

Galgant
Alpinia officinarum
Galangae rhizoma (M)

Galgant ist ein Ingwergewächs, das aus China stammt. Er zeichnet sich durch einen brennend scharfen Geschmack mit angenehm würzigem Aroma aus. Galgant wurde vor allem durch die Hildegard-Medizin bekannt.

Inhaltsstoffe: Ätherische Öle, Scharfstoffe, bittere Flavonoide.

Wirkungen: Schnelle krampflösende Wirkung (auch bei beginnenden Gallenkoliken), entzündungshemmend, antibakteriell, antimykotisch (Hefe- und Schimmelpilze).

Indikationen: Verdauungsstörungen, Appetitlosigkeit, bei spastisch-funktionellem Oberbauchsyndrom. Wegen seiner rasch einsetzenden spasmolytischen Wirkung ist er gut geeignet bei krampfartigen Oberbauchschmerzen mit Meteorismus vom Typ eines Roemheld-Syndroms sowie bei leichten Gallenkoliken. Außerdem bei Dysbiose, Darmcandidose und als Notfallmittel bei Angina pectoris! Galgant ist schnell wirksam nach üppigem Essen in einer Tasse Espresso; er wird bevorzugt in der Geriatrie eingesetzt.

Darreichungsformen: Tee, Tinktur, Gewürzpulver.

Tagesdosis: 2–4 g Droge, 2–4 g Tinktur.

Nebenwirkungen/Gegenanzeigen: Nicht bekannt.

Präparate: Hildegard-Medizin: Galgant, Alpina Tbl., Stomachik Tr. (Soluna).

Teezubereitung: $\frac{1}{2}$–1 TL Droge mit 1 Tasse heißem Wasser überbrühen, bedeckt 5 Min. ziehen lassen und abgießen.

Kommission E: *Dyspeptische Beschwerden, Appetitlosigkeit.*

Gelbwurz, javanische
Curcuma xantorrhiza
Curcumae xantorrhizae rhizoma (M)

Indische Gelbwurz, *Curcurma longa*

(s. Kap. 22: Leber) Die Gelbwurz ist in neuerer Zeit ausführlich in Studien untersucht worden. Früher wurde hauptsächlich Curcuma longa verwendet, heute in zunehmendem Maße auch Curcuma xantorrhiza, die allerdings weniger gallenflussfördernd wirkt. Das asiatische Gewürz aromatisiert auch den Curry und macht ihn gelb, aber nicht scharf.

Inhaltsstoffe: 3–12 % ätherische Öle, Scharfstoffe, Ferulasäure, Kaffeesäurederivate.

Wirkungen: Verdauungsfördernd, gallenflussfördernd, entzündungshemmend, reizlindernd, entblähend, krampflösend, antioxidativ, antibakteriell, antiviral, lipidregulierend.

Indikationen: Verdauungsbeschwerden, Reizdarm und Reizmagen, entzündliche Erkrankungen der Gallenblase, Begleittherapie zur Darmsanierung.

Darreichungsformen: Tee (nicht unüblich!), Gewürz, Fertigpräparate.

Tagesdosis: 2 g Droge.

Nebenwirkungen: Bei längerer Anwendung Magenbeschwerden.

Gegenanzeigen: Verschluss der Gallenwege.

Präparate: Curcu-Truw® Kps., Curcumen® Kps.

Teezubereitung: 1 TL zerkleinerte Wurzel mit 1 Tasse heißem Wasser übergießen, 5 Min. bedeckt ziehen lassen und abgießen. Je 1 Tasse vor den Mahlzeiten trinken.

Kommission E: *Dyspeptische Beschwerden.*

Ingwer
Zingiber officinalis
Zingiberis rhizoma (M)

(s. Kap 20: Darm und 22: Leber) Ingwer kommt direkt aus dem irdischen Garten Eden, wie uns alte Schriften überliefern. Magische Kräfte wurden dieser Gewürzpflanze zugesprochen, nicht nur in den Märchen aus 1001 Nacht, wo sie als Aphrodisiacum ihre Rolle spielt. Was Wunder bei dieser stimulierenden Wärme.

Inhaltsstoffe: 2–3% ätherische Öle und Scharfstoffe (Gingerol und Shogaol), Bitterstoffe.

Wirkungen: Steigerung der Speichel-, Magen- und Gallensaftsekretion, keimtötend, appetitanregend, erwärmend, blähungswidrig.

Indikationen: Verdauungsbeschwerden wie Appetitlosigkeit, Blähungen, Koliken, Magenverstimmungen, subazide Gastritis, Pankreasinsuffizienz, zur Darmsanierung und bei Reisekrankheit.

Darreichungsformen: Als Tee, Tinktur, Gewürz.

Tagesdosis: 2–4 g Droge.

Nebenwirkungen: Nicht bekannt

Gegenanzeigen: Bei Gallensteinleiden nur nach ärztlicher Rücksprache.

Präparate: Zintona® Kps., Gastrosecur® Tr. (mit Chiratakraut, Enzian, Kümmel, Pomeranze, Zimt).

Teezubereitung: ca. $^1/_2$–1 TL frisch zerkleinerte Ingwerwurzel mit 1 Tasse heißem Wasser übergießen, nach 7 Min. abgießen.

***Kommission E:** Dyspeptische Beschwerden; Verhütung der Symptome der Reisekrankheit.*

Bittermittel mit Pflanzenschleimen: Amara mucilaginosa

Isländisches Moos *Cetraria (Lichen) Islandica* Lichen islandicus (M)

Isländisch Moos ist kein Moos, sondern eine Flechte, die sowohl in bergigen Gegenden als auch im Flachland vorkommt. Leider ist seit dem Reaktorunfall von Tschernobyl unbelastetes Isländisches Moos nur schwer zu bekommen.

Inhaltsstoffe: ca. 50 % wasserlösliche Schleimstoffe, bittere Flechtensäuren (Bitterwert 700), Usninsäure (wirksam gegen Mycobacterium tuberkulosis), Jod, Enzyme, Vitamine.

Wirkungen: Appetitanregend, reizlindernd, schwach antimikrobiell, entzündungshemmend.

Indikationen: Appetitlosigkeit; gutes Tonikum bei Magenerkrankungen und Erschöpfungszuständen, trockener Reizhusten.

Darreichungsformen: Droge (Kaltauszug, damit nur die Bitterstoffe in Lösung gehen), Pastillen.

Tagesdosis: 4–6 g Droge.

Nebenwirkungen/Gegenanzeigen: Nicht bekannt.

Präparate: Isla-Mint® Pastillen (mit Pfefferminzöl), Isla-Moos® Pastillen.

Teezubereitung: 1 TL Droge mit 1 Tasse kaltem Wasser ansetzen, 3–5 Std. ziehen lassen, abgießen und erwärmt trinken. 3 × tägl. 1 Tasse.

***Kommission E:** Schleimhautreizungen im Mund- und Rachenraum, trockener Reizhusten; Appetitlosigkeit.*

21.3 Sodbrennen, chronische Gastritis, Magen- und Zwölffingerdarmgeschwür

Wenn einem etwas „sauer aufstößt" oder man „sauer" ist auf jemanden, so deutet das ganz deutlich auf die Verbindung des Magens mit der Psyche hin. **Sodbrennen** ist keine eigenständige Erkrankung sondern ein **Symptom,** bei dem der saure Magensaft zurückfließt in die Speiseröhre. Während die Magenwände durch eine besondere Schleimhaut und eine reichliche Schleimproduktion gegen aggressive Magensäuren geschützt sind, verfügt die Speiseröhre über keinen derartigen Säureschutz. Verschiedene **Ursachen** können zu Sodbrennen führen: Über- oder Untersäuerung des Magens, chronische Säurebelastung des Gesamtorganismus (z. B. durch Reizstoffe wie Kaffee, Tee, Alkohol, Nikotin, Zucker u. a.), Entzündung der Speiseröhre, Zwerchfellbruch (Hiatushernie), Verdauungsstörungen (bei verzögerter Magenentleerung entsteht ein erhöhter Druck auf die Kardia (Mageneingangsverschluss), der zum Reflux von saurem Magensaft in die Speiseröhre führt), Magengeschwür oder -krebs, Pylorusstenose, Gallenblasenerkrankung, Pankreaserkrankung (dadurch ungenügende Bereitstellung der Base Bikarbonat zur Neutralisierung des sauren Magenbreis auf einen pH-Wert von 7), Verlagerung des Magens durch Schwangerschaft oder Adipositas, Stress und falsche Ernährung (verstärkte Säureproduktion). **Sodbrennen äußert** sich als brennender Schmerz in der Magengegend, der Speiseröhre und hinter dem Brustbein. Gelegentliches Sodbrennen klingt von alleine wieder ab. Dauert Sodbrennen aber über einen längeren Zeitraum an, kann es zur Überreizung der Ösophagusschleimhaut kommen mit einer nachfolgenden chronischen Entzündung, die im schlimmsten Falle kanzerogen entarten kann.

Naturheilkundliche Behandlung: Spontane Hilfsmittel sind häufige kleine (eher warme, nicht kohlensäurehaltige) Schlückchen Wasser (verdünnt die Säure und leitet sie weiter) oder Milch, ein Stück gut gekautes Brot (bindet Säure), Zwieback, Heilerde, **Hafer** oder auch mit Hafermehl vermengter Fruchtsaft. Gut gekaute Nüsse, vor allem **Haselnüsse**, **Mandeln**, **Sonnenblumen**- und **Kürbiskerne** binden überschüssige Magensäure, ebenso **Kartoffel**- und **Weißkohl**frischsaft (s.u.). Oder rohe Kartoffeln raffeln, ganz kurz in der Pfanne erwärmen und auf nüchternen Magen essen. Kieselgel (Apotheke) bindet ebenfalls die Säure. Basenmischungen (Apotheke: Basica, Neukönigsförder Mineralientbl. u. a.) puffern die Säure. Kommt Sodbrennen häufiger vor, spricht man von einer Refluxkrankheit. Dann ist auf eine entsprechende **Ernährung** (vegetarisch-basisch-vollwertig) zu achten und auf bequeme, nicht einschnürende Bekleidung, evtl. Gewichtsreduktion und auf das Schlafen mit erhöhtem Oberkörper. **Vermeidung** von Stress, großen Mahlzeiten, Rauchen und fetten oder sehr süßen Speisen, genauso Verstopfung (macht erhöhten Druck im Oberbauch). Abends keinen Pfefferminztee trinken, weil das den Magenpförtner entkrampft. Dadurch kann die Magensäure vermehrt austreten.

Kneipp-Maßnahmen wie regelmäßige Ganzkörperwaschungen am Morgen, mittags eine feuchtwarme Bauchkompresse (Heublumensack: „Morphium der Naturheilkunde") und abends Wechselfußbäder tragen ganz erstaunlich zur Linderung bei. Genauso ein „Wohlfühlwochenende" zu Hause mit z. B. entspannenden Lavendel- oder Melissenbädern, stressabbauenden Spaziergängen oder Radtouren, seelenschmeichelnder Musik, „Nervennahrung" wie **Mango**, **Fenchel**, **Sellerie**, **Rosenkohl** und **Honig** und **anstelle von Kaffee** einen Espresso mit Galgant gewürzt oder eine **konzentrationsfördernde Teemischung** mit **Basilikum** (unterstützt geistige Arbeit), **Orangenblüten** (tonisieren), **Eisenkraut** (hilft die richtigen Worte finden), Baldrianwurzel (konzentrations- und leistungsfördernd) und **Ginseng**pulver (macht belastbarer): 2-mal tägl. 1 Tasse 6 Wochen lang trinken. Als Ersatz für sodbrennen-auslösende Süßigkeiten dienen **Datteln**, ein Schokoladestückchen statt pur mit Brot „verdünnt" genießen, **Hafer**brei mit **Banane** und evtl. Curry gewürzt, Haferkekse, selbstgemachte „Energiekugeln" mit Hafer, Datteln, Kokosflocken, Bananen. **Topinambur** (Topinambururtinktur von Alcea, 3 × tägl. 3 Tr.) mindert Gelüste auf Süßes und hält den Blutzucker stabil. Die fixe Kombination „Iberogast tinktur" hat sich besonders bewährt.

Hinweis

Der Umgang mit Säureblockern (Antacida) sollte ein vorsichtiger sein: Medikamente, die die Magensäure neutralisieren, verhindern gleichzeitig, dass mit der Nahrung aufgenommene Krankheitserreger durch die Magensäure vernichtet werden. Dadurch steigt die Infektionsgefahr (u. a. auch mit Helicobacter pylori).

Eine **chronische Gastritis** kann sich aus einer akuten Gastritis entwickeln, wenn die auslösenden Faktoren (Alkohol, Nikotin, Ernährungsfehler, Medikamente wie Salicylate oder nichtsteroidale Antirheumatika) nicht beseitigt werden. Die **Ursache** kann bei einer Oberflächengastritis zuviel Magensäure sein oder, und zwar in bis zu 90 % der Fälle, bakterielle Infektionen mit **Helicobacter pylori**. Diese Bakterien überleben im sauren Magensaft, weil sie ihrerseits durch ein bakterieneigenes Enzym (Urease) alkalische Substanzen bilden können. Die **Beschwerden** äußern sich durch Druck- und Völlegefühl in Zusammenhang mit der Nahrungsaufnahme, Oberbauchschmerzen, Übelkeit, Aufstoßen und Unverträglichkeit schwerverdaulicher Nahrung.

Ein **Reizmagen** zeigt sich in wechselnden, unklaren Beschwerden, unregelmäßigem Stuhlgang, Völlege-

fühl und Blähungen sowie in unterschiedlichen vegetativen Störungen (Herzbeschwerden, Kreislaufstörungen, Migräne, depressive Verstimmungen u. a.).
Aus einer **chronisch entzündeten** Magenschleimhaut kann sich eine atrophische Rückbildung der überreizten Magendrüsen entwickeln, ein tiefer Defekt bis hin zu den Drüsen, die dann nicht mehr in der Lage sind genügend Magensaft zu produzieren. Das führt zu einer **chronisch-atrophen** Gastritis.

Magen- und Zwölffingerdarmgeschwüre (Ulcus ventriculi und duodeni) gehen mit einem Substanzdefekt in den Wandschichten (evtl. auch bis zur Muskelschicht) der Magen- oder Dünndarmschleimhaut einher. Das (jahreszeitenunabhängige) Ulcus ventriculi geht mit Appetitlosigkeit und Sofortschmerz nach dem Essen einher, während das Ulcus duodeni im Frühjahr und Herbst gehäuft auftritt und Nüchternschmerz aufweist; gemeinsam sind beiden die Schmerzen unterhalb des Brustbeins. Sie entwickeln sich häufig durch den Befall mit dem Bakterium Helicobacter pylori. **Ursachen** sind oftmals psychische Anspannung, Stressfaktoren oder eine erhöhte Salzsäure- oder Pepsinproduktion, Reflux von gallehaltigem Duodenalinhalt in den Magen, chronisch-athrophe Gastritis sowie Medikamente oder übermäßiger Alkoholgenuss. Die **Beschwerden** äußern sich vor allem durch lokalisierte Schmerzen in Begleitung von Übelkeit, Appetitlosigkeit, Völlegefühl, Druckgefühl im Oberbauch und Unverträglichkeit von Kaffee, Süßigkeiten oder Alkohol.

Empfehlungen bei Helicobacter pylori neben dem Einsatz von Bismutsalzen (Ventricon N):

- **Kamillen**-Rollkur durchführen, umstellen auf eine basische, vegetarische Vollwertkost und reichlich **Brokkoli** mit seinen gegen H. pylori wirksamen Sulforaphanen, Heilerde einnehmen und Heublumensäcke auf die Magengegend auflegen.
- Antioxidanzien (Selen, Vitamin C und E, Flavonoide) verordnen, um die bei der Erkrankung entstandenen aggressiven freien Radikalen abzufangen (**Sanddorn**fruchtfleischöl!).
- **Süßholz** mit seiner gegen H.-pylori-Keime wachstumshemmend wirkenden Glycyrrhizinsäure einsetzen, ebenso den nachweislich gegen H. pylori empfindlichen **Knoblauch**.
- Neuerdings wird die Wirksamkeit der amerikanischen **Cranberry** bei Helicobacter erforscht (s. Kap. 24: Harnwege).
- Zur Nachbehandlung eine Kur mit antibiotisch wirksamen **Thymian**-Extrakten empfehlen.
- Nach 4 Wochen behutsamer Einstieg mit Bitterstoffen (**Engelwurz**, **Kalmus** und **Schafgarbe**) durchführen.
- Allgemeine abwehrkraftsteigernde Maßnahme wie **Echinacea**gaben, Eigenblutbehandlung und Entgiftung begleiten die Therapie.

Als allgemeine **Therapiemöglichkeiten** stehen diätetische Maßnahmen, Phytotherapie, psychosoziale Klärung und Stressreduzierung im Vordergrund. Unterstützend sind entspannende Maßnahmen zu empfehlen, Ordnungstherapie, reizende Nahrungsmittel weglassen, keinen Kaffee auf nüchternen Magen trinken und nach den Mahlzeiten sich nicht hinlegen bzw. den Oberkörper hoch lagern.

Die **Ernährung** spielt eine große Rolle: alle fetten, frittierten, süßen und üppigen Speisen, Kaffee, Alkohol, Zigaretten oder scharfe Gewürze sind „Säurelocker", genauso übermäßiger Stress. Basische Nahrungsmittel helfen den Säure-Basen-Haushalt auszugleichen: **Kartoffeln**, Gemüse (vor allem der basische **Brokkoli**) und stilles Mineralwasser.
Wohltuend und schmerzlindernd wirken auch **Heublumen**säckchen auf dem Magen (s. o.). Bei akuten Beschwerden „Luvos Heilerde ultra" 3×1 TL einspeicheln und mehrere kleine Mahlzeiten über den Tag verteilen (nicht länger als 1 Woche lang, sonst kommt es zu Resorptionsstörungen). Vor allem vor dem Schlafengehen die Magensäure binden, z. B. mit „Basica". Bei längerer Einnahme von Antazida den „Acid-rebound-effect" beachten: Der Magen produziert vermehrt Magensäure! Gute Erfahrung über viele Jahre hat J. Karl mit „Duoventrinetten" N Kautbl. und „gastropulgit" 50 Suspension gemacht. Vitamin C (1–2 g tägl.), 20–30 mg Zink und Pantothensäure (Bepanthen Lutschtbl. 3 × 1 tägl.) fördern zusätzlich die Wundheilung.

Die **Phytotherapie** kann therapeutische Maßnahmen durch folgende Heilpflanzen unterstützen:

- schleimhautschützende Mucilaginosa (**Leinsamen**schleim, **Eibisch**, **Malve**)
- entzündungshemmende Antiphlogistika (**Kamille**, **Süßholz**, **Ringelblume**, **Schafgarbe**)
- krampflösende Spasmolytika (**Kamille**, **Lavendel**, **Gänsefingerkraut**, **Schafgarbe**, **bittere Schleifenblume**)

- beruhigende Sedativa (**Baldrian**, **Kamille**, **Melisse**)
- brechreizlindernde Antiemetika (**Pfefferminze**)
- ulkusprotektive Heilpflanzen (**Kamille**, **Süßholz**).

Bei Magenschleimhautreizungen und Magengeschwüren helfen neben krampflösenden ätherischen Öldrogen wie **Kamillen**blüten auch roher **Weißkohl**saft ($^1/_2$ l täglich über einige Wochen einnehmen), oder **Süßholz**, dessen Flavonoide und Glycyrrhizin krampflösend wirken und die Pepsin-Produktion dämpfen. **Johanniskraut**öl innerlich eingenommen (3-mal tägl. 3 TL zwischen den Mahlzeiten) entfaltet eine starke Abheilungstendenz. **Kamille**, **Pfefferminze** und **Melisse** ergänzen sich gegenseitig durch unterstützende Effekte bei der Behandlung von Übersäuerung des Magens und Gastritis. Bei **Magengeschwüren** wird die so genannte **Dreier-Ulkuskur** empfohlen: 2 Tage **Kamille**-Rollkur, 2 Tage **Leinsamen**schleim, 2 Tage **Süßholz**-Anwendungen.

Vor allem **schleimstoffhaltige Heilpflanzen** (s. Kap. 19: Pflanzenschleime) zeichnen sich bei Hypersekretion von Magensäure durch ihre Pufferwirkung aus und sorgen für einen effektiven Schleimhautschutz: Sie „decken" durch ihre viskosen Eigenschaften Schleimhautschäden ab und sorgen für eine schnellere Regeneration der entzündeten Schleimhaut.

Kontraindikationen

Bei diesen Erkrankungen sind **Bitterstoffe kontraindiziert**!

21.3.1 Heilpflanzen bei Sodbrennen, chronischer Gastritis, Magen- und Zwölffingerdarmgeschwür

Bittere Schleifenblume, Bauernsenf
Iberis amara
Iberis amara totalis

Der Bauernsenf gehört zur Familie der Kreuzblütler und kommt häufig im Mittelmeerraum und in Deutschland im Rhein-Main-Gebiet vor. Auf seinem traubig verlängerten Blütenstand trägt er weiße Blüten.

Inhaltsstoffe: Senfölglykoside, Flavonoide, Cucurbitacine.

Wirkungen: Antiulzerogen (die Säuresekretion wird reduziert, die Schleimsekretion gesteigert), krampflösend, entzündungshemmend, tonisierend auf die glatte Muskulatur (Magen und Dünndarm).

Indikationen: Reizmagen, Reizdarm, Gastritis, Magen-Darm-Geschwüre, Magen-Darm-Störungen mit Krämpfen; Übelkeit und Erbrechen. In Studien auch bewährt gegen medikamenteninduzierte Gastritis und Sodbrennen (durch NSAR).

Darreichungsformen: Fertigpräparat.

Tagesdosis: Erwachsene 3 × 20 Tr., Kinder von 6–12 Jahren 3 × 15 Tr., Kinder von 3–6 Jahren 3 × 8 Tr., Kinder unter 3 Jahren 3 × 6 Tr. einnehmen.

Nebenwirkungen: Bei korrekter Dosierung (Iberogast) nicht bekannt.

Gegenanzeigen: Nicht bekannt.

Präparate: Iberogast® Tinktur (mit Angelika, Kamille, Kümmel, Mariendistel, Melisse, Pfefferminze, Schöllkraut, Süßholz).

Teezubereitung: Keine bekannt.

Kommission E: *Keine, wurde nicht bearbeitet, weil sie nur in Kombinationsmitteln verwendet wird.*

Eibisch, echter
Althaea officinalis
Althaeae radix/ - folium (M)

(s. Kap. 23: Atemwege) Eibisch ist ein Malvengewächs und im östlichen Mittelmeergebiet und dem Schwarzen Meer zu Hause. In unseren Breiten gedeiht er gelegentlich auf feuchten Wiesen, wird ansonsten aber kultiviert und ziert einen Hausgarten ungemein. Schon Hippokrates und Dioskurides schätzten seine reizmildernden Heilkräfte. Die zarten, unglaublich weichen Blätter nennen wir „Schmuseblätter".

Inhaltsstoffe: Schleimstoffe (bis 30 % in der Wurzel), in den Blättern zusätzlich ätherische Öle und Flavonoide.

Wirkungen: Reizlindernd, schleimhautschützend, säurepuffernd, hustenhemmend.

Indikationen: Schleimhautentzündungen im Bereich der Speiseröhre, des Magen-Darm-Traktes und des Mund- und Rachenraumes.

Darreichungsformen: Tee (Kaltauszug), Sirup.

Tagesdosis: 6 g Wurzeln, 5 g Blätter.

Nebenwirkungen/Gegenanzeigen: Nicht bekannt.

Wechselwirkungen: Resorptionsverzögerung oder -verhinderung anderer, gleichzeitig eingenommener Medikamente oder Nahrung. Darum intermittierende Einnahme (1 Woche Einnahme, 1 Woche Pause).

Präparate: Nur als Hustenmittel: Phytohustil® Hustenreizstiller Sirup u. a.

Teezubereitung: 1 TL gut zerkleinerte Wurzel oder 1 TL Blätter mit 1 Tasse kaltem Wasser ansetzen und 1–2 Std. unter Rühren stehen lassen, danach abgießen und schluckweise trinken. Innerhalb 2–3 Std. soll die Schleimzubereitung aufgebraucht worden sein, damit sie keine pathogenen Keime an sich binden kann.

***Kommission E:** Trockener Reizhusten, Schleimhautentzündungen im Mund- und Rachenraum; leichte Entzündung der Magenschleimhaut.*

Kamille
Matricaria recutita
Matricariae flos/ Chamomillae aetheroleum (M)

(s. o. Kap. 21.1.1 und Kap. 26: Haut) Die Kamille ist das universale Schleimhautheilmittel, das bei allen entzündlichen Magen-Darm-Erkrankungen, Sodbrennen und Magengeschwüren eingesetzt wird. Mit ihrer einmaligen Wirkstoffkombination bietet sie Schutz gegen die Entstehung von Magengeschwüren.

Inhaltsstoffe: Ätherische Öle (mit α-Bisabolol und Chamazulen), Cumarine, bis 10 % Schleimstoffe, Flavonoide.

Wirkungen: Entzündungshemmend, krampflösend, entblähend, ulkusprotektiv (α-Bisabolol bewirkt eine spezifische Hemmung der Pepsinsekretion im Magen), beruhigend, schmerzlindernd.

Indikationen: Magen-Darm-Beschwerden mit Krämpfen, Reizmagen, Gastritis. Bei Magengeschwüren Rollkur mit Kamille.

Darreichungsformen: Tee, Tinktur, Extrakt.

Rollkur: 2 Tassen 2–3fach starken Kamillentee (oder: 5 EL Kamillenblüten mit 1 l heißem Wasser überbrühen, nach 5 Min. abgießen und mit 10 ml Kamillentinktur verstärken, damit der Gesamtkomplex der Kamillenwirkstoffe zum Einsatz kommt) früh nüchtern noch im Bett trinken und jeweils 5 Min. auf den Rücken, dann auf die linke Seite, den Bauch und zum Schluss auf die rechte Seite (Magenausgang) „rollen", damit die Magenschleimhaut von allen Seiten benetzt wird. Möglichst eine halbe Stunde nachruhen mit einem warmen Leibwickel. Nachmittags und vor dem Schlafengehen den Rest der Teezubereitung trinken. 8–10 Tage hintereinander durchführen. Bei starken Reizbeschwerden kann der Tee auch mit 250 ml Leinsamenschleim angereichert werden.

Tagesdosis: 9–15 g Droge.

Weitere Angaben s. o.

Kartoffel
Solanum tuberosum

Zu Hungerszeiten war die Patata „Armeleute-Essen", inzwischen ist sie als gesunde Delikatesse und auch als Heilmittel aus der Küchenapotheke wohlbekannt. „Schön rötlich die Kartoffeln sind und weiß wie Alabaster, sie däuen lieblich und geschwind und sind für Mann und Frau und Kind ein rechtes Magenpflaster", pries schon Matthias Claudius die Heilkräfte der Kartoffel bei Magenerkrankungen.

Inhaltsstoffe: Eiweiß, Kohlenhydrate, Mineralien, Vitamine.

Wirkungen: Entzündungshemmend, wundheilend und magensekretionshemmend; bindet Magensäure und schützt die Magenschleimhaut vor Reizungen.

Indikationen: Magenschleimhautentzündungen oder -geschwüre, Sodbrennen, übermäßige Produktion von Magensäure.

Darreichungsformen: Roher Kartoffelsaft, evtl. nach Geschmack mit warmem Wasser verdünnen. Oder tägl. 1 kleine geschälte rohe Kartoffel langsam über den Tag verteilt gut kauen; dadurch wird viel alkalischer Speichel gebildet, der sich im sauren Magenmilieu heilend auswirkt.

Tagesdosis: 50–100 ml Kartoffelsaft (tägl. 4–5 Wochen lang).

Nebenwirkungen/Gegenanzeigen: Nicht bekannt.

Präparate: Schoenenberger Kartoffelsaft.

Zubereitung: Frischsaft: 1 rohe Kartoffel auf der Gemüseraffel reiben und den Saft durch ein Tuch auspressen. 1-mal tägl. mit der 2–3fachen Menge Wasser oder Tee verdünnt trinken; immer frisch zubereiten! **Basenüberschüssiger Gemüsetrank**: „Kü-Ka-Lei-Wa" bzw. **„Kükaleiwa"**: Kartoffeln in Wasser oder dünner Gemüsebrühe gekocht wirken stark basisch; sie sind darum gut gegen Übersäuerung. 500 g rohe, geschälte Kartoffeln mit je 1–2 EL Kümmel- oder Fenchelsamen (ganz) und Leinsamen (ganz) mit 1 l Wasser oder dünner Gemüsebrühe 20 Minuten kochen, dann absieben. Über den Tag verteilt warm trinken; als erstes Getränk morgens ca. $^1/_4$–$^1/_2$ Stunde vor dem Frühstück und als letztes Getränk abends, den Rest tagsüber (im Kühlschrank aufbewahren und jeweils die entsprechende Menge kurz vor dem Trinken anwärmen).

Das Ganze etwa 4–6 Wochen konsequent, dann bei Bedarf als Morgengetränk beibehalten.

***Kommission E:** Keine Monographie, da Lebensmittel.*

Lavendel
Lavandula angustifolia
Lavandulae flos (M)

(s. Kap. 28: ZNS)

Inhaltsstoffe: ätherische Öle, Cumarine, Lamiaceengerbstoffe, Flavonoide, Phytosterole.

Wirkungen: Beruhigend, karminativ, gallefördernd.

Indikationen: Reizmagen, Verdauungsbeschwerden, Nervosität, Unruhezustände,.

Darreichungsformen: Tee, Tinktur, Wein, Fertigpräparate.

Nebenwirkungen/Gegenanzeigen: Für die Droge nicht bekannt.

Präparate: Valeriana-Strath® Tr.

Teezubereitung: 1 TL (0,8 g Droge) mit 1 Tasse heißem Wasser überbrühen und 5 Min. abgedeckt ziehen lassen.

***Kommission E:** Innere Anwendung: Unruhezustände, Einschlafstörungen, funktionelle Oberbauchbeschwerden (nervöser Reizmagen, Roemheld-Syndrom, Meteorismus, nervöse Darmbeschwerden). Bäder: funktionelle Kreislaufstörungen.*

Lein
Linum usitatissimum
Lini semen (M)

(s. Kap. 20: Darm und 26: Haut) Leinsamen liegen bei Erntereife wie Orangenscheiben in ihrer goldbraunen Fruchtkapsel, je 1 Samen liegt, durch Scheidewände getrennt, in einem Fach. Sie werden im August/September geerntet. Legt man sie ins Wasser, bildet sich um die Samen eine gallertartige Schleimhülle aus.

Inhaltsstoffe: 12 % Schleim und reichlich Ballaststoffe, fettes Öl, Eiweiß.

Wirkungen: Schleimhautschützend, reizmildernd, säurepuffernd, stuhlregulierend.

Indikationen: Als Schleimhautschutz bei Sodbrennen, Gastritis, Ulcus ventriculi und duodeni, bei Verstopfung.

Darreichungsformen: Um die Schleimhaut zu schützen, lässt man frisch geschrotete oder ganze Leinsamen „in der Tasse" quellen (ca. 1 Std. lang), gießt den Schleim ab und trinkt diesen schluckweise, um die Magenschleimhaut ständig mit dem reizmildernden Film zu bedecken. (Bei Verstopfung soll der Leinsamen „im Darm quellen", damit ein Dehnungsreiz entsteht.)

Hinweis: Ganze, frisch gemörserte bzw. aufgebrochene Samen bevorzugen, weil geschrotete Samen innerhalb 1 Woche ranzig werden! „Aufgeschlossener" Leinsamen ist nur leicht gequetscht, lediglich die Samenschalen sind aufgebrochen und die ölführenden Zellen bleiben weitgehend intakt. Somit sind sie haltbarer als geschrotete. Aufgeschlossener Leinsamen quillt schneller. In der Apotheke cadmiumfreien Leinsamen verlangen!

Tagesdosis: 45 g Droge.

Nebenwirkungen: Verminderte Resorption wie bei jedem Mucilaginosum. Aus diesem Grund sollten andere Medikamente erst nach 30–60 Minuten eingenommen und die Anwendung intermittierend durchgeführt werden (1 Woche Einnahme, 1 Woche Pause).

Gegenanzeigen: Nicht bekannt.

Präparate: Linusit® Darmaktiv Portionsbeutel (die goldfarbenen Leinsamen sind eine spezielle Züchtung und besitzen eine höhere Quellzahl), Gastronal® Beutel.

Teezubereitung: 2–3 EL Leinsamen (ganz oder aufgebrochen) in 1 Glas Wasser 1–2 Std. einweichen, danach abgießen und diesen Schleim schluckweise über den Tag verteilt trinken, 3-mal tägl. 1 Tasse.

Kommission E: *Innere Anwendung: habituelle Obstipation, durch Abführmittel geschädigtes Kolon, Colon irritabile, Divertikulose, bei Gastritis und Enteritis als Schleimzubereitung. Äußere Anwendung als Kataplasma: bei lokalen Entzündungen.*

Malve
Malva sylvestris
Malveae flos/-folium (M)

(s. Kap. 20: Darm und 26: Haut) Wer einmal Malvenblätter oder -blüten zwischen den Fingern zerreibt, spürt den weichen Pflanzenschleim. Der Gattungsname Malva ist von griech. „malakos: weich" abgeleitet. Wie mit einem Schutzfilm überzieht ein Blatt- und Blütenauszug die Schleimhäute der Bronchien und des Magen-, Darm- und Genitaltraktes.

Inhaltsstoffe: Schleimstoffe (Blüten 10 %/Blätter 8 %), wenig Gerbstoffe, in den Blättern Flavonglykoside, in den Blüten Anthocyanglykosid Malvin und Spuren ätherischer Öle.

Wirkungen: Der hohe Schleimgehalt ist verantwortlich für die reizlindernde Wirkung bei Schleimhautentzündungen.

Indikationen: Schleimhautentzündungen im Magen-Darm-Trakt, Mund- und Rachenraum und der Speiseröhre. Bei Sodbrennen, Reizmagen und Magen-Darm-Geschwüren.

Darreichungsformen: Tee, Tinktur, Blüten und Blätter als Wildgemüse.

Tagesdosis: 5 g Droge.

Nebenwirkungen/Gegenanzeigen: Nicht bekannt.

Präparate: Nicht erhältlich.

Teezubereitung: 1 TL Droge mit 1 Tasse kaltem Wasser übergießen, unter gelegentlichem Umrühren 1–2 Stunden ziehen lassen und abgießen. 2–3 Tassen tägl. schluckweise trinken, nicht länger als 1 Woche, danach Pause (verminderte Resorption).

Kommission E: *Schleimhautreizungen im Mund- und Rachenraum; trockener Reizhusten.*

Melisse
Melissa officinalis
Melissae folium/-aetheroleum (M)

(s. Kap. 20: Darm und 28: ZNS) Melisse wird allgemein geschätzt als mild beruhigendes, entblähendes und krampflösendes Beruhigungsmittel bei nervösen Magenbeschwerden und Stressulkus, evtl. mit Kamille und Schafgarbe gemischt.

Präparate: Iberogast® Tinktur (mit Angelika, Kamille, Kümmel, Mariendistel, Melisse, Pfefferminze, Schöllkraut, Süßholz).

Ringelblume
Calendula officinalis
Calendulae flos

Ringelblume wirkt auch innerlich eingenommen wundheilungsfördernd und entzündungshemmend. Als Tee.

Sanddorn
Hippophae rhamnoides
Hippophae rhamnoides fructus

(s. Kap. 26: Haut) Sanddornbeeren enthalten im Fruchtfleisch fettes Öl, das unglaublich regenerationsfördernd für Haut und Schleimhaut wirkt.

Inhaltsstoffe der Früchte: Provitamin A (Beta-Carotin), Vitamin B1, B2, B6, B9 und B12, Vitamin C (2.500 mg/100 g), Vitamin K und Vitamin E. Hoher Anteil an gesättigten und ungesättigten Fettsäuren, vor allem Palmitin- und Palmitoleinsäure, Sterole, Cholin, Mineralstoffe und Spurenelemente.

Wirkungen: (Schleim-)hautpflegend und -regenerierend, entzündungshemmend, antibakteriell und antioxidativ.

Indikationen: Schleimhauterkrankungen des gesamten Verdauungssystems, Sodbrennen, Gastritis sowie Hauterkrankungen und Verbrennungen.

Darreichungsformen: Sanddornfruchtfleischöl.

Nebenwirkungen/Gegenanzeigen: Nicht bekannt.

Präparate: Sanddorn-Fruchtfleischöl kbA.

Schafgarbe
Achillea millefolium
Millefolii herba/ - flos (M)

(s. Kap. 22: Leber) In einer Magenteemischung (nur 10–20 % aufgrund der enthaltenen Bitterstoffe!) gegen Schleimhautreizungen trägt das kamillenähnliche Gemisch ätherischer Öle zur Heilung bei.

Inhaltsstoffe: Ätherische Öle mit Proazulen, Bitter- und Gerbstoffe, Flavonoide.

Wirkungen: Krampflösend, blähungs- und entzündungshemmend, wundheilungsfördernd.

Indikationen: Entzündliche, krampfhafte, schmerzende Schleimhauterkrankungen.

Darreichungsformen: Tee, Frischpflanzensaft.

Tagesdosis: 4,5 g Droge, Fertigpräparate.

Nebenwirkungen/Gegenanzeigen: Selten Kontaktallergie; Überempfindlichkeit gegen Korbblütler.

Präparate: Schamill Schafgarbe-Extrakt Fluidextrakt.

Teezubereitung: 1 TL Droge mit 1 Tasse heißem Wasser überbrühen, 7 Min. bedeckt ziehen lassen und abgießen.

Kommission E: *Innere Anwendung: Appetitlosigkeit, dyspeptische Beschwerden wie leichte krampfartige Beschwerden im Magen-Darm-Bereich. Sitzbäder: Pelvipathia vegetativa (schmerzhafte Krampfzustände psychovegetativen Ursprungs im kleinen Becken der Frau).*

Süßholz
Glycyrrhiza glabra
Liquiritiae radix (M)

(s. Kap. 23: Atemwege und 22: Leber) Süßholz gehört zur Familie der Schmetterlingsblütler und ist im Mittelmeergebiet heimisch, gedeiht aber auch in unseren Breiten. Aus den ungeschälten, getrockneten Wurzeln seines ausgedehnten Wurzelwerks wird der Süßholzsaft durch Auskochen und Eindicken gewonnen; daraus entsteht Lakritze. Schon in der Antike wurde Süßholz gegen Sodbrennen eingesetzt, eine Wirkung, die gegen Ende des zweiten Weltkriegs wissenschaftlich bestätigt wurde. Neuerdings hat Süßholz erneut von sich reden gemacht; nicht nur als Mittel gegen die Lungenkrankheit SARS. Die Glycyrrhizinsäure hemmt das Bakterium Helicobacter pylori, und zwar auch bei Stämmen, die gegen bestimmte Antibiotika resistent sind!

Inhaltsstoffe: 2–15 % Triterpensaponine (Glycyrrhizinsäure), Flavonoide, Isoflavone, Cumarine, Phytosterole, 10 % Polysaccharide.

Wirkungen: Schleimhautschützend auf den Magen-Darm-Trakt, entzündungshemmend und krampflösend, beschleunigt die Abheilung von Magengeschwüren, bremst die Pepsinaktivität und erhöht die Viskosität des Magenschleims. Die Wirksamkeit gegen Magengeschwüre wird als ein Synergismus mit den Corticosteroiden diskutiert; durch eine Verzögerung des Abbaus der körpereigenen Corticosteroide kommt es direkt zu einer corticomimetischen Wirkung.

Indikationen: Zur beschleunigten Abheilung von Magengeschwüren (Helicobacter pylori); Sodbrennen.

Darreichungsformen: Tee, klein geschnittene Droge, Pulver.

Tagesdosis: 5–15 g Droge (200–600 mg Glycyrrhizin). Als **Monodroge** nicht länger als 4–8 Wochen.

Nebenwirkungen: Bei zu langer Anwendung bzw. zu hoher Dosierung (TD über 600 mg Glycyrrhizin) können mineralokortikoide Effekte auftreten: Ödeme, Bluthochdruck, Hypokaliämie.

Wechselwirkungen: Die Empfindlichkeit gegenüber Digitalis nimmt durch den Kaliumverlust zu. Kaliumverluste durch Diuretika können verstärkt werden. In diesem Fall Verzicht auf Monotherapie, dafür in Teemischung.

Gegenanzeigen: Schwere Leber- oder Nierenerkrankungen, arterielle Hypertonie, Hypokaliämie, Schwangerschaft.

Präparate: Succus Liquiritiae (Lakritze), Suczulen® mono Kps., Ulgastrin® Neu Tbl., ulcotruw® Kautbl. (mit Pfefferminze, Kamille), Ulcu Pasc® Tbl. (mit Kamille).

Teezubereitung: ½ TL geschnittene Droge mit 1 Tasse kaltem Wasser zum Kochen bringen, kurz kochen lassen und abgießen. 3–5-mal tägl. 1 Tasse trinken. Bei Gastritis und Sodbrennen sind Teemischungen zu empfehlen (z. B. mit Kamille, Melisse, Schafgarbe).

Hinweis: Mit Süßholz gesüßte Tees auch bei magenschädigenden Arzneimitteln (Aspirin, Rheumamittel) einsetzen.

Kommission E: *Katarrhe der oberen Atemwege, Ulcus ventriculi und duodeni.*

Weißkohl
Brassica oleracea

(s. Kap. 25: Rheuma) In der Antike war Kohl ein überaus geschätztes Heil- und Nahrungsmittel. Doch schon Plinius beklagte sich in seiner „Naturgeschichte" über die Genusssucht der Leute, die sich nicht mehr mit dem gesunden Kohl zufrieden geben wollten, sondern rein zur Schlemmerei im Meer nach Austern tauchten! Im Mittelalter wurden Kohlköpfe wieder über alle Maßen gelobt und durften in keinem (Kloster-) Garten fehlen, und heute ist Kohl wie damals Nahrung und Heilung zugleich.

Inhaltsstoffe: „Anti-Ulcus-Faktor", Senfölglykoside, Mineralien, Spurenelemente.

Wirkungen: So genannte „Anti-Ulcus-Stoffe" regen die Schleimhautzellen an, eine Art Schutzschild gegen den Säureangriff zu spinnen. Roh gegessen wirken Kohlgerichte abheilend auf entzündete Magen- und Darmschleimhäute. Antioxidativ, antikarzinogen.

Indikationen: Magen-Zwölffingerdarm-Geschwüre.

Darreichungsformen: Rohes Gemüse, Frischpflanzenpresssaft.

Tagesdosis: tägl. ¼ l Weißkohlsaft (4-Wochenkur; hat ulcusprotektive Wirkungen, wird aber nicht immer gut vertragen! Bewährt hat sich dann das Würzen mit Basilikum und Kümmel).

Nebenwirkungen/Gegenanzeigen: Gelegentlich Blähungen.

Präparate: Vit-u-pept® Tbl. (bei Sodbrennen)

Teezubereitung: Keine.

Kommission E: *Keine Monographie erstellt worden, weil Kohl ein Lebensmittel ist.*

21.4 Praxis-Rezepte: Medizinalwein und Theriak

Wurzelwein

Zutaten: ¼ TL Löwenzahnwurzeln, ¼ TL Wegwartenwurzeln und ¼ TL Angelikawurzeln (oder Kalmus, Galgant, Enzianwurzel, Ingwerwurzeln bei „innerer Kälte") sowie 50 ml Likörwein.

Die frischen oder getrockneten Wurzeln (frische Wurzeln: doppelte Menge wie oben angegeben) sehr klein schneiden und in ein weißes Schraubglas geben. Mit 50 ml **Vinum liquorosum** (17–18%igem Likörwein, z. B. Goldmuskateller, Portwein oder Malaga) auffüllen. 5–7 Tage stehen lassen, täglich kräftig schütteln und dann abgießen.

Zur Tonisierung, Kräftigung und Verdauungsförderung 2-mal täglich 1 EL **vor** dem Essen einnehmen.

Baldrianwein bei nervösen Magenbeschwerden

Ein Einliterglas zu einem Drittel mit frischen, klein geschnittenen Wurzeln füllen, 1 EL zerkleinerte ungespritzte Orangenschale dazugeben und mit Rotwein auffüllen. Gut verschlossen 2 Wochen lang ziehen lassen, danach abgießen. Zur Beruhigung 1 Likörglas vor dem Schlafengehen einnehmen.

Theriak-Lebenselixier

Schwedenbitter – Rezepturempfehlung der Freiburger Heilpflanzenschule

10 g	Ringelblumenblüten (entzündungshemmend, gallenflussanregend)
2 g	Blutwurz (zusammenziehend, bakterienhemmend, kolikwidrig)
18 g	Kalmus (kräftigende bittere „**Magenwurz**")
20 g	Engelwurzwurzel (tonisierend auf Verdauungs-, Nieren- und Frauenorgane)
5 g	Muskatnuss (sekretionsanregend, gärungshemmend, brechreizlindernd)
10 g	Enzianwurzel (aromatisches Bittermittel)
5 g	Kardamom (verdauungsfördernd, keimhemmend)
5 g	Zimtrinde (erwärmend, durchblutungsfördernd)
1250 ml	Schnaps

Ansatz: Alle Ingredienzien zusammen mit **700 ml ca. 40%igem Schnaps** ansetzen. Unter täglichem Schütteln 10 Tage lang in der Sonne oder an einem warmen Ort stehen lassen (mazerieren). Danach die Flüssigkeit durch ein Tuch oder ein feines Sieb abgießen. Den Kräuteransatz nun mit **weiteren 550 ml Schnaps** übergießen und 10 Tage lang erneut mazerieren (dadurch wird die Konzentration des Auszugs erhöht), abgießen und beide Lösungen miteinander mischen. In kleine 30-ml-Tropffläschchen abfüllen und etikettieren.

Innerlich als Kur (3–6 Wochen) 2 × täglich 10–30 Tropfen in Wasser oder Tee einnehmen zur allgemeinen Kräftigung.

Äußerlich angewendet wirkt der Schwedenbitter entzündungshemmend und zusammenziehend, lokal durchblutungsfördernd und desinfizierend. Bei örtlich begrenzten Entzündungen, Insektenstichen, Sonnenbrand für Auflagen verwenden; zwischendurch die Haut mit Heilsalbe einreiben.

21.5 Bewährte Rezepturen Magenerkrankungen

Dyspepsien, Völlegefühl, Blähungen *(BGA)*

Pfefferminzblätter	30 g
Kümmelfrüchte	25 g
Kamillenblüten	25 g
Pomeranzenschalen	20 g

M.f.spec. D.S.: 1 TL im Mörser anquetschen, mit kochendem Wasser übergießen, 10 Min. zugedeckt ziehen lassen. 3 Tassen tägl.

Akute Magenerkrankung mit Übelkeit und Krämpfen *(U. Bühring)*

Gänsefingerkraut	20 g
Kamillenblüten	20 g
Pfefferminzblätter	20 g
Melissenblätter	15 g
Fenchelfrüchte	15 g
Artischockenblätter	5 g
Kondurangorinde	5 g

M.f.spec. D.S.: 1 TL im Mörser anquetschen, mit heißem Wasser übergießen, 10 Min. zugedeckt ziehen lassen. 3 Tassen tägl.

Beruhigender Magen-Darm-Tee *(Stand. Zul. 87)*

Baldrianwurzel	25 g
Kümmelfrüchte	25 g
Pfefferminzblätter	25 g
Kamillenblüten	25 g

M.f.spec. D.S.: 1 TL im Mörser anquetschen, mit kochendem Wasser übergießen, 10 Min. zugedeckt ziehen lassen. 3 Tassen tägl.

Sodbrennen *(U. Bühring)*

Melissenblätter	30 g
Kamillenblüten	30 g
Gänsefingerkraut	30 g
Schafgarbenkraut	10 g

1 TL mit 300 ml heißem Wasser überbrühen, nach 10 Min. abgießen und abkühlen lassen.

Eibischwurzel	50 g
Süßholzwurzel	50 g

1 TL mörsern und mit der lauwarmen Teemischung von oben übergießen, nach 20 Min. abgießen und schluckweise trinken.

Nervöse Magenbeschwerden *(M. Girsch)*

Melissae folium	20 g
Angelicae radix	20 g
Lupuli strobulus conc.	10 g
Menthae pip. folium	10 g
Anserinae herba	10 g

M.f.spec. D.S.: 1 TL im Mörser anquetschen, mit kochendem Wasser übergießen, 10 Min. zugedeckt ziehen lassen. 3 Tassen tägl.

„Abendruhe" *(Backhaus)*

nach üppiger Mahlzeit

Angelikawurzel	25 g
Löwenzahnwurzel	20 g
Majorankraut	15 g
Hopfenzapfen	30 g

M.f.spec. D.S.: 1 TL im Mörser anquetschen, mit kochendem Wasser übergießen, 10 Min. zugedeckt ziehen lassen. 3 Tassen tägl.

Anorexie *(R. F. Weiss)*

Tausendgüldenkraut	20 g
Schafgarbenkraut	20 g
Pfefferminzblätter	20 g

1 TL pro Tasse, mit heißem Wasser überbrühen, 10 Min. bedeckt ziehen lassen. Vor dem Essen 1 Tasse kalt oder lauwarm trinken.

Magenmixtur *(R. F. Weiss)*

Gelber-Enzian-Tinktur	20 ml
Wermuttinktur	20 ml
Pfefferminztinktur	10 ml

3 × tägl. 30 Tr. kurz vor den Mahlzeiten in 1 Glas Wasser, 4 Wochen lang.

Enzianwein – Vinum gentianae *(Widmaier)*

Enzianwurzel	10 g
Pomeranzenschalen	25 g
Weißwein	ad 500 ml

Ansatz 1–2 Stunden stehen lassen, filtrieren. Mittags und abends nach dem Essen 1 Likörglas.

Gastritistee *(M. Girsch)*

Matricariae flos	25 g
Melissae folium	20 g
Millefolii flos	20 g
Calendulae flos	10 g

M.f.spec. D.S.: 2 TL mit 1 Tasse heißem Wasser übergießen, 5 Min. zugedeckt ziehen lassen. Vor jeder Mahlzeit auf nüchternen Magen 1 Tasse.

Bei (chronischer) Gastritis *(J. Karl)*

Flor. Chamomillae	20 g
Rad. Liquiritiae	20 g
Herb. Anserinae	20 g
Sem Lini conc.	ad 100 g

M.D.S.: 1 EL kurz aufkochen, mehrm. tägl. 1 Tasse.

Tee bei Magengeschwüren *(Bühring)*

Kamillenblüten	40 g
Süßholzwurzel	30 g
Melissenblätter	20 g
Fenchelsamen	10 g

M.f.spec. D.S.: 1 TL im Mörser anquetschen, mit heißem Wasser übergießen, 10 Min. zugedeckt ziehen lassen. 3 Tassen tägl.

21.6 Fragen/Repetitorium

1. Welche Wirkungen haben Heilpflanzen mit Bitterstoffen?
2. Nennen Sie fünf Heilpflanzen mit Bitterstoffen, einschließlich des verwendeten Pflanzenteils.
3. Wie wirken Bitterstoffe auf den Magen?
4. Werden Amara vor oder nach dem Essen eingenommen und warum?
5. Bitterstoffe wirken nicht nur auf den Magen, sondern (auch auf) (5)..?
6. Bei welchen Erkrankungen (5) setzen Sie Bitterstoffdrogen ein?
7. Wann werden keine Pflanzen mit Bitterstoffen verordnet? Nennen Sie zwei Gegenanzeigen.
8. Bitterstoffe werden in vier verschiedene Gruppen unterteilt. Wie werden diese Gruppen genannt (4)? Nennen Sie jeweils eine Pflanze als Beispiel (4).
9. Eine akute „Magenverstimmung" tritt auf mit Übelkeit, Erbrechen und Krämpfen. Nennen Sie die drei wichtigsten dagegen wirksamen Pflanzen und begründen Sie den Einsatz.
10. Welche Heilpflanzenanwendungen lindern bei Sodbrennen?
11. An welche Pflanzen (2) denken Sie bei „nervös bedingten" Magenbeschwerden? Nennen Sie die botanischen Namen.
12. Nennen Sie eine krampflindernde Heilpflanzenanwendung bei chronischer Gastritis, die als „Auflage" zur Anwendung kommt und „Morphium der Naturheilkunde" genannt wird.
13. Nennen Sie Heilpflanzenanwendungen bei Magenschleimhautentzündung (Gastritis).
14. Welche Heilpflanzen werden bei der chronischen Gastritis und beim Magengeschwür eingesetzt (3)? Sind alle der von Ihnen genannten Pflanzen bedenkenlos über einen langen Zeitraum einzunehmen, oder gibt es Einschränkungen (1)? Welche schleimhautschützenden Pflanzen, die bei Gastritis eingesetzt werden, gehören zu den Nahrungsmitteln (2)?
15. Nennen Sie eine ganz spezifische Anwendung beim Magengeschwür und beschreiben Sie die Durchführung.
16. Sie empfehlen Leinsamen (Linium usitatissimum) für eine Gastritis – Wie wird er zubereitet?
17. Sie haben eine Bootsfahrt vor und Sie wollen sich vor der „Reisekrankheit" (Übelkeit, Erbrechen) schützen. Nennen Sie zwei Heilpflanzen, einschließlich des verwendeten Pflanzenteils.
18. Nennen Sie drei Pflanzen einschließlich des verwendeten Pflanzenteils, die Sie in einen „Magenbitter" geben würden: Beschreiben Sie dessen Zubereitung.
19. Für welche Jahreszeit und für welches Lebensalter eignet sich der Einsatz von Bittermitteln besonders gut? Warum?

22 Leber – Galle – Pankreas

- Praxis-Einstieg: Eigenerfahrung mit ätherischen Ölen (s. Kasten „Praxis“, Kap. 14)
- Grundlagen ätherische Öle und zugehörige Pflanzen (s. Kap. 14)
- Grundlagen Bitterstoffe und zugehörige Pflanzen (s. Kap. 16)
- Grundlagen Flavonoide (s. Kap. 17.6)
- Heilpflanzen bei Leber-, Galle- und Pankreaserkrankungen
- Praxis-Rezept: Schafgarben-Leberwickel

22.1 Lebererkrankungen

„Dort; tief im Innern filtrierst und verteilst Du, teilst und trennst Du, vermehrst und schmierst Du. Du schöpfst und erntest den Stoff des Lebens. Von Dir erhoffe ich Gerechtigkeit: Ich liebe das Leben; verrate mich nicht! Schaffe weiter, lass mein Lied nicht sterben.“

Pablo Neruda – „Ode an die Leber“

Wenn jemandem eine „Laus über die Leber läuft“ oder die „Galle überläuft“, betrifft das stets den ganzen Menschen und nicht nur die einzelnen Organe. Leber, Galle und Bauchspeicheldrüse sind eine Einheit, die über den Nervus vagus, das Hormonsystem und den Blutkreislauf reguliert werden und weitreichende Auswirkungen auf den gesamten Organismus haben.

Die Leber befindet sich im rechten Oberbauch unterhalb des Zwerchfells und wiegt ca. 1.500 g. Die Leber ist für das Leben unentbehrlich, sie ist das zentrale Stoffwechselorgan und hat, wie Pablo Neruda beschrieb, viele komplexe Aufgaben zu erledigen. Ungefähr 500 verschiedene chemische Prozesse laufen in ihr ab, sie betreffen die Entgiftung, die Verdauung, den Energiehaushalt, die Hormonregulierung, den Blutkreislauf und die Blutgerinnung. Die Leber ist das einzige Organ, das einen doppelten Blutkreislauf besitzt: Die Leberarterie führt arterielles sauerstoffreiches Blut zur Organversorgung, und die Pfortader führt venöses Blut zu, in dem Nähr- und Wirkstoffe sowie giftige Stoffwechselprodukte enthalten sind, die die Leber ab- und umbaut, speichert oder entgiftet und über die Lebervenen wieder abfließen lässt. Die Leber produziert **Enzyme**, die biochemische Prozesse regulieren, und sie speichert fettlösliche **Vitamine** (A, D, E und K). Die Leberzellen produzieren bis zu 1 Liter Gallensaft täglich; Gallensäuren sind für die Fettverdauung zuständig.

Nahrungsfette werden von der Leber aufgenommen; Fettsäuren werden durch Oxidation abgebaut. In der Leber wird Cholesterin gebildet, HDL und LDL, und von dort aus in den Körperkreislauf abgegeben. **Kohlenhydrate** werden in der Leber zu energiereichem Glykogen umgebaut und an den Blutkreislauf abgegeben oder gespeichert, um den Blutzuckerspiegel konstant zu halten. Die Leber hat ein Energieangebot von 3 Tagen, danach greift sie z. B. beim Fasten die Fettreserven an und stellt die Energie durch den Abbau von Fetten zur Verfügung. **Nahrungseiweiß** wird in körpereigene Proteine (Plasmaeiweiße wie Albumin, Globulin oder Gerinnungsfaktoren) umgebaut und den Zellen bzw. dem Gewebe zur Verfügung gestellt oder als Reserve eingelagert. Das Abbauprodukt des Eiweißstoffwechsels, Stickstoff, wird in der Leber zu Harnstoff umgebildet und über die Niere mit dem Urin ausgeschieden.

Die Leber ist ein Energiespeicher, daher sind **Leberkranke** meist müde, kraftlos, matt, schwach und depressiv, sie leiden unter mangelnder Leistungsfähigkeit und nachlassender Konzentration. Das „Organ der Lebensfreude“, wie es auch genannt wird, braucht (Bett-) Ruhe, Diät und regelmäßige „Entgiftungskuren“, die am besten prophylaktisch als Frühjahrskur durchgeführt werden. Erste **Anzeichen** einer Lebererkrankung sind eine plötzlich auftretende

Abneigung gegen Fett. Müdigkeit ist der Schmerz der Leber. Begleitsymptome sind neben Müdigkeit und Leistungsabfall Verdauungsbeschwerden mit Übelkeit, Blähungen und Oberbauchbeschwerden, begleitet von Phasen mit Appetitlosigkeit und Heißhunger. Bestehende Leberschäden sind zu **erkennen** an einer vergrößerten Leber, einer Gelbfärbung der Haut (Ikterus) und der Bindehaut des Auges, an einer Dunkelfärbung des Urins und Entfärbung des Stuhls.

Erkrankungen an der Leber als dem größten Entgiftungsorgan **entstehen** hauptsächlich durch Gifte verschiedenster Art: Infektionen mit Bakterien oder Viren, Medikamente, übermäßiger Alkoholkonsum sowie durch überreichliche Ernährung (Fett, Eiweiß). Zu **Beginn jeder Therapie** steht folglich, die schädigende Noxe zu erkennen und sie nach Möglichkeit auszuschalten. Der Abbau von Medikamenten beansprucht die Leberzellen stark, vor allem Schmerz- und Rheumamittel, trizyklische Antidepressiva, Tuberkulose- und Narkosemittel, aber auch Schlaf-, Beruhigungs- und Abführmittel. Das Schmerzmittel Paracetamol z. B. verursacht, über längere Zeit eingenommen, schwere Leberschäden, die durch Alkohol noch verstärkt werden.
Bei gestörter Blutgerinnung und Wundheilung, bei Bindegewebsschwäche (Hämorrhoiden und Krampfadern) oder arthritischen Symptomen ist die Leber ebenso beteiligt und soll unterstützt werden.
Funktionsstörungen bei Leberzellinsuffizienz können u. a. zu Gerinnungsstörungen führen (Proteinstoffwechsel), zum Ascites („Bauchwassersucht") oder zu Hypoalbuminämie. Der gestörte Aminosäurenstoffwechsel führt zu einem Absinken des Harnstoffspiegels im Blut und zum Anstieg von Ammoniak; das kann zu einer respiratorischen Alkalose oder zu einer hepatischen Enzephalopathie führen.

22.1.1 Leberentzündung: Hepatitis

Zu Beginn ähneln die Symptome einer **akuten** Virus-**Hepatitis** denen einer Grippe, mit Müdigkeit, Kopf- und Gelenkschmerzen und leichtem Fieber. Wenn Schmerzen unter dem Rippenbogen hinzu kommen, Übelkeit und Widerwillen gegen Fettes, Fleisch, Süßigkeiten, Alkohol und Nikotin, sind das deutliche Hinweise auf eine Hepatitis, ebenso wie die Dunkelfärbung des Urins und eine nachfolgende Gelbsucht. **Gelbsucht** (Ikterus), eine Gelbfärbung von Haut und Schleimhäuten sowie der Bindehaut des Auges, wird durch den mangelnden Abbau des Gallenfarbstoffes Bilirubin verursacht. Zu diesem Symptomenbild gehören dunkel gefärbter Urin und entfärbter Stuhl (Kalkstuhl).

Eine **chronische Hepatitis** ist die Folge eines anhaltenden, schädigenden Reizes auf das Lebergewebe durch Hepatitisviren, Alkohol, Medikamente oder durch Stoffwechselerkrankungen.

22.1.2 Fettleber

Etwa 5 % des Normalgewichts der Leber ist durch Fette bedingt. Liegt dieser Wert über 5 %, spricht man von einer Leberverfettung, bei einem Fettgehalt von 50 % von einer Fettleber. Sie ist im Ultraschall als eine hellere, dichtere Leber als normal sichtbar. Druck im Oberbauch, Völlegefühl und ein beeinträchtigtes Allgemeinbefinden sind die **Symptome**.

Zu einer Fettleber führen vor allem übermäßiger Alkoholkonsum, aber auch Überernährung, Diabetes mellitus oder Umwelt- und Medikamentengifte. Die überlastete Leber ist mit den Stoffwechselvorgängen überfordert, sie kann die Nahrungsfette nicht mehr vollständig abbauen und bildet vermehrt Speicherfette. Zuviel Alkohol blockiert den Fettabbau in der Leber. Leberschäden treten bei regelmäßigem Alkohol-„Genuss" nach 6–10 Jahren auf, wenn Männer täglich ca. 60 g (Frauen: 30 g) reinen Alkohol zu sich nehmen. Das entspricht 2 l (1 l) Bier, 1 l ($^1/_2$ l) Wein, 0,5 l (0,25 l) Sherry oder 0,2 l (0,1 l) Whisky.

Im Vordergrund der **Behandlung** steht die Vermeidung sämtlicher Gifte, eine ausgewogene Ernährung, der Einsatz von Radikalenfängern und die Phytotherapie. Verdauungsstörungen behandeln, denn unter einer Dyspepsie entsteht Fuselalkohol, der seinerseits die Leber belastet. Eine Fettleber kann nur ausheilen, wenn **Alkohol** völlig gemieden wird (auch keine therapeutischen alkoholischen Präparate reichen! Alternative: Tees, Tabletten, homöopathische Globuli), denn beim Abbau von Alkohol und anderen Giften werden ständig aggressive Sauerstoffradikale frei, die weitere Zellschäden auslösen. Die Fettleber kann im weiteren Verlauf in eine Leberzirrhose übergehen.

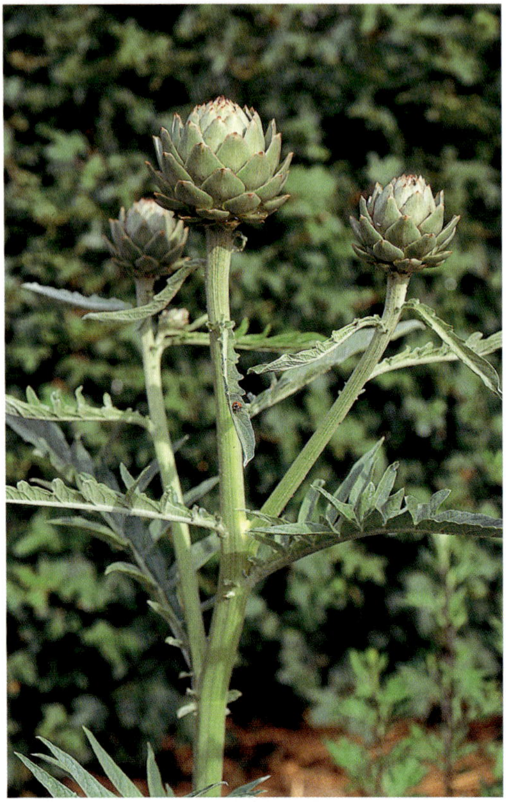

Abb. 19 Artischocke *Cynara cardunculus*, gallenflussfördernd und leberschützend.

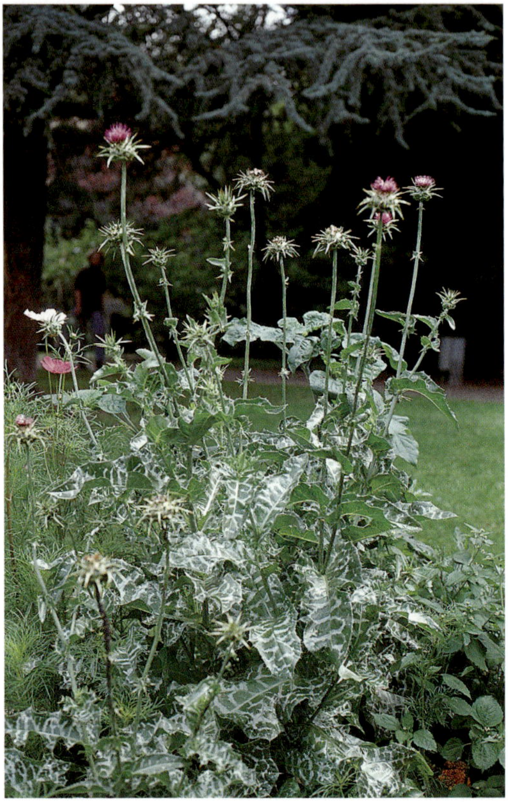

Abb. 20 Mariendistel *Silybum marianum*, stimuliert die Regeneration der Leberzellen.

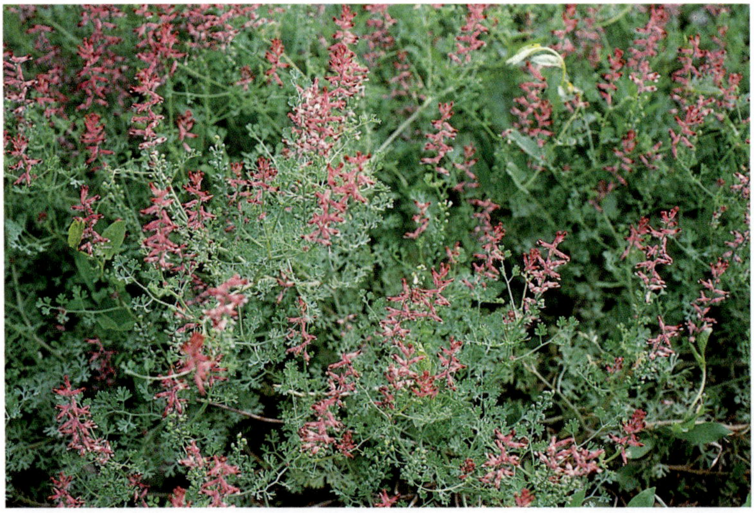

Abb. 21 Erdrauch *Fumaria officinalis*, bewährt bei krampfartigen Gallenbeschwerden.

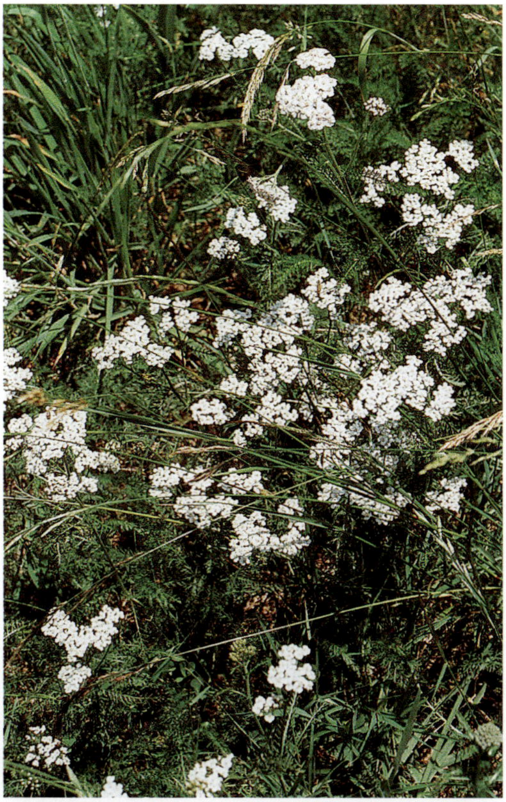

Abb. 22 Schafgarbe *Achillea millefolium*, äußerliche Anwendung: Scharfgabenauflage zur Unterstützung der Leberfunktion.

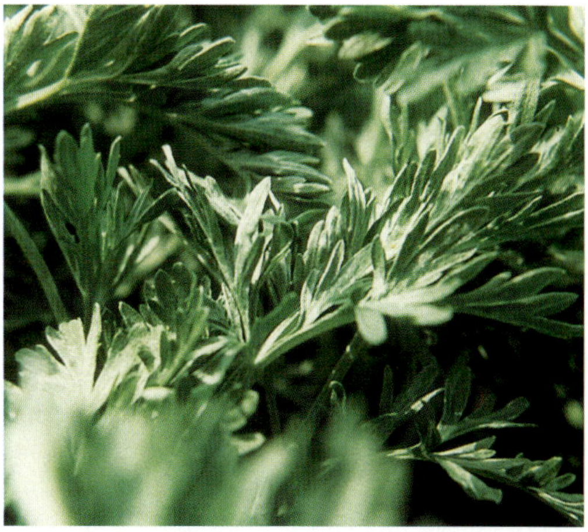

Abb. 23 Wermut *Artemisia absinthium*, regt die Gallentätigkeit an.

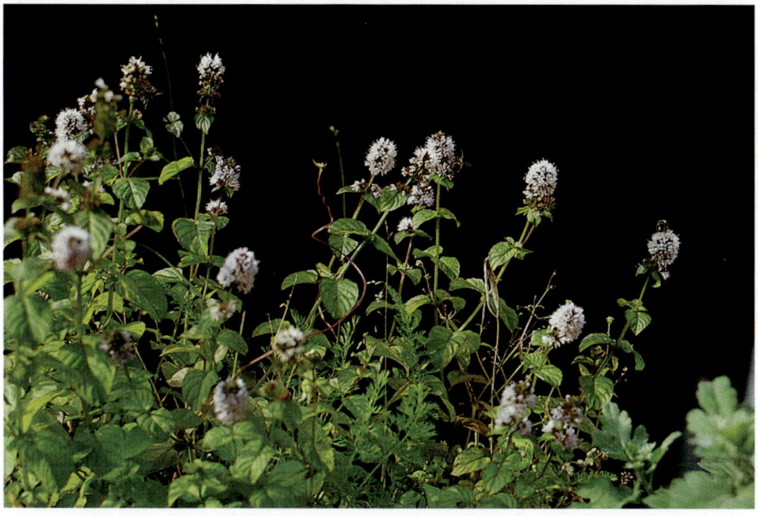

Abb. 24 Pfefferminze *Mentha x piperita*, gärungswidrig und verdauungsfördernd.

22.1.3 Leberzirrhose

Die häufigste Ursache einer Leberzirrhose ist Alkoholmissbrauch, aber auch Hepatitis, Medikamentengifte, Betäubungsmittel sowie Stoffwechselstörungen werden dafür verantwortlich gemacht. Erste **Symptome** sind Müdigkeit, Übelkeit und Appetitlosigkeit, nachfolgend kommt es zu Gelbsucht und Ödemen, Hämorrhoiden und Krampfadern (durch die Stauungsleber auch in der Speiseröhre). Bei der Leberzirrhose fühlt sich die sonst weiche, glatte Leber hart, knotig und vergrößert an. Die zerstörten Leberzellen sind bindegewebig verändert und können ihrer normalen Funktion nicht mehr nachkommen, es kommt durch fortschreitenden Zelluntergang zur Leberschrumpfung. Das führt zu einer veränderten Gefäßstruktur und zur Behinderung des normalen Leberdurchflusses und schließlich zur Erhöhung des Pfortaderdrucks. Eine Erholung der schwer gestörten Leberfunktion kann erreicht werden, solange noch nicht zu viel Lebergewebe bindegewebig umgewandelt ist und bei Weglassen aller schädlichen Noxen. Ist es bereits zu einer fortgeschrittenen Leberzirrhose gekommen, so ist die Wahrscheinlichkeit der Regeneration gering.

Naturheilkundliche Therapie

Die Ausheilung einer geschädigten Leber benötigt Zeit! Für die Behandlung der Leber steht das Weglassen aller schädigenden Noxen und die Behandlung mit **Mariendistel** im Vordergrund. Außerdem sind **Radikalenfänger** und giftabbauende Substanzen wie Flavonoide, Selen und Vitamine wichtig. Als Radikalenfänger wirken Vitamin A, Vitamin C, Vitamin E (vor allem in Pflanzenölen) und Orotsäure (zum Beispiel in Nüssen, besonders Erdnüsse, Vollkorngetreide, Hülsenfrüchten, grünem Gemüse und Sonnenblumenkernen). Zur unterstützenden Behandlung im Rahmen einer **Ganzheitstherapie** werden **Heublumen**bäder, Heublumen- oder **Schafgarben**auflagen im Leberbereich, heiße Duschen oder warme Sitzbäder empfohlen. Bei einer Lebertherapie ist auch auf eine gesunde **Darmflora** zu achten, sonst hat die vorbelastete Leber doppelte Entgiftungsarbeit zu leisten.

Auch wenn Leberleiden heute zunehmend auf dem Vormarsch sind, sei es durch Umweltgifte, Alkoholmissbrauch oder Medikamente, so hat diese doch zum Glück die Fähigkeit, sich erstaunlich rasch zu regenerieren – Leberzellen haben die stärkste Regenerationskraft!

Ernährungsempfehlungen für Leberkranke: eher zu wenig als zu viele Speisen, die Nahrungsmenge möglichst nach dem Hungergefühl richten, auf eine ausgewogene reizarme, leichte Vollwerternährung achten. Vorsichtiger Umgang mit Fetten: möglichst nur Fette mit einem hohen Anteil an ungesättigten Fettsäuren verwenden. Nicht zur gleichen Zeit Gemüse und Früchte essen bzw. rohe und gekochte Nahrung, das verursacht Verdauungsprobleme. Ein Fastentag pro Woche ist von Vorteil, das ist wie ein „Urlaubstag" für die Leber; Karotten- oder **Rote-Bete**saft oder auch rohe geriebene **Äpfel** können jedoch am Fastentag getrunken bzw. gegessen werden.

22.1.4 Heilpflanzen bei Lebererkrankungen

Heilpflanzen, die bei Lebererkrankungen eingesetzt werden, nennt man **Hepatoprotektiva: Mariendistel** und **Artischocke**. Sie lindern Beschwerden wie Völlegefühl oder Schmerzen im rechten Oberbauch und wirken der nachlassenden Leistungsfähigkeit entgegen. Mariendistel und Artischocke dienen auch der Vorbeugung von Leberschäden und verkürzen die Krankheitsdauer.

Wenn sich eine beginnende Leberschädigung mit Verdauungsbeschwerden wie Druck und Völlegefühl äußert, so werden zusätzlich **Cholagoga**, d. h. gallewirksame Heilpflanzen verordnet. Nach der chinesischen Organuhr sind Lebermittel bevorzugt abends zu verabreichen, denn die Leber arbeitet nachts.

Die Leberregeneration wird durch Cholin-Lecithin-Verbindungen aus **Sojabohnen** begünstigt (Essentiale® forte N Kps., Lipostabil® 300 forte Kps.). Phospholipide sind als Bestandteil von Biomembranen an zahlreichen Stoffwechselvorgängen beteiligt und wirken hepatoprotektiv durch die beschleunigte Regeneration und Stabilisierung von Zellmembranen geschädigter Leberzellen. Die **Kommission E** hat Sojaphospholipide positiv monographiert: „Verbesserung des subjektiven Beschwerdebilds bei Appetitlosigkeit, Druckgefühl im rechten Oberbauch bei toxisch-nutritiven Leberschäden und chronischer Hepatitis. Leichtere Fettstoffwechselstörungen, insbesondere Hypercholesterinanämien, sofern diätetische Maßnahmen alleine nicht ausreichen." Sie werden eingesetzt bei Fettstoffwechselstörungen, Leberschäden und zur Prophylaxe von Gallensteinen. Cholin und sein Oxidationsprodukt Betain aus der **Zuckerrübe** sind lebenswichtige Aminosäuren. Lebertees bei chronischer Hepatits und posthepatitischer Leberzirrhose werden mit **Süßholz** gesüßt. Die Glycyrrhizinsäure von Süßholz hat eine schützende Wirkung auf Leberzellen. Das Problem der oral zugeführten Präparate ist die mangelnde enterale Resorption und Metabolisierung in weniger aktive Formen durch die Darmpassage. In einer multizentrischen Studie (Uniklinik Rotterdam)[10] wurde ein intravenös verabreichter Süßholzextrakt (SNMC, Stronger Neo-Minophagen C®) Patienten mit **chronischer Hepatitis C** verabreicht; in 60 % der Fälle konnten die Transaminasen effektiv gesenkt werden.

Artischocke *Cynara cardunculus* Cynarae folium (M)

(s. Kap. 21: Magen) Schon die alten Ägypter haben viele verschiedene Artischockenarten gezüchtet. Sie war als „die Distel, die man essen kann" überaus geschätzt. Davon zeugen zahlreiche Abbildungen an den Wänden der Pharaonengrabkammern. Die Heimat der Artischocke wird in Äthiopien vermutet. Medizinisch verwendet werden die Laubblätter der grundständigen Rosette vor dem Schossen, also vor dem Blütenaustrieb.

Inhaltsstoffe: Caffeoylchinasäurederivate, bis zu 6 % Bitterstoffe (Bitterwert: 11500), Flavonoide.

Wirkungen: Gallenflussfördernd, leberregenerierend und -schützend (steigert die Durchblutung der Leber und mobilisiert die Energiereserven, stimuliert die Zellteilung der Hepatozyten, schützt die Leberzellmembranen gegenüber exogenen Noxen), appetitanregend, tonisierend. Beschleunigt die Ausscheidung von Gallensäuren und Bilirubin, regt die exokrine Pankreasfunktion an und wirkt antiemetisch, entzündungshemmend, antioxidativ, krampflösend, blähungswidrig und lipid- und triglyzeridsenkend (durch Hemmung der Cholesterinbiosynthese); dadurch gehört die Artischocke auch zur Arteriosklerose-Prophylaxe.

Indikationen: Funktionsstörungen von Leber und Galle, Leberprotektion, zur Leberentgiftung, vorbeugend gegen Gallensteinrezidive. Verdauungsstörungen, Völlegefühl, Dyspepsien und bei Übelkeit während einer Chemotherapie, präarteriosklerotische Krankheitsbilder, Hypercholesterinämie.

Darreichungsformen: Tee, Frischpflanzenpresssaft, Präparate. Artischocken als Gemüse besitzen leider nicht die gleiche klinische Wirksamkeit.

Tagesdosis: 6 g Droge.

Nebenwirkungen: Nicht bekannt.

Gegenanzeigen: Bekannte Allergien gegen Artischocken und andere Korbblütler, Verschluss der Gallenwege. Bei Gallensteinleiden nur nach Rücksprache mit einem Arzt anwenden.

Präparate: Hepar SL® forte Kps., Kneipp Pflanzenpresssaft Artischocke, Carminagal® N Drg., Cynacur® Drg.

Teezubereitung: 1 TL geschnittene Droge mit 1 Tasse heißem Wasser übergießen, 7 Min. ziehen lassen, abgießen. 2-mal tägl. 1 Tasse 30 Min. vor den Mahlzeiten.

***Kommission E:** Dyspeptische Beschwerden (v. a. wenn sie auf Störungen des Leber-Galle-Systems zurückzuführen sind).*

Mariendistel *Silybum marianum* Cardui mariani fructus (M)

Als die Jungfrau Maria auf der Flucht vor dem König Herodes das hungrige Jesuskind stillen musste, fielen ein paar Tropfen der kostbaren Muttermilch auf eine gewöhnliche Distel. Die Distel, bisher unbeachtet, fühlte sich geehrt und wollte die Zeichen der heiligen Muttermilch auf ewig bewahren – und so sind seither die Blätter von Carduus marianus weiß-grün marmoriert. Die Pflanze wurde Maria gewidmet, das bezeugen Namen wie Mariendistel oder Lady's Milk. Medizinisch genutzt werden ihre schwarzbraunen Früchte, die mit ihrer seidigen, weißglänzenden Haarkrone wie Löwenzahnsamen durch die Lüfte segeln.

Inhaltsstoffe: 1,5–3 % Silymarin, 20–30 % fettes Öl, 25–30 % Eiweiß, Schleimstoffe.

---

10 SNMC Study Group: Effects of 26 weeks treatment with SNMC on aminotransferase levels in patients with chronic hepatitis C (Publikation in Vorbereitung).

Wirkungen: Silymarin stimuliert die Regeneration der Leberzelle (durch vermehrte und schnellere Bildung von ribosomaler RNA), stabilisiert die Lipidstrukturen der Leberzellmembranen, die das Eindringen hepatotoxischer Verbindungen verhindern soll und wirkt dadurch der toxischen (auch alkoholbedingten) Leberschädigung entgegen. Silymarin wirkt als Radikalenfänger präventiv und kurativ, vermehrt die Pfortaderdurchblutung und verringert den quälenden Meteorismus (schon nach 2 Therapiewochen tritt eine Besserung des Allgemeinbefindens ein).

Indikationen: Vorbeugung und Therapie bei Leberschäden. Die **Droge** (Früchte) wird bei Verdauungsbeschwerden und zur Vorbeugung angewendet, begleitend auch bei Gallensteinen, Unterschenkelgeschwüren, Krampfadern, Kopfschmerz und Migräne. Die **Zubereitungen** (Fertigpräparate) bei toxischen Leberschäden, z. B. durch Alkoholmissbrauch, leberschädigende Arzneimittel (Tuberkulostatika, Zytostatika, synthetische Östrogene, Sulfonamide, Malariamittel u. a.) oder Umweltgifte und bei Fettleber. Als Begleittherapie bei chronisch-entzündlichen Lebererkrankungen (Virushepatitiden: zur Aszitesentwässerung signifikante Senkung der Transaminasen) sowie bei Leberzirrhose (zur Aszitesentwässerung) und bei Knollenblätterpilzvergiftung.

Darreichungsformen: Tee (nur bei Verdauungsbeschwerden, da sich lediglich 25 % der leberwirksamen Substanzen in Wasser lösen; am besten mit anderen cholagogen Drogen); zur Vorbeugung täglich 1–2 EL Samen kauen. Für die Indikation Leberkrankungen nur Fertigpräparate! Bei Knollenblätterpilzvergiftungen gilt „Legalon SIL Amp.“, als Infusion innerhalb der ersten 24 Stunden verabreicht, als sicherstes Antidot und damit lebensrettend!

Tagesdosis: 12–15 g Droge. Zubereitungen entsprechend 200–400 mg Silymarin, berechnet als Silibinin. Mariendistelfrüchte sind aufgrund ihrer hervorragenden Verträglichkeit zur langfristigen Therapie, wie es für Lebererkrankungen notwendig ist, bestens geeignet. Mariendistel kann und soll über längere Zeit (3–6 Monate) eingenommen werden.

Nebenwirkungen: Selten Stuhlverflüssigung.

Gegenanzeigen: Nicht bekannt.

Präparate: Legalon® Kps., Cefasilymarin 140 Filmtbl, Silibene®140 Filmtbl., Silimarit® Kps, Silicur® Kps., hepa-loges® Kps., Hepatimed® N Filmtbl. (mit Curcuma, Schöllkraut), Hepatofalk® Plant N Kps. (mit Javan. Gelbwurz), Ardeyhepan®.

Teezubereitung: 1–2 TL (3–5 g) Droge mörsern und mit 1 Tasse siedendem Wasser übergießen, nach 10 Minuten abgießen. 3–4 × täglich 1 Tasse etwa 1/2 Stunde vor den Mahlzeiten trinken. Oder die gleiche Menge mit Wasser kurz aufkochen und nach 5 Min. abgießen. Geschmacksverbessernde Drogenzugaben (Fenchel, Pfefferminze o. Ä.) sind empfehlenswert.

Kommission E: Droge: *Dyspeptische Beschwerden. Zubereitungen: zur unterstützenden Behandlung bei chronisch-entzündlichen Lebererkrankungen und Leberzirrhose.*

Schafgarbe
Achillea millefolium
Millefolii herba/ -flos (M)

(s. Kap. 21: Magen und 26: Haut) Die Schafgarbe wird auch „Heil aller Welt“ genannt, und alle Kräuterbücher sind voll des Lobes über diese Pflanze. Sie gehört in das Kräuterbüschel zu Maria Himmelfahrt und als gesunde Bitterdroge in die „Gründonnerstagssuppe“.

Inhaltsstoffe: Ätherische Öle mit Proazulen, Bitter- und Gerbstoffe, Flavonoide.

Wirkungen: Appetit- und gallefördernd, mild abführend (trägt zur Entgiftung bei), tonisierend, krampflösend, blähungs- und entzündungshemmend.

Indikationen: Verdauungsstörungen der Leber, Galle und Pankreas.

Darreichungsformen: Tee, Frischpflanzenpresssaft, Tinktur, Arzneiwein, Wildgemüse und Schafgarbenwickel als Leberauflage (s. Kap. 22.4: Praxis-Rezepte).

Tagesdosis: 4,5 g Droge, 3 TL Frischpflanzenpresssaft.

Nebenwirkungen: Selten Kontaktallergie bei äußerlicher Anwendung möglich.

Gegenanzeigen: Überempfindlichkeit gegen Schafgarbe o.a. Korbblütler.

Präparate: Schamill Schafgarbe-Extrakt.

Teezubereitung: 1 TL Droge mit 1 Tasse heißem Wasser überbrühen, 7 Min. bedeckt ziehen lassen, abgießen. 2-mal tägl. 1 Tasse trinken.

Kommission E: *Innere Anwendung: Appetitlosigkeit, dyspeptische Beschwerden wie leichte krampfartige Beschwerden im Magen-Darm-Bereich. Sitzbäder: Pelvipathia vegetativa (schmerzhafte Krampfzustände psychovegetativen Ursprungs im kleinen Becken der Frau).*

22.2 Gallenblasen-erkrankungen

Schon in der antiken Medizin wurden Zusammenhänge zwischen Gallenleiden und dem Seelenleben vermutet. Der Volksmund spricht von Menschen, die ihrem Ärger schlecht Ausdruck verleihen können, sie „speien plötzlich Gift und Galle". Pfarrer Kneipp empfahl zur Rettung des Haussegens und für „gallsüchtige Weiber, die sich und anderen das Leben schwer machen" gallenflussfördernde Arzneipflanzen wie **Benediktenkraut**, **Mariendistel**samen und **Wermut**.

Die Leber gilt als „Mutter der Galle". Die Gallenblase, eine blasenförmige Ausstülpung des Gallenganges, liegt unterhalb des linken Leberlappens. Die Gallenflüssigkeit (tägl. ca. 0,5–1 l) wird direkt in den Leberzellen produziert, in vielen kleinen Gallengängen, die die Leber durchziehen, gesammelt und in der birnenförmigen Gallenblase zur Konzentration (auf ca. 30–60 ml) und Speicherung „zwischengelagert". Gallenflüssigkeit besteht zu 80 % aus Wasser, des Weiteren aus Gallensäuren, Gallenfarbstoff, Hormonen, Bilirubin, Lezithin und Schleim.

Die Gallenblase, die auch Abfallstoffe und Toxine der Leber ausscheidet, entleert den gelblich-grünlichen, bitteren Saft nach der Einnahme von Fetten oder Ölen durch den großen Gallengang in den Zwölffingerdarm. Gallensäuren sind für die Fettverdauung unentbehrlich, denn sie sorgen als Emulgator dafür, dass aus großen, wasserunlöslichen Fettbestandteilen eine wasserlösliche feine Emulsion entsteht, die in dieser Form verstoffwechselt, durch Enzyme verdaut und resorbiert werden kann. Außerdem neutralisiert Galle Säuren und bindet Giftstoffe aus der Leber, um sie über den Darm auszuscheiden. Sollte einmal sofort Galle benötigt werden, ohne dass die Gallenblase gefüllt ist, kann die Galle auch aus der Leber direkt, unter Umgehung der Gallenblase, in den Zwölffingerdarm abgegeben werden.

Krämpfe im Gallengangsystem äußern sich in unbestimmten Oberbauchbeschwerden, die sich rechts über der Gallengegend ausbreiten und in den Rücken oder die rechte Schulter ausstrahlen können. Sie weisen häufig keinen organischen Befund auf und ziehen sich oft über Jahre hin. Als **Ursache** werden Funktionsstörungen der vegetativen und hormonellen Mechanismen, die die Entleerung der Gallenblase steuern, angesehen. Die hormonelle Regulation erfolgt über Secretin und Cholecystokinin und bewirkt die Kontraktion der Gallenblase bei gleichzeitiger Erschlaffung der Sphinkteren (Schließmuskeln), so dass eine Entleerung stattfinden kann. Die vegetative Steuerung dient überwiegend der Tonisierung der Wandmuskulatur des Gallengangsystems und seiner Sphinkteren: parasympathische Reize steigern, sympathische Reize vermindern den Tonus. Verstärkte parasympathische Reize können krampfhafte Symptome hervorrufen. Das erklärt das Auftreten vor allem nächtlicher Beschwerden, wenn ein erhöhter Vagustonus vorherrscht. Stauungen durch Verkrampfung oder Verengung der Gallenwege können zu Steinbildungen führen, die häufig eine Entzündung nach sich ziehen.

Eine **Gallenblasenentzündung** (Cholezystitis) ist äußerst schmerzhaft. Die akute Form hat meistens einen Gallenstein als Ursache, der den Ausgang der Gallenblase blockiert, so dass die Gallenflüssigkeit nicht abfließen kann. Die gestaute Galle wird durch Verringerung des Wassergehaltes stark konzentriert und reizt dadurch die Gallenblasenwand, oder sie kann mit Bakterien infiziert werden. Wiederholte, geringfügige Gallenblasenentzündungen können auf die Dauer zu einer Schrumpfung der Gallenblase führen und in der Folge dazu, dass keine Galle mehr gespeichert werden kann. Bei der Diagnosestellung bretthharter Bauch muss ein eventueller Durchbruch der vereiterten Gallenblase, ein lebensbedrohlicher Zustand, erkannt werden;das erfordert die sofortige Einweisung in die Klinik.

Naturheilkundliche Therapie bei Gallenblasenerkrankungen

Diät: Eine lactovegetabile Vollwerternährung wird empfohlen, fett- und cholesterinarm, in 5–6 kleineren Mahlzeiten eingenommen. Die Ernährung sollte ballaststoffreich sein, denn Ballaststoffe binden Cholesterin und Gallensalze. Der Alkoholkonsum sollte eingeschränkt und eine Gewichtsreduktion angestrebt werden. Die Wildkräuterküche bietet galletreibenden **Löwenzahn** und **Schwarzrettich** an, krampflösende **Pfefferminze**, **Schafgarbe**, **Rosmarin** und **Wermut**, leberschützende **Artischocke** und viele bittere Gewürze, die die Verdauung unterstützen. Frischgepresster **Karotten**saft gehört zur Heilnahrung bei Gallenblasenentzündung. **Vermeiden** sollte man Fette und frittierte Speisen, Wurstwaren und Schweinefleisch, harte Eier und Süßigkeiten, schwer verdauliche Hülsenfrüchte und Kohlarten sowie rohes Obst (außer Banane, Papaya und Beeren).

Wärmeanwendungen (feuchtwarme Wickel) entspannen und wirken schmerzlindernd (dürfen aber keinesfalls bei Cholezystitis angewendet werden!).

22.2.1 Heilpflanzen bei Gallenstörungen: Cholagoga

Therapeutisch muss sowohl der Gallenfluss als auch die Gallenproduktion reguliert werden. Gallenmittel (**Cholagoga**) wirken cholagog (gallenflussfördernd), choleretisch (gallenproduktionsanregend), cholezystokinetisch (Anregung der Entleerung der Gallenblase) und zusätzlich krampflösend, blähungstreibend, entzündungshemmend und antibakteriell, und außerdem regen sie die Sekretion des Pankreas an. **Indikationen** für Cholagoga sind vor allem Verdauungsstörungen, krampfartige Beschwerden im Bereich der Gallenwege und -blase, des Magen-Darm-Traktes, Fettunverträglichkeiten und das Postcholezystektomiesyndrom (Zustand nach Gallenblasenentfernung). Es hat sich in Untersuchungen (mit **Mariendistel**, **Schöllkraut** und **Curcuma**) gezeigt, dass die Mehrzahl der gallewirksamen Drogen eine eher schwache Wirkung auf die Gallensekretion ausüben. Durch eine Kombination mehrerer Cholagoga/Choleretika kann sich jedoch die Wirkung verstärken.

Hinweis

Cholagoga wirken vermutlich auch auf reflektorischem Wege, deshalb soll der Geruchs- und Geschmackssinn mit einbezogen werden (Gewürze, Tees, Frischpflanzenpresssäfte).

Kontraindikation

Cholagoga sind bei Gallenblasen- oder Gallengangsentzündungen, Steinerkrankungen, einer intrahepatischen Cholestase oder Tumoren kontraindiziert.

Gallenteemischungen können ganz individuell und je nach vorherrschender Symptomatik eingesetzt werden:

- bei Krämpfen: **Schöllkraut**, **Erdrauch**
- bei Blähungen: **Pfefferminz**, **Artischocke**, **Wermut** und **Karminativa**
- bei Übelkeit und Erbrechen: **Pfefferminze**, **Ingwer**, **Artischocke** und **Kondurango**
- bei Appetitlosigkeit: **Wermut**, **Löwenzahn**, **Pfefferminz** und u. a. Bitterpflanzen
- bei Verdauungsbeschwerden mit Verstopfung: Bitterpflanzen, **Pfefferminz**, **Schafgarbe**, **Wermut** und schwarze **Rettichwurzel**.

Artischocke ***Cynara cardunculus*** **Cynarae folium (M)**	(s.o.)
Beifuß ***Artemisia vulgaris*** **Artemisiae herba**	(s. Kap. 21: Magen) **Inhaltsstoffe**: Bitterstoffe, ätherische Öle. **Wirkungen**: Appetit- und verdauungsfördernd, antibakteriell, fungizid, erwärmend, schweißtreibend, menstruationsauslösend, geburtseinleitend. **Indikationen:** Appetitlosigkeit, Verdauungs-, vor allem Fettverdauungsstörungen. **Darreichungsformen:** Tee, Tinktur, Wein. **Nebenwirkungen:** Korbblütlerallergie möglich. **Gegenanzeigen**: Schwangerschaft. **Präparate**: Keine. **Teezubereitung:** $\frac{1}{2}$–1 TL Droge mit 1 Tasse heißem Wasser überbrühen, bedeckt 7 Min. ziehen lassen und abgießen. 1–3-mal tägl. 1 Tasse trinken.

Boldo
Peumus boldus
Boldo folium (M)

Boldo ist ein in Chile beheimateter bis 6 m hoher Strauch oder Baum mit immergrünen ledrigen Blättern, die leicht nach Minze oder Kampfer riechen. Er gehört zur Familie der Monimiengewächse.

Inhaltsstoffe: Alkaloide (Boldin), Flavonoide, ätherische Öle.

Wirkungen: Krampflösend, gallenflussfördernd, entzündungshemmend, steigert die Magensaftsekretion, antioxidativ.

Indikationen: Verdauungsbeschwerden, vor allem infolge mangelnder Gallenbildung; Magen-Darm-Beschwerden die mit Krämpfen einher gehen.

Darreichungsformen: Tee, Tinktur, Fertigpräparate.

Tagesdosis: 3 g Droge.

Nebenwirkungen: Nicht bekannt. (Bei Überdosierung: Farben- und Tonhalluzinationen, Schwindel, Erbrechen.)

Gegenanzeigen: Verschluss der Gallenwege, schwere Lebererkrankungen, Schwangerschaft (aufgrund des Alkaloidgehalts Askaridol); bei Gallensteinleiden nur nach ärztlicher Rücksprache.

Präparate: Cefabol® Filmtbl., Cynarzym® N Drg. (mit Schöllkraut, Artischocke).

Teezubereitung: 1–2 TL Droge mit 1 Tasse heißem Wasser übergießen, 7 Min. ziehen lassen und abgießen. 2–3 Tassen tägl.

***Kommission E:** Dyspeptische Beschwerden, vor allem infolge mangelnder Gallenbildung; leichte krampfartige Magen-Darm-Beschwerden.*

Erdrauch
Fumaria officinalis
Fumariae herba (M)

(s. Kap. 26: Haut) Dioskurides beschrieb die Wirkung der Pflanze folgendermaßen: „Der Saft ist beißend, er schärft das Gesicht und reizt zu Tränen." Daraus wird der Name „Fumus: Rauch" abgeleitet. Erdrauch diente im Volksglauben als Liebesorakel: Fand ein Mädchen beim Jäten Erdrauch, steckte sich ein Pflänzchen an den Busen und begegnete dann einem Mann, so war dies ihr Zukünftiger.

Inhaltsstoffe: Alkaloide (Fumarin), Flavonglykoside, Kaffeesäurederivate.

Wirkungen: Entzündungshemmend und krampflösend, speziell auf den oberen Verdauungstrakt und bei krampfartigen Gallebeschwerden. Entkrampft besonders die Papilla vateri und den Sphinkter oddii. Reguliert die Gallefunktion: bei geringer Gallensekretion wirkt es steigernd, bei zu starker Cholerese hemmend.

Indikationen: Vorbeugung gegen Krämpfe der Gallenblase oder bei Diätfehlern, chronische Gallenblasen- oder Gallenwegserkrankungen und Postcholezystektomiesyndrom (Zustand nach Gallenblasenentfernung). Zur Stoffwechselförderung bei Hautleiden (Fumarsäure).

Darreichungsformen: Tee, Fertigpräparate.

Tagesdosis: 6 g Droge.

Nebenwirkungen/Gegenanzeigen: Nicht bekannt.

Präparate: Bilobene® Filmtbl.

Teezubereitung: 1–2 TL (2–4 g) Droge mit heißem Wasser überbrühen, 7 Min. ziehen lassen und abgießen. 2–3-mal tägl. 1 Tasse trinken.

***Kommission E:** Krampfartige Beschwerden im Bereich der Gallenblase, der Gallenwege und des Gastrointestinaltraktes.*

Galgant
Alpinia officinarum
Galangae rhizoma (M)

(s. Kap. 21: Magen und 27: Herz)

Inhaltsstoffe: Ätherische Öle, Scharfstoffe, bittere Flavonoide.

Wirkungen: Schnelle krampflösende Wirkung (auch bei beginnenden Gallenkoliken).

Indikationen: Verdauungsstörungen, bei spastisch-funktionellem Oberbauchsyndrom, Blähbauch.

Darreichungsformen: Tee, Tinktur, Gewürzpulver.

Tagesdosis: 2–4 g Droge bzw. 2–4 g Tinktur.

Nebenwirkungen/Gegenanzeigen: Nicht bekannt.

Präparate: Hildegard-Medizin: Galgant, Alpina Tbl., Stomachik® Tr.

Teezubereitung: ½–1 TL Droge mit 1 Tasse heißem Wasser überbrühen, bedeckt 5 Min. ziehen lassen und abgießen.

Kommission E: *Dyspeptische Beschwerden, Appetitlosigkeit.*

Gelbwurz, javanische
Curcuma xantorrhiza
Curcumae xantorrhizae rhizoma (M)

Indische Gelbwurz,
Curcurma longa

(s. Kap. 21: Magen) Die Gelbwurz trägt ihren Namen zu Recht, denn die Wurzel dieses Ingwergewächses färbt intensiv gelb. Bei Gallenbeschwerden sollte Cucurma longa verwendet werden, die intensiver gallenflussfördernd wirkt. Neuerdings wurde entdeckt, dass Curcumin hautschützende Eigenschaften während einer Strahlenbehandlung bei Krebs aufweist und zudem das Wachstum von Blutgefäßen in Tumoren unterdrücken kann, d. h. es unterbindet die Angiogenese. Forscher empfehlen inzwischen vermehrtes Würzen mit Curry während einer Strahlenbehandlung. Gelbwurz – eine Heilpflanze mit Zukunft!

Inhaltsstoffe: 3–12 % ätherische Öle (Terpene, Sesquiterpene), Ferulasäure, Kaffeesäurederivate.

Wirkungen: Verdauungs- und gallefördernd, lipidregulierend, entzündungshemmend, reizlindernd, brechreizlindernd, entblähend, krampflösend, antioxidativ und leberschützend, außerdem keimhemmend.

Indikationen: Verdauungsbeschwerden, entzündliche Erkrankungen der Gallenblase, Reizdarm und Reizmagen, Übelkeit und Erbrechen, adjuvant zur Darmsanierung.

Darreichungsformen: Tee, Gewürz, Fertigpräparate.

Tagesdosis: 2 g Droge.

Nebenwirkungen: Bei längerer Anwendung selten Magenbeschwerden.

Gegenanzeigen: Verschluss der Gallenwege.

Präparate: Curcumen® Kps., Curcu-Truw®.

Teezubereitung: ½ TL (1,3 g) zerkleinerte Wurzel mit 1 Tasse kochendem Wasser übergießen, 5 Min. bedeckt ziehen lassen und abgießen. Je 1 Tasse vor den Mahlzeiten trinken.

Kommission E: *Dyspeptische Beschwerden.*

Ingwer
Zingiber officinalis
Zingiberis rhizoma (M)

(s. Kap. 21: Magen und 20: Darm)

Inhaltsstoffe: 2–3% ätherische Öle und Scharfstoffe, Bitterstoffe.

Wirkungen: Steigerung der Speichel-, Magen- und Gallensaftsekretion, gallenflussfördernd, keimtötend, appetitanregend, erwärmend, blähungswidrig und brechreizlindernd.

Indikationen: Verdauungsbeschwerden, vor allem Fettverdauungsstörungen, Blähungen, Koliken, leichte Pankreasinsuffizienz.

Darreichungsformen: Als Tee, Tinktur, Gewürz.

Tagesdosis: 2–4 g Droge.

Nebenwirkungen: Nicht bekannt.

Gegenanzeigen: Gallensteinleiden nur nach ärztlicher Rücksprache.

Präparate: Zintona® Kps., Gastrosecur® Tr. (mit Chiratakraut, Enzian, Kümmel, Pomeranze, Zimt).

Teezubereitung: ca. ½–1 TL frisch zerkleinerte Ingwerwurzel mit 1 Tasse heißem Wasser übergießen, bedeckt ziehen lassen, und nach 7 Min. abgießen.

Kommission E: *Dyspeptische Beschwerden; Verhütung der Symptome der Reisekrankheit.*

Kardo-, Benediktenkraut
Cnicus benedictus,
Cnici benedicti herba (M)

(s. Kap. 21: Magen) Shakespeare lobte die Pflanze in seinem Drama „Viel Lärm um Nichts", sie sei das einzige Mittel gegen Niedergeschlagenheit. Als kräftigendes Bittermittel vermag sie bestimmt, neue Lebenskräfte zu wecken! Dieser hübsche Korbblütler stammt aus den östlichen Mittelmeerländern und versteckt seine gelben Blüten in spinnwebartig behaarten Hüllkelchblättern; das macht die Benedikte besonders attraktiv.

Inhaltsstoffe: Bitterstoffe, Lignanlactone, ätherische Öle, Flavonoide.

Wirkungen: Cholagog, entzündungshemmend und sekretionsfördernd auf die Verdauungsdrüsen, blähungshemmend und bakteriostatisch. Bei Verdauungsstörungen und zur Entgiftung.

Indikationen: Fettverdauungsstörungen, Appetitlosigkeit, Roemheld-Syndrom.

Darreichungsformen: Tee, Tinktur, Kräuterlikör („Bénédictine"). Zurückhaltend dosieren, sonst brennt es im Mund.

Tagesdosis: 4–6 g Droge.

Nebenwirkungen: Allergische Reaktionen und Brechreiz möglich.

Gegenanzeigen: Allergie gegenüber Benediktenkraut oder anderen Korbblütlern.

Präparate: Carvomin® forte Lsg. (mit Engelwurz, Pfefferminze).

Teezubereitung: 1 TL (1 g) Droge mit 1 Tasse heißem Wasser übergießen, 7 Min. ziehen lassen und abgießen. Bis zu 3 Tassen vor den Mahlzeiten schluckweise trinken.

***Kommission E:** Appetitlosigkeit, dyspeptische Beschwerden.*

Koriander
Coriandrum sativum
Coriandri fructus (M)

(s. Kap. 29: Ausleitung) Die Heimat des Korianders liegt im östlichen Mittelmeergebiet, dem Vorderen Orient und in Nordafrika. Er gehört zu den hoch verehrten Heilgewächsen, schon vor 3.500 Jahren war er bei den Ägyptern beliebt. Dort nahm man die zerstoßenen Samen bei Schlaflosigkeit, bei Verstopfung und auch als Aphrodisiakum. Im alten China glaubte man, dass der Verzehr von Koriandersamen Unsterblichkeit verleihe.

Inhaltsstoffe: Ätherische Öle, fettes Öl, Eiweiß, Kaffeesäurederivate.

Wirkungen: Appetitanregend, sekretionsfördernd, krampflösend und blähungswidrig. Zur Ausleitung von Schwermetallen.

Indikationen: Verdauungsbeschwerden mit Völlegefühl und Blähungen.

Darreichungsformen: Tee, Tinktur, Gewürz. Bestandteil von „Lebenselixieren" wie Melissengeist, Karthäuserlikör oder „Danziger Goldwasser".

Tagesdosis: 3 g Droge.

Nebenwirkungen/Gegenanzeigen: Nicht bekannt.

Präparate: Nicht erhältlich.

Teezubereitung: 1 TL (2,3 g) frisch zerstoßene Früchte mit 1 Tasse heißem Wasser überbrühen, bedeckt 7 Min. ziehen lassen und abgießen.

***Kommission E:** Appetitlosigkeit, dyspeptische Beschwerden.*

Löwenzahn
Taraxacum officinale
Taraxaci radix cum herba, im Frühjahr geerntet (M)

„Armer gelber Löwenzahn, wirst als Unkraut abgetan.
Wärst du rar wie Orchideen, jeder fänd' dich wunderschön."
Wiltrud Eberhardt

(s. Kap. 21: Magen, 24: Harnwege, 25: Rheuma)

Inhaltsstoffe: Bitterstoffe, Mineralstoffe (Kalium), Schleimstoffe, Inulin.

Wirkungen: Verdauungsfördernd, appetitanregend, gallesekretionsfördernd, stoffwechselanregend, tonisierend, harntreibend. Löwenzahn fördert die Rückresorption von Gallensäuren; durch den vermehrten Übertritt von Gallensäuren in den Dickdarm und die Beschleunigung des Gallenflusses kommt es zum einen zu einem weicheren Stuhl, zum anderen wird dadurch eine Prophylaxe von Gallensteinen vermutet.

Indikationen: Störungen des Gallenflusses, Appetitlosigkeit, Verdauungsbeschwerden. Wichtiger Bestandteil sog. Frühjahrskuren.

Darreichungsformen: Frischpflanzenpresssaft, Tee, Tinktur, Wildgemüse.

Tagesdosis: 12–15 g Droge.

Nebenwirkungen: Wie bei allen bitterstoffhaltigen Drogen superazide Magenbeschwerden möglich.

Gegenanzeigen: Verschluss der Gallenwege, Gallenblasenempyem; Ileus. Bei Gallensteinleiden nur nach ärztlicher Rücksprache.

Präparate: Taraleon® Tr., florabio naturreiner Heilpflanzensaft Löwenzahn-Presssaft, Pascobilin® novo Tbl. (mit Artischocke, Pfefferminze).

Teezubereitung: 1 TL (3–4 g) Droge mit 1 Tasse kaltem Wasser kurz aufkochen, nach 7 Min. abgießen. 2–3 × täglich 4–6 Wochen lang.

***Kommission E:** Appetitlosigkeit und dyspeptische Beschwerden wie Völlegefühl und Blähungen. Störungen des Gallenflusses. Anregung der Diurese.*

Mariendistel ***Silybum marianum*** **Cardui mariani fructus (M)**	(s.o.)
Odermennig ***Agrimonia eupatoria*** **Agrimoniae herba**	(s. Kap. 21: Magen) In der heutigen Schulmedizin wird Odermennig nur als Mittel gegen Durchfall verwendet. In der Volksmedizin hingegen wird er aufgrund seiner Bitterstoffe, Flavonoide, Schleimstoffe und ätherischen Öle bei Gallenstauungen, bei Neigung zu Gallengries oder -steinen und begleitend bei „leberbedingter Erschöpfung“ eingesetzt.
Pfefferminze ***Mentha x piperita*** **Menthae piperitae folium (M)**	(s. Kap. 20: Darm, 21: Magen, 28: ZNS) Die vielen Minzearten durchwandern mit ihren Ausläufern den Garten. Die echte Pfefferminze wächst nicht wild; sie ist entstanden durch eine Züchtung aus Grüner Minze und Wasserminze. Schon lange ist die gallefördernde und krampflösende Wirkung der Minze bekannt. Nichts ist einfacher, als nach einem üppigen Essen frische Minzeblätter zum Tee aufzubrühen, den erfrischenden Duft einzuatmen und ein Tässchen zu genießen. **Inhaltsstoffe:** Ätherische Öle (Hauptbestandteil: Menthol), Flavonoide und Gerbstoffe. **Wirkungen:** Gallenflussfördernd, gärungswidrig, verdauungsfördernd, krampflösend, schmerzlindernd, antiseptisch. **Indikationen:** Krampfartige Magenbeschwerden und Gallenleiden, Gärungsdyspepsien, verdorbener Magen, Übelkeit, Erbrechen und funktionelle Oberbauchbeschwerden. **Darreichungsformen:** Tee, Tinktur, Likör, Fertigpräparate. **Hinweis:** Von einem Dauergebrauch von Pfefferminzzubereitungen ist abzuraten! **Tagesdosis:** 3–6 g Droge, 5–15 g Tinktur. **Nebenwirkungen:** Magenreizung bei zu langer Anwendung. **Gegenanzeigen Blätter:** bei Gallensteinleiden nur nach ärztlicher Rücksprache. **Öl:** nicht bei Verschluss der Gallenwege, Gallenblasenentzündungen oder schweren Leberschäden. **Präparate:** Mentacur® Kapseln, Aspasmon® N Tr. (mit Anis-, Kümmelöl), Carminativum Hetterich (mit Fenchel, Kamille, Kümmel, Pomeranze), Iberogast® Tinktur (mit Angelika, Kamille, Kümmel, Mariendistel, Melisse, Pfefferminze, Schöllkraut, Süßholz). **Teezubereitung:** 1 TL Droge (0,75 g) mit 1 Tasse siedendem Wasser übergießen, bedeckt 7 Minuten ziehen lassen. 2–3-mal täglich 1 Tasse. ***Kommission E:*** *Krampfartige Beschwerden im Magen-Darm-Bereich sowie der Gallenblase und -wege.*
Ringelblume ***Calendula officinalis*** **Calendulae flos**	(s. Kap. 26: Haut) Ringelblume wirkt innerlich eingenommen mild gallenflussfördernd, und außerdem wundheilungsfördernd und entzündungshemmend. In Teemischungen.
Rosmarin ***Rosmarinus officinalis*** **Rosmarinus folium (M)**	(s. Kap. 27: Herz) Rosmarin ist ein wärmendes Mittel bei krampfhaften Oberbauchbeschwerden mit Blähungen und Völlegefühl. Vor allem wirkt dies appetitanregende, aromatisch bitter schmeckende Gewürz spasmolytisch an den Gallenwegen und im Dünndarm.
Schwarz- oder Bierrettich ***Raphanus sativus*** **Raphanistri radix (M)**	Der Rettich gehört zu den ältesten Kulturpflanzen und wird von allen Kräuterheilkundigen erwähnt. Knoblauch und Rettich gaben die alten Ägypter den Arbeitern an den Pyramiden, damit sie gesund blieben. Rettich gehört zur Familie der Kreuzblütler und ist beliebt wegen seines frisch-scharfen Geschmacks. **Inhaltsstoffe:** Senfölglykoside, ätherische Öle, Mineralien (K, Ca, Mg, Fe), Vitamin C. **Wirkungen:** Frisch geriebener Rettichsaft regt die Galle an, bringt Gallenwegsentzündungen schneller zum Abklingen und wirkt Gallenstein- und Grießbildung entgegen. Durch seine schwefelhaltigen Senföle wirkt Rettich keimhemmend, choleretisch, cholagog,

verdauungsfördernd und ausgeprägt antimikrobiell. Eiweiß- und Fettverdauung werden unterstützt; dadurch wird das Auftreten von Blähungen und Völlegefühl verhindert.

Indikationen: Chronische Gallenwegsdyskinesien und dyspeptische Beschwerden.

Darreichungsformen: Frischpflanzenpresssaft, frischer Rettich roh genossen.

Rettichkur nach Grumme: Schwarzen Winterrettich schälen, reiben und durch ein Tuch pressen. Einnahme 3 × wöchentlich: Am 1. Tag 50 ml, langsam steigern bis zu 200 ml nach 3 Wochen, danach 2–3 Wochen lang 3 × wöchentlich 200 ml. Nicht länger als 6 Wochen einnehmen, sonst kann es zu Magenreizungen kommen.

Tagesdosis: 1–2 TL der geriebenen Wurzel, 50–100 ml Frischpflanzenpresssaft.

Nebenwirkungen: Nicht bekannt. Rettich wird nicht von allen Menschen vertragen.

Gegenanzeigen: Gallensteine.

Präparate: Kneipp® Rettich Pflanzensaft.

Teezubereitung: Keine, wird nur als Fertigpräparat verordnet.

***Kommission E:** Katarrhe der oberen Luftwege. Dyspeptische Beschwerden, insb. Infolge von Dyskinesien der Gallenwege.*

Schafgarbe
Achillea millefolium
Millefolii herba/ -flos (M)

(s.o.)

Schöllkraut
Chelidonium majus
Chelidonii herba (M)

Chelidonium ist ein Mohngewächs und war wegen seiner krampflösenden Eigenschaften schon in der Antike bekannt. Der im Volksmund gebräuchliche Name „Schwalbenkraut“ stammt von griech. „chelidon: Schwalbe“. Sprachkundler allerdings erklären, „Chelidonium“ leite sich ab von griech. „kelido: beflecken“, denn alle Teile der Pflanze enthalten einen wunderschön goldgelben Milchsaft, der braune Flecken hinterlässt. Mit dem „Goldkraut“ gefärbte Seidentücher leuchten denn auch in zartem goldgelb. Die Alchemisten nannten die Pflanze „Coeli donum: Himmelsgabe“ oder auch Goldkraut.

Inhaltsstoffe: Alkaloide (Coptisin, Chelidonin u. a., papaverinähnlich), Flavonoide, Saponine, Carotinoide, wenig ätherisches Öl.

Wirkungen: Krampflösend am oberen Verdauungstrakt (vor allem bei Beschwerden der Gallenwege und Gallenblase), gallenflussfördernd, schmerzlindernd und zentral sedierend.

Indikationen: Krampfartige Beschwerden im Bereich der Gallenwege und des Magen-Darm-Trakts; zur Nachbehandlung von Hepatitiden.

Darreichungsformen: Tee, Tinktur (aus frisch gepresstem Saft 1:1 mit Alkohol hergestellt, nach Zimmermann), Fertigpräparate.

Tagesdosis: 2–5 g Droge; maximal 4 Wochen lang.

Nebenwirkungen: Nicht bekannt (bei Überdosierung bzw. bei falscher Anwendung wie bei akut-entzündlichen Lebererkrankungen Anstieg der Transaminasen möglich).

Gegenanzeigen: Schwangerschaft, Stillzeit, Kinder unter 12 Jahren, akutentzündliche Lebererkrankungen. Bei Gallensteinleiden bzw. Verschluss der Gallenwege nur nach ärztlicher Rücksprache.

Präparate: Ardeycholan® N Drg., Cholspasmin, Cynarzym® N Drg., (mit Artischocke, Boldo), spasmo gallo sanol® Drg. (mit javan. Gelbwurz), Panchelidon® N Tr./Kps.

Teezubereitung: Schöllkraut ist eine Alkaloiddroge und sollte nur als 10%iger Anteil für eine Teemischung (mit Schafgarbe, Pfefferminze, Kamille, Artischocke u. a.) verordnet werden. Als Teezubereitung ist es unsicher in der Wirkung, weil es in sehr unterschiedlichen Mengen im Drogengut vorhanden ist und die Wirkstoffe nach kurzer (3–6 Monate) Lagerung ihre krampflösende Wirkung verlieren.

***Kommission E:** Krampfartige Beschwerden im Bereich der Gallenwege und des Magen-Darm-Trakts.*

Wegwarte
Cichorium intybus
Cichorii radix (M)

(s. Kap. 21: Magen) Die jungen Blätter werden wie Löwenzahnblätter als Wildgemüse verwendet; die getrockneten Wurzeln, geröstet und gemahlen, als koffeinfreier Kaffeeersatz, die Blüten als essbare Dekoration. Wegwartenwurzeln schmecken kaum bitter und sind daher auch für Kinder geeignet.

Inhaltsstoffe: Bitterstoffe, Cichoriumsäure als Leitsubstanz, Inulin, Pentosane.

Wirkungen: Schwach appetitanregend und gallenflussfördernd.

Indikationen: Verdauungsbeschwerden, Pankreasschwäche, Appetitlosigkeit. Mildes Bittermittel, bei Abneigung gegen „bitter" und für Kinder geeignet.

Darreichungsformen: Tee, Tinktur, Arzneiwein.

Tagesdosis: 3 g Droge.

Nebenwirkungen: In seltenen Fällen allergische Hautreaktionen.

Gegenanzeigen: Allergie gegenüber Wegwarte und anderen Korbblütlern. Bei Gallensteinleiden nur nach ärztlicher Rücksprache.

Präparate: Nicht erhältlich.

Teezubereitung: 1 TL Wurzel mit 1 Tasse heißem Wasser übergießen, 5 Min. ziehen lassen und abgießen. Tägl. 2 Tassen trinken.

Kommission E: *Dyspeptische Beschwerden, Appetitlosigkeit.*

Wermut
Artemisia absinthium
Absinthii herba (M)

(s. Kap. 21: Magen) Wermut mit seinem stark-würzigen Aroma galt als dämonenabwehrende Pflanze. Sie sei, nach Pfarrer Kneipp, auch gut für gallsüchtige Weiber, die anderen das Leben nur schwer machten. Wermut wurde Kindern in die Wiege gelegt, um Kobolde und Geister von ihnen fern zu halten und ihnen dadurch einen ruhigen Schlaf zu schenken.

Inhaltsstoffe: Ätherische Öle mit Thujon, Bitterstoffe, Flavonoide, Ascorbinsäure.

Wirkungen: Appetitanregend, tonisierend auf Magen und Gallenblase, gallenflussfördernd, blähungswidrig, antimikrobiell, entzündungshemmend und krampflösend. In höheren Mengen anregend und tonisierend auf das ZNS. Resistenzsteigernd bei Grippe.

Indikationen: Appetitlosigkeit, Verdauungsstörungen vor allem der Galle, bei Unterfunktion des Gallesystems, Dyskinesie der Gallenwege und bei atonischen Zuständen der Galle.

Darreichungsformen: Tee, Tinktur, Wermutwein (Cincano, Martini). Als Gallemittel **nach** dem Essen einnehmen.

Hinweis: Das giftige thujonhaltige Oleum absinthii wurde zur Herstellung des Absinths verwendet. Bei höherer Dosierung hat es zentralnervös-toxische Wirkung; in der geringen Dosierung der ganzen Droge zum Tee hat es keine nachteilige Bedeutung.

Tagesdosis: 2–3 g Droge.

Nebenwirkungen: Nicht bekannt.

Gegenanzeigen: Magen-Darm-Geschwüre, Stillzeit, Schwangerschaft.

Präparate: Abdomilon® N Liqu. (mit Egelwurz, Enzian, Kalmus), Ventrimarin® novo Tinktur (mit Engelwurz, Enzian).

Teezubereitung: $1/4$–1 TL (je nach individueller Bittergeschmacksempfindung; 1 TL = 1,5 g) mit 1 Tasse heißem Wasser überbrühen, bedeckt 3–7 Min. ziehen lassen und abgießen. 1–2 Tassen tägl. trinken. Bis zu 3 Tassen Tee sind unbedenklich bzgl. der toxischen Wirkung des Thujons aus dem ätherischen Öl.

Kommission E: *Appetitlosigkeit, dyspeptische Beschwerden (v. a. solche, die auf einer gestörten Galleproduktion in der Leber und einer gestörten Galleausscheidung aus der Gallenblase beruhen), Dyskinesien der Gallenwege.*

22.2.2 Gallensteine (Cholelithiasis)

„Weiblich, dick und vierzig“, oder „die fünf F: fertile, fat, fair, female, forty“ charakterisieren Menschen, die besonders prädestiniert sind für Gallensteine. Übergewichtige Frauen, die schon mehrere Kinder geboren haben und sich jenseits der „Vierziger“ befinden sind doppelt so häufig von Gallensteinen betroffen wie schlanke Personen oder Männer. „Laufen statt sitzen“ ist das Ergebnis einer wissenschaftlichen Studie: Je weniger Bewegung Frauen haben, desto häufiger erkranken sie an Gallensteinen.
Es kommt aber in „steinreichen“ Familien auch eine erbliche Disposition hinzu. Hormonelle Einflüsse (u. a. die Antibabypille, deren Östrogene die Leber veranlassen, mehr Cholesterin in die Gallenflüssigkeit abzugeben) und äußerliches „Wohlergehen“ scheinen mitbestimmend zu sein bei der Bildung von Steinen, die aus Cholesterin, Fettsäuren, Lecithin, Bilirubinpigment, Kalzium sowie Spuren von Kupfer und Eisen bestehen können. Zucker, Salz und Alkohol begünstigen die Steinbildung.
Gallensteine entstehen durch Stoffwechselstörungen in der Leber oder durch Störungen in der Zusammensetzung der Gallenflüssigkeit. Zuviel Cholesterin in der Galle, zu wenig Gallensäuren, die das Cholesterin in Lösung halten oder vermehrtes Ausscheiden von Kalk kann die Bildung von Gallensteinen (Cholesterinsteine, Kalziumsteine) begünstigen. Die Größe der Steine variiert zwischen sandkorngroßem Gallengrieß und walnussgroßen Gebilden. Wenn nach einem jahrelangen „stummen Bild“ (Druckgefühl im Oberbauch, Verdauungsstörungen, vor allem Fettunverträglichkeit) die Gallenblase versucht, sich der Steine zu entledigen (oftmals nach dem Verzehr fetter, blähender Speisen, nach Alkoholgenuss oder übermäßigem Stress), können diese den Gallengang versperren und unerträgliche Schmerzen dabei auslösen: die **Gallenkolik**. Diese heftigen Krämpfe im Oberbauch mit Ausstrahlung in Rücken und Schulterblatt und äußerst starken Schmerzen halten bis zu einer Stunde an. Meist sind die Beschwerden begleitet von starker Übelkeit und Erbrechen, Schweißausbruch, Kreislaufschwäche, hohem Fieber mit Schüttelfrost und äußerst druckschmerzhafter Gallenblase. Der Darm reagiert mit Blähungen, Durchfällen oder Verstopfung. Konnte der Stein trotz der krampfhaften Kontraktionen nicht über den Gallengang in den Darm geschoben werden, ist die Muskulatur irgendwann erschöpft, und der Stein fällt meist wieder in die Gallenblase zurück.

Hinweis

Eine akute Gallenkolik erfordert dringend eine ärztliche Behandlung.

Gallensteine können neben Koliken und Entzündungen Ikterus (Gelbsucht) verursachen. Wenn die Gallenflüssigkeit, bedingt durch einen Steinverschluss, nicht mehr abfließen kann, so tritt sie über die Leber in den Blutkreislauf und färbt das Blut gelb-grün. Gallenstauungen können aber auch hervorgerufen werden durch eine Hepatitis, Nebenwirkungen von Medikamenten oder durch psychische Ursachen, vor allem chronischen Ärger. Ein Gallengangsverschluss muss auf alle Fälle therapiert werden, sonst kann eine Leberschädigung bis hin zur Leberzirrhose die Folge sein.

Naturheilkundliche Therapie

Bei diagnostisch abgesicherten (!) kleineren Gallensteinen oder Gallengries kann in der naturheilkundlichen Praxis eine „Ölkur“ durchgeführt werden. Nach einer gründlichen Darmreinigung (Bittersalz) und einem abendlichen Vollbad, 125 ml kaltgepresstes, leicht erwärmtes Oliven- oder Sonnenblumenöl mit 180 ml Grapefruitsaft vermengt einnehmen. Das bewirkt einen starken Anreiz auf die Gallenblase zur Ausschwemmung der Galle, wobei kleinere und mittlere Steine herausgespült werden können.

Vorsicht

Während der „Ölkur“ kann sich daraus eine Gallenkolik entwickeln, darum therapeutisch begleiten!

24-stündiges Fasten, Bettruhe, warmes Vollbad und feuchtwarme Leberwickel unterstützen die Kur. Empfehlenswert ist vor allem der „gute alte **Heublumen**sack“, den H. Pumpe das „Morphium der Naturheilkunde“ genannt hat (feucht-heißen Heublumensack für 1/2 Stunde so heiß wie möglich auflegen). Aufgebaut wird mit **Pfefferminz**tee und Reisschleimsuppen, später mit fettarmer Gallenschonkost.

Zur Verhütung von Gallensteinen wird auch Curcumawurzelstock eingesetzt, oder, zur Prophylaxe von Gallensteinen, bei Fettstoffwechselstörungen und Leberschäden Cholin-Lecithin-Verbindungen aus **Sojabohnen** („Essentiale forte® N" Kps., „Lipostabil® 300 forte" Kps.).

Wenn nach ärztlich gestellter Ausschlussdiagnose nicht operiert werden muss (z. B. nach starker Kolik, bei Ikterus, Leberparenchymschaden), können folgende (unter 2. ausführlich beschriebene) **Arzneipflanzen** zur Vorbeugung bzw. bei leichteren Schmerzen eingenommen werden:

Artischocke *Cynara cardunculus*
Cynarae folium (M)

Erdrauch *Fumaria officinalis*
Fumariae herba (M)

Gelbwurz, *Indische Cucurma longa*
Curcumae rhizoma (M)

Löwenzahn *Taraxacum officinale*
Taraxaci radix cum herba (M)

Schöllkraut *Chelidonium majus*
Chelidonii herba (M)

Hinweis

Gallenmittel zur Vorbeugung von Gallensteinen und Entzündungen sollen **zwischen den Mahlzeiten** eingenommen werden, weil während längerer Nüchternintervalle die Steinbildung wegen des stagnierenden Galleflusses am größten ist.

22.3 Bauchspeicheldrüsenerkrankungen

Die Bauchspeicheldrüse (Pankreas) ist ca. 15 cm lang, wiegt ungefähr 100 g und liegt im Oberbauch hinter dem Magen. Sie ist eine der größten Drüsen des Körpers und bildet die für die Verdauung nötigen Enzyme; das ist ihre **exkretorische Funktion**. Zugleich bildet sie die für den Blutzuckerspiegel zuständigen Hormone Insulin und Glukagon, die den Blutzucker kontrollieren **(inkretorische Funktion).** Die Bauchspeicheldrüse produziert täglich 1–2 Liter eines stark basischen (Bikarbonationen), enzymhaltigen Verdauungssaftes (eiweißspaltende Proteasen, fettspaltende Lipasen, kohlenhydratspaltende Amylasen). Dieser wird erst im Dünndarm aktiv und ermöglicht dort die Nährstoffaufspaltung.

Die Pankreasenzyme werden als Pankreassaft über den Ausführungsgang „Ductus Wirsungi" direkt in den oberen Dünndarm abgegeben. Pankreas- und Gallensaft sind alkalisch und neutralisieren den sauren Speisebrei, denn Pankreasenzyme können ihre Wirkung nur in einem alkalischen Milieu entfalten.

22.3.1 Exokrine Pankreasinsuffizienz

Bei einer **Funktionsschwäche** der Bauchspeicheldrüse werden zu wenig Verdauungsenzyme gebildet. Dadurch kann der Speisebrei nur unvollständig enzymatisch aufgeschlossen werden (Maldigestion) und es kommt es zu einer schlechten Verdauung von Lipiden, Kohlenhydraten und Proteinen mit unzureichender Resorption (Malabsorption). Das führt zu Gärungs- und Fäulnisdyspepsien. Man unterscheidet die **Gärungsdyspepsie**, bei der die Amylasen fehlen und die Blähungen sauer riechen, von der **Fäulnisdyspepsie;** dabei fehlt die Lipase und die Blähungen riechen nach faulen Eiern (Schwefel!).

Eine exokrine Pankreasinsuffizienz steht vermutlich mit Fehlern der Zivilisationskost in Verbindung, die das Organ allmählich überfordert, mit Alkoholabusus oder Gallenwegserkrankungen. **Symptome** sind Verdauungsstörungen mit breiigen, schaumigen, manchmal explosionsartigen Stühlen, permanente Blähungen und Völlegefühl mit aufgetriebenem Abdomen und starken Bauchgeräuschen, Niedergeschlagenheit, Appetitmangel und Abmagerung (infolge unzureichend verwerteter Nahrung), Nahrungsmittelunverträglichkeiten, unklare Oberbauchbeschwerden oder im Extremfall starke Schmerzen im Oberbauch mit massivem Erbrechen und Durchfall. Schmerzen im linken Oberbauch, die bis zum linken Schulterblatt ausstrahlen können und auffällig fette Stühle sind ein deutliches Zeichen, dass die Bauchspeicheldrüse betroffen ist. Häufig ist die exokrine Pankreasinsuffizienz durch die unzureichende Aufspaltung von Eiweiß und Fett mitbeteiligt an einer **Dysbiose**, die häufig als „Nahrungsmittelallergie" fehldiagnostiziert wird (Stuhluntersuchung auf die pankreatische Elastase-1 durchführen).

Langdauernde Erkrankungen können Mangelerscheinungen der fettlöslichen Vitamine nach sich ziehen wie Nachtblindheit (Vit. A), Hautveränderungen (Vit. E), Knochenstörungen (Vit. D) oder Blutungsneigung (Vit. K). Da im Laufe der Zeit auch die endokrine Pankreasfunktion beeinträchtigt wird, entwickelt sich in 30 % der Fälle ein sekundärer Diabetes als Begleiterkrankung.

22.3.2 Pankreatitis

Bei einer **akuten Pankreatitis** werden die Verdauungsenzyme der Bauchspeicheldrüse nicht wie normalerweise als inaktive Vorstufen in den Darm abgegeben, sondern die Enzyme treten massiv in das Bauchspeicheldrüsengewebe über und führen zu einer (proteolytischen und lipolytischen) Autodigestion (Selbstverdauung des Gewebes). Vor allem die Phospholipase A, Amylase und Trypsin schädigen das Organ schwer. Besondere Gefahr geht in diesem Fall von der drohenden Gewebsnekrose aus, die Teile, oder im ungünstigsten Fall das gesamte Organ absterben lassen. Die sofortige Überweisung in die **Klinik** ist erforderlich, um eine Intensivtherapie mit 8-wöchiger parenteraler Ernährung u. a. durchzuführen! Die häufigsten **Ursachen** einer **akuten Pankreatitis** sind Gallensteine oder chronischer Alkoholmissbrauch, Tumoren oder Steine im Pankreasgang, seltener Zustand nach Gallenblasenentzündungen oder Erkrankungen des Zwölffingerdarms, stumpfe Verletzungen, Tumore oder Operationskomplikationen des Oberbauches, bakterielle- oder Virusinfektionen (Hepatitis, Mumps, Scharlach) oder Wurmleiden; selten auch durch Vergiftungen (Blei, Insektizide) oder Medikamente. Oftmals gelingt es nicht, die Ursache ausfindig zu machen; dann werden auch Autoimmunprozesse diskutiert.
Symptome: Die Entzündung führt zu plötzlichen starken Schmerzen, die in den Unterbauch und (linken) Rücken ausstrahlen, zum Erbrechen gallig-grünen Magensaftes, Fettstühlen, An- oder Oligurie, Ikterus, Fieber oder zu Krämpfen bis hin zu schweren Schockzuständen. Der weitere Verlauf kann unbehandelt zu Nierenversagen und Darmlähmung mit Darmverschluss führen.

Bei **entzündlichen, chronischen Erkrankungen** der Bauchspeicheldrüse, der **chronischen Pankreatitis**, stehen die Auswirkungen des Enzymmangels mit Mangelerscheinungen im Vordergrund, außerdem Gewichtsabnahme, Übelkeit und ständige Oberbauchbeschwerden. Die Oberbauchregion fühlt sich schmerzhaft teigig an (Gummibauch), und es liegen starke Blähungen vor. Als Laborparameter ist die Amylase 2–3fach erhöht.
Chronische, länger andauernde Erkrankungen der Bauchspeicheldrüse (in der Diagnose stets schwierig) gehen häufig mit schweren **Depressionen** einher. Sie betreffen meistens Männer zwischen dem 20. und 40. Lebensjahr. Weil die Erkrankungen schleichend und mit uncharakteristischen Symptomen in Schüben verlaufen, vergehen oft Jahre, bis die Diagnose gestellt wird, Jahre, in denen die Zerstörung des Pankreasgewebes unaufhaltsam fortschreitet, bis es zur **Pankresinsuffizienz** kommt. Aus Angst vor Schmerzen essen die Patienten weniger und nehmen stark ab. Mögliche **Warnzeichen** sind Schmerzen im mittleren Oberbauch, die in den Rücken ausstrahlen, und Durchfälle, vor allem Fettstühle.

Naturheilkundliche Therapie

Im Mittelpunkt der **Therapie** steht eine bekömmliche Ernährung, konsequenter Verzicht auf Alkohol, eine Zufuhr von Pankreasenzymen zur besseren Verwertung der Nahrung und die **Haronga**-Rinde. Zum Einleiten der Therapie ist ein dreitägiges Teefasten zu empfehlen (z. B. mit **Wermut**, **Tausendgüldenkraut**, **Pfefferminze**) und/oder ein dreitägiges Apfelfasten (1–2 kg geriebene **Äpfel** mit Schale) oder drei Tage **Karotten**suppe. Das kann die akute Symptomatik spontan entlasten.
Für die **Diät** ist wichtig: eine ausreichende Zufuhr von Kalorien und Vitalstoffen, die Nahrung gut kauen („fletschern", d. h. jeden Bissen 20- bis 40-mal kauen), Leber-Galle-Diät, (viele Basen, schonend gegarte Gemüse und Kartoffeln), viel (frischer) Knoblauch. Die Nahrung sollte auf 5–8 Portionen verteilt werden, weil das meist besser verwertet und vertragen wird. **„Verboten"** sind Zucker und tierisches Eiweiß, blähende Speisen, frische Backwaren, Röststoffe und Alkohol. **Empfehlenswert** sind kaltgepresste pflanzliche Öle, milchsaure Kost, viele bittere Lebensmittel oder Tees mit **Bitterstoffen**. 14 Tage lang **Enzian**tee, je 1 Tasse vor den Mahlzeiten, helfen die Entzündung zu lindern.
Die **Enzymtherapie** bei Pankreasinsuffizienz sorgt dafür, dass der Körper die Nahrung wieder entsprechend ausnutzen kann. Fettstühle können dadurch verbessert, aber selten normalisiert werden. Für die

Substitution mit Pankreasenzymen stehen bekannte Mittel wie Enzynorm Lefax® forte Drg. u. a. zur Verfügung. Damit die Enzyme nicht durch den sauren Magensaft inaktiviert werden, wird eine gleichzeitige Gabe von milden Antazida empfohlen (meist Aluminiumhydroxid-Verbindungen).

Physikalische Maßnahmen ergänzen die übrigen Heilverfahren. Wärme tut gut, abends feuchtwarme Wickel (**Heublumen**, **Schafgarbe**) auf den linken Oberbauch und auch auf das linke Schulterblatt, der Reflexzone der Bauchspeicheldrüse. Rotlichtbestrahlungen, Fußreflexzonen- oder Bindegewebsmassage, Schröpfen und Rumpfreibesitzbäder bessern die Beschwerden zusätzlich.

22.3.3 Heilpflanzen bei Erkrankungen der Bauchspeicheldrüse

Mit allen Leber-Galle-Pflanzen kann unterstützt werden, allerdings vermag die Phytotherapie keineswegs die Grundbehandlung durch Enzyme zu ersetzen.

Empfehlenswert sind Bitterpflanzen, vor allem blähungswidrige Amara aromatica zusammen mit Karminativa wie **Anis**, **Fenchel** und **Kümmel**.

Haronga, Drachenblutbaum
Harungana madagascariensis
Harunganae folium/ -cortex (M)

Der Harongastrauch gehört zur Familie der Johanniskrautgewächse und hat eine besondere Beziehung zur Bauchspeicheldrüse. Rinde und Blätter sind die einzigen Drogen, die die Pankreassekretion anregen. Gleichzeitig gehören sie zu den wirkungsvollsten „Pankreas-Pflanzen", weil sie durch ihren Hypericingehalt auch die depressive Stimmungslage von Pankreaskranken auffangen können.

Inhaltsstoffe: Dihydroxyanthracenderivate (**Rinde:** Harunganin, Madagscin, *Blätter*: Hypericin, Pseudohypericin), Leucocyane, Gerbstoffe, Flavonoide, Phytosterine und Spurenelemente.

Wirkungen: Stimuliert die exokrine Pankreasfunktion, regt die Sekretion von Magen- und Gallesaft an, blähungshemmend, stimmungsaufhellend.

Indikationen: Hervorragendes Mittel bei leichter exokriner Pankreasinsuffizienz, Verdauungsstörungen und Völlegefühl. Haronga immer begleitend zur Enzymsubstitution geben.

Darreichungsformen: Fertigpräparate.

Tagesdosis: 25–50 g Droge bzw. 7,5–15 mg eines wässrig-alkoholischen Trockenextraktes. Nicht länger als 2 Monate einnehmen (aufgrund fehlender Langzeitstudien).

Nebenwirkungen: Photosensibilisierung möglich aufgrund des Gehalts an Pseudo- und Hypericin.

Gegenanzeigen: Akute Pankreatitis, akute Schübe einer chronisch-rezidivierenden Pankreatitis, schwere Leber-Galle-Störungen, Verschluss der Gallenwege, Ileus.

Präparate: Harongan Tbl. /Tr., Enzym-Harongan® Mantel Drg. (mit javanischer Gelbwurz, Pankreasenzym).

Teezubereitung: Keine, wird nur als Fertigpräparat verordnet.

***Kommission E:** Dyspeptische Beschwerden, leichte exokrine Pankreasinsuffizienz.*

Ingwer
Zingiberis officinale
Zingiberis rhizoma (M)

Hervorragendes und altbewährtes, erwärmendes Verdauungsmittel, Amara acria, das die gesamte Verdauung unterstützt.

Melonenbaum
Carica papaya
Papaya-Latex / Caricae papayae folium/ -fructus N/0

Der 4–7 m hohe Melonenbaum ist in den Tropen beheimatet. Er wird von einem Schopf großer gestielter Blätter gekrönt, die die direkt darunter sitzenden Früchte beschatten. Die reifen Früchte (Papaya) schmecken roh genossen absolut delikat. Das arzneilich genutzte Enzym Papain wird allerdings aus dem Milchsaft (Latex) der unreifen Fruchtschalen (tritt durch Anritzen der Schale aus und trocknet schnell an der Luft) und aus den jungen frischen Blättern gewonnen. Laut Darwin machten Indianer ihr Fleisch mürbe, indem sie es mit Papayablättern einhüllten. In Indien werden bei üppigen Feiern zur besseren Verträglichkeit stets Papayafrüchte gereicht, deren Saft Milch zum Gerinnen bringt.

Inhaltsstoffe: Verschiedene Enzyme (vor allem Papain, aber auch Chymopapain A und B, Lysozym, Lipase u. a.), Aminosäuren. In den Blättern zusätzlich Saponine und Alkaloide.

Wirkungen: Proteolytisch (spaltet Peptidbindungen), verdauungsfördernd, ödemabbauend, analgetisch, entzündungshemmend (wird z. Z. noch kontrovers diskutiert) und fibrinolytisch (bei traumatischen Ödemen).

Indikationen: Bei Verdauungsstörungen infolge Pankreasinsuffizienz (als Enzympräparat ist diese Wirkung unumstritten!).

Darreichungsformen: Inzwischen nur noch als Fertigpräparat mit auf internationale Enzymeinheiten eingestelltem, gereinigtem Papain empfohlen. Dennoch: nichts gegen Papaya als heilsame Frucht!

Tagesdosis: 50 mg Papain zu jeder Mahlzeit.

Nebenwirkungen: In seltenen Fällen Allergien, Asthmaanfall, evtl. Verstärkung der Blutungsneigung bei Gerinnungsstörungen.

Gegenanzeigen: Erhöhte Blutungsneigung bei Gerinnungsstörungen, Schwangerschaft (abortiv, embryotoxisch, teratogen).

Präparate: ARBUZ® Tbl. (mit Pankreatin), Wobenzym® N magenssaftresistente Tbl. (mit Ananasenzym, Pankreasenzym, Rutosid).

Teezubereitung: Keine, wird nur als Fertigpräparat verwendet.

Kommission E: *Rohpapain, also nicht aufgereinigtes Papain erhielt aufgrund nicht ausreichend belegtem wissenschaftlichem Erkenntnismaterial eine Negativmonographie. Reinpapain als proteolytisches Enzym bei Verdauungsinsuffizienz ist unumstritten und von dieser Monographie nicht betroffen.*

22.4 Praxis-Rezepte: Wickel – feucht-heiße Bauchauflage

Feucht-heiße Wickel bewirken zunächst eine lokale periphere Gefäßerweiterung und dadurch eine verstärkte Durchblutung; das verbessert die Stoffwechselaktivität und entspannt und entkrampft. Nachfolgend kann diese intensive Wärme über die Head-Zonen auch innere Organe beeinflussen.

Ein Forschungsprojekt aus dem Unizentrum Naturheilkunde Freiburg konnte zeigen, dass ein feuchtwarmer Leberwickel, ohne Schafgarbenzusatz, zu einer verbesserten Entgiftungsleistung der Leber führt.[11]

Leberwickel setzt man ein bei Erkrankungen der Leber und der Galle, aber auch zur sog. Frühjahrs- und Entgiftungskur (s. Kap. 29: Ausleitung).

11 Weisser, Sven: Effekte von Leberwickeln auf die exkretorische Leberfunktiuon bei Gesunden – eine vergleichende Cross-over-Studie. (Als Inaug. Dissertation Freiburg 2004 eingereicht, Publikation in Vorbereitung).

Leberwickel mit Schafgarbe

Feuchtwarme Leberwickel, mittags nach dem Essen (mit einer halb- bis einstündigen Ruhepause!) angelegt oder abends vor dem Zubettgehen, dienen der Unterstützung des Leberstoffwechsels. Ein Leberwickel mit Schafgarbentee lindert schnell das unangenehme Völlegefühl bei chronischen Lebererkrankungen und unterstützt die Leber in ihrer Entgiftungsfunktion.

Leberwickel werden im Liegen angelegt, denn im Liegen steigt die Oberbauchdurchblutung deutlich an. So geht es:

Teezubereitung: 6 EL Schafgarbenblüten mit ½ l heißem Wasser überbrühen, 10 Min. bedeckt ziehen lassen, abgießen in eine Schüssel und noch 1 l heißes Wasser zugießen.
Ein Innentuch (Geschirrhandtuch) auf „Lebergröße" falten, aufrollen, auf ein größeres Leinentuch (Auswringtuch) legen und in diesem zu einer Rolle einwickeln. An den langen Enden halten und die Mitte der Rolle (mit dem Innentuch) in den Schafgarbentee tunken, vollsaugen lassen und die Rolle danach kräftig auswringen: je weniger nass das Innentuch ist, desto heißer wird es auf der Leber vertragen und desto besser speichert es die Hitze. Den Wickel behutsam über der Leber anlegen (überprüfen, dass er

nicht zu heiß ist!), ein größeres Außentuch darüber legen und mit einem langen Wollschal, um den Bauchbereich angelegt, straff fixieren – es sollen keine Kältebrücken entstehen. So lange belassen, wie es angenehm erscheint (ca. 15 Min.), dann die feuchten Tücher entfernen, den Wollschal belassen und mindestens die gleiche Zeit nachruhen (15–30 Min.). Auf Wunsch kann eine (dünn gefüllte) Wärmflasche den Entspannungs- und Wärmeprozess unterstützen. 1–3 Wochen lang 1-mal tägl. anwenden.

Kontraindikationen

Nicht anwenden bei entzündlichen Prozessen!

22.5 Bewährte Rezepturen Leber-, Galle- und Pankreaserkrankungen

Karminativer, mild laxierender Galletee *(Weiss/Fintelmann)*

Fruct. Carvi	10 g
Fruct. Foeniculi	20 g
Fol. Menth. Pip.	30 g
Herb. Millefolii	40 g

M.f.spec. D.S.: 1 TL auf 1 Tasse Wasser, heiß übergießen und 10 Min. ziehen lassen. 1–2 Tassen nach den Mahlzeiten.

Leber- und Gallebeschwerden

Rad. Taraxaci c. Herb.	40 g
Fol. Menth. Pip.	30 g
Herb. Millefolii	20 g
Herb. Chelidonii	10 g

M.f.spec. D.S.: 1 EL mit 250 ml kochendem Wasser übergießen, 10 Min. ziehen lassen. Bei Bedarf 1 Tasse möglichst warm trinken.

Tee bei Leberleiden *(U. Bühring)*

Artischockenblätter	
Mariendistelsamen	
Schafgarbenkraut	
Fenchelfrüchte	
Süßholzwurzel	
Pfefferminzblätter	aa ad 100 g

M.f.spec. D.S.: 1 TL mörsern und mit 1 Tasse heißem Wasser übergießen, 7 Min. zugedeckt ziehen lassen. 2–3 Tassen tägl.

Leber-Gallen-Tee bei Verdauungsstörungen *(U. Bühring)*

Erdrauchkraut	30 g
Pfefferminzblätter	30 g
Gelbwurz	10 g
Kardobenediktenkraut	20 g
Ringelblumenblüten	10 g

M.f.spec. D.S.: 1 TL mit 1 Tasse heißem Wasser übergießen, 7 Min. zugedeckt ziehen lassen. 2–3 Tassen tägl.

Leber-Galle-Tee *(BGA)*

Krampfartige Oberbauchbeschwerden infolge funktioneller Störungen des ableitenden Gallensystems.

Löwenzahnkraut	30 g
Löwenzahnwurzel	30 g
Schöllkraut	10 g
Artischockenblätter	30 g

M.f.spec. D.S.: 1 TL auf 1 Tasse Wasser. Mit heißem Wasser übergießen, 7 Min. zugedeckt ziehen lassen. 2–3 Tassen tägl.

Leber-Galle-Tee *(M. Girsch)*

Millefolii herba	40 g
Fumariae herba	20 g
Menthae pip. folium	15 g
Aurantii cortex	10 g

Calendulae flos	10 g
Lavandulae flos	5 g

M.f.spec. D.S.: 1 TL auf 1 Tasse Wasser. Mit heißem Wasser übergießen, 7 Min. zugedeckt ziehen lassen. 2–3 Tassen tägl.

Leber-Galle-Tee *(BGA)*

Oberbauchbeschwerden infolge funktioneller Störungen der Leber und des ableitenden Gallensystems.

Mariendistelfrüchte	50 g
Pfefferminzblätter	40 g
Wermutkraut	10 g

M.f.spec. D.S.: 1 TL auf 1 Tasse Wasser. Mit heißem Wasser übergießen, 7 Min. zugedeckt ziehen lassen. 2–3 Tassen tägl.

Tee zur Krampflösung bei Gallensteinen *(M. Pahlow)*

Schöllkrautwurzeln	10 g
Wermutkraut	10 g
Kümmelfrüchte (zerstoßen)	10 g
Pfefferminzblätter	10 g
Melissenblätter	10 g
Erdrauchkraut	10 g

Im akuten Fall 1 Tasse Tee ungesüßt, sehr warm und schluckweise trinken. Bei andauernden krampfartigen Schmerzen und bis zur Klärung durch den Arzt 3 × täglich 1 Tasse Tee trinken.

Leichte Pankreasinsuffizienz *(U. Bühring)*

Pfefferminzblätter	30 g
Fenchelfrüchte	20 g
Tausendgüldenkraut	10 g
Melissenblätter	15 g
Schafgarbenkraut	15 g
Orangenblüten	10 g

M.f.spec. D.S.: 1 TL auf 1 Tasse Wasser. Mit heißem Wasser übergießen, 7 Min. zugedeckt ziehen lassen. 2–3 Tassen tägl.

Gallensäureanregender Tee *(Zimmermann)*

Rad. Taraxaci	
Herb. Agrimoniae	
Rad. Cichorii	
Herb. Fumariae	aa ad 100 g

M.f.spec. D.S.: kalt ansetzen und aufkochen. 1–2 Tassen tägl.

22.6 Fragen/Repetitorium

1. Nennen Sie einige der vielschichtigen Wirkungen ätherischer Öle (8) anhand von je zwei Pflanzenbeispielen.
2. Nennen Sie sieben Heilpflanzen mit ätherischen Ölen, einschließlich des verwendeten Pflanzenteils.
3. Wie werden Teemischungen mit ätherischen Ölen zubereitet?
4. Über welche Wege im Körper können ätherische Öle zur Wirkung gelangen?
5. In welchen Fällen müssen ätherische Öle mit besonderer Vorsicht und Kenntnis angewendet werden? Nennen Sie mögliche Nebenwirkungen.
6. Nennen Sie 3 Eigenschaften reiner ätherischer Öle: Wie lautet die lateinische Bezeichnung für ätherisches Öl, zur Unterscheidung von fettem Öl?
7. Wie unterscheiden sich ätherische Öle von fetten Ölen?
8. Die wichtigste Heilpflanze bei Leber-Erkrankungen heißt: ....

   In welcher Notsituation kann sie retten? Wie heißt ihr Hauptwirkstoff? Auf welche Weise schützt sie die Leber (3)? In welchen Zubereitungsformen (2) wird sie bei welchen Erkrankungen (je 2) eingesetzt? Wie ist die Dauer der Anwendung?
9. Nennen Sie drei leberwirksame Pflanzen, einschließlich des verwendeten Pflanzenteils.
10. Welche Leber-Galle-wirksame Pflanze wirkt tonisierend und lipidsenkend und kann bei einer Strahlentherapie auch gegen Brechreiz eingesetzt werden?
11. Nennen Sie fünf gallenwirksame Pflanzen, einschließlich des verwendeten Pflanzenteils.
12. Bei Gallebeschwerden kennt die Volksmedizin eine Gemüseart als Hausmittel.
13. Wann sind Cholagoga (gallenflussfördernde Mittel) kontraindiziert?
14. Eine Kombination mit mehreren Cholagoga kann deren Wirksamkeit verstärken. Stellen Sie eine Teemischung zusammen, wenn zusätzlich folgende Symptome bestehen: Krämpfe, Blähungen, Übelkeit und Verstopfung.
15. Stellen Sie einen Heilpflanzentee aus drei Arzneipflanzen einschließlich der verwendeten Pflanzenteile zusammen, der gallenflussfördernde Wirkung hat.
16. Wenn nach ärztlich gestellter Ausschlussdiagnose Gallensteine nicht operiert werden müssen, können folgende Arzneipflanzen zur Vorbeugung bzw. bei leichteren Schmerzen verordnet werden.
17. Eine der wirkungsvollsten Arzneidrogen, die bei Pankreasbeschwerden eingesetzt werden, kommt aus Madagaskar und stammt aus der Familie der Johanniskrautgewächse (Hypericum-Art). Wie heißt sie?
18. Nennen und beschreiben Sie eine äußerliche Anwendung zur Anregung der Lebertätigkeit: Beschreiben Sie die Anwendung.

23 Atemwegserkrankungen

- Praxis-Einblick in die Wirkung der Saponinglykoside (s. Kasten „Praxis“, Kap. 17.8)
- Grundlagen der Saponine und zugehörige Pflanzen (s. Kap. 17.8)
- Grundlagen der ätherischen Öle und zugehörige Pflanzen (s. Kap. 14)
- Grundlagen der Senfölglykoside und zugehörige Pflanzen (s. Kap. 17.9)
- Grundlagen der Pflanzenschleime und zugehörige Pflanzen (s. Kap. 19)
- Heilpflanzen bei Atemwegserkrankungen
- Praxis-Rezept: Bronchialsalbe, Harzbalsam

Ob jemand die Nase voll hat (Rhinitis), es einem die Sprache verschlagen hat (Heiserkeit) oder man jemandem „etwas husten“ möchte (Bronchitis) – Husten, Schnupfen, Heiserkeit sind das richtige Anwendungsgebiet für bewährte „Hausmittelchen“. Heilpflanzen bei Erkältungskrankheiten gehören zu den am meisten genutzten Heilmitteln überhaupt. Viele von ihnen werden heutzutage bei „Bagatellerkrankungen“ nicht mehr verschrieben – die Menschen greifen zur Selbstmedikation.

Atemwegserkrankungen gehören zu den häufigsten Erkrankungen der Menschheit, sie zählen auch zu den häufigsten Gründen, die ärztliche Praxis aufzusuchen. Auf 10.000 Einwohner kommen pro Jahr ca. 24.000 Atemwegsinfektionen. Volkswirtschaftlich gesehen verursacht das in einem Jahr 60 Millionen Fehltage am Arbeitsplatz pro Jahr. Am häufigsten kommen Erkältungen in der Altersgruppe der **5–12-Jährigen** vor, wenn sich das Immunsystem noch ausbildet, und in höherem **Alter**, wenn die Funktion des Immunsystems wieder abnimmt. **Säuglinge** haben in ihrem ersten Lebensmonat noch ausreichenden Immunschutz (IgE). Die Gruppe der 40- bis 60-Jährigen ist am wenigsten anfällig für solche „banalen“ Erkrankungen.

Eine wichtige **Schutzfunktion gegen Infektionen** stellt die physiologische Schleimhautflora des Respirationstraktes dar. Sie besitzt zusätzliche bakterizide und bakteriostatische Eigenschaften. Ihre schleimbildenden Becherzellen und das Flimmerepithel, dessen Zilien eine Schlagfrequenz von 600–900 Schlägen pro Sekunde haben, übernehmen die „ziliäre Clearancefunktion“. Unterschiedlichste Faktoren wie Antibiotika, Zigaretten, Allergene oder eine zu trockene Luft können dieses gut funktionierende System auf verschiedenen Ebenen schädigen. Neben der Ausschaltung von Noxen kann die **Phytotherapie** vielfältig wirksam sein mit größtenteils gut erforschten Heilmitteln: durch Diaphoretika, Immunstimulanzien, Antiphlogistika, Mucilaginosa, Expektoranzien, Antitussiva, Sekretolytika, Bronchospasmolytika oder durch pflanzliche Antibiotika. Wer sich mit dem Einsatz von Heilpflanzen gut auskennt und auch individuelle Gegebenheiten berücksichtigt, kann mit dem großen Pflanzenschatz aus der Natur erfolgreich lindern und heilen.

23.1 Erkältungskrankheiten und grippale Infekte

Erkältungen äußern sich mit Schnupfen, Halsschmerzen, Husten, Bindehautentzündung, Kopfschmerzen, Mattigkeit und Fieber und werden vor allem symptomatisch behandelt. Katarrhalische Erkrankungen der Luftwege sind in 95 % aller Fälle viral bedingt, deshalb steht die Linderung der Symptome mit pflanzlichen Arzneimitteln im Vordergrund. Der Einsatz von Antibiotika ist bei Erkältungen oder Grippe unsinnig (es sei denn, es ist zur bakteriellen Superinfektion oder zu sonstigen schwerwiegenden Komplikationen gekommen), sie wirken immunsuppressiv!

In der **Naturheilkunde** werden weniger die Erreger bekämpft, sondern die körpereigene Regulations-

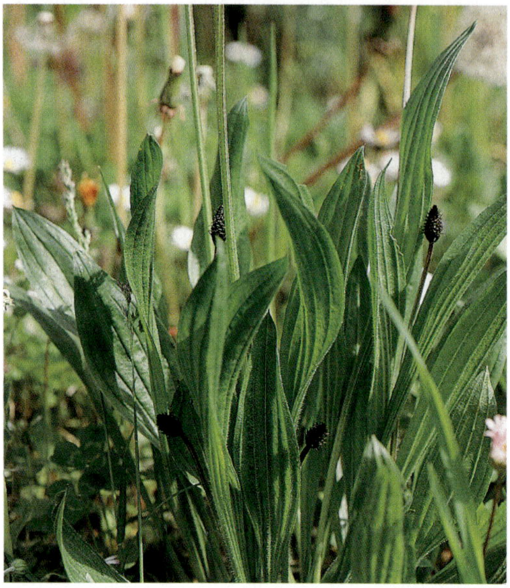

Abb. 25 Spitzwegerich *Plantago lanceolata*, wichtigste „Hustenpflanze“ in der Kinderheilkunde.

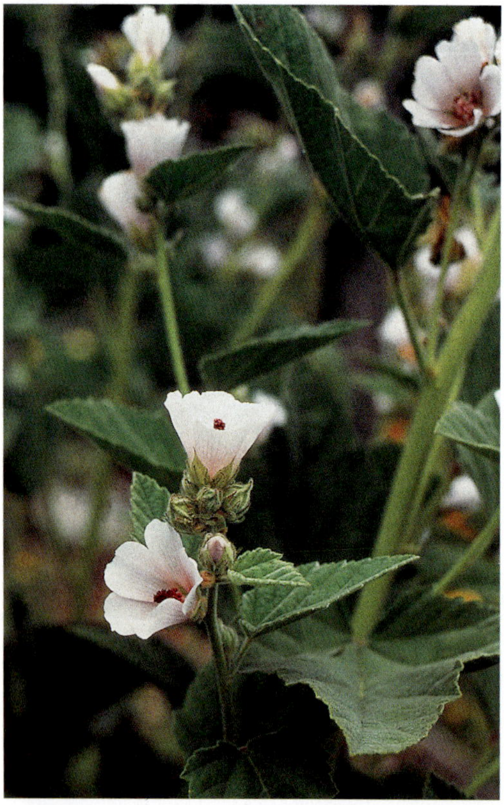

Abb. 26 Eibisch, echter *Althaea officinalis*, lindert Hustenreiz.

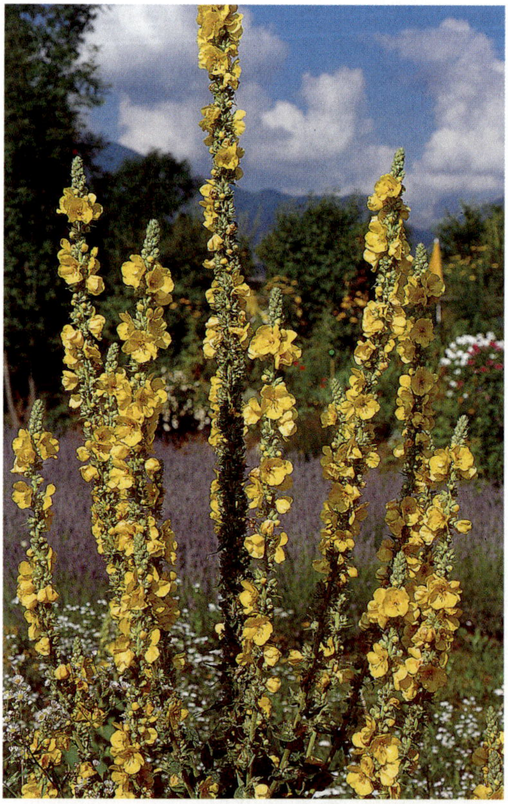

Abb. 27 Königskerze *Verbascum densiflorum*, auswurffördernd und sekretlösend.

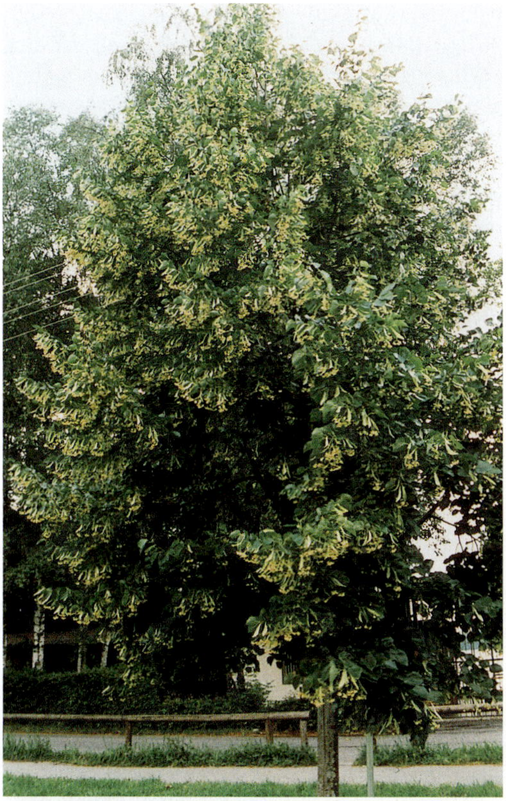

Abb. 28 Linde *Tilia cordata*, der Blütentee sorgt für heilsames Schwitzen.

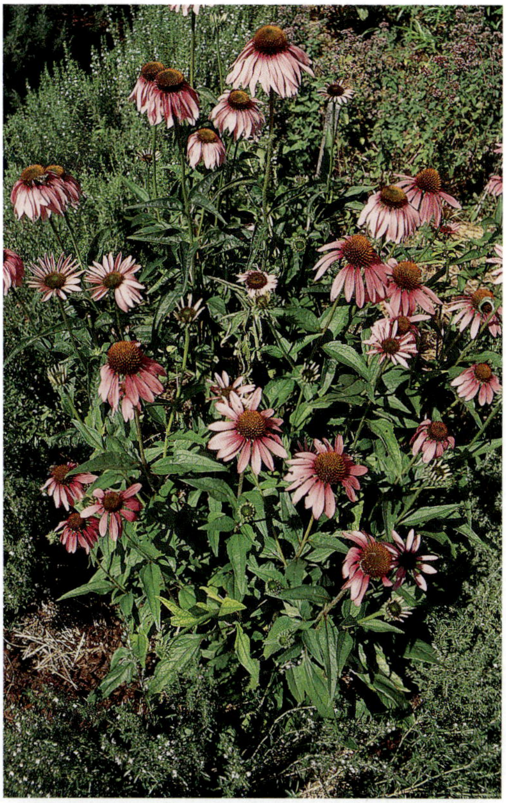

Abb. 29 Roter Sonnenhut *Echinacea purpurea*, zur Stärkung des Immunsystems.

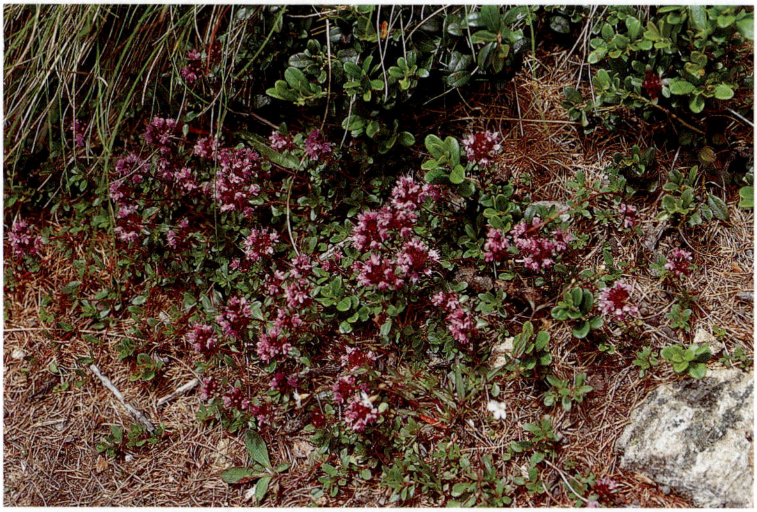

Abb. 30 Thymian *Thymus vulgaris*, krampflösend bei Bronchitis.

fähigkeit unterstützt und stimuliert. Das beginnt mit einer gesunden körperlichen und seelischen Lebensweise (Stressvermeidung), genügend frischer Luft und Schlaf und einer ausgeglichenen Ernährung (genügend Vitamine, Spurenelemente und sekundäre Pflanzenstoffe wie ätherische Öle oder pflanzliche Farbstoffe, die in Gemüse und Kräutern enthalten sind). Bei Beginn einer Erkältung sind neben der Gabe von 2–3 Litern heißer Flüssigkeit leichte Kost und verdünnte Fruchtsäfte zu empfehlen. Auch auf eine gesunde Darmflora ist zu achten. Wer sich schlapp, elend und krank fühlt und dem Bedürfnis, zur Ruhe zu kommen nachgibt, schenkt dem Organismus eine Auszeit und leitet damit den Beginn der Heilung ein. **Bittermittel** gehören zu einer umfassenden Therapie: Bitterstoffe tonisieren den erschöpften Körper, unterstützen das Immunsystem und die koronare Durchblutung und regen außerdem die Schweißbildung an. Besonders bewährt hat sich die **Engelwurz** oder **Ingwer**tee mit **Zitrone** und **Honig**. **Zimtsuppe** ist in der TCM eines der bewährtesten Mittel gegen Erkältungen, Grippe und Sinusitis: 1 EL Gewürznelken mit 1 Zimtstange in $^1/_4$ l Wasser 10 Min. sanft köcheln, 2 getrocknete Feigen und ca. 5 cm frische, kleingeschnittene Ingwerwurzel zugeben und weitere 10 Min. köcheln, abgießen. Davon je 2 TL auf 1 Tasse heißes Wasser geben und schluckweise trinken, morgens und abends je 1 Tasse.
Häufig ist bei **grippalen Infekten** und vor allem bei einer echten **Grippe** das Herz mit belastet und sollte unterstützt werden mit Bitterstoffen (**Engelwurz**, **Ingwer**) und **Weißdorn**. Fiebersenkende und schmerzlindernde Weidenrinde oder Mädesüß und beruhigende Sedativa wie Melisse oder Lavendel runden die Therapie ab, neben Bettruhe und genügend warmer Flüssigkeit. **Knoblauch** (s. Kap. 23.1.5 Phytobiotika) tötet Influenzaviren ab. Ein altes sehr bewährtes **Hausrezept** gegen Grippe: Ein kleines Stückchen Brot mit Butter und Honig bestreichen, dick Thymian darüber streuen und $^1/_2$ Knoblauchzehe darauf legen. 3-mal tägl. essen – schmeckt überraschend gut, ausprobieren lohnt sich!

Die einfache Maßnahme, den Körper zum **Schwitzen** zu bringen, ist seit langem bewährt und sinnvoll, weil dadurch eine Steigerung der Abwehrkräfte erfolgt und durch das Schwitzen indirekt und auf physiologische Weise die Temperatur gesenkt wird. Häufig genügt allein diese Maßnahme, um eine Erkältung im Anfangsstadium zum Abklingen zu bringen, und **heiße Erkältungstees** werden von wärmebedürftigen Erkrankten ohnehin gern getrunken. Fußbäder (s. Kap. 10) unterstützen unabhängig vom Zusatz die periphere Durchblutung und dadurch auch reflektorisch die Atemfunktion; sie sollten gleich zu Beginn der Erkältung eingesetzt werden. Das kann durch ein **ansteigendes Fußbad** geschehen, das sich schon beim ersten Frösteln empfiehlt: Mit 33° C beginnen und innerhalb von 20 Minuten bis zur höchst erträglichen Temperatur aufheizen; evtl. gibt man 1 Hand voll Salz dazu. Anschließend warme Wollsocken anziehen und nachruhen. **Senfmehlfußbäder** können durch ihre spezifisch durchblutungsfördernden Eigenschaften den Ausbruch von Erkältungen verhindern helfen (3 EL Senfmehl mit 2 l 37-°C-warmem Wasser vermengen und 15 Min. die Füße darin baden; anschließend mit lauwarmem Wasser abspülen und nachruhen). Bei stabilem Kreislauf empfiehlt sich ein **Überwärmungsbad** für den ganzen Körper, unterstützt durch schweißtreibende Tees und – ganz wichtig! – anschließender Bettruhe in einem vorgewärmten Bett. Der gleichzeitig gereichte heiße Tee befeuchtet zusätzlich die Schleimhäute der oberen Atemwege und lässt die Erkältung „ausschwitzen". Ebenso sind **Inhalationen** mit ätherischen Ölen hilfreich.

Fieber

Es sollte nicht unterdrückt werden, sondern gilt als „Therapie", weil bei erhöhter Temperatur die meisten Viren vermehrungsunfähig werden. Fieber ist ein komplexes sinnvolles Reaktionsmuster des Organismus auf Krankheitsauslöser, das spezifische Abwehrstoffe bildet. Die Abwehrzellen des Immunsystems wandern zum Ort des Geschehens und versuchen, deren Ausbreitung zu begrenzen. Signalstoffe aus Abwehrzellen und Zellwandbruchstücke abgestorbener Erreger erreichen als Pyrogene (fieberauslösende Botenstoffe) über den Blutweg das Gehirn, beeinflussen dort das Temperatur-Regulationszentrum und verursachen eine Temperaturerhöhung durch gesteigerte Stoffwechselaktivität, verstärkte Muskelaktivität und eine vermehrte Wärmeabgabe. Bei Temperaturen um 38° und 39° C ist das Immunsystem optimal aktiviert, um das Wachstum von Krankheitserregern zu hemmen. Deshalb das Fieber nicht unterdrücken, sondern den eigenen "inneren Heiler" aktivieren. Dazu ist Zeit und Ruhe nötig, und zwar Bettruhe für den „Heilschlaf", genügend warme Flüssigkeit (mit dünnen, schweißtreibenden, beruhigenden Tees) und sonst nichts. Erst wenn das Fieber höher steigt mit **Wadenwickeln** (nur bei warmem

Körper und Extremitäten!) und fiebersenkenden Heilpflanzenteemischungen beginnen. Wadenwickel (s. Kap. 9) werden mit warmem Wasser bzw. mit warmem **Pfefferminz**- oder **Zitronen**tee zubereitet und sollen die Körpertemperatur um nicht mehr als max. 1 °C senken, sonst wird der Kreislauf zu sehr belastet. Bei kleinen Kindern hat sich oft auch ein **Einlauf** (z. B. mit Kamillentee) zur Fiebersenkung bewährt, oder kurzfristiges Baden und Plantschen im Badewasser, das 1 °C unter der Körpertemperatur ist. Lindernd und ausgesprochen angenehm wirken **Waschungen** (s. Kap. 10) mit **Pfefferminz**- oder **Salbei**tee: Sollte der Kreislauf eher unterstützt werden, ist eine anregende Waschrichtung durchzuführen (von den Extremitäten zum Zentrum). Die entgegengesetzte Waschrichtung: vom Zentrum zu den Extremitäten, wirkt beruhigend.

23.1.1 Schweißtreibende Heilpflanzen: Diaphoretika

Schon bei den ersten Anzeichen einer Erkrankung sollte eine schweißtreibende Teemischung mit Holunder- und Lindenblüten eingesetzt werden. Das kann den Ausbruch der Erkältung lindern oder stoppen. Erst in den darauffolgenden Tagen, falls Fieber und Schmerzen dazu kommen, werden der Teemischung fiebersenkende Pflanzen wie Mädesüßkraut oder Weidenrinde beigegeben. Zu einer schweißtreibenden Teemischung gehören auch **Bitterpflanzen** (**Fieberklee**, **Engelwurz**, **Enzian**, **Ingwer**) und sekretlösende **Saponinpflanzen** (**Birke**, **Stiefmütterchen**, **Schlüsselblume**).

Holunder, Schwarzer
Sambucus nigra
Sambuci flos (M)

„Holunthar", der „Baum mit den hohlen Zweigen" war in alten Zeiten den Menschen heilig, er galt als Lebens- und Sippenbaum und als „Sitz des guten Hausgeistes", der holden Göttin Holda bzw. Frau Holle (von „hold, huld: heilen") geweiht. „Vor dem Holunder zieh den Hut herunter!" – in dieser Redensart fand die Wertschätzung des hochverehrten Strauches ihren Ausdruck. Holunder galt in der Antike als Universalmedizin; man verwendete Wurzeln, Blätter, Rinde und Beeren.

Inhaltsstoffe: Flavonoide (Rutin, Isoquercitrin, Hyperosid), bis 0,2 % ätherisches Öl, Chlorogensäure, Kaffeesäureester, Gerbstoffe, Phytosterine und Schleim.

Wirkungen: Schweißtreibend (beeinflusst das Wärmeregulationszentrum im Gehirn), verbessert die Bronchialsekretion, schwach harntreibend.

Indikationen: Schweißtreibendes Mittel bei Erkältungskrankheiten und zur unspezifischen Resistenzsteigerung.

Darreichungsformen: **Tee** (gleich zu Beginn einer Erkältung!), **Schwitzkur** ($^1/_2$ l Tee und gleichzeitig ein Holunderblüten**bad** oder **-fußbad**, am Nachmittag/Abend besonders wirksam, anschließend Bettruhe). Auch eine **Holunderblütenlimonade** (21 Dolden und 3 Zitronen in Scheiben mit 7 l kochendem Wasser überbrühen, 24 Std. ziehen lassen, mit 1 kg Zucker/Honig zusammen nochmals 24 Std. ziehen lassen, erhitzen und heiß in Flaschen abfüllen) hat sich zur Therapie bewährt, genauso der mit heißem Wasser oder Holunderblütentee verdünnte Beerensaft als „Fiebertee". **Holunderbeeren** mit ihrem hohen Flavonoidgehalt (Rutosid, Isoquercetin, Hyperosid) wirken entzündungshemmend und erhöhen die Widerstandskraft gegen Infekte, Allergien und krebserregender Stoffe.

Tagesdosis: 10–15 g Droge.

Nebenwirkungen/Gegenanzeigen: Nicht bekannt.

Präparate: Alcea Sambucus nigra Urtinktur, Sinupret® (mit Enzian, Schlüsselblume, Sauerampfer, Eisenkraut), Hevert Tee Erkältung (mit Malve, Thymian, Weide), Kneipp Erkältungs-Tee (mit Linde, Thymian), Otovowen® (hom. Präparat mit u. a. Sambucus Urtinktur), Holunderblüten Elixier Wala, Holunder-Elixier Weleda.

Teezubereitung: 1 TL Droge (2–3 g) mit 150 ml Wasser überbrühen und 7 Min. bedeckt ziehen lassen. Mehrmals täglich möglichst heiß 1–2 Tassen trinken, besonders in der zweiten Tageshälfte.

***Kommission E**: Erkältungskrankheiten.*

Ingwer
Zingiber officinalis
Zingiberis rhizoma (M)

(s. Kap. 21: Magen) Ingwer bringt zum Schwitzen, kurbelt das Stoffwechselfeuer an und hält den Geist wach. Am besten gleich morgens, das weckt die Lebensgeister.

Teezubereitung: ½ TL (1 g) frisch geriebene Ingwerwurzel mit 1 Tasse heißem Wasser übergießen, nach 7 Min. abgießen. Mit Zitronensaft, wenig Zimt und Honig so heiß wie möglich trinken.

Kommission E: *Dyspeptische Beschwerden, Verhütung der Symptome der Reisekrankheit.*

Linde
Tilia cordata und Tilia platyphyllos
Tiliae flos (M)

Unter dem duftenden Blätterbaldachin der Linde versammelte sich schon in alten Zeiten das Volk zu Tanz und Spiel, um Feste zu feiern, Geschichten zu erzählen und Asyl zu gewähren. Die weiche, biegsame Rinde gab der Pflanze ihren Namen (indogermanisch „lentos, lint: biegsam, weich") und wurde als Bast verwendet. Alles fanden die Menschen an der Linde mild, weich und eben „lind". Der Arzt Lonitzer sagte dazu im 16. Jh.: „Die Linde hat den Namen von der Lindigkeit."

Inhaltsstoffe: Schleim, Flavonoide, ätherisches Öl, Gerbstoffe, Phenylcarbonsäuren und Glykoside.

Wirkungen: Schweißtreibend, reizlindernd, auswurffördernd, schwach krampflösend, leicht beruhigend, abwehrsteigernd. Durch die angeregte Schweißsekretion mobilisiert der Organismus seine Entgiftungskräfte; das führt zu einem verkürzten Krankheitsverlauf. Übrigens: Die häufig geäußerte Aussage, man schwitze auch einfach nur mit heißem Wasser, ohne jegliche Zusätze, konnte in einer Studie widerlegt werden: Nach Einnahme von Lindenblütentee schwitzten die Probanden doppelt so viel wie nach Einnahme von heißem Wasser (Saller et al.).

Indikationen: Schweißtreibendes Mittel (Tee möglichst heiß trinken), fieberhafte Erkältungen, Husten, Steigerung der Abwehrkräfte.

Darreichungsformen: Tee, Bad (mit anschließender Bettruhe, nur bei stabilem Kreislauf!), Fußbad.

Tagesdosis: 2–4 g Droge.

Nebenwirkungen/Gegenanzeigen: Nicht bekannt.

Präparate: Kneipp® Erkältungs-Tee (mit Holunder, Thymian), Sidroga® Lindenblüten-Tee (Filterbeutel).

Teezubereitung: 1 TL (2 g) Droge mit 1 Tasse siedendem Wasser überbrühen und abgedeckt 7. Min. ziehen lassen. Bis 5 × täglich 1 Tasse.

Kommission E: *Erkältungskrankheiten und trockener Reizhusten.*

23.1.2 Schweißtreibende, fiebersenkende und schmerzlindernde Heilpflanzen: Antipyretika

Mädesüß
Filipendula ulmaria
Filipendulae ulmariae flos / -herba (M)

Die Pflanze aus der Familie der Rosengewächse ziert feuchte Wiesen. Mit ihren cremeweißen, duftenden Blüten wurde früher der Met, der Honigwein gesüßt – der Name hat also nichts mit „süßen Mädchen" zu tun! Dafür mit **A-spir**in: **a**us der **Spir**ea oder **Spier**staude, wie das Mädesüß früher genannt wurde, wurde erstmals Salicin isoliert und später zu **A**-cetyl-Salicylsäure synthetisiert.

Inhaltsstoffe: Ätherische Öle, Flavon- und Phenylglykoside, Gerbstoffe, Schleim, Salicylsäure.

Wirkungen: Entzündungshemmend, fiebersenkend und schmerzlindernd. Die Mädesüßblüten enthalten mehr Salicylaldehyd als das Mädesüßkraut und haben eine stärkere Wirkung.

Indikationen: Fieber, Kopfschmerzen, Erkältungskrankheiten.

Darreichungsformen: Tee.

Tagesdosis: 2,5–3,5 g Blüten, 4–5 g Kraut

Nebenwirkungen: Nicht bekannt.

Gegenanzeigen: Salicylatüberempfindlichkeit.

Präparate: Nicht erhältlich.

Teezubereitung: 1 TL (2–3 g) Kraut oder ½ TL Blüten mit 150 ml siedendem Wasser übergießen und 7 Min. ziehen lassen; danach abgießen. Mehrmals täglich 1 Tasse möglichst heiß trinken. Die Kombination mit Linden-, Holunder-, Kamillen- und Orangenblüten ist besonders empfehlenswert.

***Kommission E:** Adjuvant bei Erkältungskrankheiten.*

Weide
Salix alba
Salicis cortex (M)

(s. Kap. 25: Rheuma und 28: ZNS) „Salix" wird aus dem griechischen „Helix: Windung" abgeleitet, weil die biegsamen Zweige zu Flechtwerk gewunden wurden. In der Medizin erlangte die Weidenrinde Berühmtheit. Der älteste Beleg für die Anwendung der Weide als fiebersenkende, schmerzlindernde Arznei findet sich auf einer assyrisch-babylonischen Tontafel aus der Zeit um 700 v. Chr. Die Weide ist einer der ersten Frühjahrsblüher und wichtigen Bienenweiden und wurde 1999 zum „Baum des Jahres" gewählt.

Inhaltsstoffe: Salicylalkoholderivate, Catechingerbstoffe, Kaffeesäure, Flavonoide.

Wirkungen: Fiebersenkend, entzündungshemmend, schmerzlindernd.

Indikationen: Fieberhafte Erkrankungen, rheumatische Beschwerden, Arthrose, Kopfschmerzen (langanhaltende).

Darreichungsformen: Tee, Fertigpräparate.

Tagesdosis: 60–120 bzw. bei starken Schmerzen kurzfristig 120–240 mg Gesamtsalicin.

Nebenwirkungen/Gegenanzeigen: Salicylsäureüberempfindlichkeit (bei ca. 0,2 % der Bevölkerung liegt eine Überempfindlichkeit gegenüber Salicylaten vor). Weidenrindenzubereitungen führen **nicht** zu den von der Acetylgruppe bekannten und gefürchteten Nebenwirkungen wie Mikroblutungen im Magen-Darm-Trakt! Evtl. kann es bei langfristiger Einnahme von tägl. 240 mg Salicin zu einer Verlängerung der Plättchenaggregation kommen.

Präparate: ASSALIX® Drg., Salix® Bürger Lösung, Hevert Tee Erkältung (Holunder, Malve, Thymian).

Teezubereitung: 1 TL feingeschnittene Droge mit 1 Tasse heißem Wasser übergießen und nach 10 Min. abgießen. Mehrmals tägl. 1 Tasse heiß trinken.

Kommission E: Fieberhafte Erkrankungen, rheumatische Beschwerden, Kopfschmerzen.

23.1.3 Resistenzsteigerung bei Infektanfälligkeit

Von „Infektanfälligkeit" spricht man bei mehr als 6 Erkältungen im Jahr. In diesem Fall sollte die natürliche Abwehr gestärkt, akute Krankheitsverläufe gemildert, deren Dauer verkürzt und die Häufigkeit insgesamt reduziert werden. Um die Infektanfälligkeit abzubauen, sollte auch Stress gemindert und für Entspannung gesorgt werden. Der eigentliche Beginn einer Erkrankung liegt meist vor ihrem wahrnehmbaren Ausbruch, und Stress deutet häufig auf eine gestörte Funktion des vegetativen Nervensystems (Sympathikus dominiert), das eine wesentliche Rolle in der Immunabwehr spielt. Wenn die parasympathische, vagotone Gegensteuerung beginnt und man sich so richtig krank, elend und schlapp fühlt, hat man nur noch das Bedürfnis, zur Ruhe zu kommen – und genau das braucht der Organismus, um den Heilungsprozess rasch und komplett zu durchlaufen.

Naturheilkundliche Maßnahmen einschließlich der Phytotherapie haben ihre Stärke im Rahmen einer noch halbwegs intakten Körperabwehr. Konstitution, Disposition und das „Terrain" müssen bei der Therapie bedacht werden. Bei sehr geschwächtem Immunsystem oder bei schwer kranken Menschen reichen diese Methoden oftmals alleine nicht aus. Hier ist medizinische Abklärung notwendig.

Zur **Mobilisierung der Abwehr** dient ein heißes **Fußbad** mit **Heublumen**-Badeextrakt, **Thymian**- oder **Senfmehl**fußbäder. Nicht umsonst heißt ein alter Spruch: „Kopf kalt, Füße warm macht den Mediziner arm." Bei immer wieder auftretenden Infektionen stärken Kneipp-Maßnahmen wie kalte Armbäder, kalter Gesichtsguss oder morgendliche kalte Waschungen. Sie bewirken als wohldosierte Kältereize eine Tonisierung der peripheren Gefäße und

damit u. a. eine verbesserte Durchblutung und Abwehrfähigkeit der Schleimhäute. Auch Sauna, Taulaufen oder ein Aufenthalt am Meer stärken die körpereigene Abwehrkraft.
Wenn der Kreislauf stabil ist, kann „Heilschwitzen" die Abwehr ankurbeln. Nach einem heißen Bad warm ins Bett packen (zuvor trockene Wäsche und Handtuch bereitlegen) und einen durchwärmenden Tee (Holunder, Lindenblüten, Ingwer) trinken. Nach einiger Zeit kommt es dann zum intensiven Schwitzen. Darauf achten, dass Auskühlen vermieden und evtl. rechtzeitig die Nacht- und Bettwäsche gewechselt wird.

Zur **Resistenzsteigerung** sind **Vitamingaben** wichtig. **Vitamin C** stimuliert die Immunabwehr und unterstützt die Entgiftung körperfremder Stoffe wie Stoffwechselprodukte von Bakterien oder Pilzen. Aus natürlichen Quellen stammend ist es ungleich wirksamer als synthetische L-Ascorbinsäure, die nur ein Teil des Vitamin-C-Komplexes ist! Es ist reichlich enthalten in **Hagebutten** (400–3000 mg/100 g), **Sanddorn** (200–2000 mg/100 g), **Schwarze Johannisbeeren** (200 mg/100 g) und **Acerolakirschen** (160 mg/100 g). Überraschend hoch, vor allem im Gegensatz zu Kulturgemüse, ist der Vitamin-C-Gehalt in Wildkräutern: in je 100 g sind enthalten: Großer Wiesenknopf 360 mg, Brennnesseln 333 mg, Bärenklau 291 mg, Giersch 201 mg, Paprika 140 mg, Fenchel 93 mg, Kiwi 71 mg, Erdbeere 65 mg, Kopfsalat 13 mg, Endivie/Chicoree 10 mg (s. Kap. 31: Wildkräutertabelle). Das schleimhautschützende **Vitamin A** ist wichtig für eine intakte Schleimhaut. Eine **Hühnersuppe** mit Suppengemüse, **Zwiebeln**, **Sellerie**, **Lauch** und **Koriander** soll die körpereigene Abwehr auf wohlschmeckende Weise unterstützen. Weil die hervorragende Wirkung schon im 12. Jahrhundert von dem jüdischen Gelehrten Moshe ben Maimon beschrieben wurde, bezeichnete man sie scherzhaft als „Jewish Penicillin". Rennard et al. untersuchten im Jahre 2000 die Wirkung von Hühnersuppe an Zellkulturen und konnten aufzeigen, dass sie die Chemotaxis neutrophiler Granulozyten blockiert. Die Sulfinate der Lauchgewächse hemmen das Wachstum von Bakterien ebenso wie die Hydroxyzimtsäuren und Gerbsäuren von **Karotten** und **Zwiebeln**. Auch erhöht der schluckweise Verzehr von heißer Hühnerbrühe den Abfluss der Nasensekrete deutlich. Das unterstützt die Ausscheidung von Viren und verkürzt dadurch die Krankheitsdauer, und die heiße Suppe erzeugt eine geringe Temperaturerhöhung. Dadurch wird das Temperaturoptimum der Viren von 34–35° C überschritten und die Wachstumsrate der Viren gebremst – wofür man alles Studien braucht! Laut Prof. Hänsel ist es jedoch eines der besten Immunstimulanzien, ab und zu einmal eine Erkältung zu bekommen.

23.1.4 Heilpflanzen zur Resistenzsteigerung

Pflanzliche Immunstimulanzien sind heute ein anerkanntes therapeutisches Konzept, bei dem die Reaktionsbereitschaft des Immunsystem gesteigert wird, damit es rasch und intensiv auf einen Befall durch Mikroorganismen reagieren kann.

Roter Sonnenhut, Purpursonnenhut
Echinacea purpurea
E. purpureae herba (M)

Der Sonnenhut, dessen Blüte einem vor Sonne schützenden Hut mit breiter Krempe ähnelt, stammt aus dem „wilden Westen". Von den Indianern Nordamerikas haben wir das Wissen um seine besondere Heilwirkung. Der Beiname „Igelkopf" (von griech. „echinos: Igel") sagt viel aus: Wie ein stachelbewehrter Igel präsentiert sich die Blüte – und wehrhaft ist Sonnenhut in der Tat: Er steigert die körpereigenen Abwehrkräfte auf natürliche Weise.

Inhaltsstoffe: Cichoriensäure, Polysaccaride (Arabino-Galaktane), Polyacytylene, Alkamide, Flavonoide, ätherisches Öl.

Wirkungen: Innerliche Anwendung: Steigerung der Leukozytenzahl, Aktivierung der Phagozytoseleistung der Granulozyten, fiebererzeugend, antiinfektiös, antiviral und antiphlogistisch. Steigert vor allem die unspezifische (allgemeine) Abwehr. Äußerliche Anwendung: wundheilungsfördernd.

Indikationen: Unterstützende Behandlung chronisch-rezidivierender Harn- und Atemwegsinfekte: Erkältungskrankheiten, Schnupfen, Nasennebenhöhlenerkrankungen, Halsentzündungen, Infektanfälligkeit und als Begleitmittel zur Antibiotikumtherapie. Echinacea kann den Ausbruch oder das Vollbild der Erkältung verhindern und lässt schneller gesunden. Infektionen werden problemloser überwunden, Rezidive seltener und die Infektanfälligkeit verringert. Hochleistungssport (dieser unterdrückt vorübergehend die Immunabwehr!).

Darreichungsformen: Fertigpräparate, Frischpflanzenpresssaft.

Tagesdosis: 6–9 ml Presssaft. Die parenterale Verabreichung (i.v.) gilt als obsolet.

Nebenwirkungen: Bei parenteraler Anwendung (obsolet) dosisabhängig allergische Reaktionen.

Gegenanzeigen: Progrediente Systemerkrankungen: Tuberkulose, Leukosen, Kollagenosen, Multiple Sklerose, AIDS-Erkrankungen, HIV-Infektion u. a. Autoimmunerkrankungen. Neigung zu Allergien, besonders gegen Korbblütler. Schwangerschaft.

Anwendungsdauer: Echinacea soll bei den ersten Anzeichen eines Infekts mit einer hohen Initialdosis eingesetzt werden, denn bei Vollausbruch einer Erkältung gilt der Erfolg einer Immunstimulierung als fraglich. Längerdauernde Gaben von Echinacea können durch die ständige Immunstimulation inhibitorisch („bremsend") auf die Immunstimulation wirken; deshalb wird die Gesamtanwendungsdauer auf max. 6–8 Wochen begrenzt. Aus dem gleichen Grund soll die Anwendung in Intervallen erfolgen: Nach jüngeren Auflagen des BfArM soll die Anwendung nicht länger als 2 Wochen dauern, danach muss eine Pause von 2 Wochen folgen. Echinacea setzt aus Makrophagen freie Radilkale frei, die ihrerseits Viren- und Bakterienzellen attackieren; deshalb zu Beginn hoch dosieren, um eine viruzide Wirkung zu erzielen. Zu lange eingenommen (länger als 4–5 Tage hintereinander) führen sie ihrerseits zu einer reduzierten Abwehrfähigkeit!

Anwendungsempfehlungen: Zur **Vorbeugung** 3 × 25–30 Tr. (Kinder 3–5 Tr.) 4–5 Tage lang, 3 Tage Pause, Turnus bis zu 5 Wochen wiederholen. Zum **therapeutischen Einsatz** 4–5 Tage 3 × täglich 30–40 Tropfen, 5–6 Tage Pause. 2–3 × wiederholen (Prof. Wagner) oder 3 × 90 Tropfen 2–3 Tage lang, 8 Tage Pause, bei Bedarf wiederholen (Dr. Häringer).

Präparate: Esberitox® mono Tbl. + Tr., Echinacea® Tr. + Tbl., Echinacin® Madaus Capsetten, Lutschpastillen, Echinaforce-Preßsaft®, florabio naturreiner Heilpflanzensaft Sonnenhut/Echinacea.

Teezubereitung: Mit der Droge nicht möglich, weil die Pflanze nur in frischem Zustand wirksam ist. Mit der Frischpflanze (aus dem eigenen Garten): 2 EL frisches Kraut (vor allem Blüte, und zwar sobald der Blütenboden sich aufgewölbt hat zur „Igelform") mit ¹/₄ l kochendem Wasser überbrühen, 10 Min. ziehen lassen, abgießen.

Kommission E: *Innere Anwendung: unterstützende Behandlung rezidivierender Infekte im Bereich der Atemwege und der ableitenden Harnwege. Äußere Anwendung: schlecht heilende, oberflächliche Wunden.*

Blassfarbene Kegelblume *Echinacea pallida* Echinaceae pallidae radix (M)

Die „blassfarbene Schwester" des purpurroten Sonnenhutes unterscheidet sich auffällig von der „roten" durch ihre herabhängenden 4–9 cm langen Zungenblüten, die eine weiße oder blassrosa Farbe tragen. Im Gegensatz zu Echinacea angustifolia hinterlässt die Wurzel keinen örtlich betäubenden Effekt, da die Alkamide fehlen.

Inhaltsstoffe: Polysaccharide, Kaffeesäurederivate, Ketoalkene u. a.

Wirkungen: Steigert die unspezifische Abwehr und die Phagozytose, immunmodulierend, antiviral.

Indikationen: Grippale Infekte.

Darreichungsformen: Fertigpräparate.

Tagesdosis: entsprechend 900 mg Droge.

Nebenwirkungen: Nicht bekannt.

Gegenanzeigen: s. Echinacea purpurea.

Anwendungsdauer: Als Intervalltherapie (s. Echinacea purpurea).

Präparate: Pascotox® mono Tbl., Echinacea-ratiopharm®, Esberitox® N Lösung + Tbl. (Lebensbaumspitzen, Echinacea-purpurea-, Echinacea-pallida-Wurzel, Wurzel des wilden Indigo).

Teezubereitung: Nur mit Frischpflanze (s. o.). In diesem Fall wird die Wurzel verwendet.

Kommission E: *Zur unterstützenden Therapie grippeartiger Infekte.*

Wasserhanf, Wasserdost ***Eupatorium perfoliatum*** **Eupatorii perfoliati herba**	Wasserdost gehört zu den Korbblütlern und wird von Naturheilkundlern als „heimische Echinacea" eingestuft. Eupator, der König von Pontus, soll als erstes seine medizinische Wirksamkeit erkannt haben. Das blühende Kraut enthält Bitter- und Gerbstoffe, ätherische Öle, Saponine und Eupatorin. Es wirkt schweißtreibend, entzündungshemmend, stimuliert die körpereigenen Abwehrkräfte und ist gleichzeitig ein kräftiges Amarum. (Die nordamerikanische Art E. perfoliatum ist im Gegensatz zum bei uns an feuchten Stellen heimischen Wasserhanf [E. cannabinum] P.A.-frei!) Eupatorium wird hauptsächlich in der Homöopathie verwendet. **Resistenzfördernde Tinktur für die Hausapotheke** (Girsch): zu gleichen Teilen Roten Sonnenhut (Blüte), Kapuzinerkresse und Wasserdost (blühendes Kraut). Frische Pflanzenteile klein schneiden, locker in ein helles Schraubglas füllen und mit 45%igem Alkohol übergießen. Am Fensterbrett stehen lassen, regelmäßig schütteln und nach 2–3 Wochen in ein dunkles Tropffläschchen abfüllen. 3-mal tägl. 15–20 Tr. intermittierend einnehmen: 3 Tage Einnahme, 3 Tage Pause, diesen Zyklus 3-mal hintereinander durchführen. **Präparate:** Contramutan®, Infludo®, Gripp Heel®, Resistan Mono®, Toxi-loges® Tr.

Resistenzsteigernd wirkende, Vitamin-C-haltige Heilpflanzen

Hundsrose, Hagebutte ***Rosa canina*** **Cynosbati fructus cum semine**	Die wertvollen „Heckenfässchen" (von „Hag: Hecke" und „Butte: Fässchen") enthalten reichlich Vitamin C (300–3.000 mg/100 g Frucht) und stärken die allgemeine Abwehrkraft. Bei Fieber ist der Bedarf an Vitamin C erhöht, deshalb sollte der Körper damit gesättigt werden; was zuviel ist, wird ausgeschieden. Die Kernchen, Cynosbati Semen, wirken mild diuretisch. Das Vitamin C bleibt in der Teezubereitung weitgehend erhalten (2–5 g pro Tasse, einmal aufkochen und 30 Min. ziehen lassen, oder über Nacht in Wasser einweichen und am nächsten Tag im Einweichwasser kurz aufkochen). **Präparate**: Hagebutten-Sanddorn-Elixier Weleda.
Johannisbeere, schwarze ***Ribes nigrum*** **Ribis nigri fructus**	Reich an Vitamin C (120 mg/100 g), B-Vitaminen, Pektinen und Gerbstoffen. Die Früchte wenn möglich frisch einnehmen, oder den ungesüßten Saft mit heißem Wasser verdünnt. Die Beeren sollen einen sog. „Antipneumoniefaktor" besitzen (Vitamin J), der vor Lungenentzündung schützt, und werden in der Volksmedizin auch bei Keuchhusten angewendet.
Sanddorn ***Hippophae rhamnoides*** **Hippophae rhamnoides fructus**	(s. Kap. 26: Haut) Die Früchte sind reich an Vitamin C (bis 2000 mg/100 g) u. a. Vitaminen (A, B, B12, E) und gelten als „Multivitaminkapsel vom Strauch". Vitamin C stärkt die körpereigenen Abwehrzellen, unterstützt das Immunsystem und beugt Infektionen vor. Außerdem ist es einer der wichtigen Radikalenfänger, fördert die Zellatmung und bietet eine antioxidative Zellschutzwirkung. Studien ergaben, dass das Vitamin C im Sanddorn durch die Kombination mit seinen natürlichen Begleitstoffen wesentlich haltbarer ist als zum Beispiel synthetisch hergestelltes und in Wasser aufgelöstes Vitamin C. Sanddornelixier ist seit langem bekannt als wohlschmeckender Trank zur Stärkung der körpereigenen Abwehrkraft. **Präparate**: Kneipp® Sanddorn-Orangen-Nektar, Sanddorn-Elixier Weleda.

23.1.5 Pflanzliche Antibiotika: Phytobiotika

„Anti biotikos", gegen das, was „zum Leben gehörig" ist, richten sich Antibiotika – Segen und Fluch zugleich. Antibiotika (Stoffe aus Stoffwechselprozessen von Schimmelpilzen, Streptomyceten oder Bakterien, inzwischen meist synthetisch hergestellt) hemmen (bakteriostatisch) oder töten (bakterizid) Bakterien, indem sie wichtige lebenserhaltende Abläufe wie die Eiweißsynthese der Bakterien unterbrechen, oder die Zellwand von Kleinorganismen zerstören – ein Segen. Doch weil Antibiotika vielfach (90 %) zu häufig, falsch und gleich als Breitbandantibiotika eingesetzt wurden, haben sich die Bakterien zu wehren gelernt (durch Mutationen) und Resistenzen gebildet, Allergien ausgelöst oder die Darmflora nachhaltig gestört; häufig kommt es zu Rezidiven oder Folgeerkrankungen. Gleichermaßen überfluten die abgestorbenen Mikroorganismen den menschlichen Organismus mit den giftigen Zerfallsprodukten der Bakterien und belasten den Stoffwechsel. Deshalb gehört in der Naturheilkunde zu jeder Antibiotikatherapie sinnvollerweise eine grundlegende Entgiftungs-Ausscheidungs-Kur (s. Kap. 29.1: Frühjahrskur).

In neuerer Zeit wird ein sparsamer und kompetenterer Umgang mit Antibiotika gepflegt und nach Alternativen aus dem Pflanzenreich gesucht. Pflanzen, die sich ständig mit Mikroben auseinander setzen müssen, haben ihre eigene Strategie und hocheffiziente, antibiotisch wirkende Inhaltsstoffe entwickelt, die für uns nutzbar sind, z. B.: ätherische Öle (**Thymian**), Allicin (**Knoblauch**), Arbutin (**Bärentraube**), Aucubin (**Spitzwegerich**), Benzylsenföle (**Kapuzinerkresse**), Flechtensäuren (**Isländisch Moos**), Gerbstoffe (**Blutwurz**), Hyperforin (**Johanniskraut**), Naphtochinone (**Sonnentau**), Saponine (**Efeu**) u.v.a. Solche „Phytobiotika" behindern Mikroorganismen im Wachstum (Antibiose) und haben weder Resistenzen zur Folge noch schädigen sie die natürliche Keimbesiedelung der (Darm-) Schleimhäute; sie sind „nebenwirkungsfrei", schon allein zum Schutz ihres eigenen Fortbestandes der Pflanze!

Über „Phytobiotika" kann man schon im Altertum fündig werden: Im Orient griff man auf die intensiv antibakteriellen Eigenschaften der **Lauchgemüse** zurück, im Mittelalter wurde mit **Wacholder**, **Thymian**, **Engelwurz** und **Lavendel** geräuchert („bereits Dämpfe ätherischer Öle wirken keimhemmend": Hänsel), oder bei Kräuterpfarrer Künzle: „Wenn Typhus, Cholera oder andere Epidemien umgehen, genießt man täglich Knoblauch." Auch heute noch sind Lauch- und **Senföl-Pflanzen** besonders zu erwähnen: **Brunnenkresse**, **Kapuzinerkresse** und **Meerrettich** mit ihren stark antibakteriell wirkenden Senfölglykosiden. Die darin enthaltenen Schwefelverbindungen werden über die Atemwege und durch den Harntrakt aus dem Körper ausgeschieden und entfalten über Stunden hinweg antibakterielle Eigenschaften; sie können u. a. die Gefahr einer Superinfektion mindern. Dazu genügt es z. B. schon, 20 g Brunnenkresse zu verzehren. Genauso ist das „Küchenantibiotikum" **Knoblauch** und der verwandte **Bärlauch** in seiner Keimhemmung unbestritten. Eine keimhemmende, desinfizierende Wirkung auf die Atemwege haben mehr oder weniger alle **Pflanzen mit ätherischen Ölen**, dazu gehören auch **Gewürze** wie **Anis**, **Gewürznelken**, **Ingwer**, **Kurkuma**, **Pfeffer**, **Thymian** oder **Zimt** u.v.m. Auch Flechtensäuren von der Bartflechte, Isländisch Moos, Lungen- und Rentierflechte wirken bakteriostatisch gegen grampositive Erreger (Lichenes Flechtenhonig Weleda).

Propolis wird zum Teil ebenfalls als ein antibiotisch wirkendes Phytotherapeutikum angesehen. Es ist das von den Bienen gesammelte Kittharz, das zur Auskleidung des Bienenstocks und zur Abdichtung der Waben verwendet wird und hauptsächlich aus den Knospenextrakten der Pappeln besteht. Propolis wird seit dem Altertum verwendet und wurde schon von Plinius und Dioskurides beschrieben. Ein äthanolischer Auszug von Propolis wurde in Beobachtungsstudien an 16.000 Patienten erprobt und folgende Wirkungen bestätigt: bakterizid, antiviral und fungizid wirksam (gegen Klebsiella pneumoniae, Staphylococcus aureus, Streptococcus pneumoniae und -pyogenes, Tuberkelbazillen, Candida albicans, Herpes- und Influenzaviren, Trichomonas vaginalis u. a.) bei Erkrankungen der Atemwege, der Mund- und Rachenschleimhaut, bei der Wundbehandlung und zur Stärkung des Immunsystems. Propolis Urtinktur hat von der Kommission D (Homöopathie) eine Positivmonographie erhalten.

Brunnenkresse
Nasturtium officinale
Nasturtii herba (M)

(s. Kap. 24: Harnwege) In getrockneter, pulverisierter Form benutzte man früher das Kraut als Niespulver, und so hat sich Brunnenkresse schon im Mittelalter ihren Namen gemacht; von lat. „Nasi tortium: Nasendreher". Im neblig-trüben London holten sich die Menschen diese Vitamin-C-reiche Kresse frühmorgens vom Markt und damit Gesundheit ins Haus – als kleinen Ersatz für fehlende Sonnenstunden.

Inhaltsstoffe: Senfölglykoside und je nach Zubereitung freies Senföl. In 100 g frischem Kraut ca. 80 mg Ascorbinsäure (Vitamin C), außerdem die Vitamine A, D und E, Bitter- und Gerbstoffe, Spurenelemente wie Eisen, Jod, Schwefel u. a.

Wirkungen: Keimhemmend (grampositive und gramnegative Erreger), harndesinfizierend.

Indikationen: Katarrhe der Luftwege.

Darreichungsformen: Tee, Frischpflanzenpresssaft, Fertigpräparate.

Tagesdosis: 4–6 g Droge, 20–30 g frisches Kraut oder 60–150 g Frischpflanzenpresssaft. Wegen des Gehalts an schleimhautreizenden Senfölglykosiden, aus denen in vivo freies Senföl entstehen kann, sollten Brunnenkressezubereitungen nicht höher dosiert und nicht länger als 6 Wochen eingenommen werden.

Nebenwirkungen: In seltenen Fällen Magen-Darm-Beschwerden.

Gegenanzeigen: Magen- und Darmulzera, entzündliche Nierenerkrankungen, Kinder unter 4 Jahren.

Präparate: florabio naturreiner Pflanzensaft Brunnenkresse, Kneipp® Brunnenkresse-Pflanzensaft.

Teezubereitung: (wenig üblich; besser: frisches Kraut roh unter Speisen geben): 1 TL Droge mit 1 Tasse heißem Wasser übergießen, 5 Min. ziehen lassen und abgießen. 2–3 × tägl. 1 Tasse trinken.

Kommission E: *Katarrhe der Luftwege.*

Kapland-Pelargonie („Umckaloabo") *Pelargonium sidoides/reniforme* Pelargonii sidoides radix

Der Engländer Charles Henry Stevens litt vor über 100 Jahren an Lungentuberkulose und reiste nach Afrika, um im dortigen Klima Linderung zu erfahren. 4 Monate lang verabreichte ihm ein Zulu-Medizinmann einen abgekochten Wurzelabsud, „Umckaloabo" (Zulu-Bezeichnung für „schwerer Husten") genannt, worauf er genas. Stevens vertrieb das Wurzelpulver auf dem europäischen Festland und übernahm fälschlicherweise die Bezeichnung Umckaloabo als Pflanzenname.

Die traditionelle Heilpflanze aus Südafrika gehört zu den Geraniengewächsen. Der 20–80 cm hohe, ausdauernde Kleinstrauch besitzt dunkelbraune, knollige Wurzeln, einen aufrechten, unbehaarten Stängel und herzförmige Blätter mit gezacktem Rand, deren Oberfläche mit kurzgestielten Drüsenhaaren bedeckt ist. Die doldenartigen Blütenstände sind mit meist lila-dunkelroten bis schwarzen Kronblättern bestückt, aus denen orangefarben die Pollen leuchten.

Inhaltsstoffe: Gerbstoffe, Cumarine, Flavonoide, Sterine, Amine und Aminosäuren.

Wirkungen: Antibakteriell gegenüber grampositiven Bakterien und gramnegativen Mikroorganismen, antiviral, immunmodulierend (bewirkt Aktivierung der Makrophagen), schleimlösend.

Indikationen: Als natürlicher "Infektblocker" bei akuten und chronischen Infektionen der Atemwege und des Hals-Nasen-Ohrenbereichs, vor allem bei Tonsillitis, Bronchitis und Sinusitis. Die anginatypischen Symptome wie Husten, Schnupfen, Halsschmerz und Fieber, aber auch allgemeine Beschwerden wie Gliederschmerzen, Abgeschlagenheit und Müdigkeit bessern sich rasch. Durch seine gute Verträglichkeit vor allem in der Kinderheilkunde geeignet.

Darreichungsformen: Fertigpräparat.

Tagesdosis: laut Packungsbeilage. Nach Abklingen der Beschwerden noch einige Tage weiter einnehmen, um einen Rückfall zu vermeiden.

Nebenwirkungen: Bei bestimmungsgemäßer Anwendung nicht bekannt.

Gegenanzeigen: Schwangerschaft, Stillzeit, erhöhte Blutungsneigung, schwere Leber- und Nierenerkrankungen (ausreichende Studien fehlen).

Präparate: Umckaloabo® Wurzelauszug Tr.

Teezubereitung: Nicht üblich.

Kapuzinerkresse *Tropaeolum majus* Tropaeoli herba (M)

(s. Kap. 24: Harnwege) Im 16. Jahrhundert brachten holländische Seefahrer diese „blutrote Blume aus Peru" nach Europa. Hier wurde sie zuerst in Klostergärten gezogen, und da hat sie wohl ihren deutschen Namen her: Kresse der Kapuzinermönche, und der eigenartige Sporn der Blüte erinnert auch an eine Mönchskapuze. Alle oberirdischen Teile sind essbar und schmecken pikant scharf.

Inhaltsstoffe: Senfölglykoside (z. B. Glukotropaeolin), aus denen durch enzymatische Spaltung Benzylsenföl entsteht.

Wirkungen: Die Senföle werden über Nieren und Atemwege (u. a. über die Mandeln, die vereitert sind!) ausgeschieden und entfalten dort ihre Wirkung: bakteriostatisch, virustatisch, antimykotisch, hyperämisierend und immunmodulierend. Das Glucotrapaeolin wirkt gegen Mikroorganismen der Gattung Strepto- und Staphylococcus, Proteus, Salmonella und Sprosspilze. Diese hochwirksamen, leicht flüchtigen antibiotischen Substanzen sind zwar schwächer als Penicillin und Streptomycin, haben aber den Vorteil, keine Resistenz oder Allergie auszulösen. Benzylisothiocyanate werden bereits im Duodenum resorbiert und über die Niere ausgeschieden, so dass es bei der Einnahme von Kapuzinerkresse zu keiner Störung der Darmflora kommt! Benzylisothiocyanat stoppt außerdem die Tumorentwicklung.

Indikationen: Atem- u. Harnwegsinfekte, Tonsillitis, Sinusitis, grippale Infekte.

Darreichungsformen: Tinktur, Fertigarzneimittel, frische Pflanzenteile.

Tagesdosis: 3 × 15 mg Benzylsenföl, verabreicht nach den Mahlzeiten in magensaftresistenten Weichgelatinekps. Anwendung nicht länger als 6 Wochen.

Nebenwirkungen: Bei Überdosierung kann durch das freie Benzylsenföl Haut- und Schleimhaut gereizt werden: Magen-Darm-Beschwerden, flüchtiges urtikarielles Exanthem. Beim Aufbringen auf die Haut kann es als Kontaktallergen wirken; bei Überdosierung Albuminurie (vermutlich durch Schädigung des Glomerulum- und Tubulussystems).

Hinweis: Nach dem Essen mit 1 Glas Wasser trinken. Während der Therapie sollte kein Alkohol getrunken werden, weil die Alkoholtoleranz durch Benzylsenföl verringert wird.

Gegenanzeigen: Magen- und Darmulzera, Nierenerkrankungen, Säuglinge, Kleinkinder.

Präparate: Angocin® Anti-Infekt N (mit Meerrettich), Alcea Tropaeolum majus Ø.

Teezubereitung: Nicht üblich. Statt dessen roh zu Speisen geben oder in Essig.

***Kommission E**: Anstelle einer Mono-Monographie wurde lediglich eine positive Stoffcharakteristik verabschiedet, weil zum Zeitpunkt der Monographieverabschiedung kein Monopräparat, sondern nur noch Kombinationspräparate im Verkehr waren: adjuvant bei Katarrhen der Luftwege, Infekten der ableitenden Harnwege und bei leichten Muskelschmerzen.*

Knoblauch *Allium sativum* Allii sativi bulbus (M)

(s. Kap. 20: Darm und 27: Herz) Allicin hemmt noch in einer Verdünnung von 1:125.000 das Wachstum verschiedener pathogener Bakterien, von Staphylokokken und Salmonellen. Man vergleicht deshalb die Wirkung von Knoblauch mit der von Penicillin; zwar ist die Wirkung schwächer, aber die Erreger bilden keine Resistenzen. 1 mg Allicin entspricht der Wirksamkeit von 10 mg Penicillin (Prof. Hildebert Wagner). Nach neueren Untersuchungen von Prof. Dr. Silcher, Institut für Pharmazeutische Biologie der Freien Universität Berlin, wirken die flüchtigen Öle des Knoblauchs selbst auf größere Distanz keimhemmend und bakterizid. Auch gegen **Grippeviren** hat sich Knoblauch als hilfreich erwiesen, und zwar soll es laut Studien Influenzaviren des Typs A und B und Parainfluenza 3 sowie das Schnupfenvirus Rhino 2 mit 99 %iger Sicherheit abtöten.

Bewährtes **Hausrezept** gegen Grippe: Ein kleines Stückchen Brot mit Butter und Honig bestreichen, dick Thymian darüber streuen und ½ Knoblauchzehe darauf legen. 3-mal tägl. essen.

***Kommission E**: Adjuvant bei Erhöhung der Blutfettwerte, zur Vorbeugung altersbedingter Gefäßveränderungen.*

Meerrettich *Armoricia rusticana* Armoraciae radix (M)

(s. Kap. 24: Harnwege) Meerrettich gilt im Volksglauben als Glücksbringer: ein Stückchen getrocknete Wurzel in der Geldbörse getragen bewirkt, dass der Geldbeutel das ganze Jahr über nicht leer wird! Die frisch geriebene Wurzel mit Honig vermengt eignet sich als Hustensaft oder „Rachenputzer" (s. u.).

Inhaltsstoffe: **Frische Wurzel:** Glucosinolate mit Sinigrin, Glukonasturtiin. **Getrocknete Wurzel:** nach hydrolytischer Spaltung durch Myrosinase flüchtiges Senföl (ca. 90 % Allylsenföl und Phenylethylensenföl).

Wirkungen: Antimikrobiell (v. a. gegenüber Bacillus subtilis, Escherichia coli, Staphylococcus aureus), antiviral und fungistatisch. Steigert die unspezifische Abwehr und inaktiviert bzw. hemmt vermutlich die Synthese bakterieller Toxine. Äußerlich: hyperämisierend.

Indikationen: Katarrhalische Infekte der Atem- und Harnwege; Tonsillitis, Sinusitis, grippale Infekte.

Darreichungsformen: Frische u. getrocknete zerkleinerte Droge, Frischpflanzenpresssaft, Präparate.

Tagesdosis: 20 g frische Wurzel; Zubereitungen entsprechend.

Nebenwirkungen: Magen-Darm-Beschwerden.

Gegenanzeigen: Magen- und Darmulzera, Nephritiden. Kinder unter 4 Jahren.

Präparate: Angocin® Anti-Infekt N (mit Kapuzinerkresse).

Teezubereitung: Nicht üblich. **Hausrezepte: Meerrettichsirup**: Ein Stückchen Wurzel grob raspeln, die doppelte Menge Honig zugeben und über Nacht ziehen lassen. Durch ein feines Tuch gießen. 3-mal tägl. $^{1}/_{2}$-1 TL einnehmen. Oder frisch geriebenen Meerrettich mit der gleichen Menge Honig und etwas Ingwer und Zitronensaft mischen und 3-mal tägl. 1 TL im Mund zergehen lassen; das desinfiziert den Rachenraum (s. auch Kap. 4.3: Sirup).

***Kommission E**: Katarrhe der Luftwege (innere und äußere Anwendung). Adjuvant bei Infektionen der ableitenden Harnwege (innere Anwendung). Hyperämisierende Behandlung bei leichten Muskelschmerzen (äußere Anwendung).*

Zwiebel
Allium cepa
Allii cepae bulbus (M)

(s. u. und Kap. 27: Herz) **Zwiebelsirup** löst bei Bronchialerkrankungen hervorragend den Schleim: 1 kleingeschnittene Zwiebel mit 1 Tasse Wasser langsam aufkochen, etwas abkühlen lassen und 2 EL Honig zugeben. Nach $^{1}/_{2}$ Std. abgießen und über den Tag verteilt mehrere TL davon einnehmen. **Oder** 1 Zwiebel hacken, mit der gleichen Menge Honig vermengen und ziehen lassen. Den sich bald bildenden Sirup TL-weise einnehmen.

***Kommission E**: Appetitlosigkeit, zur Vorbeugung altersbedingter Gefäßerkrankungen.*

23.2 Bronchitis und Husten

Die **akute Bronchitis** ist eine entzündliche Veränderung der Bronchialschleimhaut, die meist im Rahmen eines banalen Infektes auftritt. Sie wird in 90 % der Fälle durch Viren hervorgerufen, aber auch chemische, allergische oder thermische Noxen können beteiligt sein. Bei einer Bronchitis kommt es zu einer Schleimhautschwellung mit vermehrter Bildung zähen Schleims oder auch zu Bronchospasmen. Bronchitiden können mit einer Rhinitis (Schnupfen), Sinusitis (Nasennebenhöhlenentzündung), Pharyngitis (Rachenentzündung), Laryngitis (Kehlkopfentzündung) oder Tracheitis (Luftröhrenentzündung) kombiniert sein. Durch die Überproduktion viskosen Schleims und entzündliche Schwellung der Schleimhaut ist das Bronchiallumen eingeengt und das Atmen behindert, das gestaute Sekret ist ein idealer Nährboden für Bakterien. Eine Verminderung der Zilienschlagfrequenz oder eine Schädigung der Zilien des respiratorischen Epithels kann eine bakterielle Superinfektion nach sich ziehen oder in eine chronische Bronchitis übergehen.

Chronische Bronchitiden sind häufig die Folge von Rauchen, Staubinhalationen oder Luftverunreinigungen. Laut WHO ist eine Bronchitis dann chronisch, wenn sie in 2 aufeinanderfolgenden Jahren insgesamt mindestens 3 Monate lang vorliegt. Hierbei tritt eine Vermehrung der Becherzellen auf, die Bronchialausführungsgänge sind erweitert, die Bronchialwand entzündlich infiltriert und das Flimmerepithel ist in seiner Funktion gestört. Gereizte Epithelzellen im Respirationstrakt und aktivierte Leukozyten bilden freie Radikale, die zusätzlich membranschädigend wirken, deshalb sollten bei der Therapie auch **Antioxidanzien** zum Einsatz kommen (Vitamin A, C, E und Selen). Im Laufe von Jahren kann die chronische Bronchitis in eine chronisch-obstruktive Bronchitis übergehen, die häufig von Atemnot begleitet ist.

Hauptsymptom der Bronchitis ist der Husten, zu Beginn meist eher trocken und schmerzhaft, mit retrosternalem Brennen hinter dem Brustbein. Später wird er produktiver mit zähflüssigem Sekret. In seiner physiologischen Funktion ist der Husten als ein Reinigungsmechanismus der Luftwege zu betrachten, um schädigende Substanzen zu eliminieren. Wenn der Husten Teil eines solchen Abwehrprozesses ist, wie zum Beispiel bei akuten oder chronischen Infekten der Luftwege, sollte dieses Symptom keinesfalls unterdrückt werden, sonst kommt es zu einer Stauung des Bronchialsekretes. Husten ist notwendig, weil er die Atemwege von Sekreten und Fremdkörpern reflektorisch reinigt. Häufigste **Symptome** der akuten Bronchitis sind neben Husten Auswurf, Fieber, eitriges Sputum, Schmerzen hinter dem Brustbein und Giemen, selten kommt es zu Atemnot.

Lang anhaltender Husten erhöht allerdings den Druck im Brustraum. Er beeinträchtigt somit das Kreislaufsystem und belastet auch das Herz, in diesem Fall immer **Weißdorn** verordnen. Ein Husten, der nur nachts auftritt, kann Anzeichen für ein Herzversagen sein.

Therapie

Eine akute Bronchitis sollte im Bett ausgeheilt werden. Wärme und Ruhe leiten die Heilung ein. Während der Fieberperiode viel trinken (dünne Hustentees oder heiße Gemüse- oder Hühnerbrühe), dadurch können u. a. die Expektoranzien ihre Wirkung voll entfalten. Genauso sollten die Schleimhäute durch schluckweise Teegaben feucht gehalten werden. Sobald das Fieberstadium überwunden ist, muss auf frische Luft – aber keine Unterkühlung! – geachtet werden und auf die Aktivierung des Patienten. Das Rauchen ist unbedingt abzustellen.

Als altbekannte **Hausmittel** bewähren sich nach wie vor

- feuchtheiße **Brustwickel** (mit **Thymian**, heißen **Kartoffeln**, Quark, **Leinsamen**kompressen),
- Einreibungen mit **Bronchialsalbe** (s. u. 23.4: Praxis-Rezepte: Bronchialsalbe)
- das **Inhalieren** ätherischer Öle durch Einreibungen o. Ä. (nicht in der Säuglingsheilkunde!) und
- **Schwitzkuren** oder physikalische Maßnahmen wie **Kneipp-**Oberguss oder ansteigende Bürstenbäder.

Bei festsitzendem Husten kann man ein **Heublumensäckchen** anwenden: In Wasserdampf erhitzen, am besten in einem Sieb über einem Topf mit kochendem Wasser, so heiß wie möglich auf den Brustraum auflegen und mit einem Frotteehandtuch oder Wolltuch fest umhüllen (s. Kap. 25.6: Rheuma, äußere Anwendungen). Das Säckchen nach einer halben Stunde abnehmen und eine Stunde nachruhen lassen. Nicht anwenden bei akut entzündlichen Prozessen im Brustraum.

Die **Therapie mit Heilpflanzen** richtet sich nach den im Vordergrund stehenden Beschwerden. Mit der Anwendung sollte frühzeitig begonnen werden, um Komplikationen zu vermeiden.

Ziel einer adäquaten Therapie ist es

- durch Sekretlösung und Schleimverflüssigung den natürlichen Reinigungsmechanismus des Atemtraktes zu unterstützen und das Abhusten zu erleichtern,
- durch Reizmilderung und Entzündungshemmung die Symptomatik zu lindern und
- dem möglichen Auftreten von Bronchospasmen vorzubeugen.

Die Abheilung wird beschleunigt durch antibakteriell wirkende Mukolytika aus **Schlüsselblumen**wurzel, **Efeu**blättern oder **Thymian**.

Husten bei Säuglingen und Kleinkindern

Ein spezielles Problem der Phytotherapie stellt sich bei Säuglingen und Kleinkindern. In diesem Lebensalter kann der Einsatz von ätherischen Ölen eine so starke Sekretbildung verursachen, dass der kindliche Organismus das Abhusten nicht mehr bewältigt und es deshalb zur Sekretverhaltung mit bakteriellen Folgeinfektionen kommen kann. **Reine ätherische Öle sind deshalb bei Säuglingen kontraindiziert.** Ein Sekretolytikum, beispielsweise aus **Efeu**blättern, bessert das Abhusten und beugt Komplikationen vor. **Fenchel**sirup und **Thymian**kraut sind bei Bronchitis, **Isländisch Moos** und **Spitzwegerich** bei Infekten der oberen Atemwege im Kindesalter angezeigt. Angenehm lindernd und gut verträglich ist eine **Bienenwachskompresse**, die erwärmt auf die Brust gelegt wird, bedeckt von einer Lage ebenfalls erwärmter Rohwolle (das ist nur einmal gewaschene Schafwolle mit gutem Wärmevermögen).

23.2.1 Hustenreizlinderung durch Schleimdrogen bei unproduktivem Reizhusten

Im Gegensatz zu einem „produktiven Husten“ ist es ratsam, einen **quälend trockenen Reizhusten**, d. h. einen **„unproduktiven Husten“** zu unterdrücken bzw. zu lindern. Und zwar mit pflanzlichen Antitussiva und mit Schleimdrogen, die ebenfalls durch ihre reizlindernden Eigenschaften den Hustenreiz unterdrücken. Den Hustenreiz stillt auch die Speichelsekretion, deshalb beruhigt ein Hustenbonbon, vor allem Isla-Moos, in kleine Stückchen aufgeteilt, damit die Schleimhäute kontinuierlich benetzt werden. Gleichermaßen lindert das schluckweise (!) Trinken von Tee und Sirup trockenen Reizhusten. Ausreichend Flüssigkeitszufuhr, den ganzen Tag über in kleinen Schlückchen eingenommen, ist wichtig. Wenn irgend möglich, absolutes Rauchverbot einhalten: Jeder Rauchpartikel wirkt als Fremdkörperreiz, lähmt die Zilienfunktion und verschlimmert die Beschwerden! Lindernd wirkt auch, 3-mal tägl. $\frac{1}{2}$ TL **Johannisöl** mit 1–2 Tr. **Sanddorn**öl in $\frac{1}{2}$ TL Honig einzunehmen oder tropfenweise Sanddornöl pur. Das hilft der wunden Schleimhaut, sich schneller zu regenerieren.

Bei **Heiserkeit** die Stimme schonen und möglichst Sprechverbot einhalten! Mit **Odermennig**tee, dem „Sängerkraut" oder mit **Fichten**tee zu gurgeln hat sich ebenso bewährt wie schluckweises Einnehmen schleimstoffhaltiger Tees (Mazerat aus **Huflattich**, **Spitzwegerich**, **Malve**, **Königskerze**) oder zimmerwarme Halswickel mit Quark, Zitrone oder Heilerde.

Pflanzenschleime (s.Kap. 19: Wirkstoffe)

Pflanzenschleime (Mucilaginosa) sind hochmolekulare Kohlenhydrate, die in wässriger Lösung quellen und viskose (zähflüssige) Lösungen bilden. Sie dienen der Reizlinderung und der Vermeidung von unproduktivem Husten, indem sie sich wie ein Wundpflaster über die entzündete schmerzende Schleimhautoberfläche legen, die für Schmerz und Hustenreiz verantwortlichen sensiblen Nervenendigungen (Mechanorezeptoren) abdecken und die Krankheitssymptomatik durch ihre abdeckenden und einhüllenden Eigenschaften mildern. Durch diese Reizlinderung wirken sie antitussiv und lassen Entzündungen schneller abheilen. Schleimdrogen fördern auch das Abhusten durch Verflüssigung des Bronchialschleims. Sie werden bei akut entzündlichen Atemwegserkrankungen eingesetzt und ständig als Tee in kleinen Schlückchen eingenommen. Begleitend genügend warme Flüssigkeit (Wasser, dünne Tees, verdünnte Fruchtsäfte, Gemüse- oder Hühnerbrühe) trinken (2–3 l pro Tag).

(!) Vorsicht

Schleimpflanzen nicht zusammen mit herzwirksamen Glykosiden o.a. Arzneimitteln geringer therapeutischer Breite einnehmen, weil dadurch deren Resorption vermindert sein kann.

Hinweis

Hustentees sollten mit Honig gesüßt getrunken werden. Die Geschmacksknospen im Mund, die für „süß" zuständig sind, reizen die parasympathisch sensiblen Nerven und steigern dadurch die Bronchialsekretion.

23.2.2 Heilpflanzen bei unproduktivem Reizhusten

Eibisch, echter
Althaea officinalis
Althaeae radix/ -folium (M)

Der Eibisch ist ein Malvengewächs mit einer kräftigen, überaus schleimhaltigen Wurzel. Seit der Antike wird sie zur Reizlinderung eingesetzt. Die Priesterinnen des Apollon in Rom sollen sich Eibischsalbe auf die Fußsohlen gestrichen haben, bevor sie zu Ehren des Gottes über glühende Kohlen liefen – so hoch wurden die hautschützenden Eigenschaften des Eibischs eingeschätzt. Wegen seiner besonderen Heilkraft wurde er auch Dialthea oder Bismalva genannt, das sollte bedeuten, dass er doppelt so stark wirksam sei wie die Malve. Beim Sammeln und auch beim Kauf von Eibischwurzeln darauf achten, dass die Wurzel nicht schimmelt: gut trocken aufbewahren!

Inhaltsstoffe: Schleimstoffe (bis 30 % in der Wurzel, in Blatt und Blüte 5–8 %), in den Blättern zusätzlich ätherische Öle und Flavonoide.

Wirkungen: Reizlindernd, schleimhautschützend, dämpft den Vagusreiz und hemmt die mukoziliare Aktivität; die Viskosität des Bronchialschleims verflüssigt sich und kann besser abgehustet werden. Eibischschleim bildet eine schützende Schicht über den auf Kälte- und mechanische Reize empfindlichen Hustenrezeptoren im Bereich des Mund- und Rachenraumes.

Indikationen: Schleimhautentzündungen im Mund- und Rachenraum, trockener Reizhusten.

Darreichungsformen: Tee (Kaltauszug), Sirup, Fertigpräparate.

Tagesdosis: 6 g Wurzeln, 5 g Blätter, Einzeldosis Eibischsirup 10 g.

Nebenwirkungen/Gegenanzeigen: Nicht bekannt.

Wechselwirkungen: Wie bei allen Mucilaginosa Resorptionsverzögerung oder -verhinderung anderer, gleichzeitig eingenommener Medikamente oder Nahrung. Darum intermittierende Einnahme (1 Woche Einnahme, 1 Woche Pause).

Präparate: Phytohustil® Hustenreizstiller Sirup, Biotuss® N Hustensaft für Kinder (mit Thymian, Sonnentau), Em-eukal Husten- und Brusttee (mit Fenchel, Anis, Süßholz), Heumann Bronchialtee Solubifix novo Pulver (mit Süßholz, Primelwurzel, Anis- und Thymianöl), Weleda Hustenelixier (Bittersüßer Nachtschatten, Andorn, Anis, Quendel, Thymian, Sonnentau, Ipecacuanha, Pulsatilla).

Teezubereitung: 1 TL zerkleinerte Wurzel (oder 1 TL Blätter/Blüten) mit 1 Tasse kaltem Wasser ansetzen und 2–4 Std. (1–2 Std.) unter Rühren stehen lassen, danach abgießen und schluckweise trinken. Die Schleimzubereitung soll nach Fertigstellung innerhalb 2–3 Std. aufgebraucht worden sein, damit sich keine pathogenen Keime bilden.

Kommission E: *Trockener Reizhusten, Schleimhautentzündungen im Mund- und Rachenraum; leichte Entzündung der Magenschleimhaut.*

Huflattich
Tussilago farfara
Farfarae folium (M)

Huflattich ist eines der besten Hustenmittel überhaupt! Schon der botanische Name kündet von seiner Heilkraft: Tussilago stammt von lat. „tussis ago" und bedeutet: „Ich vertreibe den Husten." „Farfara" bezieht sich auf die im Jugendstadium bemehlten Blätter. Zum Glück darf Huflattich trotz des „Pyrrolizidin-Skandals" weiter verordnet werden, wenn auch nur noch die Blätter, und die in begrenztem Zeitmaß. (Die Blüten sollen zu viel P. A. enthalten und dürfen derzeit nicht mehr eingesetzt werden.)

Inhaltsstoffe: Schleim, Inulin, Gerbstoffe, Bitterstoffe, Flavonoide, Pyrrolizidinalkaloide in Spuren. (Eine spezielle Anbausorte von Salus/Schoenenberger ist frei von **P**yrrolizidin-**A**lkaloiden.)

Wirkungen: Reizmildernd auf Bronchialwege, Magen und Darm; schleimverflüssigend, entzündungshemmend, auswurffördernd und keimhemmend. Hervorragendes Mucilaginosum. Zusätzlich toniseren seine Bitterstoffe.

Indikationen: Reizhusten, Heiserkeit, chronische Lungenleiden, Entzündungen der Mund- und Rachenschleimhaut, Magen- und Darmreizungen. Besonders geeignet für chronische Bronchitiden wie Emphysembronchitis oder Silikosen. (Morgendliches Abhusten wird erleichtert durch 1 Tasse Tee mit Honig, möglichst noch im Bett eingenommen.)

Darreichungsformen: Tee, Fertigpräparate, Frischpflanzenpresssaft.

Tagesdosis: 4,5–6 g Droge.

Nebenwirkungen: Nicht bekannt

Gegenanzeigen: Schwangerschaft, Stillzeit, Kinder (lediglich aufgrund grundsätzlicher Vorsichtsmaßnahmen). P.A.-freie Zubereitungen sind von dieser Begrenzung ausgenommen!

Anwendungsdauer: Huflattich enthält (leberkanzerogene) **P**yrrolizidin-**A**lkaloide und darf nur über einen begrenzten Zeitraum von 2 × 2–3 Wochen pro Jahr angewendet werden.

Präparate: florabio naturreiner Heilpflanzensaft Huflattich Presssaft (P.A.-frei), Kneipp® Huflattich Pflanzensaft.

Teezubereitung: 1 TL (1–1,5 g) Droge mit 1 Tasse heißem oder warmem Wasser übergießen, nach 10 Min. abgießen. 2–3 × tägl. 1 Tasse max. 4–6 Wochen/Jahr.

Kommission E: *Akute Katarrhe der Luftwege mit Husten und Heiserkeit; akute, leichte Entzündungen der Mund- und Rachenschleimhaut.*

Isländisch Moos
Cetraria islandica
Lichen islandicus (M)

Diese Pflanze ist kein Moos, sondern eine über die ganze Welt verbreitete schleimhaltige Flechte, die aufgrund ihres eigenartig verdorrten Wuchses früher als verwunschene Pflanze galt. Vor allem in den nordischen Ländern wurde sie als probates Nahrungs- und Heilmittel zur Kräftigung und auch bei Lungenkrankheiten eingesetzt, denn sie ist dank ihrer Bitterstoffe gleichzeitig ein gutes Tonikum und durch ihre Flechtensäuren zusätzlich antibiotisch wirksam.

Inhaltsstoffe: 50 % wasserlösliche Schleimstoffe, Usninsäure, bitterschmeckende Flechtensäuren.

Wirkungen: Reizmildernd, schleimlösend, antimikrobiell, appetitanregend, antiphlogistisch.

Indikationen: Immer wieder aufflackernder akuter oder trockener Reizhusten, chronischer Bronchialkatarrh; gut geeignet für geschwächte oder ältere Menschen mit Appetitlosigkeit. Isla-Moos Pastillen werden von Rednern und Sängern vorbeugend eingenommen, um die Stimme vor Überbeanspruchung zu schützen.

Darreichungsformen: Kaltmazerat (mit Thymian o. Ä. zur Geschmacksverbesserung), Präparate.

Tagesdosis: 4–6 g Droge.

Nebenwirkungen/Gegenanzeigen: Nicht bekannt.

Präparate: Cerivikehl (Urtinktur), Isla-Moos® Pastillen, Cefabronchin® (mit Bibernellwurzel, Eukalyptusblättern, Fenchelfrüchten, Seifenwurzel, Sternanisfrüchten, Thymiankraut), Isla-Mint® Pastillen (Pfefferminzöl), Salus® Bronchialtee (Thymian-, Vogelknöterichkraut, Primel-, Lindenblüten, Wollblumen).

Teezubereitung: 1–2 TL feingeschnittene Droge mit 1 Tasse kaltem Wasser übergießen und 30–60 Min. ziehen lassen (durch zu langes Ziehen oder gar Kochen wird Lichen islandicus unwirksam!). Abgießen und 3 × tägl. 1 Tasse schluckweise trinken.

Kommission E: *Schleimhautreizungen im Mund- und Rachenraum, trockener Reizhusten; Appetitlosigkeit.*

Königskerze *Verbascum densiflorum / -phlomoides* Verbasci flos (M)

Wahrhaft königlich erhaben steht die bis 2 m hohe Königskerze an Schutthalden und Bahndämmen. Ihren stattlichen Fruchtstand tauchte man im Mittelalter in Pech oder Wachs und verwendete ihn als gut brennende Fackel – zum Beispiel in Königshäusern. Gründe genug für ihren königlichen Namen!

Hinweis: Die wasseranziehenden Blüten müssen sorgfältig und gut trocken aufbewahrt werden, weil sie schnell schimmeln.

Inhaltsstoffe: Saponine, Schleime, Flavonoide, Iridoide (Aucubin), wenig ätherische Öle.

Wirkungen: Die reizmildernden Eigenschaften der Pflanzenschleime ergänzen sich hervorragend mit der auswurffördernden und sekretlösenden Wirkung der Saponine. Außerdem wirken die Blüten entzündungshemmend (Aucubin), mild fiebersenkend und beruhigend.

Indikationen: Trockener Husten, Heiserkeit, zur Auswurfförderung bei chronischer Bronchitis und bei subakuten Katarrhen. Aufgrund der milden Wirkung und des angenehmen Geschmacks besonders geeignet in der Pädiatrie.

Darreichungsformen: Tee, Fertigpräparate.

Tagesdosis: 3–4 g Droge.

Nebenwirkungen/Gegenanzeigen: Nicht bekannt.

Präparate: Eres® N Lösung, Salus® Bronchialtee Nr. 8 (Isländisch Moos, Linden-, Primelblüten, Thymian-, Vogelknöterichkraut)

Teezubereitung: 1 TL Droge (0,5 g) mit 150 ml warmem Wasser übergießen zur Reizlinderung (zur Auswurfförderung: mit heißem). Nach 30–60 Min. (10 Min.) durch ein feines Teesieb/Papierfilter abfiltrieren. (Das ist wichtig, damit die feinen Härchen der Staubgefäße die vorgeschädigte Schleimhaut nicht reizen können!) 2–3 Tassen pro Tag schluckweise trinken.

Kommission E: *Katarrhe der Luftwege.*

Linde *Tilia cordata* und *Tilia platyphyllos*, Tiliae flos (M)

(s.o.)

Wenn Lindenblüten aufgrund ihrer Pflanzenschleime zur Reizlinderung eingesetzt werden, sollten sie als Kaltauszug zubereitet werden.

Präparate: Hevert Brust- und Hustentee (mit Anis, Malve, Thymiankraut).

Teezubereitung: 1 TL (1–2 g) Droge mit 1 Tasse kaltem Wasser übergießen und abgedeckt 30 Min. ziehen lassen. 2–3 Tassen tägl. schluckweise trinken.

Kommission E: *Erkältungskrankheiten und trockener Reizhusten.*

Malve
Malva neglecta / -sylvestris
Malvae flos / -folium (M)

Der Gattungsname Malva ist von griechisch „malakos: weich" abgeleitet. Wie mit einem Schutzfilm überzieht der schleimhaltige Blatt- und Blütenauszug die Schleimhäute der Bronchien. Die erweichenden Heilkräfte dienten früher zur Linderung von Augenkrankheiten.

Inhaltsstoffe: Schleimstoffe (Blüten 10 %/Blätter 8 %), wenig Gerbstoffe, in den Blättern Flavonglykoside, in den Blüten das Anthocyanglykosid Malvin und Spuren ätherischer Öle.

Wirkungen: Reizlindernd (hoher Schleimgehalt) bei Schleimhautentzündungen.

Indikationen, innerliche Anwendung: Entzündungen der Mund- und Rachenschleimhaut, trockener, entzündlicher Husten, Heiserkeit oder Kehlkopfkatarrh. **Äußerliche Anwendung:** zum Gurgeln bei Halsschmerzen.

Darreichungsformen: Tee, Fertigpräparate.

Tagesdosis: 5 g Droge.

Nebenwirkungen/Gegenanzeigen: Nicht bekannt.

Präparate: Hevert Teezubereitung: Erkältung (mit Holunder, Thymian, Weidenrinde).

Teezubereitung: 1 TL Droge mit 1 Tasse kaltem Wasser übergießen, unter gelegentlichem Umrühren 1–2 Std. ziehen lassen, abgießen. 2–3 Tassen tägl. schluckweise trinken, nicht länger als 1 Woche, danach Pause (verminderte Resorption).

***Kommission E:** Schleimhautreizungen im Mund- und Rachenraum; trockener Reizhusten.*

Spitzwegerich
Plantago lanceolata
Phantaginis lanceolatae folium (M)

(s. Kap. 26: Haut) Wo immer Menschen weißer Hautfarbe gewandert sind, da wächst Spitzwegerich, der „fürstliche Wegbegleiter"; „rich bzw. rik" heißt: Herrscher, Fürst. Die Indianer Nordamerikas nannten ihn „Fußstapfen des Weißen Mannes", weil sich seine schleimhaltigen Samen mit ihrer klebrigen Außenschicht an Räder und Fußsohlen geheftet haben und sich dadurch auch in ihrem Land verbreiteten. Das griechische „plantago" heißt übersetzt „Fußsohle" und weist auf die Verwendung des Breitwegerichblattes bei Wanderungen hin; da schützt es die Fußsohlen vor Blasen.

Inhaltsstoffe: Ca. 6 % Schleime, 5 % Gerbstoffe, 2 % Aucubin (in frischem Zustand antibiotisch wirksam, z. B. gegen Staphylococcus aureus: die gleiche Wirksamkeit wie 600 I.E. Penicillin), Kieselsäure, Flavonoide, Vitamin C, Mineralstoffe.

Wirkungen: Reizmildernd, entzündungs- und hustenhemmend, gewebefestigend, antibakteriell, zusammenziehend. Hervorragende Erleichterungen bei akuten Bronchitiden, vor allem bei Reizhusten! Auf dem 6. Phytotherapie-Kongress 1995 in Berlin wurde auf

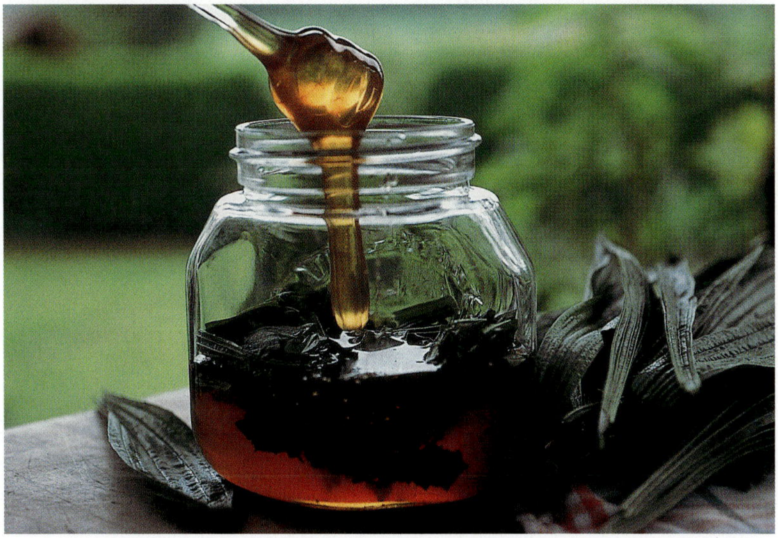

Abb. 31 Spitzwegerichsirup selbstgemacht; besonders bewährt in der Kinderheilkunde als „pflanzliches Kodein". Rezept siehe 23.5 Bewährte Rezepturen: Erdkammernsirup.

die reizlindernden und hustenhemmenden Eigenschaften von Plantago lanceolata speziell für die Anwendung bei Kindern hingewiesen.

Indikationen: Entzündungen des Mund- und Rachenraumes, Bronchitis, (Reiz)Husten (spez. bei Kindern) und Asthma.

Darreichungsform: Frischpflanzenpresssaft, Tee, Sirup, Pastillen, Tinktur.

Tagesdosis: 3–6 g Droge.

Nebenwirkungen/Gegenanzeigen: Nicht bekannt.

Präparate: florabio naturreiner Frischpflanzenpresssaft Spitzwegerich, Kneipp Hustensaft Spitzwegerich Sirup, Kneipp® Tee Spitzwegerich, Kneipp® Husten- und Bronchial-Tee (mit Fenchelfrüchten, Schlüsselblumenblüten Thymiankraut), Broncho-Sern® Sirup, Plantago Bronchialbalsam®.

Teezubereitung: 1 TL (1,5 g Droge) mit 1 Tasse kaltem (zur Reizlinderung) oder heißem (bei Bronchitis) Wasser überbrühen, 30 Min. kalt (oder 7 Min. heiß) ziehen lassen und abgießen. Mehrmals täglich 1 Tasse schluckweise trinken.

Kommission E: *Innere Anwendung: Katarrhe der Luftwege; entzündliche Veränderungen der Mund- und Rachenschleimhaut. Äußere Anwendung: entzündliche Veränderungen der Haut.*

Stockrose
Alcea rosea
Malvae arboreae flos

Die hübschen Blüten werden wie Malven angewendet (und auch als Schmuckdroge). Sie dürfen **nicht verwechselt** werden mit Hibiskusblüten, die häufig fälschlicherweise als (rote) Malvenblüten angeboten werden. Hibiskusblüten schmecken fein und löschen gut den Durst, aber sie besitzen statt heilsamen Schleimen Säuren, die die Schleimhäute reizen!

23.2.3 Auswurffördernde Mittel: Expektoranzien

Bei **„feuchtem“**, das heißt **produktivem Schleim-Husten** und bei Erkrankungen der unteren Atemwege wie Tracheitis (Luftröhrenentzündung) und (Tracheo-)Bronchitis braucht der Patient Arzneipflanzen, die reizmildernd, auswurffördernd, krampflösend, entzündungshemmend und abwehrsteigernd wirken und die vor allem ätherische Öle und Saponine enthalten. Feuchtheiße Dampfkompressen mit **Thymian**-, **Fenchel**-, **Fichten**- oder **Engelwurz**tee, **Kartoffel**- oder **Leinsamen**auflagen erweitern und entkrampfen die Atemwege und fördern die Heilung.

Um festen, „verhockten“ Bronchialschleim zu verflüssigen und so das Abhusten zu erleichtern, werden schleimlösende und auswurffördernde Pflanzen mit Saponinen oder ätherischen Ölen eingesetzt, die die Viskosität des Schleims herabsetzen und die Arbeit der Flimmerhärchen (Zilien) in der Bronchialschleimhaut unterstützen. Expektoranzien können unterschiedlich wirken: vermehrt dünnflüssiges Sekret bilden (**Sekretolytika**), den Schleim verflüssigen (**Mukolytika**) oder dessen Abtransport durch Aktivierung der Flimmerhärchen verbessern (**Sekretomotorika**).

Saponine (s. Kap. 17.8: Wirkstoffe)

Die expektorierende und sekretolytische Wirkung der **Saponine** (**Efeu**blätter, **Hohlzahn**- und **Sanikel**kraut, **Seifenkraut**-, **Schlüsselblumen**- und **Süßholz**wurzel u. a.) wird über den gastropulmonalen Reflex erklärt. Es wird vermutet, dass die Nervenendigungen durch Saponine reflektorisch stark erregt werden, das hat die Sekretbildung im Bronchialtrakt zur Folge. Saponine wirken indirekt, indem sie die Schleimhäute reizen und dadurch zu einer vermehrten und dünnflüssigeren Schleimproduktion führen. Sie unterstützen die Tätigkeit des Flimmerepithels, senken die Oberflächenspannung des Sputums und entfalten sekretolytische und -motorische Eigenschaften. Außerdem hemmen sie die Entzündung und wirken antibakteriell und antimykotisch.

Bei ihrer Anwendung muss besonders auf eine ausreichende zusätzliche Flüssigkeitszufuhr geachtet werden. Saponindrogen werden eher kurzzeitig (2–3 Wochen) angewendet, bei Überdosierung oder langfristiger Anwendung sind Darm- und Schleimhautreizungen möglich.

Ätherische Öle (s. Kap. 14.1: Wirkstoffe)

Pflanzen mit **ätherischen Ölen: Aromatika** (Fenchel-, Anissamen, Fichtennadelsprossen, Thymiankraut, Eukalyptusblätter u. a.) werden aufgrund ihrer Lipophilie schnell von Haut und Schleimhaut resorbiert und sind auch zur äußerlichen Anwendung geeignet. Ätherische Öldrogen können als Tee, Bad, Dampfinhalation, Einreibung oder über die Aromalampe ihre keimwidrige und sekretolytische Heilkraft entfalten.

23.2.4 Heilpflanzen zur Auswurfförderung

Ätherische Öldrogen

Anis
Pimpinella anisum
Anisi fructus (M)

(s. Kap. 20.1: Darm)

Inhaltsstoffe: Ätherische Öle (mit Hauptinhaltsstoff trans-Anethol).

Wirkungen: Auswurffördernd, schwach krampflösend, antibakteriell (3,5-mal stärker bakterizid als Phenol), blähungswidrig. Ätherisches Anisöl wirkt stärker krampflösend als Fenchelöl und fördert den Auswurf, schon in kleinen Dosen regt es die Tätigkeit des Flimmerepithels an.

Indikationen: Bronchitis mit Verschleimung, Geschmackskorrigens.

Darreichungsformen: Tee, Inhalationen, Salben, Hustenbonbons.

Tagesdosis: 3,0 g Droge. Zubereitungen für Brustsalben (äußerlich) mit 5–10 % ätherischem Öl.

Nebenwirkungen: Gelegentlich allergische Reaktionen der Haut, der Atemwege (Vorsicht bei Asthma!) oder des Magen-Darm-Traktes.

Gegenanzeigen: Allergie gegen Anis oder Anethol.

Hinweis: Bei unsachgemäßer Lagerung (Lichteinfluss, längeres Stehen an der Luft) des ätherischen Öls – nicht der Droge! – kondensiert Anethol zu „Photoanethol" mit östrogenartiger Wirkung.

Präparate: Bronchoforton® Kps. (mit Pfefferminzöl, Eukalyptusöl).

Teezubereitung: 1 TL (2–3 g) frisch gequetschte Droge mit 150 ml heißem Wasser überbrühen, 10 Min. abgedeckt ziehen lassen. 3 × tägl. 1 Tasse zu den Mahlzeiten warm trinken.

***Kommission E:** Innere und äußere Anwendung: Katarrhe der Luftwege. Innere Anwendung: dyspeptische Beschwerden.*

Engelwurz, echte
Angelica archangelica
Angelicae radix (M)

(s. Kap. 21.2: Magen) Die Engelwurz hat nur eine Monographie erhalten für Appetitlosigkeit und Verdauungsbeschwerden. In der Volksheilkunde aber wird die Wurzel seit dem Mittelalter mit Erfolg bei Erkältungskrankheiten eingesetzt; davon zeugen Namen wie Brust- oder Angstwurz. Durch ihre ätherischen Öle fördert sie das Abhusten und wirkt zugleich keimhemmend, mit ihren Bitterstoffen kräftigt sie bei Erschöpfungszuständen.

***Kommission E:** Appetitlosigkeit. Dyspeptische Beschwerden wie leichte Magen-Darm-Krämpfe, Völlegefühl, Blähungen.*

Eukalyptus
Eucalyptus globulus
Eucalypti folium (M)

Als vor gut 200 Jahren ein Botaniker die kugelige Form des Kapseldeckels der Eukalyptusfrucht entdeckte, beschrieb er sie als „globulus: rund, einem Mantelknopf ähnlich". Der Gattungsname „Eukalyptus" leitet sich ab von griechisch: „eu = gut, schön" und „Kalyptos: bedecken, verhüllen" (der Kelch bedeckt die schönen Staubblätter mit einem Kapseldeckel). Eukalyptusbäume wachsen auf unterschiedlichsten Böden, nur feucht muss es sein und genügend Platz müssen sie haben, denn sie wachsen schnell und scheiden Gase aus, die jegliche Vegetation in der Nachbarschaft verhindern. Auf diese Weise – und durch ihren hohen Wasserverbrauch – halten sie sich die Konkurrenz vom Leibe.

Inhaltsstoffe: 1,5–3,5 % ätherisches Öl (mit bis 70 % 1,8-Cineol), Gerbstoffe, Flavonoide.

Wirkungen: Auswurffördernd, sekretlösend, leicht spasmolytisch.

Indikationen: Erkältungskrankheiten, Bronchitis.

Darreichungsformen: Tee, Fertigpräparate.

Tagesdosis: 4–6 g Droge; Zubereitungen entsprechend.

Nebenwirkungen: In seltenen Fällen Übelkeit, Erbrechen, Durchfall.

Gegenanzeigen: Entzündliche Erkrankungen des Magens, Darms und der Gallenwege und bei schweren Lebererkrankungen. Nicht bei Säuglingen und Kleinkindern anwenden.

Präparate: Nicht erhältlich.

Teezubereitung: 1–2 TL feingeschnittene Droge mit 1 Tasse heißem Wasser übergießen, abdecken und nach 7 Min. abgießen. Mehrmals tägl. eine Tasse heiß trinken. Die Teezubereitung ist wenig üblich, und wenn, dann in Kombination mit anderen Expektoranzien wie Thymiankraut oder Anisfrüchten (1:1:1). Eukalyptusblätter wirken schwächer als Eukalyptusöl.

***Kommission E:** Erkältungskrankheiten der Luftwege.*

Eukalyptusöl
Eucalyptus globulus
Eucalypti aetheroleum (M)

Das **ätherische Öl** mit dem Hauptbestandteil 1,8-Cineol wird aus den frischen Blättern gewonnen. Cineol bewirkt eine Inhibition der Entzündung, Erhöhung der mukoziliaren Clearance, Beseitigung der Mukostase, milde Bronchospasmolyse und signifikante Verbesserung der Lungenfunktionswerte. Es wirkt wesentlich intensiver als die Blätter und, äußerlich angewendet, leicht durchblutungsfördernd. Das ätherische Öl erregt nach inhalativer Aufnahme die Kälterezeptoren in der Nasenschleimhaut und hinterlässt dadurch das Gefühl, besser durchatmen zu können.

Tagesdosis: Bei innerer Anwendung 0,3–0,6 g Eukalyptusöl; Zubereitungen entsprechend.

Nebenwirkungen/Gegenanzeigen: s. o. Eukalyptusöl-Zubereitungen bei Säuglingen und Kleinkindern nicht im Bereich des Gesichts, speziell der Nase, auftragen, da es zum so genannten Kratschmer-Reflex (Glottiskrampf) mit Atemdepression bis zur Erstickung kommen könnte. Bei sachgemäßer Anwendung besteht diese Gefahr nicht. Eukalyptusöl regt den Abbau von Fremdstoffen in der Leber an.

Präparate: Bronchodurat® Eucalyptusöl Tropfen, Eukalyptus-ratiopharm® Erkältungskapseln, Exeu® Kapseln, Gelomyrtol® Kapseln (aus 1,8-Cineol und a-Pinen, keine Myrte!; die Kapseln können auch aufgestochen und dem Inhalat beigegeben werden), Soledum Balsam, -Kps. (1,8-Cineol).

***Kommission E:** Innere und äußere Anwendung: Erkältungskrankheiten der Luftwege. Äußere Anwendung: rheumatische Beschwerden.*

Fenchel
Foeniculum vulgare
Foeniculi fructus / -aetheroleum (M)

(s. Kap. 20.1: Darm) Fencheltee hat sich bis heute in der Kinderheilkunde bewährt und ist aufgrund seines süßlich-milden Geschmacks sehr beliebt.

Inhaltsstoffe: 2–5 % ätherisches Öl mit trans-Anethol und Fenchon, fettes Öl, Eiweiß, Flavonoide.

Wirkungen: Auswurffördernd (erhöht die Aktivität der Flimmerhärchen), keimhemmend, krampf- und schleimlösend, blähungshemmend.

Indikationen: Erkältungskrankheiten, vor allem bei Kindern, Blähungen.

Darreichungsformen: Tee, Fenchelhonig/-sirup, (Pädiatrie), Fertigpräparate.

Tagesdosis: Fenchelfrüchte: 5–7 g Droge. 10–20 g Fenchelsirup oder Fenchelhonig. Ätherische Fenchelöl Zubereitungen 0,1–0,6 ml.

Nebenwirkungen: Für Teezubereitungen nicht bekannt. **Ätherisches Fenchelöl** kann bei äußerlicher Anwendung in Einzelfällen allergische Haut- oder Atemwegsreaktionen hervorrufen.

Gegenanzeigen: Für Teezubereitungen nicht bekannt.

Reines **ätherisches Fenchelöl** sollte bei Schwangerschaft und für Säuglinge und Kleinkinder nicht angewendet und ohne ärztliche Rücksprache nicht länger als 6 Wochen eingenommen werden. (Reines, isoliertes Estragol besitzt, aber nur in hoher Dosierung!, mutagene Eigenschaften).

Präparate: Fenchelsaft N mit Bienenhonig, Em-eukal® Hustentropfen (mit Anisfrüchten, Eukalyptusblätter, Thymiankraut), Kneipp® Husten- und Bronchialtee (mit Schlüsselblumenblüten, Spitzwegerich- und Thymiankraut), Stern Biene® Fenchelhonig für Kinder.

Teezubereitung: 1 TL frisch gequetschte Fenchelfrüchte (2 g) mit 1 Tasse heißem Wasser überbrühen, 5 Min. bedeckt ziehen lassen. 3-mal täglich 1–2 Tassen trinken. Auch für Säuglinge zur Zubereitung von Fläschchennahrung geeignet.

Kommission E: *Früchte/äth. Öl: Katarrhe der oberen Luftwege, dyspeptische Beschwerden.*

Fichte/ Fichtensprossen ***Picea abies*** **Piceae turiones recentes/ Piceae aetheroleum (M)**

Die immergrüne Fichte war den Germanen ein Symbol der Hoffnung und Baldur, dem Lichtgott geweiht. Und gerade diesen Baum schmücken wir heute zu Weihnachten als Lichterbaum mit brennenden Kerzen! Hildegard von Bingen bezeichnete ihn als ein Sinnbild innerer Kraft. Wer unter Fichten tief durchatmet, mag einen Teil davon spüren.

Inhaltsstoffe: Ätherische Öle, Flavonoide, Vitamin C.

Wirkungen: Sekretlösend, schwach antiseptisch.

Indikationen: Erkältungskrankheiten und Bronchitis.

Darreichungsformen: Tee, Bäder, Inhalation, Einreibung.

Tagesdosis: 5–6 g Droge. **Ätherisches Öl:** 2–3 Tropfen in heißes Wasser für eine Dampfinhalation.

Nebenwirkungen/Gegenanzeigen: Für die Droge nicht bekannt.

Ätherisches Fichtenöl darf nicht bei Keuchhusten und Asthma bronchiale eingesetzt werden, weil Bronchospasmen verstärkt werden können.

Präparate: Für die Droge nicht erhältlich. Für das **ätherische Öl:** Kneipp® Kräuter Hustensaft N, Kneipp® Tannolsaft (mit Schlüsselblumenblüten, Thymiankraut, Latschenkiefernöl).

Teezubereitung: 1 TL gut klein geschnittene Nadeln mit 150 ml heißem Wasser übergießen, 7 Min. bedeckt ziehen lassen und abgießen. 2–3-mal tägl. 1 Tasse mit Honig gesüßt trinken; das ist viel zu wenig bekannt, kann selbst gesammelt werden und schmeckt köstlich!

Kommission E: *Fichtenspitzen: innere Anwendung: Katarrhe der Luftwege. Äußere Anwendung: leichte Muskel- und Nervenschmerzen. Fichtennadelöl: äußere und innere Anwendung: katarrhalische Erkrankungen der oberen und unteren Luftwege. Äußere Anwendung: rheumatische und neuralgische Beschwerden.*

Gundermann ***Glechoma hederacea*** **Hederae terrestris herba**

(s. Kap. 29 Ausleitung) Das intensiv aromatisch riechende Kraut gilt in der Volksheilkunde als kräftig wirkende Arzneipflanze bei eitrigen Bronchialerkrankungen, Verschleimung der Lungen, Wunden sowie zur Schmerzstillung bei rheumatischen Erkrankungen. „Gund" bedeutet Eiter, Eiterköpfchen, und schon Matthiolus empfahl ihn im Mittelalter Schwindsüchtigen und denen, „so Eyter auf der Brust haben". Das blühende Kraut enthält ätherische Öle, Gerb- und Bitterstoffe, Saponine und Vitamin C und wird als Tee verwendet – hier muss (darf) man selbst sammeln!

Kiefer/ Kiefernsprossen ***Pinus sylvestris*** **Pini aetheroleum/ -turiones (M)**

Die Chinesen bezeichnen Kiefern als Symbol der Lebenskraft und Ausdauer, und als Symbol der glücklichen Bewältigung eines schwierigen Lebens. Wer die charaktervollen Formen betrachtet, die ein Kiefernbaum mit seiner mächtigen Krone im Laufe seines Lebens entwickelt, kann diese Aussage selbst nachvollziehen.

Inhaltsstoffe: Ätherische Öle, Harze, Flavonoide, Vitamin C.

Wirkungen: Sekretlösend, schwach antiseptisch.

Indikationen: Erkältungskrankheiten und Bronchitis.

Darreichungsformen: Als Tee, Inhalat, Badezusatz, Gel, Salbe.

Tagesdosis: 6–9 g Droge. **Ätherisches Öl:** 2–3 Tropfen in heißes Wasser für eine Dampfinhalation.

Nebenwirkungen/Gegenanzeigen: Für die Droge nicht bekannt.

Ätherisches Kiefernöl darf bei Keuchhusten und Asthma bronchiale nicht eingesetzt werden, weil Bronchospasmen verstärkt werden können.

Präparate: Für die Droge nicht erhältlich. Für das ätherische Öl: Melrosum® Inhalationstropfen für Kinder (mit Eukalyptusöl).

Teezubereitung: 1 TL Kiefernsprossen mit 150 ml heißem Wasser übergießen, 7 Min. bedeckt ziehen lassen und abgießen. 2–3-mal tägl. 1 Tasse trinken.

***Kommission E**: Kiefernnadelöl: katarrhalische Erkrankungen der oberen und unteren Luftwege (innere und äußere Anwendung). Rheumatische Beschwerden und neuralgiforme Beschwerden (äußere Anwendung). Kiefernsprossen: katarrhalische Erkrankungen der oberen und unteren Luftwege (innere Anwendung). Leichte Muskel- und Nervenschmerzen (äußere Anwendung).*

Pfefferminzöl *Mentha x piperita*, Menthae piperitae aethereoleum (Echte Pfeffer-Minze) (M)

Minzöl *Mentha arvensis*, Menthae arvensis aetheroleum (Acker-Minze) (M)

(s. Kap. 20: Darm) Pfefferminz**blätter** haben für Erkältungskrankheiten keine Monographie bekommen, nur Pfefferminz**öl**. Das muss nicht davon abhalten, einen Pfefferminztee zum Inhalieren zu verwenden.

Inhaltsstoffe *M. piperitae aetheroleum*: Ätherisches Öl (mit Menthol, Ketonen wie Menthon, Estern wie Menthylacetat, Menthofurane u. a.). Die Zusammensetzung variiert je nach Anbaugebiet, Sorte, Erntezeitpunkt und Herkunft. Es sollte daher nur Arzneibuch-Pfefferminzöl angewendet werden. *M. arvensis aetheroleum*: Ätherisches Öl (Menthol, Menthon, Ester u. a.) in anderer Zusammensetzung.

Wirkungen *M. piperitae aetheroleum*: sekretolytisch, kühlend. *M. arvensis aetheroleum*: sekretolytisch, kühlend, spasmolytisch.

Indikationen: Katarrhe der oberen Luftwege.

Darreichungsformen: Inhalationen, Nasensalben, Fertigpräparate.

Tagesdosis: Zur Inhalation 3–4 Tr. in heißes Wasser geben.

Nebenwirkungen *M. piperitae aetheroleum***:** bei empfindlichen Patienten Magenbeschwerden. *M. arvensis aetheroleum***:** bei äußerer Anwendung Hautreizungen. Bei innerer Anwendung bei empfindlichen Personen Magenbeschwerden.

Gegenanzeigen: *M. piperitae aetheroleum:* Verschluss der Gallenwege, Gallenblasenentzündungen, schwere Leberschäden. Bei Gallensteinleiden nur nach ärztlicher Rücksprache. Bei Säuglingen und Kleinkindern nicht im Bereich des Gesichts, speziell der Nase, anwenden, da es zum so genannten Kratschmer-Reflex (Glottiskrampf) mit Atemdepression bis zur Erstickung kommen kann. *M. arvensis aetheroleum*: S. o., und bei äußerer Anwendung nicht direkt auf Schleimhäute oder verletzte Haut auftragen und nicht in die Augen bringen.

Präparate: *M piperitae aeth.*: China-Öl Destillat, Inspirol Heilpflanzenöl Lösung, Bronchoforton® Kapseln (mit Anis-, Eukalyptusöl), Optipect® N Tropfen (mit Campher, Levomenthol), *M. arvensis aeth.*: Kneipp® Minzöl Trost Tropfen, tetesept Japanische Heilpflanzen Tropfen.

Hinweis: Pfefferminzlikör (Pfefferminzöl, gelöst in Ethanol 50 % und Zuckersirup) kann den unangenehmen Mundgeruch nach Knoblauchgenuss überdecken. Gleiches gilt auch für Pfefferminzplätzchen (Menthae piperitae rotulae).

***Kommission E:** Pfefferminzöl: krampfartige Beschwerden im oberen Gastrointestinaltrakt und der Gallenwege (innere Anwendung). Colon irritabile (innere Anwendung). Katarrhe der oberen Luftwege (innere und äußere Anwendung, Nasensalben). Mundschleimhautentzündungen (innere Anwendung). Myalgien (äußere Anwendung). Neuralgiforme Beschwerden (äußere Anwendung). Minzöl: Meteorismus (innere Anwendung). Funktionelle Magen-, Darm- und Gallenbeschwerden (innere Anwendung). Katarrhe der oberen Luftwege (innere und äußere Anwendung, Nasensalben). Myalgien (äußere Anwendung). Neuralgiforme Beschwerden (äußere Anwendung).*

Quendel *Thymus serpyllum* Serpylli herba (M)

Quendel ist eng mit dem Thymian verwandt und wird wie dieser verwendet, vor allem in der Volksmedizin. Er gedeiht in fast ganz Europa an warmen, sonnigen Böschungen, an Wegrändern und auch gerne auf Ameisenhaufen.

Inhaltsstoffe: Ätherische Öle (mit Carvacrol, Thymol u. a.), 3 % Lamiaceen-Gerbstoffe, Flavonoide.

Wirkungen: Bronchospasmolytisch, keimhemmend, sekretomotorisch.

Indikationen: Erkältungskrankheiten mit krampfhaftem Husten, Begleittherapie bei Keuchhusten und Asthma.

Darreichungsformen: Tee, Fertigpräparate, Inhalat, Badezusatz.

Tagesdosis: 4–6 g Droge.

Nebenwirkungen/Gegenanzeigen: Nicht bekannt.

Präparate: Infantussin Day Tropfen (mit Schlüsselblumenblüten, Thymiankraut).

Teezubereitung: 1 TL Droge mit 1 Tasse heißem Wasser aufgießen, 5–7 Min. bedeckt ziehen lassen, abgießen. 2–4-mal tägl. 1 Tasse trinken.

Kommission E: *Katarrhe der oberen Luftwege.*

Rettich, schwarzer
Raphanus sativus
Raphanistri radix (M)

(s. Kap. 22: Leber-Galle, Cholagoga) Die antimikrobiellen und schleimlösenden Wirkungen sind auch in der Volksheilkunde bekannt, aus der folgendes Rezept für einen **Hustensirup** stammt: Einen Schwarzrettich kegelförmig aushöhlen, so dass unten nur eine kleine Öffnung (mit Stricknadel gebohrt) bleibt. Den Rettich mit Honig oder Kandiszucker füllen und den sich im Laufe von einigen Stunden bildenden Sirup auslaufen lassen. 5–10 TL tägl. einnehmen.

Hinweis: Rettich wird nicht von allen Patienten gleich gut vertragen.

Kommission E: *Katarrhe der oberen Luftwege. Dyspeptische Beschwerden, insb. infolge von Dyskinesien der Gallenwege.*

Thymian
Thymus vulgari,
Thymus zygis
Thymi herba/
-folium (M)

„Die nächste Grippe kommt bestimmt, doch nicht zu dem, der Thymian nimmt." Thymian ist bekannt als „Antibiotikum der armen Leute" und wurde schon seit Urzeiten in der Heilkunde eingesetzt. Damals war er eines der wichtigsten Räucherkräuter, griech. „Thimos: räuchern" bzw. „thymaterion: Räuchergefäß", und er sollte Mut machen: griech. „thymos: Mut, Kraft". Die Abwehrkräfte unterstützt er auf alle Fälle.

Inhaltsstoffe: Mind. 1,2 % ätherisches Öl (20–25 % Thymol: 23-mal keimhemmender als Phenol!, 3–10 % Carvacrol u. a.), Lamiaceen-Gerbstoffe, Luteolin, Flavonoide, Saponine, Kaffee- und Rosmarinsäure.

Wirkungen: Auswurffördernd, bronchospasmolytisch, sekretlösend, entzündungshemmend, antibakteriell, antiviral, antimykotisch. Thymianöl steigert die Transportfunktion der Zilienbewegung in den Bronchien; es gelangt nach oraler Aufnahme in die Alveolen und entfaltet damit seine Wirkung am Ort der Erkrankung.

Indikationen: Erkältungskrankheiten, krampfhafte Bronchitis, Keuchhusten, Asthma, Emphysem. **Äußerlich** in Bädern zur unterstützenden Behandlung von akuten und chronischen Erkrankungen der Luftwege.

Darreichungsformen: Tee, Drogenpulver, Flüssig- oder Trockenextrakt.

Tagesdosis: 4–6 g Droge. Fluidextrakt 1–3 × tägl. 1–2 g.

Nebenwirkungen/Gegenanzeigen: Nicht bekannt.

Präparate: Melrosum® Hustensirup Forte, Soledum® Hustentropfen, Thymiverlan® Lösung, Bronchipret® Saft + Tropfen (Efeu), Bronchipret® TP Filmtabletten (mit Primelwurzel), Bronchipret® Pastillen, Expectysat® N Bürger Hustensaft (mit Primelwurzel), Primotussan® T Tr. (mit Primelwurzel).

Teezubereitung: 1 TL Droge mit 150 ml heißem Wasser übergießen, bedeckt 5 Min. ziehen lassen und abgießen. 3–4-mal tägl. 1 Tasse heiß trinken. Gut in Kombination mit Sonnentau.

Kommission E: *Symptome der Bronchitis u. des Keuchhustens; Katarrhe der oberen Luftwege.*

Zwiebel
Allium cepa
Allii cepae
bulbus (M)

(s.u.)

Zwiebelsirup löst bei Bronchialerkrankungen hervorragend den Schleim (Zwiebelsiruprezept s. Kap. 23.1.5).

Saponindrogen

Bibernelle
Pimpinella saxifraga
Pimpinellae radix (M)

Die Bibernelle ist ein Doldenblütler und sollte nicht verwechselt werden mit der Gartenpimpinelle, *Sanguisorba minor*, ein Rosengewächs und Küchenkraut. Die heilkräftige Bibernellewurzel hatte eine wichtige Bedeutung in der Volksheilkunde: „Eßt Baldrian und Bibernell, so sterbts net so schnell", soll einer Sage nach ein Vöglein zu Pestzeiten empfohlen haben.

Inhaltsstoffe: Ätherische Öle, Saponine, Cumarine, Furanocumarine, Caffeoylchinasäuren.

Wirkungen: Auswurffördernd, schleimlösend, keimhemmend.

Indikationen: Erkältungen und Bronchitis mit Verschleimung.

Darreichungsformen: Tee, Tinktur, Fertigpräparate.

Tagesdosis: 6–12 g Droge, 6–15 ml Tinktur.

Nebenwirkungen/Gegenanzeigen: Nicht bekannt.

Präparate: Bronchicum® Elixier N Lösung (mit Grindeliakraut, Primelwurzel, Quebrachorinde, Thymiankraut).

Teezubereitung: 1–2 TL feingeschnittene Droge mit 1 Tasse kochendem Wasser übergießen und nach 10 Min. abgießen. 3–4-mal tägl. 1 Tasse mit Honig gesüßt trinken.

***Kommission E:** Katarrhe der oberen Luftwege.*

Efeu
Hedera helix
Hederae helicis folium (M)

Hedera helix klettert – schon der Name sagt es: „Hedera" von griech. „hedra: sitzen", womit das „Festsitzen" der Wurzeln gemeint ist, und „helix" von griech. „helissein: sich winden, herumdrehen". Efeu ist ein Schlinggewächs aus der Gruppe der „Wurzelkletterer" und eine alte Kult- und Heilpflanze. Für medizinische Zwecke werden im späten Frühjahr oder im Herbst die drei- bis fünfeckig gelappten Blätter nichtblühender Sprosse aus dem unteren Bereich der Pflanze gesammelt.

Inhaltsstoffe: 2,5–6 % Triterpensaponine, Flavonoide, Polyacetylene, Sterole, Spurenelemente.

Wirkungen: Auswurffördernd, krampflösend, antiobstruktiv, schleimhautreizend, sekretolytisch, sekretomotorisch, entzündungshemmend, schmerzstillend und leicht beruhigend. Außerdem antibiotisch und antiviral. Die Hederaglykoside bewirken neben der Stimulierung der serösen Drüsenzellen eine Verflüssigung des zähen Bronchialschleims.

Indikationen: Spastisch-entzündliche Atemwegserkrankungen: Krampfhusten, Reizhusten, chronisch-entzündliche Bronchialerkrankungen, Asthma, Keuchhusten.

Darreichungsformen: Fertigpräparate. Studien ergaben, dass wässrige Zubereitungen 2,5fach höher dosiert werden müssen als alkoholische, da Ethanol als Resorptionsvermittler wirkt.

Tagesdosis: 0,3 g Droge.

Nebenwirkungen: Nicht bekannt. In Einzelfällen bei höherer Dosierung lokale Schleimhautreizungen, Benommenheit, Tachykardie, Kopfschmerzen, Übelkeit, Erbrechen, seltener Diarrhöe.

Gegenanzeigen: Nicht bekannt.

Präparate: Bronchoforton® Saft, -Tropfen, Hedelix® Hustensaft, Naranopect® Tropfen, Prospan® Brausetabletten, -Hustensaft, -Hustentabletten, -Hustentropfen, -Hustenzäpfchen, Bronchipret® Saft + Tropfen (mit Thymian), Tussiflorin® (mit Primel, Thymian).

Teezubereitung: Nicht empfohlen, wegen der geringen Tagesdosis ist die Einnahme nur in Form von standardisierten Fertigarzneimitteln sinnvoll.

***Kommission E:** Katarrhe der oberen Luftwege. Symptomatische Behandlung chronisch-entzündlicher Bronchialerkrankungen.*

Gänseblümchen
Bellis perennis
Bellis perennis herba

(s. Kap. 26: Haut) Gänseblümchen gehört vor allem in der Kinderheilkunde zur bewährten auswurffördernden Hustenteemischung (mit Veilchen- und Schlüsselblumenblüten).

Inhaltsstoffe: Saponine, Gerb- und Bitterstoffe, Flavonoide, Schleimstoffe, Mineralstoffe, wenig ätherisches Öl, organische Säuren und Vitamin C.

Wirkungen: Schleimlösend, auswurffördernd, entzündungshemmend und stoffwechselfördernd.

Indikationen: Festsitzender, verschleimter Husten, Haut- und Stoffwechselleiden.

Darreichungsformen: Tee, Blütenhonig, Wildgemüse.

Tagesdosis: Keine Angaben.

Nebenwirkungen/Gegenanzeigen: Nicht bekannt.

Präparate: Bellis perennis Ø (DHU und Alcea).

Teezubereitung: 1–2 TL mit 250 ml heißem Wasser übergießen, 10 Min. ziehen lassen und abgießen. 2-mal täglich 1 Tasse Tee trinken.

Hohlzahn *Galeopsis segetum* Galeopsidis herba (M)

Einen hohlen Zahn kann erkennen, wer sich die Blüte genau ansieht: Auf der unteren Lippe sind in der Tat zwei winzige Erhebungen, die wie kleine Zähnchen aussehen und innen hohl sind! Hohlzahn zählt zu den kieselsäurehaltigen Pflanzen, die früher zur Resistenzsteigerung des Lungengewebes eingesetzt wurden.

Inhaltsstoffe: Lamiaceen-Gerbstoffe, Saponine, Iridoide (Harpagid), Flavonoide, Kieselsäure.

Wirkungen: Auswurffördernd, zusammenziehend.

Indikationen: Festsitzender Husten und chronische Bronchitis, besonders bei älteren Menschen.

Darreichungsformen: Tee, Fertigpräparate.

Tagesdosis: 6 g Droge.

Nebenwirkungen/Gegenanzeigen: Nicht bekannt.

Präparate: Tussiflorin® Hustensaft (mit Vogelknöterich-, Sanikelkraut, Primelwurzel).

Teezubereitung: 1 EL Droge mit 1 Tasse Wasser aufkochen und nach 10–20 Min. abgießen. Tägl. 2 Tassen trinken.

***Kommission E**: Leichte Katarrhe der Luftwege.*

Kapland-Pelargonie („Umckaloabo") *Pelargonium reniforme/sidoides* Pelargonii sidoides radix

(s.o.)

Königskerze *Verbascum densiflorum / -phlomoides* Verbasci flos (M)

(s.o.)

Teezubereitung: 1 TL Droge (0,5 g) mit 150 ml heißem Wasser übergießen, nach 10 Min. durch ein feines Teesieb/Papierfilter abfiltrieren (damit die feinen Härchen der Staubgefäße die Schleimhaut nicht reizen!). 2–3 Tassen pro Tag trinken. Nur durch die Art der Teezubereitung kann also eine andere Wirkung (Kaltauszug zur Reizlinderung) herbeigeführt werden – das zeigt wie wichtig die „Kunst der Teezubereitung" ist!

***Kommission E:** Katarrhe der Luftwege.*

Sanikel *Sanicula europaea* Saniculae herba (M)

(s. Kap. 26: Haut) Sanikel ist eine leider fast in Vergessenheit geratene alte Heilpflanze, doch der Ursprung ihres Namens verrät noch ihre Heilkraft: „Sanikel" kommt von „sanare: heilen" und wird oft übersetzt mit: „das kleine Heilerchen." Der kleine Doldenblütler wächst meist unbeachtet in Laubmischwäldern.

Inhaltsstoffe: Saponine, Lamiaceen-Gerbstoffe (mit Rosmarinsäure), Bitterstoffe, wenig ätherische Öle, Allantoin.

Wirkungen: Auswurffördernd, antibakteriell, adstringierend.

Indikationen: Bronchitis mit festsitzendem Husten, äußerlich angewendet bei Wunden.

Darreichungsformen: Tee, Fertigpräparate.

Tagesdosis: 4–6 g Droge.

Nebenwirkungen/Gegenanzeigen: Nicht bekannt.

Präparate: Tussiflorin® Hustensaft + Tropfen (mit Vogelknöterich-, Hohlzahnkraut, Primelwurzel).

Teezubereitung: 1 TL geschnittene Droge mit 1 Tasse heißem Wasser übergießen und nach ca. 10 Min. abgießen. Mehrmals tägl. 1 Tasse heiß trinken.

***Kommission E**: Leichte Katarrhe der Luftwege.*

Schlüsselblume *Primula veris* Primulae radix/ -flos (M)

Wenn auf den Wiesen Schlüsselblumen blühen ist der Frühling da: „Primula veris: der kleine Erstling des Frühlings" verkündet es. Schlüsselblumen sind geschützt, d.h. ihre Wurzeln dürfen nicht ausgegraben werden (bzw. nur mit Sammelerlaubnis). Die Blüten aber mit den saponinhaltigen „Kelchhosen" darf man schon sammeln; wenn an jedem Blütenstängel 2–3 Blüten zur Versamung übrig bleiben, wird ihr Bestand nicht gefährdet.

Inhaltsstoffe Wurzeln: 3–12 % Triterpensaponine (u. a. Primulasäure A), Phenylglykoside (Methylester der Salicylsäure, u. a. Primulaverin), Flavonoide. **Blüten mit Kelchen:** Saponine, Flavonoide, ätherische Öle.

Wirkungen: Sekretolytisch, expektorierend. **Wurzeln:** zusätzlich entzündungshemmend und schmerzlindernd, weil sie in geringer Menge Salicylsäureglykoside enthalten. Antiviral vor allem gegen Influenza-A-Viren, antimykotisch.

Indikationen: (Chronischer) Husten, Erkältungskrankheiten mit ungenügendem Auswurf und zähflüssigem Sekret, Altershusten, Raucherhusten; Blüte mit Kelch vor allem bei Hustenerkrankungen in der Pädiatrie (beste Verträglichkeit!).

Darreichungsformen: Tee, Honig, Fertigpräparate.

Tagesdosis Wurzeln: 0,5 – 1,5 g Droge, 1,5–3 g Tinktur. **Blüten:** 2–4 g Droge, 2,5–7,5 g Tinktur.

Nebenwirkungen: Vereinzelt Magenbeschwerden, Übelkeit.

Gegenanzeigen: Allergie gegen Primeln.

Präparate: Bronchicum® Elixier N Lösung (Schlüsselblumenwurzel, Thymian), Melrosum® Hustensirup N (Schlüsselblumenwurzel, Bibernelle, Grindelia, Rosen, Thymian), Sinuforton® Saft (Schlüsselblumenwurzel, Anisöl, Thymian), Sinupret® Drg. + Saft (Schlüsselblumenblüten, Enzian, Holunder, Ampfer-, Eisenkraut), Tussiflorin® forte Tropfen (Schlüsselblumenwurzel, Efeu, Thymian).

Teezubereitung Wurzeln: $^1/_4$ TL (0,5 g) feingeschnittene oder grob gepulverte Wurzel mit 2 Tassen kaltem Wasser ansetzen, zum Sieden erhitzen und 5 Min. ziehen lassen, abgießen. Alle 2–3 Std. 1 Tasse mit Honig gesüßt trinken. **Blüten mit Kelchen:** 1 TL Droge mit 1 Tasse heißem Wasser übergießen, bedeckt 5 Min. ziehen lassen und abgießen. Mehrmals tägl. 1 Tasse trinken.

In der **Pädiatrie** sind die Schlüsselblumen**blüten** den Primelwurzeln wegen des besseren Geschmacks und der geringeren Reizwirkung auf den Magen vorzuziehen. Die Blüten samt Kelchblätter verwenden, da sich im Kelch die Saponine befinden. Aus Kostengründen ist die Einzelverordnung eher ungewöhnlich (selbst sammeln lohnt sich!, am besten Sie pflanzen Primula veris im Garten unter Beerensträuchern an!), doch in Teemischungen sinnvoll.

***Kommission E: Wurzeln und Blüten:** Katarrhe der Luftwege.*

Seifenkraut, rotes *Saponaria officinalis* Saponariae rubrae radix (M)

Das Nelkengewächs gedeiht an warmen Hecken und Gebüschrändern in fast ganz Europa und erfreut mit seinen blassrosa, stark duftenden Blüten vor allem die Nachtfalter. Früher wurde mit dem Wurzelseifenschaum Wäsche gewaschen, daher der Name. Das „Waschkraut" hatte seinen Platz auch in Bauerngärten und diente zugleich als Heilmittel bei Husten- und Hautleiden. Hieronymus Bock schreibt im 16. Jahrhundert dazu „die Ordensleut als Barfüsser wäschen ihre Kappen darmit, haben nicht gellt Seiffen zu kaufen..." Er schätzte die Wurzel aber auch „bei Lungenverschleimung und bei keychendem Athem". Was früher **die** Saponindroge war, ist heute eine fast vergessene Pflanze und durch Schlüsselblume und Veilchen verdrängt. Seifenkraut wird genau so verwendet wie die **Weiße Seifenwurzel: Schleier-Gipskraut *Gypsophila paniculata* Gysophila radix (M).**

Inhaltsstoffe: 2–5 % Saponine, ein Gemisch verschiedener Triterpenglykoside.

Wirkungen: Expektorierend, schleimhautreizend, fördert das Abhusten von zähem trockenem Sekret.

Indikationen: Bronchitis mit festsitzendem Husten. Psoriasis.

Darreichungsformen: Tee, Fertigpräparate.

Tagesdosis: 1,5 g Droge.

Nebenwirkungen: Selten Magenreizungen, in hoher Dosierung zelltoxisch.

Gegenanzeigen: Nicht bekannt.

Präparate: *Gypsophilae radix*: Aspectonetten® N Lutsch-Tabletten, Bronchicum® Tropfen (mit Thymian, Quebrachorinde).

Teezubereitung: 0,5 TL Droge (1,3 g) mit 1 Tasse Wasser aufkochen und abgießen. 1 × tägl. 1 Tasse Tee mit Honig gesüßt trinken.

***Kommission E:** Katarrhe der oberen Luftwege.*

Senegawurzel, Klapperschlangenwurzel
Polygala senega
Polygalae radix (M)

Saponinhaltige Wurzel (6–10 % Saponine, wenig Methylsalicylat), die ebenfalls zur Sekretlösung eingesetzt wird.

Dosierung: 1,5–3 g Droge für Abkochungen.

***Kommission E:** Katarrhe der oberen Luftwege.*

Süßholz
Glycyrrhiza glabra
Liquiritiae radix (M)

(s. Kap. 21: Magen) Nomen est omen: Das Wurzelholz schmeckt süß nach Anislakritze. Doch allzu viel ist ungesund – nicht mehr als 15 g Droge/Tag einnehmen!

Wirkungen: Sekretolytisch, entzündungshemmend, schleimhautschützend und auswurffördernd.

Tagesdosis: 5–15 g Droge; (nicht länger als 4–6 Wochen anwenden).

Präparate: Succus Liquiritiae (tropfenweise auch in Tee geben), Lakriment® Neu Bronchial-Pastillen, Brust-Husten-Tee Stada® N (mit Fenchel, Spitzwegerich, Thymian).

Teezubereitung: ½ TL geschnittene Droge mit 1 Tasse kaltem Wasser zum Kochen bringen, kurz kochen lassen und abgießen. 3–5-mal tägl. 1 Tasse trinken. Praktisch, heilsam und wohlschmeckend zugleich ist das Süßen von auswurffördernden Tees mit Süßholzwurzelstückchen.

***Kommission E**: Katarrhe der oberen Atemwege, Ulcus ventriculi und duodeni.*

Veilchen
Viola odorata
Violae odoratae herba

Die Saponinwirkung ist schwächer als bei der Schlüsselblume, ansonsten wird das Veilchen wie diese angewendet. Veilchen enthält auch Salizylsäurederivate, Schleim- und Gerbstoffe und Flavonoide. Die **Wurzel** enthält ein leicht brechreizerregendes Alkaloid und wurde früher als „deutsche Ipecacuanha" bezeichnet. Veilchen**blüten** werden heute nur noch zur Herstellung des violetten „Sirupus Violae" verwendet, als Korrigens für Mixturen und als essbare Dekoration. Veilchenblüten und Veilchenkraut eignen sich besonders als Beigabe zu Hustentees für Kinder. Eine selbst gesammelte Frühlings-**Hustenteemischung** (aus Blüten von Veilchen, Schlüsselblumen, Gänseblümchen, Gundermann, Spitzwegerichblättern und Fichtensprossen) schmeckt und wirkt hervorragend, desgleichen ein mit diesen Pflanzen angesetzter **Hustenhonig**!

23.2.5 Krampflösende Hustenmittel: Bronchospasmolytika

Bronchospasmolytika werden eingesetzt bei spastischer Bronchitis, Keuchhusten und begleitend auch bei Asthma. Bei krampfhaftem Husten immer auf eine befeuchtete Zimmerluft und ausreichende Trinkmenge achten, denn trockene Raumluft fördert genauso wie Rauchen und schadstoffbelastete Luft die Verkrampfung der Bronchien. Angewärmte Brustkompressen mit beruhigenden, krampflösenden ätherischen Ölen (**Melisse**, **Lavendel**) oder feuchtheiße Dampfkompressen (mit Arzneitees aus **Thymian**, **Engelwurz**, **Melisse**, **Anis**, s. auch Kap. 9) tragen zur Entspannung bei. Wohltuend ist bei krampfhaften Atemwegserkrankungen die sehr beruhigende und vagoton wirkende atemstimulierende Einreibung, bei der in diesem Fall zusätzlich beruhigende ätherische Öle verwendet werden können, z. B. 0,5%iges erwärmtes Lavendelölgemisch.

Keuchhusten, Pertussis

Keuchhusten ist eine Infektionserkrankung (Bordetella pertussis), die vorwiegend Kinder befällt. Sie kann vor allem für Säuglinge lebensbedrohlich werden. Typische **Symptome** sind das keuchende Einatmen durch den geschwollenen Kehlkopf und vor allem nächtliche Hustenanfälle mit Erbrechen. **Phytotherapeutika** können hier immerhin begleitend eingesetzt werden, wobei **Bronchospasmolytika** (**Sonnentau**kraut, **Efeu**blätter) die krampfhaften Hustenanfälle lindern und **Sekretolytika** bzw. Expektoranzien (**Efeu**blätter, **Thymian**kraut) den zähen, glasigen Schleim besser abhusten lassen. Das Kind sollte viel trinken (mind. 2 l dünne Flüssigkeit/Tag), damit die Schleimhäute feucht gehalten werden und die Expektoranzien ihre Wirkung voll entfalten. Feuchtwarme Brustwickel am Abend und morgendliche Ganzwaschungen mit verdünntem Essigwasser unterstützen in anfallsfreien Perioden wohltuend die Heilung.

Bei **Krupphusten** darauf achten, dass die Schleimhäute der oberen Atemwege feucht gehalten werden (Inhalationen, feuchtwarmes Badezimmer, feuchte Tücher über der Heizung) und Arme und Beine gut warm sind (Arm- und Fußbäder).

Asthma

Etwa 5 % aller Erwachsenen und 10 % der Kinder Mitteleuropas leiden an Asthma bronchiale, d. h. an Anfällen von Kurzatmigkeit, Atemnot und Husten. Ausgelöst wird es durch eine Verengung der Luftwege, Verkrampfung der Atemwegsmuskulatur und durch ein Anschwellen der Bronchialschleimhaut mit einer Überproduktion von Schleim. Ob es sich um **allergisch bedingtes** (Atopiker mit gehäuftem Auftreten von Heuschnupfen und Neurodermitis) oder **nicht allergisches** Asthma (psychosomatisch bedingtes Asthma, Infekt- oder Anstrengungsasthma, schmerzmittelinduziertes- oder physikalisch-irritatives Asthma durch Staub, Kälte oder Rauch) handelt oder um eine Mischform (80 % der Fälle), spielt für die **begleitende Phytotherapie** kaum eine Rolle. Pflanzliche Asthmatherapeutika wirken überwiegend auf die Symptome und dienen der **Anfallsprophylaxe bzw. -reduzierung**. Bei einem akuten Asthmaanfall oder gar beim Status asthmaticus ist die Phytotherapie überfordert! Die konventionelle Behandlung (Kortison, Theophyllin, Beta-Mimetika) ist dann das Mittel der Wahl. Aber naturheilkundliche Behandlungskonzepte können die Häufigkeit von Asthmaanfällen reduzieren helfen, die Atemwege stabilisieren und damit den Verbrauch konventioneller Asthmamedikamente reduzieren.

Therapie

In der **naturheilkundlichen Behandlung** unterstützen heiße Hand- und **Fußbäder** oder feuchtheiß auf die Brust gelegte **Dampfkompressen** die Therapie. Für Ruhe und warme Schultern sorgen und wenn möglich eine (vagoton ausgerichtete) atemstimulierende Einreibung anbieten. Zusätzlich ist eine Desensibilisierung mit Eigenblut, Atem- und Entspannungstherapie (Yoga, Qi-Gong, Autogenes Training u. a.), Atemmassage oder eine Klimatherapie zu empfehlen sowie Schröpfen oder Hydrotherapie. Eine Fußreflexzonenmassage unterstützt die Therapie; das können auch Eltern erlernen. Bei Bedarf auch eine **Darmsanierung** durchführen (s. Kap. 29.2: Ausleitung, Darmsanierung) und den Säure-Basen-Haushalt ausgleichen (s. Kap. 25: Rheuma). Für genügend warme Flüssigkeit, eine vollwertige, eher eiweiß-, allergen- und säurearme **Ernährung** und moderaten (!) Sport sorgen (kontrolliertes körperliches Training hebt die Auslöseschwelle der Symptome und senkt den Stresspegel); dazu gehört leider auch das Beachten überhöhter Ozonwerte. **Ozon** schädigt die Atemwege, ein Zusammenhang zwischen Asthmaerkrankungen bei Kindern und einem hohen Ozongehalt der Luft ist nachgewiesen. Vermehrter Einsatz von antioxidativen **Radikalenfängern** (Vitamin C und E, Flavonoide und Selen) und das Einnehmen von Sanddornfruchtfleischöl (mehrmals tägl. 1 Tropfen in wenig Honig) bietet zumindest einen gewissen Schleimhautschutz. **Senf**wickel (2-mal/Woche) und **Heublumen**säckchen auf die Brust gelegt fördern die Bronchialkapazität, **Inhalationen** mit Salzwasser lösen zähen Schleim, Inhalationen mit **Kamille** wirken beruhigend. **Kneipp-Maßnahmen**, vor allem das **Wechselarmbad**, lindern: Arme in eine Schüssel mit warmem Wasser legen bis zur wohltuenden Erwärmung der Arme, dann 20–30 Sekunden in eine Schüssel eiskaltes Wasser tauchen und wiederholt in das Warmwasser eintauchen; den Vorgang 3-mal wiederholen. Die angenehme Überwärmung der Arme sorgt über den Reflexweg für eine Weitstellung der Atemwege und der Blutgefäße des Brustkorbes.[12]

---

12 Adressen: Arbeitsgemeinschaft Allergiekrankes Kind: www.aak.de; www.asthma.org.uk/infofa.html; www.atemwegsliga.de

Im **anfallsfreien Intervall** können **pflanzliche Heilmittel** (s. u.) lindernd eingesetzt werden. Früher rauchte man dann bronchienerweiternde „Asthmazigaretten" (**Stechapfel**, **Hanf**, **Huflattich**) und trank bronchienerweiternde Getränke wie starken **Kaffee** oder **Schwarztee** (mit dem Wirkstoff Theophyllin). Heute gehören zu einer **phytotherapeutischen Therapiebegleitung** neben den unten besprochenen Pflanzen auch

- **Mucilaginosa**, die den Hustenreiz lindern (**Malve**, **Eibisch**, **Isländisch Moos**, **Königskerze** oder **Huflattich**),
- Pflanzen die den zähen Schleim herausbefördern wie **Saponindrogen** (**Schlüsselblume**, **Efeu**, **Süßholz**) oder **ätherische Öldrogen** (Aromatika, **nicht** ätherische Öle!) wie **Fenchel**, **Thymian**, **Quendel**, **Bibernelle**.
- Auch **Weihrauch** mit seinen entzündungshemmenden und immunmodulierenden Eigenschaften wird bei Bronchialasthma eingesetzt (s. Kap. 25: Rheuma und Kap. 20: Darm).

Je gezielter die Mischung der Reaktionslage des Krankheitsbildes angepasst ist, desto nachhaltiger der Erfolg. Deshalb gehören zu einer umfassenden asthmabegleitenden Phytotherapie folgende Heilpflanzen:

- Herz und Kreislauf unterstützende (**Weißdorn**, **Herzgespann**),
- verdauungs- und stoffwechselfördernde (**Schafgarbe**, **Löwenzahn**),
- leber- und nierenwirksame (**Löwenzahn**, **Goldrute**) sowie
- beruhigende (**Melisse**, **Lavendel**, **Hopfen**).

An asthmalindernden **Präparaten** stehen Cefadrin Tr. (mit **Ephedra**, **Thymian**, Fruct. Ammi visn.), Ephedra Strath comp (mit **Ephedra**, **Sonnentau**, **Efeu**, **Schlüsselblume**, **Thymian**) und Asthmakhell N (**Zahnstocherammei** *Ammi visnaga* u. a.) zur Verfügung.

23.2.6 Krampflindernde Heilpflanzen

Dost ***Origanum vulgare*** **Origani herba**	Dost, wie der wilde Majoran genannt wird, ist wie Quendel anzuwenden. Besonders bewährt haben sich seine milden krampflösenden Eigenschaften für Kinder; als Tee, Kräuterbäder oder Kräuterkissen.
Efeu ***Hedera helix*** **Hederae helicis folium (M)**	(s.o.) Efeublätter bewirken eine Bronchospasmolyse und eine Verbesserung der Lungenfunktion bei Patienten mit Asthma bronchiale. Aufgrund ihrer auswurffördernden, krampflösenden, antiobstruktiven (auf die glatte Bronchialmuskulatur), schmerzstillenden und leicht beruhigenden Eigenschaften und der Verflüssigung des zähen Bronchialschleims stehen Efeuzubereitungen an oberster Stelle bei Krampfhusten, Reizhusten und Asthma; bei Keuchhusten zugleich als Sedativum. Hustenkrämpfe werden gemildert, Hustenanfälle gehen zurück und der zähflüssige Schleim kann leichter abgehustet werden.
Quendel, Sand-Thymian ***Thymus serpyllum*** **Serpylli herba (M)**	(s.o.)
Pestwurz ***Petasites hybridus*** **Petasitidis rhizoma (M)**	(s. Kap. 28: ZNS; Migräne) Die Pestwurz hat eine starke krampflösende Komponente, sie wirkt spasmolytisch auf die glatte Muskulatur der Bronchien und gilt seit alters her als wichtiges Keuchhusten- und Asthmamittel. Der Wurzelstock erhielt eine Positivmonographie, allerdings nur für „krampfhafte Schmerzen im Bereich der ableitenden Harnwege" (Kommission E) bei strenger Beachtung der Dosierung und einer Einnahmebeschränkung auf 4–6 Wochen pro Jahr. „Petadolex-Kps." von Weber & Weber ist diesen Beschränkungen nicht unterworfen, da dieses Präparat aufgrund von Spezialzüchtungen frei von Pyrrolizidin-Alkaloiden ist.

Wirkungen: Krampflösend, schmerzlindernd, Leukotriensynthese-hemmend. Die Wirksamkeit beruht wahrscheinlich auf dem krampflösenden Effekt, der sich auch auf die Blutgefäße im Hals-Kopf-Bereich auswirkt (bei Migräne). Neue Studien bestätigen den wirkungsvollen Einsatz der **Blätter** bei Heuschnupfen (allergische Rhinitis; s.dort): Pestwurz unterdrückt die Freisetzung von Entzündungsmediatoren (Histamin und Leukotriene).

Präparate: Petadolex® (Weber & Weber, pyrrolizidinalkaloidfrei!).

Kommission E: *Bei krampfartigen Schmerzen im Bereich der ableitenden Harnwege, v. a. bei Steinleiden.*

Sonnentau *Drosera rotundifolia* Droserae herba (M)

Sonnentau ist eine streng geschützte, fleischfressende kleine Pflanze der Hochmoore. Wie Edelsteine oder Tau in der Sonne schillern ihre Drüsenhaare, die ihr den Namen verliehen haben. Mit der Klebkraft ihres Drüsensekretes hält sie Insekten fest und verdaut sie enzymatisch.

Inzwischen werden vor allem die Drogen von Drosera ramentacea, Drosera longifolia L. und Drosera intermedia aus Madagaskar eingesetzt, weil schon seit Jahren die ursprüngliche Stammpflanze Drosera rotundifolia aus Gründen des Naturschutzes zur Gewinnung von Sonnentaukraut nicht mehr zur Verfügung steht. Die Hauptinhaltsstoffe der genannten Droseraarten sind gleichwertig.

Inhaltsstoffe: Naphthochinonderivate, Flavonoide, Schleimstoffe.

Wirkungen: Bronchospasmolytisch, antitussiv (hustenhemmend), antibakteriell, entzündungshemmend. Sonnentau galt, als er noch vermehrt vorhanden war, als „Codeinersatz" bei Krampf-, Keuch- und Reizhusten; er wirkt auch auf periphere Gefäße krampflösend.

Indikationen: Krampfhafter Husten, Reizhusten, Keuchhusten.

Darreichungsformen: Frischpflanzenpresssaft und Fertigpräparate.

Tagesdosis: 3 g Droge (dürfte zumindest für Teezubereitungen zu niedrig sein. Notwendig sind für die zur Zeit im Verkehr befindlichen Drosera-Arten 3–10 g, je nach Naphthochinongehalt).

Nebenwirkungen/Gegenanzeigen: Nicht bekannt.

Präparate: Markatussin® Saft und -Tropfen Drosera zuckerfrei, Bronchicum® Pflanzlicher Husten-Stiller Lösung (mit Thymian), Monopax®, Drosithym® N Bürger Lösung und Drosithym® N Bürger Saft (mit Primel, Thymian).

Teezubereitung: Nur noch selten üblich: Pflanze vom Aussterben bedroht; zu teuer, 100 g ca. 30 Euro; wenn, nur in Teemischung. 1–2 g Droge mit 150 ml heißem Wasser übergießen, bedeckt 10 Min. ziehen lassen und abgießen. Gut in Kombination mit Thymian bei den gleichen Indikationen.

Kommission E: *Krampf- und Reizhusten.*

Süßholz *Glycyrrhiza glabra* Liquiritiae radix (M)

(s.o.)

Wirkungen: Sekretolytisch, krampflösend, antioxidativ, entzündungshemmend, schleimhautschützend und auswurffördernd.

Teemischungen bei spastischer Bronchitis, Keuchhusten und Asthma mit Süßholzwurzeln süßen.

Thymian *Thymus vulgaris* Thymi herba/ -folium (M) s.o.

(s.o.)

Mit ihren ätherischen Ölen, Gerb- und Bitterstoffen und Saponinen ist diese intensiv duftende Pflanze überaus komplex in ihrer Wirkung: Ein Expektorans mit bronchospasmolytischer, keimhemmender und sekretolytischer Wirkung; empfehlenswert bei spastischer Bronchitis, Keuchhusten und Asthma. Auch **äußerliche** Anwendungen als feuchtheiße Dampfkompresse, Ölkompresse, Inhalation oder Bad haben sich sehr bewährt.

Zwiebel *Allium cepa* Allii cepae bulbus (M)

(s.o. und Kap. 27: Herz-Kreislauf) In der Volksmedizin wird schon lange der antibakterielle Zwiebelsaft mit Erfolg gegen Husten, Bronchitis und Asthma eingesetzt. Neuerdings erst wurde die antiasthmatische Komponente erforscht: Thiosulfinate hemmen die Prostaglandinkaskade.[13]

---

13 Wagner 1990 et al.: 59–62.

Natürlich ist in selbst hergestellten Zwiebelpresssäften keine gleichbleibende chemische Zusammensetzung zu erwarten, was die Vorraussetzung eines modernen Phytotherapeutikums wäre. Deshalb werden in der Medizin standardisierte Zwiebelextrakte bevorzugt. Dennoch steht einem selbst zubereiteten **Zwiebelsirup** nichts entgegen (s. Kap. 23.1.5). Ein bewährtes Rezept sind auch **Zwiebeltropfen**: 2 klein gehackte Zwiebeln mit 50 ml 40 %igem Alkohol bedecken, 3 Std. zugedeckt stehen lassen, anschließend abfiltrieren. 3–4-mal tägl. 2 TL einnehmen (Kinder entsprechend weniger). In den Tropfen sind noch ca. 20 % Alkohol enthalten; der als Lösungsmittel dienende Alkohol verbleibt teilweise in den Zwiebeln.

Dosierung: täglich 50 g frische Zwiebeln, Zwiebelfrischpresssaft 3 × täglich 1 EL.

23.2.7 Kieselsäurehaltige Pflanzen zur Lungenstärkung

Zu der Zeit, in der Thomas Manns Erzählung „Der Zauberberg" spielte, gab es noch keine synthetischen Tuberkulostatika. Damals wurden kieselsäurehaltige Pflanzen therapeutisch eingesetzt, die resistenzsteigernd im Lungengewebe wirken sollten. Bewiesen ist bis heute nur, dass Kieselsäure die Leukozytose steigert und so einen unspezifischen leistungssteigernden Effekt hat. Natürlich wird eine Tuberkulose heute mit Tuberkulostatika therapiert, aber Kieselsäurepflanzen können nach wie vor präventiv und in der Nachbehandlung eingesetzt werden. Sie sind natürlich ebenso bei chronischen Bronchitiden und langwierigen Lungenkrankheiten zu empfehlen.

Ackerschachtelhalm
Equisetum arvense
Equiseti herba (M)

(s. Kap. 24: Harnwege) Mit 0,6 % dekoktlöslicher Kieselsäure ist sie die intensivste Silizium-Droge. Bei der Zubereitung die einstündige Kochzeit beachten.

Hohlzahn, gelblich-weißer
Galeopsis segetum
Galeopsidis herba (M)

(s.o.)

Hohlzahn enthält außer 0,03 % dekoktlöslicher Kieselsäure auch Saponine und Gerbstoffe. Sein Mineraliengehalt ist dem unseres Blutes am nächsten.

Vogelknöterich,
Polygonum aviculare
Polygonum avicularis herba (M)

Niedriges, unscheinbares Kraut mit 0,08 % dekoktlöslicher Kieselsäure. Heute fast nur noch bei Atemwegskatarrhen angewendet. Als Monodroge ist Vogelknöterich schwach wirksam; doch als Kombinationspartner in Bronchialteemischungen ist er laut volksheilkundlichen Erfahrungen gut geeignet.

Inhaltsstoffe: 3–4 % Gallotannin-Catechin-Gerbstoffe, Flavonoide, ca. 1 % Kieselsäure, Schleimstoffe, Phenolcarbonsäuren.

Wirkungen: Adstringierend, aquaretisch, entzündungshemmend.

Indikationen: Zur Resistenzsteigerung bei langwierigen Bronchialleiden.

Darreichungsformen: Tee, Fertigpräparate.

Tagesdosis: 4,6 g Droge.

Nebenwirkungen/Gegenanzeigen: Nicht bekannt.

Präparate: Salus® Bronchialtee Nr. 8 (mit Isländisch Moos, Linden-, Primelblüten, Thymiankraut, Wollblumen), Tussiflorin® Hustensaft und -Tropfen (mit Sanikel-, Hohlzahnkraut, Primelwurzel).

Teezubereitung: 1 TL feingeschnittene Droge mit 1 Tasse heißem Wasser übergießen und nach 15–30 Min. abgießen. Mehrmals tägl. 1 Tasse heiß trinken.

***Kommission E**: Leichte Katarrhe der Luftwege, entzündliche Veränderungen der Mund- und Rachenschleimhaut.*

23.3 Hals-, Nasen- und Rachenerkrankungen

23.3.1 Gurgelmittel bei Schleimhautentzündungen im Mund-Rachen-Raum

Gurgelanwendungen und Mundspülungen hemmen die Entzündung im Mund- und Rachenraum und erzielen örtlich gewebsumstimmende Effekte. Daraufhin erfolgt eine subjektive Besserung und ein rascheres Abklingen der Beschwerden. Verwendet werden dafür **Essig** (3 TL Apfelessig/Glas warmes Wasser, mit 2 TL Honig vermengt, stdl. Gurgeln bis die Beschwerden verschwinden), Salzwasser oder erwärmter **Heidelbeer**saft.

Außerdem bei rotem, heißem und geschwollenem Rachen **Pflanzen mit Gerbstoffen (Tee-Dekokt)**, die die Eiweiße des entzündeten Gewebes ausfällen, zusammenziehend und blutstillend wirken und die Bakterienmembran angreifen:

Blutwurzel ***Potentilla erecta*** **Tormentillae rhizoma (M)**	(s. Kap. 20 Darm)
Eiche ***Quercus robur*** **Quercus cortex (M)**	(s. Kap. 20 Darm)
Gänsefingerkraut ***Potentilla anserina*** **Anserinae herba (M)**	(s. Kap. 20 Darm)
Odermennig ***Agrimonia eupatoria*** **Agrimoniae herba (M)**	Bewährt bei chronischen Pharyngitiden der Redner und Sänger, „Sängerkraut" genannt.

Bei trockenem, schmerzendem Rachen mit starkem Wundgefühl **Pflanzen mit Schleimstoffen**, **(Tee-Mazerat)** die einen reizmildernden Schutzfilm über die Schleimhaut legen:

Eibisch, echter ***Althaea officinalis*** **Althaeae radix/ -folium/-flos (M)**	Zum Gurgeln sollten Eibischwurzeln ausnahmsweise gekocht werden, weil die dabei austretende Stärke förderlich ist: 1 TL kleingeschnittene Wurzeln mit 1 Tasse Wasser 10 Min. lang kochen, abgießen und als Gurgelmittel verwenden.
Huflattich ***Tussilago farfara*** **Farfarae folium/-flos (M)**	(s.o.)
Isländisch Moos ***Cetratria islandica*** **Cetrariae lichen (M)**	(s.o.)
Spitzwegerich ***Plantago lanceolata*** **Phantaginis lanceolatae folium (M)**	(s.o.)

Ringelblume
Calendula officinalis
Calendulae flos (M)

Zur Keimreduzierung **Pflanzen mit ätherischen Ölen**, die entzündungshemmend wirken und besser durchatmen lassen:

Gewürznelken
Syzygium aromaticum
Caryophylli flos (M)

Ingwer
Zingiber officinalis
Zingiberis rhizoma (M)

2 EL frisch geriebenen Ingwer mit je 2 EL Honig und Zitronensaft vermengen und damit mehrmals tägl. gurgeln.

Kamille
Matricaria recutita
Matricariae flos/ Chamomillae aetheroleum (M)

(s. Kap. 21: Magen und 26: Haut) Kamille hat sich besonders bewährt zum Gurgeln, weil sie entzündungswidrige, reizmildernde und vor allem ausgeprägte bakteriostatische (gegen Streptokokken, Staphylokokken) Wirkungen besitzt. Empfohlen wird eine Gurgelmischung aus 1 Tasse Kamillentee mit 15 Tr. Kamillentinktur, damit das gesamte Wirkungsspektrum zum Tragen kommt.

Myrrhe
Cammiphora molmol
Myrrha (M)

Salbei
Salvia officinalis
Salviae folium (M)

(s. Kap. 21: Magen) „Lieblich im Geruch, bedeutend an Kraft, nützlich als Trank, hilfreich befunden in den meisten Krankheiten“ – so rühmt im 9. Jahrhundert der Mönch Walahfried Strabo den Salbei in seinem Lehrgedicht „Hortulus“. Salbei (von lat. „salvare: heilen“) ist nicht nur ein bedeutsames Heilkraut, er soll auch lebensverlängernd wirken. An der berühmten Schule von Salerno kursierte der Ausspruch: „Warum soll jemand sterben, wo doch Salbei in seinem Garten wächst?“, und aus dem 13. Jahrhundert: „Wüchse ein Kräutlein vor dem Todt, es wäre der Salbei, ohne Spot.“ „Wer Salbei baut, den Tod nicht schaut“, schrieb ein pflanzenbewanderter Dichter im 19. Jahrhundert – genug der Aussagen: Salbei ist eine der ganz großen Heilpflanzen – und zu mehr nutze als zu Mundspülungen!

Inhaltsstoffe: 1–2,5 % ätherisches Öl (mit Hauptkomponenten α- und β-Thujon, Cineol, Campher), bis 8 % Lamiaceen-Gerbstoffe (darunter Rosmarinsäure), Diterpen-Bitterstoffe, Triterpene, Steroide, 1–3 % Flavonoide.

Wirkungen: Antibakteriell, fungistatisch, virustatisch, adstringierend, sekretionsfördernd, schweißhemmend, antiphlogistisch.

Indikationen: Äußere Anwendung: Entzündungen der Mund- und Rachenschleimhaut. Innere Anwendung: dyspeptische Beschwerden und vermehrte Schweißsekretion.

Darreichungsformen: Tee, alkoholische Auszüge und Destillate zum Gurgeln, Spülen und zu Pinselungen sowie zur inneren Anwendung und als Frischpflanzenpresssaft.

Tagesdosis: Bei innerer Anwendung 4–6 g Droge, 1,5–3 g Fluidextrakt. Zum Gurgeln und Spülen 2,5 g Droge bzw. 2–3 Tr. des ätherischen Öls auf 100 ml Wasser als Aufguss bzw. 5 g alkoholischer Auszug auf 1 Glas Wasser. Zur Pinselung unverdünnter alkoholischer Auszug.

Nebenwirkungen: Keine Nebenwirkungen bei externer Anwendung oder bei Einnahme wässriger Zubereitungen wie Teeaufguss oder Frischpflanzenpresssaft. Bei länger dauernder Einnahme von alkoholischen Extrakten oder des reinen ätherischen Öls epileptiforme Krämpfe.

Gegenanzeigen: Schwangerschaft (reines ätherisches Öl und alkoholische Extrakte wegen des Gehalts an α- und β-Thujon).

Hinweis: Wegen des hohen Thujongehalts dürfen alkoholische Zubereitungen innerlich nicht in höherer Dosierung (max. 3 x tägl. 40 Tr.) und nicht länger als 4 Wochen angewendet werden.

Im Gegensatz zur inneren Anwendung dürfen Salbeiblätter zu Spülungen und zum Gurgeln auch während der Schwangerschaft und über einen längeren Zeitraum angewendet werden.

Präparate: Salbei Curarina® Tr., Salus Salbei-Tropfen®, Salvysat® Brüger Lösung, Aperisan® Gel Mundschleimhauttherapeutikum, Salviathymol® N Flüssigkeit (mit Eukalyptus-, Pfefferminz-, Zimt-, Nelken-, Fenchel-, Anisöl, Levomenthol, Thymol), Kneipp® Brustkaramellen (mit Menthol, Anisöl).

Hinweis: Bonbons mit ätherischem Salbeiöl wirken prophylaktisch schützend, wenn die Stimme großen Strapazen ausgesetzt ist, z. B. bei Rednern oder Sängern.

Teezubereitung: 1 TL feingeschnittene Droge mit 1 Tasse heißem Wasser übergießen und nach 10 Min. abgießen. Mehrmals tägl. damit gurgeln. (Salbeitee zum Trinken nur 1–3 Min. ziehen lassen!)

***Kommission E**: Äußere Anwendung: Entzündungen der Mund- und Rachenschleimhaut. Innere Anwendung: dyspeptische Beschwerden und vermehrte Schweißsekretion.*

Thymian
Thymus vulgaris
Thymi herba / -folium (M)

(s.o.)

23.3.2 Angina – Tonsillitis

Eine Tonsillitis besteht, solange die Gaumenmandeln noch vorhanden sind; ansonsten wird das Krankheitsbild Angina genannt. Die akute Entzündung der Gaumenmandeln (Tonsillitis) ist in der Regel viral bedingt, aber es kommt häufig zur bakteriellen Superinfektion, meist durch Staphylokokken. **Symptome** sind Schluckbeschwerden und eine kloßige Sprache, starke Halsschmerzen, die bis zu den Ohren ausstrahlen können, vermehrter Speichelfluss und Fieber. Die Halslymphknoten sind geschwollen.
Durch eine **begleitende symptomatische Therapie mit pflanzlichen Arzneimitteln** können die Beschwerden gelindert und die Entzündung schneller zum Abklingen gebracht werden. Bei einer eitrigen Tonsillitis muss auf alle Fälle ein Abstrich gemacht und die weitere Therapie ärztlich abgesprochen werden.

Als **Phytotherapeutika** stehen zur Verfügung:

- adstringierende, schmerzlindernde **Gurgellösungen** mit **Blutwurz**, **Salbei**, **Kamille**, **Thymian**, **Eichen**rinde und **Odermennig**.
- **Senfmehlfußbad** oder andere gut wärmende Fußbäder (mit **Rosmarin**, **Wacholder**, **Ingwer**, **Beifuß** o. Ä.) als unterstützende Therapie.
- **Halswickel** mit **Zitronen** oder Quark, **Kohl** oder **Kartoffeln** oder bei stark geschwollenen Lymphknoten ein **Salbenwickel** mit Archangelikasalbe.
- Als **Fertigpräparate** haben sich vor allem „Tonsilgon N" (mit **Eibisch**wurzel, **Eichen**rinde, **Kamillen**blüten, **Löwenzahn**kraut, **Ackerschachtelhalm**kraut, **Schafgarben**kraut und **Walnuss**blättern) bewährt, „Repha-Os-Mundspray" (mit **Blutwurzel**, **Ratanhia**, **Myrrhe** und ätherischen Ölen von **Anis**, **Eukalyptus**, **Pfefferminze**, **Nelke** und Levomenthol) und „Angocin Antiinfekt N" (**Kapuzinerkresse** und **Meerrettich**).
- Speziell bewährt hat sich **„Umckaloabo"** (Wurzelextrakt aus **Kapland-Pelargonie**, Pelargonium sidoides, s. o. pflanzliche Antiobiotika). Die anginatypischen Symptome wie Husten, Schnupfen, Halsschmerz und Fieber aber auch allgemeine Beschwerden wie Gliederschmerzen, Abgeschlagenheit und Müdigkeit bessern sich rasch (s. Kap. 23.1.5).

23.3.3 Pharyngitis, Laryngitis, Tracheitis

Pharyngitis ist eine Entzündung der Rachenschleimhaut, **Laryngitis** eine Kehlkopfentzündung, **Tracheitis** eine Luftröhrenentzündung. Alle drei Erkrankungen sind meist viral, seltener bakteriell be-

dingt. Rauchen gilt als weiterer Auslöser, auch sehr trockene Räume oder Inhalationen schleimhautreizender Substanzen. Die häufigsten **Symptome** sind Halsschmerzen, Schluckbeschwerden, Hustenreiz, Heiserkeit und Räusperzwang.
Bei einer Kehlkopfentzündung mit **Heiserkeit** muss die Stimme geschont werden, auch kein Räuspern oder Flüstern! Dauert eine Heiserkeit länger als 3 Wochen, muss sie diagnostisch abgeklärt werden. Tägliches Trinken bzw. Gurgeln mit 2 EL **Brombeer**saft hat sich in der Naturheilkunde bewährt. Immer sollte auf ausreichende Flüssigkeitszufuhr geachtet werden (mindestens 2 l warmer dünner Tee oder Wasser pro Tag). Bei Bedarf weiche oder vorübergehend nur flüssige Kost; möglichst keine Milch trinken, weil sie verschleimend wirkt, sowie scharfe Gewürze oder saures Obst meiden, da beides die entzündeten Schleimhäute reizt.

Die **Phytotherapie** kann die Symptome Halsschmerzen, Heiserkeit und Räusperzwang mit entzündungshemmenden, reizlindernden und antibakteriellen Arzneipflanzen lindern. Bewährt haben sich:

- **Gurgeln** mit **Kamillen**- oder **Ringelblumen**blüten,
- schluckweises Trinken **reizmildernder Schleimdrogen** (**Spitzwegerich**, **Malve**, **Eibisch**wurzel, **Huflattich**) bzw. Lutschen von reizmildernden Isla-Moos Pastillen, das durch die ständige Befeuchtung der Schleimhäute den lokalen Entzündungsreiz lindert.
- **Halswickel** mit **Zitronen** oder Quark (leicht angewärmt).
- **Sanddorn:** 2–3 Tropfen Sanddornfruchtfleischöl in 1 EL Honig emulgiert 5- bis 7-mal pro Tag einspeicheln und langsam im Mund zergehen lassen. Das stark schleimhautprotektive Öl lindert den Entzündungsreiz und lässt schneller abheilen.

23.3.4 Schnupfen – Rhinitis

Häufig beginnt eine Erkältung mit Schnupfen (eine echte Grippe dagegen mit Frösteln, starker Müdigkeit sowie Kopf- und Gliederschmerzen). Schnupfen ist ein akuter Katarrh der Nasen- und Nasennebenhöhlenschleimhaut mit Niesreiz, verstärkter Nasensekretion und allgemeinem Krankheitsgefühl, häufig verbunden mit Kopfschmerzen und Brennen in Nase und Rachen.

Bei Schnupfen sollte auf Folgendes geachtet werden:

- befeuchtete Raumluft (feuchte Handtücher aufhängen) und gut lüften.
- ausreichende Trinkmenge (mindestens 2 l/Tag)
- Hochlagern des Kopfes (erleichtert in der Nacht die Atmung)
- Warme Füße: **Fußbäder** mit **Rosmarin**, **Beifuß**, **Wacholder** oder **Lavendel**, Salz- oder **Senf**mehlfußbäder oder **Zwiebel**fußsohlenauflagen wirken unterstützend.

Ob Corona-, Rhino- oder Adenoviren am Infekt beteiligt sind, ist für die **Phytotherapie** unwesentlich, sie dient symptomatisch der Erleichterung bzw. Normalisierung der Atmung. Zum Einsatz kommen hauptsächlich Pflanzen mit **ätherischen Ölen**, die aufgrund ihrer bakteriostatischen Wirkung bakterielle Superinfektionen verhindern können. Sie sollen gleich zu Beginn eingesetzt werden, umso größer ist der zu erwartende Erfolg. Eine Vorrangstellung hat hier sicherlich die **Zwiebel**. Für ihre heilsame Wirkung ist es gleichgültig, ob ihre sekretlösenden ätherischen Öle als Inhalat, Zwiebelstrumpf, -packung, -auflage, homöopathisch oder unter Tränen beim Zubereiten eines Essens aufgenommen werden: Die Zwiebel lässt „fließen" und verhindert dadurch einen Sekretstau. Auch heiße Hühnerbrühe hat sich bewährt, sie lässt die Nasenschleimhäute abschwellen und wirkt antientzündlich.

Beim **einfachen Fließschnupfen** sind zu empfehlen:

Dampfinhalationen mit **Kamillen**- oder **Fenchel**tee halten den Fließschnupfen „am Laufen", genauso **Inhalationen von Salzlösungen** (Nasenspülung mit Emser Salz, physiologischer Kochsalzlösung [Apotheke] oder mit 1 TL Salz auf $^1/_2$ l Wasser): Einfach ein Nasenloch zuhalten und mit dem anderen das Salzwasser aus der hohlen Hand hoch schnupfen; dann die Seite wechseln. Noch besser eignet sich dazu die Nasenspülkanne aus der Apotheke. Die GEK konnte in einem mehrjährigen Modellprojekt die Verringerung von Atemwegsbeschwerden und Linderung bei Nasennebenhöhlenbeschwerden, Heuschnupfen, trockener oder verstopfter Nase, Mittelohrentzündung u.v.m. durch regelmäßige Nasenspülung belegen: Die Nasenspülung unterstützt

die natürlichen Selbstreinigungsmechanismen der Nasenschleimhaut, reinigt die Nase, befreit sie von mit Bakterien besiedeltem Schleim und verringert die Gefahr von Infektionen der unteren Atemwege.[14]
Inhalationen mit **Kamillen**tee wirken zusätzlich stark entzündungshemmend. Nasensprays („Kamillan Spray Nasenspray", „Soledum med. Nasentropfen") erleichtern subjektiv.
Menthol, Kampfer und Eukalyptusöl führen zu einer verbesserten Nasenluftpassage, sie werden als kühlend und „nasenerweiternd" empfunden. Sie erregen die Kälterezeptoren der Riechnerven (die erregten Thermorezeptoren der Nasenschleimhaut leiten die Erregung an den Nervus trigeminus im Larynx weiter) und hinterlassen so den Eindruck, besser durchatmen zu können.

Kontraindikation

Nicht bei Säuglingen und Kleinkindern anwenden! Sie dürfen keinesfalls mit Menthol, Kampfer oder **Eukalyptus** in Kontakt kommen, vor allem nicht im Gesichtsbereich – reine ätherische Öle sind für dieses Alter kontraindiziert.

Rotlicht und Halswickel mit **Kamille** oder Quark unterstützen die Behandlung.

Anstelle von Tee-**Inhalationen** können auch **reine ätherische Öle** verwendet werden. Dafür ca. 1–2 Tr. mit 1 l heißem Wasser überbrühen und die Dämpfe unter einem Handtuch einatmen. Für die Nacht kann man sich 1 Tropfen eines ätherischen Öles auf das Kopfkissen träufeln, oder 1 Topfen auf ein Taschentuch geben und während einer Reise, im Büro o. Ä. immer wieder daran riechen.

Angenehm und auch für Kinder zu empfehlen ist die **Raumvernebelung** von ätherischen Ölen.

Vorsicht

Kenntnisse über die ätherischen Öle und ihre Nebenwirkungen sind unbedingt erforderlich! (s. Kap. 14.1: Wirkstoffe).

Für den **Säuglingsschnupfen** haben sich **Kamillen**- oder **Fenchel**tee, **Holunder**blütentee, **Zwiebel**säckchen oder eine **Kamillen**-Honiglösung bewährt: Kamillentee mit viel Honig (bis sich nichts mehr löst) ansetzen und mit einer Pipette in die Nase einführen.
Gerade bei Säuglingen und Kleinkindern ist es wichtig, die Nase frei zu halten (auch durch Kochsalznasentropfen), damit es nicht zu Ohrenschmerzen kommt. Bei Ohrenweh lindern warme **Zwiebel-Auflagen,** denn Kinder leiden bei Schnupfen besonders häufig darunter: Eine ganze Zwiebel in grobe Scheiben schneiden und in ein Küchenpapier einwickeln. Dieses Päckchen über Wasserdampf erwärmen oder zwischen 2 Wärmflaschen (damit die Wärmflaschen den Zwiebelgeruch nicht annehmen, das Zwiebelpäckchen zum Erwärmen in eine kleine Plastiktüte stecken). Danach auf das Zwiebelpäckchen drücken, so dass der Zwiebelsaft frei wird, aus der Tüte nehmen, auf das schmerzende Ohr legen und mit einem Stirnband, Mütze oder Schal befestigen. Wichtig ist, dass das Gebiet hinter dem Ohr, die Reflexzone zum Nasen-Rachen-Raum, auch von der Zwiebelkompresse bedeckt wird. Die Schleimhäute schwellen ab, die Schmerzen lassen nach und der Druck im Ohr auch. Die Kompresse wird belassen, solange es angenehm erscheint.
Bei Ohrenschmerzen nehmen auch so genannte „**Ohrenkerzen**" den starken Druck.

23.3.5 Heuschnupfen

Bei allergisch bedingtem Schnupfen steht die Behandlung der Allergie im Vordergrund. Heuschnupfen (Pollinosis) ist eine saisonal bedingte Allergie, die mit den ersten blühenden Sträuchern im Januar (Hasel) bis in den Sommer (Getreide) reichen kann, mit einem Schwerpunkt im April/Mai. **Auslöser** ist nicht das Heu, sondern der Blütenstaub von Pflanzen, Millionen Pollen, die vom Wind kilometerweit durch die Luft getragen werden – das macht „die Nase voll". **Ursache** scheint ein überreagierendes Immunsystem zu sein, das im Übermaß Antigene gegen Allergene bildet. Das regt die Mastzellen im Köper dazu an, vermehrt Gewebshormone (Histamine) zu bilden, die für entzündliche Reaktionen sorgen. Genetische Einflüsse, zunehmende Umweltverschmutzung, Medikamente u. a. schädigen die gesunde Abwehrkraft des Körpers. Die bekannten **Symptome** machen den Betroffenen das Erwachen der Natur im Frühling eher zur Qual als zur Freude: wässriger Fließschnupfen mit heftigen Niesatta-

14 Quelle: www.gek.de/presse/studien/index.html

cken, brennende, tränende und äußerst lichtempfindliche Augen, unangenehmer Juckreiz in Augen und Nase, Kopfschmerzen, manchmal Atemnot, häufig Müdigkeit und stets ein beeinträchtigtes Allgemeinbefinden.

In der **naturheilkundlichen Therapie** ist Vorbeugung neben der Stärkung der körpereigenen Abwehrkräfte immer noch die wirksamste Lösung; in diesem Fall gilt es zusätzlich, den Kontakt mit den Pollen einzuschränken: im Freien eine Sonnenbrille tragen, Fenster geschlossen halten, Wäsche nicht im Freien trocknen, abends die Haare waschen, spazieren gehen erst nach dem Regen. Während der Heuschnupfenzeit die Innenwand der Nase mit **Oliven-** oder **Sanddorn**fruchtfleischöl einreiben, bei Niesreizattacken Wasserdampf einatmen und bei starkem Juckreiz Nasenspülungen mit Kochsalz (s. o.) durchführen. Eine Vitamin-C-reiche Ernährung stärkt die körpereigene Abwehrkraft und bindet das Histamin (s. Kap. 23.1.3: Resistenzsteigerung); Vitamin C gilt als nebenwirkungsfreies Antiallergikum! Magnesiumreiche Lebensmittel (Bananen, Sonnenblumenkerne, Leinsamen) hemmen die Histaminproduktion. Bruno Vonarburg empfiehlt im akuten Stadium zur sofortigen Linderung den stündlichen Einsatz von Johannisbeerknospenmazerat.[15] **Malven**tinktur lindert den Reiz und schützt die Schleimhaut: getrocknete Malvenblüten und -blätter locker in ein Glas füllen und mit 30%igem Alkohol auffüllen, tägl. schütteln und nach 3 Wochen in ein Tropfglas abfiltrieren. Wenn die Schleimhaut von Nase und Auge brennt und juckt, stdl. 10 Tr. im Mund zergehen lassen. Zur Vorbeugung 3 × tägl. 15–25 Tropfen mit Wasser verdünnt einnehmen.

Dr. E. Häringer hat gute Erfahrungen gemacht mit folgender **Aromamischung**: Äth. Zedernöl (Cedrus atlantica) 1- bis 3-mal tägl. je 1 Tr. in 1 EL Sahne emulgieren, oder auf 1 Stück Zucker oder Brot geben und einnehmen: Das blockiert die Histaminausschüttung und lindert dadurch die Entzündungserscheinungen. Erst dann mit der Einnahme anfangen, wenn es beginnt zu „kribbeln“, und weiter durchführen bis eine Besserung eingetreten ist. Gleichzeitig etwas Zedernöl auf Stirn, Jochbeine und unter die Nase tupfen. Bewährt hat sich auch ein **Gemmoglycerinmazerat** aus den Knospen der **Schwarzen Johannisbeere**: Ribes nigrum Gemmo[16]. Es wirkt antiallergisch, entzündungs- und ödemhemmend (auch bei Allergien, Asthma, Urticaria und Arthritis) und wird daher auch als „pflanzliches Cortison“ bezeichnet. Ganz neu entwickelt wurde ein pflanzliches Präparat gegen Heuschnupfen aus **Pestwurzblättern**[17]. Durch ein Spezialverfahren in der Aufbereitung der Blätter sind keine Pyrrolizidinalkaloide enthalten. Pestwurzblattextrakt stabilisiert die Mastzellen und reduziert kurz nach der Einnahme die Histaminkonzentration; es besitzt ausgeprägte antientzündliche Eigenschaften und hemmt die Leukotriensynthese. In Studien erwies sich das Arzneimittel gegenüber dem bekannten synthetischen Antihistaminikum Ceterizitin als ebenbürtig, mit dem Vorteil, dass es keine sedierenden Nebeneffekte aufwies. Symptome wie Niesen, juckende Augen und laufende Nase nehmen bereits nach 30 Minuten deutlich ab; innerhalb 3–5 Tagen schwellen die Nasenschleimhäute ab und erleichtern das Atmen.

23.3.6 Nasennebenhöhlenentzündung – Sinusitis

Die Nebenhöhlen (v.a. Kiefer- und Stirnhöhlen) bilden sich erst im Laufe der ersten 12 Lebensjahre aus. Das Hohlraumsystem der Nasennebenhöhlen ist mit einem respiratorischen Flimmerepithel ausgekleidet, das Becherzellen und seromuköse Drüsen enthält, oberflächlich bedeckt von einem Film aus einer dünnflüssigen Sol- und einer zähflüssigen Gelschicht. Die Atemluft strömt, von dieser Schleimhaut angefeuchtet, erwärmt und von Schmutzpartikeln und pathogenen Keimen „gesäubert“ in die Lungen. Die Ziliarbewegung der Flimmerhärchen hat die Aufgabe, den Schleimteppich zum Ausgang zu transportieren. Nasenschleim und Flimmerschlag, unspezifische körpereigene Lysozyme und Entzündungszellen sorgen als spezifische Abwehrmaßnahmen dafür, dass sich pathogene Keime nicht in der Nasenschleimhaut festsetzen. Selbst bei erheblichen pathogenen Einflüssen besitzt das Epithel eine hohe Regenerationsfähigkeit – eine ungehinderte Drainage und Ventilation vorausgesetzt.

---

15 Bezugsadresse z.B.: Bergapotheke Zürich, Stauffacherstr. 16, CH-8004 Zürich.

16 Infos: www.spagyros.ch.

17 Tesalin®/Zeller Medical AG. Info: Bisher ist Tesalin nur in der Schweiz zugelassen; bis zur Zulassung in Deutschland können es Patienten auf Privatrezept in Schweizer Apotheken beziehen.

Unter **Sinusitis** versteht man eine Entzündung der Schleimhäute der Nasennebenhöhlen, verbunden mit verstärkter Sekretbildung. Eine **akute Sinusitis** tritt meist im Rahmen eines einfachen Schnupfens auf; die Schleimhaut schwillt an, die Ausführungsgänge der Nasennebenhöhlen machen „dicht" und das Sekret kann nicht mehr abfließen, es staut sich in den Höhlen wie in einer kleinen Wanne. Das gestaute Sekret kann leicht mit Bakterien besiedelt werden – aus einem banalen Schnupfen hat sich eine akute Sinusitis entwickelt, und es tritt das typische **Beschwerdebild** ein: Kopfschmerzen, die beim Schneuzen, Bücken oder Pressen zunehmen, Gesichtsschmerzen, massiver Sekretfluss, Verminderung des Geruchs- und Geschmackssinns (das beeinträchtigt das Sexual- und Gefühlsleben und mindert den Genuss beim Essen), häufig auch Zahnschmerzen im Oberkieferbereich und Klopfschmerz über den Nebenhöhlen, Fieber und Abgeschlagenheit. Die eingeschränkte Lebensqualität von Sinusitispatienten wird häufig unterschätzt.

Bei **akuter Sinusitis** werden Medikamente mit abschwellender Wirkung eingesetzt, um die Störung von Ventilation und Drainage zu beseitigen. Für diesen Zweck ist das pflanzliche Kombinationspräparat Sinupret® (mit **Eisenkraut**, **Holunder**, **Schlüsselblume**, **Sauerampfer**, **Enzian**) das Mittel der Wahl, das nachweislich die Entzündung hemmt und die Drainage und somit die Belüftung der Nebenhöhlen verbessert, sekretolytisch, antiviral und immunmodulierend wirkt. Gelomyrtol®, ein pflanzliches Destillationspräparat aus ätherischem Eukalyptus- und Citrusöl, beschleunigt den mukoziliären Transport in der Kieferhöhle und wirkt sekretomotorisch, sekretolytisch, mukolytisch, antiphlogistisch, schleimhautabschwellend, bronchodilatatorisch und antimikrobiell. Gelomyrtolkapseln können auch aufgestochen und zur Inhalation verwendet werden. Allerdings verträgt nicht jeder das Mittel gut!

Eine Therapiekombination aus Nasenspülungen, Inhalationen und dem gezieltem Einsatz von Sinupret und Gelomyrtol im Wechsel hat sich durch ein synergistisches Ineinandergreifen als erfolgreich erwiesen. Auch Eukalyptusinhalationen (*Soledum Kps.®*) haben in klinischen Studien ihre Wirksamkeit bewiesen. Eine Behandlung mit Bromelain, den Enzymen der Ananas, lindert die Symptome einer akuten Sinusitis (Bromelain-POS®, Mucozym®). Bei einer akuten Sinusitis kann die **Phytotherapie** als alleinige Maßnahme genügen. Tetracycline sind bei der Behandlung kontraindiziert, und viele Antibiotika wirken immunsuppressiv.

Die meisten Sinusitiden (8,3 Millionen [!] pro Jahr in Deutschland) heilen innerhalb von 3 Wochen komplikationslos aus. Dennoch neigen Nasennebenhöhlenentzündungen dazu, chronisch zu werden.

Eine **chronische Sinusitis** besteht länger als 3 Monate, oder sie tritt häufiger als 4-mal/Jahr auf. Oft bereitet sie weniger **Beschwerden** als die akute Sinusitis: schleimig-eitrige Sekrete mit einem Schleimfluss in den Rachen, der häufig einen Hustenreiz erzeugt, eine ewig trockene Nase, behinderte Nasenatmung, vor allem beim morgendlichen Aufwachen („alles zu") und dumpfe Kopf- und Gesichtsschmerzen, Riechminderung und Abgeschlagenheit. Bei der chronischen Sinusitis haben die ödematösen Schleimhautschwellungen die Ventilation beeinträchtigt und den Sekretabfluss zunehmend behindert; das hat einen Rückstau des mittlerweile entzündlich veränderten Sekretes zur Folge. Die mukoziliare Funktionseinheit wird zunehmend geschädigt im Sinne einer verminderten Zilientransportfunktion und einer verminderten Transportfunktion des Drüsenapparates.

Therapeutisches Ziel muss die Abschwellung der Nasenschleimhäute mit einer Verbesserung des Sekretabflusses sein, die Wiederherstellung der normalen Nasenventilation und Drainage der Nasennebenhöhlen. In schweren Fällen können auch Antibiotika oder eine Operation indiziert sein.

Eine chronische Sinusitis bedarf auf alle Fälle der naturheilkundlichen Abklärung. **Ursachen** können u. a. Allergien, Schiefstand der Nasenscheidewand oder die Einnahme abschwellender, austrocknender (und damit schleimhautschädigender) Nasentropfen über einen zu langen Zeitraum sein. Ein Allheilmittel dagegen gibt es leider nicht. Die Suche nach einem **Herd** (Zähne, Mandeln) steht an und eine Sanierung der **Darmflora**. Nasenreflex- und Ordnungstherapie gehören zum naturheilkundlichen Vorgehen. Als **Umstimmungstherapie** werden wechselwarme Unterschenkelgüsse (die Füße müssen zu Therapiebeginn warm sein!) eingesetzt. Josef Karl empfiehlt zur Umstimmung Eigenblut und Lymphmittel (Lymphozil®, Cefalymphat®, Lymphdiaral®), Nasenrödern und als abendliche Einreibung am Unterkieferwinkel „Lymphdiaralsalbe". **Homöopathisch** bieten sich „Luffa" oder Euphorbium-Nasentropfen® sowie Sinfrontal® an. Ganzheitlich gesehen sollte auch die **Entgiftung** über die Leber und Nieren unterstützt werden. Wichtig ist, beim nächsten akuten Schnupfen konsequent zu therapieren – so gelingt ein Ausheilen am ehesten.

Für die **naturheilkundliche Behandlung** steht im Vordergrund, das Immunsystem zu stärken, die Symptome zu lindern, die Heilung zu beschleunigen und Komplikationen zu verhindern. Um zu verhindern, dass es zu einer chronischen Sinusitis oder gar zu einer bakteriellen Infektion kommt (**Alarmzeichen**: deutliche Befindlichkeitsverschlechterung, oft mit subfebrilen Temperaturen, Mittelgesichtsschmerz mit Verschlimmerung beim Bücken), sollten folgende Maßnahmen angewendet werden:

- ansteigende und gut warme **Fußbäder** (mit **Rosmarin**, **Beifuß**, **Wacholder** oder **Lavendel**, Salz- oder **Senf**mehlfußbäder oder **Zwiebel**fußsohlenauflagen), die u. a. eine allgemeine Immunstimulierung bewirken, bei schon chronischen Beschwerden **Wechselfußbäder**,
- täglich **Kopfdampfbäder** oder Inhalationen mit Emser Salz (50 g auf 1 l Wasser 10 Minuten lang) durchführen, oder mit ätherischen Ölen wie **Eukalyptus** oder **Kamille**.
- „Hochschnupfen" von **Salzlösung** (s. o.) oder Salzspülung mit der Nasendusche, denn Kochsalzlösung kann als hypertoner Reiz die Sekretion anregen.
- Das Schlürfen heißer **Hühnerbrühe** verflüssigt das Nasensekret und lässt besser durchatmen. Besonders wirksam (antibakteriell, aber auch scharf!) ist sie mit **Ingwer** gewürzt.
- **Infrarot**behandlungen durchwärmen das Gebiet und senden Immunstoffe.
- Auf eine befeuchtete **Raumluft** und ausreichende **Trinkmenge** achten und kalte Zugluft vermeiden.

In der Phytotherapie werden mit **sekretolytisch** wirkenden Heilpflanzen (**Schlüsselblume**, **Königskerze**, **Sanikel**, **Holunder**) nicht nur Sekrete gelöst, sondern zugleich viele entzündungshemmende Stoffe aus den mukösen Drüsen ausgeschieden. **Sekretolytika** führen zu einem alkalischen Milieu des Schleims, aktiveren die Becherzellen sowie die Zilienaktivität und besitzen zudem bakteriostatische, antiseptische und fungizide Eigenschaften (Präparate: Sinupret®, Gelomyrtol®, Umckaloaba®).
Antiphlogistika (**Kamille**) lindern Schmerzen.
Eine **Keimhemmung** kann erreicht werden mit **Kamille**, **Knoblauch**, **Kapuzinerkresse**, **Meerrettich**, **Engelwurz** und **Thymian**.

Eine **Meerrettichnackenauflage** (s. Kap. 23.1.5: „pflanzliche Antibiotika") bewirkt reflektorisch eine vermehrte Durchblutung der Nasennebenhöhlenschleimhäute und lässt das Sekret besser abfließen: Eine pflaumengroße Menge frisch geriebenen Meerrettich in ein Taschentuch einwickeln, so dass auf einer Seite der Meerrettich nur von einer Stofflage bedeckt ist. Mit dieser Seite die Kompresse ca. 2–5 Min. lang auf den Nacken legen. Sobald die Stelle intensives Brennen hervorruft, die Kompresse entfernen und die gerötete Haut mit einem Pflegeöl einölen. Alle 1–2 Tage die Auflage wiederholen (insgesamt max. 15 Tage) und bei guter Verträglichkeit bis höchstens 15 Minuten auf dem Nacken belassen.
Feuchtwarme **Leinsamenkompressen** auf die Kieferhöhlen gelegt sind ein **guter Wärmespeicher**. Sie fördern die Durchblutung der entzündeten Region und dadurch den Abfluss des Nasensekrets, und sie mindern den typischen Druckschmerz bei Nasennebenhöhlenentzündung: 3 Tassen Leinsamen mit 4 Tassen Wasser zu einem dicken zähen Brei kochen. Je 1 EL Brei in einen Teefilterbeutel füllen (oder in ein Tempotaschentuch einpacken), am besten gleich mehrere solcher Auflagen zubereiten und warm halten, indem man sie zwischen 2 mit heißem Wasser gefüllte Wärmflaschen legt. Alle 10 Min. ein neues Päckchen auflegen. Achtung: Nachdem man das letzte Päckchen entfernt hat, noch so lange nachruhen und sich keinesfalls kühler Luft oder Zugluft aussetzen, bis die Gesichtshaut wieder die normale Temperatur angenommen hat.
Genauso wirken **Kartoffelkompressen.**
Mit **Echinacea** und mit Vitamin-C-reichen Früchten wie **Sanddorn** und **Hagebutten** werden zusätzlich die körpereigenen **Abwehrkräfte** gestärkt.
Eine **Enzymtherapie** mit Bromelainenzymen aus **Ananas** hat sich bei entzündlichen Schwellungen bewährt. Dafür ist die Ananas positiv monographiert worden (s. Kap. 26: Haut): Bromelain-POS®, Phlogenzym® Tbl. (mit Rutin, Trypsin), Wobenzym® Tbl. (mit Papaya, Pankreas, Rutosid), Proteozym®.

23.3.7 Heilpflanzen zur äußerlichen Anwendung

Inhalationen, Brustkompressen, Einreibungen, Teil- oder Vollbäder

Wie heilsam ist ein Kuraufenthalt am Meer! Dort oder auch an Wasserfällen besteht durch „Sprühwasser" eine sehr hohe Konzentration negativer

Ionen, die bronchienerweiternd wirken. Zu Hause müssen wir mit Wasserdampf zur Inhalation vorliebnehmen.

Inhalationsdämpfe sollten mehrmals täglich angewendet werden; sie dringen erleichternd in die Nasenräume ein oder tief hinab in die Bronchien. Dafür bereitet man einen Inhalationstee zu oder träufelt 1–3 Tropfen eines ätherischen Öls in einen Topf, übergießt mit heißem Wasser und atmet die aufsteigenden Dämpfe ein, bis sie kühler werden (5–7 Minuten). Der Sekretabfluss aus den Nasennebenhöhlen wird beschleunigt und dadurch wird vor allem der unangenehme Kopfdruck gelindert. Die Wirkung wird intensiviert, indem ein Handtuch (wie ein schützendes Zelt) über Kopf und Gefäß gelegt wird.

Für die so genannte **„trockene Inhalation"** (1–2 Tropfen ätherisches Öl auf ein Taschentuch geben und einatmen) eignen sich **Minze**, **Thymian** oder **Kampfer**.

Hinweis

Bei einer gleichzeitigen homöopathischen Behandlung wird von Homöopathen empfohlen, ätherische Öle von Kampfer, Minze und Eukalyptus nicht anzuwenden, da sie das homöopathische Mittel antidotieren sollen.

Feucht-heiße **Kamillenbrustkompressen** (s. Kap. 9) oder **Senf**mehl-, **Kartoffel**-, Quark- und Bienenwachs-**Brustwickel** oder **-Einreibungen** erleichtern ungemein. Ein Brustbalsam (s. Kap. 23.4 und Kap. 6) mit Kampfer, Menthol oder **Thymian**, über Nacht eingerieben, bewirkt eine lokal verbesserte Durchblutung des Brustkorbes. Die Inhaltsstoffe werden während des Schlafes inhaliert und zugleich wird das Symptom der verstopften Nase gelindert und dadurch das Einschlafen erleichtert.

Hinweis

Einreibungen mit ätherischen Ölen nicht bei Säuglingen und Kleinkindern anwenden, vor allem nicht im Bereich des Gesichtes, weil es zum Glottiskrampf (Kratschmer-Reflex) mit Atemdepression kommen kann.

Erkältungsbäder (s. Kap. 10) sollten zu Beginn einer Erkältung erfolgen. Durch ihre thermischen Reize in Verbindung mit den durchblutungsfördernden ätherischen Ölen erwärmen sie den ganzen Körper und steigern durch die Hyperämisierung der Nasen- und Rachenschleimhaut die zelluläre Abwehr.

Für **Vollbäder** ca. 50–100 g Droge mit 2 l heißem Wasser übergießen (Teilbäder entsprechend weniger), 10 Min. ziehen lassen, abgießen und dem eingelaufenen Badewasser zugeben. Oder 10 Tropfen ätherisches Öl zuerst in einigen EL Honig, Sahne, Milch oder Salz emulgieren und dann dem eingelaufenen Badewasser zugeben. Bestens geeignet sind die Öle von Eukalyptus, Fichtennadel, Thymian oder Zypresse. **Ansteigende Bäder** wirken besonders intensiv: beginnen mit 36°C warmem Wasser und die Wassertemperatur durch Zulaufen lassen von heißem Wasser bis auf max. 42°C steigern. Vorsicht: Kreislaufbelastung!

Kontraindikationen

Kontraindikationen für Heilbäder: Großflächige, nässende Hauterkrankungen, Herzinsuffizienz (NYHA III und IV), Hypertonie und schwere fieberhafte oder infektiöse Erkrankungen.

Eukalyptus
Eucalyptus globulus
Eucalypti folium / -aetheroleum (M)

Für Inhalationen, Einreibungen und Bäder

Präparate: Bronchodurat® Eukalyptusöl Tropfen, Kneipp® Erkältungsbalsam, Gelodurat-salbe, Weleda Bronchialbalsam (Fenchel, Wacholderbeeren, Pfefferminzöl, Fichte, Rosmarin, Salbei), Liniplant Inhalat Flüssigkeit (Eukalyptus- und Cajeputöl).

Fenchel
Foeniculum vulgare
Foeniculi fructus / -aetheroleum (M)

Für Inhalationen, Brustkompressen, Einreibungen

Kamille *Matricaria recutita* **Matricariae flos/ Chamomillae aetheroleum (M)**	**Für Inhalationen, Brustkompressen, Einreibungen und Bäder** Für eine effiziente Therapie zur Inhalation und Rachenspülung sollte Kamillentee durch Zugabe von 1–2 TL (7,5–15 ml) Kamillentinktur verstärkt werden. **Präparate:** Kamille® Spitzner Lösung, Kamillosan® Konzentrat Lösung (mit etwas „Emser Salz“ vermischt, um das Austrocknen der Schleimhäute zu mindern). Kamille inaktiviert Bakterientoxine und eignet sich besonders zur Behandlung auf dem Höhepunkt einer bakteriellen Atemwegserkrankung.
Kiefer *Pinus sylvestris* **Pini turiones/ -aetheroleum (M)**	**Für Inhalationen, Einreibungen und Bäder** **Präparate:** Pinimenthol® Erkältungssalbe (mit Eukalyptus, Levomenthol).
Latschenkiefer *Pinus mugo* **Oleum pini pumilionis (M)**	**Für Inhalationen, Einreibungen und Bäder** 5 Tr. ätherisches Öl in 15 ml destilliertem Wasser auflösen und über einem Inhalationsgerät einatmen. **Kontraindikationen:** Asthma, Keuchhusten (Verstärkung der **Bronchospasmen**). Ebenso Fichtennadelöl.
Meerrettich *Armoracia rusticana* **Armoraciae radix (M)**	**Für Inhalationen, Einreibungen, Kompressen.**
Minze, Japanische *Mentha arvensis var. piperascens* **Menthae arvensis aetheroleum (M)**	**Für Inhalationen, Brustkompressen, Einreibungen** Das ätherische Öl der Japanischen Minze enthält besonders viel Menthol und hat sich, gerade in der Selbstbehandlung, bewährt bei beginnender Erkältung und bei hartnäckigem chronischem Husten. Lindert auch Kopfschmerzen. **Kontraindikationen:** Säuglinge und Kinder bis zu 3 Jahren. **Präparate**: JHP Rödler®, Japanisches Heilpflanzenöl®.
Pfefferminze *Mentha x piperita* **Menthae piperitae folium / -aetheroleum (M)**	**Für Inhalationen, Brustkompressen, Einreibungen** **Präparate:** Euminz® Lösung.
Thymian *Thymus vulgaris* **Thymi herba /-folium Thymi aetheroleum (M)**	**Für Inhalationen, Brustkompressen, Einreibungen und Bäder** **Präparate**: Melrosum® Medizinalbad für Kinder (mit Thymian- und Kiefernnadelöl,) Thymipin® N Erkältungsbalsam (mit Thymianfluidextrakt, Campher, Eukalyptusöl).
Senfsamen, weißer *Sinapis alba* **Sinapis albae semen (M)**	**Für Brustkompressen und Bäder** Senfmehl**fußbad**: 2 EL Senfmehl in 40 °C warmes Wasser in einer Fußbadewanne einrühren und ca. 15 Min. lang die Füße darin baden. Zum Abschluss die Füße mit warmem Wasser reinigen. **Brustumschlag:** 3–4 EL Senfmehl mit wenig warmem Wasser zu einem Brei verrühren, in ein Leinentuch einschlagen und so auf die Brust legen, dass sich nur eine Stofflage zwischen Brei und Haut befindet. Nur unter ständiger Beobachtung beim ersten Mal 5–8 Min., später bis maximal 10–15 Min. auf der Brust belassen. Anschließend immer die Haut warm abwaschen, mit Johanniskrautöl nachpflegen, die Stelle warm halten und 20 Min. nachruhen.

Zwiebel
Allium cepa
Allii cepae bulbus (M)

Für **Inhalationen, Fußkompressen.**

23.4 Praxis-Rezepte: Bronchialsalbe und Harzbalsam

Bronchialsalbe

90 g (oder bis zu ⅓ mehr) gut zerkleinerte **„Bronchialkräuter"** (z. B. Thymian, Majoran, Lavendel, Salbei, Wacholder, Tanne, Kiefer, Lärche, Fenchel oder Anis) in **900 ml kaltgepresstem Olivenöl** „ausziehen". Dabei wird das Öl mit den Kräutern unter Rühren auf ca. 70° C erhitzt, so dass die Wirkstoffe der Kräuter ins Öl übergehen. Nach ca. 20 Minuten stetem Rühren durch ein Sieb abgießen, das Auszugsöl wieder in den Topf geben und **90 g Bienenwachs** einrühren. Sobald alles geschmolzen ist, den Topf vom Herd nehmen und noch 5–10 Min. rühren (in Form einer liegenden Acht), damit sich alle Ingredienzien gut vermengen. Dann in 30-ml-Döschen abfüllen; nicht zudecken! Zum Auskühlen mit einem sauberen Tuch bedecken. Sobald die Salbe fest ist, Deckel schließen und etikettieren. Diese Salbe ist etwa 1 Jahr haltbar. (Ergibt 30 Portionen à 30 ml; **Salben-Rezept für 1 Person**: 30 ml Öl, 3 g Bienenwachs, 3 g Kräuter.)

Äußere Einreibungen wirken „perkutan" (über die Haut) rasch und zuverlässig. Empfehlenswert ist behutsames Einreiben über dem Brustbein, auf dem Rücken, zwischen den Schulterblättern und im seitlichen Rippenbereich.
Die ätherischen Öle dieser Erkältungskräuter wirken sekretolytisch, entzündungshemmend, durchblutungsfördernd, krampflösend und keimhemmend. Sind hautreizende Substanzen oder ätherische Öle wie Pfefferminze, Menthol oder Eukalyptus dabei, dürfen solche Balsame nicht für Säuglinge oder Kleinkinder (vor allem nicht im Nasen- oder Gesichtsbereich) angewendet werden.

Harzbalsam

30–90 g Nadelbaumharz, gemischt mit kleingehackten Nadeln von Fichte, Tanne, Lärche, Kiefer oder Wacholder, in **300 ml kaltgepreßtem Olivenöl** 1–2 Stunden lang bei 50–70°C „ausziehen", danach durch ein Leinentuch, Teefilter oder einen Seidenstrumpf abfiltrieren.
Das Auszugsöl in den Topf zurückgeben, **30 g Bienenwachs** einrühren und schmelzen lassen. Den Topf vom Herd nehmen und noch etwas kalt rühren. In Salbendöschen füllen und zum Auskühlen mit einem sauberen Tuch bedecken. Anschließend den Deckel schließen und etikettieren. Harzbalsam ist länger als 1 Jahr (wie sonst üblich) haltbar!

(Ergibt 30 Portionen à 10 ml).

Wer Harzbalsam zubereitet, sollte dafür einen älteren Topf verwenden, weil das Harz-Öl-Gemisch sehr schwer zu entfernen ist. Am besten zuerst mit fettem Öl reinigen!

Das Harz von Nadelbäumen setzt einen starken Heilreiz und wird bei Bronchitis, rheumatischen Beschwerden, Gicht oder zur Wundbehandlung angewendet. Harzbalsam mobilisiert auch die örtlichen Abwehrkräfte, um einer sich ausbreitenden Wundinfektion vorzubeugen. Es „zieht" Splitter heraus, wirkt „eiterziehend" bei einem Panaritium und desinfiziert die Wunde.

23.5 Bewährte Rezepturen Atemwegserkrankungen

Erkältungstee *(M. Girsch)* (fiebrige Erkältung)

Sambuci flos
Tiliae flos
Spireae flos
Thymii herba
Crataegi folium cum flore aa ad 100,0

M.f.spec. D.S.: 2 TL mit 1 Tasse heißem Wasser übergießen, 10 Min. zugedeckt ziehen lassen. 4–5 Tassen tägl. möglichst heiß trinken.

Erkältungstee *(U. Bühring)*

Holunderblüten	30 g
Lindenblüten	20 g
Weißdornblätter und -blüten	20 g
Melissenblätter	15 g
Orangenblüten	5 g

M.f.spec. D.S.: 1 TL mit 1 Tasse heißem Wasser übergießen, 10 Min. bedeckt ziehen lassen.

Fiebertee *(U. Bühring)*

Lindenblüten	30 g
Mädesüßblüten	30 g
Fieberkleeblätter	10 g
Weidenrinde	15 g
Engelwurzwurzel	15 g

M.f.spec. D.S.: 1 TL mit 1 Tasse heißem Wasser übergießen, 10 Min. bedeckt ziehen lassen. Mit 1 Scheibe Ingwer, etwas Zitrone und Honig würzen.

Erkältungstee IV *(Standardzulassung)*

Salicis cortex conc.	35 g
Sambuci flos tot.	30 g
Thymi herba conc.	20 g
Cynosbati fructus conc.	5 g
Liquiritae radix conc.	5 g
Malvae flos tot.	5 g

M.f.spec. antipyreticae et pectorales. D.S.: 1 EL Teemischung mit 1 Tasse kochendem Wasser übergießen und 10 Min. ziehen lassen. Abgießen und mehrmals tägl. 1 Tasse Tee trinken.

Reizhustentee *(U. Bühring)*

Huflattichblätter	35 g
Spitzwegerichblätter	35 g
Isländisch Moos	10 g
Malvenblüten	10 g
Süßholzwurzel	10 g

M.f.spec. D.S.: 1 TL mit 1 Tasse kaltem Wasser ansetzen, 1,5 Std. ziehen lassen, abgießen und schluckweise trinken. 3-mal tägl. 1 Tasse, jew. frisch zubereitet, trinken.

Schweißtreibender Tee *(Rothmaler)*

Flor. Sambuci
Flor. Tiliae
Flor. Chamomillae aa ad 100.0

M.f.spec. D.S.: 2–3 TL mit 250 ml heißem Wasser überbrühen, 10 Min. ziehen lassen, heiß auf einmal trinken.

Grippetee

Salicis cortex conc.	30 g
Tiliae flos conc.	40 g
Filipendulae flos tot.	10 g
Matricariae flos tot.	10 g
Aurantii pericarpium conc.	10 g

M.f.spec. antipyreticae et diaphoreticae. D.S.: 1 TL mit 1 Tasse kochendem Wasser übergießen und 10 Min. ziehen lassen. Abgießen und mehrmals tägl. sowie vor dem Schlafengehen 1 Tasse.

Grippetee *(U. Bühring)*

Mädesüßblüten	20 g
Wasserdostkraut	20 g
Holunderblüten	20 g

Weißdornblätter mit -blüten	20 g
Engelwurzwurzel	20 g

M.f.spec. D.S.: 1 TL mit 1 Tasse heißem Wasser übergießen, 10 Min. bedeckt ziehen lassen.

Rezepturen nach *Weiss/Fintelmann:*

Reizlinderndes Mucilaginosum

Sir. Althaeae	
Sir. Plantaginis lanc.	
Mel. Foeniculi	aa ad 100.0

D.S.: Alle 2 Stunden 1 TL einnehmen.

Bei akutem Hustenreiz

Flor. Verbasci	
Fol. Farfarae	
Rad. Althaeae	
Fruct. Anisi	aa ad 100.0

D.S.: 2 TL auf 1 Tasse Wasser, heiß überbrühen und 20 Min. ziehen lassen; mehrmals tägl. 1 Tasse heiß trinken, eventuell mit Honig süßen.

Brusttee bei trockenen Schleimhäuten

Anisfrüchte	10 g
Süßholzwurzel	10 g
Isländisch Moos	20 g
Eibischwurzel	30 g
Huflattichblätter	30 g

D.S.: 3 EL auf 1 Tasse Wasser im Kaltansatz, nach 2–3 Stunden abseihen, die Pflanzen mit 1 Tasse kochendem Wasser überbrühen, 10 Min. ziehen lassen und beide Flüssigkeiten zusammengeben.

Brusttee *(H. Schilcher)*

Anisfrüchte	15 g
Süßholzwurzel	25 g
Eibischwurzel	25 g
Eibischblätter	35 g

M.f.spec. pectorales D.S.: 2 TL mit 1 Tasse heißem Wasser übergießen und 10–15 Min. ziehen lassen, abseihen und 3–4 × tägl. 1 Tasse trinken.

Auswurffördernder Hustentee *(U. Bühring)*

Thymiankraut	25 g
Hohlzahnkraut	25 g
Anisfrüchte	20 g
Bibernellewurzel	15 g
Süßholzwurzel	15 g

M.f.spec. D.S.: 1 TL mit 1 Tasse heißem Wasser übergießen, 10 Min. bedeckt ziehen lassen.

Morgens, mittags und nachmittags 1 Tasse.

Erdkammernsirup *(U. Bühring)*

Traditionell nur mit Spitzwegerich, aber auch mit Fichtensprossen, Huflattichblättern und Thymiankraut gemischt möglich:

Schichtweise mit frisch gesammelten, grob zerkleinerten Kräutern und Honig abwechselnd ein Glas ganz auffüllen und gut verschließen. Ca. 30–50 cm tief vergraben (gleichmäßige Wärme!) und die Stelle markieren. Nach 3 Monaten ausgraben abgießen und in dunkle 100-ml-Fläschchen abfüllen. Kühl aufbewahrt 1 Jahr haltbar.

Einnahme: 10–15–20 × tägl. je ¼ TL einnehmen.

Asthmabegleittee *(U. Bühring)*

Königskerzenblüten	
Süßholzwurzel	
Fenchelfrüchte	
Huflattichblätter	
Weißdornblüten und -blätter	
Löwenzahnkraut	
Melissenblätter	aa ad 100 g

M.f.spec. D.S.: 1 TL mörsern, mit 1 Tasse heißem Wasser übergießen, 10 Min. bedeckt ziehen lassen.

3 × tägl. 1 Tasse 6 Wochen lang.

Asthmatee zur Expektoration *(Josef Karl)*

Fol. Malvae

Fol. Farfarae

Rad. Liquiritiae	
Fruct. Anisi	aa ad 150.0

D.S.: 1 EL auf 2 Tassen Wasser kalt ansetzen, ca. 4 Std. stehen lassen, zum Trinken erwärmen.

Keuchhustentee *(U. Bühring)*

Hohlzahnkraut	25 g
Lindenblüten	25 g
Thymiankraut	20 g
Fenchelfrüchte	20 g
Sonnentaukraut (teuer!)	10 g

M.f.spec. D.S.: 1 TL mörsern, mit 1 Tasse heißem Wasser übergießen, 10 Min. bedeckt ziehen lassen.

2 × tägl. 1 Tasse trinken.

Sinusitistee *(U. Bühring)*

Thymiankraut	
Kamillenblüten	
Schlüsselblumenblüten	
Holunderblüten	
Löwenzahnkraut	aa ad 100 g

M.f.spec. D.S.: 1 TL mit 1 Tasse heißem Wasser übergießen, 7 Min. bedeckt ziehen lassen. 3–5 × tägl. 1 Tasse trinken mindestens 6 Wochen lang.

Sinusitistee *(U. Bühring)*

Eisenkraut	25 g
Schlüsselblumenblüten	25 g
Holunderblüten	25 g
Thymiankraut	20 g
Enzianwurzel	5 g

M.f.spec. D.S.: 1 TL mit 1 Tasse heißem Wasser übergießen, 10 Min. bedeckt ziehen lassen.

Historisches Rezept zur Lungenstärkung:

„Kobertscher Lungentee“

Rp.

Herba Equiseti (Ackerschachtelhalm)	75.0
Herba Polygoni avicular (Vogelknöterich)	150.0
Herba Galeopsidis (Hohlzahn)	50.0

D.S.: 4 ½ TL auf 6 Tassen Wasser, einkochen auf 3 Tassen, monatelang 3 Tassen tägl. trinken.

23.6 Fragen/Repetitorium

1. Wie wirken Saponinglykoside (3)? Welche Nebenwirkungen haben Saponine?
2. Nennen Sie fünf typische Saponin-Pflanzen einschließlich ihres verwendeten Pflanzenteils.
3. Bei welchen Indikationen (5) werden Saponin-Pflanzen therapeutisch verordnet?
4. In welcher Jahreszeit verlangt der Körper besonders nach Saponin-Pflanzen?
5. Nennen Sie zwei diaphoretisch (schweißtreibend) wirkende Heilpflanzen, einschließlich des verwendeten Pflanzenteils.
6. Welche pflanzlichen Antiobiotika kennen Sie? Bei welchen Erkrankungen wenden Sie sie an? Welcher Inhaltsstoff macht diese Pflanzen so wirksam? Nennen Sie drei pflanzliche Antibiotika.
7. Nennen Sie zwei antipyretisch (fiebersenkend) wirkende Heilpflanzen, einschließlich des verwendeten Pflanzenteils.
8. Mit welchen pflanzlichen Maßnahmen (3) können Abwehrkräfte gesteigert werden? Welche Heilpflanzen stärken die körpereigene Abwehr?
9. Bei rauem, trockenem, schmerzendem Hals: – Welche Heilpflanzenmischung würden Sie verordnen? Welcher Wirkstoff wirkt hier reizlindernd? In welcher Zubereitungsform, und wie soll dieser Tee getrunken werden?
10. Nennen Sie 6 Heilpflanzen für eine auswurffördernde Teemischung. Welche zwei unterschiedlichen Wirkstoffe wirken auswurffördernd?
11. Welche Heilpflanzen wirken krampflindernd beim Husten?
12. Nennen Sie zwei „pflanzliche Antibiotika“, die bei immer wiederkehrenden bakteriellen Lungen- und Niereninfekten eingesetzt werden und die als Kombinationspräparat über die Apotheke erhältlich sind.
13. Bereiten Sie eine Gurgelteemischung zu bei Schleimhautentzündung im Mund-Rachen-Raum.
14. Bereiten Sie eine Gurgelteemischung zu bei eitrigen Rachenmandeln.
15. Welche Heilpflanzenanwendungen (2) empfehlen Sie, damit eine Nasennebenhöhlenentzündung nicht chronisch wird?
16. Wie bereiten Sie eine Brustsalbe zu und mit welchen Heilpflanzen (5)?
17. Welche Pflanze wird als die wichtigste resistenzsteigernde Heilpflanze bezeichnet? Nennen Sie den deutschen und botanischen Namen. In welcher Darreichungsform empfehlen Sie sie? Was ist bei der Dauer der Einnahme zu beachten?
18. Stellen Sie eine Teemischung zur Linderung bei Grippe aus fünf Bestandteilen zusammen.
19. Beschreiben Sie Zubereitung und Anwendung eines Wadenwickels.
20. Beschreiben Sie die Zubereitung eines Vollbades mit ätherischen Ölen.

24 Harnwegs- und Prostataerkrankungen

- Praxis-Einstieg: Eigenerfahrung der Senfölglykosidwirkung (siehe Kasten Kap. 17.9)
- Grundlagen der Senfölglykoside und zugehörige Pflanzen (s. Kap. 17.9)
- Grundlagen von Arbutin und zugehörige Pflanzen (s. Kap. 17.3)
- Grundlagen der Saponinglykoside und zugehörige Pflanzen (s. Kap. 17.8)
- Heilpflanzen bei Blasen-, Nieren-, Prostataerkrankungen
- Praxis-Rezept: fette Öle/Auszugsöl (mit Saponin- und ätherisch-Öl-Drogen)

24.1 Nieren- und Blasenerkrankungen

Wenn der Mensch sich von Sorgen und Ängsten geschwächt fühlt, ist ihm ein altes Sprichwort nahe: „Das geht mir an die Nieren."
Die Nieren sind unsere wichtigsten Organe, um überschüssige Stoffe auszuscheiden, harnpflichtige oder giftige Substanzen oder ein Zuviel an Mineralien. Sie regeln den Mineral- und den Säure-Basen-Haushalt und sind für die Flüssigkeits- und Elektrolytausscheidung zuständig. Täglich werden sie von ca. 1.500 Litern Flüssigkeit durchspült, ungefähr 1 Liter pro Minute. Gefiltert werden hier ausschließlich wasserlösliche Substanzen, die fettlöslichen werden über das Leber-Galle-System und den Darm „entsorgt". Die „Zwillingsorgane" liegen hoch oben in der Lendengegend hinter der Bauchhöhle, rechts und links der Wirbelsäule. Mit den beiden Blasenleitern, der Blase und der Harnröhre zusammen bilden sie den Harnapparat.

Nierenerkrankungen verlaufen zumindest im Frühstadium „stumm", d. h. sie verursachen keine Beschwerden und entziehen sich damit oft der rechtzeitigen Diagnose. Blasenentzündungen oder Harnleitersteine, die zu einer Nierenerkrankung führen können, machen dagegen schmerzhaft auf sich aufmerksam – und sollten tunlichst auskuriert werden! Eine geschwächte Nierenfunktion deutet auf Störungen in der Filteranlage der Nieren hin, meist **bedingt** durch rezidivierende Nierenerkrankungen, aufsteigende rezidivierende Blasenentzündungen, Bluthochdruck oder Diabetes mellitus. Erste und ernste **Anzeichen** sind ein leichtes Druckgefühl in der Nierengegend, Rückenschmerzen, trüber Harn, Neigung zu geschwollenen Augenlidern, Durstgefühl, Kopfschmerzen, Mattigkeit und Leistungsabfall bis zu schweren Erschöpfungszeichen, Anstieg des Blutdrucks und unangenehmen Ausdünstungen aus dem Mund und über die Haut. Nierenerkrankungen gehören dringend in ärztliche Behandlung. Verschleppte oder schlecht ausgeheilte (Blasen-) Entzündungen neigen dazu, chronisch zu werden mit der Gefahr, das Nierengewebe zu zerstören bis hin zur Niereninsuffizienz. Weitere **Ursachen** sind eine bakterielle Glomerulonephritis, eine Pyelonephritis oder diabetische Nephritis oder der (verordnete) Missbrauch von nierenschädigenden Medikamenten (z. B. Schmerzmittel und NSAR, nichtsteroidale Antirheumatika). Dann kann nur noch die Dialyse bzw. eine Nierentransplantation helfen. Also: Prävention!
Nach gründlicher Diagnose können im Bedarfsfall, nach ärztlicher Anweisung zur Erhaltung der Diurese und damit zur Selbstreinigung der Harnwege Aquaretika begleitend eingesetzt werden.

Therapie

In der **Behandlung** von **Harnwegserkrankungen** haben **Heilkräuter** eine lange Tradition; Heilpflanzenzubereitungen stehen in der Urologie an erster Stelle der verordneten Medikamente. Harnwegsinfektionen, Blasenentzündungen oder Abflusshindernisse durch Harn- oder Nierensteine, die mit einer erschwerten oder schmerzhaften Harnentlee-

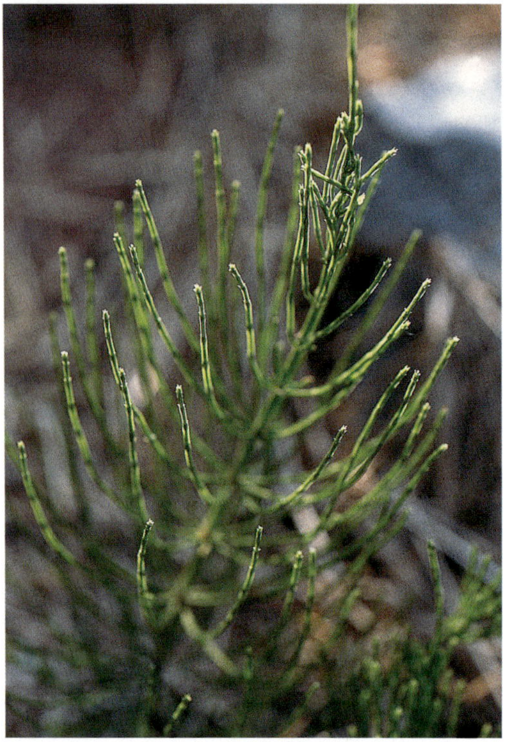

Abb. 32 Ackerschachtelhalm *Equisetum arvense,* kieselsäurehaltige Pflanze zur Durchspülung.

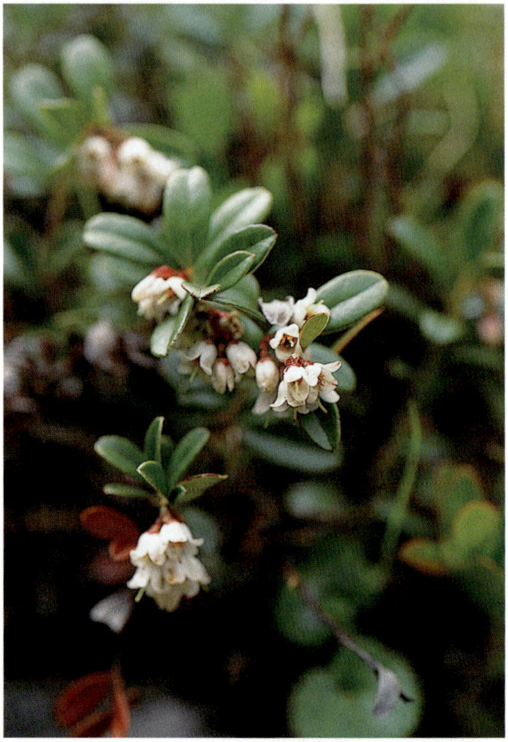

Abb. 33 Bärentraube *Arctostaphylos uva-ursi,* antibakteriell bei Blasenentzündung.

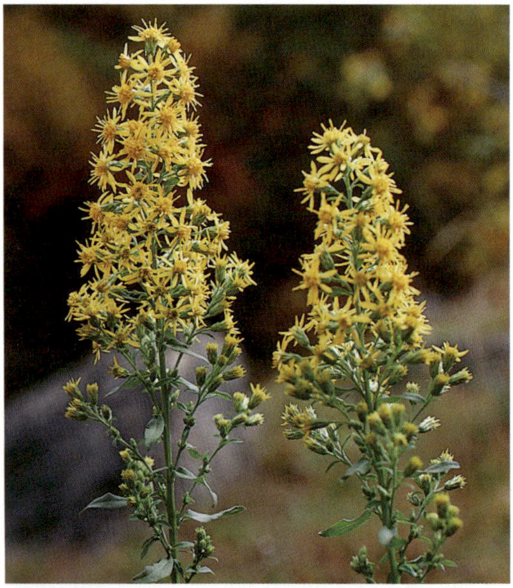

Abb. 34a Goldrute, echte *Solidago virgaurea*, Nierenmittel erster Wahl (Quelle: Bruno Vonarburg).

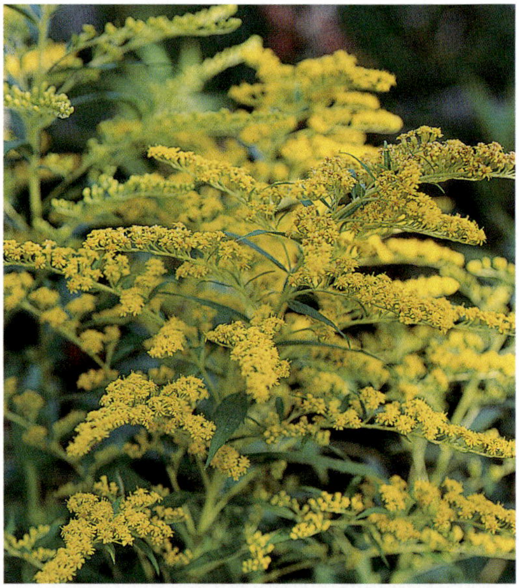

Abb. 34b Goldrute, kanadische *Solidago canadensis,* wirkt harntreibend.

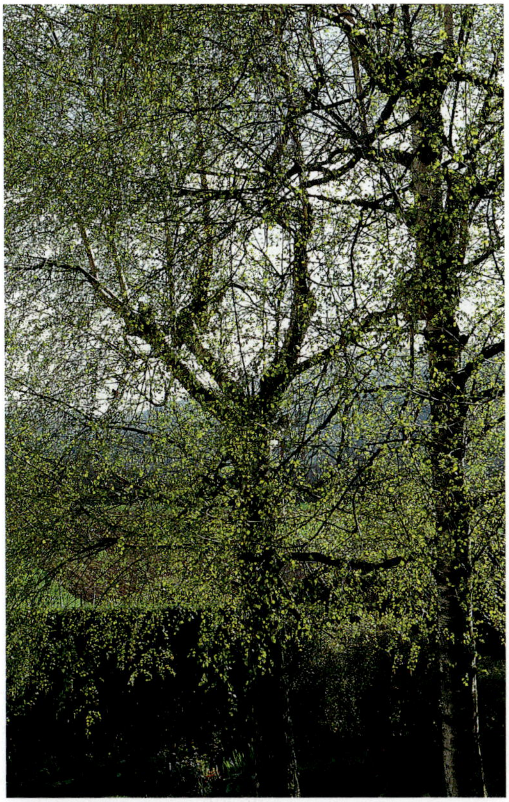

Abb. 35 Birke *Betula pendula*, mild entwässernd und stoffwechselfördernd.

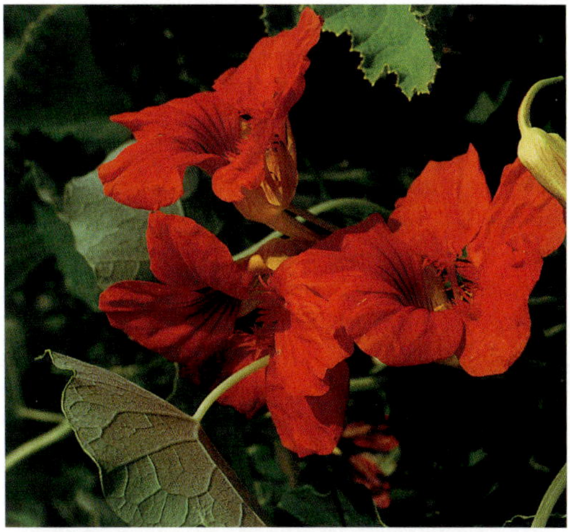

Abb. 36 Kapuzinerkresse *Tropaeolum majus*, ein pflanzliches Breitspektrum-„Antibiotikum".

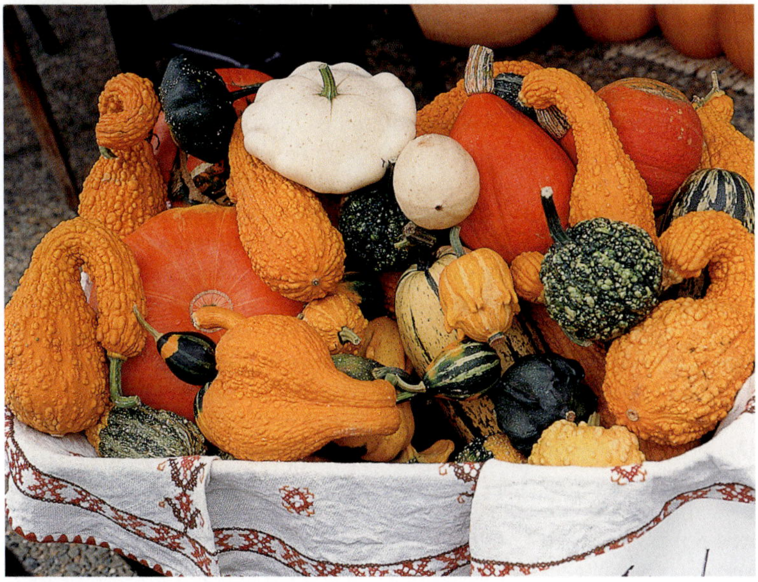

Abb. 37 Eine Schubkarre voll Kürbisse – medizinisch verwendet wird *Cucurbita pepo*.

rung einher gehen, können in der Phytotherapie mit einer Durchspülung der Nieren mit Heilpflanzenzubereitungen behandelt werden. Zur Wirkung kommen Arzneipflanzen mit ätherischen Ölen (die die Nierendurchblutung und damit die Filtrationsrate steigern), Saponinen und Flavonoiden (mit kapillarerweiternder bzw. kapillarabdichtender Wirkung), unterstützt durch osmotisch wirkendes Kalium (z. B. in **Löwenzahn** oder **Brennnessel**) und Arzneipflanzen mit zusätzlichen krampflösenden, schmerzlindernden, entzündungs- und keimhemmenden Eigenschaften (Goldrute).

Schon Paracelsus sagte: „Jede Verbesserung der Ausscheidung des Körpers ist ein Weg, die Gesundheit herbeizuführen." Um die **Ausscheidung durch die Niere zu unterstützen** und die Nieren gut zu durchspülen, sollte man genügend trinken, sonst kann es zu Ablagerungen oder Entzündungen kommen. Größere Mengen (2–3 l) Wasser, verdünnter Fruchtsaft oder dünner Tee (1 EL Kraut auf 1 Liter Wasser) gelten als erfolgreiche Therapiemaßnahme. In der täglichen Ernährung kann die Arbeit der Nieren unterstützt werden durch wassertreibende Gemüse, Obst und Gewürze wie **Kartoffeln**, **Petersilie**, **Sellerie**, **Spargel**, **Birnen**, **Erdbeeren**, **Hagebutten** mit Kernen, **Johannisbeeren**, **Borretsch**, **Lauch**, **Liebstöckel**, **Rosmarin** oder **Wacholder**. Empfehlenswert sind auch regelmäßige Saft- und Obsttage, einmal die Woche durchgeführt. Das versorgt den Körper auf verträgliche Weise mit Flüssigkeit und sorgt zugleich für eine ausgewogene Zufuhr an basischen Mineralstoffen und an Spurenelementen. Eine zu geringe Trinkmenge und extrem salzige oder überwürzte Kost, zuviel Kaffee oder Schwarztee, zu leichte Bekleidung und chronisch kalte Füße können die Nierenfunktion schwächen. Auch Erkrankungen wie schlecht eingestellter Diabetes, unbehandelter Bluthochdruck, chronische Angina oder Gicht wirken sich negativ auf die Nierenfunktion aus. Bei allen Nieren- und Blasenerkrankungen sollte auf warme Füße geachtet werden (Fußbad, warme Unterwäsche und Strümpfe), denn Kälte bedeutet für die Nieren „Stress".

Abbauprodukte des Stoffwechsels, die nicht ausgeschieden werden, sind mitbeteiligt an Hauterkrankungen, Juckreiz, übermäßigem Schwitzen, Allergien und rheumatischen Erkrankungen. Aus diesem Grund werden ausscheidungsfördernde „Nierenpflanzen" nicht nur bei Blasen- und Nierenerkrankungen eingesetzt, sondern auch bei rheumatischen Beschwerden und Haut- und Immunerkrankungen.

24.1.1 Harnwegsinfekte

Harnwegsinfekte sind vor allem bei Frauen überaus häufig und neigen dazu, chronisch zu werden. Sie entstehen meist aufsteigend durch Bakterien (seltener durch Viren oder Parasiten) und verursachen heftige **Beschwerden** beim Wasserlassen: Brennen, Schmerzen und Harndrang. Kälte, Nässe und Stress sind häufige **Ursachen**, „begünstigend" wirken Diabetes mellitus, eine Immunsuppression oder Katheterisierungen. Noch bis vor kurzem wurden Harnwegsinfekte vor allem mit Sulfonamiden oder Antibiotika behandelt. Heute greift man – nicht nur in der Naturheilkunde – zunehmend zu Phytotherapeutika, weil eine Resistenz der Erreger befürchtet wird, denn nach längerer Antibiotikagabe tritt eine Immunschwäche im Urogenitaltrakt häufiger auf. Zudem ist die Rezidivquote sehr hoch. Bei häufigen Harnwegsinfekten, die auf eine Immunschwäche hindeuten, sollte auch an eine Immunmodulation mit **Echinacea** gedacht werden bzw. an eine lokale Immunstimulation mit Urovaxom® (abgetötete Coli-Bakterien).

Hinweis

Eine schwere fiebrige Harnwegserkrankung mit Blut und Bakterien im Urin, anhaltenden Beschwerden und Fieber, bzw. sobald die Niere mitbeteiligt ist, muss immer ärztlich behandelt werden! Eine begleitende Durchspülungstherapie ist aber auch dann zu empfehlen.

Vorbeugend sollten bei häufigen Infekten kalte Füße und kalte Getränke unbedingt vermieden werden. Empfehlenswert sind zusätzlich ansteigende **Fußbäder**, die die Beckendurchblutung deutlich erhöhen, der bewährte **Heublumen**sack oder feuchtwarme Auflagen, die krampf- und schmerzlindernd wirken, oder Sitzbäder mit **Ackerschachtelhalm**. Mit Genussmitteln die die Harnwege reizen wie Kaffee, Alkohol und scharfen Gewürzen sparsam umgehen, ebenso mit Nahrungsmitteln, die den Urin ansäuern wie Fleisch oder Milch, Spinat und Zitrusfrüchte. Dagegen sollten, vor allem bei rezidivierenden Harnwegsinfekten, basenbildende Nahrungsmittel wie **Kartoffeln** und Gemüse bevorzugt werden. Und natürlich viel dünne warme Tees trinken, denn schon seit alten Zeiten gilt: „Wo man nichts hineingibt an Flüssigkeit, kommt auch nichts heraus an Giften." Die Ausscheidung (nicht die Trinkmenge!) von mehr als 2 Litern pro Tag kann die Ausbreitung einer Infektion zuverlässig verhindern. Der verdünnte Harn besitzt eine verkürzte Verweildauer. Das hemmt die Anlagerung der Keime an das Schleimhautepithel in den Harnwegen und verhindert die Vermehrung der Keime.

Therapie

Bei Harnwegsinfekten wird mit **Harnwegsdesinfizienzien** behandelt und begleitend mit **harntreibenden Arzneipflanzen** (denn Harnwegsdesinfizienzien fördern nicht gleichzeitig die Durchspülung der Nieren!), die Behandlung ruht also auf zwei Säulen. Bei der Durchspülungstherapie mit aquaretischen Teemischungen werden die Keime zusätzlich auf natürlichem Wege ausgeschwemmt. Es hat sich bewährt, Harnwegsdesinfizienzien im Wechsel mit **Aquaretika** anzubieten. Auf die gleichzeitige Einnahme von genügend zusätzlicher Flüssigkeit achten! Tassenfertige Instanttees sind nicht zu empfehlen, weil sie einen hohen Anteil an Zucker besitzen! Nach Abklingen der akuten Erkrankung sollte zur Rezidivprophylaxe noch einige Wochen mit Pflanzen zur Durchspülung (Aquaretika) nachbehandelt werden. Im Allgemeinen hat sich die Bevorzugung von basenreicher Ernährung bewährt. Je nach Erreger wird manchmal kurzfristig eine „Schaukeldiät" empfohlen, bei der alkalischer mit saurem Harn abwechseln soll. Dabei „vertreibt" der jeweils veränderte pH-Wert des Urins spezifische Keime, die nur in saurem (Coli) oder in alkalischem (Proteus) Milieu gedeihen können. Bewährt hat sich auch eine 5–10 %ige **Eukalyptusöl**kompresse auf die Blasengegend (auch bei Harnverhalten und bei Miktionsstörungen aufgrund einer Prostatathyperplasie!).

In der Therapie sind vor allem die **Wirkstoffe** Arbutin und Senfölglykoside interessant (s. Kap. 17.3 und 17.9: Wirkstoffe).

24.1.2 Heilpflanzen bei Harnwegsinfekten

Die wichtigsten Heilpflanzen zur Therapie sind **Harnwegsdesinfizienzien**. Sie wirken wirken antibakteriell, speziell bei entzündlichen Erkrankungen der ableitenden Harnwege, und ohne dass sie zu einer Resistenzentwicklung der Keime beitragen.

Bärentraube, echte
Arctostaphylos uva-ursi
Uvae ursi folium (M)

Die Bärentraube gehört zur Familie der Ericaceae, den Heidekrautgewächsen. Sie liebt saure Böden, Moore, Heiden und Nadelwälder und gedeiht in Europa, Nordasien und Nordamerika, kommt aber nur noch selten vor und ist deshalb geschützt. Die ledrigen immergrünen Blätter des kleinen Zwergstrauchs weisen auf der Oberseite eine deutliche Netzaderung auf. Aus ihren hübschen glockenartigen weiß-rötlichen Blütchen bilden sich erbsengroße rote kugelige Beeren.

Inhaltsstoffe: Neben dem wirksamkeitsbestimmenden Hydrochinonglykosid Arbutin sind Flavonoide, Gerbstoffe (20 %!) und organische Säuren enthalten.

Wirkungen: Bakteriostatisch: Arbutin ist nur wirksam bei alkalischem Harn (mit einem pH-Wert von 8,0), der durch eine teelöffelweise Gabe von Natriumhydrogencarbonat (Apotheke) oder durch basische Ernährung schnell erreichbar ist. Arbutin wird im Körper metabolisiert und im Darm zu Hydrochinon hydrolisiert. Hydrochinon ist bei basischem Harn 3–4 Stunden lang antibakteriell wirksam, wenn tägl. mindestens 400–700 mg Arbutin zugeführt werden. Wichtig ist reichlich zusätzliche Flüssigkeit (ca. 2 l pro Tag), denn die Droge selbst wirkt nicht harntreibend. Bärentraubenblättertee wirkt gegen Citro- und Enterobacter, Escherichia-coli-Spezies, Klebsiella-, Proteus-, Pseudomonas-Keime und Staphylokokken.

Indikationen: Bei bakteriellen Erkrankungen der ableitenden Harnwege.

Darreichungsformen: Tee als Mazerat. (Bei Teemischungen mit weniger als 30 % Uva ursi folium auch als Infus, weil es bei dieser Konzentration nicht mehr zu Magenbeschwerden kommt.)

Tagesdosis: 9–12 g Droge bzw. 400–700 mg Arbutin.

Hinweis: Maximal 8 Tage lang (hoher Gerbstoffanteil) trinken und nicht häufiger als 5 × im Jahr (leberschädigende Wirkung).

Nebenwirkungen: Bei empfindlichem Magen Übelkeit, Erbrechen (Gerbstoffe).

Gegenanzeigen: Schwangerschaft, Stillzeit, Kinder unter 12 Jahren.

Präparate: Arctuvan® N Drg., Cystinol akut® Drg., Uvalysat S Bürger® Lsg., Uroflux S Blasen-Nieren-Tee (mit Birke, Brennnessel, Hagebuttenschalen, Queckenwurzel, Süßholz).

Teezubereitung: 1 gehäufter TL (3 g) Blätter mit 1 Tasse kaltem Wasser ansetzen (damit weniger magenreizende Gerbstoffe gelöst werden) und 6–12 Stunden ziehen lassen. (**Tipp**: Tagesportion am Abend ansetzen.) 3–4 Tassen pro Tag entsprechen der erforderlichen Tagesdosis.

Kommission E: *Bei entzündlichen Erkrankungen der ableitenden Harnwege.*

Bergenie
Bergenia crassifolia
Bergeniae folium

In der Volksheilkunde eingesetzte harndesinfizierende Heilpflanze mit sehr herbem Geschmack und hohem **Arbutin**gehalt, auch bekannt als „Tschagorischer Tee".

Birne
Pyrus communis
Piri communis folium

In der Volksheilkunde eingesetzte schwach (5 %) **arbutin**haltige Birnbaumblätter mit harndesinfizierender, schwach keimhemmender Wirkung.

Brunnenkresse
Nasturtium officinale
Nasturtii herba (M)

Früher war Brunnenkresse weltweit in aller Munde: Bei den Römern, weil sie besonders zärtlich mache, und auch die Nordländer wussten sie zu schätzen: Im neblig-trüben London holten sich die Menschen diese vitaminreiche Kresse schon frühmorgens vom Markt und damit Gesundheit ins Haus – als wichtigen Vitamin-C-Träger und kleinen Ersatz für fehlende Sonnenstunden. Brunnenkresse war auch für manche Kinderstreiche gut. In getrockneter, pulverisierter Form benutzten sie böse Knaben als Niespulver, und so hat sich Brunnenkresse schon im Mittelalter ihren Namen gemacht: „Nasi tortium: Nasendreher, Nasenschinder" nannte man damals die Pflanze Nasturtium officinale. Sie wird während der Blütezeit gesammelt.

Inhaltsstoffe: Senfölglykoside, sehr Vitamin-C-reich (80 mg/100 g).

Wirkungen: keimhemmend und harndesinfizierend. Mit ihren Senfölglykosiden kann sie als Harnwegsdesinfiziens eingesetzt werden, auch wenn sie nur für „Katarrhe der oberen Luftwege" monographiert ist.

Indikationen: Infekte der ableitenden Harnwege und der Luftwege.

Darreichungsformen: Frisch als Salatgewürz, Brotbelag oder als Presssaft, selten als Tee; Präparate.

Tagesdosis: 20–30 g frisches Kraut oder 4–6 g Droge.

Hinweis: Nicht länger als 4–6 Wochen anwenden, weil die stark keimhemmenden Senföle die Schleimhaut reizen.

Nebenwirkungen: In seltenen Fällen Magen-Darm-Beschwerden.

Gegenanzeigen: Magen-Darm-Geschwüre, entzündliche Nierenerkrankungen, Kinder unter 4 Jahren.

Präparate: Frischpflanzenpresssaft, Kneipp® oder florabio, 2–3 × tägl. 1 EL.

Kommission E: *Katarrhe der Luftwege.*

Eukalyptus
Eucalyptus globulus
Eucalypti folium / -aetheroleum (M)

(s. Kap. 23: Atemwege) Ätherisches Eukalyptusöl wirkt antibakteriell und hat sich bei Anwendungsbeobachtungen in der Klinik bei Blasenreizungen und bei rezidivierenden Zystitiden bewährt. **Anwendung**: 5–10 %iges Eukalyptusöl auf eine Kompresse träufeln und auf die Blasenregion auflegen. Mit Handtuch und Wärmflasche bedecken und mindestens $^1/_2$ Std. (bis mehrere Stunden) Bettruhe einhalten. Durch die transdermale Resorption kommen die antiseptischen, krampflösenden und harntreibenden Eigenschaften zur Wirkung. Eukalyptusölauflagen sind bei Harnverhalten eine gute Alternative zum Katheterisieren bzw. zur Medikation.

Goldrute
Solidago virgaurea
Solidaginis herba (M)

(s.u.)

Goldrute ist das bestwirksame Aquaretikum mit gleichzeitig antibakteriellen Wirkungen und bei allen Nieren- und Blasenerkrankungen das Mittel der Wahl.

Kapuzinerkresse *Tropaeolum majus* Tropaeoli maji herba (M)

Als der Botaniker Linné für diese Pflanze die wissenschaftliche Bezeichnung suchte, geschah dies in schlimmen Kriegszeiten, und die Blätter dieser Pflanze erinnerten ihn an Kampfschilder. „Siegeszeichen" heißt auf griechisch „tropaion"; so kam die Pflanze „Tropaeolum" zu ihrem Namen. Als Schutzschild schützt sie den Körper auch vor Viren, Bakterien und Pilzen. Schon seit langem verwendeten peruanische Indianer sie als Auflage bei schlecht heilenden Wunden. Alle oberirdischen Teile besitzen durch ihre Senfölglykoside einen ausgeprägten kressescharfen Geschmack, bereichern die Küche und sind heilkräftig, ein wohlschmeckender pflanzlicher „Penicillinersatz mit Breitbandwirkung". Bereits der Verzehr von etwa 10 g Kapuziner- oder Gartenkresse sowie Meerrettich verleiht dem Urin bakteriostatische Eigenschaften.

Inhaltsstoffe: Senfölglykoside (durch enzymatische Spaltung entsteht Benzylsenföl), Vitamin C und B, Flavonoide, Oxalsäure und viele Mineralien (Fe, Ka, Mg, Ph, Su).

Wirkungen: Bakterizid, bakteriostatisch, virustatisch, antimykotisch, immunstimulatorisch, antipyretisch. Die Senfölglykoside werden über Lunge und Nieren ausgeschieden und kommen dort zur Wirkung; Benzylisothiocyanate werden bereits im Duodenum resorbiert und über die Niere ausgeschieden, so dass es bei der Einnahme von Kapuzinerkresse zu keiner Störung der Darmflora kommt! Das Benzylsenföl wirkt noch in einer Verdünnung von 1:50.000 antimikrobiell gegen Staphylococcus, Pseudomonas, Proteus sowie gegen Hautpilze. Stärkung der körpereigenen Abwehrkraft durch Stimulation unspezifischer Immunreaktionen. Starkes antikarzinogenes Wirkprofil!

Indikationen: Begleittherapie bei Infekten der ableitenden Harnwege und der Luftwege.

Darreichungsformen: Als frische Köstlichkeit, Essig, Tinktur (1:10 mit 50 % Ethanol; 3–5 × tägl. 30–50 Tr.). Senfölpräparate sollten aufgrund ihrer möglichen Schleimhautreizung **nach** den Mahlzeiten eingenommen werden.

Tagesdosis: 3 × 15 mg Benzylsenföl (in magensaftresistenten Weichgelatinekapseln). Aufgrund der Schleimhautreizung nicht länger als 6 Wochen einnehmen.

Nebenwirkungen: Magen-Darm-Beschwerden durch Schleimhautirritationen, selten Allergie, bei Überdosierung Albuminurie.

Gegenanzeigen: Magen-Darm-Geschwüre, Nierenerkrankungen, Säuglinge, Kleinkinder.

Präparate: Angocin® Anti-Infekt N Tbl. (mit Meerrettich), Nephroselect® M Liquidum (mit Birke, Schachtelhalm, Hauhechel, Goldrute und Meerrettich).

Kommission E: *Anstelle einer Mono-Monographie wurde lediglich eine positive Stoffcharakteristik verabschiedet, weil zum Zeitpunkt der Monographieverabschiedung kein Monopräparat, sondern nur noch Kombinationspräparate im Verkehr waren: adjuvant bei Katarrhen der Luftwege, Infekten der ableitenden Harnwege und bei leichten Muskelschmerzen.*

Meerrettich *Armoracia rusticana* Armoraciae rusticanae radix (M)

Meerrettich ist mehr als eine würzig-scharfe Beilage: Diese Wurzel ist ein hochwirksames Heilmittel. Der Name weist übrigens nicht auf einen Rettich vom Meeresstrand hin, sondern kommt aus dem Althochdeutschen und bedeutet „mehr Rettich" oder „Großer Rettich". Die Meerrettichwurzel gedeiht gut auf mittelschwerem, humosem, tiefgründigem feucht-sandigem Lehm. Aus den Seitenwurzeln – Fechser genannt – sprießen neue Laubtriebe, die langgestielte dunkelgrün glänzende wellige Blätter hervorbringen, und die weißen Blüten können als essbare Dekoration über Speisen gestreut werden.

Inhaltsstoffe: Frische Wurzel: Glucosinulate; getrocknete Wurzel: flüchtige Senföle (Allylsenföl, Phenylethylsenföl). Vitamin B1 und C, Flavonoide, Pektin.

Wirkungen: Antibakteriell, antiviral, antimykotisch, antihämolytisch (Streptokokken), Inaktivierung bakterieller Toxine. Die wirksamen Senfölglykoside werden im Dünndarm resorbiert, über Lunge und Nieren ausgeschieden und entfalten dort ihre Wirksamkeit. Sie wirken antibakteriell gegen (16 verschiedene!) grampositive und gramnegative Bakterien, Pseudomonas, Klebsiella und Sprosspilze. Antikarzinogen, immunstärkend.

Indikationen: Zur unterstützenden Behandlung von bakteriellen Atem- und Harnwegsinfekten.

Darreichungsformen: Frische oder getrocknete fein geriebene Droge, Frischpflanzensaft, Honig.

Tagesdosis: Als geriebene Wurzel, ca. 20 g/Tag.

Hinweis: Nicht länger als 4–6 Wochen anwenden, weil die keimhemmenden Senföle die Schleimhaut reizen.

Nebenwirkungen: Bei Anwendung der frischen Pflanze kann es bei Überdosierung zu Magenschleimhautreizungen kommen.

Gegenanzeigen: Magen-Darm-Ulcera, Nephritiden, Kinder unter 4 Jahren.

Präparate: Angocin® Anti-Infekt N Tbl. (mit Kapuzinerkresse), florabio Frischpflanzenpresssaft.

***Kommission E:** Katarrhe der Luftwege (innere und äußere Anwendung). Adjuvant bei Infektionen der ableitenden Harnwege (innere Anwendung). Hyperämisierende Behandlung bei leichten Muskelschmerzen (äußere Anwendung).*

Preiselbeere
Vaccinium x intermedium
Vitis idaeae folium, fructus

Aufrechter Zwergstrauch mit kleinen roten Beeren. In der Volksheilkunde eingesetzte schwach (2–5 %) **arbutin**haltige Heilpflanze mit harndesinfizierender Wirkung. Preiselbeerblätter sind aufgrund ihres guten Geschmacks beliebt.

Präparate: Bio-Preiselbeersaft (3 × 1 dl, Apotheke oder Reformhaus).

Preiselbeere, amerikanische
Cranberry, Kranichbeere
Vaccinium macrocarpon
folium, fructus

Die amerikanische Preiselbeere ist eine Hochmoorpflanze des nordöstlichen Nordamerikas. Sie sieht der unseren sehr ähnlich, nur ihre Beeren sind etwas größer und sie kriecht mit langen Ranken über den Boden; die zierlichen, nach oben zurückgeschlagenen Blütenblätter mit den daraus hervorragenden dunkelroten Staubgefäßen sollen an den Schnabel eines Kranichs erinnern, daher der Name. In Nordamerika sind Cranberrys ein altes Volksheilmittel; dort werden seit 1914 Studien durchgeführt und neuerdings zahlreiche Anwendungsbeobachtungen veröffentlicht. Die Cranberry gilt als eine durchaus vollwertige Alternative zu Bärentraubenblättern in der Therapie von Harnwegsinfekten, die laut einer finnischen Studie die Rückfälligkeit nach Blasenentzündungen um die Hälfte senkt.

Inhaltsstoffe: Kondensierte Tannine (Gruppe der Proanthozyanidine), Flavonoide, Vitamin C (40 mg/100 g), Natrium, Phosphor, Kalium.

Wirkungen: Die oligomeren Proanthozyanidine verhindern die Anhaftung von E. coli an die Zellen des Harntraktes. Dadurch können die Bakterien sich nicht festsetzen, werden beschleunigt über den Urin wieder ausgeschwemmt und so wird eine drohende Infektion im Vorfeld verhindert. Untersuchungen belegten, dass die Wirkung innerhalb von 2 Std. einsetzt und bis zu 10 Std. anhält. Antioxidativ.

Indikationen: Akute Blasenentzündung, zur Vorbeugung einer Zystitis, Blasenreizung, Adjuvans zur konventionellen Therapie von Harnwegsinfektionen.

Nebenwirkungen/Gegenanzeigen: Nicht bekannt. Bedingt durch den hohen Oxalgehalt sollten Patienten, die Nierensteine gehabt haben, Cranberry nur nach ärztlicher Rücksprache einnehmen.

Präparate: Preisel-San® (Lutschtabl.), Bio-Preiselbeersaft (Reformhaus).

Quecke
Elymus repens
Graminis rhizoma (M)

Queckenwurzeln werden hauptsächlich zur Durchspülung eingesetzt (siehe dort), besitzen aber auch antimikrobielle Wirkungen.

***Kommission E:** Durchspülung bei entzündlichen Harnwegsinfekten; vorbeugend bei Nierengrieß.*

Sandelholz, weißes
Santalum album
Santali albi lignum (M)

Das weiße Sandelholz aus der Familie der Sandelholzgewächse (rotes Sandelholz gehört zu den Schmetterlingsblütlern!) wirkt antibakteriell und krampflösend. Mit seinem unglaublich angenehmen Duft ist es eine ebenso begehrte wie gut wirksame Arzneidroge.

Inhaltsstoffe: Ätherische Öle mit Sesquiterpenalkoholen, Triterpene, Phytosterole.

Wirkungen: Antibakteriell und krampflösend.

Indikationen: Zur Begleittherapie bei Harnwegsinfekten.

Darreichungsformen: Kleingeschnittene Teedroge oder ätherisches Öl.

Tagesdosis: 10–12 g Sandelholz für Abkochungen, 1–1,5 g ätherisches Öl in dünndarmlöslichen Kps.

Hinweis: Nicht länger als 6 Wochen einnehmen, sonst können nierentoxische Wirkungen auftreten.

Nebenwirkungen/Gegenanzeigen: Übelkeit, selten Hautjucken oder Nierenparenchymerkrankungen.

Teezubereitung: 1–2 TL Droge mit 1 Tasse heißem Wasser übergießen und bedeckt 7 Minuten ziehen lassen. Mehrmals täglich 1 Tasse trinken. Aufgrund seines feinen Geschmacks wird Sandelholz bevorzugt in Teemischungen mit anderen harntreibenden oder -desinfizierenden Drogen eingesetzt.

***Kommission E**: Adjuvant bei Infekten der ableitenden Harnwege.*

Sonnenhut
Echinacea purpurea
Echinacea herba (M)

(s. Kap. 23: Atemwege) Bestens bewährt hat sich seine Anwendung zur Begleittherapie bei rezidivierenden Erkrankungen der ableitenden Harnwege.

Inhaltsstoffe: Cichoriensäure, Polysaccharide, Alkamide, Flavonoide und ätherische Öle.

Wirkungen: Keimhemmend, antiviral, entzündungshemmend. Immunmodulatoren innerhalb des Echinacea-Wirkstoffkomplexes aktivieren das unspezifische Immunsystem und erhöhen die immunologische Widerstandskraft. Echinacea blockiert die Vermehrung von Viren, Bakterien und Protozoen.

Indikationen: Als Begleittherapie bei rezidivierenden Infekten der ableitenden Harnwege.

Darreichungsformen: Frischpflanzenpresssaft, Fertigpräparate.

Tagesdosis: 6–9 ml Frischpflanzenpresssaft.

Hinweis: Wichtig ist eine intermittierende Anwendung, weil eine andauernde Immunstimulation zu einer Immunsuppression führen kann, z. B. 3 Tage Einnahme, 3 Tage Pause; insgesamt nicht länger als 8 Wochen einnehmen.

Nebenwirkungen: Nur bei parenteraler Anwendung, die als obsolet gilt.

Gegenanzeigen: Progrediente Systemerkrankungen, Korbblütlerallergie.

Präparate: Echinacin®, Toxi-loges®, Esberitox®.

***Kommission E:** Innere Anwendung: unterstützende Behandlung rezidivierender Infekte im Bereich der Atemwege und der ableitenden Harnwege. Äußere Anwendung: schlecht heilende, oberflächliche Wunden.*

24.1.3 Durchspülung mit Aquaretika

Heilpflanzen zur Durchspülung schwemmen die Keime auf natürlichem Wege aus und begleiten die Therapie mit Harnwegsdesinfizienzien. Sie führen zu einer vermehrten Harnausscheidung und werden deshalb „Durchspülungsmittel" oder – im Gegensatz zu den synthetischen Diuretika – **Aquaretika** genannt. Sie bewirken eine höhere Wasserausscheidung ohne Elektrolytverlust (die synthetischen Diuretika hemmen dagegen die Rückresorption von Natriumionen). Man nimmt an, dass die Durchblutung der Niere verbessert, die glomeruläre Filtrationsrate gesteigert und dadurch vermehrt Primärharn gebildet wird. Die gesteigerte Harnausscheidung kommt auch durch die Zufuhr von Kaliumionen zustande. Der Harn wird verdünnt und seine Verweildauer verkürzt. Das verhindert zugleich eine Vermehrung der Keime und deren Anlagerung an das Schleimhautepithel in den Harnwegen. Bei stark verdünntem Harn kristallisieren Harnsalze nicht aus. Aus diesem Grund werden Aquaretika auch zur Vorbeugung von Harn- und Nierensteinen eingesetzt. Aquaretika werden vor allem verwendet bei immer wiederkehrenden Harnwegsinfekten, bei Reizblase und zur Harnstein-Rezidivprophylaxe (Urolithiasis). Renal oder kardial bedingte Ödeme können damit nicht behandelt werden.

Aquaretika werden auch vorbeugend und therapeutisch bei Haut- und Stoffwechselerkrankungen eingesetzt; ihre Wirkung nennt man im Volksmund „blutreinigend". Sie sollten begleitend zur „Frühjahrskur" und bei rheumatischen Erkrankungen angewendet werden – und wann immer sich der Körper von überflüssigen Stoffen befreien möchte, die sich ablagern oder endogen toxisch wirken könnten. Im weiteren Sinne gehören dazu auch Heilpflanzen aus der Küchenapotheke wie **Spargel**, **Petersilie**, **Kartoffeln** oder ein Tee aus **Hagebutten**kernen. Empfehlenswert sind auch vormittägliche Obsttage, die einen überforderten Stoffwechsel entlasten, dem Körper reichlich Flüssigkeit und basische Mineralien zuführen und die Harnwege durchspülen.

Bei der **Zubereitung** von aquaretischen Tees ist darauf zu achten, dass sie 15–30 Minuten, also länger als üblich, bei geschlossenem Deckel ziehen und ständig umgerührt werden: Das fördert den Übergang der wirksamkeitsmitbestimmenden Flavonoide in das Teewasser. So zubereitet hat z. B. **Goldrutentee** laut Studie eine besonders hohe Flavonoidkonzentration.

An der aquaretischen Wirkung sind ätherische Öle, Saponine und Flavonoide und zudem osmotisch wirkende Mineralstoffe (Kalium, Kieselsäure u.a.) beteiligt. Bewährt haben sich aus diesem Grund besonders Teemischungen, weil sie durch synergistische Effekte zu einer Verstärkung der Wirkung führen können.

Hinweis

Bei einer Durchspülungstherapie ist auf reichliche zusätzliche Flüssigkeitszufuhr zu achten.

Kontraindikationen

Für alle Aquaretika gilt: Eine Durchspülungstherapie sollte nicht durchgeführt werden bei Ödemen infolge eingeschränkter Herz- oder Nierentätigkeit. Bei Neigung zu Ödembildung, Hypertonie und Niereninsuffizienz ist eine vermehrte Flüssigkeitszufuhr kontraindiziert.

24.1.4 Heilpflanzen zur Durchspülung (Aquaretika)

Ackerschachtelhalm
Equisetum arvense
Equiseti herba (M)

Die Pflanze stammt aus grauer Vorzeit, als noch riesige Schachtelhalmwälder die Erde bedeckten. Equisetum entwickelt keine Blüten, sie vermehrt sich ungeschlechtlich durch Sporen: Ende März finden sich auf Wiesen blassbeige Gewächse, die aussehen wie überschlanke Pilze. Das sind die Frühjahrstriebe des Schachtelhalms, die noch kein Chlorophyll enthalten. Erst nach der Sporenreife entsteht eine neue Schachtelhalmpflanze: der grüne Sommertrieb, der einem kleinen Tannenbäumchen ähnelt. Medizinisch verwendet werden die grünen Sprossen von Mai bis August.

Inhaltsstoffe: Flavonoide und bis zu 10 % Kieselsäure mit großem Anteil an wasserlöslicher Kieselsäure, die als harnpflichtige Substanzen über die Nieren ausgeschieden werden und den aquaretischen Effekt verstärken.

Wirkungen: Schwach harntreibend, hautstoffwechselanregend, bindegewebsfestigend.

Indikationen: Zur Durchspülung bei bakteriellen und entzündlichen Erkrankungen der ableitenden Harnwege, bei Nierengrieß und rheumatischen Erkrankungen.

Darreichungsformen: Tee, Umschlag (um die Nieren angelegt), Präparate.

Tagesdosis: ca. 6 g Droge

Nebenwirkungen: Keine.

Gegenanzeigen: Ödeme infolge eingeschränkter Herz- oder Nierenfunktion.

Präparate: florabio Zinnkraut Heilpflanzensaft, Prodiuret Kps., nephro-loges® Flüssigk. (mit Petersilienwurzel, Goldrute, Hauhechel), Nephroselect® M Liquidum (mit Kapuzinerkresse, Birke, Goldrute, Liebstöckel).

Teezubereitung: 1 EL Droge in 150 ml Wasser geben, 15 Min. kochen, nach 20–30 Min. abgießen. Oder, noch effektiver, 5 EL Droge über Nacht in 1 l Wasser einweichen, am nächsten Tag 30 Minuten kochen und abgießen. Mehrmals täglich 1 Tasse zwischen den Mahlzeiten trinken.

Kommission E: *Innerlich: posttraumatisches und statisches Ödem, Durchspülungstherapie bei bakteriellen und entzündlichen Erkrankungen der ableitenden Harnwege, Nierengrieß. Äußerlich: unterstützende Behandlung schlecht heilender Wunden.*

Birke (Hängebirke, Moorbirke)
Betula pendula / -pubescens
Betulae folium (M)

Die Birke ist das Symbol des wiedererwachenden Lebens, des Frühlings und der Jugendlichkeit. Im keltischen Baumkalender war sie der Baum des Anfangs; im heutigen Volksbrauch holt sie als Maibaum geschmückt die wiedererwachte Natur ins Dorf. Dieser Baum, der sich schon kurz nach der Eiszeit im Norden angesiedelt hatte, war den Römern und Griechen unbekannt. Die Birke ist ein Baum der indogermanischen Völker; ihr Name ist im Sanskrit, im germanischen und slawischen Sprachgebrauch zu finden. Früher wurde die Birke „Nierenbaum" genannt.

Inhaltsstoffe: Saponine, Flavonoide, ätherische Öle und Gerbstoffe.

Wirkungen: Nierenfunktionsanregend, harntreibend und entzündungshemmend. Wirkt mild entwässernd ohne das Nierengewebe zu reizen. Birkentee wirkt übrigens vor allem bei mangelnder Harnausscheidung, bei Gesunden lässt sich nur ein geringer harntreibender Effekt erzielen.

Indikationen:. Durchspülungstherapie bei bakteriellen, funktionellen und entzündlichen Erkrankungen der ableitenden Harnwege, zur Verhütung von Harnsteinbildung, bei Nierengrieß, zur unterstützenden Behandlung rheumatischer Erkrankungen, bei Hautleiden und für die Frühjahrskur.

Darreichungsformen: Tee, Frischsaft, Präparate.

Tagesdosis: 6–10 g Droge.

Nebenwirkungen: Keine.

Gegenanzeigen: Ödeme infolge Herz- oder Niereninsuffizienz.

Präparate: Cystinol® Lösung (mit Schachtelhalm, Bärentraube, Goldrute), Harntee Steiner (mit Orthosiphon und Goldrute), Canephron® novo Tr. (mit Orthosiphon und Goldrute), Kneipp® Birkenblätter Pflanzensaft.

Teezubereitung: 1 TL getrocknete Droge mit 1 Tasse heißem Wasser übergießen und 15 Min. ziehen lassen. Mehrmals täglich 1 Tasse bis zur Gesamtmenge von 1 Liter trinken.

***Kommission E:** Durchspülungstherapie bei bakteriellen und entzündlichen Erkrankungen der ableitenden Harnwege und bei Nierengrieß. Adjuvant bei rheumatischen Beschwerden.*

Brennnessel
Urtica dioica und Urtica urens
Urticae herba / -folium (M)

(s. Kap. 25: Rheuma) Die Brennnessel ist ein seit Urzeiten bekanntes Heilkraut, das sich in Gärten und an gut gedüngten Stellen findet. Für die Durchspülungstherapie werden Blätter und Kraut verwendet (mit Stängelanteilen von max. 3 mm Durchmesser).

Inhaltsstoffe: Bis zu 20 % Mineralstoffe (Si, K, Ca, Fe), Acetylcholin, ungesättigte Fettsäuren, Caffeoylchinasäuren und Chlorophyll. In den Brennhaaren biogene Amine wie Histamin und Serotonin.

Wirkungen: Harntreibend und entzündungshemmend. Die verstärkte Wasserdiurese beruht auf einer osmotischen Wirkung durch den hohen Mineralgehalt (K) und kommt nur in Verbindung mit reichlich Flüssigkeit zur Wirkung.

Indikationen: Durchspülung bei entzündlichen Erkrankungen der ableitenden Harnwege, Vorbeugung und Behandlung von Nierengrieß (reichlich trinken!), unterstützende Behandlung rheumatischer Beschwerden.

Darreichungsformen: Tee, Tinktur, Frischpflanzenpresssaft. Brennnesselwasser (eine 2-Liter-Schale mit kaltem Wasser füllen, mit frischen Brennnesseltrieben bedecken, 2 Std. ziehen lassen, abgießen und über den Tag verteilt trinken oder zur Nahrungszubereitung mitverwenden).

Tagesdosis: 8–12 g Droge.

Nebenwirkungen: Keine.

Gegenanzeigen: Ödeme infolge eingeschränkter Herz- oder Nierentätigkeit.

Präparate: Cletan® Kps, florabio Brennnesselpresssaft.

Teezubereitung: 1 TL Droge (1 g) mit 150 ml siedendem Wasser übergießen und nach 10–15 Min. abgießen. 3–4-mal täglich 1 Tasse Tee trinken.

***Kommission E:** Innere und äußere Anwendung: adjuvant bei rheumatischen Beschwerden. Innere Anwendung: Durchspülungstherapie bei entzündlichen Erkrankungen der ableitenden Harnwege. Vorbeugend und zur Behandlung bei Nierengrieß.*

Goldrute, echte
Solidago virgaurea/ -canadensis/ -gigantea
Solidaginis herba (M)

„Der Wasserfluss im Körper stockt. Es drückt, es zwickt und schmerzhaft bockt
die Blase und der Nieren eine. Womöglich liegen dort auch Steine!
Da hilft Virgaurea die gute, die ganz gemeine goldne Rute!“

In lichten Wäldern, auf trockenen Hügeln und auf Heiden wächst das unscheinbare Kraut, das erst durch seine goldfarbenen Blütenköpfchen auffällt. Sie haben den Namen der Pflanze geprägt. Die Goldrute ist das **Nierenmittel erster Wahl**. Verwendet wird das blühende Kraut mit weniger als 20 % Stängelanteil. Auch die **Kanadische Goldrute** und die **Riesengoldrute** wurden zur Durchspülung monographiert. Allerdings besitzen sie nicht die entzündungshemmenden und antibakteriellen Wirkungen der echten Goldrute, weil die dafür verantwortlichen Inhaltsstoffe Leiocarposid und Virgaureosid nur in S. virgaurea aurea enthalten sind. Solidago virgaurea wird daher bei entzündlichen Erkrankungen bevorzugt.

Inhaltsstoffe: 1–3 % Flavonoidglykoside, Saponine, ätherische Öle, Phenylglykoside (Leiocarposid und Virgaureosid), Kaffeesäurederivate und Gerbstoffe.

Wirkungen: Goldrute bewirkt eine direkte Leistungssteigerung der Nieren, wirkt flüssigkeitsausschwemmend, entzündungshemmend und krampflösend an der glatten Muskulatur, schmerzlindernd, antibakteriell und immunmodulatorisch.

Indikationen: Durchspülung, Vorbeugung bei entzündlichen Erkrankungen der ableitenden Harnwege, Reizblase, Blasenpflege bei Katheterträgern, Harnsteine samt Prophylaxe und Nierengrieß. Als Begleittherapie bei rheumatischen Beschwerden.

Darreichungsformen: Tee, Tinktur, Präparate.

Tagesdosis: 6–12 g Droge. Auf ausreichende zusätzliche Flüssigkeit ist zu achten.

Nebenwirkungen: Nicht bekannt.

Gegenanzeigen: Ödeme infolge eingeschränkter Herz- oder Nierentätigkeit. Chronische Nephritis, weil dann die Nieren nicht mehr leistungsfähig sind.

Präparate: Urodyn® Filmtbl, Cystinol long® Kps., Solidago Steiner® Tbl. Harntee Steiner (mit Birke, Orthosiphon), Solidagoren® N Tr. (mit Schachtelhalm, Gänsefingerkraut), Goldrutentropfen Bioforce, Solidagoren® mono Kps.

Teezubereitung: 1 TL (3 g) Droge mit 150 ml heißem Wasser überbrühen und nach 20 Min. abgießen (um Flavonoide bestmöglich zu lösen). 2–4-mal tägl. 1 Tasse Tee zwischen den Mahlzeiten trinken.

***Kommission E:** Durchspülungstherapie bei entzündlichen Erkrankungen der ableitenden Harnwege. Vorbeugend bei Harnsteinen und Nierengrieß.*

Hauhechel, dornige
Ononis spinosa
Ononidis radix (M)

Hauhechel ist ein wunderschön rosablühender, duftender dorniger Schmetterlingsblütler, der auf sonnenbeschienenen Weiden gedeiht. Er wurde „Weiberkrieg" genannt, weil die tiefwurzelnden zähen Stängel und das dornige Grün den Frauen beim Unkrautjäten schwer zu schaffen machten.

Inhaltsstoffe: Flavonoide und Isoflavonoide, Triterpene, ätherische Öle.

Wirkungen: Harntreibend.

Indikationen: Durchspülungstherapie bei entzündlichen Erkrankungen der ableitenden Harnwege; Vorbeugung bei Nierengrieß.

Darreichungsformen: Tee, Präparate.

Tagesdosis: 6–12 g Droge. Auf ausreichende zusätzliche Flüssigkeit achten!

Nebenwirkungen: Keine bekannt.

Gegenanzeigen: Ödeme infolge eingeschränkter Herz- oder Nierentätigkeit.

Präparate: nephro-loges® Flüssigkeit (mit Schachtelhalm, Goldrute, Petersilie).

Teezubereitung: 1 TL zerkleinerte Droge mit 1 Tasse heißem Wasser überbrühen und nach 20 Minuten abgießen. 3–4 Tassen tägl. trinken.

***Kommission E:** Durchspülung bei entzündlichen Harnwegsinfekten; vorbeugend bei Nierengrieß.*

Johannisbeere, Schwarze
Ribes nigrum
Ribis nigri folium

Die Flavonoide und ätherisches Öl enthaltenden duftenden Blätter eignen sich aufgrund ihres feinen Geschmacks gut zur Beimischung aquaretischer Tees. Sie wirken mild harntreibend, antioxidativ und mild blutdrucksenkend.

Katzenbart, Indischer Nierentee
Orthosiphon aristatus
Orthosiphonis folium (M)

Dieser minzeähnliche Lippenblütler ist eine traditionelle Pflanze der Sundainseln, Australiens, Westindiens und Indonesiens und besitzt lang abstehende Staubfäden, die an einen Katzenbart erinnern. Er steigert vor allem die Ausscheidung von stickstoffhaltigen harnpflichtigen Substanzen.

Inhaltsstoffe: Flavonoide, ätherische Öle, 3 % Kalium.

Wirkungen: Harntreibend, schwach krampflösend und entzündungshemmend.

Indikationen: Chronische, symptomarme Harnwegsinfekte, Durchspülungstherapie bei bakteriellen und entzündlichen Erkrankungen der ableitenden Harnwege, Reizblase, Nierengrieß.

Darreichungsformen: Tee, Präparate.

Tagesdosis: 6–12 g Droge; auf ausreichende zusätzliche Flüssigkeit ist zu achten.

Nebenwirkungen: Keine.

Gegenanzeigen: Ödeme infolge eingeschränkter Herz- oder Nierentätigkeit.

Präparate: Carito® mono Kps., Orthosiphonblätter Indischer Nierentee Fides Harntee Steiner (mit Birke, Goldrute).

Teezubereitung: 1 TL feingeschnittene Droge mit 1 Tasse heißem Wasser übergießen, 15 Minuten bedeckt ziehen lassen und abgießen.

***Kommission E:** Bei bakteriellen und entzündlichen Erkrankungen der ableitenden Harnwege; (auch vorbeugend) bei Nierengrieß.*

Liebstöckel
Levisticum officinale
Levistici radix / -herba (M)

Liebstöckel ist eine Pflanze für den Liebeszauber: Das Kraut bei sich getragen verhilft zum Glück in der Liebe, und außerdem hilft es, Böses zu vertreiben. In der Volksmedizin trank man bei Halsschmerzen heiße Milch durch den hohlen Stängel. Das aromatische Kraut mit beträchtlicher Würzkraft ist auch als Maggikraut bekannt, wächst gut im Garten und gedeiht unglaublich schnell.

Inhaltsstoffe: Ätherische Öle, Bitterstoffe, Cumarine und Furocumarine, Phenolcarbonsäuren, Harze.

Wirkungen: Krampflösend auf die glatte Muskulatur, harntreibend, blähungstreibend.

Indikationen: Durchspülungstherapie bei entzündlichen Erkrankungen der ableitenden Harnwege.

Darreichungsformen: Tee, Küchenkraut, Präparate.

Tagesdosis: 4–8 g Droge. Auf ausreichende zusätzliche Flüssigkeit achten.

Nebenwirkungen: Photosensibilisierung bei längerer Anwendung möglich; kein intensives Sonnenbaden während der Therapie.

Gegenanzeigen: Ödeme infolge eingeschränkter Herz- oder Nierentätigkeit; akute entzündliche Erkrankungen des Nierenparenchyms.

Teezubereitung: 1 knapper TL (2,5 g) der zerkleinerten Wurzel mit 1 Tasse heißem Wasser übergießen, bedeckt 15 Minuten stehen lassen, abgießen. 3 × tägl. 1 Tasse zwischen den Mahlzeiten trinken.

Präparate: Canephron® N Drg. (Bionorica), Nephroselect® M Liquidum (mit Kapuzinerkresse, Birke, Schachtelhalm, Hauhechel).

***Kommission E:** Durchspülung bei entzündlichen Harnwegsinfekten; vorbeugend bei Nierengrieß.*

Löwenzahn
Taraxacum officinalis
Taraxaci radix cum herba (M)

(s. Kap. 21: Magen, 22: Leber und 25: Rheuma) Der Löwenzahn ist eine Allerweltspflanze, auf allen Kontinenten beheimatet und jedem Kind bekannt. Die Pflanze hat eine kräftige Pfahlwurzel und vermag mit ihrer enormen Wuchskraft Asphalt zu sprengen. Die gezähnten Blätter sind rosettenartig angeordnet, daraus arbeiten sich allmählich die kleinen Knöspchen empor, bis der hohle Stängel sie stolz und aufrecht als Blütenkörbchen der Sonne präsentiert und im April gut gedüngte Wiesen mit sattem Gelb überstreut. Löwenzahn gilt als „Meister des Heilens". Die harntreibenden Blätter haben ihm unrühmliche Namen eingebracht wie „Bettseicher" oder, das klingt auf französisch einfach vornehmer, „pis en lit".

Inhaltsstoffe: Bitterstoffe (in der Wurzel im Frühjahr viel, im Herbst wenig, dafür dann viel Inulin), Triterpene, Phytosterole, Flavonoide, Vitamine, Mineralien (K), Cholin und Inulin.

Wirkungen: Harntreibend, galle-, appetit-, magensaftsekretions- und stoffwechselanregend. Die wassertreibende Wirkung beruht auf einem saluretischen Effekt, d. h. auf der vermehrten Ausscheidung von Natrium, Kalium und Chlorid im Harn, und nicht auf einer Nierenreizung.

Indikationen: Durchspülungstherapie; Störungen des Gallenflusses, Appetitlosigkeit, dyspeptische Beschwerden wie Völlegefühl und Blähungen.

Darreichungsformen: Wildgemüse, Frischpflanzensaft, Tee, Tinktur, Wein.

Tagesdosis: 7–10 g Droge.

Nebenwirkungen: Durch Bitterstoffe Magenbeschwerden möglich; Kontaktallergie durch Milchsaft.

Gegenanzeigen: Gallenwegsverschluss, Gallenblasenempyem, Ileus. Bei Gallensteinen nur nach ärztlicher Rücksprache anwenden.

Präparate: Taraleon® Tr.

Teezubereitung: 1 TL (2,5 g) Droge mit 1 Tasse kaltem Wasser kurz aufkochen, nach 15 Minuten abgießen. 2–3 × täglich 1 Tasse 4–6 Wochen lang trinken.

***Kommission E:** Appetitlosigkeit und dyspeptische Beschwerden wie Völlegefühl und Blähungen. Störungen des Gallenflusses. Anregung der Diurese.*

Petersilie
Petroselium crispum
Petroselini herba / -radix (M)

Die Petersilie hat sich mehr als Küchenkraut denn als Heilpflanze einen Namen gemacht, und doch ist sie dank ihrer ätherischen Öle ein hervorragendes, mildes und krampflösendes Aquaretikum. Allerdings werden nur Blatt und Wurzel der Pflanze medizinisch verwendet. Die Samen der Petersilie enthalten sehr viel ätherisches Öl mit dem giftigen Apiol, das abortive Wirkungen besitzt; bei Missbrauch kommt es zu Nervenschädigung und Lähmungen.

Inhaltsstoffe: Ätherische Öle, Flavonoide, Furanocumarine, Terpene.

Wirkungen: harntreibend.

Indikationen: Durchspülungstherapie bei Erkrankungen der ableitenden Harnwege; Nierengrieß.

Darreichungsformen: Tee (aus Blättern und Wurzeln), Petersilienwein (Hl. Hildegard), Präparate.

Tagesdosis: 6 g Droge. Als Küchengewürz wird üblicherweise keine therapeutische Dosis erreicht.

Nebenwirkungen: Photosensibilisierung und seltene allergische Reaktionen möglich.

Gegenanzeigen: Schwangerschaft, entzündliche Nierenerkrankungen, Ödeme infolge eingeschränkter Herz- oder Nierentätigkeit.

Präparate: Kneipp® Petersilie Tbl. N, Asparagus-P Tbl. (mit Spargelwurzelstock), Nephrologes® Flüs. (mit Schachtelhalm, Goldrute, Hauhechel).

Teezubereitung: 1–2 TL Blätter und Wurzeln mit 1 Tasse heißem Wasser übergießen und 15 Minuten ziehen lassen. 2–3 Tassen pro Tag trinken.

***Kommission E:** Durchspülungstherapie bei Erkrankungen der ableitenden Harnwege; vorbeugend bei Nierengrieß.*

Quecke
Elymus repens
Graminis rhizoma (M)

Quecken sind eher als lästiges „Unkraut" berühmt denn als Heilkraut, und doch besitzen ihre ausdauernden Wurzeln eine enorme Heilkraft.

Inhaltsstoffe: Ätherische Öle mit Thymol, Carvacrol, Carvon u. a., Saponine, Triticin (dem Inulin verwandtes Polysaccharid), Fettsäuren.

Wirkungen: Harntreibend, keimhemmend.

Indikationen: Zur Durchspülung bei entzündlichen Erkrankungen der ableitenden Harnwege und vorbeugend bei Nierengrieß. In der Erfahrungsheilkunde wird die Queckenwurzel auch bei Bronchitis angewendet sowie begleitend beim gutartigen Prostataadenom im Stadium I-II.

Darreichungsformen: Tee, Präparate.

Tagesdosis: 6–9 g Droge. Auf ausreichende zusätzliche Flüssigkeit achten.

Nebenwirkungen: Keine.

Gegenanzeigen: Ödeme infolge eingeschränkter Herz- oder Nierenfunktion.

Präparate: Acorus® Tropfen, Uroflux S Blasen-Nieren-Tee (mit Bärentraube, Birke, Brennnessel, Hagebuttenschalen, Süßholz).

Teezubereitung: 1 TL fein geschnittene Droge mit 1 Tasse kochendem Wasser überbrühen und bedeckt 15 Minuten ziehen lassen. Über den Tag verteilt 3–5 Tassen trinken.

Kommission E: *Durchspülung bei entzündlichen Harnwegsinfekten; vorbeugend bei Nierengrieß.*

Wacholder
Juniperus communis
Juniperi fructus / -aetheroleum (M)

Wacholder wurde zum Baum des Jahres 2002 gewählt; er gehört zu den Nadelhölzern, genauer gesagt zur Familie der Zypressengewächse. Die skurril wachsenden Bäume gedeihen wild in Mooren und Heiden und ähneln bei Nebel menschlichen Gestalten. Man glaubte, die Seelen der Verstorbenen verbergen sich im Baum und lassen sich durch besondere Umstände wieder zu neuem Leben erwecken. Daher kommt die Namensgebung, aus dem althochdeutschen „wachl: wach, munter, lebensfrisch". Die stark aromatische Pflanze wurde als Gegenzauber gegen Teufel, Hexen und Kobolde benutzt, vor allem als Räucherung. Davon zeugen Namen wie „Rackholder, Reckholder bzw. Räuckholder".

Inhaltsstoffe: Ätherische Öle, Flavonoide, Gerbstoffe, Zucker, Harze und Leukoanthozyanidine.

Wirkungen: Vermehrt die Durchblutung der Nieren und die Bildung von Primärharn, erhöht die Glomerulofiltration. Harntreibend, verdauungs-, stoffwechsel- und durchblutungsfördernd und entspannend auf die glatte Muskulatur.

Indikationen: Durchspülung bei Stein- und Blasenleiden. Verdauungsbeschwerden, zur Stoffwechselförderung bei chronischen Hauterkrankungen, Arthrosen, Gicht und rheumatischen Erkrankungen und bei der Frühjahrskur. Wacholder ist ein wirksames Aquaretikum, bei dem in normaler therapeutischer Dosierung, im Gegensatz zu früheren Meinungen, keine nierenreizenden oder -toxischen Wirkungen zu beobachten sind! Diese Nierenirritationen kamen aufgrund pharmazeutisch minderwertiger Ware zustande.

Darreichungsformen: Tee, Tinktur, Wacholderdicksaft (Juniperi succ. inspiss.), Präparate.

Tagesdosis: 2– max. 10 g getrocknete Beeren. Anwendungsbegrenzung für ätherisches Wacholderöl aus Sicherheitsgründen auf 4–6 Wochen, für Teekuren ebenso.

Nebenwirkungen: Neuere Erhebungen revidieren die bisherige Meinung, nach der Wacholderbeeren und -öl die Niere schädigen würde; es gibt dafür keine Beweise. Überdosierungen sollten allerdings vermieden werden.

Gegenanzeigen: Schwangerschaft, chron. Niereninsuffizienz, entzündliche Nierenerkrankungen.

Teezubereitung: 1 TL (2–3 g; 20 getr. Beeren) gequetschte Droge (oder 1 EL frische Beeren) mit 250 ml heißem Wasser aufgießen; 5 Minuten bedeckt ziehen lassen. 3 × tägl. 1 Tasse trinken.

Präparate: Kneipp® Wacholderbeer Pflanzensaft, Roleca® Wacholder extra stark Kps., Nierentee 2000 Pulver (mit Birke, Orthosiphon, Fenchelöl).

Kommission E*: Dyspeptische Beschwerden.*

24.1.5 Nieren- und Harnleitersteine

„Steinreich" zu sein kann krampfhafte, sehr heftige Nierenkoliken auslösen, zumindest wenn es sich um Nierensteine handelt. Wenn die Konzentration von bestimmten Substanzen im Harn größer ist als deren Löslichkeit, entstehen Nierensteine, d. h. Kristalle unterschiedlicher Zusammensetzung, die sich zusammenlagern und wachsen. Die Bildung von Nierensteinen kann von Abflussstörungen der ableitenden Harnwege und von rezidivierenden Harnwegsinfekten begünstigt werden (die Konkremente bilden Kristallisationspunkte, an denen sich Bakterien anhaften) oder auch von Gicht, eiweißreicher Ernährung oder ständig zu geringer Trinkmenge. Im Nierenbecken liegen die Steine meist unbemerkt, wandern sie aber in Richtung Harnröhre, kann es zu starken **Koliken** kommen. Die Kolik äußert sich mit plötzlich auftretenden, stärksten, krampfartigen und immer wiederkehrenden Schmerzen. Häufig sind die Schmerzen begleitet von Übelkeit und Erbrechen, von Blut im Urin und einem Drang zur Bewegung.

Bei kleineren Steinen können kolikhemmende Medikamente und viel dünne Flüssigkeiten den Stein ausschwemmen helfen. Größere Steine werden je nach Zusammensetzung durch bestimmte Diäten oder Mineralwässer aufzulösen versucht. Bestimmte Steine müssen durch Stoßwellentherapie oder chirurgische Eingriffe zertrümmert bzw. entfernt werden.

Therapie

Für die Therapie ist es wichtig, die Zusammensetzung der Steine zu analysieren, deshalb sollten abgehende Nierensteine bzw. Nierengrieß möglichst mit einem Sieb aufgefangen und anschließend untersucht werden. Um kleine Nierenbecken- oder Harnleitersteinchen „abzutreiben", sind genügende Trinkmengen dünner Tees (Löwenzahntee hat sich besonders bewährt) oder entsprechend therapeutischer Wässer die wichtigste Maßnahme. Oxalat-, Urat- und Carbonatsteine bilden sich im **sauren** Milieu, Phosphat- und Carbonatsteine im **alkalischen**. Je nach Art des Steines sollten entsprechende Ernährungshinweise beachtet werden: Bei **Kalziumoxalatsteinen** auf oxalarme Kost achten (nicht, wie häufig angenommen, auf kalziumarme, denn das Kalzium verbindet sich schon im Darm mit dem Oxalat und verhindert dadurch dessen Aufnahme. Wenn z. B. Schwarztee mit Milch getrunken wird, wird die Oxalsäure auf natürlichem Weg ausgeschieden. Viel Oxalat enthalten Rhabarber, Spinat, Rote Bete, Tomate, Bohnen, Erdnüsse, Kakao und Schokolade sowie Erdbeeren, Brombeeren, Johannis- und Stachelbeeren. Stattdessen ist magnesiumreiche Kost empfehlenswert, wie z. B. Haferflocken, Reis und Kartoffeln, Fachinger, Bad Wildunger oder Bad Brückenauer Mineralwasser. Bei **Harnsäuresteinen** purinreiche Fleisch- und Wurstwaren (Innereien, Meeresfrüchte) sowie Hülsenfrüchte (Bohnen, Erdnüsse, Soja), Alkohol und Kaffee weitgehend meiden und auf einen alkalischen Harn (basenreiche Ernährung und Mineralwässer) achten. Bei **Phosphatsteinen** phosphatreiche Fleisch- und Wurstwaren, Cola-Getränke, Schwarztee, Schmelzkäse und sehr fischreiche Kost vermeiden. Vitamin- und ballaststoffreiche Vollwertkost bevorzugen. Bei **Uratsteinen** Fleisch- und Wurstprodukte und Schwarztee meiden; stattdessen für die Alkalisierung des Harns sorgen (z. B. Fachinger, Bad Wildunger Mineralwasser).

Vorbeugend wird zu sportlicher Betätigung geraten. Reichliches Trinken (2,5 Liter) ist wichtig und möglichst Harnwegsinfekte vermeiden. Wird die Niere gut durchspült erleichtert das die Ausscheidung, und die Kristalle werden eher in Lösung gehalten (bei vermindertem spezifischem Gewicht – unter 1015 – kristallisieren Harnsalze kaum mehr aus). Aus diesem Grund ist die **Durchspülungstherapie** gleichzeitig die **beste Vorsorge**. Weil steinbildende Substanzen vor allem nachts ausgeschieden werden, muss besonders abends auf eine reichliche Trinkmenge geachtet werden; das fängt auch die üblichen Konzentrationsspitzen von Kalzium und Oxalsäure während der Nacht ab. Entscheidend ist die Art der Getränke, denn viele entziehen dem Körper Flüssigkeit. Vor allem Alkohol (auch Bier, man erkennt das Phänomen am berühmten „Nachdurst"), Koffein bzw. Tein im Kaffee und Schwarz- bzw. Grüntee entwässern den Körper. Es kommt zur Harnflut, und nachfolgend ist der Harn für einige Stunden hochkonzentriert. Dadurch entstehen Konzentrationen, die die Steinbildung stark unterstützen. **Grundsätzlich** gilt: Übergewicht vermeiden und eine Ernährungsumstellung durchführen: weniger Eiweiß, Kochsalz, Alkohol und Kaffee, mehr Gemüse und Früchte zu den Mahlzeiten verzehren, denn sie enthalten Citrat, das die Steinbildung hemmt.

Die **Naturheilkunde** empfiehlt Wärme- und Wasserbehandlungen wie ansteigende Fußbäder, Wärme, Sauna (genügend Trinken!) und heiße Sitzbäder, Packungen und Wickel (**Heublumen**, **Kartoffel**, **Ingwer**, Moor, Fango) als unterstützende Maßnahme. Viel trinken, schwitzen und bewegen. Atemtherapie, Yoga oder Autogenes Training wirken steinförderndem Dauerstress entgegen. Alkohol und Auskühlung vermeiden.

In der **Phytotherapie** gibt es keine spezielle Arzneipflanze, die bei Nierensteinen empfohlen wird. Vorbeugung ist die wichtigste Maßnahme im Verlauf einer „Steinkarriere", desgleichen sind Heilpflanzen zur Nachsorge nach Steinabgang geeignet. Das beginnt mit einer **Durchspülungstherapie** mit Aquaretika (s. o.). Täglich sollten mindestens 1 bis eher 2 Liter Harn **ausgeschieden** werden. Zum Einsatz gelangen bevorzugt Arzneipflanzen die zusätzlich krampflösend wirken (**Goldrute**, **Liebstöckel**, **Wacholder**) und bakteriostatisch (**Goldrute**, **Hauhechel**, **Liebstöckel**, **Orthosiphon**).

Mit der Rosskastanie (Reparil® Drg., Aescorin® forte Kps.) die antiödematös wirkt, rutscht der Stein tiefer, zusätzlich wird Löwenzahn für die Wasserstoßtherapie verordnet. Häufig sind mit dem Steinabgang **Koliken** verbunden. Mittel der Wahl in der Phytotherapie ist dann die **Pestwurz** (in Petadolex® Kps., pyrrholizidinalkaloidfrei), aber auch die Goldrute, weil sie neben ihrer aquaretischen Eigenschaften auch krampflösende und schmerzlindernde Wirkungen besitzt.

24.1.6 Heilpflanzen bei Nieren- und Harnleitersteinen

(s. Kap. 24.1.4: Aquaretika)

Ackerschachtelhalm ***Equisetum arvense*** **Equiseti herba (M)**

Brennnessel ***Urtica dioica/ureus*** **Urticae herba /-folium (M)**

Gänsefingerkraut ***Potentilla anserina*** **Anserinae herba (M)** (s. Kap. 20: Darm)

Goldrute, echte ***Solidago virgaurea*** **Solidaginis herba (M)**

Hauhechel, dornige ***Ononis spinosa*** **Ononidis radix (M)**

Katzenbart, Ind. Nierentee ***Orthosiphon aristatus*** **Orthosiphonis folium (M)**

Liebstöckel ***Levisticum officinale*** **Levistici radix /-herba (M)**

Löwenzahn ***Taraxacum officinalis*** **Taraxaci radix cum herba (M)**

Pestwurz
Petasites hybridus
Petasitidis rhizoma (M)

(s. Kap. 28: ZNS) Die großen Blätter der Pestwurz waren namengebend: „petasos: Hut mit großem Rand". Die Pestwurz hat eine starke krampflösende Komponente auf die glatte Muskulatur und hat sich neuerdings zur Vorbeugung von Migräne sehr bewährt.

Inhaltsstoffe: Sesquiterpene, Schleimstoffe, Pyrrolizidinalkaloide (unerwünscht), durch spezielle Züchtungen nicht/kaum mehr vorhanden.

Wirkungen: Krampflösend, beruhigend, schmerzlindernd, entzündungshemmend.

Indikationen: Krampfhafte Schmerzen der ableitenden Harnwege; Migräne.

Darreichungsform: Heute nur noch in pyrrolizidinalkaloidfreien Fertigpäparaten.

Tagesdosis: 4,5–7 g Droge; die früher geforderte zeitliche Begrenzung auf 4–6 Wochen/Jahr dürfte aufgrund der P.A.-freien Züchtungen nicht mehr notwendig sein.

Nebenwirkungen/Gegenanzeigen: Es sind keine Nebenwirkungen zu befürchten.

Präparate: pyrrolizidinalkaloidfrei: Petadolex®, Petaforce® V.

Kommission E: *Adjuvant bei akuten krampfartigen Schmerzen im Beriech der ableitenden Harnwege, v.a. bei Steinleiden.*

Rosskastanie ***Aesculus hippocastanum*** **Hippocastani semen**

Spargel
Asparagus officinalis
Asparagi rhizoma

Spargel ist das selenreichste Gemüse, außerdem sehr kaliumreich. Enthält Saponine mit hormonähnlicher Wirkung (Asparagoside, Diosgenin, Yamogenin). Der typische schwefelige Geruch des Harns nach Spargelgenuss ist auf die Schwefelverbindung Methylmercaptan zurückzuführen.

Wacholder
Juniperus communis
Juniperi fructus / -aetheroleum (M)

(s.o.)

24.2 Funktionelle Beschwerden

24.2.1 Reizblase und Prostatitis

„Reizblase" ist die Bezeichnung für einen chronischen Reizzustand des unteren Harntraktes. Die Reizblase gilt als Symptom eines komplexen Krankheitsgeschehens, um eine Dysregulation, die häufig in Verbindung mit vegetativer Labilität oder hormonellen Schwankungen (PMS, Klimakterium) einhergeht. **Ursachen** können neurovegetative oder psychische Faktoren sein, Östrogenmangel oder Stoffwechselstörungen, oder auch erkältungsbedingte Reizungen wie Nässe, Kälte, Zugluft. Die **Beschwerden**, vermehrter quälender Harndrang mit geringen Harnportionen und teilweise starken Schmerzen, sind denen einer Zystitis sehr ähnlich, jedoch sind im ersten Fall keine Erreger nachzuweisen, der Harn ist klar und das Sediment ohne krankhaften Befund.

In der **Naturheilkunde** hat sich das Reibesitzbad bewährt, bei dem mit der Hand geschöpftes kaltes Wasser zu Beginn 3, später bis 10 Minuten lang über die äußere Geschlechtsregion und die Innenseite der Oberschenkel gerieben wird: die Reizwirkung fördert die Durchblutung. Auch Hypericum D2, Bindegewebsmassage, Einreibungen mit erwärmtem **Johanniskraut**öl und autogenes Training erweisen sich als hilfreich. Auf jeden Fall ist jegliche Unterkühlung zu vermeiden.

Die so genannte **chronische Prostatitis** (nicht die akute, eitrige, fieberhafte Prostatitis!) beim Mann entspricht der Reizblase der Frau. Prostatitis, auch als Prostataneurose bezeichnet, ist eine Entzündung ohne Erregernachweis.

Bei **Reizblase und Prostatitis wird empfohlen**, Nahrungsmittel, die die Blasen-/Prostataregion reizen, zu vermeiden (Kaffee, Alkohol, Tabak, Gewürze), genügend Zink zu sich zu nehmen (60 mg pro Tag, Zink beeinflusst entzündliche Prozesse und den Stoffwechsel der Blasenmuskulatur und stärkt das Immunsystem), zusätzliche Gaben von Vitamin C und **Nachtkerzen**öl, und den Unterkörper stets warm zu halten. Warme **Sitzbäder**, z. B. mit **Schachtelhalm**, aufsteigende Fußbäder oder feuchtwarme **Heublumen**auflagen und viel warme Tees unterstützen den Heilungsprozess.

Phytotherapeutisch reicht man entzündungshemmende Medizinalpflanzen (**Goldrute**, **Kamille**), beruhigende (**Melisse**, **Baldrian**, **Hopfen**), krampflösende (**Goldrute**, **Kamille**, **Gänsefingerkraut**, **Schafgarbe**), hormonartige (**Hopfen**), blasenmuskeltonisierende (**Kürbis**samen, **Brennnessel**wurzel) und aquaretisch (s. o.) wirkende Pflanzen. Weil dem Krankheitsgeschehen verschiedene Ursachen zugrunde liegen, sollte die Therapie vielseitig sein – ein ideales Gebiet für Teemischungen.

24.2.2 Heilpflanzen bei Reizblase und Prostatitis

Neben den oben genannten Pflanzen eignen sich folgende Heilpflanzen zur Behandlung, auch bei **Blasenschwäche**:

Brennnessel ***Urtica dioica/ureus*** **Urticae radix (M)**	(s.u.)
Goldrute, echte ***Solidago virgaurea*** **Solidaginis herba (M)**	(s.o.)
Kürbis ***Cucurbita pepo*** **Cucurbitae semen (M)**	(s.u.)
Sägepalme ***Serenona repens*** **Sabalis serrulati fructus (M)**	(s.u.)

24.2.3 Bettnässen

Beim **Bettnässen** (nocturna et diurna, also nachts oder tagsüber), besonders bei Kindern, kann man neben der Abklärung der Ursache (häufig Belastungssituationen des Kindes) **begleitende Therapiemaßnahmen** vornehmen: auf warme Füße achten, vor dem Einschlafen ein warmes Fußbad nehmen, Oberschenkel und Leistengegend mit Johanniskrautöl einreiben und an die Blasenentleerung denken. Bitterstoffgaben, zum Beispiel mittags und abends je 10–20 Tropfen **Enzian**tinktur. **Kürbis**samen (10 g/Tag, z. B. Granufink Kürbiskerne oder Kürbiskerngranulat) sind eine beliebte Therapie, weil sie gut schmecken und von Kindern nicht als Therapie wahrgenommen werden. Mild beruhigende Arzneidrogen wie **Melisse**, **Passionsblume**, **Orangen**blüten oder **Baldrian**wurzel unterstützen die Therapie. Bewährt haben sich Inconturina® SR Tropfen (mit Goldrute) oder Enuroplant® Lsg. (mit Schachtelhalm, Wegerich, Schafgarbe, Belladonna, Pulsatilla, Kalium phosphoricum).

24.3 Prostataerkrankungen

24.3.1 Prostatahyperplasie, benigne (BPH)

Die ägyptischen Pharaonen zählten zu ihren Leibärzten so genannte „Hüter der Wasserwege". Uralt und bekannt, ist also das „heimliche Leiden älterer Männer". Die Prostata, Vorsteherdrüse oder auch „Lustdrüse" genannt ist ein kastaniengroßes Organ, das unterhalb der Harnblase gelegen den oberen Teil der männlichen Harnröhre umgibt. Beim Samenerguss sondert sie das Prostatasekret, eine milchige Samenflüssigkeit in die Harnröhre ab und transportiert damit die Spermien. Wenn sich mit zunehmendem Alter das hormonelle Gleichgewicht verändert kommt es häufig zu einer – ganz normalen – gutartigen Vergrößerung der Prostata. Das bis orangengroß gewachsene Organ verdrängt das eigentliche Prostatagewebe und stört so lange nicht, bis es die Harnröhre einengt. Die gutartige Wucherung der Vorsteherdrüse ist die häufigste Ursache einer Blasenentleerungsstörung beim älteren Mann: Mark Twain beschrieb den von Maneken Pis in Brüssel bekannten gesunden Harnstrahl, „dass ein Mann im Vollbesitz seiner Kräfte diesen in hohem Bogen über einen Zaun dirigieren können müsse und dabei Wohlbefinden und männliche Kraft empfinden". Aus Manneslust ist Mannesfrust geworden, aus kräftigem Strahl dünnes, tröpfelndes Rinnsal. Über 50 % der 50-jährigen Männer und ca. 75 % der über 80-jährigen sind davon betroffen. Es kommt dann zu den typischen **Miktionsbeschwerden,** Beschwerden beim Wasserlassen die als „Altmännersymptom" bekannt sind: häufiges Wasserlassen, vor allem in der Nacht mit dem ständigen Gefühl, die Blase nicht richtig entleeren zu können, pressen zu müssen, damit der Harn überhaupt kommt und warten zu müssen, bis das Nachträufeln aufhört, abgeschwächtem Harnstrahl und unvollständiger Entleerung der Blase.

Noch immer sind die **Ursachen** nicht gänzlich geklärt und lassen sich nicht beseitigen. Östrogene, Androgene und das sexualhormonbindende Globulin (SHBG) spielen bei der Entstehung eine entscheidende Rolle. Eine verstärkte Umwandlung von Testosteron zu Östrogen (mittels Aromatase) bzw. eine erhöhte Bildung von Dihydrotestosteron (DHT) durch alpha-Reduktase werden u. a. für das Wachstum der Prostata verantwortlich gemacht. Die mit zunehmendem Alter auftretende Abnahme des Testosteronspiegels führt um der Kompensation willen zu einer Proliferation des Prostatagewebes.

Neben der verengten Harnröhre gilt der erhöhte Tonus der glatten Muskulatur als wichtiger Faktor der irritativen Symptome. Primäres therapeutisches Ziel ist es, die irritativen und obstruktiven Symptome zu beseitigen und damit die subjektiven Beschwerden zu mindern. Das bewirken sowohl in der konventionellen Therapie (mit Finasterid: Proscar® Tbl.) als auch in der Phytotherapie Hemmstoffe der 5-alpha-Reduktase (Sägepalmenfrüchte), nur kommt es bei der phytotherapeutischen Anwendungen nicht zu Nebenwirkungen!

Vorbeugend sollten Unterkühlung und Nässe, langes Sitzen, Verstopfung, kalte Getränke und auch Alkohol (vor allem kaltes Bier!) vermieden werden. Wärme erleichtert die Blasenentleerung.

24.3.2 Heilpflanzen bei benigner Prostatahyperplasie (Prostataadenom)

Bei der „Harnröhre im Würgegriff" im Stadium I und II sind **Phytotherapeutika** die Mittel der Wahl. Zwar beeinflussen diese Heilpflanzen das Adenom selbst nicht, sie wirken aber hervorragend symptomatisch auf die vielfältigen Beschwerden dieser Erkrankung. Sie sind besser verträglich und um einiges kostengünstiger als synthetische Prostatamittel. Die entsprechenden Phytotherapeutika werden eingesetzt im **Stadium I** (**nach Alken**: Reizstadium mit ersten Miktionsbeschwerden, wie Abschwächung des Urinstrahls, häufiges Wasserlassen tagsüber und nachts, Harn- und Nachträufeln) sowie zu Beginn des **Stadiums II**: (chronisch gereizte Blase, unvollständige Blasenentleerung mit Restharn unter 100 ml), in dem erste Anzeichen einer Dekompensation zu erkennen sind. Beim **Stadium III** (totaler Harnverhalt, Stauungsnieren bis zur Niereninsuffizienz) kommt nur eine **Operation** in Frage. Erfahrungsgemäß bessert sich vor allem die Nykturie (nächtliches Wasserlassen) und die Harnflusszeit, und zusätzlich erfolgt eine Verminderung des Restharnvolumens.

Als Wirkungsmechanismen wird eine Beeinträchtigung des endokrinen Stoffwechsels (Senkung des Dihydrotestosterons) vermutet, **entzündungshemmende** Wirkungen (Hemmung der Aktivität von Prostaglandinen und Leukotrienen), die die Irritationen der Blase lindern, **aquaretische** und **antiödematöse** Wirkungen, die das Stauungsödem im Bereich der Prostata und der unteren Harnwege beseitigen, eine **blasenschließmuskelverstärkende** Wirkung, die für eine verbesserte Harnblasenentleerung sorgen, **beruhigende** Wirkungen, die die Beschwerden der Reizblase reduzieren sowie **bakteriostatische** Wirkungen, die bei einer Begleitprostatitis Keime hemmen.

Die Phytotherapeutika sind die gleichen, die auch bei Reizblase und Prostatapathie wirksam sind (s. o. und s. u.): Brennnesselwurzel, Kürbiskerne, Sägepalmenfrüchte. Außerdem bewährt haben sich **Echinacea purpurea**- und **Roggenpollen**-Gesamtextrakte (Cernilton® Kps.).

Hinweis

Vor Behandlungsbeginn sollte ein Prostatakarzinom ausgeschlossen werden. Regelmäßige Kontrolluntersuchungen gehören zum Therapieschema, weil miktionsbeeinflussende Arzneidrogen nur die Symptome bessern.

Brennnessel
Urtica dioica /-urens
Urticae radix (M)

(s. Kap. 25: Rheuma) Die Brennnessel ist eine Pflanze mit weit reichendem Anwendungsspektrum: Das mineralreiche Kraut wird zur Durchspülungstherapie bei Harnwegserkrankungen oder Nierengrieß eingesetzt, die nussähnlichen Samen als Vitalitätstonikum, die ganze Pflanze als Dünger im Biogarten, die faserreichen Stängel zur Herstellung von Stoffen – und die Wurzel bei Prostataadenom.

Inhaltsstoffe: 3-b-Sitosterin, Scopoletin (Cumarin), Phytosterole, Polysaccharide (Isolektine), Lignane, Urtica-dioica-Agglutinine.

Wirkungen: Miktionsvolumen und Harnfluss werden deutlich erhöht, Restharnmenge verringert, Anzahl der nächtlichen Blasenentleerungen sinkt signifikant um ca. die Hälfte. Krampflösend (Isolektine), entzündungshemmend und immunmodulierend. Hemmung der Aromatase (Umwandlung von Testosteron in Östrogen). Die Polysaccharide entfalten eine T-Lymphozyten-stimulierende Aktivität. In Studien konnte durch Brennnesselwurzelextrakt (laut Dr. Springer, Rodisma-Med Pharma GmbH) das Zellwachstum von Prostatakarzinom gehemmt werden.

Indikationen: Miktionsbeschwerden bei Prostataadenom.

Darreichungsformen: Tee, Tinktur.

Tagesdosis: 4–6 g; sehr verträglich und zur Langzeitanwendung geeignet.

Nebenwirkungen: Gelegentlich leichte Magen-Darm-Beschwerden.

Gegenanzeigen: Keine.

Präparate: Bazoton® N Kps., Prostaforton® Kps., Prostagutt® forte Kps (mit Sägepalmenfrüchten; die Kombination führt zu einer Therapieoption).

Teezubereitung: 1 TL grob gepulverte Wurzel mit 1 Tasse kaltem Wasser zum Kochen bringen und 10 Minuten ziehen lassen. 3–5 Tassen tägl. trinken.

***Kommission E:** Miktionsbeschwerden bei Prostataadenom (Stadium I–II).*

Kürbis
Cucurbita pepo
Cucurbitae semen (M)

Vor rund 400 Jahren machte sich ein „Prachtgewächs" auf Wanderschaft und eroberte vom tropischen Mittelamerika aus den europäischen Kontinent – der Kürbis. Längst wird er bei uns angebaut. Das ist „kinderleicht" für die, die einen größeren Garten besitzen, denn er braucht viel Platz. Die leuchtend gelben Blüten kann man essen, und im Herbst seine goldenen Früchte ebenso; beim Zubereiten von Kürbisfleisch werden die Samen frei. Die „medizinischen", schalenlosen Kürbissamen, die man ganz einfach kauen kann, gelten als nahrhafte, wohlschmeckende und wirkungsvolle Therapie.

Inhaltsstoffe: Phytosterine, darunter Sitosterin, b-Phytosterin sowie Tocopherole (die Bindegewebe und Muskulatur kräftigen), Mineralstoffe (u. a. Magnesiumsalze, die neuromuskuläre Funktionen verbessern), Spurenelemente (u. a. antiphlogistisches, antioxidatives Selen), Carotinoide (antioxidativ), fettes Öl und Aminosäuren.

Wirkungen: Phytosterine beeinflussen den Prostaglandin- und Prolaktinstoffwechsel und wirken entzündungshemmend. Sie sind dem Testosteron chemisch nah verwandt und weisen einen hormonbremsenden Einfluss auf die Prostata auf. Kürbissamen wirken zudem aquaretisch, hemmen den entzündlichen Blutandrang im Prostatagewebe, wirken keimhemmend, antioxidativ, blasenkräftigend und wurmabtreibend.

Indikationen: Prostatahyperplasie Stadium I und II, Reizblase, Prostatapathie und Bettnässen. Vor allem die nächtlichen Beschwerden beim Wasserlassen, Kardinalsymptom der BPH, werden rasch und deutlich gebessert.

Anwendungen: Als gekaute Samen in der Ernährung. Zur therapeutischen Anwendung sollen Spezialzüchtungen zum Einsatz kommen, bei denen ausreichende Wirkstoffkonzentrationen gewährleistet sind, z. B. „Granufink" Kürbiskerne.

Tagesdosis: 10 g täglich zur Therapie, 3–5 g zur Vorbeugung. Kürbissamen sind bestens verträglich und eignen sich gut zur Langzeitanwendung.

Nebenwirkungen/Gegenanzeigen: Nicht bekannt.

Präparate: Granufink Kürbiskerne, Urgenin® Cucurbitae oleum Kps., Prosta Fink® Forte Kps. (mit Sägepalme).

***Kommission E:** Miktionsbeschwerden bei Prostataadenom (Stadium I-II nach Alken), Reizblase.*

Zitter-Pappel
Populus tremula
Populi cortex/-folium

Leider nur in der Erfahrungsheilkunde eingesetzt. Vor allem in der Rinde ist bis 10 % Salicin enthalten, das wie bei der Weidenrinde in der Leber metabolisiert wird. Pappelrinde und -blätter wirken schmerzlindernd, antibakteriell und entzündungs- und ödemhemmend und werden eingesetzt bei Prostataadenom, Miktionsbeschwerden, Schmerzen und rheumatischen Beschwerden.

Präparate: Phytodolor® (mit Pappelrinde und -blätter und Eschenrinde).

Quecke
Elymus repens
Graminis rhizoma (M)

(s.o.)

Roggenpollen-Extrakt
Secale cereale
Pollinis siccum extractum

Roggenpollenextrakt enthält Phytosterole, Aminosäuren, Kohlenhydrate und Fettsäuren. Er wirkt entzündungshemmend und krampflösend und vermindert den schmerzhaften, entzündlichen Blutandrang (antikongestiv). Roggenpollenextrakt soll mindestens 3–6 Monate lang eingesetzt werden und wird nur als Fertigarzneimittel verordnet: Cernilton® Kps. Selten kommt es zu Magen-Darm-Beschwerden oder zu allergischen Hautreaktionen; Kontraindikationen gibt es nicht.

Sägepalme
Serenoa repens
Sabalis serrulati fructus (M)

Die Sägepalme wächst wild in Mittelmeerländern. Ihre olivgroßen, dunkelroten Früchte werden medizinisch verwendet.

Inhaltsstoffe: Fettsäuren und Fettalkohole, g-Linolensäuren, Phytosterole, b-Sitosterol, Gibberelinsäure, Flavonoide und Polysaccharide.

Wirkungen: entzündungshemmend, ödemhemmend, krampflösend sowie tonisierend auf Blasenhals und Prostata, antiandrogen, antiexsudativ. Serenoa hemmt die Aktivität der 5-alpha-Reduktase und zeigt einen günstigen Einfluss auf das Androgen/Östrogenverhältnis.

Indikationen: Miktionsbeschwerden der Prostatahypertrophie, Prostatitis, Reizblase. Gilt als „pflanzlicher Katheter".

Darreichungsformen: Fertigpräparat, Tinktur.

Tagesdosis: 1–2 g Droge bzw. ca. 320 mg lipophiler Drogenauszug. Die Verträglichkeit ist gut, so dass eine Langzeitanwendung problemlos ist.

Nebenwirkungen: Selten Magenbeschwerden.

Gegenanzeigen: Nicht bekannt.

Präparate: Prostagutt® mono/uno/Kps., Cefasabal® Tbl./Tr. (mit Rosskastanie, Goldrute), Prosta-Urgenin® uno Kps., Remiprostan® uno Kps., Prostagutt® forte Kps. /Lsg. (mit Brennnesselwurzeln), Prosta Fink® Forte Kps. (mit Kürbissamen).

***Kommission E:** Miktionsbeschwerden bei benigner Prostatahyperplasie Stadium I-II.*

Sonnenhut *Echinacea purpurea* **Echinacea herba / -radix (M)**	(s.o.)
Weidenröschen, kleinblütiges *Epilobium parviflorum* **Epilobii herba**	Mit seinen Inhaltsstoffen (Tempherol- und Quercetinglykoside und Gerbstoffe) wirkt das Weidenröschen entzündungs- und prostaglandinhemmend. Die anderen Epilobiumarten sind noch nicht ausreichend (d. h., noch weniger als das Kleinblütige Weidenröschen!) untersucht; es ist zu vermuten, dass auch sie wirksam sind. Darreichung als Tee, Tinktur.

24.4 Praxis-Rezepte: Auszugsöle

Durchblutungsförderndes wärmendes Massageöl

(s. Kap. 7: Fette Öle)

3 frische Triebe Efeublätter, ca. 50 cm lang
durchblutungsfördernd

30 g Rosmarinblätter
durchblutungsfördernd

50 g Wacholderbeeren
durchblutungsfördernd

Zitronenschale von 3 ungespritzten Früchten
stärkend, straffend

30 g Fenchelsamen
öffnend, hormonausgleichend

1 Ingwerknolle
erwärmend, durchblutungsfördernd

1,5 l Trägeröl (Oliven- oder Sonnenblumenöl, kalt gepresst)

Zubereitung: Alle Kräuter gut kleingeschnitten in ein Glasgefäß geben und mit kalt gepresstem Olivenöl (Verhältnis 1:10) auffüllen. Auf ein Fensterbrett bzw. an einen warmen Platz stellen, täglich gut schütteln und nach 3 Wochen abgießen.

In dunkle 50-ml-Fläschchen abfüllen, beschriften und kühl lagern. Das Massageöl ist 3–6 Monate haltbar.

Zur Förderung der Durchblutung und Durchwärmung im Nieren-Blasen-Bereich einmassieren. Diese Ölmischung hat sich auch bewährt zur Entspannung der Muskulatur und besonders bei **Cellulite**: 2-mal täglich an den betroffenen Stellen kräftig einmassieren. Begleitend dazu genügend trinken, den Stoffwechsel fördern und auf ausreichende Bewegung achten.

Johanniskrautöl

Für das Öl erntet man die oberen 10 cm der in voller Blüte stehenden Pflanze und entfernt die Stängel. Während der Vollblüte sind neben Knospen und Blüten auch schon junge Samen entwickelt, und alles zusammen macht die Heilkraft aus: In der Blüte steckt das Hypericin, in den oberen Blättchen ätherisches Öl und in der jungen Samenkapsel besonders viel Hyperforin, das wundheilungsfördernd und antibiotisch wirkt.

Ein sauber ausgekochtes Glas locker befüllen mit Blüten, Knospen, Blättern und Samenkapseln und mit bestem kaltgepresstem Olivenöl übergießen. Eine Woche lang unverschlossen (nur mit einer Kompresse bedeckt) der Sonne aussetzen (und nachts wieder ins Zimmer nehmen, damit keine Nachtfeuchte ins Glas gelangt). Ab der 2. Woche das Glas mit dem Deckel verschließen und weitere 5 Wochen in der Sonne stehen lassen, bis der Inhalt eine rubinrot leuchtende Farbe angenommen hat (d. h. das Hypericin ist ins fette Öl übergetreten), dabei regelmäßig schütteln. Durch einen feinen Papier- oder Stofffilter abfiltrieren (damit die harten Staubgefäßbeutel nicht ins Wundöl gelangen) und den Bodensatz auspressen. Dieses rote Öl vorsichtig in kleine dunkle 100-ml-Fläschchen abgießen und kühl aufbewahren. Als Einreibung bei Reizblase und Bettnässen und vor allem zur Wundheilung.

„Rotöl" kann auch weiterverwendet werden zur Herstellung von Wundsalben. Weitere Anwendungen s. Kap. 26: Hauterkrankungen.

24.5 Bewährte Rezepturen Harnwegs- und Prostataerkrankungen

Anregung der Diurese *(Rothmaler)*

Levistici radix	40 g
Ononidis radix	40 g
Urticae herba	20 g

M.f.spec. D.S.: 1 EL mit kaltem Wasser (ca. 150 ml) übergießen. 2 Std. stehen lassen, zum Kochen bringen, 5 Min. ziehen lassen, filtrieren. 2–3 Tassen tägl. zwischen den Mahlzeiten trinken.

Durchspülungstherapie *(Rothmaler)*

Taraxaci rad. c. herba	
Juniperi fruct.	
Petroselini fruct.	
Anisi fruct.	aa ad 200 g

M.f.spec. D.S.: 2 EL auf 1 l Wasser, heiß überbrühen und 20 Min. ziehen lassen, täglich morgens die ganze Menge langsam trinken.

Bettnässen *(Rothmaler)*

Hb. Hyperici	20 g
Hb. Solidaginis	20 g
Fol. Melissae	10 g

M.f.spec. D.S.: 2 TL auf 1 Tasse heißes Wasser, 10 Min. bedeckt ziehen lassen. 2–3 Tassen tägl.

Förderung der Diurese *(Lindemann)*

Fol. Betulae	30 g
Hb. Urticae	30 g
Hb. Equiseti	20 g
Hb. Virgaureae	20 g

M.f.spec. D.S.: 1 TL auf Tasse Infus. 3–5 × tägl., nicht bei akuter Nierenentzündung.

Durchspülung *(U. Bühring)*

Birkenblätter	15 g
Brennnesselkraut	15 g
Goldrutenkraut	40 g
Löwenzahnkraut	20 g
Melissenblätter	10 g

M.f.spec. D.S.: 1 EL auf 1 l Wasser, heiß überbrühen und 20 Min. ziehen lassen, die ganze Menge bis zum Mittag trinken.

Blasenentzündung *(M. Girsch)*

Uvae ursi folium	30 g
Solidaginis herba	20 g
Orthosiphonis folium	15 g
Juniperi fructus	15 g
Foeniculi fructus	10 g

M.f.spec. D.S.: 2 TL auf 1 Tasse als Infus. 3–5 × tägl. 1 Tasse, 10 Min. zugedeckt ziehen lassen.

Reizblase bei Kindern *(H. Ell-Beiser)*

Bitterorangenschalen	10 g
Johanniskraut	10 g
Melissenblätter	20 g
Kamillenblüten	10 g
Goldrutenkraut	30 g
Löwenzahnwurzel	20 g

M.f.spec. D.S.: 1 TL mit 1 Tasse heißem Wasser übergießen 10 Min. ziehen lassen und abgießen. 3 × tägl. ein Tasse trinken.

Reizblase *(H. Ell-Beiser)*

Tausendgüldenkraut	10 g
Johanniskraut	10 g
Melissenblätter	20 g
Baldrianwurzeln	10 g
Goldrutenkraut	30 g
Löwenzahnwurzel	20 g

M.f.spec. D.S.: 1 TL mit 1 Tasse heißem Wasser übergießen, 10 Min. ziehen lassen und abgießen. 3 × tägl. ein Tasse trinken.

Förderung der Diurese *(G. Lindemann)*

Fol. Betulae	30 g
Hb. Urticae	30 g
Hb. Equiseti	20 g
Hb. Virgaureae	20 g

M.f.spec. D.S.: 1 TL auf 1 Tasse als Aufguss. Mehrere Tassen tägl., nicht bei akuter Nierenentzündung.

Blasen-Nieren-Tee zur Durchspülungstherapie *(Schilcher)*

Betulae folium conc.	20 g
Solidaginis herba conc.	20 g
Orthosiphonis folium conc.	20 g
Uvae ursi folium conc.	20 g
Ribis nigrae folium conc.	20 g

M.f.spec. diureticae D. S.: 1 EL Teemischung mit ca. 150 ml kochendem Wasser übergießen und nicht länger als 5–8 Min. ziehen lassen, da sonst der Geschmack beeinträchtigt werden könnte. 3–5 × tägl. 1–2 Tassen trinken.

Chron. Nephritiden und Nephrosen *(J. Karl)*

Fruct. Berberidis	20 g
Fruct. Juniperi	10 g
Hb. Equiseti	20 g
Hb. Virgaureae	20 g
Fruct. Cynosbati	30 g

M.f.spec. D.S.: Nierentee. 1 EL auf 1 Tasse, kurz aufkochen! 1–2 Tassen täglich.

24.6 Fragen/Repetitorium

1. Wie wirken Senfölglykoside bei innerlicher Einnahme?
2. Welche Wirkungen (3) haben Senföl-Anwendungen auf der Haut, und was ist bei ihrer äußerlichen Anwendung zu beachten?
3. Nennen Sie drei Senfölglykosid-Pflanzen einschließlich des verwendeten Pflanzenteils.
4. Welche Harnwegsdesinfizienzien kennen Sie?
5. Auf welchen zwei „Säulen" ruht die phytotherapeutische Behandlung bei einer Blasenentzündung?
6. Bei akuter Blasenentzündung verordnen Sie Bärentraubenblättertee. Wie wird er zubereitet? Wie lange darf er getrunken werden? Welche Vorbereitungen sind für seine Wirksamkeit notwendig?
7. Welche äußere Anwendung kennen Sie zur Behandlung der Blasenentzündung. Wie wird sie durchgeführt?
8. Nennen Sie fünf Heilpflanzen, einschließlich des verwendeten Pflanzenteils, für eine Teemischung zur Durchspülung der Nieren.
9. Warum werden pflanzliche „Durchspülungsmittel" in der Literatur häufig „Aquaretika" und nicht „Diuretika" genannt?
10. Wann sollten keine Aquaretika eingesetzt werden?
11. An welche Pflanze denken Sie bei einer Nierenschwäche; sie wird auch als „Kardinalpflanze" bei Nierenerkrankungen bezeichnet? Nennen Sie den botanischen Namen.
    Wodurch unterscheiden sich zwei „artverwandte" Pflanzen in ihrer Wirkung?
12. Warum wird bei Blasen- und Nierensteinen eine Durchspülungstherapie mit Aquaretika durchgeführt?
13. Bei Ihrer Mutter wird eine Reizblase festgestellt. Welche Pflanzen empfehlen Sie ihr?
14. Bei Erkrankungen der Blase und der Niere sind warme Füße besonders wichtig; mit welchen pflanzlichen Zusätzen können wärmende Fußbäder zubereitet werden?
15. Welches sind die bekanntesten Pflanzen (3) bei gutartigen Prostatawucherungen? Nennen Sie die botanischen Namen. Welche Effekte haben die Pflanzen auf Blase und Prostata (3)?
16. Bis zu welchem Stadium der Prostatahyperplasie werden Phytotherapeutika eingesetzt?
17. Was ist ein Auszugsöl? Wie wird es zubereitet?
18. Was ist bei Auszugsölen mit Frischpflanzen zu beachten?
19. Wie stellen Sie ein Johanniskrautöl her?

25 Rheumatische Erkrankungen

- ➔ Grundlagen der Cumaringlykoside und zugehörige Pflanzen (s. Kap. 17.4)
- ➔ Grundlagen der Saponinglykoside und zugehörige Pflanzen (s. Kap. 17.8)
- ➔ Heilpflanzen bei rheumatischen Erkrankungen
- ➔ Praxis: Sammeln, trocknen, aufbewahren (s. Kap. 3)
- ➔ Praxis-Rezept: Essbare Wildkräuter und Naturapotheke (s. Kap. 30: Anhang, „Aus Freya's Zaubergarten")

Was heißt „Rheuma"?

„Schmerzen an ständig wechselnden Lokalitäten des Körpers", ein so genanntes „Fließen der Schmerzen", standen Pate bei der Namensgebung Rheuma. „Rheo", „ich fließe", „ich ströme", und eigentlich führt der griechische Ausdruck „panta rhei": „alles fließt" gleich zur Therapie, denn sobald alles im Fluss ist, findet die Krankheit nicht mehr statt. Rheuma gehört zu den ältesten bekannten Erkrankungen des Menschen; schon bei paläontolgischen Funden aus dem Mesozoikum wurden spondylotisch veränderte Wirbelsäulen von Dinosauriern nachgewiesen, und an 5000 Jahre alten ägyptischen Skeletten war ein Gelenkverschleiß zu beobachten.

Was ist Rheuma?

Rheuma, besser ausgedrückt: der rheumatische Formenkreis –, stellt einen Sammelbegriff dar, hinter dem sich ungefähr 200 verschiedene Erkrankungen im Bereich des Bewegungs- und Stützapparates (Muskeln, Knorpel, Knochen, Wirbelsäule, Sehnen, Sehnenscheiden und Bänder) verbergen, die sich durch Schmerzen, Schwellungen und Bewegungseinschränkungen äußern. Rheuma kann entzündlich bedingt sein oder durch ständige Abnutzung entstehen. Grundsätzlich wird hierbei unterschieden zwischen

- **entzündlichen Gelenk- und Wirbelsäulenerkrankungen** (Arthritis, Polyarthritis, rheumatisches Fieber, Morbus Bechterew)
- **degenerativen Gelenk- und Wirbelsäulenerkrankungen** (Arthrose der Gelenke und der Wirbelsäule: Osteochondrose, Spondylose o. Ä., meist durch Abnützungsprozesse bedingt)
- **Weichteilrheumatismus** (Tendopathie, Sehnenscheiden- und Schleimbeutelentzündung); sog. „Muskelschmerzen" werden ebenfalls dazu gerechnet: Reizzustände von Muskeln, Sehnen und Bindegewebe wie Muskelkater, Myalgien (muskuläre Verhärtung durch Stoffwechselentgleisung in einem vorwiegend statisch beanspruchten Muskel), Muskelhartspann und Muskelschmerzen nach Infektionen
- **rheumatischen Beschwerden** als Begleitsymptom anderer Krankheiten (z. B. Grippe)
- **Fibromyalgie** (Sonderform, wird teilweise den Depressionen zugeordnet).

Rheumatische Erkrankungen entstehen über einen langen Zeitraum hinweg mit unterschiedlichsten, zum Teil „wandernden" Beschwerden wie Gelenk- und Bewegungsschmerzen oder steifen Gliedmaßen in verschiedener Stärke und Art. Gemeinsam sind den Erkrankungen die **Leitsymptome** chronische Schmerzen und Mangel an Beweglichkeit – sowie die Schwierigkeiten in der Behandlung. Rheuma gilt als die teuerste Krankheit überhaupt, nicht nur durch die Behandlung der Erkrankung selbst, die medikamentöse Therapie und deren Nebenwirkungen, sondern auch durch die verminderte Erwerbsfähigkeit. Ungefähr 10 Millionen Menschen sind allein in Deutschland davon betroffen, weltweit leiden ca. 4 % der Menschen daran. Die Lebensqualität der Betroffenen ist durch die zunehmenden Schmerzen und Bewegungseinschränkungen erheblich gemindert. Zu den physischen Einschränkungen kommen psychische und soziale Folgen; ein langer Leidensweg.

Schmerzen zu behandeln ist das oberste Behandlungsziel. Für viele ist „Rheuma" ein lebenslanges Leiden, weil sich häufig rheumatische Erkrankungen nicht dauerhaft heilen lassen. Deshalb muss den Patienten mit einer effektiven Schmerztherapie ein beschwerdefreies und lebenswertes Leben ermöglicht werden. Als **Standardtherapie** rheumatischer Erkrankungen gelten die nichtsteroidalen Antirheumatika (NSAR wie Aspirin®, Paracetamol, Ibuprofen, Indometazin, Diclofenac), zum Teil in Kombination mit Glukokortikoiden und Muskelrelaxanzien. Allein die Behandlung mit NSAR einschließlich deren Folgeschäden geht jährlich in die Milliarden. Zwar ist eine entzündungshemmende Wirkung nachgewiesen, aber die Behandlung bleibt auf die Symptome beschränkt und nimmt keinen Einfluss auf die Progredienz der Erkrankung.

Therapie

Weil es bis heute keine ausheilende Therapie gibt, muss der **Prävention**, der Schmerzlinderung und der Verbesserung der Beweglichkeit besondere Aufmerksamkeit gewidmet werden. Als wichtige **naturheilkundliche Therapie** stehen **Bewegung und Wärme** im Vordergrund: Wenn Muskeln, Nerven, Sehnen, Bänder, Knochen, Knorpel oder Gelenke schmerzen, neigt man zu einer Schonhaltung, die einen Teufelskreis auslöst: je mehr Schonung, desto weniger Beweglichkeit, desto mehr Schmerzen, desto mehr Schonung, usw. Also: von Anfang an in Bewegung bleiben! Nur ein bewegtes und ausreichend trainiertes Gelenk wird auch ausreichend durchblutet und mit Nährstoffen versorgt und bildet genügend Gelenkschmiere. **Physikalische Maßnahmen** stehen aus diesem Grund an oberster Stelle. Die krankengymnastische Anleitung ist wichtig, damit gelenkschonende Bewegungsmuster unter therapeutischer Anleitung richtig erlernt werden.
„Nicht die kalte Schulter zeigen, wenn wir zum Rheumatismus neigen", dichtete einst Eugen Roth und betonte damit das Wärmebedürfnis der Rheumatiker. **Wärmeanwendungen** (s. u. Kap. 25.6.4) fördern die Durchblutung, lindern Schmerzen, lockern verkrampfte Muskeln und machen steife Gelenke beweglicher. In der daraufhin besser durchbluteten Kapselmembran nimmt die Produktion von Gelenkschmiere zu. Kneipp-Hydrotherapie und Kneipp-**Heublumen**packungen können gut zu Hause durchgeführt werden; wechselwarme Bäder oder Güsse regen die Blutzirkulation im betreffenden Gebiet an und sorgen für eine Entspannung der Muskulatur. Geeignet sind auch wärmende Anwendungen wie Moor, Fango, Schlick, Schwefel, Sole oder auch ansteigende Bäder.

Überwärmungsbäder (Schlenz) werden nur in einem Sanatorium durchgeführt: Durch den Wärmestau mit künstlichem Fieber wird die Abwehrkraft mobilisiert, die Nebennierenfunktion stimuliert – aber auch der Kreislauf stark belastet. Trockenbürsten und Einreibungen sowie Schwimmen regen die Durchblutung zusätzlich an und halten Gelenke „mobil". Schwimmen im Thermalbad entlastet die Gelenke und führt Wärme zu. Schwimmen und Radfahren sind Bewegungen, die die Gelenke nicht belasten und deshalb zu bevorzugen.

Kälteanwendungen (s. u. Kap. 25.6.5) wirken abschwellend und schmerzlindernd. Sie werden bei entzündlichen Zuständen mit akuten Schmerzen empfohlen. Kühle Quarkwickel oder kühles **Arnika**gel, Eissprays und tiefgefrorene Salzwaschlappen, Erbsen- oder Kirschkernsäckchen lindern zuverlässig die Schmerzen.

Rheumatische Erkrankungen unterliegen häufig **Autoimmunprozessen**. Vermutlich ist die Reaktion des Immunsystems fehlgesteuert und die Selbstregulation der Stoffwechselvorgänge (in Bezug auf die Ausscheidung) gestört. Wenn in der Gelenkinnenhaut Stoffe freigesetzt werden, die das Immunsystem als Antigen erkennt, löst das eine Aktivierung der spezifischen und unspezifischen Abwehr aus; die aus B-Lymphozyten entstandenen Plasmazellen bilden jetzt vor allem Immunglobulin G, das seinerseits die Produktion von Autoantikörpern anregt. Das ist im Blut als „Rheumafaktor" nachweisbar. Eine gesunde **Darmflora** (s. Kap. 20: Darm) spielt eine zentrale Rolle, denn Stoffwechselendprodukte, die eigentlich über den Darm oder die Niere ausgeschieden werden sollten, lagern sich stattdessen an Stellen des Bindegewebes oder an den Schleimhäuten der Gelenke ab. Aufgrund **der allergischen Diathese** ist (wie auch bei Asthma, Ekzemen oder Migräne) an eine Desensibilisierung und Eigenbluttherapie zu denken. Schmerzhafte Gelenke können durch Schröpfen oder Baunscheidtieren entlastet werden. Beste therapeutische Erfahrungen liegen auch mit Akupunktur und Homöopathie vor.

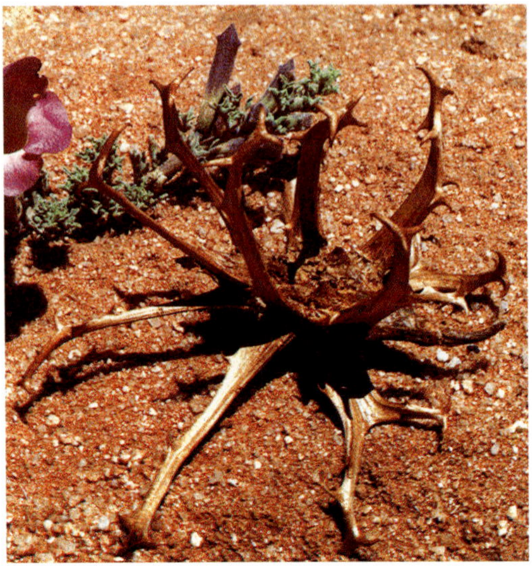

Abb. 38 Afrikanische Teufelskralle *Harpagophytum procumbens*, lindert chronische Rückenschmerzen. (Quelle: Strathmann AG)

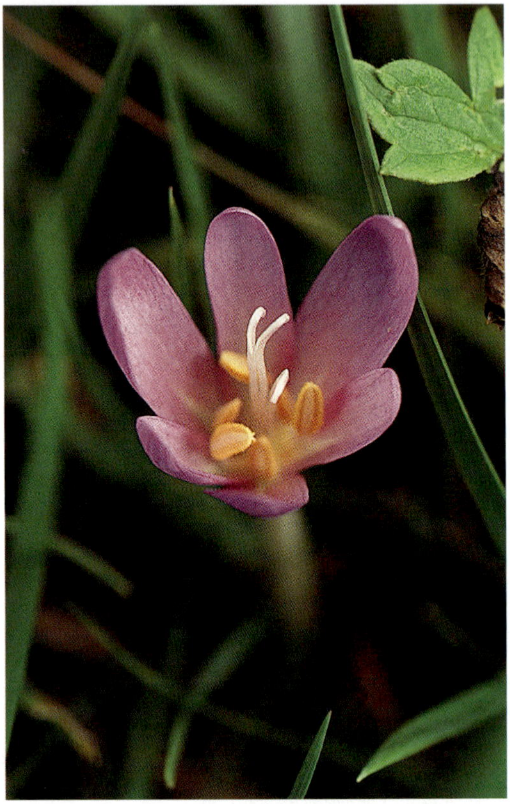

Abb. 39 Herbstzeitlose *Colchicum autumnale*, rezeptpflichtige Heilpflanze bei Gicht.

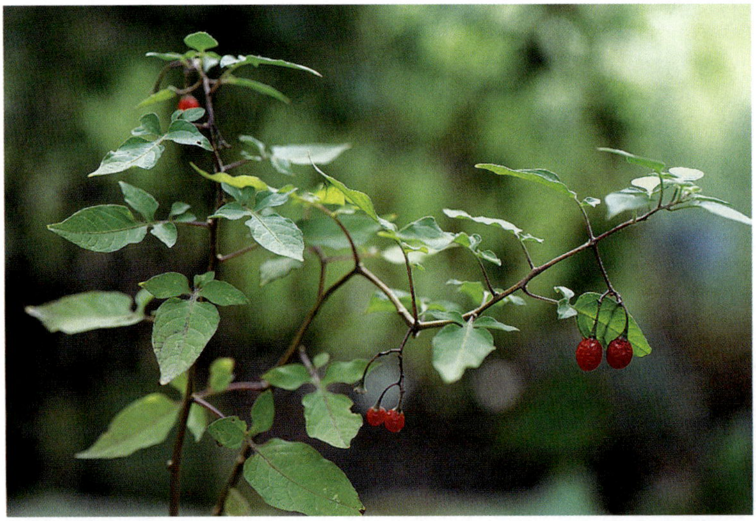

Abb. 40 Bittersüßer Nachtschatten *Solanum dulcamara*, wirkt cortisonähnlich bei entzündlichen rheumatischen Erkrankungen.

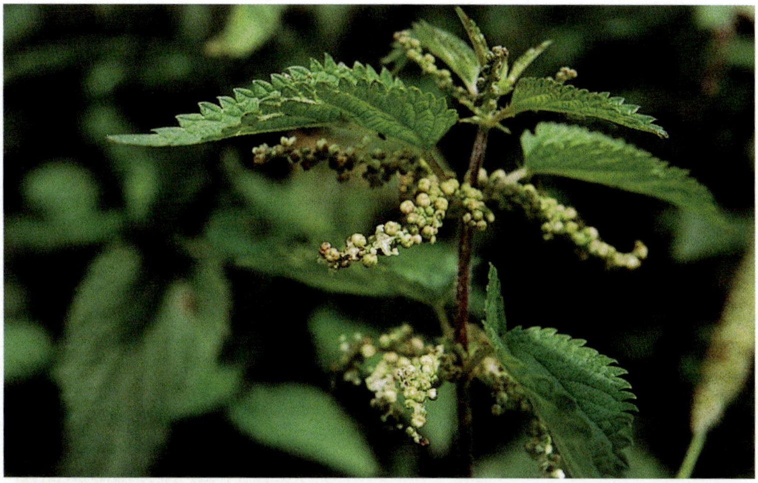

Abb. 41 Brennnessel *Urtica dioica, Urtica urens*, das Kraut wirkt entzündungshemmend und schmerzlindernd bei Arthritis und Arthrose.

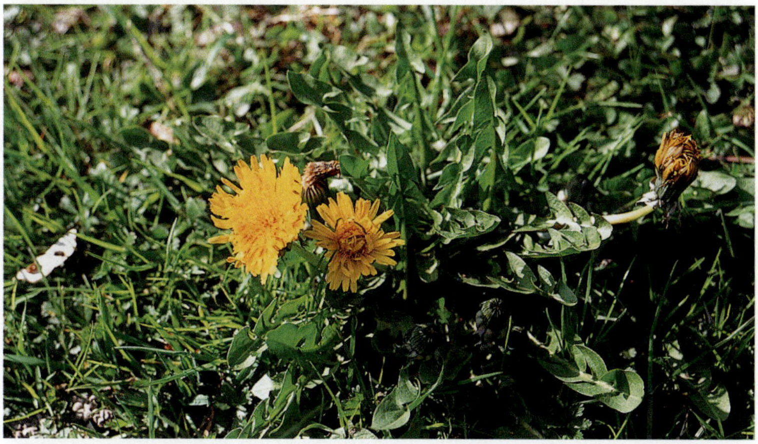

Abb. 42 Löwenzahn *Taraxacum officinale*, verbessert den Stoffwechsel bei rheumatischen Gelenkerkrankungen.

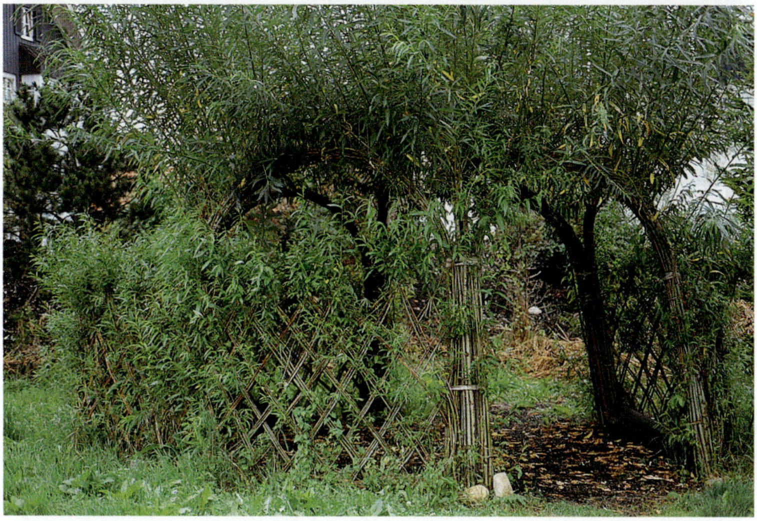

Abb. 43 Weide *Salix alba*, schmerzlindernd bei entzündlichen rheumatischen Erkankungen.

Bei der **PCP** (primär chronische Polyarthritis) sollte auch an einen **hormonellen** Zusammenhang gedacht werden, denn die Symptome ähneln oft denen der Wechseljahre: Frieren, Schwitzen, kalte Füße, Veränderungen an Schleimhaut, Rachen, Bronchien und Blase, Obstipation und Regelstörungen. In diesem Fall haben sich Präparate mit Cimicifuga zur Unterstützung bewährt.
Zu einer naturheilkundlichen Behandlung gehört auch die **Herdsuche**: Die Fokusausschaltung wird in der Reihenfolge Zähne, Mandeln, Nebenhöhlen vorgenommen (nach Karl)[18]. Auch Pilzerkrankungen mit ihrer Toxinüberschwemmung des Körpers können bei rheumatischen Erkrankungen beteiligt sein und sollten diagnostiziert und b.B. behandelt werden (s. Kap. 29.2: Ausleitung, Darmsanierung).
Chronische Erkrankungen erfordern auch chronische, d. h. lang dauernde Behandlungen – also nicht die Geduld verlieren. Wichtig ist dabei, auf behandlungsfreie Intervalle und einen regelmäßigen Wechsel der Mittel zu achten, damit der Stoffwechsel immer wieder erneut auf **neue Reize** ansprechen kann. So kommt es zu keinem Gewöhnungseffekt, dessen Wirkung bei der langjährig benötigten Therapie nachlassen würde.

Ernährung

Voraussetzung für das Gelingen einer naturheilkundlichen Therapie ist die Umstellung auf eine **vollwertige basische Ernährung** mit reichlich Rohkost, möglichst fleischfrei, evtl. mit Fischmahlzeiten. Meistens kann bei einer rheumatoiden Arthritis allein schon eine Umstellung der Ernährung die Besserung der Beschwerden einleiten, vor allem wenn sie mit einer Fastenkur begonnen und mit einer Rohkostkur fortgeführt wird (z. B. wurde in der Filderklinik Stuttgart im Verlauf einer 3-wöchigen Karottensaftkur schon nach 5 Tagen Beschwerdefreiheit erreicht: „Rheuma mit Messer und Gabel behandeln").

- Durch die Anregung der **Entgiftungsorgane** Niere, Leber und Darm (s. Kap. 29.1: Ausleitung, **Frühjahrskur**) werden die im Bindegewebe abgelagerten Stoffwechselendprodukte und Toxine mobilisiert und ausgeschieden – unter der Voraussetzung, dass zu dieser Kur genügend klares Wasser getrunken wird, um die gelösten Giftstoffe auch in Lösung bringen und ausscheiden zu können.

- Beim **Fasten** wird auch der körpereigene Arachidonsäurepool gründlich entleert und dadurch die im Körper kursierenden entzündungsfördernden Stoffe wie Prostaglandine und Leukotriene dezimiert. Abendfasten ist günstig, weil es die nächtliche Säureausscheidung fördert.

Hinweis

Nicht fasten bei Gicht, dadurch könnten Anfälle hervorgerufen werden!

- Unterstützt werden sollte die Fastenkur mit dünnen **Bittertees** wie **Enzian**, **Tausendgüldenkraut** oder **Angelika**wurzel, die den Säure-Basen-Haushalt ausgleichen helfen und den Stoffwechsel anregen.

- Im Anschluss daran – und bei rheumatischen Erkrankungen überhaupt – **basenreiche Kost** bevorzugen, denn eine Übersäuerung trägt zur Begünstigung rheumatischer Erkrankungen und Beschwerden bei. Basisch sind vor allem Mineralien (Kalium, Calcium, Magnesium, Natrium, in vielen Basenpulvern enthalten), **Kartoffeln** und grünes Gemüse. Wenig Stress, genügend Schlaf und Sauerstoff durch aktivierte Bewegung an der frischen Luft wirken ebenso basenbildend.

- **Reichliches Trinken** basenreicher Flüssigkeiten, Heilwässer oder sehr dünner Tees unterstützt den Umstellungsprozess. Eine ausreichende Flüssigkeitszufuhr ist auch wichtig, damit die Knorpelschicht und die Synovialflüssigkeit in den Gelenken nicht „austrocknet bzw. schrumpft".[19] Dr. Batmanghelidj empfiehlt in seinem Buch: „Wasser, die gesunde Lösung", mindestens 8 × am Tag ein Glas reines gutes Wasser zu trinken. Klares Wasser enthält auch keine Kohlensäure – wichtig für den sowieso schon übersäuerten Organismus! Übrigens – mehr als 4 Tassen Kaffee am Tag und ebenso starkes Rauchen verdoppeln laut einer Großstudie das Risiko, an Arthritis zu erkranken.

Speisen können „entzündungsfördernde" und „entzündungsfeindliche" Lebensmittel enthalten. Die Ernährung sollte **arm** an freier **Arachidonsäure** sein, einer ungesättigten Fettsäure, die nur über tierische

18 Karl 1995: 318

19 Bathmanghelidj 2002.

Nahrungsmittel zugeführt wird. Arachidonsäure ist reichlich enthalten in Schweineschmalz und -leber, Thunfisch, Leberwurst, Schweinefleisch, Huhn und Rindfleisch, aber auch (in wesentlich geringerer Konzentration) in Butter und Eiern. Arachidonsäure begünstigt rheumatische Erkrankungen, indem sie reichlich Entzündungsfaktoren (Eicosanoide) bildet. Auch die früher so hoch gelobte Linolsäure vermag Entzündungsprozesse zu fördern, weil sie als Vorläufersubstanz für die Eigenproduktion von Arachidonsäure dienen kann. Deshalb sollten Rheumakranke sparsam umgehen mit linolsäurereichen Ölen wie Distelöl (74 %), Mohnöl, Sonnenblumenöl und eher die linolsäurearmen Öle wie Oliven (8 %)-, Lein- oder Rapsöl bevorzugen. **Vermehrte Zufuhr** von **Omega-3-Fettsäuren** (vor allem alpha-Linolensäure, Eicosapentaensäure und Docosapentaensäure) trägt zur Verminderung von Entzündungen, Gelenkversteifung und Schmerzen bei. Omega-3-Fettsäuren senken den Anteil freier Arachidonsäure in der Nahrung und damit die Freisetzung von Entzündungsmediatoren; das reduziert die entzündlichen Veränderungen in den Gelenken. Reichlich Omega-3-Fettsäuren sind enthalten in Hering, Lachs, Forelle und Steinbutt sowie in pflanzlichen Ölen aus **Lein**, **Hanf**, **Sanddorn**-Kernöl, **Schwarznessel**, **Weizenkeimen**, **Walnuss**, **Raps** und **Soja**. Die Schwarznessel (Perilla frutescens) enthält in ihren Samen den wohl höchstens Gehalt an Omega-3-Fettsäuren (Tuim® Kps.). Genauso greifen **Flavonoide** (s. Kap. 17.6) – reichlich in „farbigem“ Gemüse und Obst enthalten – hemmend in den Arachidonsäurestoffwechsel ein und supprimieren die an der Entzündung beteiligten Enzyme. Der Verzehr **enzymreicher** Obstsorten wie **Melonen**, **Mango**, **Papaya** oder **Ananas** hat sich als antientzündlich bewährt.

Neuerdings wird die Einnahme hochdosierter **Vitamin-E**-Präparate empfohlen. Vitamin E, eines der wichtigsten Antioxidanzien, schützt die Zellmembran vor dem Angriff reaktiver Sauerstoffradikale, verlangsamt den Gelenkverschleiß und lindert rheumatische Schmerzen. Durch die bei rheumatischen Erkrankungen üblichen entzündlichen Prozesse im Gelenkspalt produzieren Makrophagen als Teil der Infektabwehr Stoffe, die sie normalerweise zum Abtöten von Mikroorganismen und Abbau von Fremdkörpern befähigen. Dabei entstehen Superoxidradikale, die körpereigenes Knorpelgewebe zerstören; deren Zelltrümmer aktivieren weitere Makrophagen, es entstehen mehr und mehr freie Radikale, während das körpereigene antioxidative Zellschutzsystem sich immer mehr erschöpft. Vitamin E wirkt antioxidativ und gleichzeitig, wie neue Studien ergaben, auch zytokinhemmend. Zytokine werden bei rheumatischen Erkrankungen übermäßig produziert und unterhalten den krankhaften Entzündungsprozess. Durch Vitamin-E-Gaben (Eusovit® nat 300 bzw. 600 Kps.) konnten deutlich rheumatische Schmerzen gelindert und nebenwirkungsreiche Schmerzmittel bzw. NSAR eingespart werden. Vitamin E kommt in der Nahrung reichlich in pflanzlichen Ölen, Nüssen, Avocado und Vollkorngetreide vor. Zur **antioxidativen Therapie** gehören auch Vitamin C ($^1/_2$ Apfel mit Schale gegessen enthält die gleiche antioxidative Potenz wie 1500 mg Vitamin C!), Beta-Carotin (Vorstufe von Vitamin A, besonders in **Sanddorn**fruchtfleischöl reichlich enthalten), Selen und Flavonoide.

Phytotherapie

Keines der modernen Rheumamittel ermöglicht eine kausale Therapie, und alle bergen das Risiko von Nebenwirkungen in sich, schon weil sie über lange Zeit verabreicht werden müssen. Hier steht die Medizin – ähnlich wie bei Krebs oder Allergien – oft hilflos da. Homöopathie, physikalische Therapien und Phytotherapie sind die naturheilkundlichen Alternativen.

Phytotherapeutika empfehlen sich allein schon aus Kostengründen. **Pflanzliche Analgetika** hemmen genauso wie die NSAR den Prostaglandinstoffwechsel, besonders die Leukotriene, und bewirken dadurch eine Schmerzreduzierung. Auch wenn Phytopharmaka bei innerlicher Einnahme ca. 3 Wochen benötigen, bis sie zu ihrer vollen Wirksamkeit gelangen (äußerlich applizierte Phytoanalgetika dagegen wirken rasch!), sollten sie das Mittel der Wahl sein, ob als alleinige Therapie oder auch begleitend; denn sie sind **nebenwirkungsfrei** oder -arm, **kostengünstig** und bieten sich daher als **Langzeittherapie**, die ja bei rheumatischen Beschwerden erforderlich ist, geradezu an.

Die Phytotherapie besitzt einen hohen Stellenwert in der Rheumatherapie. Sie unterstützt, gerade durch ihr sehr geringes Nebenwirkungspotenzial, eine entsprechend bessere Compliance (Mitarbeit) der Patienten und kann zudem, bei begleitender Anwendung von NSAR, eine Anwendungs- und Dosisreduktion von NSAR zur Folge haben. Zu erwarten ist eine verzögert eintretende, dann aber nachhaltige Schmerzlinderung: Pflanzliche Antirheumatika greifen durch die Zytokinhemmung direkt in den Entzündungsprozess ein, und im Verlauf von ca. 3 Wochen kommt es zu einer Linderung der Schmerzen. Bei **chronischen Erkrankungen** ist eine länger andauernde Behandlung notwendig, die intervallmäßig durchgeführt wird, so dass der Organismus im Sinne einer Reiztherapie immer neu darauf ansprechen kann. Auch wenn zu Beginn der Therapie die Beschwerden schlimmer werden, sollte die Therapie fortgesetzt werden. Nach kurzer Zeit kommt es zu einem Nachlassen der Beschwerden, einhergehend mit einer Funktionsverbesserung, die durch Krankengymnastik wirkungsvoll unterstützt werden kann.

In der Naturheilkunde bzw. in der **Phytotherapie** werden zur Behandlung der Krankheitsbilder vor allem die **Ausscheidungsorgane** Niere, Darm, Haut und Leber durch aquaretisch und choleretisch wirksame Heilpflanzen angeregt. Diese Heilpflanzen – früher **Antidyskratika** genannt – entfalten eine tief reichende Wirkung im Stoffwechselgeschehen, in den Ausscheidungsvorgängen und am gesamten Mesenchym – weniger an den Gelenken selbst. Dyskrasie ist ein mittelalterlicher Begriff und bedeutet „Unstimmigkeit der Säfte“: Heute spricht man von Stoffwechselerkrankungen. Antidyskratika sind vor allem Aquaretika und Saponinpflanzen.
Wenn möglich, sollte eine solche Therapie erfolgen, bevor autoregulative Selbstheilungsprozesse durch Immunsupressiva oder Antiphlogistika wie Cortison unterdrückt werden! Eingesetzt werden **innerlich:**

- **entzündungshemmende** und **schmerzlindernde** Heilpflanzen wie **Brennnessel**, **Pappel**rinde, **Teufelskrallen**wurzel, **Weiden**rinde, **Weihrauch**, **Goldrute**;
- **stoffwechselfördernde** und **harntreibende** Heilpflanzen **(Antidyskratika)** wie **Birke**, **Brennnessel**, **Löwenzahn**, **Goldrute**,
- ein mildes Abführmittel **(Laxans)** wie **Löwenzahn**, **Faulbaum**rinde oder **Leinsamen**, um besser **auszuleiten** und
- zur besseren Verträglichkeit ein **blähungswidriges** Mittel **(Karminativum)** wie **Fenchel**.
- **Oliven**blattextrakt (wird neuerdings empfohlen): Die bitteren Polyphenole (Oleuropein u. a.) wirken nicht nur blutdrucksenkend und antimikrobiell, sondern auch entzündungswidrig; sie hemmen die Phospholipase A2 und damit die Freisetzung der Arachidonsäure, die als Ausgangssubstanz für die Synthese entzündungsfördernder Mediatoren gilt (s. o.).

Äußerlich kommen zur Anwendung:

- durchblutungsfördernde und schmerzlindernde Mittel wie **Cayennepfeffer**extrakt, **Senf**samen, **Heublumen**, **Arnika**, **Johanniskraut**öl oder ätherische-Öl-Anwendungen von **Rosmarin**, **Eukalyptus**- oder **Kiefern**nadelöl.

Arthritis und Arthrose

Die entzündliche und die degenerative Form rheumatischer Erkrankungen sind zwei Pole der gleichen Störung. Beiden Krankheitsbildern liegen Ablagerungen, Funktionsverlust und Muskelverhärtungen zu Grunde. Die **Basisbehandlung** ist in beiden Fällen die gleiche: Anregung der Ausscheidungsorgane und der Einsatz von spezifischen „Rheumapflanzen“. Sowohl bei der Arthrose als auch bei der rheumatoiden Arthritis ist eine pathologisch erhöhte Freisetzung so genannter **Zytokine** für die Entzündungs- und Knorpelabbauprozesse im Gelenk verantwortlich. Zytokine sind körpereigene Botenstoffe, die benachbarten Zellen ihre biologische Information vermitteln und damit eine Signalkette biochemischer Reaktionen auslösen. Wenn die Gelenkinnenhaut entzündet oder der Knorpel im Gelenkspalt abgerieben ist, wandern vermehrt Monozyten/Makrophagen in das erkrankte Gelenk. Diese aktivierten Makrophagen überschwemmen den Synovialraum mit Zytokinen (vor allem mit Tumor-Nekrose-Faktor-alpha = TNF-alpha und Interleukin-1-beta), die in den Zellen der Gelenkinnenhaut die Bildung des Enzyms Cyklooxygenase 2 (COX-2) aktiviert, das als Entzündungsmediator Prostaglandine produziert. Prostaglandine lösen ebenso den entzündlichen Prozess aus und halten ihn am Leben. Gleichzeitig aber regen TNF-alpha und IL-1 in den Knorpelzellen die Produktion von knorpelaggresiven Enzymen an (Kollagenasen, Proteinasen), die den Gelenkknorpel enzymatisch abbauen. Die Folge sind Entzündungen mit Bewegungseinschränkung, Schwellung, Schmerzen und weiterer Knorpelabbau. Damit verursachen und unterhalten Zytokine Entzündungen, Gelenksteifigkeit und Schmerzen im erkrankten Gelenk.
Eine **Heilpflanze**, die seit Urzeiten in der Rheumatherapie verwendet wird, greift auf allerfrühester Stufe in dieses Geschehen ein: Die **Brennnessel** hemmt Zytokine. Sie wirkt dadurch primär entzün-

dungshemmend und reduziert deutlich Schmerzen und Bewegungseinschränkungen, und zwar sowohl bei degenerativen rheumatischen Erkrankungen als auch bei der entzündlichen Form, also bei rheumatoider Arthritis! Dies wurde u. a. in einer Studie nachgewiesen, bei der Patienten täglich 50 g Brennnesselmus zu sich nahmen. Das Ergebnis dieser Studie zeigte eine signifikante Besserung der klinischen Symptomatik.[20]

25.1 Degenerativ-rheumatische Erkrankungen

Ungefähr 20 % der Weltbevölkerung leiden im Alter an einer Arthrose; damit gehört Arthrose zu den häufigsten Erkrankungen überhaupt. Man unterscheidet Arthrosen (Knochen- und Knorpeldegeneration bzw. -verknöcherung), Spondylosen (Bandscheibendegeneration, -verknöcherung) und Osteochondrosen (Verknöcherung von Knorpel). Je nach Lokalisation werden die Arthrosearten unterschiedlich benannt, z. B. die Arthrose des Hüftgelenks: Coxarthrose, die des Kniegelenks: Gonarthrose, der Wirbelsäulengelenke: Spondylarthrose. So genannte primäre Arthrosen entwickeln sich durch Überbeanspruchung, sekundäre Arthrosen als Folge von traumatischen, entzündlichen Gelenkprozessen.

25.1.1 Arthrose

Arthrose entsteht über einen langen Zeitraum; es ist ein langsam fortschreitender Umbauprozess des Gelenkknorpels, der viele Jahre symptomlos verlaufen kann und sich erst viel später – wenn die degenerativen Veränderungen schon weit fortgeschritten sind – bemerkbar macht. Arthrose entsteht meist durch eine unphysiologische Belastung oder durch einen fortschreitenden Verschleiß der Gelenke, durchaus nicht nur durch Überbeanspruchung, sondern auch durch zu wenig Bewegung in Kombination mit Übergewicht. Sie kann jahrelang „stumm" verlaufen und plötzlich durch eine Grippe, Überlastung oder Klimawechsel akut werden. Die Gelenkfläche, die mit einer glatten Knorpelschicht überzogen und von der Gelenkflüssigkeit (Synovialflüssigkeit) produzierenden Gelenkkapsel umschlossen ist, wird (alters- oder belastungsbedingt) vermehrt abgerieben. Die Gleitfunktion ist herabgesetzt und die Knorpeloberfläche wird uneben. Die Folge ist eine zunehmende Zerstörung des Gelenkknorpels und eine Entzündung der Innenschicht der Gelenkkapsel mit zunehmendem Verlust der Gelenkfunktion. Durch den mechanischem Knorpelabrieb werden vermehrt Entzündungsmediatoren frei und lösen eine Synovitis (Entzündung der Gelenkinnenhaut) aus; die physiologische Knorpelregeneration kann nicht mehr Schritt halten. Deshalb werden zusätzliche Makrophagen (Fresszellen) rekrutiert, die in erhöhtem Maße Zytokine sezernieren, die ihrerseits wiederum die Bildung und Freisetzung von knorpelabbauenden Enzymen (Kollagenase, Stromelysin) und den Entzündungsmediator Prostaglandin-E-2 forcieren (s. o.).
Weil die Entzündungsreaktion gering ausfällt, wird die Arthrose als nichtentzündlich eingestuft, allerdings kann es bei Überanstrengung zu einer aktivierten Arthrose mit Reizung der Gelenkinnenhaut kommen. Dann zeigt das Gelenk Entzündungszeichen, ist rot, heiß, geschwollen und schmerzt.

Bei degenerativen rheumatischen Erkrankungen spielt die begleitende **Wärmetherapie** eine wichtige Rolle, ob als **Heublumen**packung, durchblutungsfördernde Bäder oder wärmende Einreibungen (s. u. Kap. 25.6.4). Innerliche und äußerliche Anwendungen ergänzen sich, wenn es um die Linderung von Schmerz und Förderung der Durchblutung geht. **Bewegung** ohne Belastung der Gelenke (Schwimmen oder Fahrrad fahren), eine basenreiche Ernährung, Vermeidung von Übergewicht und Entspannungsmethoden unterstützen den Heilungsprozess bzw. verlangsamen das Fortschreiten der Erkrankung.
Die **Teezubereitungen** als ursprünglichste Therapie werden im Sinne von „Antidyskratika" zur Ausleitung verordnet, um durch die vermehrte Ausscheidung von Stoffwechselendprodukten das rheumatische Geschehen zu bessern. Rheumatees besitzen einen basischen pH-Wert und nehmen damit einen positiven Einfluss auf die fast immer vorliegende chronische Azidose. Rheumateemischungen wirken harntreibend, schweißtreibend und evtl. schwach abführend.

20 Offene Pilotstudie von W. Enderlein, S. Chrubasik, C. Conradt und W. Grabner: Untersuchungen zur Wirksamkeit von Brennnesselmus bei akuter Arthritis, in: Chrubasik/Wink 1997.

25.1.2 Heilpflanzen bei Arthrose

Birke
Betula pendula/ -pubescens
Betulae folium (M)

(s. Kap. 24: Harnwege) Jugendlich beweglich und gut durchwässert, ist die Birke schon von ihrer Signatur her ein Paradebeispiel für Rheumatiker. Mit ihren Flavonoiden, Saponinen, Bitterstoffen, ätherischen Ölen, Salicylaten und Vitamin C wirkt sie harntreibend und harnsäuremobilisierend und unterstützt die Behandlung degenerativer Gelenkleiden.

Zu empfehlen als Tee, Frischpflanzensaft, Frühjahrskur, oder die frischen Blätter für den Salat.

Präparate: Kneipp® Birkenblätter Pflanzensaft, Weleda Birkenelixier.

Kommission E: *Durchspülungstherapie bei bakteriellen und entzündlichen Erkrankungen der ableitenden Harnwege und bei Nierengrieß. Adjuvant bei rheumatischen Beschwerden.*

Brennnessel
Urtica dioica* und *Urtica urens
Urticae herba/ -folium (M)

(s. Kap. 24: Harnwege) „Die Brennnessel kommt uns bei allen Leiden der Gelenke zu Hilfe", sagt der Volksmund. Brennnessel ist eine seit Urzeiten bekannte Heilpflanze, die schon unsere Vorfahren zur Rheumatherapie als nachhaltig antidyskratisches Kraut einsetzten. Neuerdings wurden seine eindeutig antiarthrotischen und entzündungshemmenden Eigenschaften in Anwendungsbeobachtungen wissenschaftlich belegt: Die Funktionsweise beruht auf einer Produktionshemmung der für die Entzündung verantwortlichen Zytokine. Dadurch konnte eine signifikante Schmerzlinderung und Besserung der Beweglichkeit festgestellt werden. Durch Brennnesselextrakt wird zu einem sehr frühen Zeitpunkt in die Entzündungsreaktion eingegriffen, weil schon geringe Zytokinmengen eine vielfach erhöhte Produktion der nachgeschalteten Entzündungsstoffe bewirken. Brennnesselgaben können als Monotherapie eingesetzt werden oder als Begleittherapie zu NSAR, wo sie zu einer Dosisreduktion führen.

Inhaltsstoffe: Bis zu 20 % Mineralstoffe (Si, K, Ca, Fe), Acetylcholin, ungesättigte Fettsäuren, Kaffeoylchinasäuren, Flavonoide, phenolische Carbonsäuren und Chlorophyll. In den Brennhaaren biogene Amine wie Histamin und Serotonin.

Wirkungen: Harntreibend, entzündungshemmend, antiarthrotisch. Bei Langzeitstudien nahm die Gelenksteifigkeit nach Gabe von Brennnesselmus bzw. -extrakt deutlich ab.

Indikationen: Unterstützende Behandlung rheumatischer Beschwerden, Vorbeugung und Therapie degenerativer, arthrotischer und neuralgischer Leiden, auch Lumbago, Ischialgie, Tendinosen, Distorsionen, zur Durchspülungstherapie u.v.m.

Darreichungsformen, Innerliche Anwendung: Tee, Tinktur, Frischpflanzenpresssaft und als Wildgemüse (Frühjahrskur). **Äußerliche Anwendung:** Einreibungen mit Brennnesselspiritus wirken örtlich durchblutungsfördernd und besitzen eine kutane Reizwirkung auf das Nervensystem. Traditionsreich ist die so genannte **„Urtikation"**, eine Radikalkur, die von schmerzgeplagten Arthrotikern gelobt wird: Mit Brennnesselkraut 1 × täglich an 2–3 aufeinanderfolgenden Tagen auf die schmerzenden Regionen schlagen, danach 2–3 Tage aussetzen. Während dieser Zeit sollte die betroffene Körperregion nicht gewaschen werden, weil sonst das intensive wohltuende Wärmegefühl wieder in Brennen übergeht. Das so genannte Nesselgift ruft ein wohliges, stundenlang anhaltendes Wärmegefühl hervor, das besonders bei Lumbago oder Ischias angenehm ist.

Tagesdosis: 8–12 g Droge.

Nebenwirkungen: Nicht bekannt.

Gegenanzeigen: Ödeme infolge eingeschränkter Herz- oder Nierentätigkeit.

Präparate: Rheumaless® Kps., Kneipp® Brennnesselkraut Pflanzensaft, florabio Heilpflanzensaft Brennnessel.

Teezubereitung: 1 TL Droge (1 g) mit 150 ml siedendem Wasser übergießen und 5–10 Min. ziehen lassen. 3–4-mal täglich 1 Tasse Tee trinken.

Kommission E*: Innere und äußere Anwendung: adjuvant bei rheumatischen Beschwerden. Innere Anwendung: Durchspülungstherapie bei entzündlichen Erkrankungen der ableitenden Harnwege. Vorbeugend und zur Behandlung bei Nierengrieß.*

Esche
Fraxinus excelsior
Fraxini cortex (O)

Die Esche ist ein 40 m hoher Laubbaum aus der Familie der Ölbaumgewächse, deren Rinde früher traditionell zur Rheumatherapie eingesetzt wurde. Die im Extrakt verwendete Rinde enthält entzündungshemmende Cumarinderivate und wirkt schmerzlindernd, entzündungs- und ödemhemmend und antibakteriell. Blätter und Rinde erhielten eine **0**-Monographie wegen nicht nachgewiesener Wirksamkeit, dennoch ist vermerkt: „Frische Eschenrindenzubereitungen wirken (im Tierversuch) schmerzlindernd und entzündungshemmend."

Goldrute, echte
Solidago virgaurea
Solidaginis herba (M)

(s. Kap. 24: Harnwege) Aquaretisch, entzündungshemmend, stoffwechselfördernd. Gehört als Antidyskratikum in die „Rheuma-Teemischung".

Löwenzahn
Taraxacum officinale
Taraxaci radix cum herba (M)

(s. Kap. 24: Harnwege)

„Alle Rheumatiker sollten am Ende des Winters eine Löwenzahnkur machen" schrieb der inzwischen verstorbene Phytotherapie-„Papst" R. F. Weiss. Heute ist dieses Wissen vergessen, der Löwenzahn wird in der Therapie bei Arthrosen nicht mehr erwähnt. Das soll nicht davon abhalten, ihn selbst zu sammeln und anzuwenden! Bei längerer Anwendung bessert er die gesamte Stoffwechsellage und greift bei chronisch-degenerativen Gelenkerkrankungen präventiv in die arthrotischen Prozesse ein. Wer einmal die erstaunlichen Verbesserungen der Beschwerden miterlebt hat, wie die Beweglichkeit der Gelenke bzw. das Nachlassen der Steifigkeit, wird immer wieder zu Löwenzahn greifen.

Inhaltsstoffe: Bitterstoffe, Triterpene, Phytosterole, Flavonoide, Phenylcarbonsäuren.

Wirkungen: Appetit-, verdauungs- und galleanregend, aquaretisch, stoffwechselanregend.

Indikationen: Unterstützung des Stoffwechselgeschehens bei chronisch-rheumatischen Erkrankungen. Frühjahrs- und Herbstkur als Stoffwechselkur.

Darreichungsformen: Tee, Frischsaft, Wildkräuterkur.

Tagesdosis: 3–4 Tassen Tee tägl. 4–6 Wochen lang trinken, zur Frühjahrskur (April/Mai) frischen Löwenzahn essen. Aufgrund der aquaretischen Wirkung nicht abends einnehmen.

Nebenwirkungen: Magenbeschwerden durch Bitterstoffe.

Gegenanzeigen: Verschluss der Gallenwege, Gallenblasenempyem, Ileus. Bei Gallensteinleiden nur nach ärztlicher Rücksprache anwenden.

Teezubereitung: 1 TL (2,5 g) Droge mit 1 Tasse heißem Wasser übergießen, 10 Min. ziehen lassen, abgießen. 3-mal tägl. 1 Tasse trinken.

Präparate Taraleon® Tr., Kneipp-Löwenzahn-Pflanzensaft, Neurochol® C Drg. (mit Schöllkraut, Wermut).

Kommission E: *Appetitlosigkeit und dyspeptische Beschwerden wie Völlegefühl und Blähungen. Störungen des Gallenflusses. Anregung der Diurese.*

Pappel – Goldrute – Esche:
wässrig alkoholischer Frischpflanzenauszug: Phytodolor

Ausnahmsweise wird hier ein Fertigpräparat als fixe Kombination vorgestellt; es hat sich bei leichten bis mittelschweren Schmerzen seit Jahrzehnten überaus bewährt. Mit Ausnahme der Goldrute werden die enthaltenen Pflanzen (Pappelrinde und -blätter und Eschenrinde) nicht mehr einzeln verwendet. Phytodolor wird hergestellt aus Populus tremula (folium, cortex), Solidago virgaurea (herba) und Fraxinus excelsior (cortex) im Verhältnis 3:1:1.

Wirkungen: schmerzlindernd, entzündungshemmend, antiödematös und fiebersenkend.

Indikationen: Nebenwirkungsarme Alternative zu NSAR bei der Schmerzbehandlung rheumatischer Erkrankungen. Ausführliche Studien belegen die Schmerzlinderung von Phytodolor bei degenerativen und rheumatischen Beschwerden. Nachgewiesen sind nicht nur eine Hemmung der Cyclooxygenase und der Lipooxygenase, sondern auch antioxidative Eigenschaften. Die Wirkung tritt erst nach einigen Tagen ein, dann aber ist sie vergleichbar mit NSAR wie Diclofenac und Piroxicam bei deutlich geringerem Nebenwirkungsrisiko! Zur Langzeittherapie (chronisch Kranke, Geriatrie) bestens geeignet.

Gegenanzeigen: Salicylatüberempfindlichkeit.

Nebenwirkungen: in seltenen Fällen Magen-Darm-Beschwerden.

Pappel
Populus tremula
Populi cortex / -folium

Die Zitterpappel, auch Espe genannt, gehört zur Familie der Weidengewächse, die von alters her zur Rheumatherapie eingesetzt wurden. Blätter und Rinde werden zu gleichen Teilen für die Herstellung des Extraktes (s. o.) verwendet.

Inhaltsstoffe: Salicylderivate (in der Rinde bis 10 %), ätherische Öle, Flavonoide.

Wirkungen: Schmerzlindernd, entzündungs- und ödemhemmend, antibakteriell – ein traditionelles Rheumamittel. Wie bei der Weide liegt das Salicin als Prodrug vor, wird im Körper metabolisiert und kommt erst verzögert zur Wirkung.

Indikationen: Schmerzlinderung bei schmerzhaften rheumatischen Erkrankungen des Bewegungsapparates, bei Ruhe-, Druck- und Bewegungsschmerz durch Funktionseinschränkung.

Nebenwirkungen: Nicht bekannt.

Gegenanzeigen: Salicylsäureüberempfindlichkeit.

Darreichungsformen: Tee; hauptsächlich als „Phytodolor-Präparat".

Präparate: Phytodolor® Tinktur (s. o.).

Teezubereitung: 1 TL Droge (Rinde, Blätter oder Knospen) mit 1 Tasse heißem Wasser übergießen und nach 10. Min. abgießen. Mehrmals tägl. 1 Tasse heiß trinken.

Pestwurz
Petasites hybridus
Petasitidis rhizoma (M)

(s. Kap. 28: ZNS) Als „Spasmoanalgetikum" mit beruhigender und vegetativ regulierender Komponente bei Myalgien und rheumatisch-muskulären Verspannungen werden Petadolex® Kapseln (pyrrolizidinalkaloidfrei von Weber & Weber) eingesetzt. Nicht bei Schwangerschaft und Stillzeit!

Schachtelhalm
Equisetum arvense
Equiseti herba (M)

(s. Kap. 24: Harnwege) Als Aquaretikum bei Stoffwechselleiden, posttraumatischen und statischen Ödemen. Die Wirkungsweise von Schachtelhalmzubereitungen bei rheumatischen Beschwerden wird mit der stoffwechselanregenden Wirkung und der Resistenzsteigerung des Bindegewebes durch die Kieselsäure erklärt. Die Anwendung erfolgt als Dekokt.

Teufelskralle, Afrikanische
Harpagophytum procumbens
Harpagophyti radix (M)

Die krautartige Pflanze aus den rotsandigen Steppengebieten Südafrikas und der Kalahariwüste stammt aus der Familie der Sesamgewächse. Aus großknolligen Wurzeln gedeihen 1–1½ m lange flache, krautige Triebe mit leuchtend roten, trompetenförmigen Blüten. Die holzigen 20 cm großen Früchte weisen lang verzweigte Arme mit Widerhaken auf, die der Pflanze den Namen Teufelskralle gegeben haben („Harpagos: Enterhaken"). Nicht verwechseln mit unserer heimischen Teufelskralle, die arzneilich nicht verwendet wird! Medizinisch verwendet werden die Knollen von Harpagophytum, bis 6 cm dicke und 20 cm lange Speicherorgane, die zu mehreren an einer Seitenwurzel sitzen und bis 1,5 m tief ins Erdreich reichen.

Inhaltsstoffe: Bitterstoffe (starke Amaradroge mit Bitterstoffwert 6000) vom Iridoidtyp (Harpagosid, Harpagit und Prokumbit), ein Phytosteringemisch (Betasitosterin, Stigmasterin), ungesättigte Fettsäuren, Triterpene, Flavonoide und freie Säuren (Zimtsäure, Chlorogensäure).

Wirkungen: Antiarthrotisch und stoffwechselfördernd, schwach schmerzlindernd, entzündungs- und ödemhemmend. (Der Arachidonsäurestoffwechsel wird durch Hemmstoffe der Iridoidglykoside via Lipoxygenase und Cyclooxygenase gehemmt, wodurch das entzündliche Geschehen verlangsamt, Schmerzen gelindert und die kollagenzerstörenden Enzyme in ihrer Aktivität gebremst werden.) Verbessert die Funktions- und Bewegungsfähigkeit. Beschleunigt die Ausschwemmung von Schwermetallen.

Indikationen: Unterstützende Behandlung rheumatischer Erkrankungen und Verschleißerscheinungen des Bewegungs- und Stützapparates, vor allem bei Arthrosen, degenerativen Gelenkerkrankungen der Extremitäten und der Wirbelsäule, chronischen Rückenschmerzen und Bandscheibenschäden, bei Tendinitis, Lumbalgien, Lumboischialgien. **Degenerative Erkrankungen** (auch Muskelschmerzen und Weichteilrheuma) sprechen auf eine Therapie mit Teufelskralle sehr viel besser an als akut entzündliche Beschwerden. Teufelskralle ist außergewöhnlich gut verträglich und stellt eine kostengünstige und nebenwirkungsarme Ergänzung und Alternative zu den NSAR dar.

Darreichungsformen: Bevorzugt Fertigpräparate; Tee nur bei Verdauungsbeschwerden.

Tagesdosis: Bei rheumatischen Beschwerden 4,5 g Droge (Einnahmedauer bis zum Erreichen der Beschwerdefreiheit), bei Appetitlosigkeit 1,5 g Droge.

Nebenwirkungen: Nicht bekannt.

Gegenanzeigen: Magen- und Zwölffingerdarmgeschwüre.

Präparate: Harpagoforte ASmedic® Kps., Arthrotabs® Tbl., Doloteffin® Tbl., Teltonal® 480 FT, Rivoltan® Tbl.

Teezubereitung: nur zur Verdauungsförderung: 1 TL Droge mit 2 Tassen heißem Wasser übergießen, 8 Std. stehen lassen und abgießen. Vor den Mahlzeiten warm trinken (sehr bitter!).

***Kommission E:** Appetitlosigkeit, dyspeptische Beschwerden, adjuvant bei degenerativen Erkrankungen des Bewegungsapparats.*

Wacholder
Juniperus communis
Juniperi fructus / -aetheroleum (M)

(s. Kap. 24: Harnwege) Wacholder bewirkt eine vermehrte Durchblutung der Nieren, wirkt harntreibend, stoffwechsel- und durchblutungsfördernd und entspannt die glatte Muskulatur. Er wird in der Naturheilkunde zur begleitenden, stoffwechselfördernden Therapie eingesetzt bei chronischen Arthrosen, Gicht und neuralgisch-muskelrheumatischen Erkrankungen, auch **äußerlich** als durchblutungsförderndes Phlogistikum. Im Herbst eine 4–6 Wochen dauernde Wacholdersaft- oder -sirupkur durchführen: morgens und abends je 1 EL.

Präparate: Kneipp® Wacholderbeer Pflanzensaft.

Weide
Salix alba, purpurea, fragilis, daphnoides
Salicis cortex (M)

Getreu der Einsicht „ubi morbus ibi remedium" (wo die Krankheit entsteht, wächst auch das passende Heilmittel dafür) wurde im Mittelalter der sumpfige nasse Standort der Weide analogisiert mit Sumpf- und Wechselfieber, und die biegsamen Zweige wurden für steife Gelenke und Gliedmaßen eingesetzt. Weidenrinde besteht aus der im Frühjahr gesammelten, getrockneten Rinde von jungen, kräftigen 2–3-jährigen Zweigen verschiedener Salixarten. Die Rinde ist im Frühling, wenn die Säfte steigen, sehr leicht von den Ästen zu lösen. Als Drogenlieferanten werden alle Weidenarten zugelassen, deren Gesamtsalicingehalt mindestens 1 % beträgt.

Inhaltsstoffe: Salicylalkoholderivate, Catechingerbstoffe, Kaffeesäurederivate, Flavonoide.

Wirkungen: Fiebersenkend, entzündungshemmend, schmerzlindernd, antirheumatisch. Salicin wird als sog. Prodrug im Darm und in der Leber zu Salicylsäure metabolisiert. Dadurch kommt es erst nach 2–3 Std. zur Wirkung, dafür aber langanhaltend (ca. 12 Std. lang). Die Wirksamkeit von Acetylsalicylsäure und Salicylsäure ist gleich stark, beide hemmen das Enzym COX-1 und wirken damit analgetisch und antiphlogistisch. Jedoch muss die Wirkung beim Naturstoff Weidenrinde nicht mit Nebenwirkungen erkauft werden. Aus diesem Grund sind Weidenrindenpräparate bei chronischen (rheumatischen) Schmerzzuständen bestens für die Langzeittherapie geeignet.

Indikationen: Fieberhafte Erkrankungen, rheumatische Beschwerden, Arthrose, chronische Kopfschmerzen.

Darreichungsformen: Tee, Fertigpräparate.

Tagesdosis: 60–120 bzw. bei starken Schmerzen kurzfristig (4–6 Wochen lang) bis 240 mg Gesamtsalicin.

Nebenwirkungen: Mit Weidenrindenzubereitungen wird Salicin aufgenommen, dem im Gegensatz zu Acetylsalicylsäure (ASS) die Acetylgruppe fehlt. Weidenrindenextrakt besitzt daher im Gegensatz zu ASS keine aggregationshemmenden und damit die Blutgerinnung inhibierenden Eigenschaften und löst dadurch auch nicht die von der ASS bekannten und gefürchteten Nebenwirkungen wie Mikroblutungen im Magen-Darm-Trakt aus, d. h. andererseits aber auch, dass Weidenrinde nicht zur Infarktprophylaxe verwendet werden kann. Evtl. kann es bei langfristiger Einnahme von tägl. 240 mg Salicin zu einer Verlängerung der Plättchenaggregation kommen.

Gegenanzeigen: Salicylsäureüberempfindlichkeit (ca. 0,2 % der Bevölkerung).

Präparate: ASSALIX® Drg, Salix Bürger® Lösung, Rheumakaps Kps., Rheumatab Salicis Tbl.

Teezubereitung: 1 TL Droge mit 1 Tasse heißem Wasser übergießen und nach 10. Min. abgießen. Mehrmals tägl. 1 Tasse heiß trinken.

***Kommission E:** Fieberhafte Erkrankungen, rheumatische Beschwerden, Kopfschmerzen.*

25.2 Entzündlich-rheumatische Erkrankungen

Chronische entzündliche Gelenkerkrankungen sind generalisierte Systemerkrankungen, deren Ursachen bis heute nicht vollständig geklärt sind. Man zählt dazu rheumatisches Fieber, PCP (Primär chronische Polyarthritis), Arthritiden, progressive Polyarthritits, Spondylarthritis (Morbus Bechterew) u. a. In Deutschland sind etwa eine Million Menschen davon betroffen!

Die schmerzenden Bereiche tragen alle Zeichen der Entzündung (Rötung, Schwellung, Schmerz, Überwärmung und eingeschränkte Funktion), sind äußerst und lang anhaltend schmerzhaft und die Schwellung ist häufig von einem Gelenkerguss begleitet, der die Bewegungsfähigkeit noch mehr einschränkt. Mit fortschreitender Entzündung wird aus einem Bewegungsschmerz ein Ruheschmerz, der nahezu alle Gelenke zu betreffen scheint, und jede Bewegung verursacht Qualen. Als **Ursachen** werden fehlgesteuerte Abwehrreaktionen des Körpers gegen die Gelenkinnenhaut angenommen, die zu massiven Entzündungsreaktionen im Gelenkbereich führen. Werden diese Prozesse nicht aufgehalten, kommt es zu immer stärkeren entzündlichen Schüben, an deren Ende die völlige Zerstörung des Gelenkknorpels steht. Als Auslöser kommen bakterielle Infektionen oder Autoimmunprozesse in Frage, Stoffwechselerkrankungen oder Blutgerinnungsstörungen.

Einen wesentlichen Stellenwert nimmt die fachkompetente **physikalische Therapie** ein: so viel Bewegung wie möglich, aber nicht in den Schmerz hineintherapieren. Im akuten Schub: Gelenk schonen! Lymphdrainage hat sich sehr bewährt. Dazu gehört eine basenreiche, säurearme, vegetarische, soweit verträglich rohkostreiche **Ernährung**, das Vermeiden von Übergewicht und das Erlernen von Entspannungsverfahren. In jüngster Zeit haben sich auch hochdosierte Vitamin-C-Gaben (**Hagebutte**, **Sanddorn**) als besonders erfolgreich erwiesen, die Entzündung, Schwellung und Schmerzen lindern.

Bei der **Phytotherapie** spielen neben der innerlichen auch **äußerliche Anwendungen** (s. u. Kap. 25.5.5) eine große Rolle, vor allem, weil die – am besten gekühlt aufgetragenen, d. h. im Kühlschrank gelagerten – Salben, Gele o. Ä. schnelle Schmerzlinderung bieten. Schmerzlinderung steht an erster Stelle bei der Behandlung dieser Krankheitsbilder.

Aquaretische **Teemischungen** (mit **Birke**, **Brennnessel**, **Goldrute** u. a.) verbessern den Stoffwechsel im Bindegewebe und wirken zusätzlich entzündungshemmend (**Goldrute**).

25.2.1 Heilpflanzen bei entzündlichen rheumatischen Beschwerden

Birke
Betula pendula/ purbescenz
Betulae folium (M)

(s. o. und Kap. 24: Harnwege)

Präparate: florabio Heilpflanzensaft Birke, Salus Rheuma Tee Nr. 12 (mit Brennnessel, Fenchel, Löwenzahn, Ringelblume, Schachtelhalm, Schafgarbe, Wacholder).

Kommission E: *Adjuvant bei rheumatischen Beschwerden.*

Bittersüßer Nachtschatten
Solanum dulcamara
Dulcamarae stipites (M)

(s. Kap. 26: Haut) Die Familie des Bittersüßen Nachtschattens ist unschwer am Namen zu erkennen. Dieser mehrjährige Halbstrauch gehört zur botanischen Familie der Nachtschattengewächse, und er hat bekannte Verwandte wie die Tomate, Kartoffel, Stechapfel und Tollkirsche. Solanum stammt von lat. „solari": „schmerzstillend" und war schon im ersten Jahrhundert n. Chr. als schmerzstillendes Heilkraut in Gebrauch. Dulcamara stammt von lat. „dulcis": „süß" und „amara": „bitter". So schmeckt die Pflanze in der Tat, zuerst süßlich und dann bitter. Aber Vorsicht, es ist keine Pflanze zum Naschen, Dulcamara ist giftig!

Inhaltsstoffe: Steroidalkaloidglykoside, Steroidsaponine und Gerbstoffe.

Wirkungen: Stoffwechselumstimmend, entzündungshemmend, cortisonähnlich, immunmodulierend, antiallergisch, hemmt die Kapillarpermeabilität, mild oberflächenanästhesierend und leicht narkotisch.

Indikationen: Rheuma, Gicht und Schmerzen infolge von Feuchtigkeit oder Verkühlung (unter dem Einfluss von Kälte bzw. Wärme wird das Zellmembrangleichgewicht verändert). Dulcamara gehört zu den am stärksten wirkenden Antidyskratika. Weiterhin: Erythema nodosum, arthritische Beschwerden (besonders nach Kälte/Nässe), Kälteurtikaria und Kältepurpurea (s. Kap. 26: Haut).

Darreichungsformen: Tee, Fertigpräparat.

Tagesdosis: 1–3 g Droge.

Nebenwirkungen/Gegenanzeigen: Bei bestimmungsgemäßem Gebrauch nicht bekannt. Die unreifen grünen Beeren sind giftig!

Präparate: Cefabene® Tropfen.

Teezubereitung: Nicht üblich, Fertigpräparate sind zu bevorzugen (1 TL Stipites mit 1 Tasse kochendem Wasser übergießen, 7 Min. ziehen lassen und abgießen).

***Kommission E:** Adjuvant bei chronischem Ekzem.*

Brennnessel
Urtica dioica
und *Urtica urens*
Urticae herba/
-folium (M)

Die Brennnessel besitzt nicht nur antiarthrotische, sondern auch eindeutig **entzündungshemmende** Eigenschaften: Die für die Wirksamkeit mitbestimmende Kaffeoyläpfelsäure ist in der Konzentration am höchsten bei der Gabe von gedämpften Blättern (50–100 g/Tag), d. h. dem guten alten Brennnesselmus! Dem Mus in der Wirkstoffkonzentration am ähnlichsten ist übrigens der Frischpflanzensaft, weniger der Tee. Kaffeoyläpfelsäure und die lipophile Fraktion ungesättigter Fettsäuren hemmen die 5-alpha-Lipoxygenase-abhängige Leukotriensynthese und die Cyclooxygenase-abhängige Prostaglandinsynthese. Dadurch wird die Infiltration immunkompetenter Zellen in entzündetes Gewebe und deren Aktivität gehemmt und chronisch-entzündliche Prozesse günstig beeinflusst. Außerdem hemmt Brennnesselextrakt auch die Zytokinfreisetzung – und damit die Sekretion der proentzündlichen Mediatoren (TNF-alpha und IL-1-beta). Das ist von Vorteil für Patienten mit entzündlichem Rheuma. Die Makrophagen, die vermehrt in das Gelenk eindringen, um vermutlich das fremde Antigen zu zerstören, tragen zur Zerstörung von Knorpelbestandteilen bei. Durch die Zytokinhemmung wird die Entzündung gehemmt und der Schmerz gelindert. Entzündung, Überwärmung, Schwellung, Gelenkerguss und Rötung nahmen bei Langzeitstudien deutlich ab. Mit Brennnesselmus können ganz eindeutig Schmerzmittel eingespart werden!

Präparate: Rheuma-Hek®, florabio Brennnessel Presssaft, Kneipp® Brennnesselkraut Pflanzensaft.

Goldrute, echte
Solidago virgaurea
Solidaginis herba

(s. o. und Kap. 24: Harnwege)

Die echte Goldrute wirkt nicht nur harntreibend, sondern auch entzündungshemmend und wird als Begleittherapie bei rheumatischen Beschwerden eingesetzt. Gerade in der Rheumateemischung hat sie sich bestens bewährt.

Präparate: Canephron® S Solidago Tr., Phytodolor® Tinktur (mit Pappel und Esche).

Kirschen
Prunus avium

Neuesten Forschungsberichten aus den USA (Michigan State University) zufolge[21] sollen die in der Kirsche (Kirschsaft) enthaltenen Anthocyane nicht nur antioxidative Eigenschaften besitzen, sondern zugleich die am rheumatischen Entzündungsgeschehen beteiligten Enzyme hemmen. Bereits in 20 Kirschen ist eine Menge an Anthocyanen enthalten, die im Versuch die betreffenden Enzyme 10-mal effektiver hemmte als eine vergleichbare Menge Acetylsalicylsäure (Aspirin). Tee aus Kirschenstielen soll entzündungshemmend und harntreibend wirken und die Übersäuerung positiv beeinflussen. Frische Kirschen senken zudem den Harnsäurespiegel im Blut und wirken damit der Gicht entgegen.

Mädesüß
Filipendula ulmaria
Spiraeae flos/
-herba (M)

(s. Kap. 23: Atemwege)

Inhaltsstoffe: ätherische Öle, Salicylaldehyd, Phenylglykoside, Flavonoide und Gerbstoffe.

Wirkungen: Entzündungshemmend, schmerzlindernd.

---

21 Siehe Gesundheitsnachrichten 7–8/02; Heilpflanze des Monats: Kirsche; Naturheilpraxis 12/99 „Kirschen bei Schmerz", Natur und Heilen (Mirko Albrecht).

Darreichungsformen: Tee.

Teezubereitung: 1 TL (2–3 g) Droge mit 1 Tasse heißem Wasser übergießen und 10 Min. ziehen lassen. 3 × tägl. 1 Tasse trinken. Bevorzugt in der Rheuma-Teemischung mit Goldrute, Birke o. Ä.

Nachtkerze
Oenothera biennis
Oleum oenotherae semen (M)

(s. Kap. 26: Haut) Der Autoimmunprozess, der für die rheumatoide Arthritis mitverursachend ist, kann durch Gaben von Nachtkerzenöl positiv mitbeeinflusst werden.

Präparate: Epogam® 1000 Kps., Neobonsen® Kps.

Pockholz, Guajakholz
Guaiacum officinale
Guajaci lignum (M)

Der im tropischen Amerika und im karibischen Raum gedeihende Guajakbaum gehört zur Familie der Jochblattgewächse (Zygophyllaceae). Er wird 13 m hoch, besitzt immergrüne Blätter und blassblaue Blüten. Guajakholz enthält Triterpensaponine, Harze, Lignane, ätherische Öle und Phytosterole und wird wegen seines vanilleartigen feinen Duftes auch zu Parfümeriezwecken verwendet. Pockholz wirkt entzündungshemmend, krampflösend und harntreibend und wird zur begleitenden Schmerzlinderung bei rheumatischen Beschwerden eingesetzt.

Nebenwirkungen/Gegenanzeigen sind nicht bekannt.

Tagesdosis: 4,5 g Droge als Abkochung: 2 TL Droge mit 1 Tasse kochendem Wasser übergießen und 10 Min. ziehen lassen. 3 × tägl. 1 Tasse trinken.

Präparate: Cefadolor® Tbl. (In Studien hat es sich zur Schmerzlinderung bei chronischer Polyarthritis im Wechsel mit Rheuma-Hek® bewährt.

***Kommission E:** Adjuvant bei rheumatischen Beschwerden.*

Sonnenhut
Echinacea purpurea
Echinacea herba (M)

(s. Kap. 23: Atemwege)

Echinacea wird im Rahmen einer Umstimmungstherapie und zur Immunstimulation vor allem bei **beginnenden** Entzündungsreaktionen rheumatischer Erkrankungen eingesetzt.

Teufelskralle, Afrikanische
Harpagophytum procumbens
Harpagophyti radix (M)

(s. o.) Auch für die rheumatoide Arthritis und für den Weichteilrheumatismus wird eine therapeutische Wirksamkeit vermutet. Es kommt zumindest zu einer deutlichen Abschwellungen von Gelenkentzündungen.

Weide
Salix alba, purpurea, fragilis, daphnoides
Salicis cortex (M)

(s.o) Weidenrinde wirkt fiebersenkend, schmerzlindernd, entzündungshemmend und antirheumatisch. Bei Beschwerden innerhalb des entzündlichen und degenerativen rheumatischen Formenkreises.

Präparate: ASSALIX® Drg., Rheumakaps® Kps.

Weihrauch
Boswellia serrata
Olibanum graminis

Das Harz des Weihrauchbaumes, das zu Jesu Zeiten so teuer wie Gold gehandelt wurde, galt schon seit Urzeiten als heiliges (geweihtes) und heilendes Harz. Es sollte Krieger gegen Schmerzen und Folter unempfindlich machen und – im Weine eingenommen – die Moral stärken. Geräuchert diente es der Anbetung von Göttern und zur Linderung von Schmerzen. Zahlreiche neue Untersuchungen unterstützen inzwischen die Erkenntnisse der traditionellen Medizin, vor allem der indischen: Salai Guggal (so wird Weihrauch in der Ayurvedischen Medizin bezeichnet) wirkt mit seinen Boswelliasäuren entzündungshemmend, schmerzlindernd, immunsuppressiv und ödemhemmend.

Inhaltsstoffe: 50–70 % Harze mit Boswelliasäuren, ätherische Öle.

Wirkungen: Entzündungshemmend und schmerzlindernd, ödemhemmend, immunsuppressiv und antimikrobiell. Boswelliasäure hemmt die Prostaglandinsynthese. In Studien mit Weihrauchextrakt[22] bei Patienten mit chronischer Polyarthritis wurde der Rückgang von Schmerzen, Schwellung und Gelenksteifigkeit beobachtet; außerdem konnte der Verbrauch an NSAR gedrosselt werden.

Indikationen: Begleittherapie bei Polyarthritis zur Linderung von Schmerzen, Schwellung und Gelenksteifigkeit. Bei M. Crohn und Colitis ulcerosa zur Remissionsbehandlung. Erfahrungen gibt es auch schon bei Asthma, Lupus erythematodes, Psoriasis, Borreliose, Glioblastom, Astrozytom, MS.

Darreichungsformen: Fertigpräparat, ätherisches Öl.

Tagesdosis: 1–3 × tägl. 400 mg standardisierter Weihrauchtrockenextrakt.

Nebenwirkungen: Nicht bekannt.

Gegenanzeigen: Selten Magen-Darm-Beschwerden oder allergische Reaktionen.

Präparate: Ayurmedica H15 (400 mg standardisierter indischer Weihrauch; in Deutschland zwar nicht erhältlich, darf aber nach § 73 Abs. § AMG 76 als individuelle ärztliche Verordnung aus dem Ausland für den jeweiligen Patienten beschafft werden. Zugelassen ist es in der Schweiz im Kanton Appenzell-Außerrhoden). Olibanum RA-Weihrauch® Tr. und Salbe (Zilly).

Teezubereitung: Nicht üblich.

***Kommission E:** Keine Monographie erstellt.*

Yucca, Palmlilie
***Yucca schidigera* radix**

Die Yucca gedeiht im heißen Wüstenklima der Sierra Madre in Mexiko und gilt als eine der neuen Entdeckungen zur unterstützenden Behandlung bei chronischer Polyarthritis.[23] Schon lange wird sie aufgrund ihrer Vielzahl an Mineralien, Vitaminen, Enzymen und Spurenelementen als begehrtes Nahrungsergänzungsmittel geschätzt. Durch ihren hohen Saponingehalt ist sie in der Lage, Gifte zu neutralisieren. Forschungen haben ergeben, dass diese Saponine im chemischen Aufbau dem menschlichen Cortison sehr nahe verwandt sind. Nach Berichten gelten Breiumschläge der mexikanischen Ureinwohner bei Hauterkrankungen und Verletzungen als die „erste Cortisonsalbe der Medizingeschichte".[24]

25.3 Fibromyalgie

Diffuse Muskelschmerzen, Dauerschmerz in allen Gelenken – entsprechend den Gliederschmerzen bei einer Grippe – Verdauungsstörungen und Reizdarmsyndrom, Schlafstörungen, chronische Müdigkeit, Kopfschmerzen, trockene Schleimhäute, erhöhte Sensibilität gegenüber Geräuschen, Gerüchen, hellem Licht, Medikamenten oder Nahrungsmitteln und Verstimmungen haben einen Namen: Fibromyalgie (von „Fibro" = „Faser", „my" = Muskel" und „algie" = „Schmerz"), Schmerzen in Muskeln, Bändern und Sehnen. In Deutschland leiden mehr als 3 Millionen Menschen an Fibromyalgie. Erst seit 1990 wurde dieser Begriff offiziell anerkannt und Patienten erhielten damit die Chance, kompetent behandelt und nicht als Hypochonder abgestempelt zu werden. Muskelschmerz und bestimmte Schmerzdruckpunkte (Tender-points) nehmen bei körperlicher Aktivität und feucht-kaltem Wetter zu. Stress, Konzentrationsstörungen, Hormonstörungen, Depressionen und Angst zeigen die Überlastung des Körpers an. Die Diagnose gilt als schwierig, auch weil keine auffälligen Blutwerte zu finden sind. Oft kann es nur eine Ausschlussdiagnose sein.

Die **Ursachen** sind noch unbekannt. Vermutet wird eine Reaktion auf Reize, die erst durch ihr Zusammenwirken zum Auftreten der Fibromyalgie führen und unter dem Einfluss von psychosozialen Stressfaktoren das Vollbild der Erkrankung auslösen. Am Krankheitsgeschehen beteiligt sind das Hormon-, Immun- und das Nervensystem. Bekannt ist, dass es zu Änderungen der Regelsysteme der Schmerzempfindung im Gehirn kommt und die Schmerzschwelle gesenkt wird, dass Fibromyalgiepatienten zu wenig Serotonin im Blut haben und Serotonin an der Regulierung der Schmerzverarbeitung beteiligt ist, und dass die Schmerztransmittersubstanz P vermehrt im Liquor aufgefunden wird. Das Neuropeptid Substanz P fungiert in Nervenzellausläufern mit Verbindung zum Rückenmark als Botenstoff für Schmerz. Wenn frühzeitig eine Behandlung stattfindet, ist die Entwicklung chroni-

22 Letzel H et. al. 1994: Klinische Wirksamkeit des Weihrauchpräparates H15 bei rheumatoider Arthritis: Ein neues Therapieprinzip durch spezifische 5-Lipoxygenase-Inhibition? 26. Tagung der Deutschen Gesellschaft für Rheumatologie, Berlin.
23 Siehe die Studie von Bingham/Bellew 1975: 45–50.
24 Yucca Schidigera ist als Nahrungsergänzungsmittel erhältlich bei: MeRoSan Diätvertrieb, 64407 Fränkisch-Crumbach.

scher Schmerzen vermeidbar, weil das Gehirn nicht auf Dauerschmerz „fehlprogrammiert" wird.[25]

Bei der **Therapie** der Fibromyalgie sind folgende Punkte besonders zu beachten:

- viel **Flüssigkeit**, um Toxine auszuschwemmen,
- gesunde **Ernährung** mit wenig entzündungsfördernden Nahrungsmitteln,
- **Wärme** tut gut. Durch die Verbesserung der Durchblutung und gleichzeitige Herabsetzung der erhöhten Muskelanspannung werden die Schmerzfasern günstig beeinflusst, Muskeln gelockert und entspannt: Moor- oder Fangobäder, heiße Rolle oder Rotlicht, Thermalbäder, Sauna, erwärmte Kirschkernsäckchen oder **Heublumen**auflagen, Dampfkompressen, Sauna u. a. helfen lindern (s. u. 25.5.4),
- **Kälte** im Bereich der Nervenaustrittspunkte im Nacken-Schläfen-Bereich (nur kurzfristig; s. u. 25.5.5),
- **Entspannungsverfahren** wie progressive Muskelrelaxation, Autogenes Training u. a.,
- gezielte **Krankengymnastik**, **Massagen** oder **Lymphdrainage, Akupunktur,**
- **Entsäuerung**, weil bei der vorherrschenden Schmerzsymptomatik fast immer eine lokale Übersäuerung des Gewebes vorliegt (basische Ernährung, -Präparate und -Bäder),
- **Fasten** (therapeutisch begleitet, z. B. F. X. Mayr-Kur),
- **Pfefferminz**öl gegen **Kopfweh**, **Weiden**rinde, **Mädesüß**, **Teufelskralle** oder **Brennnessel** zur allgemeinen Linderung von Schmerzen,
- **Cayennepfeffer**, dessen Wirkstoff Capsaicin die **Schmerz**substanz P beeinflusst und dadurch lokal schmerzlindernd wirkt,
- **stimmungsaufhellende** Drogen wie **Johanniskraut** (Serotonin-Wiederaufnahmehemmer),
- **Fenchel**, **Kamille**, **Wermut** (bzw. das besonders bewährte Präparat Iberogast®) gegen **Verdauungsstörungen**,
- **Weihrauch** mit schmerzlindernden, entzündungshemmenden und abschwellenden Eigenschaften,
- **krampflösende** Arzneidrogen wie **Kamille**, **Gänsefingerkraut**, **Fenchel** zur Linderung,
- **durchblutungsfördernde** und **muskelentspannende** äußerliche Anwendungen mit **Rosmarin**, **Wacholder**, **Engelwurz** u.v.m. (s. u. 25.5.4),
- **beruhigende** und schlaffördernde Drogen wie **Baldrian**, **Hopfen**, **Melisse**,
- Vitamine, Flavonoide und Selen (frisches Gemüse, Obst) wirken **antioxidativ** und sollten vermehrt eingenommen werden, sie hindern die reaktionsfreudigen Radikalen an der Zerstörung der Zellstrukturen. Auch eine **Enzymtherapie** wird empfohlen.

25.4 Gicht

„Prassen bringt Gicht" Wilhelm Busch

„Hör auf zu schlemmen! Wisse dass das Grab dir dreimal breiter gähnt als anderen Menschen!"
Shakespeare

In der Tat: Bei Gicht handelt es sich um eine typische Wohlstandserkrankung, denn Gicht ist stark nahrungsabhängig. Wenn über Jahre und Jahrzehnte zu viel und „falsche" (harnsäurefördernde) Nahrung und zudem noch Alkohol im Übermaß konsumiert wurde, kann sich die Gicht (Arthritis urica) als typische Zivilisations-, Ablagerungs- bzw. Stoffwechselerkrankung entwickeln. Gicht ist die Folge eines gestörten Harnsäurestoffwechsels, d. h. einer erhöhten Bildung von Harnsäure, die nicht ausreichend über die Niere ausgeschieden werden kann und sich aus diesem Grund in den Gelenken ablagert. Harnsäure ist ein Stoffwechselprodukt, das der menschliche Organismus nicht weiter abbauen kann. Meist besteht eine Ausscheidungsschwäche der Harnsäure durch die Nieren, manchmal auch eine überschießende endogene Purinkörperproduktion (Harnsäure ist das Endprodukt des Purinabbaus). Unterschieden wird die genetisch bedingte primäre Form (ca. 90 %) von der sekundären Form (vermehrte Harnsäurebildung bedingt durch Tumoren, hämolytische Anämie, Zytostatika und Strahlentherapie oder Medikamente wie Salicylate, Diuretika u. a.).

---

25 Spezielle Informationen z.B. unter: www.fibromyalgie-fms.de Tel. 06292–928756; www.weiss.de

Die Harnsäure lagert sich bei **chronischer Gicht** in den Gelenken der Extremitäten ab, an Knochen oder in der Niere als so genannte „Tophi", die überaus schmerzhaft sind. Bei Ablagerung der Harnsäure in der Niere können sich dort Steine bilden (Gichtniere).

Bei länger dauernder Hyperurikämie (erhöhter Harnsäurespiegel im Blut mit über 5,7 mg/dl bei Frauen, bei Männern 7,0 mg/dl Serum) kann ein **Gichtanfall** auftreten in Form einer heftigen, anfallsartigen Arthritis. Der erste akute Gichtanfall erfolgt meist nachts, nach Alkohol- oder Essexzessen, häufig am Großzehengrundgelenk manifestiert (Podagra). Er äußert sich durch starke Schmerzen mit allen Entzündungszeichen und Fieber. Um die akute **Schmerzsymptomatik** zu lindern, werden 1–2 Tage lang entzündungslindernde Antirheumatika verabreicht, die schnell wirken. Parallel dazu wird das betroffene Gelenk ruhig gestellt, kalte Umschläge (kühle **Heublumen**kompressen, **Quark**auflagen usw.) tragen zur **Linderung** bei. Vermieden werden sollten starke körperliche Anstrengungen und Unterkühlung, weil diese Faktoren weitere Anfälle auslösen können. Möglichst vollständige **Alkoholkarenz** einhalten; Alkohol erhöht die Harnsäureproduktion und hemmt gleichzeitig die Harnsäureausscheidung. Vor allem Bier konsequent meiden, weil Bier die harnsäurespiegelerhöhende Substanz Guanosin enthält!

Häufig kann schon eine **Ernährungsumstellung** auf Rohkost innerhalb kurzer Zeit Besserung bringen und die beste **Therapie** im Sinne einer Basisbehandlung sein! Zu Beginn wird eine Saftkur aus rohen **Kartoffeln**, **Weißkraut**, **Möhren** und **Grünkohl** empfohlen, die der Ablagerung von harnsauren Salzen in den Gelenken entgegenwirken. Grundlegend ist eine basenreiche, vegetarische Ernährung empfehlenswert mit Milch- und Getreideprodukten, **Reis**, hochwertigen Ölen, Nudeln, Joghurt, Obst, Gemüse, Nüssen, Honig und reichlicher (2–3 l tägl.) Flüssigkeitszufuhr (Wasser, Tees), um die Ausscheidung der Harnsäure über die Nieren zu aktivieren, und **purinarme Ernährung.** Purin ist in folgenden Nahrungsmitteln reichlich enthalten (Puringehalt in mg/100 g): Fleischextrakt: 3500, Ölsardinen 560, Huhn 170, Schweinekotelett 120, Linsen 190, Bohnen 130, **Kartoffeln** 5! Übergewicht abbauen und zusätzlich stoffwechselfördernde Pflanzen als Heilpflanzentee, Gewürz oder Wildgemüse einsetzen: **Birke**, **Bibernelle**, **Gänseblümchen**, **Giersch**, **Goldrute**, **Hauhechel**, **Klette**, **Löwenzahn**, **Mädesüß**, **Schwarzpappel**knospen, **Rosmarin** und **Wacholder** (äußerlich auch **Lavendel**).

25.4.1 Heilpflanzen bei Gicht

Giersch, Geißfuß
Aegopodium podagraria

Giersch ist in der traditionellen Volksheilkunde die „Gichtpflanze" schlechthin: So wird sie als Gichtkraut bezeichnet oder als St. Gerhardskraut (der Hl. St. Gerhard ist der Schutzpatron der Gichtkranken); und selbst das botanische „podagra" bedeutet übersetzt den „Beginn der Gichterkrankung am Großzehengrundgelenk". Früher wurde Giersch angebaut, um für die orgienfeiernden und unter Gicht leidenden Römer jederzeit einen lindernden Gierschumschlag anlegen zu können. Anbauen ist heute nicht mehr nötig; wer ihn einmal im Garten hat, braucht sich um ihn nicht zu sorgen. Entweder man bekämpft ihn oder man freut sich über ihn, erntet und genießt, was man nicht säen musste. Giersch schmeckt köstlich, mit einem Hauch nach Karotten!

Inhaltsstoffe: Ätherische Öle, 6,7 g Eiweiß/100 g, viel Vitamin C, Carotin, Mineralien.

Teezubereitung: Wenig üblich. Josef Karl hatte den Mut, von seiner Anwendung zu berichten: Den Saft der jungen Blätter mit der 5fachen Menge Mineralwasser oder Buttermilch verdünnen. Ansteigende Dosierung wählen, um eine Erstverschlimmerung zu vermeiden (1–10 EL in 1–10 Tagen). Am besten als Frischsaft wirksam. Giersch ist gut in Mischung mit Brennnessel, Birke oder Löwenzahn und eines der wunderbarsten Wildgemüse, das ich kenne.

***Kommission E**: Nicht bearbeitet worden.*

Herbstzeitlose
Colchicum autumnale
Colchici semen/-bulbus (M, Rp*)

In der schönen Landschaft Kolchis am Schwarzen Meer lebte nach der griechischen Mythologie die Große Zauberin Medea, die die hochgiftige Herbstzeitlose für ihre Zaubertränke benutzte. Nicht wenige davon waren tödlich. Die fragile blassrosa Blüte dieses Liliengewächses blüht zur „Unzeit" im Herbst und überrascht im Frühjahr mit tulpenähnlichen Blättern und einem stattlichen Fruchtknoten. Aus den im Sommer getrockneten

Samen und den im Frühjahr frischen Knollen wird der Hauptwirkstoff gewonnen, das Alkaloid Kolchizin, das mitose- und entzündungshemmend wirkt und die leukozytäre Phagozytose hemmt. Kolchicin wird als Mitosehemmer auch in der Phytoonkologie verwendet. Von sehr unkundigen Wildgemüsesammlern werden die tödlich giftigen Blätter der Herbstzeitlose manchmal mit den wohlschmeckenden gesunden Bärlauchblättern verwechselt – das war das letzte Süppchen! Deshalb: Nur sammeln, was 100 %ig bekannt ist! (s. Kap. 3: Sammeln, Trocknen, Aufbewahren).

Inhaltsstoffe: Colchicin-Alkaloide.

Wirkungen: Entzündungshemmend, mitosehemmend, antichemotaktisch. Durch die Hemmung der Ausbildung von Mikrotubuli kommt es zu Behinderungen im interzellulären Stofftransport und der Zellteilung. Dadurch wird die zum Gichtanfall führende Reaktionskette unterbrochen (vermehrte Laktatbildung, pH-Abfall, Auskristallisation von Harnsäure und Zerfall von Leukozyten).

Indikationen: Akuter Gichtanfall. Onkologische Erkrankungen und familiäres Mittelmeerfieber.

Darreichungsformen: Ausschließlich standardisierte Fertigpräparate, verschreibungspflichtig.

Tagesdosis: Maximal 8 mg Gesamtdosis; im akuten Anfall als Initialdosis entsprechend 1 mg Colchicin, danach alle 2 Std. 0,5–1,5 mg bis zum Abklingen der Schmerzen. Diese Therapie darf aufgrund der toxikologischen Eigenschaften keinesfalls innerhalb 3 Tagen wiederholt werden! (Letaldosis für Erwachsene: ca. 20 mg). Zur Anfallsprophylaxe 0,5–1,5 mg Colchicin tägl.

Nebenwirkungen: Durchfall, Übelkeit, Erbrechen, Bauchschmerzen, Leukopenie. Bei längerer Anwendung Hautveränderungen, Haarausfall, Agranulozytose, aplastische Anämie, Myopathie, Alopezie.

Gegenanzeigen: Schwangerschaft. Vorsicht ist geboten bei alten und geschwächten Menschen, bei Herz-, Nieren- und Magen-Darm-Erkrankungen.

Präparate: Verschreibungspflichtig: Colchicum-Dispert® Drg., Colchysat® Bürger Lösung.

***Kommission E:** Akuter Gichtanfall; familiäres Mittelmeerfieber.*

Teufelskralle Afrikanische
Harpagophytum procumbens
Harpagophyti radix (M)

(s. o.) Eine therapeutische Wirksamkeit wird auch für die Gicht vermutet, jedoch liegen bisher noch keine gesicherten Studienergebnisse vor.

25.5 Äußerliche Heilpflanzenanwendungen bei rheumatischen und neuralgischen Beschwerden

Bei **akuten** und genauso bei **chronischen rheumatischen** oder **neuralgischen Schmerzen** (reißender, ziehender, sog. „heller“ Schmerz im Ausbreitungsgebiet eines sensiblen oder gemischten Nervs) spielen **Einreibungen, Packungen** und **Bäder mit Heilpflanzen** eine große Rolle, weil sie schnell die Schmerzen lindern (s. auch Kap. 26: Haut).

Bei **Neuralgien** wirken Einreibungen mit kühlenden Heilpflanzenölen, die die Schmerzweiterleitung verzögern (**Kiefern**- und **Fichten**nadelöl, **Minz**öl) oder, je nach Indikation, mit hyperämisierenden Heilpflanzen (**Cayennepfeffer**extrakte, **Senf**mehl, **Wacholder**-, **Brennnessel**-, **Rosmarin**- oder **Kalmus**spiritus. Vor allem bei Cayennepfefferextrakten beruht die Schmerzlinderung auf der so genannten „Counterirritation“: Durch den Entzündungsreiz und dessen Wirkung auf die Entzündungsmediatoren kommt es zur Bildung von körpereigenen entzündungshemmenden und schmerzlindernden Proteinen, die die Schmerzen in den Nerven und Muskeln lindern. Beruhigend und dadurch zusätzlich schmerzlindernd wirken **Melissen**- oder **Lavendel**spiritus). Auch bei **Postzosterneuralgie** und **diabetischer Neuralgie** hat sich Cayennepfefferextrakt besonders bewährt, bei Trigeminusneuralgie u. a. neuralgischen Beschwerden können alle genannten Arzneipflanzen angewendet werden. Bewährt hat sich auch die Anwendung der **Aromatherapie**. Ätherisches Lavendelöl z. B. pur auftragen; äth. Kamillen-, Melissen- oder Pfefferminzöl als 2%ige Mischung in fettem Öl, bevorzugt in Johanniskrautöl, oder in Salbe mischen.

Zur **Linderung von Schmerzen** verwendet man Linimente, Salben, Kataplasmen oder Pflaster, heiße Wickel mit Heilpflanzentees oder man setzt lokale „Entzündungen" zur Hautirritation:

- **Antiphlogistika** (entzündungshemmende Mittel) sind angezeigt bei akuten und chronischen entzündlichen rheumatischen Beschwerden,
- **Phlogistika** (durchblutungs- bzw. „entzündungsfördernde" Mittel) bewirken bei örtlicher Anwendung eine künstliche Entzündungsbereitschaft sowie eine bessere Gelenkdurchblutung und fachen dadurch den Stoffwechsel an. Sie werden bei arthrotischen, degenerativen Beschwerden und Muskelschmerzen angewendet. Phlogistika werden auch **Rubefazienzien** genannt, also hautrötende Reizstoffe. Durch den Hautreiz werden endogene, entzündungshemmende und schmerzstillende Substanzen freigesetzt, die über Reflexzonen in das entfernte Schmerzgeschehen eingreifen können und zugleich die Muskulatur entspannen.

Dazu gehören auch **Hautableitungsverfahren** wie Baunscheidtieren, Schröpfen, der Einsatz von Blutegeln oder auch Moxibustion: Künstlich gesetzte lokale Entzündungsreize sollen Hautirritationen, Hautrötung oder Pustel- und Blasenbildung hervorrufen und so schmerzhafte Erkrankungen behandeln. Dabei werden über die **Head-Zonen** kutiviscerale Reflexe gesetzt und so Fernwirkungen auf die inneren Organe erzielt. Durch Vasodilatation werden Katechin, Histamin und Prostaglandin freigesetzt, die auf hormonellem Wege in das örtlich ferngelegene Geschehen eingreifen und über Reizeffekte auf die Entzündung einwirken. Oder der Schmerz wird verdeckt durch das Setzen eines anderen Reizes.

25.5.1 Kräuterbäder

Kräuterbäder (s. Kap. 10) werden vor allem aus Pflanzen zubereitet, die ätherische Öle enthalten. Dabei sind solche ätherischen Öle indiziert, die die örtliche Durchblutung steigern und hautreizend wirken. Die druckentlastende Auftriebswirkung des Wassers trägt zur Schmerzlinderung bei. Gleichzeitig haben Bäder auch eine beruhigende Wirkung und werden als sehr angenehm und ausgleichend empfunden. Wärme und das wohlig Angenehme der Therapie tun ein Übriges zur Gesundung.

Für ein **Vollbad** 50–100 g **Pflanzen** mit 3 l Wasser als Infus oder Dekokt zubereiten, abgießen und dem Badewasser zugeben, bei Halb- oder Teilbädern entsprechend weniger. Die empfohlenen Mengenangaben sind jeweils bei der Pflanze angegeben.
Reine **ätherische Öle** sind nicht wasserlöslich und müssen vor der Zugabe ins eingelaufene Badewasser emulgiert werden (in Honig, Milch, Sahne oder Salz). Für ein Vollbad nimmt man 3 bis max. 10 Tr.

25.5.2 Packungen und Kompressen

Packungen (Salbenpackung, Drogen- oder Frischpflanzenpackung; s. Kap. 9) werden zwischen zwei Mullstücke gebettet und mit einer Baumwollbinde o. Ä. auf dem betroffenen Körperteil fixiert, der mit einer Wärmflasche mehrere Stunden warmgehalten wird. Packungen, Wickel und Auflagen nur bei warmen Füßen und Händen anwenden; notfalls Fußbad oder Wärmflasche anwenden.

Kompressen werden aus einem Heilteeaufguss bzw. -absud, einer verdünnten Tinktur oder einer Mischung von einigen Tropfen ätherischer Öle (in Wasser verschüttelt oder in fettem Öl emulgiert) hergestellt: Ein Baumwoll- oder Leinentuch wird mit der Flüssigkeit durchnässt, ausgewrungen und anschließend auf die betroffene Körperstelle gelegt. Bei einer warmen Anwendung wird die Auflage mit Wolltuch und Wärmflasche warmgehalten und belassen, solange es angenehm erscheint. Zur besseren Wirkung mehrmals wiederholen.

25.5.3 Einreibungen

Einreibungen wirken bei **degenerativen Gelenkerkrankungen** am besten nach warmen Bädern oder früh morgens, wenn der Körper noch durch das Bett erwärmt ist, oder im Anschluss an eine Heublumenbehandlung: Über die noch warme Haut werden die **durchblutungsfördernden** Wirkstoffe am besten aufgenommen. Besonders gut wirken Pflanzen mit ätherischen Ölen, als Salbe oder Spiritus angewendet. Bei starken Schmerzen haben sich Einreibungen mit WALA Aconit Schmerzöl (mit Aconitum D9, Camphora, Lavendel, Quarz D9) bewährt.

Hinweis

Durchblutungsfördernde Einreibungen nicht anwenden bei entzündlichen Erkrankungen und auch dann nicht, wenn der Betroffene Wärme nicht verträgt!

25.5.4 Heilpflanzenanwendungen bei degenerativen rheumatischen Erkrankungen

Ackerminzöl ***Mentha arvensis*** **Menthae arvensis aethereoleum (M)**	Als **Einreibung** 5–20 %ige Salben bzw. Ölmischungen. **Präparate**: JHP Rödler Tr., Kneipp Minzöl Trost Tr.
Arnika ***Arnica montana*** **Arnicae flos (M)**	(s. Kap. 26: Haut) In **äußerlicher** Anwendung hervorragend geeignet bei allen rheumatischen oder neuralgischen Schmerzzuständen (deutliche Reduzierung von Schmerz und Gelenksteifigkeit), auch bei entzündlichen Prozessen, bei Kontusionen, Distorsionen oder Hämatomen. Gut in Kombination mit Bilsenkrautöl oder, bei entzündlichen Gelenkerkrankungen mit Kamille oder Retterspitzwasser. Salben für **Einreibungen** sollen 10–20 %ige Arnikatinktur enthalten. Arnikatinktur für **Auflagen** muss immer 10fach verdünnt werden, sonst kann es zu starken Hautirritationen kommen. Als feuchte, kühlende **Umschläge** bei akuten Gelenkentzündungen: 1 EL Arnikatinktur auf ¼ bis ½ l Wasser, alle 2 Stunden erneuern. Oder: 2 g Blüten mit 100 ml kochendem Wasser überbrühen, 10 Min. ziehen lassen, abgießen und abgekühlt für Umschläge verwenden. Dabei soll das innen liegende Leinentuch feucht, das äußere Wolltuch trocken sein. Das Tuch wird erneuert, bevor es sich zu erwärmen beginnt, also alle ¼ bis ½ Stunde. **Präparate**: Arniflor-N® Salbe, Arthrosenex® AR Salbe, Kneipp® Arnica Gel, Weleda Arnika Essenz, Trauma-cyl® Salbe (mit Kamille, Salbei, Hamamelis, Rosskastanie), Arthrosenex® AR Salbe.
Beinwell ***Symphytum officinale*** **Symphyti radix (M)**	(s. Kap. 26: Haut) Bei Muskelverspannungen und Myogelosen wirken Beinwell**auflagen** oder **-einreibungen** schmerzlindernd, entzündungshemmend und abschwellend. **Präparate**: Kytta-Balsam® f (mit hyperämisierender Komponente).
Campher ***Cinnamomum camphora*** **Camphora aetheroleum (M)**	Natürlicher Campher enthält in Spuren u. a. Cineol, Borneol, Eugenol und Campher und wirkt, als **Einreibung** durchblutungsfördernd bei Muskelschmerzen, Weichteilrheumatismus und Arthritiden. Nach der Einreibung die Stelle mit einem weichen warmen Tuch bedecken. **Präparate**: Campherspiritus, Camphoderm® N Emulsion, Balsamka® Salbe (mit Menthol, Nelkenöl), Rheumaliniment® N Einreibung (mit Eukalyptusöl und gereinigtem Terpentinöl). **Hinweis**: Nicht bei geschädigter Haut, nicht bei Säuglingen und Kleinkindern anwenden.

Cayennepfeffer, scharfer Paprika
Capsicum annuum
Capsici fructus acer (M)

Die kegelförmigen reifen, getrockneten, dunkelrot glänzenden Paprikafrüchte werden gemahlen und dann als Cayennepfeffer bezeichnet. Sie gehören den Nachtschattengewächsen an und sind botanisch nicht verwandt mit Piper nigrum, dem schwarzen Pfeffer! Cayennepfeffer enthält den Scharfstoff Capsaicin, der als **Einreibung** bzw. Auflage auf der Haut die freien Nervenendigungen erregt und ein brennendes Gefühl hinterlässt. Das leichte Brennen auf der geröteten Haut macht bald einem wohltuenden Wärmegefühl Platz, und nach einigen Anwendungen fühlt sich die behandelte Stelle unempfindlicher an gegen Schmerz. Die verstärkte Durchblutung führt zur vermehrten Bildung von Gelenkschmiere und einer besseren Ernährung der Knorpelsubstanz. Dadurch kann sie sich besser regenerieren. In wissenschaftlichen Studien wurde der Beweis erbracht, dass Cayennepfeffer einen lang anhaltenden schmerzlindernden Effekt hat.

Inhaltsstoffe: 0,3–1 % Capsacinoide, Carotinoide, Flavonoide, fettes Öl.

Wirkungen: In äußerlicher Anwendung: Hautreizmittel zur Segmenttherapie und Tiefendurchblutung: örtlich stark durchblutungsfördernd bis zur Haut- und Nervenschädigung, mit anfänglich vermehrtem Schmerz- und Wärmegefühl, darauf folgend Schmerzlinderung. Zudem entzündungshemmend, cortisonähnlich und juckreizstillend. Die verstärkte Durchblutung sorgt für einen schnelleren Abtransport schmerzerregender Stoffe, die Freisetzung des Schmerzbotenstoffes „Substanz P" wird gehemmt, die Vorräte an Substanz P (und Substanz Y) werden geleert (schneller als sie wieder aufgefüllt werden können) und die Schmerzsignale können nicht mehr übertragen werden. Es kommt nach der Therapie zu einer Dämpfung von Schmerzenempfindung und auch Juckreiz.

Indikationen: Muskelschmerzen, Myogelosen, Arthrosen, Osteoarthritis, Nervenschmerzen und bei entzündlich-degenerativen Gelenkerkrankungen sowie zur Behandlung bei Neuralgien nach Herpes zoster, Trigeminusneuralgie, Schuppenflechte, Juckreiz und diabetischer Polyneuropathie.

Tagesdosis/Darreichungsformen: Der Warnhinweis aus dem Jahre 1990: „nicht länger als 2–4 Tage hintereinander an der gleichen Stelle; vor erneuter Anwendung eine 14-tägige Pause machen" gilt als nicht mehr aktuell. Neuerdings wendet man Capsicain 4–9 Wochen lang ohne Nebenwirkungen an, wobei die Dosierung unter 0,075 % Capsicaingehalt/Tag betragen muss. Nur äußerlich anwenden!

Wichtig ist, die Anwendung mindestens 3-mal tägl. durchzuführen, damit die Depots der Neuropeptide entleert werden, und die Therapie vorsichtig und einschleichend zu beginnen; z. B. mit 0,001 % Capsaicin bis auf 0,025 %; evtl. also in Lotion verdünnen!

Nebenwirkungen: Geschädigte Haut. Nur auf intakter Haut anwenden!

Gegenanzeigen: Überempfindlichkeit gegen Paprikazubereitungen, geschädigte Haut, Wunden.

Präparate: Rheumaplast® N Pflaster, ABC-Pflaster (mit Arnika), Gothaplast Capsicum® Wärmepflaster, Thermo Bürger® Salbe (mit Kiefern-, Fichtennadelöl).

Kommission E: *Schmerzhafter Muskelhartspann im Schulter-Arm-Bereich sowie im Bereich der Wirbelsäule bei Erw. und Schulkdr.*

Engelwurz, echte
Angelica archangelica
Angelicae radix (M)

Präparate: Balsamischer Melissengeist (Weleda) zur **Einreibung**.

Eukalyptus
Eucalyptus globulus u.a.
Eucalypti aethereoleum (M)

Zur **Einreibung** bei Muskelschmerzen und Weichteilrheumatismus.

Präparate: Angocin® percutan Salbe (mit Campher, gereinigtem Terpentinöl), Tumarol® Creme (mit Campher, Menthol).

Fichte
Picea abies
Picea aetheroleum (M)

Als **Badezusatz** (100 g/Vollbad) und **Einreibung** bei Muskelschmerzen und Weichteilrheumatismus.

Präparate: Kneipp® Tonicumbad Fichtennadel-Aquasan (mit Eukalyptus-, Terpentinöl), Kytta Rheumabad N®, Pinimenthol® Liquidum Flüssigkeit (mit Eukalyptusöl und Menthol).

Gundermann
Glechoma hederacea
Hederae terrestris herba

In der Volksmedizin als schmerzlinderndes „**Badekraut**" bekannt und bewährt: 100 g Droge für ein Vollbad.

Heublumen
Flores graminis
Graminis flos (M)

Eine der besten und wichtigsten Anwendungen in der Arthrosetherapie! Heublumen sind Blüten, Samen, Stängel und Blätter verschiedener Wiesengräser, die nach dem Erntesschnitt das Heu bilden. Durch einen Fermentationsprozess während des Trocknens entwickelt sich der typische Geruch nach Heu. Der feine Duft variiert in seiner Zusammensetzung, je nach Lage der Wiese. Er stammt vor allem vom **Ruchgras**, *Anthoxanthum odoratum*, einem häufigen Wiesengras mit Cumaringlykosiden (s. Kap. 17.4: Wirkstoffe), aber auch von Kleearten, Lieschgras, Fuchsschwanz, Wiesenschwingel und anderen Wiesenblumen. Beim Lagern in der Scheune fallen Blüten und unreife Früchte aus und lassen sich im Winter am Boden der Tenne zusammenkehren. Pfarrer Kneipp hat sie im Allgäu erstmalig kennen gelernt und in seine Therapie eingeführt.

Wirkungen: Heublumen sind Wärmeträger und bewirken eine vermehrte Durchblutung mit erhöhtem Gewebsstoffwechsel und einer Tonusminderung der Muskulatur, „*verbunden mit einer Elastizitätszunahme des Bindegewebes*" (Fintelmann). Die entspannte Muskulatur bewirkt eine Linderung des Schmerzes und beruhigt. Heublumen sind kampferähnlich und wirken kreislaufaktivierend, durchblutungsfördernd und verstärken den Hautreiz. Durch die kutivisceralen Reflexe werden die inneren Organe besser durchblutet.

Indikationen: Ausgezeichnetes Mittel bei degenerativen rheumatischen Erkrankungen zur örtlichen Wärmebehandlung. Rheumatische und arthritische Schmerzen, akute Myalgien. Bei schmerzhaften Veränderungen von Gelenken, Muskeln oder Sehnen nach Unfällen, Knochenbrüchen oder Operationen, bei Hexenschuss oder anderen muskelrheumatischen Zuständen. Zur Therapieunterstützung bei Nieren-, Blasen- und Galleleiden (gilt als „Opium der Naturheilkunde").

Als **Handbad** bei Schwellung und Knotenbildung: In 1 l Tee bei ca. 40° C „Fingerübungen" machen (10 Minuten lang), danach Beinwellsalbe auftragen und mit Handschuhen über Nacht warm halten.

Einen **Heublumensack** (selbst zubereitet oder als Fertigpräparat) im Wasserdampf 15 Min. erhitzen (im Dampfkochtopf 1–2 Minuten) und dann vorsichtig ausdrücken. So heiß wie möglich dicht auf die betroffene Stelle legen und mit einem Wolltuch straff fixieren. Die Auflage bleibt, solange sie angenehm ist (etwa 40 Min.). Als Heusack mit einer Temperatur von 42° C aufgelegt, werden die Wirkstoffe direkt resorbiert und wirken sowohl lokal als auch generalisierend schmerzlindernd und entspannend.

Präparate: Heublumenkissen, Kneipp® Heupack Herbatherm® N Kompr., Florapres®.

Gegenanzeigen: Akute oder entzündliche Erkrankungen, offene Hautareale, Allergien.

Vorsicht: Nicht bei akuten Neuralgien!

Johanniskraut
Hypericum perforatum
Hyperici oleum (M)

(s. Kap. 26: Haut)

Das wärmende, schmerzlindernde und muskelrelaxierende „Rotöl" als **Einreibung** oder als angewärmte Ölkompresse bei Muskelschmerzen und Weichteilrheumatismus. Gut geeignet als Trägeröl für schmerzlindernde durchblutungsfördernde ätherische Öle (Lavendel, Rosmarin, Wacholder) in 1–5 %iger Mischung.

Präparate: Jukunda® Rotöl, Kneipp® Johanniskrautöl N.

Kalmus
Acorus calamus
Calami rhizoma/ -aetheroleum (M)

Als durchblutungsfördernde **Einreibung** oder als **Badezusatz** anwenden: 100 g Kalmuswurzel in 1 l kaltem Wasser 10 Min. ziehen lassen, zum Kochen bringen und weitere 10 Min. bedeckt kochen lassen, abgießen und dem Badewasser zugeben. 10 Min. als „Morgenbad" bei 35–37° C Badetemperatur, dann 1 Std. Bettruhe.

Präparate: Spreewälder Kalmus-Tinktur.

Kartoffel
Solanum tuberosum

Eine heiße **Kartoffelauflage** lindert nachhaltig arthrotische Beschwerden, wirkt antiödematös, schmerzlindernd, muskelentspannend und entzündungshemmend. 500 g weichgekochte heiße Kartoffeln in ein Papierküchentuch und anschließend in ein Geschirrhandtuch einwickeln. Die Kartoffeln im „Paket" zerdrücken zu einer 2–3 cm dicken Auflage, die so groß sein soll wie die zu behandelnde Stelle. Vor dem Auflegen sorgfältig überprüfen, ob die Hitze verträglich ist (Kartoffelauflagen sind sehr, sehr heiß!) und dann die Auflage mit einem wollenen Außentuch straff und ohne „Luftlöcher" fixieren. Die Auflage bleibt liegen, solange es als angenehm empfunden wird (15 Min. bis mehrere Stunden bzw. die ganze Nacht). Nach dem Abnehmen nachruhen!

„Kartoffel-Fußwärmeflasche": Die Kartoffelauflage wie oben beschrieben zubereiten, in der Größe des Fußes. Dann auf die Fußsohle legen und Wollsocken darüber ziehen – das wärmt auf lange Zeit ungemein angenehm und fördert nachfolgend die Beweglichkeit!

Kiefer
Pinus sylvestris
Pini aetheroleum (M)

Als **Badezusatz** und **Einreibung** bei Muskelschmerzen und Weichteilrheumatismus anwenden.

Präparate: Bronchialbalsam Ratiopharm, Pinimenthol, Transpulmin.

Kirschkernsäckchen/
Prunus avium

Ein Kirschkernsäckchen ist eine traditionell angewendete, beliebte, schonende und angenehme Wärmequelle, die gefahrlos und ohne Nebenwirkungen, langfristig und selbstständig anwendbar ist. Kirschkerne in eine kleine Stoffhülle füllen, die in etwa die Größe der schmerzenden Stelle hat. Das Säckchen in der Mikrowelle (bei 600 Watt, 1–2 Min., zzgl. 1 Tasse Wasser dazustellen), im Backofen (10–20 Min. bei 150° C) oder auf der Heizung erwärmen und solange es angenehm ist auf der betreffenden Stelle belassen. Anstelle von Kirschkernen eignen sich natürlich auch Schlehenkerne (Prunus spinosa).

Kohl
Brassica oleracea

Kohl leitet, äußerlich angewendet, Giftstoffe über die Haut ab, regt die Flüssigkeitsabsonderung an und kann sogar über gesunde Haut die Sekretion von Interzellularflüssigkeit von tieferliegendem oder benachbartem Gewebe anregen oder erzeugen. Warme „Kraut**wickel"** verbessern die Situation um die Gelenke, wirken Schmerz- und Verspannungszuständen entgegen und fördern die Durchblutung.

Indikationen: Gelenkschmerzen und rheumatische Beschwerden, bei arthrotisch veränderten ödematösen oder entzündlichen Geschehen.

Zubereitung: Vor der Kohlauflage die betreffende Körperstelle reinigen. Die äußeren, intakten Kohlblätter warm abwaschen und abtrocknen, die dicke Mittelrippe herausschneiden (oder den Kohl in kleine Streifen schneiden) und auf einem sauberen Tuch mit einer Flasche wälzen, so dass der Saft auszutreten beginnt. Vor der Anwendung bei Bedarf über Wasserdampf erwärmen und dann dachziegelartig überlappend anlegen. Kohlauflagen werden 2 × tägl. erneuert. Nässt er zu stark, öfter wechseln. Die Haut anschließend behutsam abwaschen und einölen.

Hinweise: Nicht bei akuten Entzündungen anlegen! Stets gut beobachten! Kohlauflagen können vorübergehend mehr Schmerzen verursachen, die aber den Beginn der Heilung anzeigen. Die erhebliche Rötung kann bei empfindlicher Haut zu Blasenbildung führen. Die Haut zwischen den Anwendungen stets gut pflegen mit Ringelblumensalbe oder Johanniskrautöl.

Lavendel
Lavandula officinalis
Lavandula aetheroleum (M)

Lavendelöl fördert, äußerlich angewendet, die Durchblutung, wärmt und wirkt sehr entspannend. Als **Einreibung** anwenden und als **Badezusatz** (100 g/2 l Wasser).

Präparate: Moor-Lavendelöl WALA, Lavendel-Bademilch Weleda, WALA Aconit-Schmerzöl (mit potenziertem Eisenhut und Kampfer), Dolo-cyl Öl® Muskel- und Gelenköl (Eukalyptus-, Latschenkiefer-, Lavendel-, Rosmarin-, Wacholder-, Arnikablüten- und Johanniskrautöl).

Meerrettich ***Armoracia rusticana*** **Armoraciae rusticanae radix (M)**	Frisch geriebene Meerrettichwurzel eignet sich gut zur Anwendung bei Muskelschmerzen und Weichteilrheumatismus. Meerrettich**auflage**: 1–2 EL frisch geriebenen Meerrettich je 1 mm dünn auf mehrere Taschentücher verteilen und dieses zu einem Päckchen einschlagen. Die Päckchen nacheinander auf die schmerzenden Stellen legen (oder auch einfach mehrmals hintereinander auftupfen), mit einem schützenden Tuch bedecken und jeweils 3–5 Min. belassen. Danach die geröteten Hautstellen mit Johanniskrautöl pflegen.
Mistel ***Viscum album*** **Visci herba (M)**	Unspezifische Reiztherapie bei degenerativ-entzündlichen Gelenkerkrankungen. Als Injektion zur Segmenttherapie. **Präparate**: Plenosol® N.
Pfefferminzöl ***Mentha x piperita*** **Menthae piperitae aetheroleum (M)**	Für eine schmerzlindernde Waschung 5–10 Tr. äth. Pfefferminzöl in 1 l Wasser gut verschütteln und die schmerzhaften Stellen damit behutsam waschen; nicht abtrocknen, um die angenehm kühlende Verdunstungskälte zu nutzen! **Präparate**: Schupp® Pfefferminzöl, Euminz® Lösung **als Einreibung.**
Quendel **Sand-Thymian** ***Thymus serpyllum*** **Serpylli herba (M)**	Wärmend, entspannend, schmerzlindernd. Als **Badezusatz:** 100 g für ein Vollbad.
Rosmarin ***Rosmarinus officinalis*** **Rosmarini folium/ -aetheroleum (M)**	Als durchblutungsfördernder **Badezusatz:** 50 g Rosmarinblätter mit 1 l heißem Wasser übergießen, 15 Min. ziehen lassen und dem 37° C warmen Badewasser zugeben; 15 Min. baden. Als 1%iger Aufguss für **Waschungen**. Oder 6 Tr. äth. Rosmarinöl mit 30 ml fettem (Oliven-, Mandel-) Öl mischen und **einreiben** bei Muskelschmerzen und Weichteilrheumatismus. **Präparate**: Kneipp® Kreislaufbad Rosmarin-Aquasan (mit Campher), Weleda Rosmarin Salbe M (Rosmarin, Lärchenterpentin u. a.), Weleda Rosmarin Bademilch.
Salzbäder bei Hand- und Fingerarthrose	Eine Schüssel mit gut warmem Wasser und 2–3 EL Salz füllen. Abends die Hände darin 15 Min. lang baden und anschließend mit Johanniskrautöl einmassieren, das lindert den Schmerz.
Senf, schwarzer ***Semen sinapis nigra plv.*** **Sinapis nigra (M)**	Die reifen getrockneten Samen des Senfs enthalten Glukosinulate wie Sinalbin, aus dem beim Vermengen mit warmem Wasser Hydroxybenzylsenföl entsteht. **Wirkungen**: stark durchblutungsfördernd, sekretionsfördernd, leicht antibiotisch und hautreizend. Reflektorisch wird dadurch die Durchblutung tiefer gelegener Körperschichten gesteigert, und schmerzauslösende Substanzen können schneller abtransportiert werden. **Indikationen**: Rheumatische Beschwerden und Muskelschmerzen, Bronchopneumonie, Pleuritis, Nasennebenhöhlenentzündung (bei Sinusitis mit 1–2 EL Senfmehlbrei einige **Sekunden** lang die Stirnhöhlen betupfen, bei Pneumonie 3–10-minütige Brustauflage). Senf**fußbäder** als Notfallmittel bei Blutdruckkrisen und Glaukom. **Senfmehlauflagen** wirken schnell und schmerzlindernd. **Zubereitung**: 3–4 EL Senfmehl direkt vor der Anwendung mit warmem Wasser (unter 45° C) zu einem dicken Brei verrühren, auf ein Tuch streichen, mit einer Lage Stoff bedecken und auf die betroffene Stelle legen. Nach 5–max. 15 Minuten abnehmen, die Stelle abwaschen und mit Johanniskrautöl pflegen. **Präparate**: Sano Goldkörner Gesundheitssenfkörner, Charta Sinapisata (fertiges Senfpflaster). **Vorsicht**: Bei der Anwendung nicht länger als 5–10, max. 15 Min. einwirken lassen, sonst kommt es zu Schmerzen oder zu einer Entzündung bis hin zu Blasenbildung und Nekrosen! Nie zu lange auf der Haut belassen oder auf großen Hautarealen anwenden. Patienten nie allein lassen und nicht bei Kindern unter 4 Jahren anwenden! Insgesamt nicht länger als 2 Wochen hintereinander anwenden, weil es durch die Resorption des Senföls sonst zu einer Reizung des Nierenepithels oder zu einer Albuminurie kommen kann!

Wacholder *Juniperus communis* **Juniperi fructus/ -aetheroleum (M)**	Wacholder wirkt durchblutungsfördernd, erwärmt und entspannt die Muskeln. 6 Tr. äth. Wacholderöl in 30 ml fettem Trägeröl mischen und zur Einreibung verwenden. Als **Badezusatz** 6–10 Tr. Wacholderöl in ca. 50 ml Sahne oder mit 2 EL Salz oder Honig emulgieren und dem Badewasser zugeben. **Präparate**: Dismigon® Creme (mit Johanniskraut, Birkenteer), Schupp's Heilkräuter Rheumabad (mit Fichtennadel-, Salbei- und Rosmarinöl, Methylsalicylat, Campher).

25.5.5 Anwendungen bei entzündlichen rheumatischen Erkrankungen

Arnika *Arnica montana* **Arnicae flos (M)**	(s.o.) **Präparate**: Arniflor-N® Salbe, Arthrosenex® AR Salbe, Kneipp® Arnika Gel, Weleda Arnika Essenz, Trauma-cyl® Salbe (mit Kamille, Salbei, Hamamelis, Rosskastanie).
Beinwell *Symphytum officinale* **Symphyti radix (M)**	(s. Kap. 26: Haut) Bewährt bei entzündlich-degenerativen Gelenkerkrankungen. Zubereitungen sollen 5–20 % getrocknete Wurzel enthalten. Die Pyrrolizidinalkaloide werden nicht über die Haut resorbiert, deshalb kann die Salbe als **Einreibung**, auch wenn es die Kommission E aus theoretischen Risikoüberlegungen nicht empfiehlt, länger als 6 Wochen/Jahr angewendet werden. Inzwischen stehen PA-freie Zubereitungen zur Verfügung. **Präparate**: Kytta-Salbe® f, Kytta-Plasma® f Umschlagpaste, Traumaplant® Salbe.
Bockshorn-Klee, Griechisches *Trigonella foenum-graecum* **Semen foenugraeci (M)**	Eignet sich besonders für entzündungshemmende **Wickel** und **Auflagen** bzw. **Kataplasmen.** Nicht jeder mag zwar den Currygeruch, aber bei Tennisellenbogen und Sehnenscheidenentzündungen hat sich eine Bockshornkleeauflage sehr bewährt! Bei entzündlichen Beschwerden $^1/_2$–1 Tasse Bockshornkleepulver mit wenig kaltem Wasser (bei chronischen Gelenkbeschwerden mit heißem Wasser oder mit Heilkräutertee) anrühren, oder 50 g Pulver mit $^1/_4$ l Wasser 5 Min. kochen. Die Paste ca. $^1/_2$ cm-dick auf die Mitte eines Taschentuchs ausstreichen und alle Tuchränder nach oben einschlagen. Dieses Päckchen mit der einlagig bedeckten Seite auf die Haut legen, mit einem Tuch bedecken und einer elastischen Binde fixieren. Die Auflage wird belassen, solange es angenehm erscheint (ca. 45 Min.); 15 Min. nachruhen, 1–2 × tägl. anwenden.
Brennnessel *Urtica dioica, -ureus* **Urticae herba/ -folium (M)**	(s.o.) Spiritus urticae oder tinctura urticae wirken entzündungshemmend: Vorsichtig über den schmerzenden Gelenken **einreiben**.
Cayennepfeffer, scharfer Paprika *Capsicum annuum* **Capsici acer fructus (M)**	(s.o.) Entzündungshemmend, cortisonähnlich und juckreizstillend. Nur auf intakter Haut **einreiben** und nur äußerlich anwenden. **Präparate:** Dolenon® Liniment, Kneipp® Rheuma Salbe, Rheumaplast® N Pflaster, ABC-Pflaster N (mit Arnika), N 19 Capsicum® Wärmepflaster, Finalgon® N Schmerzpflaster (mit Methylsalicylat).
Erbsensäckchen *Pisum sativum*	Tiefgefrorene, getrocknete Erbsen in einer Kissenhülle schmiegen sich sanft auf die betroffene Stelle und bewirken als **Auflage** eine billige, ganz einfache, aber sehr effektive Kälteanwendung. Eine kleines Stoffkissen, zur Hälfte gefüllt mit Trockenerbsen im Gefrierschrank mindestens 2 Std. durchkühlen lassen und anschließend auf die betroffene Stelle legen. 2–3 Erbsen-Säckchen im Austausch bereit zu halten ist empfehlenswert.

Johanniskraut ***Hypericum perforatum*** **Hyperici oleum (M)**	(s. Kap. 26: Haut und 24: Niere) Johanniskrautöl als schmerzlindernde, entzündungshemmende **Einreibung.** **Präparate:** „Jukunda® Rotöl", Kneipp® Johanniskrautöl N.
Kirschkernsäckchen ***Prunus avium***	Kischkernsäckchen zur **Auflage** haben sich auch für die Kälteanwendung bewährt: Das Säckchen mindestens 2 Std. im Gefrierschrank durchkühlen lassen und auflegen.
Pfefferminz (Öl) ***Mentha x piperita*** **Menthae piperitae aetheroleum (M)**	(s.o.)
Quarkauflagen	Eine kühlende Quark**auflage** hat sich bei akut-entzündlichen Gelenkerkrankungen sehr bewährt. Wenn Quark mit der Haut in Berührung kommt, leitet er einen Milchsäureprozess ein und wirkt anziehend auf Entzündungsstoffe, die durch saure Substanzen abgeleitet werden. Quark, der schnell eintrocknet, regt auch die Durchblutung an, wirkt abschwellend und schmerzlindernd und bringt somit Linderung. Eine Quarkauflage ist zu empfehlen bei Gelenkentzündungen, Prellungen, gereizten bzw. entzündeten Krampfadern bzw. entzündeten Venen infolge von Infusionen oder Blutabnahmen, beginnender Abszessbildung und bei Hautproblemen wie Sonnenbrand, Insektenstichen, Ekzmen oder Akne. Den Quark (nicht direkt aus dem Kühlschrank, zu kalter Quark kann bei kälteempfindlichen Personen Gefäßkrämpfe und Schmerzen hervorrufen!) messerrückendick auf eine Kompresse streichen (bei Bedarf 2–3 Tr. Arnikatinktur oder 1 EL Arnikagel darunter mischen) und mit einer Mullbinde auf der betroffenen Stelle fixieren. Ca. 20 Min. belassen, danach die Haut abwaschen.
Salzwasserkompresse	Eine tiefgekühlte Salzwasser**kompresse** (1 EL Salz mit 100 ml Wasser mischen, Waschlappen damit befeuchten und im Gefrierschrank kühlen lassen) lindert rasch Schmerzen. 3–4 Min. auflegen. Der Salzwaschlappen bleibt durch das Salz auch in gefrorenem Zustand gut formbar.

25.6 Bewährte Rezepturen Rheumatische Erkrankungen

Rheumatee *(Fintelmann und Weiss)*

Cort. Salicis
Stipit. Dulcamarae
Hb. Urticae dioicae
Fol. Betulae
Fruct. Berberidis
Fruct. Cynosbati aa ad 100 g

M.f.spec. D.S.: 1 EL mit 250 ml kochendem Wasser überbrühen, 10 Min. ziehen lassen, abseihen. Früh und abends 1 Tasse p.c.

Rheumatee *(Widmaier)*

Fol. Betulae
Cort. Salicis
Flor. Sambuci
Flor. Spireae
Herb. Violae tricol. aa ad 100 g

M.f.spec. D.S.: 1 EL der Mischung mit 150 ml heißem Wasser übergießen. 5 Min. stehen lassen und durch ein Teesieb geben, 2–3 Tassen tägl. trinken.

Tee zur „Entschlackung" *(H. Ell-Beiser)*

Birkenblätter	15 g
Brennnesselblätter	20 g
Fenchelfrüchte	15 g
Löwenzahnwurzel	10 g
Mariendistelfrüchte	15 g
Stiefmütterchenkraut	15 g
Walnussblätter	10 g

M.f.spec. D.S.: 1 TL mörsern und mit 1 Tasse kochendem Wasser übergießen. 7 Min. zugedeckt ziehen lassen, abseihen und 3 Tassen tägl. trinken.

Rheumateemischung *(U. Bühring)*

Brennnesselkraut	
Bittersüßstängel	
Goldrutenkraut	
Mädesüßblüten	
Holunderblüten	aa ad 100 g

M.f.spec. D.S.: 1 TL mit 1 Tasse kochendem Wasser übergießen. 10 Min. zugedeckt ziehen lassen. 2–3 Tassen tägl.

Tee zur Blutreinigung *(M. Girsch)*

Taraxaci radix cum herba	25 g
Urticae herba	25 g
Fumariae herba	15 g
Millefolii herba	15 g
Menthea pip. folium	10 g
Calendulae flos	10 g

M.f.spec. D.S.: 1 TL mit 1 Tasse kochendem Wasser übergießen. 10 Min. zugedeckt ziehen lassen. 2–3 Tassen tägl.

Einreibungen bei rheumat. Beschwerden *(Fintelmann und Weiss)*

Ol. Juniperi	2 g
Spirit calami	aa ad 100 g

D.S.: Einreibung.

Ol. Calami	2 g
Spirit Angelicae compos.	ad 100 g

D.S.: Einreibung.

Arthroseteemischung *(U. Bühring)*

Brennnesselkraut	
Löwenzahnwurzel	
Löwenzahnkraut	
Fenchelfrüchte	
Goldrutenkraut	
Weidenrinde	aa 100 g

M.f.spec. D.S.: 1 TL mörsern und mit 1 Tasse kochendem Wasser übergießen. 10 Min. zugedeckt ziehen lassen. 2–3 Tassen tägl.

Species antidyscraticae *(H. Schilcher)*

Urticae herba conc.	
Dulcamarae stipites conc.	
Graminis rhizoma conc.	
Sennae folium conc.	
Foeniculi fructus cont.	aa ad 20,0 g

M.f.spec. antidyscraticae, D.S.: 1 EL Teemischung mit 150 ml kochendem Wasser übergießen, 10–15 Min. ziehen lassen, abseihen und 3–4 × tägl. 1 Tasse trinken.

Gicht-Teemischung *(U. Bühring)*

Gierschblätter (selbst gesammelt)	25 g
Goldrutenkraut	15 g
Hauhechelwurzel	15 g
Löwenzahnwurzel	15 g

Mädesüßkraut 15 g
Wacholderbeeren 15 g
M.f.spec. D.S.: 1 TL mörsern und mit 1 Tasse kochendem Wasser übergießen. 10 Min. zugedeckt ziehen lassen. 2–3 Tassen tägl.

Fibromyalgieteemischung *(U. Bühring)*

Fenchelsamen
Kamillenblüten
Melissenblätter
Weißdornblüten/-blätter
Hopfenzapfen. aa ad 100 g
M.f.spec. D.S.: 1 TL mörsern und mit 1 Tasse kochendem Wasser übergießen. 10 Min. zugedeckt ziehen lassen. 2–3 Tassen tägl.

25.7 Fragen/Repetitorium

1. Welche Wirkungen (3) haben Cumaringlykoside?
2. Nennen Sie drei Heilpflanzen mit Cumaringlykosiden, einschließlich des verwendeten Pflanzenteils.
3. Nennen Sie fünf Heilpflanzen bei **degenerativen** (nicht entzündlichen) rheumatischen Erkrankungen.
4. Welche äußerlichen Heilpflanzenanwendungen (5) kennen Sie bei degenerativen rheumatischen Erkrankungen?
5. Ihre Tante leidet unter schmerzhaften rheumatischen Beschwerden – Welches bestens bewährte Fertigpräparat empfehlen Sie ihr, und welche drei Pflanzen sind darin enthalten?
6. Nennen Sie drei Heilpflanzen bei entzündlichen rheumatischen Erkrankungen.
7. Welche äußerlichen Heilpflanzenanwendungen (5) kennen Sie bei entzündlichen rheumatischen Erkrankungen?
8. Warum spielt die Ernährung bei rheumatischen Erkrankungen eine so große Rolle? Welche Ernährungsratschläge geben Sie bei rheumatischen Erkrankungen?
9. Wie lange benötigen „Rheuma-Phytopharmaka" bei innerlicher Einnahme, bis sie zu ihrer vollen Wirksamkeit gelangen, wie lange äußerlich applizierte Phytoanalgetika? Warum sollten Phytopharmaka das Mittel der Wahl sein?
10. Beschreiben Sie die besondere Wirksamkeit der Brennnessel bei rheumatischen Erkrankungen: In welchen Zubereitungsformen kann sie angewendet werden?
11. Welche physikalischen Anwendungen spielen bei rheumatischen Erkrankungen eine Rolle? Differenzieren Sie.
12. Wie heißt ***die*** (rezeptpflichtige) „Gichtpflanze"?
13. Welche Ernährungsratschläge geben Sie bei Gicht?
14. Eine 64 Jahre alte Frau kommt zu Ihnen und klagt über Gelenkschmerzen. Es wurde eine Arthrose an verschiedenen Gelenken diagnostiziert. Sie möchte gerne phytotherapeutisch behandelt werden und hat Interesse, viel selbst zur Therapie beizutragen – Was empfehlen Sie an Heilpflanzenmischungen, welche Ernährungsvorschläge unterbreiten Sie ihr?
15. Nennen Sie essbare Wildkräuter einschließlich der verwendeten Pflanzenteile (8), die sich für Salate oder Gemüse eignen.
16. Nennen Sie fünf essbare Blüten.
17. Nennen Sie drei Pflanzen für ein „Wiesenwundpflaster": Was ist das? Ist das heutzutage verantwortungsbewusst? Wie wird das zubereitet und wie angewendet?
18. Durch welche Wirkstoffe wirkt ein Heublumensack, wie wirkt er, und wie wird er zubereitet?

26 Hauterkrankungen

- ➔ Praxis-Einstieg: Eigenerfahrung der Schleimstoffwirkung (s. Kasten Kap. 19)
- ➔ Grundlagen der Schleimstoffe und zugehörige Pflanzen (s. Kap. 19)
- ➔ Heilpflanzen bei Hauterkrankungen
- ➔ Praxis-Rezepte: Salben und Gele/Entzündungsgel (mit Gelbildner), (s. Kap. 6)
- ➔ Praxis-Rezepte: Wickel, Auflagen und Packungen/Leinsamenpackung (s. Kap. 9)

Wahre Schönheit kommt bekanntlich von innen, und sie zeigt sich in einer reinen, gut durchbluteten weichen Haut. Die Haut ist unsere Schutzhülle – weich, zart und wohlduftend soll sie sein und einladen zum sich Wohlfühlen in der Haut.

Die Haut ist das größte Sinnesorgan, und sicher auch das hübscheste, angenehmste. Mit immerhin 1,5–2 m^2 Gesamtfläche und einem Gesamtgewicht von 10–15 kg schützt sie uns und bestimmt ganz wesentlich das äußere Erscheinungsbild eines Menschen mit. Unter allen menschlichen Organen stellt die Haut eines der sensibelsten Funktionssysteme dar. Sie ist die sichtbarste Verbindung zwischen organischen Strukturen und seelischen Vorgängen. „Das geht mir unter die Haut, ich muss mich meiner Haut erwehren, es ist zum aus der Haut fahren, wenn ich mich nicht wohl fühle in meiner Haut" oder „Das juckt mich nicht" sind Redewendungen, die die enge Verbindung zwischen Haut und seelischem Empfinden belegen; genauso das Erröten vor Scham oder das Erblassen vor Schreck: Die Haut gilt als Spiegel der Seele.

Die Haut hat mit ihren vielfältigen Funktionen eine große Bedeutung als Schutz-, Abwehr- und Immunorgan. Sie schützt durch ihre Barrierefunktion vor mechanischen, thermischen und chemischen Schäden und wehrt durch ihre exponierte Lage und ihrem hohen Anteil an immunologisch kompetenten Zellen Krankheitserreger ab.

Darüber hinaus ist sie als **Speicherorgan** in der Lage, ein Depot für Fett, Wasser und Blut, Mineralstoffe und Vitamine zu bilden. Bis zu einem Drittel des Blutes kann in der Haut gespeichert werden!

Sie ist **Wärmeregulator**, indem sie durch veränderte Hautdurchblutung und Flüssigkeitsabgabe über die Schweißdrüsen die Körpertemperatur reguliert. Durch die **Hautatmung** werden innerhalb von 24 Stunden in der Regel 500–600 ml Wasser ausgedunstet; die Wasserabgabe kann aber durch zusätzliches Schwitzen bis zu 2 l betragen.

Die Haut ist eines der fünf **Ausscheidungs- und Entgiftungsorgan**e (neben Leber, Niere, Darm und Lunge) und entgiftet über die Talg- und Schweißdrüsen. Schwitzen (vor allem „Arbeitsschweiß" durch körperliche Aktivität oder Sauna) unterstützt durch die vermehrte Ausscheidung über die Haut die Stoffwechselfunktion. Das Schwitzen trägt wesentlich zur Entgiftung des Körpers bei. Bei vermehrter Stoffwechselbelastung setzt der Organismus in zunehmendem Maße die Haut als Ausscheidungsorgan ein und lagert Substanzen ab, die zu Juckreiz, Reizzuständen und Ekzemen auf der Haut führen können. Vor allem die Schweißdrüsen sind dafür verantwortlich, über den Schweiß Stoffwechselendprodukte und Säuren zu entsorgen. Ist der Säuregrad des Körpers durch ein Säure-Basen-Ungleichgewicht erhöht, wird ein Großteil der Schutzfunktion aufgehoben, weil der Körper bei Übersäuerung die freien, ungesättigten Säuren in das Gewebe abtransportiert; die Haut wird empfindlicher und reagiert mit Unverträglichkeiten.

Als **Sinnesorgan** nimmt die Haut Druck, Schmerz, Berührung sowie Tast-, Kälte- und Wärmeempfindungen wahr. Über die sog. Head-Zonen haben Hautsegmente spezifische Verbindungen zu inneren Organen, die ihrerseits über die Haut aktiviert werden können.

Die Haut ist ein **diagnostisches Hilfsmittel** und macht als solches spezifische Erkrankungen diagnostizierbar: Kinderkrankheiten wie Masern,

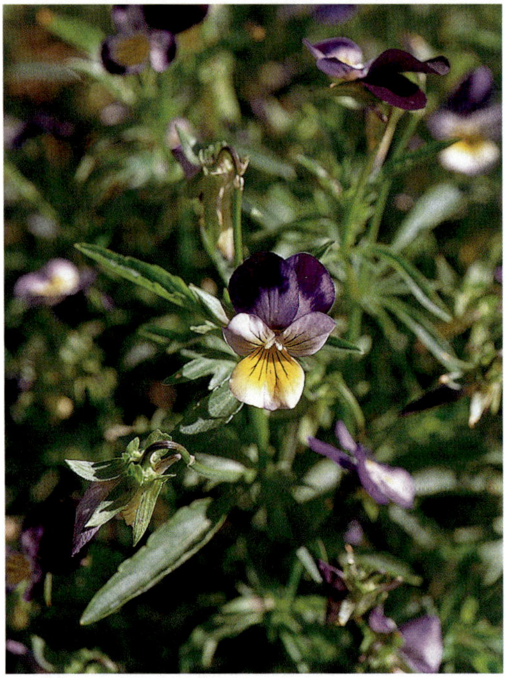

Abb. 44 Stiefmütterchen *Viola tricolor*, stoffwechselfördernd bei Ekzemen.

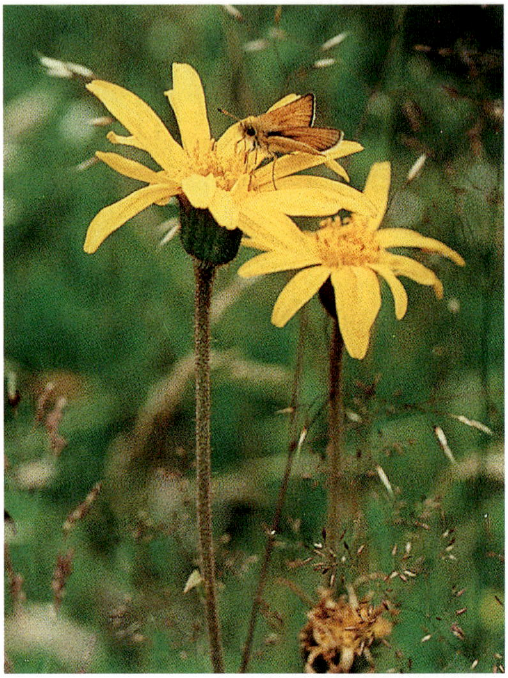

Abb. 45 Arnika *Arnica montana*, die wichtigste Pflanze bei Wunden und Verletzungen.

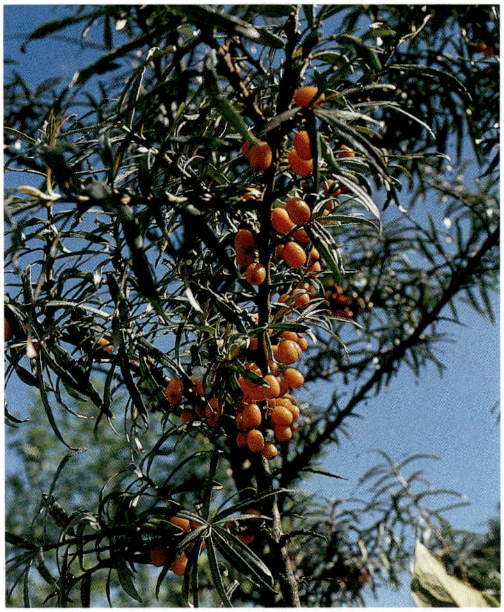

Abb. 46 Sanddorn *Hippophae rhamnoides*, das Fruchfleischöl wirkt stark regenerationsfördernd bei Wunden und Verbrennungen.

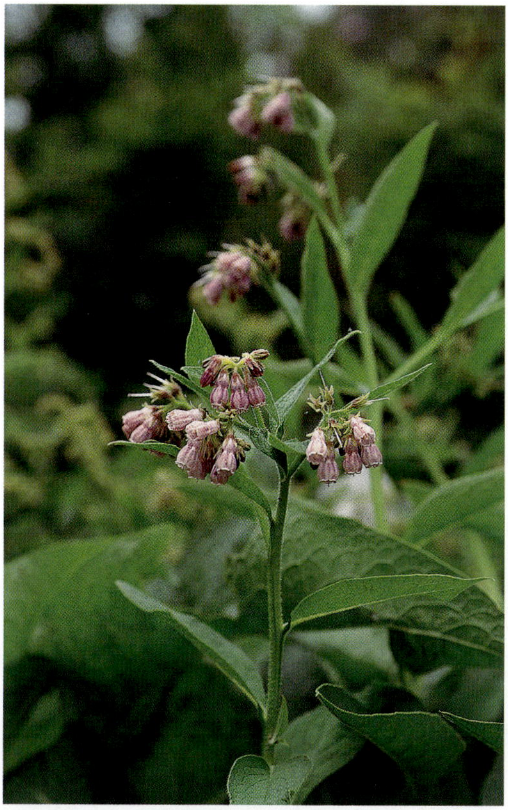

Abb. 47 Beinwell *Symphytum officinale*, bringt schnelle Beweglichkeit nach Sportverletzungen.

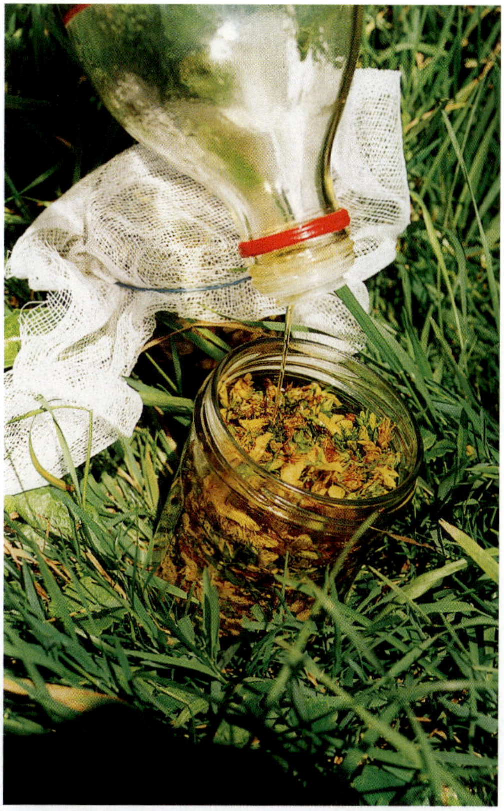

Abb. 48 Johanniskraut (Öl-Ansatz) *Hypericum perforatum*, das wichtigste Öl (äußerlich) zur Wundheilung.

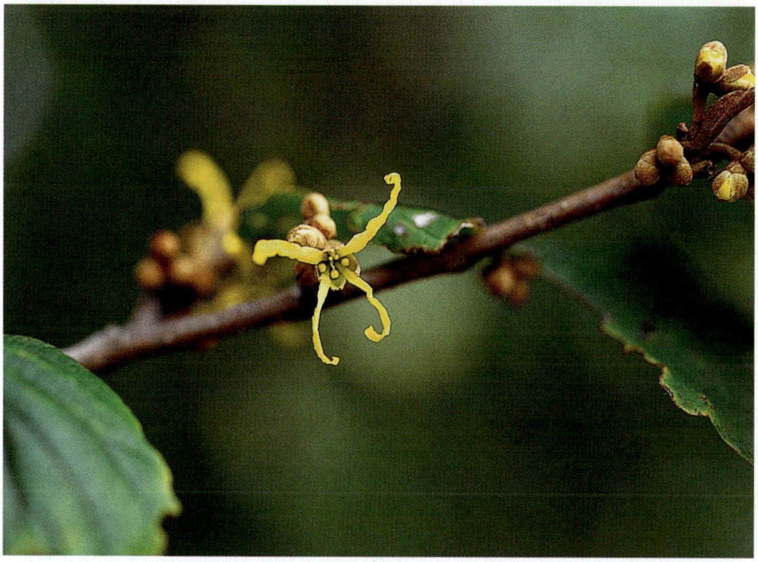

Abb. 49 Zaubernuss *Hamamelis virginiana*, Hamamelisrinde wirkt cortisonähnlich bei Ekzemen.

Scharlach oder Röteln, Ikterus oder allergische Reaktionen u.v.m. Auch der allgemeine Gesundheitszustand eines Menschen ist über die Haut abzulesen, von rosiger Haut bis zu blauen Lippen, von straffer glatter oder trockener bis zu teigig-ödematöser Haut. Die Haut signalisiert auch, ob einem die Haare zu Berge stehen, „sich das Fell sträubt" oder ob jemand „aus der Haut" fahren möchte.
Nicht zuletzt ist die Haut eines der wichtigsten **Kommunikationsorgane**. Durch das Aussenden von Sexuallockstoffen, durch Erröten, Erblassen oder durch Schweißausbrüche sendet sie Signale und teilt das seelische Befinden ihrer Besitzerin mit. Bestehen im Kontakt mit Umwelt und Mitmenschen Probleme, kann sich dies in psychosomatisch bedingten Hauterkrankungen zeigen.
Durch ihre **Aufnahmefunktion** können der Haut pflegende und schützende Substanzen und Wirkstoffe zur Heilung zugeführt werden.

Eine natürliche, positive Lebensführung und Lebenseinstellung ist der beste Garant für gesunde, schöne Haut. An eine **gesunde Haut** gehört von außen im richtigen Maße Licht, Luft und Wasser; eine gesunde Ernährung sorgt für „Pflege von innen", und für eine gute Hautpflege sorgen natürliche Ingredienzien. Haut braucht Pflege. Im Griechenland der Antike wurde der Geist gebildet und gleichermaßen der Körper gepflegt: In den Gymnasien (von griech. „gymnos: nackt") gehörte das Einölen des Körpers zur täglichen Pflicht. Vom Sauberkeits- und Badekult der Römer zeugen zahlreiche Ausgrabungen. Damals wurden wahre Orgien der Körperpflege gefeiert. Zu Recht erfahren römische Bäder heute eine Renaissance. Je besser die Haut gepflegt wird umso besser kann sie ihrer Schutzfunktion nachkommen. Kältereize, Kneipptherapien und Aufenthalt im Freien bei jedem Wetter härten ab, wirken als Gefäßtraining (der Mensch ist so alt wie seine Gefäße) und führen zum „Wohlgefühl in der Haut".

Ausreichender Schlaf, das Vermeiden von zu viel Genussgiften, Stressausgleich durch körperliche Aktivitäten, Luft- und Sonnenbäder in der freien Natur (auch im Regen) und hautverträgliche Kleidung wirken sich auf eine gesunde Hautfunktion aus.

Zu einer **natürlichen Haut- und Körperpflege** gehört mehr als körperliche Hygiene. Übertriebene Körperpflege (zu häufiges Baden oder Duschen mit aggressiven synthetischen Zusätzen) schadet ebenso wie mangelnde Hautpflege. Eine genussvolle Pflege kann den Körper erfrischen und anregen oder zur Ruhe bringen; sie erfordert aufmerksame Wahrnehmung und Zuwendung und führt damit zum Wohlbefinden des eigenen Körpers und zu einem gesunden Selbstbewusstsein. Trockener Haut tut ein morgendliches Trockenbürsten gut, das belebt und regt den Hautstoffwechsel an. Fettiger Haut tun Waschungen mit Salbeitee gut. Für den Erhalt der Schutzfunktion sorgt man durch eine Pflege, die die Haut atmen lässt. Das sind vor allem aus Pflanzen gewonnene Fette und Öle – Öle mineralischer Herkunft ziehen nicht in die Haut ein und behindern eher eine gesunde Hautfunktion. Auch Vitamine, Radikalenfänger und Flavonoide schützen. **Vitamin A** ist als Radikalenfänger der wichtigste (Schleim-) Hautschutzfaktor gegen alle Arten von eindringenden Keimen und verhindert zusammen mit Flavonoiden den Bruch der Zellmembranen. **Vitamin C** ist am Säureschutzfilm der Haut beteiligt. Durch Vitamin C und Flavonoide kann das Enzym Hyaluronidase gehemmt werden, das die Durchlässigkeit von Membranen beeinflusst. **Vitamin E** ist der wichtigste fettlösliche Radikalenfänger und für die Hautpflege von besonderer Bedeutung. Vitamin E und A helfen Faltenbildung zu vermindern. **Kieselsäure** sorgt für Festigkeit des Bindegewebes und fördert die Wundheilung. Als Schleimhautschutz ist **Erdnussöl** gut geeignet. **Zitronensaft** mit seinem hohen Vitamin-C- und Flavonoidgehalt, das den Säureschutzmantel stärkt und gleichzeitig entgiftet, ist ein gutes Mittel für zarte, glatte, faltenlose Haut. Einreibungen mit Zitronensaft regen die Durchblutung und den Stoffwechsel an.
Durch eine gesunde, vitalstoffreiche **Ernährung** und genügend Flüssigkeit (Wasser, Gemüse- und Obstsäfte oder Tees) erhält die Haut, die ja von innen nach außen wächst, ihre wichtigsten Aufbaustoffe.

Arzneipflanzen wirken irritierter Haut entgegen und halten sie gesund: Pflanzen mit Pflanzenschleimen bedecken wie ein schützender Film trockene, empfindliche Haut, Pflanzen mit Gerbstoffen und Flavonoiden straffen, pflegen und schützen.
Wer öfter mit **Hautproblemen** zu tun hat, sollte regelmäßig fasten und ab und zu Rohkosttage einlegen. Darmsanierung und eine Eigenblutbehandlung mit Echinacea zur Immunstimulation gehören dazu. Josef Karl hat die **belastenden Faktoren** gekonnt zusammengefasst: Zuviel säurebildende Nahrung (Schweinefleisch, Wurst) fördert die Abszessbildung, zuviel Süßes oder Fettes fördert die Aknebildung, zu viele Fruchtsäuren fördern Ekzeme und Juckreiz (Kaffee speziell: Afterjucken), zuviel Alko-

hol macht ein aufgeschwemmt-teigiges Gesicht mit blauroter Nase, blauroten Wangen und einer welken, schlaffen Haut. Auch Rauchen lässt die Haut welk und grau werden, weil es die Kapillaren verengt und eine Minderdurchblutung bewirkt. Natürlich schaden auch falsche Kleidung (Kunststoff stört das elektrische Hautpotenzial), überhitzte oder klimatisierte Räume, übertriebene Sonnenbestrahlung, zu häufiges Waschen mit den falschen Seifen (Juckreiz, Ekzeme) und selbstverständlich der Umgang mit Umweltgiften wie Chemikalien oder Insektiziden, das kann zu Dermatitis und Hautkrebs führen. Auch Stoffwechselgifte, ausgelöst durch Funktionsstörungen der Stoffwechselorgane können Hauterkrankungen bewirken. Darum sollten bei Hautproblemen die **Entgiftungsorgane** Leber, Niere, Darm und Lunge zusätzlich **unterstützt** werden (s. Kap. 29.1: Ausleitung, Frühjahrs-/Entgiftungskur).

Den ganzen Körper in ein linderndes **Bad** zu legen, tut geplagten Hautkranken ungemein wohl! Wärme, hydrostatischer Druck und das wohlig Angenehme der Therapie tun ein Übriges zur Gesundung, unterstützt von heilkräftigen Kräuterzusätzen (s. Kap. 10).

Die **Phytotherapie** hat für Hauterkrankungen einen hohen Stellenwert, auch in der Selbstbehandlung. Hat die Haut bereits gelitten, so können wir ihr vieles **durch die Blume sagen ...**

26.1 Akute Wunden und Verletzungen

Substanzdefekte der Haut werden als Wunden bezeichnet. Dazu zählt man akute Wunden bzw. Verletzungen mit guter Heilungstendenz und chronische Wunden, die sich durch eine schlechte Heilungstendenz oder durch Wundkomplikationen auszeichnen.

Kleinere Verletzungen kommen häufig vor – jeder war davon schon einmal betroffen: ein Schnitt in den Finger mit dem Küchenmesser, ein Stolpern und das Knie ist aufgeschürft, der Kopf schlägt an eine Kante und es entsteht eine „Beule" – der Alltag bietet viele Gelegenheiten zu solchen Ereignissen.

Leichte Verletzungen heilen meist von selbst; es genügt ein Pflaster als Schutz (und bei Kindern ein paar Trostworte) oder eine feucht-kalte Auflage zum Abschwellen. **Schwere Verletzungen** müssen ärztlich behandelt (versorgt, genäht, geröntgt u. a.) werden: Wenn die Wunde stark blutet, Splitter sich nicht entfernen lassen bzw. größere Gegenstände festsitzen, bei Bisswunden, nicht bzw. schlecht heilenden Wunden mit klopfenden Schmerzen, bläulichem Aussehen oder rotem Strich, der von der Verletzung Richtung Herz zieht, oder wenn Narbenbildungen (vor allem im Gesicht!) zu erwarten sind.

Bei Verletzungen immer den **Tetanusschutz** überprüfen!

Wundreinigung: Die Wunde ungestört heilen lassen, d. h. möglichst wenig eingreifen: ausbluten lassen und für Sauberkeit sorgen. Bei Bedarf behutsame Wundreinigung (mit 1:5 verdünnter Calendulaessenz/Wasser bzw. Heilpflanzentee von **Kamille**, **Eichen**rinde oder **Ringelblume**) vornehmen. Wundränder (nicht die Wunde selbst!) evtl. zum Schutz vor Wundsekret mit einer dünnen Schicht **Ringelblumen**-, **Kamillen**-, **Beinwell**- oder **Echinacea**salbe oder **Johanniskraut**öl bedecken. Erst wenn die Hautverletzungen wieder geschlossen sind, mit der Nachbehandlung mit Cremes oder Salben beginnen, ansonsten besteht Infektionsgefahr. Eingetrocknete Krusten können mit Cremes oder Salben aufgeweicht werden.

Die **Phytotherapie** hat in der Behandlung von Wunden und Verletzungen einen hohen Stellenwert. Die Pflanzen für die Wundheilung entfalten keim- und entzündungshemmende, granulationsfördernde und epithelialisierende Wirkungen. Sie können die Wundheilung in allen Phasen unterstützen und haben sich wegen ihrer guten Wirksamkeit bei gleichzeitiger Nebenwirkungsarmut sehr bewährt. Es eignen sich vor allem für

- **offene Wunden: Blutwurz**, **Ringelblume**, **Kamille**, **Spitzwegerich**, **Zaubernuss**
- **blutende Wunden: Blutwurz**, **Hirtentäschel**, **Kamille**, **Schafgarbe**, **Spitzwegerich**, **Zaubernuss**
- **tiefe Wunden: Kamille**, **Ringelblume** (s. u.).

26.1.1 Offene, blutende Wunden

Bei **akuten offenen Wunden** verursachen die beschädigten Kapillargefäße im Gewebe eine Blutung. Bei einer oberflächlichen Blutung, die nicht lebensbedrohlich ist, kommt der Blutfluss innerhalb von ca. 3 Min. zum Erliegen. Im Bedarfsfall kann ein leichter Druckverband mit verdünnter **Ringelblumen**- oder **Hirtentäschel**tinktur (1 TL Tinktur auf 1 Tasse lauwarmes Wasser) die Blutung zusätzlich stoppen. (Arnikatinktur eignet sich **nicht** bei offenen Wunden: Sie kann Reizungen oder allergische Reaktionen verursachen und wirkt blutungsfördernd.) Die Wunden werden behutsam gereinigt (s. o., mit verdünnter Ringelblumentinktur u. a.). Kleinere Wunden lässt man an der Luft trocknen, größere Wunden bekommen einen Wundverband, um die verletzte Stelle vor erneutem Verschmutzen zu schützen und um das Wundsekret zu absorbieren. Wundverbände müssen täglich erneuert und kontrolliert werden, ob keine Entzündung vorliegt.

26.1.2 Oberflächliche offene Wunden

Wenn die Epidermis, die oberste schützende Zellschicht der Haut flächenhaft abgelöst wird oder beschädigt ist, entsteht eine Schürfwunde. Gerade oberflächliche Wunden können sehr schmerzhaft sein, weil sie Millionen von Nervenendigungen freilegen, die Schmerzimpulse zum Gehirn senden. Kleinere Schürfwunden müssen im Allgemeinen nicht desinfiziert werden, sie sollen ausbluten und sich dadurch selbst reinigen. Sichtbar verschmutzte Schürfwunden möglichst ausbluten lassen im Sinne einer Selbstreinigung, evtl. unter fließendem warmem Wasser oder mit verdünnter **Ringelblumen**tinktur oder -tee, Kamillenblütentee oder -tinktur reinigen oder mit Hamameliswasser (Hydrolat) besprühen. Die früher übliche Jodtinktur soll nicht mehr verwendet werden, weil Jod das freiliegende feine Gewebe mit der schutzlosen Haut zu stark reizt. Ein Pflaster schützt vor dem Verschmutzen und dem erneuten Aufreißen der Wunde. Das **Warmhalten der Wunden** fördert die Durchblutung und damit die Heilung. Meist heilt die Wunde von selbst zu; bei Anzeichen einer **Infektion** (Fieber, Eiter, Schwellung, starke Rötung) steht die Behandlung der Infektion im Vordergrund. Rötung an den Wundrändern dagegen ist harmlos und ein Zeichen für normales Abheilen. Die aufgeschürfte Stelle verschorft meist rasch und verbindet sich so quasi selbst. Wenn möglich immer wieder Luft und Sonne an die Wunde kommen lassen.

26.1.3 Tiefe offene Wunden

Bei solchen Wunden werden auch tiefere Hautschichten samt dem darunter liegenden Bindegewebe und den dort verlaufenden Nerven verletzt. Sie bluten und schmerzen meist stark. Kommt die Blutung innerhalb einer Viertelstunde nicht zum erliegen sollte ärztliche Behandlung aufgesucht werden. Auf **Tetanusschutz** achten!

Kleinere Schnitt- und Risswunden ausbluten lassen im Sinne einer Selbstreinigung, evtl. behutsam nachsäubern mit verdünnter **Ringelblumen**tinktur. Die Ränder einer kleinen, glatten Wunde können durch einfachen Heftpflasterverband zusammen gehalten werden: Die Wundränder ca. 10 Min. lang zusammendrücken und dann einen Wundverband anlegen. Ist dies nicht möglich, muss innerhalb von 8 Stunden genäht werden, weil sonst die Gefahr besteht, dass Bakterien eindringen und die Wunde später eitert.

Stichwunden durch Nägel, Dornen, Stacheldrähte, Nadeln oder andere spitze schmale Gegenstände entstehen häufig im Alltag. Wenn keine größere Verletzung der Nerven- oder Blutgefäße besteht und keine Fremdkörper in der Wunde stecken geblieben sind, heilen Stichwunden problemlos. Am besten so stark wie möglich bluten lassen, damit Fremdkörper herausgeschwemmt werden und sich die Wunde selbst reinigt. Anschließend 4–5 Tage lang durch Baden in Kräuteraufgüssen (**Kamille**, **Ringelblume**) offen halten, damit evtl. doch noch vorhandene Fremdkörper, Bakterien oder Splitter herauswachsen können.
Größere bzw. tiefere Stichwunden gehören in ärztliche Behandlung.

Splitterwunden: Kleine Splitter aus Holz, Glas oder Metall gelangen schnell einmal unter die Haut und sollten wenn irgend möglich mit einer Pinzette entfernt werden. Größere Fremdkörper, die tief ins Gewebe gedrungen sind, ärztlich versorgen. Bei der Behandlung muss eine Wundinfektion verhindert und Schmerzen gelindert werden. Tipps aus der Hausapotheke:

- **Harz**salbe oder frisches Harz als Harzpflaster über dem Splitter platziert „zieht" den Splitter heraus und desinfiziert die Wunde. Harz von Nadelbäumen setzt einen starken Heilreiz und mobilisiert die örtlichen Abwehrkräfte, um einer sich ausbreitenden Wundinfektion vorzubeugen. (Zubereitung s. Kap. 23.6: Atemwege Praxis-Rezepte: Harzbalsam.)

- Frische **Tomaten**- oder **Zwiebel**scheiben eine Stunde lang auf die entsprechende Stelle legen. Danach lässt sich der Splitter leicht mit einer Pinzette entfernen.
- Als **Zugpflaster** fungieren durchblutungsfördernde Pflanzen (**Zwiebel**, **Knoblauch**, **Senfmehl**, **Meerrettich**) oder Pflanzen, die erwärmt aufgebracht werden und dadurch die Umgebung erweichen (**Lein**- und **Bockshornklee**samen).

26.1.4 Heilpflanzen in der Wundbehandlung

Blutwurz
Potentilla erecta
Tormentillae rhizoma (M)

(s. Kap. 20: Darm)

Inhaltsstoffe: 15–20 % Catechin-Gerbstoffe, Ellagitannine, Harz, ätherische Öle.

Wirkungen: Zusammenziehend, blutstillend, schmerzlindernd, keimhemmend, antimykotisch, antioxidativ.

Indikationen: Äußerliche Anwendung: stark blutende und schlecht heilende Wunden, leichte Verbrennungen, Erfrierungen, Zahnfleischbluten, Mundschleimhautentzündung, Wundsein der Kinder, Ausschläge und nässende Ekzeme, Hämorrhoiden, Fußpilz und übermäßige Schweißbildung.

Darreichungsformen: Tee-Auflage und 1:10 verdünnte Tinktur für Wundauflagen, pulverisierte Droge. Als Zahnpulver, Spülung, Pinselung (unverdünnte Tinktur, oder 10 Tropfen auf 1 Glas Wasser, oder 1:1 mit Myrrhetinktur gemischt). Bei Ätzung der Rektalschleimhaut und Analprolaps als Tormentill-Bleibeklistier.

Teezubereitung: 1TL (3–4 g Droge) mit 1 Tasse kaltem Wasser kurz aufkochen und sofort abgießen. Stets frisch gepulverte Droge verwenden, da der Gerbstoffgehalt rasch abnimmt. Gut in Kombination mit Kamille und Salbei.

Kommission E: *Unspezifische, akute Durchfallerkrankungen; leichte Schleimhautentzündungen im Mund- und Rachenraum.*

Hirtentäschel
Capsella bursa-pastoris
Bursae pastoris herba (M)

Das zierliche Kraut aus der Familie der Kreuzblütengewächse ist auf der ganzen Welt zu finden. Sobald der Schnee geschmolzen ist zeigt sich die löwenzahnähnliche, fein behaarte Blattrosette der Pflanze. Sie blüht von März bis in den November und bringt bis zu 60.000 Samen pro Jahr hervor. Die herzförmigen kleinen Samentaschen ähneln den ledernen Taschen, die die Hirten früher getragen haben und haben der Pflanze ihren Namen gegeben. Die gleiche Bedeutung hat auch die lateinische Bezeichnung: „Capsella bursa pastoris: kleine Kapsel mit der Geldbörse des Hirten".

Inhaltsstoffe: Flavonoide, Phenylcarbonsäuren, biogene Amine (u. a. Acetylcholin, Tyramin).

Wirkungen: Lokal hämostyptisch (blutstillend).

Indikationen: Oberflächliche und blutende Hautverletzungen, Nasen- und Zahnfleischbluten als lokales Hämostypticum, bei Nasenbluten Tee/Tinktur „hochschnupfen".

Darreichungsformen: Zerkleinerte Droge für Tee-Aufguss (feucht-kalte Umschläge), Tinktur.

Tagesdosis: Für lokale Anwendung 3–5g Droge auf 150 ml Aufguss.

Nebenwirkungen/Gegenanzeigen: Nicht bekannt.

Präparate: Styptysat® Bürger Lösung.

Teezubereitung, *äußerliche Anwendung*: 1 EL (3 g Droge) mit 1 Tasse heißem Wasser übergießen und nach 10 Min. abgießen.

Kommission E: *Nasenbluten (lokale innere Anwendung), oberflächliche, blutende Hautverletzungen (äußere Anwendung). Leichte Menorrhagie und Metrorrhagie (innere Anwendung).*

Kamille
Matricaria recutita
Matricariae flos (M)

„Pflanze der Mütter", so könnte man die botanische Bezeichnung übersetzen: „Matricaria" ist abgeleitet von „mater: Mutter" bzw. „matrix: Gebärmutter" und weist auf ihre Verwendung in der Frauenheilkunde hin. „Chamomilla" stammt aus dem Griechischen: Die alten Hellenen nannten die Pflanze „Chamaemelon", von „chamai: niedrig" und „melon: Apfel", wörtlich übersetzt also „niedriger Apfel". Als Erklärung dienen die Worte des Frankfurter Stadtarztes Adamo Lonicero (1679): „... denn sie reuchet grün und dürr wie ein guter, zeitiger Apfel." Der apfelähnliche Duft entströmt den ätherischen Ölen, die in den Blütenköpfchen enthalten sind. Kennzeichen der echten Kamille sind die duftenden, innen hohlen Blütenköpfchen; sie verursachen, im Gegensatz zu Verfälschungen mit der Hundskamille (Anthemis arvensis: Köpfchen innen markig gefüllt und nicht duftend) äußerst selten Allergien. Die übliche Handelsware stammt aus Argentinien, Ägypten, Bulgarien, Ungarn und Spanien; beste Ware kommt aus Deutschland!

Inhaltsstoffe: ätherisches Öl (Chamazulen, α-Bisabolol), Cumarine, Schleimstoffe, Flavonoide.

Wirkungen, äußerliche Anwendung: Wundheilungs- und granulationsfördernd, entzündungshemmend und mild schmerzlindernd. Antibiotisch (u. a. gegen Strepto- und Staphylokokken, Trichomonaden), antimykotisch, antimikrobiell, antiviral und desodorierend, immunstimulierend (die Schleimpolysaccharide steigern die Phagozytoseaktivität von Makrophagen und Granulozyten). Lässt Wunden schneller abheilen, nässende Wundflächen schneller trocknen und verbessert die Geweberegenartion. Eine Entgiftung bakterieller Toxine und eine Steigerung des Hautstoffwechsels ist nachgewiesen. Kamillenextrakt vermindert die Bildung und Freisetzung von Entzündungsmediatoren (Histamin, Serotonin, Prostaglandine).

Indikationen, äußerliche Anwendung: Schlecht heilende Wunden, Hautentzündungen, Abszesse, Furunkel (Kompressen); Panaritium, Ulcus cruris, Hämorrhoiden, Analfissuren, Erkrankungen im Genitalbereich (Teil- und Sitzbäder). Weniger für großflächige, nässende Ekzeme. Dampfbäder zur Beruhigung der Haut bei Akne. Gut in Abwechslung mit Eichenrinde.

Darreichungsformen, äußerliche Anwendung: Tee, Tinktur, Öl, Hydrolat, Präparate, Bäder, Umschläge.

Alkoholisch-wässrige Extrakte wirken intensiver als Teezubereitungen, weil darin nur ca. 25 % des ätherischen Öls gelöst werden. Optimal ist deshalb die Mischung von 1 Tasse Tee mit 15–20 Tr. Kamillentinktur!

Tagesdosis, äußerliche Anwendung: 3–10%ige Aufgüsse.

Nebenwirkungen: Selten (!) allergische Hautirritationen.

Gegenanzeigen: Korbblütler-Allergie (äußerst selten!).

Hinweis: Allergien rufen nur Anthemis-Arten (Verfälschung!) hervor, nicht Matricaria recutita!

Präparate: Kamillosan® als Konzentrat, Creme oder Salbe, Kamillin Konzentrat Lösung Robugen, Kamillen-Salbe-Robugen.

Teezubereitung, *äußerliche Anwendung*: 1–2 TL Kamillenblüten (2–3 g) mit 150 ml heißem Wasser übergießen, abdecken und nach 5–10 Minuten filtrieren. 3–10%ige Aufgüsse für Umschläge und Spülungen; als Badezusatz 50 g Droge auf 10 l Wasser.

Kommission E: *Äußere Anwendung: Haut- und Schleimhautentzündungen, bakterielle Hauterkrankungen einschließlich der Mundhöhle und des Zahnfleisches. Inhalationen: entzündliche Erkrankungen und Reizzustände der Luftwege. Bäder, Spülungen: Erkrankungen im Anal- und Genitalbereich. Innere Anwendung: gastrointestinale Spasmen, entzündliche Erkrankungen des Gastrointestinaltrakts.*

Ringelblume
Calendula officinalis
Calendulae flos (M)

„Sponsa solis: Sonnenbraut" wird die Ringelblume genannt, weil sie mit ihren gelben und orangeroten Blüten-Sonnen den ganzen Sommer über aus Gärten leuchtet. Ist die Ringelblume verblüht, kringeln sich im Blütenkörbchen ihre Samen. Calendula (von lat. „Calendis: Monate") heißt sie, weil sie die Sonnenbewegung wie ein Kalender angibt: Die Blüte geht mit der Sonne „auf und unter". Calendula ist eine Zierde für jeden Garten, sie gedeiht mühelos, und die Ernte für die Hausapotheke ist genauso einfach: An sonnigen Tagen die voll erblühten Blütenköpfchen am frühen Mittag sammeln und trocknen. Die gefüllten orangeroten Sorten enthalten besonders viel heilkräftige Wirkstoffe (Carotinoide). Übrigens, im Kelch und in den Röhrenblüten sind 10-mal mehr ätherische Öle enthalten als „nur" in den Zungenblüten, und außerdem noch Allantoin. Apothekenware hält nur Blütenblätter parat, deshalb lohnt es sich, die Blütenköpfchen selbst zu sammeln! Ihre Eigenschaft, Wunden schnell und komplikationslos abheilen zu lassen, machten die „Sonnenbraut" zu einer der bekanntesten Wundheilpflanzen.

Inhaltsstoffe: Triterpensaponine, Flavonoide, Carotinoide, Triterpenalkohole, Cumarine, Polysaccharide (Schleime), ätherisches Öl.

Wirkungen: Entzündungshemmend, wundheilungs- und granulationsfördernd, lymphabflussfördernd, antiödematös, antibakteriell (Staph. aureus), virustatisch (Adjuvans bei herpetischer Keratitis) und fungistatisch (Trichomonaden). Calendula verstärkt die Fibrinbildung; das wirkt sich in einem raschen Wundverschluss und einer guten Granulatbildung aus. Immunstimulierend (Polysaccharide). Erhöht die Phagozytose; wirkt zytotoxisch gegen verschiedenste Typen von Tumorzellen (Triterpensaponine).

Indikationen, äußerliche Anwendung: Entzündungen von Haut und Schleimhaut, Geschwüre, Ekzeme. Schlecht heilende Wunden wie Quetsch-, Schlag-, Schnitt-, Biss- und Risswunden, Dekubitus (Wundliegen), Akne, Abszesse, Furunkel, Verbrennungen und Erfrierungen heilen komplikationslos aus. Brustdrüsenentzündung, wunde Kinderpopos, Windeldermatitis, aufgeschürfte Knie oder trockene, rissige Hände und Lippen, Venenentzündungen. Brustamputierte Frauen machen ein Handbad mit Ringelblumentinktur oder -tee und cremen anschließend die Hände dick mit Ringelblumensalbe ein, das fördert die Wundheilung. Augenlotion bei Bindehautentzündung. Bei Ulcus cruris wegen Sensibilsierungsgefahr nur Zubereitungen aus Blütenblättern. Zur Reinigung und Anfangsbehandlung feuchte Auflagen (Tee, Tinktur), später Salbe.

Darreichungsformen: Tee, Öl, Salben, Tinktur, Fertigpräparate.

Für Umschläge, Bäder, Verbände, Kompressen, Gurgelmittel.

Tagesdosis: 1–2 g Droge/1 Tasse Wasser (150 ml) oder 1–2 TL (2–4 ml) Tinktur auf $^1/_4$–$^1/_2$ l Wasser.

Nebenwirkungen/Gegenanzeigen: Nicht bekannt. Bei Atopikern, Allergikern und Ulcus cruris auf (äußerst seltene!!) Korbblütlerallergie achten.

Präparate: Calendumed® Gel, Creme oder Salbe, Calendula Essenz von Wala und Weleda, Calendula 20 % Echinacea 1 % von Weleda, Calendula Echinacea Salbe (mit purpurfarbenem Sonnenhutkraut), Traumeel® S Salbe (mit Arnika D3, Zaubernuss Ø, Echinacea angustifolia Ø, Echinacea purpurea Ø, Chamomilla Ø, Symphytum D4, Bellis perennis Ø, Hypericum D6, Millefolium Ø, Aconitum D1, Belladonna D1, Mercurius solubilis D6, Hepar sulfuris D6).

Teezubereitung: 1–2 TL (ca. 1,6 g) Droge mit 150 ml kochendem Wasser übergießen, 7 Min. ziehen lassen und abgießen.

***Kommission E:** Innere lokale Anwendung: entzündliche Veränderungen der Mund- und Rachenschleimhaut. Äußere Anwendung: Wunden, auch mit schlechter Heilungstendenz, Ulcus cruris.*

Schafgarbe *Achillea millefolium* Millefolii herba/ -flos (M)

(s. Kap. 21: Magen und 22: Leber, Galle) Die Schafgarbe (mittelhochdeutsch „garwe: Gesundmacher“) gehört zu den ältesten Heilpflanzen der Welt. Als im Kampf um Troja der griechische Held Achilles (Achillea!) vom vergifteten Pfeil des schönen Paris verwundet wurde, reichte ihm der heilkundige Zentaur Chiron Schafgarbe zur Heilung. Offensichtlich wusste man damals schon um die wundheilenden Eigenschaften der Schafgarbe, die Maurice Mességué die „Jodtinktur der Wiesen und Felder“ nennt. Blutstillkraut, Zimmermannskraut und Heil aller Schäden – viele Namen künden von Achilleas großer Heilkraft, die von Dioskurides, Militärarzt im 1. Jh. n. Chr. ebenso genutzt wurde wie im 2. Weltkrieg bei Tausenden von Verletzten.

Inhaltsstoffe: Ätherische Öle mit Proazulen, Bitter- und Gerbstoffe, Flavonoide.

Wirkungen: Wundheilungsfördernd, keimhemmend, blutstillend, entzündungshemmend.

Indikationen: Blutende, infizierte Wunden. Verdauungs- und Menstruationsbeschwerden.

Darreichungsformen: Tee, Frischpflanzenpresssaft, Tinktur.

Tagesdosis: 4,5 g Droge.

Nebenwirkungen: Selten Kontaktallergie bei äußerlicher Anwendung möglich.

Gegenanzeigen: Überempfindlichkeit gegen Schafgarbe u. a. Korbblütler.

Präparate: Schamill Schafgarbe-Extrakt Fluidextrakt.

Teezubereitung für die äußerliche Anwendung: 1 EL Droge mit 1 Tasse heißem Wasser überbrühen, 10 Min. bedeckt ziehen lassen und abgießen. Für Umschläge, Kompressen und Teilbäder; Sitzbad: 100 g Kraut bzw. 50 g Blüten.

Kommission E: *Innere Anwendung: Appetitlosigkeit, dyspeptische Beschwerden wie leichte krampfartige Beschwerden im Magen-Darm-Bereich. Sitzbäder: Pelvipathia vegetativa (schmerzhafte Krampfzustände psychovegetativen Ursprungs im kleinen Becken der Frau).*

Spitzwegerich *Plantago lanceolata* Phantaginis lanceolatae folium (M)

Spitzwegerich gehört zu den bekanntesten und berühmtesten „Erste-Hilfe-Blättern", die quasi an den Wegen auf ihre Anwendung warten. Schon lange sind seine wundheilenden Wirkungen bekannt: Shakespeare ließ Romeo auf eine Frage Benvolios hin den Wegerich als Mittel für Hautverletzungen empfehlen. Pfarrer Künzle antwortete auf die Frage, ob bei äußerer Anwendung nicht die Gefahr einer Blutvergiftung bestehe: „Das kennt der Spitzwegerich nicht. Ein solcher Verband ist der erste, aber manchmal der beste Notverband, denn die Heilung solcher Wunden geht rasch vor sich. Wie mit Goldfäden näht der Wegerichsaft den klaffenden Riß." Im Bayrischen Allgäu heißt der Wegerich „Treibaus", weil ein Brei, aus Samen gequetscht und auf Splitter aufgetragen, diese „austreibt". Im Sarganser Land in der Schweiz wird bei starkem Nasenbluten Spitzwegerichsaft eingeschnupft. Der Spitzwegerich ist wirklich ein Heilkraut gegen Hieb-, Stich- und Schnittwunden, das alle Menschen kennen sollten!

Inhaltsstoffe: Iridoidglykoside (Aucubin, Catalpol u. a.), Schleimstoffe, Gerbstoffe, Flavonoide, Kaffee- und Zimtsäurederivate, Kieselsäure.

Wirkungen: Reizmildernd (Schleimstoffe), zusammenziehend (Gerbstoffe), antibakteriell (Iridoide), antiphlogistisch und wundheilungsfördernd. Wässrige Auszüge beschleunigen die Blutgerinnung.

Indikationen: Schleimhautdefekte, Hautverletzungen, Insektenstiche, juckende Hautallergien, Urticaria, leichte Verbrennungen, Sonnenbrand; zur ersten Wundversorgung bestens und vielfach bewährt!

Darreichungsformen: Tee, Tinktur, Fluidextrakte und Frischpflanzenpresssaft (zur inneren und äußeren Anwendung), Frischblatt. In der Volksmedizin werden saubere frische, angequetschte Spitzwegerichblätter zur primären Wundversorgung auf die offene Wunde gelegt und ständig durch frische Blätter ersetzt, oder – noch besser – gibt man den ausgedrückten Pflanzensaft auf die Wunde.

Hinweis: Wenn die frisch geernteten Blätter zu langsam getrocknet oder die getrockneten Blätter feucht gelagert werden, kommt es durch eine Polymerisierung der Iridoide (an der Braunverfärbung der Droge zu erkennen) zu einem Verlust der antibakteriellen Wirkung. In Fluidextrakten tritt dies in der Regel nicht auf.

Tagesdosis, innerliche Anwendung: 3–6 g Droge.

Nebenwirkungen/Gegenanzeigen: Nicht bekannt.

Präparate: Für die topische Anwendung nicht erhältlich.

Teezubereitung für Umschläge: 3–6 g Droge (1 TL 0,7 g) mit 150 ml heißem Wasser übergießen, 10 Min. ziehen lassen und abgießen. Eine Mullbinde oder ein Leinentuch damit durchfeuchten und als Umschlag auflegen. Mehrmals täglich anwenden.

Kommission E: *Innere Anwendung: Katarrhe der Luftwege; entzündliche Veränderungen der Mund- und Rachenschleimhaut. Äußere Anwendung: entzündliche Veränderungen der Haut.*

Zaubernuss *Hamamelis virginiana* Hamamelidis folium (M)

Im Winter verzaubert die Zaubernuss mit ihren goldgelben Blüten die eintönige Winterlandschaft. Mag sein, dass die Pflanze deshalb Zaubernuss heißt, oder vielleicht weil die Zweige als Wünschelrute benutzt wurden? Der botanische Gattungsname „Hamamelis" stammt aus dem Griechischen: „hamatos melos", das heißt „hakiger Apfel" und weist auf die Form der kleinen Früchte hin; „Virginiana" deutet auf die Herkunft aus Virginia/USA. Nur diese Hamamelisart wird medizinisch verwendet; sie blüht im grauen November. Hamamelis vernalis, H. mollis und H. japonica dagegen im frühen Frühjahr. Zaubernuss gilt auch in der Wundheilung als Zauberpflanze: In Studien lagen die Therapieerfolge bei Neurodermitis vielfach im Bereich leichter Glukokortikoidgaben.

Inhaltsstoffe: Blätter: 3–8 % Gerbstoffe, Proanthocyanidine, Flavonoide, Kaffeesäurederivate, bis 5 % ätherisches Öl. Rinde: 8–12 % Gerbstoffe, freie Gallussäure, Ellagitannin, wenig Catechingerbstoffe, bis 0,5 % ätherisches Öl.

Wirkungen: Adstringierend, entzündungshemmend, örtlich blutstillend und wundheilungsfördernd. Hamamelis hemmt die Sekretion und die Kapillarpermeabilität, verdichtet das Gewebe, wirkt vasokonstriktorisch, mild oberflächenanästhesierend und juckreizstillend. Schutz vor Zellschäden (antioxidativ).

Indikationen: Akute und chronische entzündliche Hauterkrankungen, vor allem Ekzeme oder Neurodermitis schwacher bis mittlerer Ausprägung. Gerade bei Hauterkrankungen im Kindesalter hat sich die verträgliche und nebenwirkungsfreie Zaubernuss bewährt, bei Milchschorf, Neurodermitis und Psoriasis mit hartnäckigem, quälendem Juckreiz, bei Hautpilzerkrankungen, Windeldermatitis und entzündlichen Ausschlägen. Bei leichten Hautverletzungen, Abszessen, zur Wundheilung, bei Sonnenbrand und Verbrennungen, Ulcus cruris, Phlebitis. Zur Dammschnittpflege, bei Analfissuren, Hämorrhoiden, Entzündungen im Genitalbereich und Analekzemen.

Darreichungsformen: Zaubernussblätter und -rinde: Tee, Tinktur zur äußeren und inneren Anwendung. Frische Blätter und Zweige: Wasserdampfdestillat zur äußeren und inneren Anwendung.

Hinweis: Bei Hamamelis-Fertigarzneimitteln mit wässrigen bzw. ethanolisch-wässrigen Auszügen sind die adstringierenden Gerbstoffe vorherrschend, während das Wasserdampfdestillat gerbstofffrei ist und seine Wirksamkeit auf den ätherischen Ölen beruht. Eine abwechselnde Anwendung beider Darreichungsformen hat sich daher bewährt. Wasserdampfdestillat (Zaubernusswasser) unverdünnt oder im Verhältnis 1:3 mit Wasser verdünnt zu Umschlägen u. a. einsetzen.

Tagesdosis: 5–10 g Droge (Umschläge, Spülungen). Zäpfchen: die einer Menge von 0,1–1 g Droge entsprechende Menge einer Zubereitung.

Nebenwirkungen/Gegenanzeigen: Nicht bekannt.

Präparate: Hametum®: Extrakt Flüssigkeit, Creme, Wund- und Heilsalbe, derma-loges® N Wund- und Heilsalbe (mit Arnika, Kamille, Perubalsam, Sonnenblumenöl).

Teezubereitung: Für Dekokte 5–10 g Droge auf 250 ml Wasser zu Umschlägen und Spülungen. Bäder mit gerbstoffhaltigem Dekokt: 20 g Droge mit 250 ml Wasser aufkochen, 15 Min. ziehen lassen, nach Abgießen dem Bad zugeben. 2–3 × tägl. Wunde baden.

Kommission E: *Leichte Hautverletzungen, lokale Entzündungen der Haut- und Schleimhäute, Hämorrhoiden, Krampfaderbeschwerden.*

26.2 Chronische Wunden: schlecht heilende Wunden mit gestörter Heilungstendenz

Die **Wundheilung** ist ein komplexer biologischer Prozess, der in drei sich überlappenden Phasen verläuft:

1. Entzündungsphase (mit natürlicher Wundreinigung)
2. Reparaturphase (mit Gefäß- und Gewebeneubildung)
3. Umbauphase (Wundkontraktion, Gewebe- oder auch Narbenbildung).

Eine **chronische Wunde** befindet sich in einem ständigen Entzündungszustand. Fortwährend werden Stoffe stimuliert, die die Entzündung vorantreiben und gewebeabbauende Substanzen im Übermaß freisetzen. Die Wirkung der Wachstumsfaktoren wird beeinträchtigt und der Hautdefekt immer größer und tiefer und bietet Bakterien eine ideale Angriffsfläche.

Chronische Wunden müssen **warm gehalten** werden (bessere Durchblutung, Senkung des Infektionsrisikos) und dürfen nicht austrocknen: feuchte Wunden heilen schneller und besser! Dazu wird heute eine aus quellfähigen Fasern bestehende Wundauflage angelegt, die viel Sekret aufnehmen kann; diese hydroaktiven Wundauflagen verkleben nicht mit dem heilenden Gewebe und die Wunde wird beim Verbandswechsel nicht jedes Mal neu geschädigt (Salbentüll, imprägniert mit hydrophober Salbengrundlage: Vaseline nach DAB). Das wird als **„feuchte Wundbehandlung"** bezeichnet. Nekrotisiertes („totes") Gewebe muss entfernt werden; das ist zwar schmerzhaft, aber durch die dabei entstehende Blutung werden Wachstumsfaktoren freigesetzt, die die Gewebsneubildung anregen. **Echinacea**tinktur aktiviert die Fibroblasten zur Bildung von Hyaluronsäure und beschleunigt dadurch die Wundheilung. Hyaluronsäure ist ein wichtiger Bestandteil der Grundsubstanz des Bindegewebes, sie fördert die Bildung von neuem Bindegewebe und unterstützt die Entwicklung neuer Blutgefäße und Nervenzellen.

Bei **verzögerter Wundheilung** an Vorerkrankungen denken und evtl. Vitaminmangel bedenken: Vitamin C fördert die Bildung von Kollagen (das zähe Gerüsteiweiß der Sehnen, Knochen und des Bindegewebes) und Elastin (elastisches Gerüsteiweiß der Sehnen, Knochen und der Blutgefäße). Vitamin B1 (Thiamin) fördert die Biosynthese von Kollagen. Vitamin A (bzw. Betacarotin) sorgt für ein starkes, reißfestes Narbengewebe. Vitamin E ist besonders wundheilungsfördernd bei wundgelegenen Stellen (Dekubitus), diabetischen Geschwüren und Geschwürbildung nach chirurgischen Eingriffen. Das Vitamin-A-, -B- und -E-reiche **Sanddorn**fruchtfleischöl ist bei der Wundbehandlung besonders zu empfehlen und wird innerlich und äußerlich eingesetzt; zusätzlich Vitamin-C-haltige **Sanddorn**- und **Hagebutten**säfte.

Wenn die nach dem Wundverschluss verbleibende **Narbe** nicht richtig verheilt (sich atroph oder hypertroph entwickelt oder es entsteht ein Narbenkeloid), kann „Contractubex®-Gel" die Narbenheilung unterstützen. Contractubex-Gel enthält Auszüge aus **Zwiebel**, **Allantoin** und Heparin.

Anlaufstellen bei Wundproblemen: Wundsprechstunde Tübingen und Deutsche Gesellschaft für Wundheilung und Wundbehandlung e.V. [26]

26.2.1 Heilpflanzen bei nässenden Wunden

Nässende Wunden werden am besten zuerst mit feuchten Auflagen (mit **Eichen**rinde, **Kamille**, **Ringelblume**, **Zaubernuss**) behandelt und nachfolgend mit Salben, die dünn auf die Wundränder aufgetragen werden. Keine Wund- und Heilsalben, die fetthaltig sind direkt auf die Wunde streichen! Sie schließen die Verletzung luftdicht ab und verhindern so das Ablaufen von Wundsekret; außerdem schaffen sie ein Milieu, in dem Krankheitskeime wachsen und gedeihen! Auch Puder ist nicht zu empfehlen, weil er mit dem Wundsekret verklumpt. Bei nässenden Wunden sind **Kamille** und **Zaubernuss** besonders zu empfehlen.

26.2.2 Heilpflanzen bei infizierten, entzündeten Wunden

Bei komplizierten Wunden dient die Phytotherapie vor allem der **unterstützenden** Behandlung; alleine eingesetzt hat sie oft keine ausreichende Wirksamkeit. Viele Wundheilpflanzen sind gleichzeitig natürliche Antibiotika, die in der Wundbehandlung genutzt werden können. Dazu gehören **Ringelblume**, **Spitzwegerich** (frischer!); hierzu schreibt Dr. Max Wichtl: „... in vitro wurde für kalt bereitete wässrige Auszüge und für den Frischpresssaft der Plantagoblätter eine bakteriostatische und bakterizide Wirkung nachgewiesen; nicht aber für Infus/Dekokt"[27], **Johanniskraut**, **Blutwurz**, **Kamille**. In Salben eingearbeitet (Apotheke, oder selbst gemacht: Grundrezept s. Kap. 23.6: Praxis-Rezepte Bronchialsalbe) oder verdünnt zur Wundspülung haben sie sich bei eitrigen Prozessen bestens bewährt.

- **Unsaubere Wunden** können behutsam gespült oder gebadet werden mit **Ringelblumen**-, **Ackerschachtelhalm**-, **Kamillen**- oder **Zaubernuss**tee bzw. mit einer entsprechenden Teekompresse bedeckt werden. Anschließend immer gut trocknen lassen, bevor ein Verband angelegt wird!

- Bei **schmierigen, schlecht heilenden Wunden** zusätzlich: **Johanniskraut**ölkompressen oder **Weißkohl**auflagen: Das gewaschene, weichgewalzte und in Form geschnittene Kohlblatt auf den Grund der Wunde legen, so dass das meist reichlich fließende Sekret in das saugfähige Verbandsmaterial ablaufen kann; evtl. nach 1–2 Std. abnehmen und die Wunde mit Ringerlösung nachspülen. Wundränder mit Ringelblumensalbe bedecken. Oder guten Imker**honig** applizieren (osmotische, austrocknende, säubernde und keimhemmende Wirkung). Das „zieht, arbeitet" zuerst in der Wunde und nässt stark, deshalb die Wundränder evtl. mit Ringelblumensalbe schützen und mit ausreichend saugfähigem Material abdecken; kann bis zu 24 Std. belassen werden.

- Wenn die **Wundränder nässen oder bluten**: Spülungen mit **Blutwurz**-, **Eichen**rinden- oder **Zaubernuss**tee bzw. **Blutwurz**- oder **Zaubernuss**salbe.

---

26 Wundsprechstunde Tübingen, Tel. 07071-2985573, www.medizin.uni-tuebingen.de/~weba-chir/wunds.htm Deutsche Gesellschaft für Wundheilung und Wundbehandlung e.V. (DGfW), Tel. 07305-932255, www.dgfw.de

27 In: Wichtl 2002: 457.

Anschließend die Wundränder mit **Sanddorn**fruchtfleischöl einmassieren.

- Bei **infizierten Wunden** eignen sich besonders **Kamille**, **Pappel**knospe (Vorsicht: Allergie möglich!) und Zaubernuss.
- Bei schlecht heilenden, superinfizierten Wunden als Begleittherapie: **Echinacea** äußerlich (Salbe) und innerlich. Vermindert die Rezidivhäufigkeit.

Ackerschachtelhalm
Equisetum arvense
Equiseti herba (M)

(s. Kap. 24: Harnwege) Ackerschachtelhalm ist ein Gewächs aus uralten Zeiten und gilt heute als die Kieselsäuredroge Nummer eins: Kieselsäure wirkt örtlich anregend und aktiviert den Stoffwechsel der Haut, des Bindegewebes und des Unterhautzellgewebes sowie der Sehnen und Bänder.

Inhaltsstoffe: 10 % Mineralien, davon $^2/_3$ Kieselsäure und Flavonoide (Quercetin- und Kämpferolglykoside).

Wirkungen: Bindegewebsfestigend, hautstoffwechselanregend, wundheilungsfördernd, schwach aquaretisch.

Indikationen, äußerliche Anwendung: Chronische Ekzeme, Neurodermitis, lokale Durchblutungsstörungen oder Frostbeulen. Unterstützende Behandlung schlecht heilender Wunden und Ulcus cruris, zur kosmetischen, vorbeugenden und therapeutischen Behandlung bei Haut- und Haarproblemen. Equisetum arvense unterstützt auch den Heilungsprozess nach einem Knöchelbruch oder Knöchelverrenkungen. **Innerliche Anwendung:** posttraumatisches und statisches Ödem, Aquarese.

Darreichungsformen: Tee für Dekokte und Pulver zur innerlichen und äußerlichen Anwendung (Umschläge, Kompressen, Teilbäder) u. a. galenische Zubereitungen.

Tagesdosis: Innere Anwendung: 6 g Droge. Äußere Anwendung: 10 g Droge/1 l Wasser.

Nebenwirkungen/ Gegenanzeigen: Bei äußerer Anwendung nicht bekannt.

Präparate: Biolavan® Kps., Equisetum arvense H 10 % (Öl von Weleda), Equisetum arvense (Salbe Weleda), Equisetum arvense, äthanol. Decoctum (Weleda), florabio naturreiner Heilpflanzensaft Ackerschachtelhalm Presssaft, Redaxa fit Drg., Salus® Ackerschachtelhalm Tr., freie Rezeptur Wundsalbe: Rp. Equiseti decoct. aquosum 10 % 80.0 g; Eucerin anhydricum ad 200,0 g; 1 × tägl. dünn auftragen.

Teezubereitung: Bei äußerer Anwendung für Umschläge: 5 EL (10 g) Droge über Nacht in 1 l Wasser einweichen, am nächsten Tag 30 Minuten kochen, dann abgießen und damit sterilen Verbandsmull tränken. 2–3 × tägl. anwenden. *Innerliche Anwendung*: 1 EL Droge in 150 ml Wasser geben, 30 Min. kochen, nach 20–30 Min. abgießen und trinken.

Kommission E: *Innerlich: posttraumatisches und statisches Ödem, Durchspülungstherapie bei bakteriellen und entzündlichen Erkrankungen der ableitenden Harnwege, Nierengrieß. Äußerlich: unterstützende Behandlung schlecht heilender Wunden.*

Beinwell
Symphytum officinale
Symphyti radix (M)

(s.u.)

Kamille
Matricaria recutita
Matricariae flos (M)

(s.o.)

Kohl
Brassica oleracea

(s. Kap. 25: Rheuma) Das Kohlblatt, äußerlich angelegt, erzeugt bzw. fördert bei entzündeten, eitrigen Wunden die Sekretion von Wundsekret oder Eiter nach außen und bewirkt dadurch eine Art Reinigung. Vor der Kohlauflage die betreffende Körperstelle reinigen. Die äußeren, intakten Kohlblätter warm abwaschen und abtrocknen, die dicke Mittelrippe herausschneiden (oder den Kohl in kleine Streifen schneiden) und auf einem sauberen Tuch mit einer Flasche walzen, so dass der Saft auszutreten beginnt. Vor der Anwendung bei Bedarf über Wasserdampf erwärmen und dachziegelartig überlappend anlegen. Kohlauflagen werden 2 × täglich erneuert. Nässt er zu stark, öfters wechseln. Die Haut anschließend behutsam abwaschen und einölen. Weißkohl zur Wundbehandlung, bei Mastitis, Venen- und Gelenkentzündungen, Wirsing eher bei Abszess, (Ohren-)Schmerzen.

Hinweis: Stets gut beobachten! Kohlauflagen können vorübergehend mehr Schmerzen verursachen, die aber den Beginn der Heilung anzeigen.

Pappel
Populus tremula
Populi gemma (M)

Die Zitterpappel, auch Espe genannt, gehört zur Familie der Weidengewächse, deren Blätter und Rinde von alters her zur Rheumatherapie eingesetzt wurden (siehe dort). Zur Wundbehandlung werden die harzhaltigen länglich zugespitzten Knospen verwendet.

Inhaltsstoffe: Salicylderivate, ätherische Öle, Flavonoide.

Wirkungen: Antibakteriell, wundheilungsfördernd, entzündungshemmend.

Indikationen: Oberflächliche Hautverletzungen, infizierte Wunden, Frostbeulen, Sonnenbrand, äußere Hämorrhoiden.

Nebenwirkungen: Gelegentlich allergische Reaktionen.

Gegenanzeigen: Überempfindlichkeit gegen Salicylsäure, Pappelknospen, Propolis, Perubalsam.

Darreichungsformen: Salben zum Auftragen auf die Haut.

Tagesdosis: Salben mit 20 30 % Drogenanteil, Bäder/Umschläge 3–6 g Droge/300 ml Wasser.

Präparate: Nicht erhältlich. (Creme zur Rezeptur: Populi tinct.fluidum 20–30 g in Unguentum emulsificans DAB ad 100 g. Mehrmals tägl. dünn auftragen.)

***Kommission E:** Oberflächliche Hautverletzungen, Frostbeulen, Sonnenbrand, äußere Hämorrhoiden.*

Perubalsambaum
Myroxylon balsamum
Balsamum peruvianum (M)

Perubalsam wird aus der Rinde des Perubalsambaumes gewonnen, einem bis 26 m hohen Baum aus Zentral- und Südamerika, der der Familie der Schmetterlingsblütler angehört. Der dunkelbraune Balsam ist zähflüssig und riecht angenehm nach Zimt und Vanille. Perubalsam enthält u. a. freie Benzoesäureester, die für die hohe allergene Potenz verantwortlich sind.

Inhaltsstoffe: 50–70 % Harzöl, bis zu 30 % Harze, Vanillin, Cumarin, Sesquiterpenalkohol (Farnesol).

Wirkungen: Antibakteriell, antiseptisch, granulationsfördernd, antiphlogistisch, gegen Parasiten.

Indikationen: Infizierte und schlecht heilende Wunden, Verbrennungen, Dekubitus, Hämorrhoiden, Frostbeulen, Ulcus cruris, Prothesendruckstellen. Perubalsam wird in der Kosmetikindustrie eingesetzt.

Darreichungsformen: Galenische Zubereitungen zur äußeren Anwendung.

Tagesdosis: Zubereitungen mit 5–20 % Perubalsam, bei großflächiger Anwendung mit max. 10 %.

Anwendungsdauer: Nicht länger als 1 Woche.

Nebenwirkungen: Allergische Hautreaktionen (in 3 % der Fälle, und häufig gleichzeitig allergische Reaktionen auf Propolis; daher nicht in Kombination mit Propolöis verordnen). Bei Applikationen auf große Hautflächen Nierenschäden möglich.

Gegenanzeigen: Allergische Disposition.

Präparate: Salben Rp. 5–20 % Balsamum peruvianum in Unguentum emulsificans DAB. 1 × tägl. Salbenverband anlegen (sterile Kompresse mit dünner Cremeschicht bestreichen). Branolind N Kompressen, Peru-Lenicet® Salbe (mit Aluminium-diacetathydroxid, Algeldrat), derma-loges® N Wund- und Heilsalbe (mit Arnika, Zauberstrauch, Kamille, Sonnenblume).

Hinweis: Vorsicht! Gehört zu den häufigsten Kontaktallergenen in der täglichen Praxis.

Teezubereitung: Keine, wird nur als Fertigpräparat verordnet.

***Kommission E:** Infizierte und schlecht heilende Wunden, Verbrennungen, Dekubitus, Frostbeulen, Ulcus cruris, Prothesendruckstellen, Hämorrhoiden.*

Ringelblume
Calendula officinalis
Calendulae flos M

(s.o.)

Sanddorn
Hippophae rhamnoides
Hippophae rhamnoides fructus

(s. Kap. 23: Atemwege) Sanddorn gehört zur Familie der Ölweidengewächse. Der Gattungsname „rhamnoides: kreuzdornähnlich" leitet sich vom Griechischen „rhamnus: Stechdorn" ab, aber der Sanddorn gehört eben nicht zu den Rhamnazeen, den Kreuzdornarten. Der korallenrote dichte Beerenschmuck, der im Herbst an den Zweigen prangt gilt als „Multivitaminkapsel" und ist ein einzigartiges Gesundheitspaket: Die Sanddornbeere ist die einzige Obstfrucht, die im Fruchtfleisch (also nicht nur im Kern) Öl enthält und daher eine Fülle an fettlöslichen Vitaminen anzubieten hat.

Inhaltsstoffe der Früchte: Provitamin A (Beta-Carotin), Vitamin B1, -B2, -B6, -B9 und -B12!, Vitamin C (bis 2500 mg/100 g), Vitamin K und -E. Hoher Anteil an gesättigten und ungesättigten Fettsäuren, vor allem Palmitin- und Palmitoleinsäure, Sterole, Cholin, Mineralstoffe und Spurenelemente.

Wirkungen: Das fette, reine Sanddornfruchtfleischöl (SFF-Öl) wirkt ausgesprochen hautpflegend und -regenerierend, entzündungshemmend, antibakteriell und antioxidativ. Das Hautgewebe wird gestrafft, Faltenbildung und Pigmentstörungen vorgebeugt, die elastischen und kollagenen Fasern im Bindegewebe werden geschützt, die Abwehr- und Schutzmechanismen der Haut unterstützt und vor schädlichen UV-Strahlen geschützt.

Indikationen: Hauterkrankungen wie Wunden, Wundliegen, Geschwüre, Ekzeme und schlechte Narbenbildung. Verbrennungen, Sonnenbrand, Sonnenallergie, Erfrierungen und Pigmentstörungen. Zur Pflege alternder, trockener und sonnengeschädigter Haut. Schleimhauterkrankungen des gesamten Verdauungssystems und der Genitalschleimhäute; Kehlkopfentzündung, Sodbrennen, Gastritis u. a. Begleitend zur Strahlentherapie nach Kehlkopfkrebs und zur Darmsanierung.

Darreichungsformen: Sanddornfruchtfleischöl und Zubereitungen, Sanddornkernöl.

Nebenwirkungen/Gegenanzeigen: Bei äußerlicher Anwendung nicht bekannt.

Präparate: Sanddornöl, kbA (Prima vera), Sanddorn creme (Bio-Präp), Sanddorn-Fruchtfleischöl kbA CMD, Sanddornöl (Aromara), Biolog. Sanddornöl (Alpha).

Sanikel
Sanicula europaea
Saniculae herba / -radix

Die kleine Doldenblütlerin meidet das grelle Licht und gedeiht meist unbeachtet auf Humusböden in Laubwäldern. Sanicula stammt aus dem lateinischen und bedeutet sinngemäß „Heilerchen, kleiner Heiler". Das „Heil aller Schäden" gehörte im Mittelalter zur Notfallausrüstung jeden Arztes, Soldaten trugen es auf Feldzügen bei sich, und selbst die Barbiere hatten es bei der Hand, um blutende Schnitte schnell versorgen zu können. Lonicerus lobte 1679 den Sanikel: „Er ist aller Barbirer Wundkraut und heilet, reiniget und säubert alle Wunden."

Inhaltsstoffe: Saponine, Gerbstoffe, Bitterstoffe, wenig ätherisches Öl (Wurzel und Kraut) und Mineralien. Im Kraut zusätzlich Vitamin C und Allantoin, das die Wundheilung fördert (siehe Beinwell).

Wirkungen: Entzündungshemmend, antibakteriell, adstringierend und heilungsfördernd bei schlecht heilenden Wunden.

Indikationen: Entzündungen im Mund- und Rachenraum, Hautausschläge, Geschwüre, Quetschungen, Zerrungen. Verwendet wird hauptsächlich das Kraut, aber auch die Wurzel (bei Husten, Bronchitis oftmals das ganze Kraut mit der Wurzel).

Darreichungsformen: Tee (zum Spülen und Gurgeln, für Umschläge und Waschungen), Salben.

Tagesdosis: 4–6 g Droge.

Nebenwirkungen/Gegenanzeigen: Nicht bekannt.

Präparate: Nur für die Indikation Husten.

Teezubereitung: 1–2 TL mit 1 Tasse kochendem Wasser übergießen und 10 Minuten ausziehen. Für Umschläge, Waschungen, zum Gurgeln und Mundspülen sowie für den innerlichen Gebrauch.

***Kommission E:** Leichte Katarrhe der Luftwege.*

Sonnenhut, Purpursonnenhut ***Echinacea purpurea*** **E. purpureae herba (M)**

(s. Kap. 23: Atemwege und 24: Harnwege) Der Sonnenhut stammt aus dem „wilden Westen“. Die Indianer Nordamerikas verwenden ihn traditionell mit großem Erfolg bei Wunden und fieberhaften Erkrankungen. Echinacea steigert die körpereigenen Abwehrkräfte bei Infektionen durch Bakterien und Viren auf natürliche Weise.

Inhaltsstoffe: Cichoriensäure, Polysaccharide, Polyacytylene, Alkamide, Flavonoide, ätherisches Öl.

Wirkungen, äußerliche Anwendung: keimhemmend, antiviral und entzündungshemmend; fördert die Granulation, Wundheilung und Epithelialisierung. **Innerliche Anwendung**: Steigerung der Abwehrkräfte bei schlecht heilenden Wunden.

Indikationen, äußerliche Anwendung: Schlecht heilende, oberflächliche reaktionsarme oder ältere Wunden, Herpes simplex, Abszesse, Furunkel oder Nagelbettentzündungen. Sonnenbrand, Brandwunden und Erfrierungen. Langwierige bzw. schlecht heilende Ekzeme, Neurodermitis, Schuppenflechte und Beingeschwüre.

Darreichungsformen: Fertigpräparate, Umschläge, Salben.

Tagesdosis, äußerliche Anwendung: mind. 15 % Presssaft. Umschläge unverdünnt oder verdünnt (1:3–5). **Innere Anwendung:** 6–9 ml Presssaft.

Nebenwirkungen/Gegenanzeigen, äußerliche Anwendung: Nicht bekannt.

Anwendungsdauer: Zubereitungen zur inneren Einnahme und äußeren Anwendung nicht länger als 1–2 Wochen, da eine ständige Immunstimulation zu einer Immunsuppression führen kann.

Präparate: Calendula 20 % Echinacea 1 % von Weleda, Calendula Echinacea Salbe (mit Ringelblume), Echinacin® Madaus Salbe. Esberitox® mono Tbl./Tr., Immunopret® Echinacea Tr. + Tbl.

Teezubereitung: Keine (weil die Wirkstoffe des Sonnenhuts beim Trocknen unwirksam werden).

Kommission E: *Innere Anwendung: unterstützende Behandlung rezidivierender Infekte im Bereich der Atemwege und der ableitenden Harnwege. Äußere Anwendung: schlecht heilende, oberflächliche Wunden.*

Zaubernuss ***Hamamelis virginiana*** **Hamamelidis folium (M)**

(s.o.)

Zwiebel ***Allium cepa*** **Allii cepae bulbus**

In der Volksheilkunde ist es schon lange bekannt, dass Zwiebelextrakt, Zwiebelfrischsaft oder das mehrmalige Bestreichen mit einer Zwiebelhälfte die Wund- und Narbenheilung unterstützt (aufgrund der antiproliferativen, bakteriziden und regenerationsfördernden Eigenschaften). Auch bei Insektenstichen, Furunkel und Frostbeulen wird Zwiebel angewendet.

Präparate: Contractubex® Gel.

26.2.3 Heilpflanzen bei Abszess, Furunkel, Karbunkel

Ein **Abszess** ist eine Eiteransammlung in einer nicht vorgebildeten Körperhöhle bzw. im Gewebe. Ein **Furunkel** ist ein Eitergeschwür am Haarfollikel (meist durch Staphylococcus aureus) und erkennbar an scharf umschriebener Schwellung mit Rötung, Schmerz und Eiterung. In der Mitte der Entzündung findet sich ein Eiterpfropf, der allmählich immer weiter nach außen herausgepresst wird. Breiten sich die Furunkel über die Lymphbahn aus, können sich auch an anderer Stelle neue Furunkel bilden, es kommt zu einer **Furunkulose** (häufig bei Diabetes, Immundefekten oder schlechtem Allgemeinzustand). Dringt ein Furunkel in tiefere Schichten, evtl. bis zur Muskulatur vor oder schmelzen mehrere entzündete Haarfollikel ein, handelt es sich um einen **Karbunkel**. Dann ist eine chirurgische Behandlung notwendig. Eine Entzündung des Haarfollikels wird **Follikulitis** genannt.

Ein Abszess oder ein Furunkel darf keinesfalls „ausgedrückt“ werden, weil durch den Druck die Keime weiter (ins Gewebe, Kapillare, Lymphgefäße) verschleppt werden können.

In der **Naturheilkunde** gilt Medizinische Hefe (Faex medicinalis) als Basistherapie, vor allem bei chronischer Furunkulose. Hefe enthält Vitamine der B-Gruppe, Lipide, Phytosterole und Proteine, wirkt antibakteriell und stimuliert die Phagozytenbildung[28]. Bei Furunkulose und Karbunkeln sind Eigenbluttherapie oder die Anwendung von Blutegeln zu empfehlen, ebenso eine homöopathische Behandlung. Wichtig ist die Abwägung einer Antibiotikatherapie.
Wenn eines dieser Krankheitsbilder häufiger vorkommt, gilt es, schwerwiegendere Erkrankungen auszuschließen bzw. diese zu behandeln und zusätzlich das Immunsystem zu unterstützen (**Sonnenhut**, **Taigawurzel**, **Ginseng**). Bei leichteren, d. h. wenig schmerz- und fieberhaften sowie einmalig vorkommenden Hautinfektionen genügt die Behandlung mit **Arzneikräutern**. Bei bakteriellen Hautinfektionen stehen antibakterielle und bakterientoxinhemmende **Kamillen**zubereitungen im Vordergrund (feuchte Auflagen). Auch leicht verdünnte **Arnika**tinktur, direkt auf den Infektionsherd (nicht zusätzlich auf die umliegende Haut!) aufgebracht, wirkt entzündungshemmend.
Abszesse und Furunkel müssen **zum Reifen gebracht** werden, damit sich der Eiter nach außen entleeren kann. Dazu nimmt man heiße **Leinsamen**-, **Fenchel**- oder **Bockshornklee**samenauflagen, heiße **Kartoffel**- oder **Heublumen**säckchen. Auch Rotlichtbestrahlungen bringen Furunkel schneller zum Reifen und wirken zusätzlich antibakteriell. Im akuten Stadium lindern feuchtkühle Auflagen mit **Kamillen**tee die Schmerzen.

Bei starker Überwärmung: kühle **Arnika**umschläge mit verdünnter Arnikatinktur oder Quarkauflagen (evtl. mit eingerührter Arnikatinktur). Zur **Nachbehandlung** eignen sich gut Auflagen mit gerbstoffhaltigen Pflanzen wie **Eichen**rinde und **Zaubernuss**. Die Haut wird gepflegt mit **Johanniskraut**- oder **Sanddorn**fruchtfleischöl.

Rezepttipps

- Für eine Auflage oder Umschlag je 3 EL **Kamillen**- und **Arnika**blüten mit 500 ml heißem Wasser übergießen, 10 Min. abgedeckt ziehen lassen, eine Kompresse damit tränken und warm auflegen.
- M. Augustin empfiehlt in „Naturheilverfahren bei Hauterkrankungen“ folgende Mischung: Je 4 EL **Arnika**-, **Kamillen**- und **Ringelblumen**blüten, **Johanniskraut**, **Ackerschachtelhalm** sowie 8 EL **Leinsamen** in mehrere kleine Leinensäckchen (oder in Einmalteefilter) geben, zunähen, ca. 20 Sek. in heißes Wasser tauchen und 5–10 Min. lang auf die Entzündung auflegen.
- Für ein Vollbad bei infektiösen Hauterkrankungen: 4 EL **Lavendel**blüten und je 8 EL **Eichen**rinde, **Kalmus**wurzel und **Kamillen**blüten mit 1 l siedendem Wasser 10 Min ziehen lassen, abgießen und dem Badewasser zugeben (M. Augustin).
- Zur milden Ausleitung bei häufigen bakteriellen Entzündungen der Haut hilft ein **Basistee** nach R.F. Weiß (**Brennnessel**blätter, **Löwenzahn**wurzel, **Faulbaum**rinde, **Hagebutten**früchte, **Sennes**blätter und **Anis**früchte, zu gleichen Teilen). Bewährt hat sich auch „Ilon-Abszeß-Salbe“ (mit **Lärchen**terpentin und in geringen Mengen auch **Rosmarin**öl, **Eucalyptus**öl, **Thymian**öl und Thymol).

Arnika
Arnica montana
Arnicae flos (M)

(s.u.)

Bockshorn-Klee, Grieschicher
Trigonella foenum – graecum
Foenigraeci semen (M)

Wirkt intensiv entzündungshemmend: 1 EL pulverisierter Samen mit wenig heißem Wasser zu Brei verrühren und auf ein Tuch streichen. So heiß wie möglich auflegen und das Kataplasma 20 Minuten liegen lassen.

Vorsicht: Selten allergische Reaktionen möglich!

28 www.tee.org/BHSD/bierhefe.html (z.B. Levurinetten® N Tbl.).

Lein *Linum usitatissimum* **Lini semen (M)**	Eine Leinsamenauflage mit ihrer nachhaltigen Tiefenwärme gilt als wirksamste Maßnahme: sie erweicht Furunkel und lindert Schmerzen: 150 g gemahlenen Leinsamen mit ca. 500 ml Kamillentee zu dickem Brei kochen und portionsweise je nach Größe/Bedarf in Leinensäckchen füllen; zwischen 2 Wärmflaschen warm halten. Die erste Auflage auf die betroffene Stelle legen; warm einwickeln (Wolltuch) und 30 Minuten liegen lassen. Ca. jede Stunde gegen weitere Auflagen austauschen. S. Kap 26.7.
Heublumen *Gramini flos*	(s. u. und Kap. 25: Rheuma)
Kamille *Matricaria recutita* **Matricariae flos (M)**	(s. o.)
Kohl *Brassica oleracea*	(s. o.) Frische Blätter von der Mittelrippe befreien, mit dem Wellholz „aufbrechen" und auflegen; 2-mal tägl. erneuern, dazwischen mit Kamillentee abwaschen.
Lorbeer *Laurus nobilis* **Lauri fructus**	Das grüne, salbenartige Lorbeerfruchtöl (Apotheke) fördert die Durchblutung, wirkt antiseptisch und erweicht Abszesse. Mehrmals täglich ohne Druck einreiben. **Vorsicht:** Allergie möglich.
Fenchel *Foeniculum vulgare* **Foeniculi fructus (M)**	Bei kleinen Abszessen kann auch die Auflage eines in heißem Wasser erhitzten Fenchelteebeutels genügen. Fenchel erweicht und wirkt keimhemmend.
Zwiebel *Allium cepa* **Allii cepae bulbus (M)**	Zwiebelextrakt, Zwiebelfrischsaft oder häufiges Bestreichen mit einer Zwiebelhälfte bei Furunkeln anwenden.

26.2.4 Heilpflanzen bei Nagelbettentzündung, Panaritium

Eine Entzündung am Nagelbett ist äußerst schmerzhaft, stark gerötet und geschwollen. Gelindert werden kann durch dünnes Auftragen von Salben (**Ringelblumen**, **Echinacea**, **Beinwell**, **Harz**) und regelmäßige Fingerbäder mit Schmier- oder Kernseife, die aufgelöst wird in **Arnika**-, **Ringelblumen**-, **Ackerschachtelhalm**- oder **Kamillen**tee (2 EL Seife/250 ml Tee); das trägt zum Aufweichen des Entzündungsherds bei. **Kohl**blattauflagen und Heilerdekompressen, angerührt mit **Ringelblumen**-, **Ackerschachtelhalm**- oder **Kamillen**tee lindern ebenso. Zum **Abheilen** werden Fingerbäder mit adstringierenden Gerbstoffpflanzen wie **Eichenrinde** oder **Zaubernuss**rinde zubereitet. **Harz**salbenpflaster (aus selbst zubereiteter Harzsalbe mit 20 g Harz, 10 g Bienenwachs und 100 ml Öl, s. Rezepte: Salben), mehrmals täglich erneuert, wirkt eiterziehend.

Ackerschachtelhalm *Equisetum arvense* **Equiseti herba (M)**	(s.o.)
Arnika *Arnica montana* **Arnicae flos**	(s.u.)

Beinwell ***Symphytum officinale*** **Symphyti radix**	(s.o.) Der Inhaltsstoff Allantoin bewirkt zusätzlich auf osmotischem Weg einen Flüssigkeitsstrom aus der Wundfläche. Dadurch werden Keime und Bakterientoxine ausgespült.
Kamille ***Matricaria recutita*** **Matricariae flos (M)**	(s.o.)
Kohl ***Brassica oleracea***	(s.o.)
Ringelblume ***Calendula officinalis*** **Calendulae flos (M)**	(s.o.)

26.2.5 Heilpflanzen bei Ulcus cruris

Beim **Ulcus cruris** („offenes Bein“, Unterschenkelgeschwür) handelt es sich um ein chronisches Geschwür am Unterschenkel, das mal trocken, mal feucht sein kann, eiternd, mit hartem Rand oder von einem Ekzem umgeben. Die Wunde geht einher mit Entzündungen der Haut und mit Gewebeverlust und schließt sich manchmal wochen- bis monatelang nicht.

Die **Ursache** ist meist eine **chronische venöse Insuffizienz** oder, seltener, Stoffwechselstörungen wie Diabetes oder eine **arterielle Verschlusskrankheit**. **Faustregel zur Unterscheidung:** Venenbeschwerden verschwinden beim Gehen (Muskelpumpe ist aktiv) und durch das Hochlegen der Beine; arteriell bedingte Beschwerden verschwinden beim Stehen bleiben (vermehrte Durchblutung). Für die richtige Behandlung ist eine exakte Diagnosestellung wichtig. Unabhängig von der Ursache kann es durch die Ernährungsstörung des Gewebes bis zur Gewebszerstörung kommen.

Es ist bekannt, dass sich häufig, gerade wenn das Geschwür am Abheilen ist, der Allgemeinzustand der Patienten verschlechtert – der Krankheitsprozess scheint sich nach innen zu verlagern. Daher ist es wichtig, parallel zur lokalen Therapie (Wunde selbst sollte sauber und trocken sein!) ursächlich zu behandeln und Leber- und Stoffwechselfunktionen zu unterstützen. Und die eigenen Ansprüche, dass ein Ulcus cruris immer abheilen müsste zurückzunehmen!

Ist der Auslöser eine chronische venöse Insuffizienz (s. Kap. 27: Herz-Kreislauf-Gefäß-Erkrankungen), so muss zuerst die Grunderkrankung behandelt werden (mit **Rosskastanie**, **Mäusedorn**, **Steinklee**, **Zaubernuss** u. a.), bevor das Ulcus von außen abheilt. Durch den venösen Rückstau kommt es zu einer Erhöhung des intravasalen Drucks an der unteren Extremität und dadurch zu einer Beeinträchtigung der Mikrozirkulation. Das „offene Bein“ ist die Folge davon. Bei der Wundbehandlung ist der Sauerstoffbedarf sehr groß, aber gerade die Versorgung mit Sauerstoff wird durch die venöse Insuffizienz behindert. Auch der Abtransport von Stoffwechselendprodukten ist nicht mehr gewährleistet, und so kann eine venöse Insuffizienz zu diesem ausgesprochen hartnäckigen Beingeschwür führen. Wenn die Ursache nicht behandelt wird, heilt das Geschwür nur schwer zu.

Naturheilkundliche Empfehlungen: Vermeidung von Übergewicht, ausreichende Bewegung und „gesunde“ Ernährung helfen einem Ulcus cruris vorzubeugen. Kalte Waschungen, kaltes Abbrausen, Wasser- oder Tautreten nach Kneipp sind zu empfehlen, weil der Venentonus durch Kaltreize verbessert wird. Fuß- und Beingymnastik aktiviert die Muskelpumpe, das Hochlagern der Beine und gezielte Atemgymnastik unterstützen den Blutrückstrom, manuelle Lymphdrainage den Rückfluss der gestauten Ödemflüssigkeit. Bei entzündetem Ulcus helfen Prießnitz-Wadenwickel, Lehmwickel oder kalte Auflagen mit Heilerde.

Wichtigste Therapiemaßnahme aber ist der **Kompressionsverband**: Ist dieser sachgemäß angelegt heilen viele langdauernde Ulcera innerhalb 3–4 Monaten ab! Die Kompression verringert die Hautspannung und damit zugleich die spannungsbedingten Schmerzen. Gleichzeitig verbessert sich durch die Kompression der venöse Rückfluss, und der Blutrückfluss zum Herzen wird gefördert. Zudem nimmt die fibrinolytische Aktivität zu (Emboliepropylaxe!). Der Kompressionsverband wird tagsüber angelegt. Am Morgen und am Abend kann die Wunde behandelt werden; nachts soll sie trocknen und Luft daran kommen können (das ist zwar mit einem häufigen Wechsel der Bettwäsche verbunden, fördert aber den Heilungsprozess ungemein). Zwischendurch geben behutsame Sonnenbestrahlungen einen neuen Impuls zur Granulation. Ist das Geschwür verheilt, wird der Kompressionsverband durch einen Kompressionsstrumpf ersetzt.

Die **Lokaltherapie** konzentriert sich auf 3 Phasen:

1. **Reinigung** des Ulcus und **Vermeidung von Infektionen** durch Auflagen und Teilbäder mit **Beinwell** oder **Eichen**rinde, **Kamille**, **Ringelblume**, **Ackerschachtelhalm** oder **Zaubernuss**. Im Bedarfsfall kann Bio!-**Honig** (im hitzebehandelten Honig aus dem Supermarkt sind die antimikrobiellen Eigenschaften eliminiert) aufgetragen werden. Honig stoppt das Bakterienwachstum; er entzieht durch seine osmotische Wirkung den Bakterien Wasser und hemmt so ihre Vermehrung; außerdem sind im Honig antibiotische Substanzen enthalten. Dadurch wird eine Wundinfektion verhindert und die Wunde gesäubert. Empfehlenswert sind auch **Kohl**auflagen.
2. **Förderung der Granulation** und **Epithelisierung**: Geeignet sind Umschläge mit **Kamille**, **Ringelblume**, **Johanniskraut**öl und **Sanddorn**fruchtfleischöl sowie Auflagen mit **Beinwell**wurzeln (frisch gerieben oder Zubereitungen) an den Wundrand.
3. Bei bakterieller **Superinfektion** haben sich Anwendungen mit **Kamille**, **Ringelblume**, **Echinacea**salbe und **Johanniskraut**öl bewährt.

Die Umgebung des Geschwürs soll regelmäßig gut gepflegt werden mit **Johanniskraut**-, **Lein**-, **Sanddorn**- oder **Weizenkeim**öleinreibungen oder mit **Ringelblumen**salbe. Bei Entzündung der Umgebung kann **Kamille**, **Zaubernuss** oder **Echinacea** zur Anwendung kommen.
Echinacea unterstützt durch seine immunmodulierende Wirkung das Immunsystem der Epidermis, das beschleunigt den Wundheilungsprozess und hilft, Sekundärinfektionen zu vermeiden.

Vorsicht bei der Auswahl von Externa: Beingeschwüre gehen durch die lange Behandlung häufig einher mit einer Überempfindlichkeit gegen verschiedenste Salbenzusätze, so dass sich zusätzlich Kontaktekzeme entwickeln können.

Ackerschachtelhalm ***Equisetum arvense*** **Equiseti herba (M)**	(s.o.) Regt den Hautstoffwechsel an und lässt schneller ausheilen. Als Fußbad, Auflage oder Umschlag.
Aloe ***Aloe vera*** **und Aloe ferox** **Aloe-Gel**	(s.u.) Das Gel zur vorbeugenden Einreibung bei Krampfadern mit Hautverfärbungen einsetzen, um ein Geschwür bzw. Rückfälle zu verhindern.
Beinwell ***Symphytum officinale*** **Symphyti radix (M)**	(s.u.) An die Wundränder aufgetragen wirkt Beinwellsalbe granulationsfördernd.
Eichenrinde ***Quercus robur*** **Quercus cortex (M)**	(s.u.) Eichenrindenauflagen so lange anlegen, bis das Geschwür nicht mehr nässt.

Johanniskraut ***Hypericum perforatum*** **Hyperici oleum (M)**	(s.u.)
Kamille ***Matricaria recutita*** **Matricariae flos (M)**	(s.o.)
Ringelblume ***Calendula officinalis*** **Calendulae flos (M)**	(s.o.) Vor allem bei infiziertem Ulcus: granulationsfördernd, antiphlogistisch. Ringelblume regt den Lymphfluss an, deshalb ist sie gut bei einer Verhärtungstendenz der Geschwüre.
Sanddorn ***Hippophae rhamnoides*** **Hippophae rhamnoides fructus**	(s.o.)
Zaubernuss ***Hamamelis virginiana*** **Hamamelidis folium (M)**	(s.o.)

26.2.6 Heilpflanzen bei Dekubitus – Wundliegen

Dekubitus ist ein Druckgeschwür, das durch langes Liegen auf einer Stelle (Bettlägerigkeit) entsteht. Vor allem alte Menschen und Schwerkranke sind davon betroffen, aber auch Menschen die aus unterschiedlichen Gründen lange auf einer Stelle liegen müssen (Gipsstreckverband, lange Operationen u. a.). Druckgeschwüre entstehen auch unter zu engen Gipsverbänden. Ein Dekubitalgeschwür ist scharf begrenzt, äußerst schmerzhaft und neigt zur Nekrotisierung. Durch die Ischämie kann sich das Geschwür bis weit in die Tiefe ausdehnen.

Die wichtigste **Behandlung** ist das Vermeiden eines Dekubitus durch Mobilisierung der Patienten und häufiges Wechseln der Lagerung mit optimaler Druckentlastung (Kissen, Felle, Fersenpolster usw.). Der Körper soll gleichmäßig warm sein und die Haut regelmäßig behutsam gepflegt werden, bevorzugt mit **Johanniskraut**öleinreibungen.

Johanniskraut ***Hypericum perforatum*** **Hyperici oleum (M)**	(s.u.) **Präparate:** PC 30® V (mit Kamille und Rosskastanie).
Kamille ***Matricaria recutita*** **Matricariae flos (M)**	(s.o.)
Sanddorn ***Hippophae rhamnoides*** **Hippophae rhamnoides fructus**	(s.o.)

26.3 Geschlossene Wunden, unblutige stumpfe Verletzungen

Hierzu zählen: **Hämatom** (Bluterguss), **Distorsion** (Verstauchung, Zerrung), **Kontusion** (Prellung), **Kompression** (Quetschung) und **posttraumatisches Ödem**. Bei diesen traumatischen Verletzungen, die z. B. durch (Auf-)Schlag mit einem stumpfen Gegenstand entstanden sind oder durch Umknicken des Fußes, werden die weichen Gewebeschichten unter der Hautoberfläche zerstört und zahlreiche winzige Blutgefäße zerquetscht, so dass sich zunächst ein Hämatom (Bluterguss) bildet. Die betroffene Stelle schwillt an und verfärbt sich blauviolett, später gelb. Nach einiger Zeit lassen Schwellung, Schmerz und Verfärbung nach und verschwinden schließlich ganz.

Solche unblutigen Verletzungen werden zunächst mit kühlenden feuchten Auflagen bzw. Umschlägen und durch Ruhe und Hochlegen der Extremität **behandelt**, damit Schwellung und Schmerz so schnell wie möglich gelindert werden können. Dadurch verbessert sich die Beweglichkeit, und die Resorption des Hämatoms wird beschleunigt. In der *Volksheilkunde* sind zahlreiche Tipps bekannt, wie gekühlt werden kann: Quark-, Schnaps- oder Essigsaure-Tonerde-Auflagen, gekühlte **Kirsch**kern- oder **Erbsen**kissen oder eisgekühlter Salzwaschlappen (s. Kap. 25: Rheuma: externe Anwendungen). Die *Homöopathie* bietet wertvolle Soforthilfe, die in keiner Hausapotheke fehlen sollte (vor allem Arnika!). Zur schnelleren Abheilung wird die Einnahme von täglich 2.000 mg Vitamin C empfohlen. In der *Aromatherapie* hat sich folgende Mischung bestens bewährt: je 10 Tr. äth. Immortellenöl, Zistrose und Lavendel; daraus eine 3%ige Mischung mit fettem Öl herstellen und diese Mischung 3-mal tägl. behutsam auftragen. Halten Funktionseinschränkung und Schmerz an, sollten nach einigen Tagen warmheiße Anwendungen folgen.

In der **Phytotherapie** werden kühlende Umschläge mit entzündungshemmenden, abschwellenden, schmerzlindernden und ödemprotektiven Arzneidrogen verordnet: verdünnte **Arnika**- oder **Ringelblumen**blütentinktur oder Tee, gekühlter **Pfefferminz**tee, **Beinwell**wurzeltinktur oder -tee, **Steinklee**krauttee oder **Zaubernuss**wasser. Nachbehandelt wird, je nach Art der Erkrankung, mit Gels, Salben oder Pasten (im Kühlschrank – nicht Eisfach!! - gelagert), die entweder als Breiumschlag (**Beinwell**) oder als messerrückendicker Salbenumschlag angelegt oder behutsam eingerieben werden. Auch Zubereitungen mit **Campher**spiritus oder -salbe haben sich bewährt. Der Kräuterheiler Maurice Messegue hat gute Erfahrungen gemacht mit 2 EL frisch geschnittener **Petersilie**, die mit Eiweiß von 3 Eiern vermischt auf ein Leinentuch gegeben wird. Auf das verstauchte Gelenk legen und fixieren; bis zur Schmerzfreiheit alle 2 Stunden erneuern.

26.3.1 Heilpflanzen bei Verstauchungen, Blutergüssen, Quetschungen, Prellungen und posttraumatischen Ödemen

- **Verstauchungen: Arnika**, **Campher**, **Steinklee** und **Rosskastanien**zubereitungen
- **Blutergüsse:** zu Beginn **Arnika**, **Campher**, später **Beinwell** und **Johanniskraut**öl
- **Quetschungen** und **Prellungen: Arnika**, **Beinwell**, **Heublumen** und **Pfefferminz**öl
- **posttraumatische Ödeme** (Frakturödem): **Arnika**, **Beinwell**, **Johanniskraut**öl, **Rosskastanie**, **Ackerschachtelhalm** und **Steinklee**.

Kommt es im Verlauf von stumpfen Verletzungen zu stark entzündlichen und ödematösen Prozessen, können Enzyme, Biokatalysatoren aus Aminosäuren wie z. B. eiweißspaltende Proteasen aus der **Ananas** (Bromelain) oder **Papaya** (Papainasen) verordnet werden (Vorsicht: Blutungsrisiko!). Damit klingt die Entzündung schneller ab. Eine **Enzymtherapie** haben Urvölker anderer Kulturkreise schon seit langem betrieben, indem sie enzymhaltige Pflanzenblätter auf Geschwulste legten. Die moderne Enzymtherapie wird heute vor allem bei Verletzungen, Entzündungen, Ödemen, bei rheumatischen Leiden und in der Krebstherapie eingesetzt.

Ackerschachtelhalm
Equisetum arvense
Equiseti herba (M)

(s.o.)

Ananas
Ananas comosus
Ananas succus (M)

Die Ananas gehört zur Familie der Ananasgewächse (Bromeliaceae) und ist als köstliche saftige Frucht bekannt. Die Indianer am Orinoco nannten die Frucht anana, von „a: Frucht" und „nana: köstlich". Die Frucht selbst bringt Abwechslung in die Küche und ist ein wahres Powerpaket an gesunden Wirkstoffen, vor allem zeichnet sie sich durch ihren Reichtum an Enzymen aus (u. a. Bromelain), die als Biokatalysatoren an wichtigen Stoffwechselfunktionen des Organismus beteiligt sind. Die frische Frucht bietet sich an bei Verdauungsproblemen und Stoffwechselerkrankungen, die Rosettenblätter der Pflanze werden in der Volksmedizin als Tee gegen Wechseljahrsbeschwerden angeboten. Für die medizinische Anwendung aber wird das Enzym Bromelain aus dem Presssaft der Mutterstümpfe, d. h. den noch nicht ausgereiften Stängeln der Ananas gewonnen.

Inhaltsstoffe: Bromelain (Bromelain A und B der proteolytisch wirksamen Enzyme).

Wirkungen: Bromelain bewirkt eine beschleunigte Wundheilung: ödemhemmend, indirekt antiphlogistisch über immunmodulierende Reaktionsmechanismen, wundheilungsfördernd. Verlängert Prothrombin- und Blutungszeit und hemmt die Thrombozytenaggregation; verbessert dadurch die Fließeigenschaften des Blutes.

Indikationen: Akute posttraumatische und postoperative entzündliche Schwellungszustände. Thromboseprophylaxe, wenn z. B. nach einem Unfall eine Fraktur geschient wird.

Darreichungsformen: Eingestellte Fertigpräparate zum Einnehmen (das Essen von frischer Ananas ist – leider – nicht ausreichend!).

Tagesdosis: 80–320 mg Rohbromelain (200–800 FIP-Einheiten) in 2–3 Einzeldosen.

Anwendungsdauer: 8–10 Tage (Vorsichtsmaßnahme, da Langzeitstudien fehlen).

Nebenwirkungen: Gelegentlich Magenbeschwerden, Durchfall, allergische Reaktionen.

Interaktionen: Verstärkung der Blutungsneigung bei gleichzeitiger Therapie mit Antikoagulanzien oder Thrombozytenaggregationshemmstoffen möglich.

Gegenanzeigen: Überempfindlichkeit gegen Bromelain, Blutungsneigung, Schwangerschaft.

Präparate: Bromelain-POS®, Phlogenzym® Tbl. (mit Rutin, Trypsin), Wobenzym® Tbl. (mit Papaya, Pankreas, Rutosid), Proteozym®.

Kommission E für Bromelain aus Ananas: *Akute postoperative und posttraumatische Schwellungszustände (v. a. der Nase und Nasennebenhöhlen).*

Arnika, Alpen
Arnica montana
A., Wiesen
Arnica chamissonis
Arnicae flos (M)

Arnikablüten machen immer einen etwas verstrubbelten Eindruck: Vom Wind zerzaust leuchten ihre dottergelben Blütenblätter auf wilden Bergwiesen. Die weiche Behaarung am Blütenboden gaben Anlass zu ihrer Namensbezeichnung „Arnika", von griech. „arnion: Pelz des Lammes". Ihr Blütengelb soll dem Gelb im Auge des Wolfes ähneln, daher bekam sie ihren Namen Bergwohlverleih, abgeleitet von „Wolferlei: Wolfsauge". Im Mittelalter galt sie als Allheilmittel und wurde auch innerlich eingesetzt gegen Menstruationsbeschwerden, Erschöpfung, Gicht und Angina pectoris. Die beliebte Arnika wurde durch zunehmendes Sammeln, Überdüngen der Bergwiesen und intensive Grünlandnutzung radikal dezimiert, deshalb unter strengen Schutz gestellt und seit 1981 auch ins Washingtoner Artenschutzabkommen aufgenommen. Um genügend Arnika für den Drogenhandel zur Verfügung zu haben und weil die wilde Bergarnika schwer kultivierbar ist, wurde die nordamerikanische Arnica chamissonis als offizielle Blütendroge zugelassen. Inzwischen gelang jedoch der erfolgreiche Feldanbau von Arnica montana („Arbo"), und Forscher fordern, Arnica chamissonis als Stammpflanze wieder herauszunehmen.

Inhaltsstoffe: Bitterstoffe (Sesquiterpenlactone vom Helenanolid-Typ), Flavonoidglykoside, ätherisches Öl (mit Thymol, Thymolderivaten, Höchstgehalt zu Blütenbeginn), Phenylcarbonsäuren (Chlorogensäure, Cynarin, Kaffeesäure) und Cumarine (Umbelliferon, Scopoletin).

Wirkungen: Entzündungshemmend, antiseptisch (v. a. gegen grampositive Keime) und antimykotisch (gegen verschiedene Dermatophyten), schmerzlindernd bei Entzündungs- und Schwellungsschmerzen, antiödematös und durchblutungs- und resorptionsfördernd. Im wässrigen Extrakt durch Polysaccharide immunstimulierend. **Vorsicht:** bei unverdünnter Anwendung haut- und schleimhautreizend.

Indikationen: Unblutige Verletzungs- und Unfallfolgen wie Blutergüsse, Zerrungen, Quetschungen, Frakturödeme; schwer heilende, schmierige Wunden mit schlechter Granulationsbildung, bei beginnender Lymphangitis und Phlegmone, Furunkulose, Insektenstiche, zur Schmerzlinderung bei Karpaltunnelsyndrom, Venenentzündungen, venöser Insuffizienz mit Stauungszeichen im Stadium I-II. Entzündungen des Mund- und Rachenraumes, rheumatische Muskel- und Gelenkschmerzen.

Darreichungsformen: Droge, Drogenpulver für Aufgüsse, Tinkturen (5 g Blüten/100 ml 70%iger Alkohol 4 Wochen ausziehen), Salben und Öle (5 g Blüten/100 ml Sojaöl 3 Wochen ausziehen).

Hinweis: Arnika-Auflagen nur äußerlich, und auf großflächigen Hautbezirken nur verdünnt anwenden (1 EL Tinktur auf 1 l Wasser). Unverdünnte Arnikatinktur nur zu kleinstflächigen Pinselungen.

Tagesdosis: Umschläge: 2–4 TL (1–2 g Droge) auf 100 ml Wasser: Tinktur 3–10fach mit Wasser verdünnt. Mundspülungen: Tinktur 10fach verdünnt. Salben max. 20–25 % Tinktur. Arnika-Öl: Auszug aus 1 Teil Droge und 3–5 Teilen fettem Pflanzenöl. Salben mit max. 15 % fettem Arnika-Öl.

Nebenwirkungen: Bei längerer Anwendung Ekzeme, bei Anwendung auf geschädigter Haut, z. B. bei Verletzungen oder Ulcus cruris relativ häufig ödematöse Dermatitis mit Bläschenbildung, bei unsachgemäßer und/oder hochkonzentrierter Anwendung auch primär toxisch bedingte Hautreaktionen mit Bläschenbildung bis zur Nekrotisierung möglich. Aus diesem Grund Arnika-Auflagen nur äußerlich und (v. a. auf großflächigen Hautbezirken) nur stark verdünnt anwenden (1 EL Tinktur auf ¼ l Wasser) und nur über kurze Zeit (30 Min). Treten allergische Hautreaktionen auf, muss die Anwendung umgehend eingestellt und ärztliche Therapie aufgesucht werden. Arnika kann die Blutungsneigung erhöhen (antikoagulativ).

Hinweis: Wegen möglicher Nebenwirkungen wie Durchfall, Schwindel, Nasenbluten und Herzrhythmusstörungen gilt heute die innerliche Anwendung als obsolet und wird nur in der Homöopathie ab D4 eingesetzt. (Experten beherrschen noch den Umgang mit „Arnika innerlich!“)

Gegenanzeigen: Bekannte Allergie gegen Arnika und andere Korbblütler (Beifuß, Benedikte, Kamille, Schafgarbe) wegen Kreuzallergien.

Hinweise: Allergien gegen Arnika sind im Vergleich zu anderen Pflanzen relativ häufig. Bei der äußerlichen Anwendung können Kontaktdermitiden auftreten, die auf **Helenalin** zurückzuführen sind. Arnica-montana-Sorten aus Spanien und Portugal besitzen eine wesentlich geringere bis keine allergene Potenz, weil statt dessen das Sesquiterpenlacton **Dihydrohelenalin** enthalten ist. Arnica-montana-Blüten aus Spanien stellen deshalb derzeit die Hauptmenge der auf dem Markt befindlichen Arnikablüten dar, und die meisten im Handel befindlichen Arnika-Zubereitungen werden aus spanischen Arnika-Populationen hergestellt. Die übrigen Arnikablüten des Marktes stehen bezüglich ihrer allergenen Potenz innerhalb der Korbblütler an erster Stelle. Bei **Kindern** sollten Arnika-Zubereitungen noch nicht angewendet werden, es sei denn, dass sie gesichert aus spanischen Arnikablüten hergestellt wurden (z. B. Kneipp Arnika Salbe S).

Präparate: Arniflor-N® Salbe, arnika-loges® gel, Kneipp® Arnika Gel, Kneipp® Arnika Salbe, Sportupac® Kühlspray, Weleda Arnika-Essenz, Arnika Wundtuch, Arnika Salbe Weleda, RETTERSPITZ Äuß. (Zitronen-, Weinsäure, Alumen, Rosmarinöl, Arnikatinktur, Thymol), RETTERSPITZ Quick (Zitronen-, Weinsäure, Alumen, Tannenzapfen-, Muskatnuss-, Rosmarinöl, Arnikatinktur, Kampfer, Menthol, Thymol).

Teezubereitung: (Nur äußerlich für Auflagen oder Bäder) 1–2 TL Droge mit 100 ml heißem Wasser übergießen und 5–10 Min. ziehen lassen.

Kommission E: *Zur äußerlichen Anwendung bei Verletzungs- und Unfallfolgen, z. B. bei Hämatomen, Distorsionen, Prellungen, Quetschungen, Frakturödemen, bei rheumatischen Muskel- und Gelenkbeschwerden. Entzündungen der Schleimhäute von Mund und Rachen, Furunkulose und Entzündungen als Folge von Insektenstichen; Oberflächenphlebitis.*

Beinwell *Symphytum officinale* Symphyti radix (M)

Beinwell hat sich als „Knochenheilerin“ einen Namen gemacht. Ihr Name stammt von althochdeutsch „Bein: Gebeine, Knochen“ und „well: wallen, zusammenwachsen“, daher auch der Volksname Wallwurz. Auch in der griechischen Namensgebung weist „symphein: zusammenwachsen“ auf die wundheilenden und regenerationsfördernden Eigenschaften hin. Man schätzt die Pflanze heute besonders in der Sportmedizin: In einer Studie erwies sich Beinwell als Heilmittel ersten Ranges bei Sprunggelenksdistorsionen durch den schnellen Rückgang von Schmerzen und Schwellung sowie durch die rasch erreichte Gelenkmobilität.

Inhaltsstoffe: Reichlich Schleimstoffe (Fructane), bis 1,5 % Allantoin (aus dem Harnsäure-/Purinstoffwechsel), 4–6 % Gerbstoffe, Rosmarinsäure, Cholin. Je nach Herkunft und Anbausorte geringe Mengen bis Spuren von **P**yrrolizidin**a**lkaloiden **(P.A.)**. Seit 1996 gibt es **P.A.**-freie Zuchtsorten (Kyttasalbe).

Wirkungen: Schmerzlindernd, entzündungshemmend, abschwellend, wundreinigend und lokal reizmildernd. Allantoin fördert die Kallusbildung, die Zellneubildung und damit die Regeneration von Gewebe, steigert die lokale Durchblutung, sorgt für eine Verflüssigung des Wundsekretes und dadurch zu einer verbesserten Granulation. Cholin reduziert den Austritt von Gewebeflüssigkeit, erweitert die Arteriolen und führt damit zu einer besseren Durchblutung. Schleim und Gerbstoffe fördern die Wundheilung und wirken lokal reizmildernd.

Indikationen: Schlecht heilende, unblutige stumpfe Verletzungen wie Quetschungen, Distorsionen, Hämatome, Kontusionen. Schlecht heilende Wunden und Frakturen, Ulcus cruris, Furunkel, Augenverletzungen, chronische Ulzerationen, atopische Ekzeme und Psoriasis. Muskelkater, Sehnen-, Sehnenscheiden- und Schleimbeutelentzündung, Knochenhaut-, Venen- und Nagelbettentzündung, Thrombophlebitis und Lymphknotenschwellungen.

Darreichungsformen: Zerkleinerte Droge, Tinkturen, Salben, Frischpflanzenanwendungen für halbfeste Zubereitungen und Kataplasmen.

Hinweis: Da die enthaltenen Schleimstoffe gut Wärme speichern, eignen sich Beinwellwurzelpasten speziell für Packungen und Umschläge.

Tagesdosis: Salben mit 5–20 % getrockneter Droge; Zubereitungen entsprechend (nicht mehr als 100 µg P.A. mit 1,2 ungesättigtem Necingerüst einschließlich ihrer N-oxide enthalten/Tag).

Anwendungsdauer: Nicht länger als 4–6 Wochen/Jahr, da in sehr geringen Mengen hepatotoxische P.A. enthalten sein können. (Obwohl diese bei topischer Anwendung nicht in den Blutkreislauf gelangen, wurden Anwendungsdauer und tägl. Applikationsmenge durch die Kommission E vorsorglich eingeschränkt.) P.A.-freie Zubereitungen unterliegen diesen Begrenzungen nicht.

Nebenwirkungen: Nicht bekannt.

Gegenanzeigen: Aufgrund der Spuren von Pyrrolizidin-Alkaloiden Schwangerschaft, Stillzeit, Kinder unter 2 Jahren. Nur auf intakter Haut anwenden.

Präparate: Traumaplant® Salbe, Symphytum, äthanol. Decoctum als Salbe und Tinktur (z. ä. G.) Weleda. P.A.-frei: Kytta-Plasma® f Umschlagpaste, Kytta-Salbe® f, Beinwellsalbe (P.A.-frei) Bahnhofapotheke® Kempten (mit Calendula-Johanniskraut-Öl, Beinwelltinktur, Bienenwachs, Propolistinktur, Sheabutter, Wollwachs pestizidfrei).

Teezubereitung: 1 EL gut zerkleinerte Droge mit ¼ l warmem Wasser übergießen, 30 Min. ziehen lassen und für Umschlag/Bad verwenden. (Für die Hausapotheke können die Blätter mitverwendet werden. Ich habe beste Erfahrungen gemacht mit Beinwellwurzelpulver, das mit Beinwellblättertee zur Paste angerührt auf die Verletzung aufgebracht wurde.)

***Kommission E:** Äußere Anwendung: Prellungen, Zerrungen, Verstauchungen.*

Heublumen *Graminis flos*

(s. Kap. 25: Rheuma)

Inhaltsstoffe: Cumaringlykoside (je nach Erntestandort in unterschiedlicher Menge), Furanocumarine, ätherische Öle, Gerbstoffe.

Wirkungen: Örtlich durchblutungsfördernd und schmerzlindernd, erhöht den Gewebsstoffwechsel und die Elastizität des Bindegewebes und führt zu einer Tonusminderung der Muskulatur.

Indikationen: Stumpfe Verletzungen zur Hämatomresorption. Schmerzhafte Veränderungen von Gelenken, Muskeln oder Sehnen nach Unfällen, Knochenbrüchen oder Operationen.

Darreichungsformen: Heublumensack (selbst zubereitet oder als Fertigpräparat) im Wasserdampf 15 Min. erhitzen (im Dampfkochtopf 1–2 Minuten) und dann vorsichtig ausdrücken. So heiß wie möglich (etwa 42°C) auf die betroffene Stelle legen und mit einem Wolltuch straff fixieren. Die Auflage bleibt, solange sie angenehm ist, ca. 40–50 Min. liegen. Danach 1/2 Std. Bettruhe.

Tagesdosis: 1–2 × tägl. als feucht-heiße Kompresse anwenden.

Nebenwirkungen: In sehr seltenen Fällen allergische Hautreaktionen, Heuschnupfen.

Gegenanzeigen: Offene Verletzungen, akute rheumatische Schübe, akute Entzündungen, Neuralgien.

Präparate: Kneipp® Heupack Herbatherm N Kompressen.

Teezubereitung, äußerliche Anwendung: für Hand- oder Fußbäder bei Schwellungen/ Schmerzen: 4 EL Heublumen mit 1 l kochendem Wasser übergießen, bedeckt 10 Min. ziehen lassen und abgießen. Bei ca. 40° C etwa 10 Min. lang das Gelenk darin bewegen, danach Beinwellsalbe auftragen und über Nacht warm halten.

Kommission E: *Degenerative Erkrankungen des rheumatischen Formenkreises (lokale Wärmetherapie).*

Honigklee
Melilotus officinalis
Meliloti herba (M)

Der Gattungsname Melilotus leitet sich ab von „mel: Honig" und „lotos: Klee", denn dieser zarte, feingliedrige Schmetterlingsblütler lockt Honigbienen an: Er duftet unglaublich süß durch seine Cumarine, die sich beim Trocknen entfalten. Der Honigklee wird auch Gelber Steinklee genannt – im Gegensatz zum Weißen Steinklee, der genauso fein duftet, sich aber nicht durch die gleichen Heileigenschaften auszeichnet: ihm fehlen die Flavone. Cumarine und Saponine sind in beiden Arten enthalten. Honigklee unterstützt als eines der wenigen Lymphmittel den Lymphstrom und fördert den Abfluss von Lymphe. Schon Dioskurides wendete es wegen seiner zusammenziehenden, erweichenden Wirkung bei Geschwülsten an, und Hippokrates nahm es als Pflaster bei eitrigen Geschwüren.

Inhaltsstoffe: Cumarine (Melilotosid, Melilotin u. a.), Flavonoide, Saponine, Schleim, ätherische Öle.

Wirkungen: Antiödematös und entzündungshemmend bei entzündlichen Ödemen und Stauungsödemen, venenabdichtend. Durch Zunahme des venösen Rückflusses, Steigerung der Kapillarresistenz und Verbesserung des Lymphabflusses. Antiexsudativ. Beschleunigung der Wundheilung.

Indikationen: Prellungen, Verstauchungen und Blutergüsse, venöse Insuffizienz, Lymphangitis, Lymphödem, Lymph- und Venenstauungen, verhärtete Lymphknoten oder Brustdrüsenschwellungen. Bei entzündeten Gelenken, Stauungsödemen, entzündlichen Schwellungen, Verstauchungen, geschwollenen Mandeln, Schwellungen durch Insektenstiche und zur Beschleunigung der Eiterbildung bei Akne oder Furunkeln.

Darreichungsformen: Teezubereitung zur innerlichen und äußerlichen Anwendung, Salben, Linimente, Kataplasmen und Kräuterkissen zur äußeren, Salben und Zäpfchen zur rektalen Anwendung. Die Einnahme in Form von Fertigarzneimitteln mit einem standardisierten Mindestgehalt an Cumarinen wird empfohlen.

Tagesdosis: 4–6 g Droge; bei Zubereitungen entsprechend 3–30 mg Cumarin.

Nebenwirkungen: Nicht bekannt.

Gegenanzeigen: In seltenen Fällen Kopfschmerzen.

Präparate: Meli Rephastan® Flüssigkeit, Venalot® mono Liniment.

Hinweis: Eine Kombination mit anderen gefäßaktiven Stoffen wie Rosskastaniensamenextrakt ist sinnvoll (z. B. Venalot mono Liniment mit 30 % Rosskastaniensamenextrakt DAB kombinieren).

Teezubereitung: 1–2 TL (1,5–3 g) feingeschnittene Droge mit 1 Tasse heißem Wasser übergießen, 10 Min. ziehen lassen und abgießen. 2–3 × tägl. 1 Tasse trinken. Oder eine Mullkompresse damit tränken und 2–3 × tägl. auf die betroffenen Stellen auflegen. Für **Kataplasmen**: 3 EL zerkleinertes Kraut mit 150 ml kochendem Wasser gut durchfeuchten, abkühlen lassen und äußerlich anwenden.

Kommission E: *Innere Anwendung: chronische venöse Insuffizienz (v. a. bei Schmerzen, Schweregefühl in den Beinen, nächtlichen Wadenkrämpfen, Juckreiz, Schwellung). Adjuvant bei Thrombophlebitis, postthrombotischem Syndrom, Hämorrhoiden und bei Lymphstauungen. Äußere Anwendung: Prellungen, Verstauchungen oberflächliche Blutergüsse.*

Johanniskraut
Hypericum perforatum
Hyperici oleum (M)

„Kein Kraut ist in allen Ländern zu finden, das in Heilung der Wunden, Quetschungen, Verrenkungen, alten faulen Schäden diesem beykomme" (Paracelsus).

(s. Kap. 28.2.1: ZNS) Wer Johanniskraut sagt, denkt meistens an die stimmungsaufhellende Wirkung; aber schon zu Paracelsus' Zeiten galt Hypericum als ein hervorragendes Wundheilmittel. Dazu werden die Blüten in gutem Öl ausgezogen, das nach 6 Wochen eine rubinrote Farbe annimmt und deshalb „Rotöl" genannt wird. Die herrlichen goldgelben Blüten sind mit schwarzroten strich- oder punktförmigen Drüsen besetzt, aus denen beim Zerreiben der rote Farbstoff austritt, die Hypericine, die dem Extrakt ihre rote Färbung und intensive Fluoreszenz verleihen. Für die Wundbehandlung ist aber das lipophile Hyperforin wesentlich, das in besonders hoher Konzentration in reifen Fruchtkapseln enthalten ist.

Inhaltsstoffe: 01–0,3 % Gesamthypericine, 2–4 % Phloroglucinderivate (u. a. Hyperforin), Flavonoide (Hyperosid 9), Biflavonoide (Biapigenin, Amentoflavon), 6–15 % Gerbstoffe, wenig Xanthone, 0,05–0,3 % ätherisches Öl.

Wirkungen, äußerliche Anwendung: Die ölige Zubereitung („Rotöl") wirkt aufgrund des hohen Flavonoidgehaltes entzündungshemmend, der Gerbstoffe adstringierend und des Hyperforins antibakteriell (Hyperforin ähnelt in gewissen Anteilen bekannten Antibiotika und wirkt vor allem gegen grampositive Bakterien, gegen multiresistente Staphylokokken und gegen penicillinresistente Staphylococcus-aureus-Stämme), viruzid und antimykotisch. Das Öl fördert die Wundheilung, eine gute Narbenbildung und die Durchblutung und wirkt schmerzstillend. Nach der äußerlichen Anwendung kommt es **nicht** zu einer Photosensibilisierung, dennoch sollte danach direkte Sonnenbestrahlung vermieden werden.

Indikationen, äußerliche Anwendung: Schnitt- und Schürfwunden, Prellungen, Verstauchungen und Verrenkungen, Verbrennungen 1. Grades, Sonnenbrand, Nervenschmerzen, Hexenschuss, verspannte Muskulatur, Gürtelrose und bei rheumatischen Beschwerden. Zur Vorbeugung und Therapie bei Dekubitus (Wundliegen), bei alten Narben und Amputationsbeschwerden. Gut geeignet zur Pflege spröder und trockener Haut.

Darreichungsformen: Öl, Kompresse (Ölkompresse häufig wechseln), Präparate. Bei infizierten Knochenwunden Öltampon einsetzen, der einige Tage liegen darf.

Nebenwirkungen/Gegenanzeigen: Bei äußerlicher Anwendung nicht bekannt. Durch Berühren der Pflanze beim Sammeln unter Sonnenlicht können phototoxische Erscheinungen vorkommen.

Präparate: Johanniskraut Rotöl Öl Jukunda, Kneipp® Johanniskraut-Öl N, Bedan® Lotion und Bedan® Creme (ohne Hypericin), Befelka-Hautoel (mit Ringelblume, Kamille, Stiefmütterchen).

Kommission E: *Innere Anwendung: psychovegetative Störungen, depressive Verstimmungszustände, Angst und/oder nervöse Unruhe. Ölige Zubereitung; innere Anwendung: dyspeptische Beschwerden. Ölige Zubereitungen; äußere Anwendung: Behandlung und Nachbehandlung von scharfen und stumpfen Verletzungen, Verbrennungen 1. Grades, Behandlung und Nachbehandlung von Myalgien.*

Kampfer
Cinnamomum camphora
Campherbaum

(s. Kap. 27: Herz-Kreislauf)

Inhaltsstoffe: Natürlicher Campher.

Wirkungen: Hyperämisierend in der äußerlichen Anwendung.

Indikationen: Stumpfe Verletzungen u. a.

Darreichungsformen: Halbfeste Zubereitungen, Campherspiritus.

Tagesdosis: Äußerliche Applikation max. 25%ige Konzentrationen, bei Säuglingen und Kleinkindern max. 5 %, in Campherspiritus 1–10 % (auch bei empfindlicher Haut geeignet).

Nebenwirkungen: Kontaktekzeme.

Gegenanzeigen: Bei äußerer Anwendung geschädigte Haut, z. B. Verbrennungen. Bei Säuglingen und Kleinkindern nicht im Bereich des Gesichts, speziell der Nase, auftragen. Bei sachgemäßer Anwendung besteht keine Gefahr.

Präparate: Camphoderm® N Emulsion, Trauma-Salbe Rödler® 301 N (Methylsalicylat, Levomenthol), Trauma-Salbe Rödler® 302 N (gereinigtes Terpentinöl, Eukalyptusöl).

Teezubereitung: Keine, wird nur als Fertigpräparat verordnet.

Kommission E: *Äußere Anwendung: Muskelrheumatismus, Herzbeschwerden. Innere Anwendung: hypotone Kreislaufregulationsstörungen. Innere und äußere Anwendung: Katarrhe der Luftwege.*

Kohl
Brassica oleracea

(s.o.)

Pfefferminzöl
Mentha x piperitae aethereoleum (Echte Pfefferminze) (M)

(s. Kap. 28: ZNS)

Inhaltsstoffe: Ätherisches Öl (mit Menthol, Menthon, Menthylacetat).

Wirkungen, äußerliche Anwendung: Antibakteriell, antiviral, antimykotisch, kühlend, lokal anästhesierend, hyperämisierend.

Indikationen: Stumpfe Verletzungen, Pruritus. Hautpilze, superinfizierte Dermatosen, zur Linderung bei postzosterischen Neuralgien, Kopfschmerzen.

Darreichungsformen: Ätherisches Öl (1:10) und Zubereitungen für Einreibungen, Kompressen und Waschungen (5–10 Tr. Pfefferminzöl in 1 l Wasser durch heftiges Schütteln verteilen: geringe Mengen des ätherischen Öls, v. a. des kühlenden Menthols, lösen sich im Wasser).

Tagesdosis: Bei äußerer Anwendung einige Tropfen 1:10 verdünnt in die betroffene Hautpartie einreiben, in halbfesten, öligen Zubereitungen und wässrig-ethanolischen Zubereitungen 5–10 %.

Nebenwirkungen/Gegenanzeigen, äußerliche Anwendung: Bei Säuglingen und Kleinkindern nicht im Bereich des Gesichts, speziell der Nase anwenden.

Präparate: China-Oel Destillat, Euminz® Lösung, Eucafluid N Lösung, Nervencreme FIDES S Salbe (mit Oleum Menthae piperitae, Oleum Eucalypti, auch bei neuralgischen Beschwerden, Stirnkopfschmerz, Brachialgien und Muskelschmerzen).

Kommission E: *Krampfartige Beschwerden im oberen Gastrointestinaltrakt und der Gallenwege (innere Anwendung). Colon irritabile (innere Anwendung). Katarrhe der oberen Luftwege (innere und äußere Anwendung, Nasensalben). Mundschleimhautentzündungen (innere Anwendung). Myalgien (äußere Anwendung). Neuralgiforme Beschwerden (äußere Anwendung).*

Ringelblume
Calendula officinalis Calendulae flos (M)

(s.o.)

Rosskastanie
Aesculus hippocastanum Hippocastani semen (M)

(s. Kap. 27: Herz-Kreislauf) Manche Quellen behaupten, der Kastanienbaum sei ursprünglich im Himalaja zu Hause gewesen. Samenreste bei Analysen in mitteleuropäischen Braunkohlevorkommen zeugen aber davon, dass die Rosskastanie ursprünglich in unseren Wäldern beheimatet gewesen sein muss, und erst im Zuge der Eiszeit nach Süden verdrängt wurde. Er kehrte wieder in seine Heimat zurück, nachdem der französische Arzt und Botaniker Carl Clusius (1526–1609) in Wien die braungelackten Früchte zum Abschied von einem türkischen Sultan erhielt und im Hofgarten zu Wien gepflanzt hatte. Von dort breitete sich die Rosskastanie rasch aus und ist heute ein begehrter Baum in Parkanlagen und ein schnellwüchsiger Schattenspender für Bier- und andere große Gärten.

Inhaltsstoffe: 3–10 % eines Triterpensaponingemisches (bezeichnet als Aescin = Escin) mit mehr als 30 Saponinglykosiden, die Cumarinderivate Aesculin und Fraxin, Flavonoide wie Rutin, Quercetin, und Kämpferol, Adenosin, Catechingerbstoffe, Proanthozyanidine (Leukoanthozyane und Catechin), Bitterstoffe, Phytosterine und Sterole (Sitosterol).

Wirkungen: Schwellungshemmend, antiexsudativ (Aescin), zusammenziehend, entzündungshemmend und gewebsentwässernd. Der venöse Rückfluss wird gefördert, erschlaffte Venen gestrafft, die Thrombosebildung verhindert, die Kapillarbrüchigkeit herabgesetzt und die Blutflussgeschwindigkeit beschleunigt.

Indikationen: Posttraumatische und postoperative Weichteilschwellungen, zur Hämatomresorption, Schmerzsyndrom der Wirbelsäule. Chronische venöse Insuffizienz, postthrombotisches Syndrom; Präventivmaßnahme bei langen Flugreisen (sog. „Lufthansastudie“).

Darreichungsformen: 2 × tägl. 250–312,5 mg Extrakt bei innerer Anwendung (nur standardisierte Fertigarzneimittel). Äußerlich reines Aescin in gut penetrierender Salbengrundlage. Nur leicht einmassieren!

Tagesdosis: 100 mg Aescin.

Nebenwirkungen: Bei innerer Anwendung in Einzelfällen Juckreiz, Übelkeit, Magenbeschwerden. Aus diesem Grund nach dem Essen einnehmen!

Gegenanzeigen: Nicht bekannt.

Präparate: Venostasin® N-Salbe, Aescorin® N Salbe (mit Zauberstrauchrinde), Sportubene® Kühlpaste.

Teezubereitung: Nicht üblich.

Kommission E: *Chronisch venöse Insuffizienz (Schmerzen und Schweregefühl in den Beinen, Wadenkrämpfe, Juckreiz, Beinschwellungen).*

26.4 Hautentzündungen (Dermatitis) und Ekzeme

Ein Ekzem ist eine entzündliche Hautveränderung mit Juckreiz, die als unspezifische Reaktionsform der Haut auf schädigende Einflüsse auftritt. Ekzeme zeigen sich als flächige, entzündliche, nässende Hautveränderungen oder als trockene, schorfige bis schuppige Hautstellen, die fast immer mit quälendem Juckreiz einhergehen. Häufig kommt es zu Begleitinfektionen der Haut durch Bakterien, Viren oder Pilze. Ekzeme können als akute oder akut nässende Hautentzündungen (Dermatitis) auftreten oder als subakute bzw. chronische Verlaufsform in wiederholten Schüben. Sie beginnen häufig schon in der frühen Kindheit oder in der Pubertät. Kinder reagieren oft sehr kurzfristig auf äußere Einflüsse (nach Krankheiten, Impfungen, seelischen Belastungen) mit einem Ekzem. Spezielle Ekzemformen sind Neurodermitis und Psoriasis; sie werden nachfolgend ausführlich behandelt. Bei chronischen Ekzemen muss die **Ursache** (Umweltbelastung, Impfschaden, geschwächtes Immunsystem, falsche Ernährung, Allergien u. a.) abgeklärt und behandelt werden. Ekzeme sind sehr schwierig in der Behandlung und gelten als eine „Crux“ der Medizin.

Bei der **naturheilkundlichen Therapie** muss die enge Beziehung zwischen chronischen Ekzemen und Stoffwechselstörungen beachtet werden. Deshalb ist die Umstimmung und Förderung des Stoffwechsels durch sog. „Frühjahrs- und Entgiftungskuren“, Aquaretika und milde Abführmittel wichtig, eine Ernährungsumstellung (kein Fabrikzucker, wenig bzw. kein tierisches Eiweiß; statt Kuhmilch Mandel-, Ziegen- oder Sojamilch, keine Zusatzstoffe in der Nahrung), Darmsanierung, Eigenblutbehandlung zur Umstimmung, Stärkung der körpereigenen Abwehr und, vor allem bei trockener Haut, ausreichendes Trinken. Ganzwaschungen mit Apfelessigzusatz, Kleiebäder, Luftbäder und keine oder nur medizinische Seifen anwenden, die für eine rasche Rückfettung sorgen. Anschließend gut mit klarem Wasser oder verdünntem Obstessig (1 EL/1 Tasse Wasser) abwaschen. Fette und Öle nur sparsam verwenden, weil sonst die Haut auf die Dauer noch trockener wird. Am besten nach dem Duschen in die noch feuchte Haut wenig, aber „gutes“ Körperöl (**Malven**-, **Ringelblumen**öl o. Ä.) aus biologischem Anbau einmassieren.
Einreibungen mit **Soja**bohnen- und **Erdnuss**öl verhindern das Austrocknen vorgeschädigter Haut und haben sich bewährt bei (sub-) chronischen Ekzemen, Neurodermitis und Psoriasis, aber auch bei Ichthyosis (Fischhaut), Altershaut und Altersjuckreiz: „Balneum Hermal“ (mit Soja), „Ölbad Cordes“ (mit Soja), „Ölbad Cordes F“ (mit Erdnuss).

Grundsätzliches zur Ekzembehandlung: Nässende Ekzeme verlangen feuchte Auflagen, die locker sitzen und gut abdunsten. Feuchte Auflagen wirken durch die Verdunstungskälte kühlend, entzündungswidrig und lassen abschwellen, sie säubern, stillen den Juckreiz und regen die Granulation an. Sobald sie trocken oder warm werden, sollten sie erneuert werden: ca. 1 bis 2 Stunden lang alle 10–20 Minuten anlegen, zu Beginn der Behandlung diesen

Turnus bis zu 3 × täglich durchführen! **Es gilt der Grundsatz: feucht auf feucht.** Dazu eignen sich u. a. **Eichen**rinde, **Hafer**stroh, **Kamille**, **Ringelblume**, **Storchenschnabel**, **Zaubernuss**. Danach evtl. mit verdünnter Molke abtupfen. Bei entzündlichen nässenden Ekzemen helfen auch Quarkwickel oder Heilerdeauflagen, die kühlen und lindern.
Nach Besserung werden zunächst Pasten und erst zum Schluss Salben angewendet.
Trockene entzündliche Ekzeme werden zu Beginn ebenfalls mit Heilpflanzenzubereitungen behandelt, die zusätzlich kühlen und die Entzündung lindern (**Ringelblumen**blüten, **Pfefferminz**blätter, **Zaubernuss**blätter, **Kamillen**blüten u. a.), oder mit Kleiebädern oder -umschlägen: 2 EL Kleie in 1 l Wasser aufkochen, abgießen und dem Badewasser beigeben. Danach die Krusten und Schorfe mit **Oliven**- oder **Johannis**öl behutsam einreiben. Bei starkem Juckreiz mit Cardiospermumsalbe, Talkpuder, verdünntem Essigwasser (1 EL Essig/1 l Wasser) oder **Zaubernuss**wasser behandeln.

Für die **Therapie** ist bei entzündlichen Hautkrankheiten eine **Stoffwechselförderung** wichtig: Belastungen und Erkrankungen des Stoffwechsels zeigen sich häufig auf der Haut. Umweltbelastungen, denaturierte Nahrung und psychische Belastungen können eine Überreaktion des Immunsystems bewirken. Bei vermehrter Belastung des Körpers mit Stoffwechselendprodukten oder Toxinen setzt der Organismus in zunehmendem Maße die Haut als Ausscheidungsorgan im Sinne einer Ausweich- und Entlastungsreaktion des Körpers ein. Das führt zur Ablagerung teilweise aggressiver und reizender Substanzen und dadurch kommt es zu Hautausschlägen, Juckreiz, Reizzuständen, entzündlichen Rötungen und Ekzemen auf der Haut. Bei **Übersäuerung** des Körpers durch ein Säure-Basen-Ungleichgewicht wird ein Großteil der Schutzfunktion aufgehoben, denn um den pH-Wert (potentia Hydrogenii) von 7,4 im Blut zu halten, transportiert der Körper bei Übersäuerung die freien, ungesättigten Säuren in das Gewebe ab. Werden diese nicht schnell genug gelöst und über die Nieren ausgeschieden, kommt es u. a. zu konzentrierten und aggressiven Gewebe- und Hautirritationen wie Ekzemen oder psoriatischen Hautentzündungen; die Haut wird empfindlicher und reagiert zunehmend auf Stoffe und Substanzen mit Unverträglichkeiten.

Hier gilt es zu **entgiften**, also die Stoffwechsel- und Ausscheidungsorgane Leber, Niere, Haut und Darm zu unterstützen (s. Kap. 29.1: Ausleitung: Frühjahrs-Entgiftungskur). Bei allen stoffwechselbedingten Hauterkrankungen wird man mit einer rein symptomatischen Behandlung nicht weiter kommen, sondern man muss von „innen nach außen" heilen. Über eine Entlastung des Ausscheidungsorganes Haut durch die Entgiftungsorgane wird eine Verbesserung der Hautbeschwerden erreicht. **Klassische Teemischungen** für die Haut enthalten Arzneikräuter, die genauso bei rheumatischen Beschwerden, zur Durchspülung der Nieren, bei Stoffwechselleiden, Fastenkuren oder zur „Blutreinigung" eingesetzt werden. Dazu gehören Heilpflanzen, die die Leberfunktion als das wichtigste Entgiftungsorgan unterstützen (**Mariendistel**, **Artischocke**, **Löwenzahn**), und Heilpflanzen, die die Nierenfunktion unterstützen (**Goldrute**, **Birke**, **Brennnessel**, **Erdrauch**, **Stiefmütterchen** oder **Löwenzahn**). Wenn es um die Ausscheidung von in Lösung gebrachten Schadstoffen geht, muss auch für einen geregelten Stuhlgang gesorgt werden, damit sich weder Fäulnisstoffe anhäufen noch die gelösten Toxine im Enddarm wieder rückresorbiert werden. Neben der Gabe von **Lein**- oder **Flohsamen** mit Wasser (pro EL: 200 ml Wasser) hat sich zu Beginn der Entgiftungsmaßnahmen Medizinalkohle bewährt, die Schadstoffe im Darm zu unlöslichen, nicht mehr resorbierbaren Komplexen bindet und sie über den Stuhl ausscheidet. Mehrere Tage lang 3–4 Tbl. täglich einnehmen, bis der Stuhl eine deutliche Schwarzfärbung angenommen hat, danach absetzen.
Eingeleitet wird die Entgiftung mit Tee- und Saftfasten: morgens ½ l Kräutertee, mittags ¼ l Gemüsesaft oder warme Gemüsebrühe, nachmittags ½ l Kräutertee und abends ½ l Gemüsesaft, warme Gemüsebrühe oder verdünnten Obstsaft. Zwischendurch möglichst viel heißes Wasser (1,5–2 l) trinken, b. B. mit Zitronensaft aromatisiert. Diese Kur sollte, wenn sie das erste Mal durchgeführt wird, 10–14 Tage lang dauern; bei regelmäßiger Durchführung (1- bis 2-mal/Jahr) genügen 2–5 Tage.
Begleitend wird auch eine **Frischpflanzensaftkur** empfohlen, z. B. mit **Schafgarbe**, **Artischocke**, **Löwenzahn**, **Birke** u. a., die auf alle Fälle 1:5 verdünnt mit Wasser, Buttermilch oder Kefir eingenommen werden sollen. Die **Dosis** wird langsam gesteigert, z. B. mit 2 EL Frischsaft pro Tag beginnen, wöchentlich um 1 EL steigern bis zur Tagesgabe von 6 EL. Zu einer Entgiftungskur im Frühjahr gehört auch ein **Wildgemüse-Rohkostsalat** aus **Brennnessel**, **Brunnenkresse**, **Bärlauch**, **Giersch**, **Gänseblüm-**

chen, Löwenzahn, Schlüsselblume, Spitzwegerich, Schafgarbe und anderen Wildkräutern, 6–8 Wochen lang.

Bei **Fehlbesiedelung des Darmes** Darmsanierung durchführen (s. Kap. 29.2: Ausleitung, Darmsanierung).

Kieselsäure ist ein unentbehrlicher Bestandteil von Haut, Schleimhaut und Bindegewebe. Ein Mangel (z. B. durch kieselsäurearme Kost, nach Infekten, im Alter) kann sich als Hautleiden manifestieren: Die Haut wird anfälliger, dünner, welker und verliert an Elastizität, zusätzlich kommt es zu Haarausfall, stumpfen Haaren und brüchigen Nägeln. Folgende Pflanzen enthalten Kieselsäure (ausführlichere Pflanzenbeschreibung s. Kap. 23: Atemwegserkrankungen).

Ackerschachtelhalm
Equisetum arvense
Equiseti herba (M)

Hohlzahn, Gelber
Galeopsis segetum
Galeopsidis herba (M)

Vogelknöterich
Polygonum aviculare
Polygoni avicularis herba (M)

Gemeine Quecke
Elymus repens
Graminis rhizoma (M)

26.4.1 Heilpflanzen zur allgemeinen Behandlung von Ekzemen, Neurodermitis und Psoriasis

Ballonrebe, Herzsame
Cardiospermum halicacabum
Cardiospermum herba

Die bis 3 m hohe krautige Schlingpflanze aus der Familie der Seifenbaumgewächse, die ihre Heimat in den tropisch-subtropischen Gebieten hat, wird inzwischen auch in den Weinanbaugebieten Süddeutschlands, in Botanischen Gärten und Arzneipflanzenkulturen angebaut. Die Blätter sind gefiedert, die kleinen Blüten weiß und die kugeligen schwarzen Samen weisen einen herzförmigen weißen Fleck auf. Die Heilwirkung der Samen ist bekannt aus der ayurvedischen Medizin.

Inhaltsstoffe: Halicarsäure, Saponine, Tannine, Alkaloide, Flavonoide, Sterine, (Phytosterole), Catechingerbstoffe und Triterpene.

Wirkungen: Entzündungshemmend, juckreizlindernd, feuchtigkeitsspendend. Cardiospermum wird als „natürliches Cortison“ bezeichnet.

Indikationen: Dermatitis, Pruritus, Intervallbehandlung bei Neurodermitis, trockene, chronische Ekzeme (allergisches Kontaktekzem, seborrhoische und mikrobielle Ekzeme), Insektenstich.

Darreichungsformen: Die oberirdischen Teile der blühenden Pflanze als Ausgangspflanze zur Herstellung der homöopathischen Urtinktur. Die Zubereitung als Salbe entspricht einer allopathischen Salbe (homöopathische Urtinkturen sind mit allopathischen Arzneibuchtinkturen phytochemisch vergleichbar).

Tagesdosis: Zubereitungen aus 10 %iger homöopathischer Urtinktur. Mehrmals tägl. dünn auftragen.

Nebenwirkungen/Gegenanzeigen: Nicht bekannt.

Präparate: Halicar® Salbe, Cardiospermumsalbe.

Teezubereitung: Keine, wird nur als Fertigpräparat verordnet.

Kommission E: *Ist von der Kommission E nicht bearbeitet worden, besitzt jedoch eine positive Monographie der Kommission D (Kommission für Homöopathika). Aufgrund seiner Bedeutung als Urtinktur in der Dermatologie wurde ein Pflanzenprofil im Sinne und Aufbau der Kommission-E-Monographien erstellt.*

Kommission D*: Dermatitis, Pruritus, Intervallbehandlung bei Neurodermitis, allergisches Kontaktekzem, kumulativ-toxisches Kontaktekzem, seborrhoisches, mikrobielles, Exsikkations-, Stauungsekzem, Insektenstich.*

Bittersüßer Nachtschatten *Solanum dulcamara* Dulcamarae stipes (M)

(s. Kap. 25: Rheuma) Medizinisch verwendet werden die Blattstängel dieses Nachtschattengewächses bei Hauterkrankungen. Dulcamara ist die einzige Pflanze, die dafür eine Monographie zur innerlichen Anwendung erhalten hat. Bittersüßstängel gehören zu den seit Jahrhunderten verwendeten dermatotropen Antidyskratika.

Inhaltsstoffe: 0,07–0,4 % Steroidalkaloidglykoside mit anticholinerger Wirkung (Solasodin, Soladulcidin, Tomatidenol), Steroidsaponine, 10 % Gerbstoffe.

Wirkungen: Entzündungshemmend, juckreizlindernd, mild oberflächenanästhesierend, adstringierend und antiallergisch. Hemmt die Sekretion (v.a. Talg- und Schweißdrüsen), wirkt antimykotisch und immunmodulierend (Steroidsaponine) und aktiviert den Stoffwechsel. Für Solasodin wurden kortisonähnliche Eigenschaften aufgezeigt, wie die entzündungshemmende Wirkung und eine Verringerung der Gefäßpermeabilität.

Indikationen: Chronisches Ekzem, allergische Dermatitis, Neurodermitis, bei Milchschorf der Säuglinge, Urtikaria und Hautallergien sowie rheumatische Gelenkerkrankungen. In klinischen Studien konnte mit „Cefabene-Salbe" eine deutliche Linderung der Krankheitssymptome bei chronischen Ekzemen und juckenden Dermatosen erzielt und nachgewiesen werden.

Darreichungsformen: Zerkleinerte Droge für Teeaufgüsse (selten) u. a. galenische Zubereitungen zum Einnehmen, für Umschläge und Waschungen. Empfehlenswert sind standardisierte Auszüge.

Tagesdosis, innere Anwendung: 1–3 g Droge; Zubereitungen entsprechend. **Äußere Anwendung:** Aufgüsse oder Abkochungen entsprechend 1–2 g Droge auf ca. 250 ml Wasser.

Nebenwirkungen/Gegenanzeigen: Nicht bekannt.

Hinweis: Standardisierte Zubereitungen aus Bittersüßstängeln sind bei bestimmungsgemäßen Gebrauch von 20 mg Steroidalkaloidglykosiden unbedenklich; erst eine Dosis von 2–5mg/kg Körpergewicht ist toxisch, eine Dosis von 3–6 mg/kg KG möglicherweise tödlich (das entspräche 25 g getrockneten Bittersüßstängeln).

Präparate: Cefabene® Tr., Tbl. und Salbe.

Teezubereitung für Umschläge: 1–2 g Droge (1 TL) mit 250 ml Wasser 10 Min. aufkochen, abgießen, erkalten lassen und damit Verbandmull tränken. 3-mal tägl. anwenden, nach 1 Std. Verband abnehmen.

***Kommission E:** Adjuvant bei chronischem Ekzem.*

Eichenrinde *Quercus robur* Quercus cortex (M)

Die kräftige Eiche mit ihrer markanten Rinde galt als Sinnbild der Zähigkeit und kraftvollen Männlichkeit. Medizinisch verwendet werden die Rinden junger Zweige der Stieleiche (Sommereiche) und der Traubeneiche (Wintereiche), im Frühjahr gesammelt und getrocknet. Dabei sollen die Äste nicht dicker als 6 cm im Durchmesser sein. Eichenrinde wird seit langem verwendet, schon Dioskurides lobte sie als zusammenziehendes, austrocknendes Mittel. Im Mittelalter wurde sie aufgrund dieser Eigenschaften zum Gerben eingesetzt.

Inhaltsstoffe: 8–20 % Catechingerbstoffe, Flavonoide (Quercetinderivate u. a.).

Wirkungen: Adstringierend, leicht entzündungshemmend, sekretionshemmend und gewebeverdichtend, keimhemmend und virustatisch. Eichenrinde hemmt die Kapillarpermeabilität und wirkt mild oberflächenanästhesierend, juckreizstillend und schmerzlindernd. besonders wohltuend ist die durch die leichte Lokalanästhesie bewirkte Juckreizlinderung. Bei der Anwendung sind keine Reizungen zu erwarten.

Indikationen: Mittel der Wahl bei nässenden Ekzemen (auch Ulcus cruris). Bei entzündlichen Hauterkrankungen mit Juckreiz (Windpocken: mit Eichenrindentee abtupfen); ergänzende Behandlung bei Analfissuren und Hämorrhoiden (Bad), bei Fußschweiß und Frostbeulen. Bei Windeldermatitis, Intertrigo, Verbrennungen 1. Grades und Juckreiz speziell im Genito-Anal-Bereich. Als Adjuvans bei der Mykosetherapie und Hyperhidrosis; bei entzündlichen Augen- oder Mundhöhlenerkrankungen.

Darreichungsformen: Dekokte für Kompressen, Umschläge, Teil- oder Vollbäder, Spülungen, Gurgellösung; Salben, Lotion, Pulver.

Tagesdosis: 3 g Droge. Für Spülungen, Umschläge und Gurgellösungen: 20 g Droge auf 1 l Wasser. Für Voll- und Teilbäder: 5 g Droge auf 1 l Wasser.

Nebenwirkungen: Nicht bekannt.

Gegenanzeigen: Bei äußerer Anwendung großflächige Hautschäden. Vollbäder nicht anwenden bei nässenden, großflächigen Ekzemen und Hautverletzungen, fieberhaften und infektiösen Erkrankungen, Herzinsuffizienz.

Anwendungsdauer: Nicht länger als 1–2 Wochen wegen der gerbenden und austrocknenden Wirkung.

Präparate: Eichenrinde-Extrakt FS Flüssiger Badezusatz, Quercus-Essenz WALA, Quercus Salbe WALA (mit Borretschblättern, Zaubernussblättern), Silvapin® (synthetische Präparate: Tannosynt und Tannolact).

Teezubereitung: Für Spülungen, Umschläge und Bäder: 20 g zerkleinerte Droge mit 1 l Wasser aufkochen, 5–10 Min. ziehen lassen, abgießen, mehrmals tägl. anwenden.

***Kommission E:** Äußere Anwendung: entzündliche Hauterkrankungen. Innere Anwendung: lokale Behandlung leichter Entzündungen im Mund- und Rachenbereich sowie im Genital- und Analbereich. Unspezifische, akute Durchfallerkrankungen.*

Gänseblümchen
Bellis perennis
Bellis perennis herba

Das Gänseblümchen, so unscheinbar es wirkt, ist köstliches Wildgemüse und wunderbares Heilmittel zugleich. Es ist eine Pflanze die sich immer wieder aufrichtet, so viel sie auch getreten wird, und diesen Regenerationswillen verkörpert sie auch in der Therapie. Sie wirkt ähnlich wie das Stiefmütterchen und hat sich vor allem in der Kinderheilkunde bewährt. Pfarrer Künzle schätzte es besonders: „Eine Prise Maßliebchen soll man jeder Mischung Kindertee beifügen; es hat es in sich, Kindern, die trotz guter Kost nicht gedeihen wollen auf die Beine zu helfen."

Inhaltsstoffe: Saponine, Gerb- und Bitterstoffe, Flavonoide, Schleimstoffe, wenig ätherisches Öl, organische Säuren und Vitamin C.

Wirkungen: Entzündungshemmend, adstringierend, stoffwechselfördernd, schmerz- und juckreizlindernd. Die Schulmedizin verwendet das Gänseblümchen nicht, aber in der Homöopathie gilt es als eines der wichtigsten Mittel bei stumpfen Traumen und Hautausschlägen.

Indikationen: Hautleiden wie Milchschorf und Ekzeme, Insektenstiche, Husten, Verdauungsbeschwerden, Stoffwechselleiden.

Darreichungsformen: Tee, Urtinktur, Umschlag.

Tagesdosis: Keine Angaben.

Nebenwirkungen/Gegenanzeigen: Nicht bekannt.

Präparate: Bellis perennis Ø (DHU und Alcea).

Teezubereitung: 2 TL mit 250 ml heißem Wasser übergießen, 10 Min. ziehen lassen und abgießen. 2-mal täglich 1 Tasse Tee trinken. Diesen Tee benutzt man in der Volksmedizin seit langem für Umschläge auf schlecht heilende Wunden oder zum Betupfen von Hautausschlägen. Bei unreiner Haut hilft das Waschen mit einem Tee aus Gänseblümchen- und Stiefmütterchenkraut zu gleichen Teilen, den man sich durch kaltes Ausziehen bereitet: Je 1 EL Gänseblümchen- und Stiefmütterchenkraut mit 1 l warmen Wasser übergießen, 8–10 Std. (über Nacht) ziehen lassen und danach abgießen. Für die Badetherapie bei Ekzemen hat sich eine Teezubereitung aus je $^1/_4$ Gänseblümchen, Ringelblume und Stiefmütterchen bewährt.

Haferstroh
Avena stramentum
Avenae stramentum (M)

(s. Kap. 27: Herz) Seit der Bronzezeit wurde Hafer als Getreide angebaut. Matthiolus beschrieb schon im Mittelalter die heute noch gültigen Einsatzgebiete: „Wider die räude und schebischte grindt der kleinen kindlein ist nichts besseres denn Haberstroh gesotten und darinne gebadet."

Inhaltsstoffe: Kieselsäure, Flavonoide, Triterpensaponine, Pektine, Kalziumsalze, Vitamin D.

Wirkungen: Entzündungshemmend, zusammenziehend, juckreizlindernd. Wirkt als Bad beruhigend.

Indikationen: Zur Badetherapie bei entzündlichen seborrhoischen Hauterkrankungen, speziell mit Juckreiz, bei nässenden Dermatosen, adjuvant bei Neurodermitis.

Darreichungsformen: Abkochungen aus zerkleinerter Droge u. a. galenische Zubereitungen als Badezusatz. Schilcher empfiehlt als Badezusatz eine freie Rezeptur von 8 Teilen Haferstrohextrakt mit 2 Teilen Kamillenfluidextrakt. 30–50 ml für 1 Vollbad, 1 × tägl. und bis zu 4 × wöchentlich baden.

Tagesdosis: 100 g Droge für 1 Vollbad; Zubereitungen entsprechend.

Nebenwirkungen: Nicht bekannt.

Gegenanzeigen: Fieberhafte infektiöse Erkrankungen, Herzinsuffizienz, Hypertonie.

Präparate: Haferstrohextrakt naturrein Dr. Schupp. **Hinweis:** Die dunkelschwarze Flüssigkeit des Haferstrohextrakts strömt einen eher unangenehmen Geruch aus und kann Emaille (z. B. Badewanne) dunkel verfärben. Daher bei Bädern immer erst Wasser einfüllen und dann den Haferstrohextrakt und mit der Brause gleichmäßig verteilen. Am besten Plastikwannen verwenden.

Teezubereitung: Für Badezusatz: 50–100 g Droge mit 2 l Wasser ca. 30 Min. kochen und nach dem Abgießen dem Badewasser zugeben. Badedauer 10–15 Min., 1x tägl., bis zu 4 × wöchentlich baden.

Kommission E: *Entzündliche und seborrhoische Hauterkrankungen, speziell mit Juckreiz.*

Kamille *Matricaria recutita* Matricariae flos (M)

(s.o.)

Malve *Malva neglecta, M. sylvestris* Malveae flos / -folium

Wer Malvenblätter oder -blüten zwischen den Fingern zerreibt, spürt den weichen Pflanzenschleim. Der Gattungsname Malva ist von griechisch „malakos" abgeleitet und bedeutet „weich". Wie mit einem Schutzfilm überzieht ein Blatt- und Blütenauszug die wunde Haut.

Inhaltsstoffe: Schleimstoffe (Blüten 10 %/Blätter 8 %), wenig Gerbstoffe, in den Blättern Polysaccharide und Flavonglykoside, in den Blüten das Anthocyanglykosid Malvin und Spuren ätherischer Öle.

Wirkungen: Der hohe Schleimgehalt ist verantwortlich für die reizlindernde Wirkung bei Haut- und Schleimhautentzündungen; entzündete (Schleim-)Häute werden vor lokalen Reizungen geschützt.

Indikationen, äußerliche Anwendung: als beruhigende, lindernde Kompresse, Umschlag oder Waschung bei trockener, entzündeter Haut, Ekzemen, Neurodermitis oder Psoriasis und Pruritus vulvae et ani. Als Badezusatz bei trockenen Hauterkrankungen, Wunden, Insektenstichen, Furunkeln und Hämorrhoiden, als Waschung bei empfindlicher, trockener Haut.

Darreichungsformen, äußerliche Anwendung: Umschläge, Kompressen, Bäder.

Tagesdosis: 5 g Droge.

Nebenwirkungen/Gegenanzeigen: Nicht bekannt.

Präparate: Malvenöl Wala (mit Johanniskraut, Stockmalve, Schlehenblüten, Holunder und Linde).

Teezubereitung: 1 EL Droge mit $^1/_4$ l kaltem Wasser übergießen, unter gelegentlichem Umrühren 1–2 Stunden ziehen lassen und dann abgießen.

Kommission E: *Schleimhautreizungen im Mund- und Rachenraum; trockener Reizhusten.*

Spitzwegerich *Plantago lanceolata* Phantaginis lanceolatae folium (M)

(s.o.)

Stiefmütterchen *Viola tricolor* Violae tricoloris herba (M)

Das hübsche dreifarbige (tricolor) Stiefmütterchen aus der Familie der Violaceae (Veilchengewächse) ist in allen gemäßigten Zonen Europas und Asiens heimisch. Verwendet wird das blühende Kraut, das über den ganzen Sommer geerntet wird. Stiefmütterchen wird vor allem bei Hautkrankheiten der Kinder und juveniler Akne eingesetzt. Schon Otto Brunfels (1489–1543) schrieb in seinem „Contrafayt Kreutterbuch": „Das gebraut wasser ist gut den jungen Kindern, wann sye die unnatürlich hitz überfellet ..."

Inhaltsstoffe: Flavonoide (Rutin), ca. 10 % Schleimstoffe, saponinähnlich wirkende Peptide, Methylsalicylglykosid, Phenol, Carbonsäuren, wenig ätherische Öle, Carotinoide und Cumarin.

Wirkungen: Entzündungshemmend, stoffwechselfördernd, schweißtreibend, schmerzlindernd, antioxidativ und kortisonähnlich.

Indikationen: Chronische Ekzeme, Milchschorf der Kinder, leichte seborrhoische Hauterkrankungen, Impetigo, Juckreiz, juvenile Akne, Säuglingsekzeme und Windeldermatitis. Innerlich zur Stoffwechselumstimmung (bei Hautkrankheiten u. a.).

Darreichungsformen: Tee u. a. galenische Zubereitungen zur äußeren und inneren Anwendung, auch in der Kosmetik. Als Bad, Auflage oder Tee (langdauernd!). Auch zur Fläschchenzubereitung.

Hinweis: In der Volksmedizin wird der Stiefmütterchentee bei hautkranken Säuglingen anstelle von Wasser zur Nahrungszubereitung verwendet.

Tagesdosis: 4–5g Droge. Für ein Sitzbad 2–3 EL Droge.

Nebenwirkungen/Gegenanzeigen: Nicht bekannt.

Präparate: Ekzevowen® Salbe (mit Mahonie Ø, Wassernabel Ø), Violaforce®, Vanilla Kinder-Shampoo Floracell, Befelka-Hautoel (mit Johanniskrautöl, Ringelblumenöl, Kamillenöl, Stiefmütterchenöl: lindert den Juckreiz auf der Haut, der meist innerhalb weniger Stunden verschwindet. Die Abheilung erfolgt unter Abstoßen der Borken und Schuppen).

Teezubereitung: Für Tee: 1 TL Kraut (1,5 g Droge) mit 1 Tasse heißem Wasser (Säuglinge: $^1/_4$ TL/Tasse) übergießen, 5 Min. ziehen lassen und abgießen. 3 Tassen tägl. trinken. Für Bäder: 2–3 EL Droge mit 1 l kochendem Wasser übergießen, nach ca. 15 Min. abgießen und in das Badewasser geben. Für Umschläge: 1,5 g Droge mit 150 ml kochendem Wasser übergießen, 5 Min. ziehen lassen, abgießen. Mehrmals tägl. als Umschlag anwenden.

***Kommission E:** Äußere Anwendung: leichte seborrhoische Hauterkrankungen, Milchschorf der Kinder.*

Taubnessel, Weiße
Lamium album
Lamii albi flos (M)

Hildegard von Bingen schrieb der Taubnessel eine sehr wohltuende Wirkung zu: „Wer sie genießt, lacht gern, denn ihre Wärme, die auf die Milz einwirkt, erheitert das Herz." Taubnessel wird seit der Antike in der Frauenheilkunde eingesetzt gegen Fluor albus, auch Lonicerus empfahl sie: „... für die weiße Zeit der Frauen." Im Mittelalter wurde auf die heute noch gültige Anwendung hingewiesen: Matthiolus benutzte sie als reinigendes, heilendes Mittel bei Geschwülsten und Hautkrankheiten.

Inhaltsstoffe: Iridoid- und Secoiridoidglycoside, Triterpensaponine, Phenolcarbonsäuren (darunter Rosmarinsäure), Gerbstoffe, Flavonoide und Schleimstoffe.

Wirkungen: Adstringierend, antiphlogistisch, schleimhautschützend, sekretionshemmend, gewebeverdichtend, kapillarpermeabilitätshemmend, juckreizstillend und mild oberflächenanästhesierend.

Indikationen: Oberflächliche Entzündungen der Haut, Nagelbetteiterungen, leichte Mundschleimhautentzündungen.

Darreichungsformen: Tee-Droge zum Einnehmen, für Spülungen, Sitzbäder und feuchte Umschläge, mehrmals tägl. auf die Haut bringen.

Tagesdosis, innerliche Anwendung: 3 g Droge. **Äußerliche Anwendung:** 5 g Droge für ein Sitzbad.

Nebenwirkungen/Gegenanzeigen: Nicht bekannt.

Präparate: Nicht erhältlich.

Teezubereitung: Sitzbäder: 5 EL mit 500 ml heißem Wasser übergießen, 10–15 Min. ziehen lassen, abgießen und dem Sitzbad zufügen. 1 × tägl. bzw. mind. 4 × wöchentlich Sitzbad durchführen. Umschläge: 50 g geschnittene Droge mit 500 ml heißem Wasser aufgießen, 10 Min. ziehen lassen und abgießen. Mehrmals tägl. lauwarm bis kalt auf die betroffenen Hautpartien auflegen.

***Kommission E:** Äußere Anwendung: leichte, oberflächliche Entzündungen der Haut. Innere Anwendung: Katarrhe der oberen Luftwege, leichte Entzündungen der Mund- und Rachenschleimhaut. Innere und äußere Anwendung: unspezifischer Fluor albus.*

Walnuss
Juglans regia
Juglandis folium (M)

Die Walnuss stammt aus dem südöstlichen Europa und gelangte wahrscheinlich schon in der Jungsteinzeit als „Welsche Nuss" (im Gegensatz zur Haselnuss) zu uns. Der lateinische Gattungsname Juglans ist abgeleitet aus „Jovis glans: Jupiters Eichel" und „regia: göttlich", wohl, weil die Griechen die Walnuss für eine göttliche Frucht hielten. Vielleicht wurden aus diesem Grund frisch vermählten Brautleuten Walnüsse auf den Weg gestreut? Medizinisch verwendet werden die Blätter ohne Blattspindel.

Inhaltsstoffe: Ca. 10 % Gerbstoffe (Ellagitannine), 3–4 % Flavonoide, Bitterstoffe, Juglon, Phenolcarbonsäuren (Kaffeesäure, Gallus- oder Salicylsäure u. a.) und äth. Öle.

Wirkungen: Adstringierend, entzündungshemmend, juckreizstillend und mild oberflächenanästhesierend. Sekretionshemmend, gewebeverdichtend, kapillarpermeabilitätshemmend und mild lymphabflussfördernd.

Indikationen, äußerliche Anwendung: Chronische Ekzeme und kindliche Dermatosen, Milchschorf, Akne, Pyodermien, Lidrand- und Augenentzündungen, Mundschleimhauterkrankungen und bei Fußschweiß. Walnussblätter sind vor allem bei (skrophulösen) Kindern ein beliebtes Mittel zur Behandlung von Ekzemen und entzündeten Augenlidern. Jüngste Forschungen brachten Hinweise auf pilztötende Eigenschaften und antiseptische Wirkungen (Strept. mutans, Staph. aureus, E. coli, Candida albicans).

Hinweis: In der Volksmedizin werden Walnussblätter auch innerlich angewandt zu stoffwechselfördernden Teemischungen (Walnussblätter, Stiefmütterchenkraut, Gänseblümchenkraut, Ringelblumenblüten).

Darreichungsformen: Droge zur inneren und äußeren Anwendung. Bei kindlichen Ekzemen eignet sich eine Mischung aus Stiefmütterchenkraut mit Walnussblättern (und evtl. Ringelblumen- und Gänseblümchenblüten) zu gleichen Teilen zur Herstellung von Bädern, Waschungen und Umschlägen.

Tagesdosis: 4–5g Droge. Für Umschläge und Teilbäder 2–3 g Droge auf 100 ml Wasser.

Nebenwirkungen/Gegenanzeigen: Nicht bekannt. Bei zu langer Anwendung Verfärbung an Haut und Schleimhaut möglich.

Präparate: Nicht erhältlich.

Teezubereitung: Für Umschläge oder Teilbäder: 2–3 g Droge mit 100 ml kaltem Wasser aufkochen, 10–15 Min. ziehen lassen und abgießen. 1 × tägl. anwenden. Innerliche Anwendung: 1 TL (1 g) Droge mit 150 ml kochendem Wasser übergießen, 5–10 Min. ziehen lassen. 2 Tassen tägl. trinken.

***Kommission E:** Leichte, oberflächliche Entzündungen der Haut und Hyperhidrosis,* z. B. *der Hände und Füße.*

Zaubernuss (s.o.)
Hamamelis virginiana
Hamamelidis folium (M)

26.4.2 Neurodermitis (endogenes Ekzem, atopische Dermatitis)

Neurodermitis ist eine der häufigsten Hauterkrankungen, die zunehmend (über 10 %) Kinder betrifft. Die unterschiedlichen Begriffe stammen von griech.: „endogen: im Inneren entstehend, aus der besonderen Anlage des Körpers entstehendes Aufschwellen", und „atopos: nicht am Platz, d. h. übertrieben, ungewöhnlich, sonderbar". Der Körper reagiert mit einer überschießenden Reaktion des Abwehrsystems (Juckreiz an Haut, Augen und Nase, Schnupfen, Atembeschwerden, allergische Schockreaktionen). Zu den atopischen Erkrankungen gehören neben der **Neurodermitis** auch der **Heuschnupfen** und das **allergische Asthma** (s. Kap. 23: Atemwegserkrankungen). Letztere sind Erkrankungen, die häufig nach dem Verschwinden oder Verblassen der Neurodermitis nachfolgen; man spricht dann von einem Verschieben des Krankheitsbildes.

Neurodermitis hat viele Gesichter, aber allen gemeinsam ist die **Überempfindlichkeit der Haut,** die **Chronizität der Erkrankung** und der **quälende Juckreiz**.

Symptome: Die Erkrankung zeigt sich in hochroten, trocken-schuppigen oder nässenden Hautausschlägen mit Juckreiz und nachfolgender Krustenbildung. Im Winter und Frühjahr tritt meistens eine Verschlechterung ein. Das hervorstechende Symptom ist der Juckreiz, besonders quälend der nächtliche Juckreiz, von dem vor allem **Kinder** betroffen sind. Er ist verbunden mit einem schier unerträglichen Bedürfnis, sich bis aufs Blut zu kratzen.

Neurodermitis verläuft schubweise mit symptomfreien Intervallen. Sie beginnt meist im Säuglings- oder Kindesalter, häufig mit **Milchschorf**, hauptsächlich im Gesicht, an Lippen, hinter den Ohren und am Hals, am behaarten Kopf, im Krabbelalter an den Kniekehlen, später in den Ellenbeugen, am Nacken und an Hand- und Fußgelenken. Im Jugendlichen- und Erwachsenenalter sind die Erscheinungen manifestiert am Gesicht, Hals, oberen Brustbereich, Handrücken und in den Gelenkbeugen. Es besteht zusätzlich eine Neigung zu Hautrissen und -infektionen. Erste **Anzeichen** sind häufige Bindehautentzündungen und eine doppelte untere Lidfalte, später Schuppen und Einrisse an den Fingerkuppen, eingerissene Mundwinkel und trockene, rissige Lippen, vermehrte Zeichnung der Hautlinien und Blasswerden (statt Rötung) der Haut nach Kratzen und das Fehlen der lateralen Augenbrauen. Durch die **Unterfunktion der Talg- und Schweißdrüsen** (Sebostase) und einem gesteigerten Wasserverlust kommt es zu einer glanzlosen, **trockenen Haut**, verbunden mit allergischen Hautreaktionen, die den intensiven Juckreiz verursachen. Durch die Trockenheit der Haut mit einem zusätzlich verminderten Harnstoffgehalt verliert sie ihre Schutz- und Barrierefunktion und wird anfällig. Bei Neurodermitikern ist die Hornschicht der Haut dünner und die Fähigkeit zur Säureregulation beeinträchtigt. Das macht die besondere Empfindsamkeit gegenüber Reizstoffen aus. Wenn ein Kind keine Wolle auf dem Körper verträgt kann das schon ein erster Hinweis auf Neurodermitis sein.

Nach einem **akuten** und **subakuten** Stadium verändert sich die Haut, es kommt zum **chronischen** Stadium: Sie ist durch das ständige Kratzen rauer und dicker geworden, die Hautlinien sind vergröbert und die Felderung tritt stärker hervor (Lichenifikation). Häufig kommt es auch zu Hyper- oder Hypopigmentierung, die den Betroffenen zusätzlich ein „schmutziges Aussehen“ (dirty neck, weil die Verfärbung vor allem im Nacken zu sehen ist) verleiht. Diese Krankheit ist eine enorme psychische Belastung und hinterlässt nicht nur auf der Haut, sondern auch auf der Seele Spuren.

Trotz aller wissenschaftlichen Erkenntnisse ist die **Ursache** noch immer nicht ganz geklärt. Gesichert ist, dass eine erbliche Veranlagung besteht (sowohl das Merkmal Atopie wird erblich beeinflusst als auch die Manifestation: Neurodermitis, Asthma, Heuschnupfen sowie die trockene Beschaffenheit der Haut), und sicher ist ebenso, dass mehrere Faktoren zusammenspielen: Stoffwechselstörungen, Fehlreaktionen des Immunsystems, Nahrungsmittelunverträglichkeiten, Allergien (Hausstaubmilben, Tierhaare, Pollen), Medikamentenintoxikation (Antibiotika, Impfungen), chemische Schadstoffe (Amalgam, Wohngifte, Textilfärbemittel, Holzschutzmittel, Kosmetika, Waschmittel, Konservierungsmittel) u. a. Psychische Belastungen (Schul- oder beruflicher Stress, Konfliktsituationen, Trauer) lösen häufig einen neuen Schub aus, der zur Verschlechterung des Hautbildes führt.

Wissenschaftlich nachgewiesen sind bisher

- Enzymdefekte im Fettstoffwechsel und eine damit einhergehende verminderte Herstellung von immunregulierenden Substanzen aus der Gammalinolensäure.

- Funktionsdefekte des Immunsystems (humorale Antikörper IgE): entweder überaktiv und Entzündungen produzierend (Antikörper regen Mastzellen zur Ausschüttung von Histamin an) oder nur unzureichend in der Lage, Keime abzuwehren. Aus diesem Grund finden sich häufig Allergien, bakterielle Infektionen oder Warzen, Herpes- oder Pilzinfektionen als Begleiterscheinungen. Diese Fehlfunktion des Immunsystems gilt auch als Vorstufe echter Allergien wie z. B. Heuschnupfen oder Asthma, zu denen Neurodermitispatienten neigen.

- Aus der psychoneuroimmunologischen Forschung wird die Beobachtung bestätigt, dass sich psychische Stresszustände über so genannte Neuropeptide (Botenstoffe) und Stresshormone auf das Entzündungsgeschehen in der Haut auswirken können.

In der **Therapie** gibt es keine pauschale **Behandlungsstrategie.** Die auslösenden Faktoren sind so vielfältig, dass mit viel geduldiger Zusammenarbeit zwischen Patienten und Therapeuten ein **individuelles Konzept** erarbeitet werden muss. Immer wieder werden zu schnell kortisonhaltige Salben verordnet, die dann zwar zu einem raschen, aber eben nur vorübergehenden Erfolg führen, nachfolgend aber immer wieder zu Rückfällen und langfristig zu einer noch trockeneren Haut und zu einer Chronifizierung.

Im Vordergrund steht zunächst die **lokale Behandlung** der Haut und damit die **Linderung der Beschwerden**. Beim **akuten** nässenden Ekzem lindern zuverlässig Umschläge und Bäder aus **Eichen**rinden-, **Walnuss**blättertee, **Ackerschachtelhalm**tee,

Salbei-, Zistrosen- oder Schwarztee. Diese Tees trocknen aus, lindern den Juckreiz, hemmen die Entzündung und wirken abschwellend und heilungsfördernd. Einzelne kleine Ekzemherde kann man mit dem Tee regelmäßig abtupfen. Bewährt hat sich auch folgende Ätherische-Öl-Mischung: 20 ml Olivenöl, 15 ml Mandelöl, 4 ml Jojobaöl, 3 ml Aprikosenkernöl und 8 ml Nachtkerzenöl mit ätherischen Ölen: je 5 Tr. Neroli, Karottensamen, Narde, Zistrose und 2 Tr. Iris.

Therapieempfehlungen gegen Juckreiz: Umschläge mit Gerbstoffpflanzen wie Eichenrinde, Walnuss, Zaubernuss oder Zistrose, und zusätzlich beruhigende Teemischungen verordnen, vor allem für die Nacht! (Passionsblume, Hopfen, Melisse, Orangen- und Lindenblüten, Lavendel, Baldrian u. a.).
Kühlpackungen bereit halten: Salzwaschlappen oder in Heilpflanzentee (s. o.) getunkte Waschlappen im Gefrierschrank aufbewahren und bei Bedarf anwenden. Aufenthalt in überhitzten Räumen (und Bett!) vermeiden, weiche leichte Kleidung tragen, **Kinder** ablenken: Geschichten erzählen, malen lassen usw., Hände beschäftigen (Fingerspiele), Kratzen vermeiden, statt dessen Druck mit der ganzen Handfläche auf das juckende Hautareal ausüben (Nägel kurz schneiden, evtl. nachts Baumwollhandschuhe tragen, um ungewolltes Kratzen zu verhindern) bzw. **neben** der juckenden Stelle kratzen, kneifen, tätscheln oder klopfen oder auf Kleidungsstücken kratzen. Stuhlübung: Mit beiden Händen unter die Sitzfläche greifen und sich kräftig in die Sitzfläche ziehen und diese Spannung 10 Sek. lang halten.
Bei **nächtlichem Juckreiz** lindern Minzöl-Wasser-Waschungen (5 Tropfen auf 1 l Wasser, kräftig geschüttelt), bei Säuglingen und Kleinkindern stattdessen Waschungen oder Pumpsprays mit Pfefferminz- oder Mädesüßtee oder auch dünnes Auftragen von Kamillensalbe.
Blaues Licht beruhigt. Deshalb bei starkem Juckreiz blaue Seidentücher auflegen, blauen Schlafanzug tragen und das Badewasser blau bestrahlen.

Körperpflege richtig einüben und konsequent durchführen, auch im erscheinungsfreien Intervall! (nicht so viel duschen, max. 1–2 Mal/Woche, Pflegemittel sparsam verwenden, keine Schaum- oder Duschbäder, pH-Wert nicht unter 5,5, sonst wird der Säureschutzmantel zerstört und die Haut entfettet). Nach dem Baden kurz mit 20° C warmem (kaltem!) Wasser abduschen: Auf den Kältereiz hin verengen sich die Blutgefäße, um im Anschluss danach die Durchblutung reflektorisch zu erhöhen. Dadurch verbessert sich der Stoffwechsel der Haut. Anschließend behutsam trocken tupfen (nicht reiben) und den ganzen Körper mit einer rückfettenden Lotion, Milch oder, bei leder- bis papierartigen Hautstellen mit Fettsalben eincremen (durch das zugeführte Fett wird mehr Wasser in der Haut gebunden und die Hautelastizität verbessert; Vorsicht: Zuviel Fett aber kann das Keimwachstum fördern!). Öl- und Kräuterbäder bzw. –umschläge mit Ölen mit hohem Anteil an ungesättigten Fettsäuren wie Nachtkerzen-, Borretschsamen- oder Schwarzkümmelöl; Haferstroh, Weizenkleie, Molke oder „Kleopatrabad“: 1 EL Distelöl mit $^1/_4$ l Milch ins Badewasser. Bedan® Lotion mit Johanniskrautöl. Evtl. rissige Hautpartien, die schlecht zuheilen betupfen mit frischem Eigenurin (gute Ergebnisse!). Durch harnstoffhaltige Präparate wird der Feuchtigkeitsverlust der Haut verringert, allerdings können diese Salben brennen; sie dürfen nicht bei Kindern angewendet werden!
Im **akuten Schub**: feuchte Umschläge mit kaltem Wasser, Molke, Quark oder Kleie, um die Haut zu kühlen und den Schmerz zu nehmen.
Stoffwechselförderung durchführen (s. o.).
Eine **Darmsanierung** (s. Kap. 29.2: Ausleitung) mit Probiotikagaben, begonnen mit einer **Fastenkur,** ist unabdingbar: Wenn im Darm, dem größten Immunorgan des Körpers, Fäulnisbakterien oder Hefepilze die gesunde Darmflora überwuchert haben, entstehen Gifte und Stoffwechselprodukte, die das Immunsystem schwächen. Durch eine Darmsanierung wird die Haut in ihrer Funktion als Ausscheidungsorgan entlastet.
Individuelle **Ernährungstherapie**: Nahrungsmittelunverträglichkeiten müssen aufgespürt und ausgeschaltet werden; allerdings führt nicht bei allen Patienten eine Nahrungsmittelumstellung zur Besserung. Überwiegend basenüberschüssige, allergenfreie, vegetarische Vollwerternährung, für ausreichende Zufuhr an gammalinolensäurehaltige Öle (Nachtkerzen-, Borretschsamen-, Schwarzkümmelöl) und Omega-3-Fettsäuren sorgen (Sanddornkernöl, „Eicosan 750“ u. a.). **Vorsicht** mit Milchprodukten, Weizen, Zitrusfrüchten, Obst/Gemüse mit Säuren, Nüssen, Süßigkeiten, Fabrikzucker.
Klimatherapie, d. h. Gebirgs- oder Meeresklima: Der radikale Klimawechsel stimuliert das körpereigene Cortisol, das einen positiven Effekt auf die Abheilung von Hautschäden besitzt. Im Reizklima finden sich weniger Allergene, und alte Hautzellen lösen sich besser, Durchblutung und Wärmeabgabe

der Haut werden gesteigert, dadurch wird die Haut glatter. Die frische Luft und der kältere Wind fördern den Heilungsprozess. Die UV-Strahlung des Sonnenlichts vermindert entzündliche Prozesse und Juckreiz. Und ein Tapetenwechsel lässt Alltagssorgen für eine Weile verblassen.

Klassische Homöopathie und Eigenbluttherapie gehören zum Therapieangebot.

Pflanzenteere haben sich seit rund 100 Jahren bewährt. Sie hemmen Entzündungen, verringern den Juckreiz und wirken der Verdickung der Haut entgegen.

Abbau von Stressfaktoren, Entspannungsverfahren; für ausreichend Schlaf, Bewegung, frische Luft und „Sommer, Sonne, Sorgenfreiheit" sorgen.

Die ekzematöse Haut der Neurodermitiker ist oft von Staphylokokken besiedelt. Das Hyperforin im **Johanniskraut**-Ölauszug wirkt antibiotisch und ist besonders wirksam gegen multiresistente Staphylokokken. **Präparat**: Bedan® Lotion und Creme.

Neuerdings verspricht die von Dr. Christoph Schempp[29] entwickelte „Bade-**PUVA-Therapie**" Abhilfe: Das aus der **Zahnstocherammei** (Ammi visnaga) extrahierte Psoralen bindet genetisches Material und hemmt die Vermehrung der entzündeten Zellen durch Bestrahlung der betroffenen Extremitäten. (Allerdings: Erst Wenige sind dieser Therapie kundig!)

Moor-Lavendelöl WALA und Solum Oliginosum tun ebenfalls gut.

Selbsthilfegruppe/Beratungsstelle: Bundesverband Neurodermitiskranker.[30]

26.4.3 Heilpflanzen bei Neurodermitis

Ackerschachtelhalm
Equisetum arvense
Equiseti herba (M)

(s.o.)

Aloe
***Aloe vera* und**
Aloe ferox
Aloe-Gel

(s. Kap. 20: Darm) Aloe vera ist seit langer Zeit wegen ihrer legendären Heilkraft bekannt und wird auf der ganzen Welt verwendet. Im alten Ägypten galt sie als die „Pflanze der Unsterblichkeit, deren Saft Schönheit und Gesundheit verleiht". Die saftigfleischigen Blätter bestehen aus mehreren Schichten und enthalten zwei grundsätzlich unterschiedliche Wirkstoffkomplexe: Unter der Epidermis befindet sich die aloinführende Schicht. Aloin ist ein bitterer, gelblich-rötlicher Saft mit abführender Eigenschaft. In der Blattmitte verbirgt sich das Markgewebe, das begehrte durchsichtige Gel der Aloe. Dieses schleimhaltige Pflanzenmark ist unglaublich regenerationsfördernd, nicht nur für die menschliche Haut, sondern auch für die Pflanze selbst. Wenn man von einem Blatt eine kleine Scheibe abschneidet, kann man beobachten, wie die Schnittstelle in kürzester Zeit verheilt.

Aloe ferox ist derzeit (nach EAB und HAB) als medizinische Darreichung zugelassen. Ihr Gehalt an Polysacchariden übersteigt das der Aloe vera um einiges. Weitere Forschungsergebnisse stehen noch aus.

Inhaltsstoffe: Mucopolysaccharide, Saponine, Aminosäuren, Vitamine, Mineralien, Enzyme.

Wirkungen: Entzündungshemmend, keimhemmend, schmerz- und blutstillend, wundheilungsfördernd, immunstimulierend, antiviral, antimykotisch, antioxidativ. Aloegel beschleunigt die Narbenheilung, desinfiziert Wunden, lindert den Schmerz, beugt Infektionen vor und fördert eine schnelle Geweberegeneration. Es kühlt und adstringiert.

Indikationen: Wunden, Hautkrankheiten (siehe auch Psoriasis-Studie)[31]: Ekzeme, Mykosen, Verbrennungen (spektakuläre Resultate!), Sonnenbrand, strahlungsbedingte Hautschäden, Allergien, Insektenstiche, Juckreiz, Verstauchungen, Zerrungen, Sehnenscheiden- und Venenentzündungen.

29 Universtiäts-Hautklinik Freiburg.

30 Bundesverband Neurodermitiskranker: Tel. 06742-2598 und Deutscher Neurodermitiker Bund e.V., Tel. 040-2277091, www.neurodermitis.de, www.allgaeu-clinic.de, www.atops.ch, www.ahaswiss.ch

31 Afzal M et al. 1996: 505 ff.

Darreichungsformen: Das durchsichtige Gel aus der Blattmitte, Aloe-Eisgel: Eine kleine Portion Aloe-Gel in einem leeren Joghurtbecher einfrieren, wobei in die Mitte ein Spatel eingesteckt wird. Mit diesem vereisten Aloe-Gel die schmerzenden Stellen bestreichen.

Tagesdosis: Keine Angaben. Rezeptur: Aloevera Gel 25,0; Eucerin cum aqua ad 100,0; m.f.ungt.

Nebenwirkungen/Gegenanzeigen: Nicht bekannt. Es kann aber zu Brennen der Haut und zu Juckreiz kommen.

Präparate: Keine medizinischen Präparate erhältlich, dafür vielerlei kosmetische (auf Qualität achten!). Alocap (Kosmetikserie mit Heilpflanzenzusätzen).

Hinweis: In der **Kosmetik** und Gesundheitspflege wird das Gel als regenerierend, elastizitätsfördernd und feuchtigkeitsspendend erfahren: Das Pflanzengel besteht zu 95 % aus Wasser, dringt aber bis viermal schneller in die Haut ein. Es kann gegen raue Haut, bei Hautrötungen, Reizungen und Akne, für die Mundpflege und für die Pflege von Haar und Kopfhaut eingesetzt werden.

***Kommission E:** für Aloeveragel keine – nur für Aloe-Extrakt s. Darmerkrankungen.*

Ballonrebe
Cardiospermum halicacabum
Cardiospermum herba (M)

(s.o.)

Bittersüßer Nachtschatten
Solanum dulcamara
Dulcamarae stipes (M)

(s.o.)

Borretsch
Borago officinalis
Oleum boraginis semen

Borretsch gehört wie der Beinwell zur Familie der Rauhaargewächse und ziert viele Gärten mit seinen wunderbaren blau-lila Blüten. Sind diese verblüht, reifen die Samen heran mit ihrem kostbaren, medizinisch genutzten Öl.

Inhaltsstoffe: Essenzielle ungesättigte Fettsäuren (Linolsäure, γ-Linolensäure).

Wirkungen: Antiphlogistisch, immunmodulierend. Lindert vor allem Rötung und Juckreiz.

Hinweis: Sichtbare Wirkung frühestens nach ca. 4–12 Wochen, in der Regel erst nach 12 Wochen.

Indikationen: Neurodermitis u. a. Nach vorliegenden Berichten scheinen Kinder stärker zu profitieren als Erwachsene. Eine innere Anwendung kann gut mit einer gleichzeitigen äußeren Anwendung zur Hautpflege kombiniert werden.

Darreichungsformen: Öl, auch in Weichgelantinekps.

Tagesdosis: Therapeutischer Effekt ab 240–320 mg/Tag.

Nebenwirkungen/Gegenanzeigen: Keine bekannt.

Präparate: Glandol® Borretschsamenölkps., Glandol® forte Kps., Glandol® spezial Kps., Glandol® Pflegeölbad, Glandol® Lotion, APP®-Kindersalbe.

Teezubereitung: Nicht üblich.

***Kommission E:** Ist von der Kommission E nicht bearbeitet worden, besitzt aber aufgrund experimenteller und klinischer Studien in der Phytotherapie sowie in der Diätetik eine Bedeutung bei der Behebung des δ-6-Desaturase-Defekts bei der Neurodermitis.*

Eichenrinde
Quercus robur
Quercus cortex (M)

(s.o.)

Haferstroh
Avena stramentum
Avenae stramentum

(s.o.)

Johanniskraut
Hypericum perforatum
Hyperici oleum (M)

(s.o.)

Hyperforin hemmt die epidermalen Langerhans-Zellen, die immunologisch aktiv sind, und – wissenschaftlich nachgewiesen! – das Wachstum multiresistenter Staphylococcus-aureus-Stämme, mit denen Neurodermitispatienten durch die verminderte Barrierefunktion ihrer Haut besonders häufig superinfiziert sind.

Präparate: Bedan® Lotion (Basispflege), Bedan® Crème (Intensivpflege).

Kamille
Matricaria recutita
Matricariae flos (M)

(s.o.)

Kamillentee mit Kamillentinktur kombinieren, damit die notwendige Konzentration entzündungshemmender Inhaltsstoffe gewährleistet ist.

Nachtkerze
Oenothera biennis
Oenotherae folium

Kurz vor der Dämmerung beginnt ein einzigartiges Erlebnis: Die Blüten der Nachtkerze öffnen sich innerhalb weniger Minuten. Es ist ein faszinierendes Schauspiel, der Pflanze direkt vor Ort beim Aufblühen zuzusehen. Von der Sommersonnenwende bis in den Oktober hinein öffnen sich Abend für Abend neue Blüten. Sie leuchten die ganze Nacht hindurch strahlend gelb und locken mit ihrem vanilleartigen wohlriechenden Duft heimische Nachtfalter an. Dieser Eigenschaft verdankt die „Nacht-Kerze" ihren deutschen Namen. „Biennis" deutet darauf hin, dass die Pflanze zweijährig ist. Mit volkstümlichem Namen wird sie auch Schinkenwurzel genannt – die Wurzel ist rosafarben wie ein Schinken.

Inhaltsstoffe: Fettes Öl mit mehrfach ungesättigten essenziellen Fettsäuren, 60–80 % Linolsäure, 8–14 % γ-Linolensäure, Vitamin E.

Wirkungen: Entzündungshemmend, immunmodulierend. Der Juckreiz wird gelindert, die Schübe verringern sich, sämtliche Symptome gehen zurück.

Hinweis: Sichtbare Wirkung nach ca. 4–12 Wochen. Wichtig für den Behandlungserfolg ist eine langfristige Therapie und ausreichend hohe Dosierung!

Indikationen: Neurodermitis (innere und äußere Anwendung), zur Pflege und Behandlung bei empfindlicher, trockener und alternder Haut. Innerliche Anwendung auch bei Hypertonie und Hyperlipidämie, Arteriosklerose, bei Erkrankungen des Herz-Kreislauf-Systems und bei rheumatischen Erkrankungen, PMS, Allergien u.v.a.

Darreichungsformen: Orale Anwendung in Form von Weichgelatinekapseln (die Kapseln können aufgestochen und das Öl ins Essen gegeben werden); bei topischer Anwendung das fette Öl direkt dünn auftragen bzw. ins Badewasser geben.

Tagesdosis: Therapeutischer Effekt erst ab 240–320 mg γ-Linolensäure/Tag bei oraler Anwendung.

Nebenwirkungen: Bei innerer Anwendung gelegentlich Übelkeit, Verdauungsstörungen, Hautausschläge, Kopfschmerzen.

Gegenanzeigen: Bei innerer Anwendung Säuglinge und Kleinkinder unter 1 Jahr. Während der Schwangerschaft nur nach ärztlicher Rücksprache.

Hinweis: Bei innerer Anwendung selten Auslösung von Temporallappenanfällen bei Patienten, die z. B. mit Phenothiazine behandelt werden.

Präparate: Efamol® 500 Kps., Epogam® (40 mg GLS), Epogam® 1000 (80 mg), Gammacur® Kapseln (40 mg), Neobonsen® Kapseln (40 mg), Unigamol® Kapseln (40 mg), Laceran® Omega Fettsalbe.

Kommission E: *Wurde von der Kommission E nicht bearbeitet. Wegen der großen Bedeutung wurde aber ein Pflanzenprofil erstellt.*

Ringelblume
Calendula officinalis
Calendulae flos (M)

(s.o.)

Sanddorn
Hippophae rhamnoides
Hippophae rhamnoides fructus

(s.o.)

Weizenkleie
Triticum aestivum

Der Weizen ist in Europa die verbreitetste Nutzpflanze. Weizenkleie besteht aus den äußersten Schichten der Weizenfrüchte und fällt bei der Mehlgewinnung aus. Die Kleie kann als Nahrungsergänzung aufgenommen oder in Ölform für Bäder verwendet werden. Sie wird ähnlich eingesetzt wie Haferstroh.

Inhaltsstoffe: Schleimstoffe.

Wirkungen: Juckreizstillend, entzündungshemmend, beruhigend, hautreizmildernd.

Indikationen: Juckende, entzündliche Hauterkrankungen, Ekzeme, Nesselsucht, Windeldermatitis.

Darreichungsformen: Weizenkleieextrakt.

Hinweis: Trotz fehlender Studiendaten kann aus klinischer Erfahrung die Empfehlung zur Durchführung von Bädern mit Weizenkleie bei chronischen Hauterkrankungen ausgesprochen werden, da Weizenkleiepräparate von den Patienten meist als sehr wohltuend und juckreizstillend empfunden werden.

Nebenwirkungen/Gegenanzeigen: Nicht bekannt.

Präparate: Spitzner Weizenkleieextrakt, Silvapin® Weizenkleie Extrakt E.

Teezubereitung: Keine, wird nur als Fertigpräparat verordnet.

***Kommission E:** Keine.*

Zaubernuss
Hamamelis virginiana
Hamamelidis folium (M)

(s.o.)

Präparat: ABB® Kindersalbe (mit Zinkoxid, Panthenol und Allantoin).

Zistrose
Cistus incanus
Cistus folium

(s. Abb. 64, S. 489) Zauberhaft leuchten ihre duftlosen zarten, wie bei Mohnblüten leicht verknitterten Blütenblätter aus dem graugrünen Blattwerk. Den Blättern entströmt ein aromatisch-harziger Duft, der bekannt ist unter dem Namen „Ladanum" und schon von Dioskurides beschrieben wurde. Der ca. 1 m hohe Strauch aus der Familie der Zistrosengewächse wächst wild auf unberührten magnesiumreichen Böden Südeuropas, vor allem in der typischen Macchia-Landschaft Nordgriechenlands. Medizinisch verwendet werden die Blätter der „graubehaarten Cistrose".

Inhaltsstoffe: Polyphenole (gehört zu den polyphenolreichsten Pflanzen Europas; diese Gerbsäureverbindungen besitzen Vitamincharakter (Vitamin P für „Polyphenole"), ätherische Öle, Harze (Ladanum), Glykoside und Gerbstoffe.

Wirkungen: Gefäßschützend, adstringierend, juckreizlindernd, entzündungshemmend, keimtötend, antimykotisch, antioxidativ. Bei innerlicher Anwendung gilt der hohe Polyphenolgehalt als verantwortlich für die entgiftende Wirkung auf mit der Nahrung aufgenommene Schwermetalle wie Cadmium.

Indikationen: Neurodermitis, Ekzeme, Akne, Windeldermatitis. Mund- und Rachenpflege, Hautschutz; Desodorierung, Schwermetallausleitung.

Darreichungsformen: Tee (innerlich und äußerlich für Umschläge, Auflagen, Bäder, Waschungen), Creme, Fertigpräparate.

Tagesdosis: 3-mal tägl. 1 Tasse Tee innerlich; Vollbad: 3 EL auf 1 l Wasser.

Nebenwirkungen/Gegenanzeigen: Nicht bekannt.

Präparate: Cystus Teekraut, Cystus Creme, Cystus Sud.

Teezubereitung: 1 EL Droge mit 0,2 l Wasser bedecken und zum Kochen bringen. Bei schwacher Hitze 1–5 Minuten köcheln lassen, dann abgießen. Für ein Vollbad 3 EL, für ein Teilbad 1 EL Kraut mit 1 l Wasser zum Kochen bringen, abgießen und dem Badewasser zugeben.

26.4.4 Psoriasis (Schuppenflechte)

Die Schuppenflechte ist eine der häufigsten Hauterkrankungen (1–2 % der Bevölkerung!), die es laut altgriechischen Schriften schon vor 2000 Jahren gab. Sie ist gekennzeichnet durch eine erheblich beschleunigte Vermehrung und gestörte Reifung der Keratinozyten. Die anlagebedingte Stoffwechselerkrankung verläuft chronisch in Schüben und äußert sich durch juckende, entzündliche Hautareale, die mit silberweißen Schuppen bedeckt sind und an typischen Körperstellen auftreten: Streckseiten der Ellenbogen, Knie, am tiefen Rücken und Gesäß, hinter den Ohren und am behaarten Kopf. Die unbehandelte Haut ist meist vergröbert, weißlich-schuppig und darunter rötlich entzündet. An den entzündeten Hautstellen bildet sich vermehrt Bindegewebe, das die Haut auf die Dauer derber und dicker werden lässt. Wenn die Patienten dem Juckreiz nachgeben, entstehen mit der Zeit an den Kratzspuren neue Psoriasisherde. Manchmal sind die Veränderungen pünktchen- oder münzförmig, manchmal über größere Areale landkarten- oder girlandenartig ausgedehnt. Psoriasis kann auch die Fingernägel betreffen, mit bräunlichen Verfärbungen der Nageloberfläche, buchten- oder streifenförmigen Einsenkungen, Wellenbildungen, Tüpfel oder Grübchen in der Nagelplatte. Der Befall mehrerer Nägel kann ein erster Hinweis auf eine Psoriasis sein. In ca. 30 % der Fälle kann Psoriasis auch arthritische Gelenkveränderungen nach sich ziehen.

Ursachen: Psoriasis gilt als Spätfolge von Stoffwechselstörungen; zentraler Punkt scheint ein Mangel an Fumarsäure zu sein (zuständig für Zellstoffwechsel; für biochemische Zellatmungskette lebensnotwendig) bei einer zusätzlich bestehenden Schwächung des Immunsystems und einer erblichen Belastung. Die provozierte Anhäufung von körpereigenen Abwehrstoffen (Interleukinen) innerhalb der Haut führt zu einer erhöhten Zellteilung und zu einer 7-mal schneller als normal verlaufenden Abschuppung der oberflächlichen Hautzellen.

Auslöser der Erkrankung sind häufig Infektionen oder psychische Belastungen, Säure-Basen-Ungleichgewicht, Allergene und Toxine, Nahrungsmittel(zusatz)-Unverträglichkeiten oder Darmfunktionsstörungen.

Therapie: Der Behandlung dieser Erkrankung sind Grenzen gesetzt; Geduld und Mitarbeit der Patienten sind erforderlich. Wenn es gelingt, eine manifeste Psoriasis in eine erscheinungsfreie Form zu bringen und diesen Zustand langfristig zu stabilisieren, ist viel erreicht. Insgesamt gleichen die allgemeinen Therapiemaßnahmen denen der Neurodermitis. Wichtig ist, die Provokationsfaktoren wie Zahn- oder sonstige Krankheitsherde, gestörte Darmflora, Säure-Basen-Ungleichgewicht o.a. herauszufinden und auszuschalten bzw. zu behandeln.

Auslösende Faktoren wie Verletzungen, Infektionen, Alkoholmissbrauch, terpenhaltige Stoffe (Bohnerwachs, Schuhcreme, Badezusätze, Haut- und Koniferenöle) soweit möglich vermeiden.

Schuppenflechte muss auch **innerlich therapiert** werden, da u. a. eine Fettstoffwechselstörung vorliegt. Wichtig sind **Entgiftung** (siehe Ekzeme), Darmsanierung, Umstimmungstherapie, Eigenbluttherapie und eine Ernährung mit hoch ungesättigten Fettsäuren.

Zusätzlich **Mariendistel**samenpräparate zur speziellen Unterstützung der Leber.

Werden diese Maßnahmen durch **Tee-Saft-Fasten** eingeleitet und die Ausscheidungsvorgänge aktiviert und beschleunigt, wird die Haut schnell und spürbar entlastet. Sobald dem Körper andere Entlastungswege zur Verfügung stehen, spielt die Haut als Ausscheidungsfläche eine zu vernachlässigende Rolle. Der Heileffekt des Fastens ermöglicht der Haut belastungsfreie Zeiträume, in der sie sich regenerieren kann.

Kneipp-Maßnahmen, Leberdiät mit Obst, Rohkosttage ohne Zitrusfrüchte.

Bewährt hat sich das Trinken von tägl. $^1/_4$ l „Kanne-Brottrunk“, mit dem die betroffenen Hautstellen auch äußerlich betupft werden können.

Durch einen ausgeglichenen Vitamin-A-Haushalt werden die Regenerationsprozesse von Haut und Schleimhaut angeregt. Vitamin A (in **Kresse**, **Karotten**, **Tomaten**, **Hagebutten**, **Aprikosen**, **Sanddorn**, Milch, Eier u. a.) verlängert die beschwerdefreien Intervalle bei Psoriasis ganz erheblich. **Sanddorn**fruchtfleischöl mit seinem hohen Vitamin A-Gehalt kann innerlich eingenommen und äußerlich aufgetragen werden.

Klimatherapie, Seebäder, Luft- und Sonnbäder (Heliotherapie) tun Haut und Seele gut.

26.4.5 Äußerliche Anwendungen und Heilpflanzen bei Psoriasis

- **Ölanwendungen** mit **Johanniskraut**- *oder* **Lein**öl, am besten in die nach dem Duschen noch feuchte Haut einmassieren,
- **Teeauflagen** mit **Stiefmütterchen**, **Eichen**rinde, **Walnuss**blätter.
- **Bäder:** Sole-Kleie-Bäder (heimische Ersatztherapie für die Kur am Toten Meer) entschuppen, Schmierseifenbäder (200 g/Vollbad) weichen Schuppen auf, danach behutsame Hautbürstungen im Badewasser, Milch-Molke-Weizenkleie-Bäder bei Juckreiz.
- **Packungen, Einreibungen:** Gut tut messerrückendick aufgetragener Quark, der 2–3 Stunden einwirken soll. Wenn er dann mit viel klarem Wasser abgespült wird, lösen sich Borken und Krusten ab. Hinterher die junge Haut mit einer Ölkompresse schützen. Auch Heilerdepackungen oder -einreibungen bewirken meistens eine rasche Abnahme der entzündlichen Vorgänge. Die Heilerde mit warmem Wasser oder Tee zu einem dünnen Brei vermengt auf die betroffenen Stellen auftragen und ca. 30 Min. einwirken lassen. Bei Bedarf mit Hautöl einreiben. Auch Einreibungen mit frischem **Aloe vera**-Gel lindern das Beschwerdebild.
- Einen besonders günstigen Einfluss auf das Beschwerdebild haben saponinhaltige Pflanzen.

Josef Karl empfiehlt bei Psoriasis eine **Brennnessel**saftkur mit Buttermilch, homöopathisch Sulfur, Schwefelbäder, Eigenblutbehandlung, **Echinacea**, homöopathisch **Mahonie** *(Mahonia aquifolia)*, für die Leber **Mariendistel** oder **Artischocke**, Vitamin A bei Bedarf. Bei unerträglichem Juckreiz ***Cistus*** *oplx*.

Aloe
Aloe vera* und *Aloe ferox
Aloe-Gel

(s.o.)

Bittersüßer Nachtschatten
Solanum dulcamara
Dulcamarae Stipes

(s.o.)

Cayennepfeffer, scharfer Paprika
Capsicum annuum
Capsici fructus acer (M)

(s. Kap. 25: Rheuma) Die reifen getrockneten, dunkelrot glänzenden Früchte werden gemahlen und dann als Cayennepfeffer bezeichnet. Sie enthalten Capsaicin, das **als Einreibung** auf der Haut die freien Nervenendigungen erregt und ein brennendes Gefühl hinterlässt, das aber bald einem wohltuenden Wärmegefühl Platz macht. Nach einigen Anwendungen fühlt sich die behandelte Stelle für längere Zeit unempfindlicher an gegen Schmerz.

Inhaltsstoffe: 0,3–1 % Capsacinoide, Carotinoide, Flavonoide, fettes Öl.

Wirkungen, äußerliche Anwendung: örtlich stark durchblutungsfördernd mit anfänglich vermehrtem Schmerz- und Wärmegefühl, bald darauf langanhaltender schmerzlindernder Effekt. Entzündungshemmend, cortisonähnlich und juckreizstillend. Es kommt nach der Therapie zu einer Dämpfung von Schmerzempfindung und Juckreiz.

Indikationen: Schuppenflechte, Juckreiz, diabetische Polyneuropathie. Bei Muskelschmerzen, Arthrosen, Nervenschmerzen und zur Behandlung von Neuralgien nach Herpes zoster.

Tagesdosis/Darreichungsformen: Capsicain 4–9 Wochen lang anwenden, wobei der Capsicaingehalt/Tag unter 0,075 % betragen muss. Nur äußerlich anwenden! Einschleichende Therapie und 3-mal tägl. anwenden ist wichtig! Bei empfindlicher Haut beginnen mit 0,001 % Capsaicin: Rp. Capsaicin 0,01 Wucerin cum aqua ad 100,0 m.f.ungt.

Nebenwirkungen/Gegenanzeigen: Überempfindlichkeit gegen Paprikazubereitungen, geschädigte Haut.

Hinweis: Nur auf intakter Haut anwenden!

Präparate: Dolenon® Liniment, Kneipp® Rheuma Salbe, Rheumaplast® N Pflaster.

Kommission E: *Schmerzhafter Muskelhartspann im Schulter-Arm-Bereich sowie im Bereich der Wirbelsäule bei Erwachsenen und Schulkindern.*

Erdrauch
Fumaria officinalis
Fumariae herba (M)

(s. Kap. 22: Leber-Galle) Erdrauch und seine Wirkung auf das Immunsystem wurde erst vor wenigen Jahren von der Schulmedizin aufgegriffen, obwohl sein heilsamer Effekt auf Hautleiden durchaus bekannt war. Im Volksmund heißt die Pflanze „Grindkraut", man legte Teeauflagen aus der Pflanze auf die betroffenen Hautstellen. Zur „Blutreinigung", zur Entgiftung bei Hautleiden und zur Frühjahrskur war er bestens bekannt. In Spanien wird er noch heute zur Behandlung von Psoriasis, Ekzemen und Herpesinfektionen eingesetzt.

Inhaltsstoffe: Alkaloide (Fumarin), Flavonolglykoside, Fumarsäure, Kaffeesäurederivate.

Wirkungen: Neuerdings wurden die Fumarsäureester des Erdrauchs als Therapieprinzip bei Proriasis deklariert. Fumarsäureester wirken hemmend auf TH1-Zellen, die bei Psoriatikern im Übermaß gebildet werden.

Darreichungsformen: Tee, Fertigpräparate. 3-mal tägl. 1 TL Frischpflanzenverreibung auf der Haut (nach Madaus).[32]

Tagesdosis: 6 g Droge.

Nebenwirkungen/Gegenanzeigen: Nicht bekannt.

Präparate: Bilobene® Filmtbl, Oddibil® Drg (für die Indikation „krampfhafte Gallenbeschwerden").

Teezubereitung: 1–2 TL (2–4 g) Droge mit heißem Wasser überbrühen, 7 Min. ziehen lassen und abgießen. 2–3-mal tägl. 1 Tasse trinken. Tee für Kompressen verwenden.

Kommission E: *Krampfartige Beschwerden im Bereich der Gallenblase, der Gallenwege und des Gastrointestinaltraktes.*

Johanniskraut
Hypericum perforatum
Hyperici oleum (M)

(s.o.)

Leinsamen
Linum usitatissimum
Lini oleum (M)

(s.o.)

Mehrmals täglich Restherde der Schuppenflechte, trockene Ekzeme oder schrundige Haut mit reinem Leinöl einreiben. Oder 10-minütige Leinölauflagen mit anschließendem Weizenkleievollbad (36° C, 15 Min.) und danach $^1/_2$ Std. Bettruhe. Leinöl sollte aufgrund seiner vielen ungesättigten Fettsäuren zusätzlich auch innerlich eingenommen werden.

Mahonie
Mahonia aquifolium
Mahoniae cortex

Die Mahonie ist ein immergrüner, bis 2 m hoher Strauch mit lackglänzenden Blättern, die der Stechpalme ähneln. Die Pflanze aus der Familie der Berberitzen ist im pazifischen Nordamerika heimisch, in unseren Breiten aber häufig als Ziergehölz zu finden. Die kleinen gelben Blütenröschen duften unglaublich süß; die reifen Früchte sind länglich geformt und blauschwarz bereift. Verwendet werden Zubereitungen aus der Rinde.

Inhaltsstoffe: Bisbenzylisochinolin-, Protoberberin- (wie Berberin) und Aporphin-Alkaloide.

Wirkungen: Entzündungswidrig, antiproliferativ (hemmt die übermäßige Teilung der Hautzellen), antiseborrhoisch (wirkt der Schuppenbildung entgegen), antibakteriell und antimykotisch. Reguliert die Talgdrüsentätigkeit (d. h. vermindert sie bei Psoriasis), keratolytisch (weicht Verhornungen auf) und mitosehemmend. Studien bestätigen die günstige Wirkung bei Schuppenflechte.

Hinweis: Bei klinischen Untersuchungen zeigten sich Zubereitungen aus Mahonienrinde in ihrer antiphlogistischen Wirksamkeit dem herkömmlich verwendeten Antipsoriatikum Dithranol überlegen. Die Rezidivrate nach Absetzen von Kortikoiden konnte durch Anwendung von Rubisan Creme bzw. Salbe deutlich gesenkt werden.

Indikationen: Leichte bis mittelschwere Psoriasis, Seborrhöe, Akne vulgaris. Bei trockenen Ausschlägen und Psoriasis **zwischen** den Schüben.

Darreichungsformen: Zur äußerlichen Anwendung in Cremes und Salben mit 10 % Mahonienrinden-Urtinktur, Mahonia aquifolium homöopathische Urtinktur oral.

Tagesdosis, äußerliche Anwendung: Cremes mit Urtinktur in 10 %iger Lsg., standardisiert auf einen Gehalt an Berberin von 1 %. Rubisan ist sehr verträglich und gut zur Langzeitanwendung geeignet. Sichtbare Wirkung nach ca. 2 Wochen.

Nebenwirkungen: Zu Beginn der Behandlung leichte Hautrötung oder Brennen möglich. Die Beschwerden klingen nach kurzer Zeit spontan ab. Selten allergische Hautreaktionen.

Gegenanzeigen: Nicht bekannt.

32 Nach Madaus 1938, Bd. II: 1396.

Präparate: Rubisan® Creme oder Salbe (DHU).

Teezubereitung: Keine, wird nur als Fertigpräparat verordnet.

***Kommission E:** Mahonie wurde von der Kommission E nicht bearbeitet, da es sich um eine in der Homöopathie genutzte Arzneipflanze handelt. Die im Verkehr befindliche Creme und Salbe enthalten 10 % Urtinktur.*

Pflanzenteere
Pices

Inhaltsstoffe: Phenole, Kreosole, Naphthalin-Verbindungen. Verwendet werden v.a. die Pflanzenteere der Birke, der Buche, des Wacholders sowie Teer aus dem Holz verschiedener Nadelhölzer.

Wirkungen: Antimikrobiell, antiphlogistisch, juckreizstillend, antiekzematös, proliferationshemmend: hemmen die Zellteilung in den oberen Hautschichten und die Aktivität der Talgdrüsen.

Indikationen: Subakute und chronische Ekzeme und Psoriasis.

Darreichungsformen: Als Teer-Schüttelmixtur oder als 10–20%ige Suspensionsalbe. Von erfahrenen Dermatologen werden Pflanzenteere, insbesondere der Birkenholzteer in individuellen Rezepturen verordnet, bevorzugt mit 2–5 % Johanniskrautöl.

Tagesdosis: 10–20%ige Zubereitungen 1 × tägl. dünn auftragen.

Nebenwirkungen: Bei großflächiger Anwendung Gefahr der Nierenschädigung, unangenehmer Geruch, Verschmutzung der Wäsche, Kontaktallergien, Teerfollikulitis, selten phototoxische Reaktionen.

Gegenanzeigen: Exsudative oder pustulöse Form der Psoriasis, Säuglinge, Kleinkindalter, Schwangerschaft, Stillzeit. Beschränkte Anwendung im Genital-, Perianal- und Axillarbereich.

Wechselwirkung: UV-Licht (Phototoxizität).

Präparate: Polytar Lösung + Poloris.

***Kommission E:** Wurden von der Kommission E nicht bearbeitet. Da sie aber in der Dermatologie nach wie vor eine Rolle spielen, wurde ein Profil erstellt.*

Sanddorn
Hippophae rhamnoides
Hippophae rhamnoides fructus

(s.o.)

Das Fruchtfleischöl innerlich und äußerlich anwenden.

Sarsaparille
Asmilax regelii
Sarsaparillae radix

Eine im tropischen Mittelamerika heimische Kletterpflanze aus der Familie der Smilacaceae, die in ihrer Heimat als Universalmedizin galt. Sie gilt als die stärkste Saponindroge, wird aber wegen ihrer nieren- und magenreizenden Wirkung nur homöopathisch ab der D2 eingesetzt.

Inhaltsstoffe: Steroidsaponine, Glykoside, Sitosterin, Flavonoide.

Wirkungen: Antientzündliche und umstimmende, durch ihre Steroidsaponine auch kortisonähnliche Wirkung.

Indikationen: Adjuvante Behandlung der Psoriasis und anderer chronisch entzündlicher Hauterkrankungen, Stoffwechselförderung.

Darreichungsformen: Kaltauszug, Fertigpräparate.

Tagesdosis: Homöopathische Anwendung.

Nebenwirkungen/Gegenanzeigen: In hohen Dosierungen Magenreizungen und Nierenschädigungen möglich.

Präparate: Sarsapsor® D2 Bürger.

Teezubereitung: 1 TL mit 250 ml kaltem Wasser übergießen, 10–15 Std. ausziehen. Nach dem Abgießen auf Trinktemperatur anwärmen. 3-mal täglich 1 Tasse trinken.

***Kommission E:** Keine.*

Stiefmütterchen
Viola tricolor
Violae tricoloris herba

(s.o.)

Zistrose ***Cistus incanus*** **Cistus folium**	(s.o.) Bei starkem Juckreiz lindernd.

26.5 Akute und chronische unspezifische Hautkrankheiten

26.5.1 Akne

Akne ist eine Erkrankung entzündlich „verstopfter" Talgdrüsenfollikel. Zu Beginn kommt es aufgrund einer follikulären Verhornungsstörung bei gleichzeitig starker Talgproduktion zu Mitessern (Komedonen), später treten entzündliche Efflorenzen wie rötliche Papeln und eitrige Pusteln auf, vor allem im Gesichts- und Halsbereich bei Jugendlichen in der Pubertät.
Als **Ursachen** werden eine ererbte Disposition, immunologische Störungen und die hormonelle Umstellung angesehen. Akne ist nicht nur ein ästhetisches Problem, sondern belastet gerade Jugendliche auch psychisch sehr stark.

Wichtig bei der **Behandlung** ist die Anregung der Stoffwechselfunktion und Entgiftung durch stoffwechselwirksame Tees (s. Kap. 29.1: Ausleitung, Frühjahrskur), regelmäßige Entgiftungskuren, Darmsanierung und Ernährungsumstellung. Sonnen- und Lichtbäder tun der Haut gut. Bei **übermäßiger Fett- oder Talgproduktion** (Seborrhöe) wird die Haut ab und zu dick eingefettet, um das Nachfetten der Haut zu drosseln. Auflagen mit Magerquark entfetten leicht und klären die Poren; Kompressen mit Heil- oder Lavaerde, die mit **Ringelblumen**tee zu einer streichfähigen Paste angerührt werden, binden überschüssige Fette. Die Haut wird gereinigt mit antiseptisch wirkenden Pflanzen (**Ackerschachtelhalm**, **Eichen**rinde, **Kamille**, **Brunnenkresse**, **Kapuzinerkresse**, **Rosmarin**, **Salbei**, **Thymian**, **Zaubernuss**) als Teezubereitungen oder Hydrolate. Heiße Dampfbäder und Auflagen heißer feuchter Tücher (mit Arzneitees getränkt) helfen bei der Reinigung. Bewährt haben sich die Anwendung des **Stiefmütterchens** sowie „Aknewasser" von WALA und „Gesichtstonikum spezial" (Dr. Hauschka) u. a. Produkte von Naturkosmetikfirmen.
Das einzige Pharmakon, das für diese Indikation wissenschaftlich untersucht wurde, ist **Mahonien**rinde (s. o.) für die äußerliche Anwendung. Sie wirkt antimikrobiell, keratolytisch, antiseborrhoisch und entzündungshemmend.

26.5.2 Heilpflanzen bei Akne

Frauenmantel ***Alchemilla xanthochlora*** **Alchemillae herba (M)**	Entzündungshemmend, adstringierend; wirkt als Progesteronpflanze hormonausgleichend. Innerlich als Tee(-mischung), äußerlich für Kompressen, Waschung.
Gänseblümchen ***Bellis perennis*** **Bellis perenna herba**	Entzündungshemmend; im Zusammenhang mit Akne wird der Hautstoffwechsel angeregt. Innerlich als Tee und äußerlich zu Waschungen, Kompressen.
Kamille ***Matricaria recutica*** **Matricariae flos (M)**	Entzündungshemmend, keimwidrig. Für Waschungen, Umschläge; Heilerdepackungen mit Kamillentee anrühren.
Mahonie ***Mahonia aquifolium*** **Mahoniae cortex**	Rubisan® Creme ist das Mittel der Wahl: sie wirkt entzündungshemmend, antiproliferativ, antibakteriell, antiseborrhoisch, keratolytisch und reguliert die Talgdrüsentätigkeit.

Stiefmütterchen ***Viola tricolor*** **Violae tricoloris herba (M)**	Entzündungshemmend, kortisonähnlich, antioxidativ. Tee innerlich und äußerlich anwenden.
Walnuss ***Juglans regia*** **Juglandis folium (M)**	Juckreizlindernd, entzündungshemmend, adstringierend. Für Waschungen und Umschläge.
Wassernabel ***Hydrocotyle vulgaris*** **Hydrocotylidis herba**	**Inhaltsstoffe**: Saponine mit dem Hauptinhaltsstoff Asiaticosid. **Wirkungen**: Antiphlogistisch, antibiotisch, antibakteriell, antimykotisch, wundheilungsfördernd, reguliert die Bindegewebsneubildung. **Indikationen:** Störung der Wundheilung, leichte Verbrennungen, bei Wundheilungsstörungen der Akneeffloreszenzen, Ekzeme, Geschwüre, hypertrophe Narben, begleitend bei Venen- und Bindegewebserkrankungen. **Darreichungsformen**: Wässriger Aufguss, Tinktur oder Salben. **Tagesdosis**: 1x täglich ein Teilbad mit einem wässrigen Aufguss 1:10, oder bis zu 3x täglich Umschläge mit 1:10 verdünnter Tinktur. **Nebenwirkungen/Gegenanzeigen:** Keine bekannt. **Präparate**: Madecassol-Salbe® (leider in Deutschland nicht mehr erhältlich, aber die Apotheke kann die Salbe aus Frankreich besorgen), Ekzevowen® Salbe (mit Mahonie Ø, Viola triclor Ø), DHU Hydrocotyle asiatica Urt. D1 (damit kann man Salben in der Apotheke herstellen lassen). **Teezubereitung:** Keine, wird nur als Fertigpräparat verordnet. **Umschläge und Teilbäder:** 5 ml Tinktur (1:10) oder Urtinktur auf 500 ml Wasser geben. Mind. 1x tägl., besser 2–3 × tägl. baden. ***Kommission E:*** *Wurde von der Kommission E nicht bearbeitet. Da es in der Erfahrungsheilkunde und Volksheilmedizin keine unwesentliche Rolle spielt, wurde eine Monographie verfasst.*
Zaubernuss ***Hamamelis virginiana*** **Hamamelidis folium (M)**	Entzündungshemmend, adstringierend, antioxidativ. Teezubereitungen oder Hydrolat zur äußeren Anwendung.

26.5.3 Urtikaria (Nesselsucht), Allergien, Photo- und Phytodermatitis

Der **Nesselausschlag** ist eine der häufigsten Erscheinungsformen allergischer Erkrankungen von Haut und Schleimhaut. Typisches Kennzeichen der Urtikaria (von lat. urtica: brennen, Brennnessel) sind stark juckende Quaddeln, evtl. mit Bläschen- oder Blasenbildung. Durch die kutane Freisetzung von Histamin und anderen gefäßaktiven Stoffen kommt es zu einer Vasodilatation (Gefäßerweiterung), einer Steigerung der Gefäßpermeabilität mit nachfolgenden Ödemen und zu Juckreiz. Häufig entwickelt sich eine Urtikaria erst nach 6, 12 oder 24 Stunden und der Auslöser ist gar nicht bekannt. Die akute Urtikaria (kürzer als 6 Wochen) hat im Gegensatz zur chronischen Urtikaria eine hohe Spontanheilungsrate. In schweren Fällen (Quincke-Ödem) ist sofortige Notfallmedizin (Glukokortikoidgaben u. a.) indiziert.

Eine **Allergie** ist eine (immunologisch bedingte) Überempfindlichkeitsreaktion des Immunsystems auf körperfremde Substanzen, d. h. auf Allergene unterschiedlichster Art (Kosmetika, Pflanzenkontaktallergene, Hausstaub, Nahrungsmittel, Tierhaare, Metalle, Druck, Wärme, Kälte oder ungewohnte Sonnenstrahlung). Entsprechend unterscheidet man

Kontaktallergien (Haut), Nahrungsmittelallergien (Darm), inhalative Allergien (Atemwege) und medikamentös bedingte Allergien. **Kontaktallergien** sind allergisch bedingte Hautreizungen, die sich erst durch mehrmaligen Kontakt mit einem entsprechenden Allergen entwickeln, die also nur Menschen betreffen, die bereits auf bestimmte Inhaltsstoffe sensibilisiert sind und deren Immunsystem diese als Allergene ansieht. Dabei gelangen die allergieauslösenden Stoffe durch die oberste Hornschicht der Haut in die Epidermis. Hat sich das Immunsystem einmal auf die Abwehr eines Stoffes eingestellt, ist es also „sensibilisiert", dann löst jeder weitere Kontakt mit dem Allergen schon in den geringsten Konzentrationen allergische Reaktionen aus. **Vorgeschädigte Haut** ist besonders anfällig für Allergien, weil die Allergene durch den nicht mehr intakten Schutzmantel der Haut leichter eindringen können. Atopische allergische Reaktionen (Neurodermitis, Heuschnupfen, allergisches Asthma) sind Sonderformen, bei der vielfältige ganzheitliche Therapieansätze beachtet werden müssen (s. Kap. 26.4.2). Körpereigene Abwehrstoffe reagieren sehr spezifisch auf allergieauslösende, unverträgliche Allergene: Humorale Antikörper können zu einer sehr raschen Immunreaktion führen (allergische Reaktionen vom Soforttyp, z. B. Urtikaria). Die zellvermittelte Allergie führt verzögert (nach einer Zwischenzeit von mehr als 36 Std.) zur allergischen Reaktion vom Spättyp, wie z. B. das allergische Kontaktekzem. Meist führt erst die wiederholte Exposition mit einem Allergen zur Bildung spezifisch sensibilisierter Zellen – Intensität und Dauer der Einwirkung sind also mitentscheidend für die Entwicklung einer Allergie. Weil viele Pflanzen ähnliche Inhaltsstoffe besitzen, kann es zu so genannten **Kreuzreaktionen** kommen, die bei Allergien vom Spät- wie vom Soforttyp beobachtet werden. Als Auslöser gelten vor allem Korbblütler (mit Sesquiterpenlaktonen) wie **Chrysantheme**, **Kamille**, **Arnika**, **Sonnenhut**, aber auch **Lorbeer**gewächse oder Primelgewächse (**Becherprimel**). Der Kontakt mit solchen Pflanzen soll gemieden werden, wenn eine Allergie bekannt ist. Aus diesem Grund muss auch bei einer diagnostizierten Allergie die Auswahl der Pflanzen in Heiltees, Salben, Kosmetika usw. besonders sorgfältig geschehen.

Eine **Photodermatitis** (phototoxische Kontaktdermatitis, Wiesengräser- oder Berloquedermatitis) ist eine nichtimmunologisch bedingte Entzündungsreaktion der Haut. Sie entsteht durch direkten Kontakt mit Pflanzen, deren Wirkstoffe nur gemeinsam mit Licht bestimmter Wellenlänge (UV-Licht) empfindliche Hautreaktionen hervorrufen. Sie können auf der Haut zu Verbrennungen bis zum 2. Grad führen, wenn nach der Berührung der Pflanze ein ca. 3-stündiger Aufenthalt in der Sonne erfolgt. Es beginnt mit einem brennenden Erythem und Juckreiz, evtl. folgt Blasenbildung. Die Abheilung dauert und hinterlässt eine lang anhaltende Hyperpigmentierung als schmutzig-braun aussehende Streifen. Die wichtigste auslösende Wirkstoffgruppe gehört zu den Psoralenen, sog. Furocumarine (s. Kap. 17.4: Cumarine), die vor allem unter den Apiaceen und Rutaceen verbreitet sind. Zu den photosensibilisierenden Wirkstoffen gehören aber auch Naphthodianthrone (Hypericin in Johanniskraut und Fagopyrin in Buchweizenkraut) und Furochinolinalkaloide (Weinraute, Diptam). Pflanzen wie Riesen**bärenklau**, und **Weinraute** stehen ganz oben bei den Photodermatitis auslösenden Pflanzen, aber auch Zitrusfrüchte gehören dazu, **Engelwurz**, **Diptam**, **Feigenbaum**, **Johanniskraut**, **Schafgarbe**, **Karotte**, **Kerbel**, **Liebstöckel**, **Pastinake**, **Petersilie** und **Sellerie**. Ist es bereits dazu gekommen, soll eine Sonnenbestrahlung für 6–10 Wochen konsequent vermieden – bzw., falls das Gesicht betroffen ist, ein starkes Sonnenschutzmittel eingesetzt werden. Eine Photodermatitis wird **behandelt** wie Sonnenbrand (s. dort).

Durch Pflanzen verursachte Dermatitiden (Phytodermatitis)

Eine ganze Reihe von **Pflanzen** können ihrerseits die Haut reizen und verschiedene **allergische Huterscheinungen** wie Entzündungsreaktionen, Rötungen, Blasen und Pusteln auf der Haut hervorrufen, ohne dass dabei ein immunologischer Mechanismus zu Grunde liegt: **irritative Kontaktdermatitis**. **Osterglocken**, **Tulpen**, **Hyazinthen**, **Aronstab**, **Dieffenbachie** u. a. enthalten Kalziumoxalat-„nadeln", die bei Berührung durch die Haut stoßen und in die winzige Wunde hautreizende Alkaloide spritzen. **Hahnenfuß**gewächse enthalten hautreizende Scharfstoffe, **Wolfsmilch**gewächse geschwürbildenden Milchsaft. Am bekanntesten ist die hautreizende Wirkung der **Brennnessel**, deren Kontakt mit dem Inhalt ihrer Brennhaare (Acetylcholin, Histamin, Serotonin) zu einer urtikariellen Sofortreaktion führt.

Naturheilkundliche Behandlung von Allergien

Die Erfahrung zeigt, dass sich in vielen Fällen eine Umstimmung bzw. eine veränderte Reaktionsweise des Organismus erreichen lässt. Bewährt hat sich die Behandlung mit Ernährungstherapie, Darmsanierung (Immunsystem!), Entgiftung und Entsäuerung, Akupunktur, Homöopathie, Eigenblut und anderen umstimmenden und ausleitenden Maßnahmen. Ein genügend hoher Vitamin-C-Spiegel sorgt als Radikalenfänger für die Integrität des Membransystems: **Sanddorn**, **Hagebutte**, Wildkräuter u. a. (s. Kap. 23: Atemwegserkrankungen).

Phytotherapeutisch werden Pflanzen mit allgemein stoffwechselumstimmenden Eigenschaften (**Birke**, **Bittersüßer Nachtschatten**, **Brennnessel**, **Löwenzahn**, **Stiefmütterchen** und **Wacholder**), aber auch Pflanzen zur Durchspülung (s. Kap. 24.1.3: Harnwegserkrankungen, Aquaretika) bzw. „Frühjahrskur" (s. Kap. 29.1: Ausleitung, Frühjahrskur) ausgewählt.

Stoffwechseltee: Stip. Dulcamarae 20,0, Rad. Taraxaci c. Herb. 30,0, Herb. Urticae 20,0, Violae tric. herba 20,0. M.f.spec. D.S.: 1 TL auf 1 Tasse mit kochendem Wasser übergießen, 10 Min. ziehen lassen. 3–4 Tassen über den Tag verteilt trinken.

26.5.4 Heilpflanzen bei Urtikaria (Nesselsucht), Allergien, Photo- und Phytodermatitis

In leichteren Fällen kann die **Phytotherapie** gut lindern mit feuchtkalten, adstringierenden und juckreizlindernden (Tee-) Auflagen (**Ackerschachtelhalm**, 1:10 verdünnte **Blutwurz**tinktur, **Eichen**rinde, **Kamille**, **Malve**, **Pfefferminz**, **Ringelblume**, **Schwarztee**, **Zaubernuss**, **Zistrose**, u. a.) oder mit Mentholspiritus. Bei Kälte- und Druckurtikaria hat sich speziell der **Bittersüße Nachtschatten** bewährt (innerlich und äußerlich). Auch **Aloe**gel, äth. **Lavendel**öl, **Sanddorn**fruchtfleischöl und Anwendungen gegen Sonnenbrand (s. u. 26.6.4) und Bienenstich (s. u. 26.6.9) lindern.

Bittersüßer Nachtschatten ***Solanum dulcamara*** **Dulcamarae stipes**	(s.o.) Innerlich und äußerlich anwenden.
Ballonrebe ***Cardiospermum halicacabum*** **Cardiospermum herba**	(s.o.) **Präparate**: Halicar® Salbe (DHU), Cardiospermumsalbe.

26.6 Einzelne Hauterkrankungen

26.6.1 Juckreiz, Pruritus

Juckreiz an Haut und Schleimhaut kann nicht nur unangenehm und lästig sein, sondern quälend und schmerzhaft und bedarf möglichst sofortiger Linderung.
Die **Ursachen** können allergener Natur (Ernährung, Körperpflegemittel u. a. überprüfen) oder psychischer Art sein oder durch Stoffwechsel- oder Hormonstörungen bedingt, Hypovitaminosen, Mineralstoff- oder Eisenmangel, Durchblutungsstörungen der Haut, Nachlassen der Talgdrüsensekretion oder Funktionsstörungen (z. B. bei Neurodermitis, Urtikaria, Ekzemen, Epizootien wie Skabies, aber auch bei akuter Leukämie, Morbus Hodgkin, Cholestase, Hyperthyreose, Diabetes mellitus oder Urämie). **Altersjuckreiz** entsteht, weil die Haut mit zunehmendem Alter die Fähigkeit verliert, Feuchtigkeit zu halten. Auf jeder zu stark ausgetrockneten Haut entsteht zwangsläufig Juckreiz, der über Kratzen zu ekzemähnlichen Erscheinungen führt. **Chronischer Juckreiz** ist ausgesprochen quälend und eine große

psychische Belastung für die Patienten; deshalb sollten auch begleitend sedierende Arzneidrogen zum Einsatz kommen wie **Melisse**, **Hopfen** oder **Passionsblume**. Bei **hormonell** bedingtem Juckreiz **Cimicifuga**, **Hopfen**, **Melisse** und **Baldrian** verordnen. In vielen Fällen reicht die alleinige Anwendung von Heilpflanzen aus. Die Auswahl orientiert sich an der Grunderkrankung.

Therapieempfehlungen: Sorgfältige **Hautpflege** mit feuchtigkeitsspendenden Hautcremes, Ölbädern, Anhebung der Luftfeuchtigkeit in den Wohnräumen und ausreichender Flüssigkeitszufuhr.

Leber- und Nierenfunktion unterstützen, am besten durch dünne stoffwechselfördernde Tees (**Mariendistel**samen, **Löwenzahn**wurzel und -blätter, **Brennnessel**- und **Birken**blätter, **Gänseblümchen**-, **Ringelblumen**blüten und **Stiefmütterchen**kraut).

Linderung bringen Waschungen, Öle oder Salben mit **ätherischen Ölen** mit Kühleffekt, besonders **Kampfer** (0,1–0,5 %), Thymol (0,5–2 %), Menthol (0,5–1 %) und **Lavendel**; das kühlt angenehm und lindert spontan den Juckreiz. Sie können in Salben gemischt (z. B. Unguentum leniens) oder als Bäder rezeptiert werden. Fertigpräparat: Retterspitz Gelee.

Waschungen bzw. **kühlende Auflagen** mit verdünntem Essig (1 EL/ 1 Tasse Wasser; kann auch mit 1 Tr. **Lavendel**öl, in 1 TL Honig emulgiert, vermengt werden) oder kaltem **Mädesüß**, **Malven**- oder **Eibisch**wurzeltee. Auflagen mit **Zaubernuss**blättern und -rinde, **Eiche**nrinde oder **Walnuss**blättern, **Pfefferminz**blättern oder mit **Kamillen**-, **Ringelblumen**- und **Gänseblümchen**blüten lindern ebenfalls. Juckreizmildernde Wirkung haben auch Bäder mit **Hafer**stroh, **Ackerschachtelhalm**, **Veilchen**wurzeln und Molke. **Pfefferminz**tee oder verdünnter Obstessig kann auch in eine Flasche mit Pumpsprayaufsatz gefüllt und öfter aufgesprüht werden, das tut gut.

Auch **Puder** aus **Reis**-, **Kartoffel**- oder **Weizen**stärke (2–3 EL Mondamin, im Waschwasser verrührt) oder aus **Bärlapp**samen eignen sich, ebenso pulverisierte **Himbeer**blätter. Kleiebäder weisen milde antipruriginöse Wirkungen auf, z. B. Silvapin® **Weizenkleie**extrakt, Töpfer Teerkleiebad und Kinderbad.

Aloe-vera-Gel lindert auch den Juckreiz; entweder direkt das transparente Gel aus dem Blatt verwenden oder Aloe-vera-Gel aus der Apotheke. Rp. Aloe vera Gel 15,0 ungt. Leniens ad 100,0 m.f. ungt.

Ackerschachtelhalm ***Equisetum arvense*** **Equiseti herba (M)**	(s.o.) Trägt über eine lokale Anregung des Hautstoffwechsels zur Linderung des Juckreizes bei. Kieselsäure äußerlich und innerlich für Wickel und Auflagen.
Aloe ***Aloe vera*** **und *Aloe ferox***	(s.o.) Frisches Gel lindert spontan.
Ballonrebe ***Cardiospermum halicacabum*** **Cardiospermum herba**	(s.o.) Bei entzündeter und ekzematöser Haut.
Cayennepfeffer, scharfer Paprika ***Capsicum annuum*** **Capsici fructus acer (M)**	(s.o.) Darf nur bei nicht entzündeter, intakter Haut eingesetzt werden; bevorzugt bei sehr starkem Juckreiz!
Eichenrinde ***Quercus robur*** **Quercus cortex (M)**	(s.o.) Durch Gerbstoffwirkung juckreizlindernd und leicht lokal anästhesierend. Nicht zu lange anwenden, sonst trocknet die Haut aus!

Malve ***Malva sylvestris* und** ***Malva neglecta*** **Malvae flos / -folium (M)**	(s.o.) Reizmildernd, schützend, aufbauend. Bewährt bei Pruritus vulvae et ani. Äußerlich als Waschung, Auflage, Salbe.
Pfefferminzöl ***Mentha x piperita*** **aethereoleum (Echte Pfefferminze) (M)**	(s.o.)
Silbertraubenkerze ***Actea racemosa*** **Cimicifugae rhizoma (M)**	In lichten Wäldern im östlichen bis mittleren Nordamerika ist die Silbertraubenkerze zu Hause. Sie ist eine alte Heilpflanze der Indianer Kanadas; Volksnamen wie „Indianische Frauenwurzel“ oder „Squaw-Root“ weisen auf die Verwendung in der Frauenheilkunde hin. Die bildschöne Silbertraubenkerze trägt ihren Namen zurecht: Schmuckvoll erheben sich die weiß-silbern glänzenden Kerzen ihres auffallenden, traubigen Blütenstandes über ihr dunkelgrünes Blattgewirr. Ihr **botanischer Name** verrät etwas anderes. „Cimicifuga“ kommt von „cimex: Wanze“ und „fuga: Flucht“ bzw. „fugare: vertreiben“: Das Wanzenkraut, wie es auch genannt wird, verströmt einen für Blattwanzen widerlichen Geruch. **Inhaltsstoffe**: Triterpenglykoside (Actein und Cimicifugosid), Cimicifugin mit östrogenähnlicher Wirkung, Salicylsäure, Phytosterine, Gerb- und Bitterstoffe, wenig ätherische Öle und das „Resina Cimicifugae“ genannte Gemisch aus Harzen und Bitterstoffen, das den unangenehmen Geruch und scharf-bitteren Geschmack der Pflanze ausmacht. **Wirkungen**: Hormonausgleichend und beruhigend (vor allem in den Wechseljahren). **Indikationen:** Pruritus vulvae (hormonell-stimulierend; innerlich einnehmen); Prämenopause, PMS; Menstruationsstörungen. **Darreichungsformen:** Tee, Tinktur, Fertigpräparate (bevorzugen). **Tagesdosis**: 3 g Droge in Form von Tee, oder Auszüge mit Ethanol 40–60 % entsprechend einer Tagesdosis von 40 mg Droge. **Nebenwirkungen/Gegenanzeigen:** Gelegentlich Magenbeschwerden. Bei Überdosierung Kopf- und Gliederschmerzen, Gastritis, Angstzustände. **Hinweis:** Östrogenabhängige Brusttumore werden nicht zum Wachstum stimuliert. **Anwendungsdauer:** Erste Wirkungen können nach ca. 2 Wochen erwartet werden. 3–6 Monate lang einnehmen, danach 2-monatige Pause einlegen. **Präparate**: Cefakliman® mono Lsg. und Kps., Klimadynon® Lsg. und Tbl., Remifemin® Lsg. und Tbl. **Teezubereitung:** 1 TL Droge mit 1 Tasse kochendem Wasser übergießen und nach etwa 10 Min. abgießen. 2–3 × tägl. 1 Tasse Tee trinken. ***Kommission E:*** *Prämenstruelle und dysmenorrhoische sowie klimakterisch bedingte neurovegetative Beschwerden.*
Walnuss ***Juglans regia*** **Juglandis folium (M)**	(s.o.)

26.6.2 Herpes labialis, Herpes simplex, Lippenbläschen

„Lippenbläschen" gehören zu den häufigsten Virusinfektionen des Menschen. Es handelt sich um eine Infektion mit dem Herpes-simplex-Virus vom Typ 1, HSV-1 genannt (im Gegensatz zu HSV-2-Viren, die als Herpesinfektionen im Genital- und Analbereich auftreten können), der nach der Erstinfektion in ein Nervenganglion eingedrungen ist. Dort bleibt er in Warteposition ohne sich zu vermehren, weil das Immunsystem Substanzen bildet, die die Vermehrung der DNS (Erbsubstanz) des Virus verhindern.

Bei geschwächter Abwehr aber wandert das Virus entlang der Nerven an die Haut der Lippen und verursacht die typischen wassergefüllten Bläschen. Begünstigende Faktoren, die die Viren aus ihrer Warteposition hervorlocken sind fieberhafte Infekte, UV-Strahlung wie starke Lichtexposition am Meer oder im Gebirge, starke Stressbelastung, Vitaminmangel, Umweltgifte oder psychische Belastungen.
Wenn Herpeserkrankungen immer wieder auftreten, deuten sie auf eine Schwächung des Immunsystems hin. Dann sollte neben der lokalen Behandlung das Immunsystem unterstützt werden (s. u. und Kap. 23: Atemwegserkrankungen). Die an sich harmlose Erkrankung führt in seltenen Fällen zu ernsthaften Komplikationen, wenn das Virus die Hornhaut der Augen, die Leber oder das Gehirn befällt.
Die Infektion macht sich schmerzhaft **bemerkbar** als gruppiert auftretende Bläscheneruption an Haut und Schleimhaut der Lippen. Erste Anzeichen sind spannende und trockene Haut und kleine, wässrige Bläschen mit glänzend durchscheinender Oberfläche. Die lädierte Haut schmerzt, juckt oder brennt, verbunden mit einem Gefühl der allgemeinen Erschöpfung oder Müdigkeit. Die Bläschen platzen auf und heilen unter Verschorfung nach 1–2 Wochen wieder ab. Sie sind kontagiös (ansteckend); deshalb die Herpesstelle nur mit Einmalmaterial abtupfen und auf sorgfältige Hygiene (Händewaschen) achten, um die Keimverschleppung an andere Personen oder Körperstellen zu minimieren.
Die Bläschen sind eine Ausscheidungsreaktion des Organismus, um sich der Viren und Virengifte zu entledigen. Herpesviren lassen sich nur lokal abtöten, also nur solange sie in den Lippenbläschen sitzen. Und weil sich die Viren nur in Haut und Schleimhaut vermehren, muss die Behandlung noch etwa eine Woche weitergeführt werden, nachdem die Bläschen bereits abgeheilt sind.

Eine **ganzheitliche Therapie**

- steigert die körpereigene Abwehr (**Echinacea**, **Wasserdost**), verbessert die Stoffwechselsituation und entgiftet durch Arzneitees mit **Ackerschachtelhalm**, **Goldrute**, **Brennnessel**, **Löwenzahn** u. a.,
- fördert die körperliche Bewegung, Kneipp-Maßnahmen u. a.,
- sorgt für eine vollwertige Ernährung, die arm ist an der Aminosäure L-Arginin (keine Schokolade, Nüsse, Erdnüsse, Getreide, Samen), denn das Herpesvirus benötigt L-Arginin für sein Wachstum. Dagegen verhindert das Vorhandensein der essenziellen **Aminosäure-L-Lysin** die Aufnahme von L-Arginin im Darm. Vermutlich hemmt L-Lysin die Bildung von Proteinen, die das Virus benötigt, um sich zu vermehren; ein Lysinmangel verursacht eine Reduktion des Immunsystems und kann zum Ausbruch von Viruserkrankungen führen. Einen hohen Gehalt an L-Lysin haben **Kartoffeln**, Geflügel, Fisch, Milch, Käse und Eier. **Wundklee** (*Anthyllis vulnerea*) ist ein typischer Vertreter der Alpenflora und eine der lysinreichsten Pflanzen. Wer bei der erhöhten Sonneneinstrahlung auf Bergwanderungen mit Lippenherpes reagiert, kann sich den frisch ausgequetschten Saft von Wundkleeblättern und -blüten auf die Lippen tupfen, aus frischem oder getrocknetem Kraut einen Absud zubereiten und diesen für Kompressen verwenden oder sich selbst eine Salbe zubereiten, wie Kräuterpfarrer Künzle seine legendäre Anthyllissalbe hergestellt hatte.
- Sorgt für eine vitaminreiche Ernährung: **Vitamin A** schützt Haut und Schleimhaut vor dem Eindringen von Viren, Bakterien und Pilzen und fördert die Regeneration der geschädigten Areale. **Vitamin C** steigert die körpereigene Abwehr, verbessert die Wundheilung, wirkt oxidativem Stress entgegen und schützt gegen Umweltgifte. Hervorragend eignet sich dafür **Sanddorn**öl, äußerlich angewendet (Vitamin A), und innerlich der Vitamin-C-reiche Sanddorn-Ursaft.
- **Taigawurzel** soll russischen Studien zufolge aufgrund ihrer immunsteigernden Wirkung bei allen viralen Infekten besonders wirkungsvoll sein. Nicht länger als 6–8 Wochen einnehmen, damit das Immunsystem nicht überreizt wird!

- Als **Hausmittel** bewährt hat sich das Auftragen von eingetrocknetem bzw. frischem **Rotwein** oder Teeauflagen mit **Eichen**rinden-, **Johanniskraut**-, **Salbei**- oder **Zaubenuss**tee (doppelt starker Aufguss); immer wieder auftupfen. Auch das Auftragen von **Propolis**, z. B. Propolisept Salbe (Bienenkittharz, s. Kap. 23: Atemwegserkrankungen), äth. Minzöl (Mentha piperita, pur aufgetragen!) oder Teebaumöl hat sich bewährt.

- Neuerdings entdeckten kanadische Forscher (um Song Lee/Dalhousie University in Nova Scotia) die **Kleine Braunelle** *Prunella vulgaris* als wirksam gegen Lippenherpes, sowohl in der Prävention als auch in der Behandlung. Der darin enthaltene Gerbstoff wurde bereits als bakterienhemmend nachgewiesen, doch als viruzid bei Herpes simplex hat sich der neu extrahierte Lignin-Kohlenhydrat-Komplex erwiesen.

Ebenso scheint die **Süßholz**wurzel gegen Herpes-simplex-Viren antiviral zu wirken. Laut einer randomisierten Doppelblindstudie[33] ist eine Kombination von **Salbei** mit **Rhabarber** sinnvoll: Rhabarber-Salbeicreme.

Melisse
Melissa officinalis
Melissae folium (M)

(s. Kap. 28: ZNS) Der Name Melisse stammt von „melissa: honigsüß". Die Melisse ist eine bekannte **Bienenfutterpflanze** und wird von Imkern gern in der Nähe des Stocks gepflanzt, um die Bienen damit anzulocken. Bienen markieren nämlich ergiebige Futterquellen mit einem Sekret ihrer Drüsen, das dem Geruch und den Inhaltsstoffen der Melisse ähnelt. Neue Bienenstöcke werden daher mit Melisse eingerieben, damit das Volk nicht ausschwärmt.

In der **äußerlichen** Anwendung hat sich vor allem die **antivirale** Eigenschaft der Melissenblätter bei Herpes simplex bewährt. Erst 1978 wurde die Hemmwirkung auf das Herpes-simplex-Virus entdeckt. Die sehr guten Ergebnisse bei der Abheilungsquote, das rezidivfreie Intervall und die gute Verträglichkeit führten zur Entwicklung eines äußerst wirksamen Melissenspezialextrakts in Salbenform (Lomaherpan).

Inhaltsstoffe: 0,02–0,2 % stark flüchtige ätherische Öle, Flavonoide, Lamiaceen-Gerbstoffe, Phenylcarbonsäuren (Rosmarinsäure) und Bitterstoffe.

Wirkungen, äußerliche Anwendung: Antiviral, antibakteriell. Gerbstoffe und Rosmarinsäure besetzen die Anlagestelle, die das Virus benötigt, um in die Zelle eindringen zu können, binden die Virusproteine und verhindern dadurch ein Einwandern der Viren in die Zellen. Verkürzung und Vorbeugung der Bläschenbildung ist möglich. **Innerliche Anwendung:** beruhigend, entblähend, krampflösend.

Indikationen, äußerliche Anwendung: Lippenherpes. (Bei Studien erwies sich Melissensalbe im Vergleich mit einem synthetischen Virustatikum als mindestens ebenbürtig bezüglich Abheilungsdauer, Verträglichkeit und rezidivfreiem Intervall.) **Innerliche Anwendung:** nervöse Magen- Darm- und Herzbeschwerden.

Darreichungsformen: Salbe, Tinktur, Frischblatt.

Tagesdosis: 1,5–4,5 g Droge auf eine Tasse als Aufguss.

Nebenwirkungen/Gegenanzeigen: Nicht bekannt.

Präparate: Lomaherpan® Creme, Melissenhydrolat (alkoholfrei: Bahnhofapotheke ®Kempten).

Teezubereitung: Für die Indikation Lippenherpes ist Melissentee wahrscheinlich nicht ausreichend, daher eher ein Fertigarzneimittel mit einem auf Rosmarinsäure standardisierten Extrakt verwenden. Aber ganz zu Beginn ist eine **Melissen-Zitronen-Auflage** einen Versuch wert: Melissentee aus 1 EL/150 ml Wasser mit 1 ausgepressten Biozitrone zubereiten, erkalten lassen und alle 10 Min. 1 TL davon auf ein Papiertaschentuch geben und die Stelle damit benetzen. Das benutzte Tuch danach fortwerfen, immer neue verwenden!! Man kann auch die **frischen Blätter** zwischen den Fingern zerreiben und den austretenden Melissenfrischsaft mehrmals täglich (10–30-mal pro Tag) direkt auf die beginnenden Herpesbläschen vorsichtig auftupfen (nicht mit dem Blatt auf der Lippe reiben!). Stets neue Blätter verwenden.

Kommission E: *Nervös bedingte Einschlafstörungen, funktionelle Magen-Darm-Beschwerden.*

33 Saller R et al. 2001: 373–382.

Sonnenhut ***Echinacea purpurea*** **Echinacea purpurea herba (M)**	(s. o. und Kap. 23: Atemwege) **Inhaltsstoffe**: Cichoriensäure, Polysaccharide, Polyacytylene, Alkamide, Flavonoide, ätherisches Öl. **Wirkungen, äußerliche Anwendung:** keimhemmend, antiviral, entzündungshemmend, granulationsfördernd, wundheilungsfördernd, epithelialisierungsfördernd. **Indikationen, äußerliche Anwendung**: u. a. Herpes simplex. **Innerliche Anwendung:** Infektanfälligkeit. Wichtig ist die intervallmäßge Anwendung, um das Immunsystem nicht zu schwächen, z. B. 3 Tg. Anwendung, 5 Tg. Pause. **Präparate**: Echinacin® Lippenstift (zur prophylaktischen Anwendung stdl. auftragen, z. B. bei starker Lichtexposition am Meer, Gletscher oder auf Bergtouren), Echinacin® Madaus Salbe.
Sanddorn ***Hippophae rhamnoides*** **Hippophae rhamnoides fructus**	(s.o.) Wer bekanntermaßen bei starker Lichtexposition zu Lippenbläschen neigt, sollte schon 2 Wochen vor der Reise Sanddornfruchtfleischöl innerlich einnehmen (natürlicher Lichtschutz): 3-mal täglich 10 Tropfen. Zusätzlich „vor Ort" die Lippen mit dem puren Öl (färbt rot, zieht aber schnell ein!) einölen.

26.6.3 Gürtelrose, Herpes zoster

Bei (vorübergehend) geschwächtem Immunsystem kann das Windpockenvirus (Varizella-zoster-Virus), das in den Spinalganglien latent geruht hatte, reaktiviert werden. Die Erkrankung tritt meistens als Zweitkrankheit auf, und da das Allgemeinbefinden oft stark geschwächt ist, kommt es häufig zu Komplikationen. Bei Jugendlichen scheint auch starkes Wachstum und Pubertät die Abwehrkraft zu schwächen.

Als eher unklare **Vorzeichen** gelten Abgeschlagenheit, allgemeines Krankheitsgefühl, Gliederschmerzen, Fieber, Zahnschmerzen, Sinusitis und oft eine Rachenentzündung. Dem Zoster gehen neuralgische Schmerzen voraus: Nach 2–3 Tagen mit Nervenschmerzen, grippeartigen Beschwerden, Abgeschlagenheit, Nachtschweiß und Übelkeit kommen die typischen Hautsymptome dazu: Rötungen, mit nachfolgenden schmerzhaften Bläschen und Pusteln, die trocknen, verkrusten und kleine lochartige Narben hinterlassen. Das gesamte Hautareal schmerzt und ist äußerst berührungsempfindlich. Das überaus schmerzhafte, unangenehm brennende Exanthem (herpetiform gruppierte Bläschen auf gerötetem Grund) ist fast immer halbseitig – entlang von Spinalganglien (oder im Kopfbereich entlang des Trigeminusnervs: stärkste Schmerzen!). Wird die Gürtelrose in der Nähe der Augen (Nervus ophthalmicus) manifest, besteht die Gefahr der Erblindung. Meistens ist ein Nerv des Brustkorbes betroffen (Zoster intercostalis), so dass die Schmerzen von den Brustwirbeln aus um die Brustkorbseite wie ein Gürtel nach vorne hin ausstrahlen – das hat der Krankheit ihren Namen gegeben. Die Patienten sind oft gereizt und in depressiver Stimmung.

Nach 2–3 Wochen klingt die Erkrankung ab und hinterlässt eine lebenslange Immunität. Manchmal halten allerdings die Nervenschmerzen noch Wochen, Monate oder gar Jahre an (**Postzosterneuralgie**), vor allem bei älteren Menschen, und nicht selten kommt es zu einer bakteriellen Sekundärinfektion.

An erster Stelle der **naturheilkundlichen Therapie** steht die Schmerzlinderung und nachfolgend die Stärkung des Immunsystems. Bettruhe, Schwitzen (Entgiften) und Fasten (auf regelmäßigen Stuhlgang achten) sind angezeigt. Die Naturheilkunde bietet viele Möglichkeiten, die individuell erprobt werden müssen: Akupunktur kann Schmerzen lindern helfen, die Homöopathie bietet eine große Anzahl von (Konstitutions-)Mitteln, Diäten helfen umzustimmen und regen die Entgiftung und Selbstheilungsregulation an (begonnen mit Rohkost-Fastentagen, Darmeinläufen und aufbauender vegetarischer Vollwertkost). Nach Ablauf der Beschwerden noch einige Wochen eine reizlose Diät einhalten: ohne Fleisch, Eier, Käse, Salz, starke Gewürze und Genussgifte. Schiele-Fußbäder regen Durchblutung, Stoffwechsel und Immunsystem an und tragen dadurch zur Heilung und

Schmerzlinderung bei. Stressabbau und Entspannungsverfahren helfen stabilisieren. Zugluft, Kälte und Feuchtigkeit vermeiden, weil das die Beschwerden verschlimmert. Wenn keine Bettruhe nötig ist, das Immunsystem stärken durch Bewegung an der frischen Luft.
Propolissalbe (Bienenkittharz) verhindert Komplikationen, lässt gut abheilen und lindert den Schmerz. Mehrmals täglich sanft auftragen. Keine Fettsalben verwenden, sie verschlimmern die Hauterscheinungen! Für die **symptomatische Therapie** Vitaminpräparate (mit B1, B6 und B12), Neuralysan® S, milgamma® N, Vitamin B Komplex Sanum®.

Achtung: Auf sorgfältigste Hygiene achten, um Keimverschleppung zu minimieren.

Phytotherapie zur Begleitung:

- Zur **Linderung** der Schmerzen und zur Begleittherapie wird an den betroffenen Stellen des Ausschlages verdünnte **Ringelblumen**tinktur oder **Johanniskraut**öl behutsam aufgetragen.

- Zur **Immunstärkung** und Verbesserung der Stoffwechsellage: **Brennnessel**, **Echinacea**, **Goldrute**, **Holunder**blüten, **Johanniskraut**, **Stiefmütterchen**, **Weiden**rinde.

- Zur **Beruhigung:** **Baldrian**, **Hafer**, **Melisse**, **Johanniskraut**, **Passionsblume**.

- Zur **Abheilung** der Hauteffloreszenzen: gerbstoffhaltige Pflanzen wie **Eichen**rinde, **Zaubernuss**tee, **Kamille**, **Johanniskraut** (lauwarme Auflagen, die zugleich bakteriellen Superinfektionen vorbeugen).

- Bruno Vonarburg empfiehlt zur Verbesserung des Terrains Holunderbeersaft, eine Anwendung, die schon der Prager Arzt Dr. Epstein und der Heilpraktiker Heinrich Pumpe erfolgreich bei langwierigen, schmerzhaften Neuralgien, Trigeminusneuralgie, Ischias und Nervenentzündung erprobt hatten: Holunderbeersaft (frisch ausgepresst oder aus Reformhaus/Drogerie) unerhitzt mit Wasser verdünnt eingenommen. Allerdings muss beachtet werden, dass unreife Beeren schwach giftig sind und Überdosierungen mit Holunderbeeren zu Brechreiz führen. Deshalb nur in geringer Dosis (20 ml täglich) einsetzen. Ein Zusatz von 20 % Alkohol (Portwein o. Ä.) verbessert die Wirkung. Wer selbstgemachten Presssaft über längere Zeit lagern möchte, kann ihn im Tiefkühlfach einfrieren.

- Zur Abheilung (nicht im akuten Stadium!) Auflagen von **Kohl**blättern (behutsam) und **Heublumen** (Opium der Naturheilkunde), Quarkauflagen.

- Hervorragend bewährt hat sich das Aconit Schmerzöl von Wala (Aconitum D9, Camphora, Lavandulae aetheroleum, Quarz Dil).

- In der **Aromatherapie** hat sich folgende Mischung bewährt: 6 Tr. äth. Pfefferminzöl, 3 Tr. äth. Lavendelöl und 1 Tr. Rosenöl. Entweder in 50 ml Johanniskrautöl mischen, oder mit Melissenhydrolat (vor der Anwendung immer gut aufmischen). Behutsam auftragen.

- Bei der **Postzosterneuralgie** lindern **Cayennepfeffer**früchte-Zubereitungen den Schmerz.

Cayennepfeffer, scharfer Paprika
Capsicum annuum
Capsici fructus acer (M)

(s.o.)
Bei Postzosterneuralgie in einschleichender Dosierung von 0,01 % – 0,5 % und 3-mal tägl. behutsam aufbringen. Anwendung über 3 Wochen.

Schwarzer Holunder
Sambucus nigra
Sambuci fructus (M)

(s. Kap. 23: Atemwege)

Inhaltsstoffe: Flavonoide, Anthocyanglykoside, ätherische Öle, Vitamine (Niacin, Vitamin B1, Vitamin B2, Vitamin C), Folsäure.

Wirkungen: Abführend (mild), antineuralgisch, immunstärkend, antiviral.

Indikationen: Schmerzlinderung bei Nervenschmerzen (Vitamin B), Begleittherapie bei Krebsbehandlung (Anthocyane). Erkältungen, mildes Abführmittel.

Darreichungsformen: Mus, Saft.

Tagesdosis: 20 ml täglich.

Nebenwirkungen/Gegenanzeigen: Unreife Beeren sind schwach giftig und führen bei Überdosierungen zu Brechreiz. (Im Samen harzhaltiger, brechreizerregender Stoff, der sich beim Kochen abbaut; in unreifen Beeren schwach giftige cyanogene Glykoside [Sambunigrin].)

Präparate: Nicht erhältlich.

Teezubereitung: Keine, wird nur als Mus oder Saft verordnet.

Kommission E: *Keine.*

Johanniskraut ***Hypericum perforatum*** **Hyperici oleum**	(s.o.) Während des Abheilens leicht erwärmte Ölkompressen (auf Seidenläppchen) behutsam auflegen (wenn es vertragen wird), das lindert den Schmerz und lässt komplikationsloser abheilen. Auch eine Mischung aus Johanniskrautöl mit äth. Lavendel- oder Minzenöl hat sich bewährt. Werden Ölkompressen nicht vertragen, kann man auch aus einem doppelt starken Teeaufguss Kompressen mit Johanniskraut-, Zaubernuss- oder Eichenrindentee (Seidenläppchen) auf die schmerzenden, nässenden Partien auflegen.
Lein ***Linum usitatissimum*** **Lini oleum**	(s.o.) Aufgelegte leinölgetränkte Läppchen werden als sehr wohltuend empfunden.
Sanddorn ***Hippophae rhamnoides*** **Hippophae rhamnoides fructus**	(s.o.) Entweder pur auftragen (Vorsicht, färbt!) oder in Mischung mit Johanniskrautöl (50 Tropfen Sanddornfruchtfleischöl auf 50 ml Rotöl).

26.6.4 Verbrennungen, Verbrühungen, Sonnenbrand (Dermatitis solaris), Sonnenallergie

Akute Entzündungen der Haut durch Hitzeeinwirkung machen sich durch Rötung, Schwellung und Schmerzen bemerkbar, je nach Ausprägung auch mit Blasenbildung der Haut bis zur Nekrotisierung (Gewebszerstörung). Die schmerzhaften Erytheme an lichtexponierten Stellen können zu Blasen- oder Krustenbildung führen. Verbrennungen werden in 3 Schweregrade eingeteilt:

1. **Verbrennungen 1. Grades** sind gekennzeichnet durch eine schmerzhafte Rötung und Schwellung mit Gewebsschädigung der oberen Schicht der Epidermis.
2. **Verbrennungen 2. Grades** reichen bis in die tieferen Schichten der Epidermis. Neben der entzündlichen Rötung entstehen Brandblasen und heftige Schmerzen; es kommt aber meist zu einer narbenlosen Abheilung.
3. **Verbrennungen 3. Grades** sind durch tiefe Gewebszerstörung (Nekrose) charakterisiert. Sie heilen mit Narbenbildungen ab, die teilweise entstellend sein können. Im zerstörten Hautbereich entsteht aufgrund einer Schädigung der sensiblen Nerven eine Analgesie.

In der Phytotherapie können nur Verbrennungen 1.–2. Grades behandelt werden. **Sonnenbrand** entspricht einer Verbrennung 1.–2. Grades; er heilt in der Regel nach 1–2 Wochen von allein wieder ab.

Zur Linderung und **Behandlung** stehen eine Reihe von traditionellen Heilpflanzen zur Verfügung. In der akuten Phase verlangt der Körper nach Kühlung. Als Erste-Hilfe-Maßnahme ist Wasser fast immer zur Hand und kann, direkt nach dem Verbrennen kurzfristig angewendet, eine weitere Gewebsschädigung und Brandblasen verhindern. Die verbrannte Körperstelle 20 Minuten unter fließendes – oder in kaltes – Wasser halten. (Es gibt auch gute Erfahrungen mit heißem Wasser, oder mit einer heißen Dusche nach dem Sonnenbrand!) Auch feuchtkalte Auflagen wie Essig- oder Quarkumschläge lindern (Essig darf nicht auf offene Wunden gelangen, aber er kühlt schnell und nachhaltig; Essig 1:1 verdünnen mit Wasser, als Teilbad oder Auflage anwenden. Quark kühlt, lindert den Schmerz und lässt abschwellen: fingerdicke Quarkauflage, öfter erneuern. Nicht auf offene Brandwunden!). Vorsichtige Einreibungen mit **Tomaten**- oder **Kartoffel**scheiben, **Zitronen**-

oder **Gurken**saft, Buttermilch, **Aloe**-Frischblattgel oder mit kalten entzündungswidrigen Heilkräutertees (**Kamille**, **Pfefferminze**, **Ringelblume**, **Zaubernuss**, **Malve**, **Spitzwegerich**, **Mädesüß**, **Eichen**rinde, **Pappel**knospen o. Ä.) lindern zuverlässig. In der akuten Phase sind kühlende Gele oder Umschläge geeignet, oder Rosenhydrolat (alkoholfrei: Bahnhofapotheke® Kempten). Geniales Hausmittel bei verbranntem Finger: Eine rohe Kartoffel muldenförmig aushöhlen und den Finger so lange hineinpressen, bis der Schmerz aufhört; die langsame Verdunstung des in der **Kartoffel** enthaltenen Wassers wirkt kühlend, das Wasser selbst hält die verbrannte Haut feucht.

Nach Abheilen des akuten Stadiums kommen Lotions, Gels oder Cremes zur Anwendung mit **Kamille** oder **Eichen**rinde (oder die Hautstelle mit Kamillenblüten- und Eichenrindentee tagsüber abwechselnd betupfen), und über die Nacht einen Ölverband mit **Johanniskraut**öl anlegen. Keine Salben verwenden; Salben erzeugen einen Hitzestau.

Bewährt hat sich auch Combudoron-Gel (Weleda, mit Arnica, Urtica urens) oder Combuduron-Lösung (1:9 verdünnt mit Wasser oder **Rosen**wasser), Combudoron Flüssigkeit als Kompresse oder Wecesin Gelee und Salbe (mit Arnica, Calendula, Echinacea, Quarz, Stibium metallicum praep.), Wund- und Brandgel (Wala, mit Argentum colloidale D5, Arnica, Calendula, Cantharis D5, Symphytum, Thuja, Urtica urens) und Brandessenz (Wala, mit Arnica, Calendula, Cantharis D6, Symphytum, Thuja, Urtica urens). Forscher der University of Rochester/USA sehen im natürlichen Farbstoff Curcumin der **Gelbwurz** (verschiedener Curcumaarten) eine neue Methode, die Haut vor Verbrennungen zu schützen, vor allem im Zuge einer Strahlentherapie, und empfehlen (Krebspatienten) prophylaktisch den Genuss von curryhaltigen Speisen während einer Strahlenbehandlung.

Eine **Sonnenallergie** ist eine Überempfindlichkeit der Haut auf die UV-Strahlen des Sonnenlichts und wird als Lichtdermatose oder „Mallorca-Akne" bezeichnet. Kurze Zeit (Stunden bis 1–2 Tage) nach dem ersten Sonnenbad rötet sich die Haut und bildet brennende, juckende Bläschen, Schuppen oder Knötchen.

Therapie: Langsam an die Sonnenbestrahlung gewöhnen, indem die Dauer der Bestrahlung behutsam gesteigert wird. 2 Wochen vor Reisebeginn den Körper „von innen" lichtschützen durch die Einnahme von **Sanddorn**fruchtfleischöl (3-mal tägl. 10 Tropfen). Bruno Vonarburg empfiehlt zur Verbesserung der Immunlage den Einsatz von Johannisbeerknospenspray während der ersten Tage des Sonnenbades.

Aloe ***Aloe vera* und *Aloe ferox***	(s.o.)
Eichenrinde ***Quercus robur*** **Quercus cortex (M)**	(s.o.)
Johanniskraut ***Hypericum perforatum*** **Hyperici oleum (M)**	(s.o.) Mittel der Wahl! Johannisöl lindert schnell die Schmerzen und trägt zur komplikationslosen, narbenfreien Abheilung bei.
Kamille ***Matricaria recutita*** **Matricariae flos (M)**	(s.o.) **Präparat:** PC 30® N Lösung.
Lavendel ***Lavandula angustifolia*** **Lavandulae aetheroleum**	Das ätherische Lavendelöl kann als eines der ganz wenigen unverdünnt und direkt auf die Haut aufgetragen werden. Es wirkt ausgesprochen regenerationsfördernd, entzündungswidrig und schmerzlindernd. Möglich sind auch 10 %ige Mischungen mit Johanniskrautöl und Sanddornfruchtfleischöl, oder eine Mischung von 1:1 mit Pfefferminzöl; pur auf-

	tragen (1 Tropfen auf ca. die Größe der Handfläche geben und mit einem Okklusivverband – Oliotüll – verbinden.
Sanddorn ***Hippophae rhamnoides*** **Hippophae rhamnoides fructus**	(s.o.) Sanddornfruchtfleischöl pur auftragen. Zwei bewährte Rezepturen: **Sonnenschutzöl:** 50 ml Bio-Sesamöl (enthält eigene Lichtschutzfaktoren, ist allerdings nicht lange haltbar, darum nur kleine Mengen ansetzen) und 30–50 Tropfen (3–5 %) Sanddornfruchtfleischöl mit 10 Tropfen Lavendel (Lavandula angustifolia) und 5 Tropfen Niaouli mischen. Vor dem Sonnenbaden und danach einmassieren. **Öl gegen Verbrennungen für die Notfallapotheke:** 50 ml Johanniskrautöl, 20 Tropfen Sanddornfruchtfleischöl und 10 Tropfen ätherisches Lavendelöl miteinander mischen.
Pfefferminzöl ***Mentha x piperitae* aethereoleum (Echte Pfefferminze)**	**Äußerlich:** Ätherisches Öl (1:10) und Zubereitungen für Einreibungen und Waschungen bzw. Alkohol-Menthol-Sprays (5–10 Tr. Pfefferminzöl in 1 l Wasser durch heftiges Schütteln verteilen: geringe Mengen des ätherischen Öls, v. a. des kühlenden Menthols, lösen sich im Wasser).

26.6.5 Erfrierungen, Frostbeulen

Frostbeulen sind rote oder bläuliche, teigige Schwellungen, die im Bereich der Beine und Zehen, der Finger, Nase oder den Ohren auftreten. Es handelt sich um brennende, juckende, schmerzende Stellen, die auf einer krankhaft gesteigerten Empfindlichkeit der Hautgefäße beruhen. Das sind Anzeichen einer Gefäßstörung, die Kälte und Nässe besonders unangenehm erscheinen lassen. Innerlich wird ein Tonikum amarum verordnet (Bitterstoffe), das die periphere Durchblutung anregt (z. B. **Enzian**). Äußerlich Gerbstoffpflanzentees für Teilbäder anwenden, anschließend gerbstoffhaltige Salben. Die Durchblutung lässt sich z. B. mit **Eichen**rinden-Wechselbädern (5 Min. in warmem, 5 Sek. in kaltem Wasser) oder -Umschlägen ankurbeln, oder mit **Rosmarin**einreibungen oder -bädern.

Ackerschachtelhalm ***Equisetum arvense*** **Equiseti herba (M)**	(s.o.) Teilbad aus Equisetum (2 EL Droge auf $^1/_2$ l Wasser 60 Min. kochen) aktiviert den Bindegewebsstoffwechsel.
Blutwurz ***Potentilla erecta*** **Tormentillae rhizoma (M)**	(s.o.) Blutwurzsalbe, „Frostspiritus" (Rp: Tinct. Tormentillae, Spirit. Calami aa 25,0).
Eichenrinde ***Quercus robur*** **Quercus cortex (M)**	Für Hand- und Fußbäder 200 g Eichenrinde mit 1 l Wasser 15 Min. lang kochen und unverdünnt benutzen (Weiß/Fintelmann).
Kamille ***Matricaria recutita*** **Matricariae flos (M)**	(s.o.)
Pappel ***Populus tremula*** **Populi gemma (M)**	(s.o.) Pappelknospensalbe hat sich sehr bewährt.

Perubalsam ***Balsamum peruvianum* (M)**	Perubalsam ist für die Anwendung bei Frostbeulen positiv monographiert.
Sanddorn ***Hippophae rhamnoides*** **Hippophae rhamnoides fructus**	(s.o. und Kapitel 27: Herz und Gefäße) Rosmarinbad (Wala).
Zwiebel ***Allium cepa*** **Bulbus cepae (M)**	(s.o.) In der Volksheilkunde reibt man Frostbeulen mit einer Zwiebelhälfte ein.

26.6.6 Haut- und Fußpilze

Pilze manifestieren sich durch meist kreisrunde, scharf-begrenzte Rötungen, entzündliche, nässende Herde, Schuppungen und Juckreiz; unter Bläschenbildung und Rötung schreitet die Infektion randförmig fort. Die Epidermis ist dick, weißlich verquollen und eine ständige Quelle für die Weiterverbreitung der Sporen. Durch kratzende Hände können Pilze am ganzen Körper verbreitet werden! Wenn Pilze die Oberhaut durchbrechen und sich in tieferen Schichten der Kutis ansiedeln, kann es auch zur Allgemeinreaktion im Organismus kommen, und Hautpilze können als Allergene wirken.
An feuchtwarmen Orten fühlen sich Pilze besonders wohl. In einer durch Schweiß aufgequollenen Haut finden sie ideale Lebensbedingungen, vor allem überall dort, wo mit der Wärme der Haut eine Art „Treibhausklima“ entsteht: zwischen den Zehen, im Anogenitalbereich, in der Achselhöhle, in Hautfalten von Fettleibigen, bei Frauen auch in der Hautpartie unter den Brüsten. Wenn sie dann ein belastetes abwehrgeschwächtes Terrain vorfinden (Infektionen, nach Antibiotika-, Zytostatika- oder Cortisontherapie, Ernährungsfehler, Stoffwechselstörungen, Diabetes, Allergiebereitschaft, mangelnde oder übertriebene Körperhygiene oder mangelnde Durchblutung) vermehren sie sich rasant. Die Behandlung von Pilzerkrankungen muss sofort nach Diagnosestellung beginnen und erfordert viel Geduld!
Nagelpilze sind besonders schwer und langwierig zu behandeln, weil ihre Enzyme das Nagelstrukturprotein Keratin spalten und als Nahrung verwenden können. Deshalb stets (mindestens alle 2–3 Tage) die pilzbefallenen unterhöhlten Nagelpartien bestmöglich entfernen durch sorgfältigste, fachkompetente Fußpflege! Die Haut um den Nagel herum evtl. mit einer fetthaltigen Creme pflegen, damit sie vor Reizungen geschützt ist.
Vorbeugend sollte auf gut sitzendes lockeres Schuhwerk geachtet werden (zu enge Schuhe beeinträchtigen die Durchblutung, können zu Schweißfüßen führen), korrekte, nicht übertriebene (Säuremantel der Haut erhaltende) Hygiene (die betroffenen Stellen gut trocken halten durch luftdurchlässige Strümpfe und Schuhe, Kompressen zwischen Hautfalten, evtl. trocken föhnen, und sorgfältig pflegen), Wechselbäder, Molkebäder bzw. -waschungen, Tautreten, flottes Gehen, gesunde Lebensweise.
Nach Abheilen der Mykose grundsätzlich noch eine Weile weiter therapieren, denn der Erreger kann noch latent vorhanden sein. Vermehrtes Auftreten von Haut- und Fußpilzen deutet auf eine Abwehrschwäche des Körpers hin. Dann sollte begleitend zur lokalen eine **ganzheitliche naturheilkundliche Therapie** durchgeführt werden: vital- und ballaststoffreiche Ernährung, Vermeiden von Süßigkeiten, Entgiftungs- und Stoffwechselfunktionen unterstützen. Dazu begleitend langfristig **Ackerschachtelhalm**tee (1–2 Tassen tägl.) trinken bzw. Kieselsäurepräparate (Sikapur Liquid o. Ä.) einnehmen.

Lokale Therapie

- Regelmäßige Waschungen, Auflagen oder **Teilbäder** mit keimhemmenden, austrocknenden Gerbstoffpflanzen wie **Blutwurz**wurzel, **Eichen**- oder **Zaubernuss**rinde oder **Salbei**- oder **Zistrosen**-

blätter; Fußbäder mit Meersalzlösungen. Auch ozonisiertes **Oliven**öl (Apotheke) hat sich sehr bewährt.

- Der frische Presssaft von **Ringelblumen**blüten (mittels einer Knoblauchpresse gewonnen) und **Knoblauch** wirkt fungizid (abwechselnd auftragen).

- Bewährt haben sich **Pinselungen** mit **Blutwurz**tinktur und das 2-mal tägliche Auftragen von 1:1 verdünntem *Molkosan* (Bioforce: vergorenes pasteurisiertes Molkekonzentrat, hergestellt aus frischer, teilweise vergorener Molke mit Zusatz von Milchsäure) und *Spilanthes-oleracea-Urtinktur* (DHU), am besten beide Präparate im Wechsel auftragen.

- Bei leichten Fällen kann das mehrmals tägliche Auftragen von Speichel oder Sauermilch helfen, anschließend Heilerdebrei aufstreichen, der nach dem Trocknen abgetupft wird. Nachbehandeln mit frischem **Zwiebel**- oder **Knoblauch**saft.

- **Rosmarinfußbäder** regen die Durchblutung und dadurch die Stoffwechsel- und Abwehrsituation an.

- Ein Hausmitteltipp bei Nagelpilz ist das 3-mal tägliche Einreiben mit einer frisch angeschnittenen **Zwiebelscheibe** – verbunden mit wochen- bis monatelanger Geduld.

- Zahlreiche Pflanzen (**Kamille**, **Rosmarin**, **Schöllkraut** sowie die ätherischen Öle von **Gewürznelken**, **Kampfer**, **Koriander**, **Lavendel**, **Kümmel**, **Rosmarin**, **Thymian** und besonders **Myrrhe**) weisen einen natürlichen Schutz gegen Pilze verschiedener Art auf. Extrakte aus solchen Pflanzen haben ganz offensichtlich eine fungizide Wirkung gegen humanpathogene Pilze.

Teebaumöl hat sich besonders bewährt. **Hinweis:** kühl und dunkel aufbewahren!

- **Aromatherapie**: 4 ml Thymian cT thymol mit je 2 ml Oreganoöl und Zimtöl mischen und in 15 ml Basisöl geben. Mindestens 2 Wochen lang 2-mal tägl. auftragen. Oder: Je 1 ml Palma rosa, Eukalyptus globulus, Thymian cT thujanol in 100 ml Trägeröl geben und 2- bis 4-mal tägl. 2 Wochen lang auftragen.

Blutwurz ***Potentilla erecta*** **Tormentillae rhizoma (M)**	Fungizid durch Gerbstoffe. Als Tinktur, Pinselung oder Fußbad.
Kamille ***Matricaria recutita*** **Matricariae flos (M)**	Kamille besitzt intensiv antimykotische Eigenschaften. Bewährt hat sich Kamillensalbe mit einer 2,5 %igen Thymianölbeimischung.
Knoblauch ***Allium sativum*** **Allii sativi bulbus (M)**	Frische Knoblauchzehen (oder Lauchsamen) zerquetschen und mehrmals täglich damit einreiben. Knoblauchpflaster anlegen.
Ringelblume ***Calendula officinalis*** **Calendulae flos (M)**	Entzündungshemmend und antimykotisch.
Teebaum ***Melaleuca viridiflora*** **Melaleuca aetheroleum**	Teebaumöl wirkt fungizid, viruzid und bakterizid. 5–10 %ige Zubereitungen für entzündliche und pilzbedingte Erkrankungen der Haut. (Rp: 2,5 ml Thymianöl in 100 ml Teebaumölkörperlotion mischen und morgens und abends auftragen.)
Thymian ***Thymus vulgaris*** **Thymi aethereoleum (M)**	Das ätherische Thymianöl mit seinem hohen Thymolgehalt besitzt einen stark antiseptischen und antibakteriellen Effekt, der gegen Mikroorganismen 25-mal stärker wirkt als Phenol, aber sehr viel gewebefreundlicher ist. Es hat sich als Fußbad bei Fußpilz bewährt. Fußpilzrezeptur: 2,5 g Thymianöl in 50 g Ringelblumen- oder Kamillensalbe.

26.6.7 Warzen

Warzen sind relativ häufig vorkommende gutartige Hautwucherungen, die typischerweise mit umschriebenen Keratosen (verdickter Hornschicht) einhergehen. Sie werden verursacht durch Viren (Papillomviren), die nur Haut- und Schleimhautzellen befallen, und entstehen meist durch direkte Ansteckung zwischen zwei Menschen. Warzen „säen sich in ihre Umgebung aus", d. h. „Mutterwarzen bekommen Töchter", vor allem, wenn sie aufgekratzt werden. Blutende Warzen sind besonders ansteckend. Betroffen sind vor allem Kinder, Kranke und ältere Menschen. Begünstigende Faktoren für deren Entstehung sind feuchte und kalte Füße. Viele Warzen verschwinden von allein. Das gehäufte und wiederholte Auftreten von Warzen hat Ventilfunktion und ist als Abwehrschwäche anzusehen; es sollte systemisch behandelt werden.
Je nach Virusart und Lokalisation werden folgende Warzen unterschieden:

- **Vulgäre Warzen** (Verrucae vulgares) sind klein, durchsichtig, fast wässrig und befallen häufig Finger, Hände und Füße.
- **Dornwarzen** (Verrucae plantares) sind flache, schmerzende, den vulgären Warzen ähnliche Erscheinungen an den Fußsohlen, die durch das Körpergewicht dornartig in die Tiefe wachsen und manchmal in großer Zahl beetartig auftreten.
- **Flachwarzen** (Verrucae juvenilis) kommen meist bei Kindern und Jugendlichen vor, besonders in Gesicht, an Händen oder Armen.
- **Dellwarzen** (Mollusca contaginosa) sind linsengroß, mit einer leicht gedellten Oberfläche versehen und treten oft bei Kleinkindern mit Ekzemneigung über den ganzen Körper verteilt auf, besonders in den Gelenkbeugen.
- **Feigwarzen** (Condylomata acuminata) treten vor allem im Anogenitalbereich auf und werden meist durch sexuellen Kontakt übertragen.

In der Volksheilkunde verwendet man den Milchsaft der **Wolfsmilch**, des **Löwenzahns**, **Schöllkrauts** und von **Feigen**blättern, den Frischsaft von **Ringelblume**, **Lauch**, **Knoblauch** oder **Zwiebel**, Molke oder den Saft von unreifen **Walnuss**schalen (entweder punktgenau direkt auf die Warze träufeln oder auf ein Pflaster geben und dieses applizieren).

- Auch wenn die Wirkung noch nicht erklärt werden kann, hat M. Pahlow gute Erfahrungen mit **Bananen**schalen gemacht: nach einem heißen Fußbad die Hornhaut um die Warze behutsam entfernen und die Bananenschaleninnenseite mit einem Pflaster darauf befestigen. 2–3 × täglich erneuern. Genauso hilfreich soll das Aufbinden von **Papaya**schalen sein.
- Ein altes Volksheilmittel ist auch **Rizinus**öl: Die Warzen 2–3 Wochen lang mehrmals täglich mit einigen Tropfen Öl einreiben; sie werden kleiner und verschwinden schließlich.
- Ein Hausmittelrezept ist **Spitzwegerich**salbe: Junge Blätter so lange in wenig süßer Sahne kochen, bis sie salbenartig verdickt ist. Eine Salbe aus Spitzwegerich ist einen Versuch wert und soll Warzen austrocknen können.
- Neuerdings wird die Behandlung der Warzen mit Klebeband (aus dem Baumarkt, zum Abdichten von Rohren) empfohlen: Das ist billig, nicht schmerzhaft und effektiv. Einfach die Warze mit einem etwas größerem Stück Klebeband 6 Tage lang bedecken, dann in Wasser aufweichen, mit Hilfe eines Bimssteins abrubbeln, und nach 12 Std. erneut bepflastern. Die gesamte Therapiedauer erstreckt sich über ca. 2 Monate, danach sind die Warzen verschwunden. Vermutlich kommt die Wirkung über eine Stimulation des Immunsystems zustande, als Folge des lokalen Reizeffekts.

Zur Immunstimulation bei wiederkehrendem Befall mit vulgären Warzen unterstützen Präparate aus **Sonnenhut** und **Taigawurzel** die körpereigene Abwehr, **Mariendistel**tinktur oder -samen die Leberfunktion.
Die bekannten suggestiven Methoden der Warzenbehandlung (wegwünschen oder wegzaubern, abkaufen, die Schnecke bei Vollmond am Wegeskreuz ... u. Ä.) erklärt man sich mit der biologischen Reaktion, dass über das Nervensystem eine Steigerung der Durchblutung der betroffenen Stelle stattfindet, die auch Abwehrkräfte des Immunsystems an die Stelle heranführt, die wiederum die Warzenviren vernichten. Diese Therapie gelingt immerhin in ca. 50 % der Fälle!

Knoblauch ***Allium sativum*** **Allii sativi bulbus**	Knoblauchpflaster anlegen: Die Haut um die Warze mit einem Pflaster oder einer Cremeschicht abdecken, eine frisch angeschnittene Scheibe Knoblauch direkt auf die Warze platzieren und über Nacht wirken lassen. Morgens entfernen; die Prozedur 3–4 Wochen lang durchführen.
Lebensbaum ***Thuja occidentalis*** **Thujae herba/ -aethereoleum**	Das im Lebensbaum enthaltene Thujon wirkt virustatisch und antimitotisch. Thuja darf erst für Kinder ab 12 Jahren eingesetzt werden, weil Thujon bei oraler Aufnahme und höherer Dosierung Krämpfe auslösen oder Leber und Milz schädigen kann. Thuja wird nicht phytotherapeutisch, sondern **homöopathisch** eingesetzt. Mit der homöopathischen Tinktur die Hautstelle 2 × täglich einpinseln und zusätzlich innerlich in der D4 einnehmen. Teilbäder mit Thuja-Tinktur durchführen, oder Thuja-Tinktur auf ein Pflaster geben und auf die Warze kleben. **Präparate** (von Weleda): Thuja occidentalis Ø, D1–D30, Thuja occidentalis Salbe 10 %, Thuja occidentalis T.z.ä.G (soweit nicht anders verordnet, 1–2 TL Tinktur auf $^1/_8$ l Wasser zu Umschlägen und Spülungen; 2–3 EL Tinktur auf 1 Vollbad). (Von Wala): Thuja e summitatibus D3, D4, D6, D12, D15, D30, Thuja-Essenz: 1–2 EL auf ca. $^1/_4$ l Wasser geben und zu Umschlägen und Spülungen verwenden; Bäder 2–3 EL auf 1 Vollbad. ***Kommission E:*** *Wurde von der Kommission E nicht bearbeitet, besitzt jedoch eine positive Monographie der Kommission D.*
Schöllkraut ***Chelidonium majus*** **Chelidonii herba**	Schöllkraut ist zur Warzenbehandlung so bekannt, dass es den Beinamen Warzenkraut erhalten hat. Der frische Milchsaft wirkt viruzid und hemmt das Zellwachstum. Nach Abbrechen des frischen Schöllkrautstängels quillt der goldgelbe Milchsaft heraus; der Stängel wird wie eine Pipette verwendet, denn der Saft darf nur direkt auf die Warze aufgetragen werden (wirkt ätzend), nicht auf das Hautareal darum. Mehrmals täglich auftragen über mindestens 2–4 Wochen. Am besten holt man sich die Pflanze in den Garten oder auf den Balkon, um sie bei Bedarf stets zur Verfügung zu haben. In der Volksheilkunde bereitet man sich aus dem frischen Kraut eine Salbe zu auf der Grundlage von Schweine-, bzw. noch besser Butterschmalz (s. Kap. 6).

26.6.8 Übermäßiges Schwitzen, Hyperhidrosis

Körpereigene Ausdünstungen zeigten über die Jahrhunderte unterschiedliche Auswirkungen, von erotisch anziehend bis abstoßend. Der römische Politiker und Philosoph Seneca schrieb im 1. Jahrhundert n. Chr.: „Der beste Geruch des Körpers ist die Geruchlosigkeit", wohingegen König Heinrich II. sich anlässlich eines Banketts versehentlich mit dem Schleiertuch seiner Tischnachbarin abtrocknete und von dem erschnüffelten Schweißgeruch so hingerissen war, dass er die bereits verlobte Dame unverzüglich verführte. Normale Schweißabsonderung reguliert die Haut- und Körpertemperatur, sichert den pH-Wert des Körpers und sorgt für eine Entgiftung über die Haut. Schwitzen ist ein wichtiges Ausscheidungsventil des Körpers und sollte nicht vorschnell unterdrückt werden. Frischer Schweiß riecht nicht, er duftet allenfalls. Der unangenehme Schweißgeruch entsteht erst durch bakterielle Zersetzung, wenn übelriechende Buttersäure entstanden ist. Manche Menschen neigen von Natur aus zu übermäßiger Schweißbildung, und bei Stress, Nervosität oder Überanstrengung schwitzen die meisten Menschen mehr als üblich. (Das übermäßige Schwitzen an Händen und Füßen ist entwicklungsgeschichtlich bedingt: Unseren Vorfahren diente es dazu, in Gefahrensituationen besser flüchten zu können, weil eine durchfeuchtete Fußsohle griffiger ist und man mit durchfeuchteten Handflächen besser klettern kann. Deshalb ist es bei Stress, z. B. bei Prüfungen, normal, feuchte Hände zu bekommen.)

Übermäßiges Schwitzen, das sich nicht erklärt durch körperliche Anstrengung oder Hitze, ist für die Betroffenen sehr unangenehm und muss je nach **Ursache** behandelt werden. Beschwerden und Krankheiten wie Schilddrüsen-, Hormon- und Stoffwechselerkrankungen, psychisch-nervöse Beschwerden (Angstschweiß), Leber- und Nierenfunktionsstörungen, Verdauungs- und Kreislaufschwä-

che, rheumatische und lymphatische Erkrankungen, Tuberkulose, Wechseljahre, fieberhafte Infekte, Tumor- oder Tuberkuloseerkrankungen und die Einnahme bestimmter Medikamente (Psychopharmaka, Cortison, Hormone, salizylhaltige Schmerzmittel u. a.), aber auch Kaffe- oder Alkoholgenuss können vermehrtes Schwitzen verursachen.
Eine Haut, die chronisch stark schwitzt entzündet sich leichter, bildet einen guten Nährboden für Bakterien und Pilze und neigt zu Rissen und Wundsein. Wer übermäßig schwitzt, verliert nicht nur vermehrt Elektrolyte, er wird auch unsicher und kontaktscheu – wem mag man die unangenehmen Gerüche schon zumuten?

Die Therapie richtet sich nach den Ursachen, setzt also eine gründliche Untersuchung voraus. Natürlich steht **vorbeugend** das regelmäßige Waschen mit Wasser und einer pH-neutralen Seife und das Tragen und häufigere Wechseln vernünftiger **Kleidung** im Vordergrund. Kleidung und Bettutensilien aus Synthetik verursachen Wärmestau und Schweißausbrüche, oft gefolgt mit Auskühlung, weil die Feuchtigkeit nicht resorbiert werden kann. Wolle und Seide dagegen absorbieren Feuchtigkeit, Wolle absorbiert zusätzlich Gerüche. Auch Baumwolle resorbiert Feuchtigkeit, fühlt sich aber im Gegensatz zu Wolle und Seide nass und kühl an und muss oft gewechselt werden.
Für eine ganzheitliche Behandlung wird der Stoffwechsel unterstützt und eine **„Entgiftung"** im Sinne einer Frühjahrskur (s. Kap. 29.1: Ausleitung) durchgeführt. Sie beeinflusst und reguliert die natürliche Hautatmung. Auch Saunaanwendungen wirken oft regulierend. Rasche Entlastung bringt ein **Armtauchbad** (einfach den Unterarm in kaltes Wasser tauchen), oder, noch intensiver, kaltes Wasser mit der Brause über den ganzen Arm laufen lassen. **Körperpuder** von WALA, der aus feinstvermahlener Seide mit hautfreundlichen pflanzlichen Zusätzen besteht und hauchdünn aufgetragen wird, saugt den Schweiß auf. Bei Fußschweiß gibt es gute Erfahrungen mit „Pinal N".
Handelt es sich um eine überschießende Reaktion des Vegetativen Nervensystems, muss aus dem Schatz der **Phytotherapie** an leichte Sedativa gedacht werden (**Baldrian**, **Hopfen**, **Orangen**blüten, gleichzeitig tonisierendes Bittermittel!). In der äußerlichen Behandlung setzt man Arzneipflanzen begleitend ein, sie beeinflussen nur das Symptom: vor allem Bäder und **Waschungen** mit Adstringenzien (s. Kap. 18: Wirkstoffe, Gerbstoffe), die die oberflächliche Hautschicht austrocknen und die Ausgänge der Schweißdrüsen vorübergehend „abdichten" (**Eichen**rinde, **Walnuss**- oder **Salbei**blätter, **Zaubernuss**rinde, **Zistrosen**blätter). Waschungen mit **Pfefferminz**- oder **Salbei**tee oder mit **Zitronen**wasser (kbA: kontrolliert biolog. Anbau, unter Wasser in einer Schüssel ausgequetscht) erfrischen aufs Angenehmste.
Deodoranzien überdecken den Körpergeruch durch Duftstoffe, hemmen das Wachstum von Bakterien auf der Haut und schränken damit auch die bakterielle Zersetzung des Schweißes ein. **Antitranspiranzien** enthalten stark adstringierende Stoffe, die die Produktion der Schweißdrüsen in etwa halbieren. Sie fällen Eiweiß aus und bilden Verbindungen, die sich an den Ausführungsgängen der Schweißdrüsen ablagern und dadurch verhindern, dass der Schweiß an die Hautoberfläche gelangt. Das kann jedoch auch zum Verschluss der Schweißdrüsen und damit zu einem Abszess führen! Deodoranzien und Antitranspiranzien unterdrücken auf die Dauer die lymphatischen Funktionen der Achsellymphknoten und können zu Hautentzündungen, Ekzemen, Juckreiz u. a. führen. Zu empfehlen sind natürliche Alternativen wie Rosen-Deo Dr. Hauschka, Alaun-Deokristalle (verdichtet die oberen Hautschichten und verhindert kurzfristig das Wachstum der Bakterien auf der Haut) oder Pumpsprays mit ätherischen Ölen (Weleda Citrus- oder Salbei-Deodorant).

Speziell beim Schwitzen in den **Wechseljahren** werden zusätzlich zu anderen Maßnahmen (kühle Abwaschungen, Wechselduschen und lauwarme Halbbäder) hormonartig wirkende Pflanzen eingesetzt. Die **Traubensilberkerze** wirkt östrogenartig und mildert nachgewiesenermaßen Hitzewallungen. Die hormonell wirksamen und beruhigenden Pflanzen **Salbei** und **Hopfen** unterstützen und werden zusammen mit **Weißdorn** (herzunterstützend) und **Zitronenmelisse** (gegen nervöse Herzbeschwerden, beruhigend) in der Teemischung eingesetzt. Auch eine Vitamin-E-reiche Ernährung (kaltgepresste pflanzliche Öle, Nüsse, Samen, Sprossen) mildert Hitzewallungen.

Eichenrinde ***Quercus robur*** **Quercus cortex (M)**	(s.o.) Waschungen, Auflagen oder Teilbäder mehrmals täglich: 3–4 EL Rinde in 1 l Wasser 15 Min. kochen, abgießen. Synthetische Fertigpräparate: Tannolact Pulver, Tannosynt flüssig oder Lotio.
Hopfen ***Humulus lupulus*** **Lupuli strobulus / -glandula (M)**	Hopfen ist ein mildes Sedativum, das sich durch seine östrogenartige Wirkung vor allem in den Wechseljahren bei nächtlichen Schweißausbrüchen bewährt hat, bevorzugt in der Teemischung mit Salbei, Melisse und Weißdorn.
Salbei ***Salvia officinalis*** **Salviae folium (M)**	(s. Kap. 23: Atemwege) **Inhaltsstoffe**: ätherisches Öl, Lamiaceengerbstoffe (darunter Rosmarinsäure), Bitterstoffe, Triterpene, Steroide, Flavonoide. **Wirkungen**: Hemmt die Schweißdrüsensekretion (Nervenfasern der Schweißdrüsen werden gehemmt), antibakteriell, fungistatisch, virustatisch, adstringierend, antiphlogistisch. **Indikationen:** Vermehrte Schweißdrüsensekretion. **Darreichungsformen:** Tee-Droge für Aufgüsse, Teilbäder und Waschungen, Tinktur, Destillate. **Tagesdosis**: Bei innerer Anwendung Tagesdosis 4–6 g Droge, 2,5–7,5 g Tinktur, 1,5–3 g Fluidextrakt. **Anwendungsdauer:** Alkoholische Zubereitungen dürfen wegen des hohen Thujongehalts innerlich nicht in höherer Dosierung (max. 3 × tägl. 40 Tr.) und nicht länger als 4 Wochen angewendet werden. **Nebenwirkungen:** Keine Nebenwirkungen bei äußerlicher Anwendung oder bei Einnahme von Salbeitee. Bei längerer Einnahme alkoholischer Extrakte oder des reinen ätherischen Öls sind epileptiforme Krämpfe möglich. **Gegenanzeigen:** Schwangerschaft (reines ätherisches Öl und alkoholische Extrakte). **Präparate**: Salbei Cuarina® Tropfen, Salus® Salbei Tropfen, Salvysat® Bürger Drg. + Tr. **Teezubereitung:** 1 TL (1,5 g) Droge mit 150 ml kochendem Wasser übergießen, für die innerliche Anwendung 1–3 Min. ziehen lassen, abgießen und mehrmals tägl. 1 Tasse trinken. Für die äußerliche Anwendung 2 EL mit 500 ml heißem Wasser übergießen, 10 Min. ziehen lassen, abgießen und zu Waschungen verwenden. Eine Salbeiwaschung hat sich besonders bei Nachtschweiß und bei Fiebernden bewährt, kann aber genauso morgens anstelle von Seife verwendet werden. ***Kommission E:*** *Äußere Anwendung: Entzündungen der Mund- und Rachenschleimhaut. Innere Anwendung: dyspeptische Beschwerden und vermehrte Schweißsekretion.*
Walnuss ***Juglans regia*** **Juglandis folium (M)**	(s.o.) Walnussblätter wirken adstringierend bei Hand- und Fußschweiß, antiphlogistisch, sekretionshemmend, gewebeverdichtend und juckreizstillend. Für Umschläge oder Teilbäder 2–3 g Droge mit 100 ml Wasser ca. 15 Min. kochen, anschließend abgießen. 1 × täglich anwenden. Anschließend gut abtrocknen, sonst verfärbt sich die Kleidung bräunlich! ***Kommission E:*** *Leichte, oberflächliche Entzündungen der Haut und Hyperhidrosis,* z. B. *der Hände und Füße.*

26.6.9 Insektenstiche

Insektenstiche sind Hautreaktionen auf eingebrachte Insektengifte mit Rötung, Schwellung, Schmerz und Juckreiz. Bei entsprechender Konstitution und Insektengift kann es zu allergischen Reaktionen kommen mit übermäßiger Lokalreaktion, vor allem Ödemen, bis zur systemischen Allergie mit Übelkeit, Erbrechen, Kreislaufkollaps, Atemnot und Schockzeichen.

Zur **Vorbeugung** kann man sich mit einem insektenabwehrenden Öl oder Spray (Rezepte s. Kap. 11: Aromaspray) einreiben: ätherische Öle von **Citronella**, **Eukalyptus**, **Gewürznelke** (erste Wahl!),

Lavendel, **Rosmarin** oder **Zeder**; ca. 6 Tropfen der ätherischen Öle auf 30 ml Mandelöl verwenden; Vorsicht, nicht in die Augen bringen!
Zur **Linderung** kühlende Umschläge, frisch ausgequetschte Pflanzensäfte von **Spitzwegerich**-, **Gänseblümchen**-, **Minze**- oder **Bärlauch**blättern, den Saft einer frisch angeschnittenen **Zwiebel** oder **Aloe-vera**-Gel, messerrückendick aufgetragene Auflagen von Speisequark oder Heilerde (mit Wasser/Tee zu einer streichfähigen Paste verrührt) oder Combudoron-Gel (Weleda) und Combudoron-Flüssigkeit. Bei starkem Juckreiz **Ballonreben**kraut („Halicar Salbe"), (s. Kap. 30: Anhang, Pflanzen für die Naturapotheke).

Aloe ***Aloe vera* und** ***Aloe ferox*** **Aloe-Gel**	(s.o.) Am besten bewährt hat sich die Anwendung des Gels aus dem Frischblatt.
Arnika ***Arnica montana*** **Arnicae flos (M)**	(s.o.) Verdünnte Arnikaanwendungen als Umschlag, wenn sich Insektenstiche entzündet haben (positiv monographiert von der Kommission E!).
Ballonrebe ***Cardiospermum halicacabum*** **Carduiospermi herba**	(s.o.) Halicar® Salbe hat sich bei starkem Juckreiz bewährt.
Gänseblümchen ***Bellis perennis*** **Bellis perennis herba**	(s.o.) **Frischblattanwendung:** 1 Blättchen zwischen den Fingern zerreiben und den austretenden Pflanzensaft mehrmals hintereinander auf die Schwellung auftragen.
Honigklee ***Melilotus officinalis*** **Meliloti herba (M)**	(s.o.) Bei starken Schwellungen durch Insektenstiche Honigkleekissen oder Umschlag auflegen.
Malve ***Malva sylvestris*** **Malvae folium (M)**	Reizlindernde **Frischblattanwendung:** (s. o.)
Spitzwegerich ***Plantago lanceolata*** **Phantaginis lanceolatae folium (M)**	Reiz- und schmerzlindernde **Frischblattanwendung:** (s. o.)
Pfefferminze ***Mentha x piperita*** **Menthae piperitae folium (M)**	Lokalanästhetische **Frischblattanwendung:** (s. o.)
Zwiebel ***Allium cepa*** **Allii cepae bulbus (M)**	(s. o. und Kap. 23: Atemwege) Frische Zwiebelscheiben oder Zwiebel-Frischpresssaft (frische Zwiebeln grob-mittelfein zerkleinern und anschließend auspressen) auftragen.

26.6.10 Ödeme

Bei Ödemen muss zuerst die Ursache genau abgeklärt werden; Ödeme aufgrund von Herz- oder Nierenerkrankungen werden hier nicht behandelt!

Bei postoperativem Ödem und bei Ödemen aufgrund von Lymphstau oder venöser Insuffizienz kann die Abschwellung mit einem entwässernden, lymphabflusssteigernden Arzneitee aus **Honigklee**kraut, **Ringelblumen**blüten, **Brennnessel**- und **Birken**blättern und **Ackerschachtelhalm**kraut (zu gleichen Teilen, als Dekokt zubereitet) unterstützt werden.
Äußerlich lassen das Auftragen von **Rosmarin**öl, -lotion oder -salbe, Umschläge mit **Ringelblumen**-, **Ackerschachtelhalm**- und **Honigklee**tee, oder das Auftragen von **Rosskastanien**gel (vor allem bei postoperativen und venös bedingten Ödemen) das Ödem abschwellen. Wenn die Haut durch die Schwellung unangenehm spannt lindern Auflagen mit Speisequark oder Heilerde (mit **Honigklee**- oder **Zaubernuss**tee angerührt zu einer streichfähigen Paste) oder auch **Kohl**auflagen.

Ackerschachtelhalm ***Equisetum arvense*** **Equiseti herba (M)**	
Honigklee ***Melilotus officinalis*** **Meliloti herba (M)**	(s.o.)
Rosskastanie ***Aesculus hippocastanum*** **Hippocastani semen (M)**	(s.o.)
Ringelblume ***Calendula officinalis*** **Calendulae flos (M)**	(s.o.)
Rosmarin ***Rosmarinus officinalis*** **Rosmarini folium (M)**	Zur Tonisierung der Gefäße Rosmarinöl, -lotion oder -salbe mehrmals täglich auftragen.
Zaubernuss ***Hamamelis virginiana*** **Hamamelidis folium (M)**	(s.o.)
Kohl ***Brassica oleracea***	(s.o.)

26.6.11 Hühneraugen

Wenn Schuhe zu eng sind und ständig drücken, verdichtet sich an den Druckstellen (meist an der kleinen Zehe) die Hornhaut zu lokalen, punktförmigen Auswüchsen. In der Mitte des Hühnerauges ist ein punktueller Hornhautzapfen zu erkennen, der sich mehr und mehr korkenzieherartig in tiefere Gewebsschichten schraubt. Wenn dieser Sporn die Unterhautschicht erreicht hat, kommt es zu Schmerzen.

Sofern es sich um **komplikationslose Hühneraugen** handelt (problematische Fälle, bei Durchblutungsstörungen oder Diabetikern ärztlich behandeln) kann die Hornhautwucherung durch Fußbäder aufgeweicht werden. Die Füße in Kernseifenbädern oder **Teebaum**fußbad (5–7 Tropfen Teebaumöl/Schüssel Wasser mit 1 EL Kernseife) 10 Min. einweichen und die Hornhaut vorsichtig mit Bimsstein abrubbeln. Danach die betroffenen Stellen mit etwas Leinöl, dem Saft von zerquetschten **Hauswurz**-

blättern oder **Schöllkraut**saft beträufeln. Ein gutes Hausmittel ist auch Harz von Nadelbäumen, das nach dem Kernseifenbad mittels eines Heftpflasters befestigt wird (nach 2 Tagen entfernen und wiederholen), oder das Auflegen einer **Zwiebel**scheibe oder das Anlegen von in Essig eingeweichten **Efeu**blättern. Meist lässt sich bei täglicher Anwendung das Hühnerauge nach 6–8 Tagen ablösen.

Efeu ***Hedera helix*** **Hederae helicis folium (M)**	Efeu-Auflage: Frisch gesammelte Efeublätter 2 Tage in Essig einlegen; die feuchten Blätter über Nacht auf die Hühneraugen auflegen, morgens entfernen und abends erneut eine Auflage zubereiten. Täglich wiederholen, bis die Hühneraugen verschwunden sind.
Zwiebel ***Allium cepa*** **Allii cepae bulbus (M)**	Zwiebel-Auflage: Zwiebelscheiben mit etwas Zitronensaft und Kochsalz beträufeln und auflegen.

26.6.12 Cellulite

Bei Cellulite haben die Zellen des Unterhautbindegewebes besonders viel Wasser und Fett gespeichert, wodurch sie zu grobkörnigen Knötchen aufgebläht werden. Das verleiht der Haut die typische „Orangenhaut“-struktur. Als mögliche **Ursachen** werden hormonelle und Stoffwechselstörungen diskutiert. **Mäusedorn** und **Wassernabel**kraut (Centella asiatica) wirken vorbeugend gegen Wassereinlagerungen und regen zugleich die Bildung von Kollagen in den Bindegewebszellen an. Sie enthalten Steroidsaponine, hormonähnliche Substanzen. Auch **Efeu** enthält Saponine und hat sich in der äußerlichen Anwendung bewährt (s. Rezept Massageöl Kap. 24.5: Harnwege, Praxis-Rezepte). **Ackerschachtelhalm** (als langwährende Anwendung, z. B. als Kieselsäurepräparat) strafft das Bindegewebe, stoffwechselfördernde, aquaretische Teepflanzen wie **Birke**, **Goldrute**, **Brennnessel**, **Löwenzahn** unterstützen die Therapie. Auch Packungen mit Meeresalgen unterstützen den Stoffwechsel, straffen die Haut und beugen der Bildung neuer Fettpölsterchen vor. Im Vordergrund aber stehen Bewegung und eine ausgeglichene Ernährung.

26.6.13 Pigmenterkrankungen

Vitiligo (Weißfleckenkrankheit) gehörte schon im alten Ägypten zu einer der am schwierigsten zu behandelnden Hauterkrankungen. Photosensibilisierende Furanocumarine bewirken eine Zunahme der Pigmentation. Vor allem die Früchte der **Khella** (**Zahnstocherammei**) wurden schon lange therapeutisch verwendet (es gibt auch Erfahrungsberichte von **Pastinake**, **Engelwurz**, **Sellerie**, **Bergamotte** u. a.). Allerdings ist so eine Therapie von gravierenden Nebenwirkungen (Leber- und Nierenschäden) begleitet, so dass sie allenfalls von kundiger ärztlicher Hand ausgeführt werden darf. Von jedermann verwendet werden kann **Sanddorn**fruchtfleischöl (s. u.). Indische Dermatologen machten neuerdings mit **Ginkgo** verblüffende Experimente: Bei einer 6-monatigen Therapiebehandlung mit 120 mg Ginkgoextrakt versus Placebo zeigte sich bei Therapieende, dass die Ausbreitung der vitiligobefallenen Areale in der Ginkgogruppe signifikant weniger war als in der Plazebogruppe. Von 50 Betroffenen konnte bei 10 Patienten eine deutliche bis komplette Repigmentation festgestellt werden. Da oxidativer Stress bei Vitiligo eine Rolle spielt und freie Radikale die Melanozyten schädigen, scheint Ginkgo als Radikalenfänger dem entgegenzuwirken. Hier liegt noch ein interessantes Forschungsgebiet vor![34]

Sommersprossen-Hausmitteltipp: Hautflecken, die durch intensive Sonnenbestrahlung verursacht wurden, sollen durch das Auftragen bzw. Einreiben mit dem Fruchtfleisch der reifen Papaya verschwinden. Man kann auch die Kerne einer reifen Papaya trocknen, mahlen und zusammen mit Avocadomus als Paste auftragen.

34 Parsadet D et al. 2003: 285–287.

Sanddorn *Hippophae rhamnoides* **Hippophae rhamnoides fructus**	(s.o.) Durch seine Fähigkeit zur Lichtabsorption und der Eigenschaft, sich im Unterhautfettgewebe anzureichern, kann Sanddornfruchtfleischöl bei Pigmentstörungen der Haut eingesetzt werden: Bei **Unterpigmentierung** (fleckigen Aufhellungen, Vitiligo) sorgt es in den schwach pigmentierten Hautarealen für eine Farbangleichung, besonders nach Sonneneinwirkung, bei **Überpigmentierung** wie braunen Hautflecken, Leberflecken, Sommersprossen oder Altersflecken bewirkt der physikalische Lichtschutz einen Pigmentausgleich.

26.6.14 Haarpflege, Haarausfall (Alopezie)

Schöne Haare werden von romantischen Dichtern mit der Krone auf dem Haupt der Königin verglichen – auf alle Fälle sind sie eine „Visitenkarte" des Menschen. Gepflegte, seidige, glänzende Haare deuten auf eine gute Gesundheit, stumpfe glanzlose Haare dagegen weisen auf Störungen des Organismus hin. Das Haar wächst genauso wie die Haut von innen nach außen, und so nimmt es nicht wunder, dass es auf Ernährungsfehler, Hormonstörungen, Übersäuerung, Vitamin-, Mineralien- oder Spurenelementemangel u. a. reagiert.
Zur **Haarpflege** von außen gibt es genügend einfache Tipps:

- Bei **trockenen, brüchigen Haaren:** Haarspülungen mit **Brennnessel**- **Ringelblumen**- oder **Rosmarin**tee; Waschen mit Eigelb und eine Haarkur mit 1 Eigelb, 2 EL **Oliven**öl, 1 EL **Zitronen**saft: 30–60 Min. einwirken lassen, gründlich ausspülen.

- Stark **fettende Haare** sollen nicht so häufig gewaschen werden, damit sie weniger schnell nachfetten; Spülungen mit **Birken**blätter-, **Huflattich**-, **Rosmarin**-, **Rosen**- oder **Ackerschachtelhalm**tee; Haarpackung mit **Oliven**öl (30 Min. einziehen lassen; gut ausspülen) sind empfehlenswert.

- Bei **Schuppenbildung:** Haarwäsche mit 1 Eigelb; **Rosmarin**, **Brennnessel**-, **Ringelblumen**-, **Zaubernuss**tee oder -tinktur in die Kopfhaut einmassieren (durch seine stimulierende Wirkung auf die Haarbälge ist Rosmarin ein gutes Mittel gegen vorzeitigen Haarausfall); Haarpackung mit **Oliven**öl (s. o.).

Nach schweren Erkrankungen, Infektionen, Operationen, Begleiterscheinungen der Chemotherapie oder seelischen Traumen kann **Haarausfall** auftreten – genaue Ursachen sind meistens nicht bekannt. Häufig besteht eine (Autoimmun-)Schilddrüsenstörung, die zu behandeln ist, oder andere hormonelle Störungen wie das Absetzen der Pille. Als unterstützende Maßnahme wird eine stoffwechselfördernde Teekur empfohlen aus **Erdrauch**kraut und **Seifenkraut**wurzeln, **Walnuss**- und **Rosmarin**blättern sowie **Brennnessel**- und **Ackerschachtelhalm**kraut. 3 Tassen tägl. als Infus, ca. 8 Wochen lang trinken.
Bei **hormonell bedingtem Haarausfall** Kopfhautmassagen mit Öl oder Tinktur aus **Kletten**wurzel, **Birken**blättern und/oder **Brennnessel**kraut. Neuerdings setzt man bei hormonell bedingtem Haarausfall eine Tinktur aus **Traubensilberkerze** (Cimicifuga/Actea racemosa) ein. Die Studie, durchgeführt von Dr. Klaus Hofmann/Uni-Hautklinik Bochum, konnte belegen, dass ein Präparat aus der phytohormonhaltigen Cimicifuga („CiMi Haartonikum", Lichtenheldt, Wahlstadt, in der Apotheke erhältlich) bei androgen bedingten Formen des Haarausfalls nach ca. $1/2$ Jahr Wirkung zeigt, sowohl bei Männern als auch bei Frauen: Die Anzahl der im Wachstum befindlichen Haare erhöhen sich, die der im Ausfall befindlichen sinken; die Haardicke wird geringfügig verbessert[35]. Solange die Haarwurzeln noch in Ordnung sind, führt auch **Beinwell** zu deutlich sichtbarem Neuwuchs von Haaren. Beinwell gibt dünnem, sprödem Haar wieder stärkeren Halt, mehr Glanz, Volumen und Spannkraft. Beinwell fördert die Durchblutung der Kopfhaut; für die positive Wirkung auf Haut, Haare und Nägel ist auch der hohe Gehalt an Kieselsäure verantwortlich.
Bei **Alopecia diffusa** (diffuser Haarausfall) und **Alopecia areata** (kreisrunder Haarausfall, dessen Ursache noch unbekannt ist), wird die Kopfhaut angeregt mit „Crinocedin Haartonikum" oder „Crinition Lsg." (enthält **Rosmarin**, Salizylsäure, Thymol). Zinksubstitution kann die Heilung günstig beeinflussen.

35 K.Hofmann@derma.de

Rezepttipps

- 100 g **Kresse**saft, 1 g **Lavendel**essenz, 10 g Glyzerin und 20 g **Rosen**wasser mischen, mit Wattebausch 2 × tägl. die betroffenen Stellen massieren (besonders bei **kreisrundem Haarausfall**) (nach M. Augustin).
- Je 5 EL **Brennnessel**wurzeln, **Brennnessel**blätter, **Kletten**wurzeln und **Birken**blätter mit 3 EL **Rosmarin**blättern mischen, davon 4 EL mit $^{1}/_{2}$ l Wasser 15 Min kochen. Nach Abgießen und Erkalten zum Einmassieren in die Kopfhaut verwenden (nach M. Augustin).
- Je 40 ml **Ackerschachtelhalm**- und **Brennnessel**essenz, je 20 ml **Kletten**wurzel- und **Arnika**essenz mit 3 Tropfen ätherischem **Rosmarin**öl mischen und 2-mal tägl. in die Kopfhaut einmassieren (besonders beim **diffusen Haarausfall**) (nach M. Augustin).
- Je 1 g **Lavendel**öl und **Kalmus**öl, 10 g Tinct. Gentianae (**Enzian**tinktur) mit Spirit. Rosmarini (**Rosmarin**alkohol) auf 100 g auffüllen. Als Haarwasser 2–3 × tägl. einmassieren (nach R. F. Weiß).
- **Haarwuchstinktur:** 40 g Klettenwurzel, 30 g Brennnesselwurzel, 10 g Rosmarinblätter, 20 g Kapuzinerkresseblüten und -blätter gut zerkleinern und mit 300 ml 32%igem Korn und 100 ml Rosenwasser übergießen; nach 3 Wochen abgießen und regelmäßig den Haarboden damit einmassieren.
- Wachstumsfördernde **Haarspülung mit Beinwell:** 2 EL zerkleinerte Wurzeln mit 250 ml Wasser übergießen, 5–10 Min. köcheln, abgießen und erkalten lassen. In dieser Zeit die Haare mit mildem Naturshampoo waschen, die Spülung gründlich einmassieren und mit einem Handtuch bedeckt 15 Min. einwirken lassen.

Grundsätzlich sollte die Spontanregeneration des Haarbodens unterstützt werden durch wachstumsanregende Pflanzen, die die Durchblutung der Kopfhaut verbessern und dadurch den Haarwurzeln einen besseren Halt geben.

Beinwell ***Symphytum officinale*** **Symphyti radix (M)**	(s.o.)
Birke ***Betula pendula*** **Betulae folium (M)**	Die Blätter als Tee, Öl oder Tinktur.
Brennnessel ***Urtica dioica /-urens*** **Urticae herba (M)**	Das Kraut als Tee, Öl oder Tinktur.
Brunnenkresse ***Nasturtium officinale*** **Nasturtii herba (M)**	Frischen Presssaft bei Schuppen äußerlich auftragen (von Messegue empfohlenes Hausmittel).
Kapuzinerkresse ***Tropaeolum majus*** **Tropaeoli herba (M)**	Zu empfehlen bei übermäßiger Schuppenbildung; gut als Essigeinreibung.
Große Klette ***Arcticum lappa*** **Bardanae radix**	Als Öl oder Tinktur auftragen.
Meerrettich ***Armoricia rusticana*** **Armoraciae radix (M)**	Zu empfehlen bei übermäßiger Schuppenbildung; als Öl oder Tinktur auftragen.

26.7 Praxis-Rezepte: Gel-Rezeptur, Leinsamen-Packungen, Auflagen – Karottenöl – beruhigende Körperlotion – Rosencreme

Hautberuhigendes Entzündungsgel

25 ml	90%igen Alkohol
25 ml	Kamillentinktur
800 ml	destilliertes Wasser
25 Tr.	ätherisches Öl (Lavendel)
40 g	Tylose (oder Tragant, Xanthan: Gelbildner)

(ergibt 30 Portionen à 30 ml)

Destilliertes Wasser, Alkohol und die Kamillentinktur in ein Schraubglas füllen. Den Gelbildner zugeben („darüberpudern"), das Glas gut verschließen und schnell und kräftig schütteln: Das Gel bildet sich sofort. Jetzt in Tuben abfüllen und etikettieren.
Haltbarkeit: 1 Jahr.
Das Entzündungsgel eignet sich für kleinere Entzündungen auf der Haut, Insektenstiche und Schwellungen. Es kühlt, beruhigt und lindert den Schmerz.

Auflagen mit Leinsamen

4 Tassen (ca. 600 ml) Wasser
zum Kochen bringen

3 Tassen Leinsamen (frisch geschrotet oder ganz)
einrühren, aufwallen lassen und vom Herd nehmen

Den Leinsamenbrei durchrühren, bis er sich zäh und dick vom Löffel löst. 2 TL Brei in die Mitte eines Taschentuches geben, etwas ausstreichen und so einpacken, dass an der Unterseite der Packung nur eine Papierseite den Brei umschließt. Auch Teefilterbeutel aus Papier eignen sich gut zum Befüllen: pro Beutel etwa 1 EL Brei.
Am besten bereitet man sich gleich mehrere solcher Auflagen zu. Will man sie warm halten (vor allem bei Nasennebenhöhlenentzündung empfehlenswert, s. Kap. 23: Atemwegserkrankungen), legt man sie zwischen 2 heiße Wärmeflaschen. So kann man das ganze Paket auch mit ans Bett nehmen.

Leinsamenpackung bei Hauterkrankungen

Leinsamenpackungen, wie oben zubereitet, aber erkaltet, wirken auf entzündete, trockene Haut aufgelegt beruhigend und entzündungshemmend. Sie lindern den unangenehmen Juckreiz und legen einen reizmildernden Schutzfilm über die betroffene Stelle. Mit diesen Päckchen kann man sich auch juckende, schmerzende Stellen immer wieder mit leichtem Druck abtupfen, das ist vor allem für Kinder ein Alternativangebot zum Kratzen! Wichtig ist, dass die Päckchen nur max. 1–2 Std. lang angewendet und danach entfernt werden, weil sie durch den Schleimgehalt pathogene Keime an sich binden könnten.
Als **Augenauflagen** verwendet man sie angenehm warm temperiert und legt sie behutsam auf die Augen. Mit den Händen bedecken, damit sie länger warm bleiben. Nach 5–10 Minuten abnehmen und die Hände noch einige Minuten schützend über den Augen belassen. Die Auflage wirkt reizlindernd bei trockenen Augen.

Karottenöl

Fein pürierte Möhren (kbA) 3 Wochen lang in Sesamöl mazerieren (ausziehen), danach abgießen. Sesamöl enthält Betacarotin und die Vitamine B, C, D und E. Karottenöl regeneriert die Haut, strafft das Gewebe und entspricht ca. Lichtschutzfaktor 4. Es ist besonders hautfreundlich und zur Nachbehandlung von Sonnenbrand geeignet; zur Optimierung der Wirkung 7 Tr. ätherisches Karottensamenöl (und evtl. 1–2 ml Sanddornfruchtfleischöl) auf 100 ml Karottenöl geben.

Beruhigende Hautlotion

400 ml fertig zubereiteten **Heilpflanzentee** (Rosen-, Ringelblumen- und Gänseblümchenblüten zu gleichen Teilen, als Infus zubereitet) auf 70 ° C abkühlen lassen, oder Hydrolat (Rosenhydrolat) auf 70° C erwärmen. Parallel dazu 100 ml Mandelöl (noch besser: Ringelblumenöl) mit 15–20 g Tegomuls (Emulgator, in der Apotheke erhältlich) mischen und ebenfalls auf 70° C erwärmen. Das Öl-Tegomuls-Gemisch in eine große Flasche geben, die wässrige Phase (entweder den 70° C warmen Tee oder das Hydrolat) zugeben, verschließen und ca. 1 Minute lang kräftig schütteln. Gibt es Klumpen, etwas Wasser zugeben. Sobald die Lotion abgekühlt ist, können je nach Bedarf ätherische Öle zugegeben werden.

Rosencreme

3 g Bienenwachs, 3 g Kakaobutter und 10 g Lanolinanhydrid im Wasserbad schmelzen, danach 30 g Mandelöl zugeben und bis maximal 70° C erwärmen. Gleichzeitig 40 g Rosenwasser in einem Becherglas bis 70° C erwärmen. Anschließend das Rosenwasser tropfenweise unter die Fett-Öl-Mischung rühren, wie bei einer Mayonnaise, am besten mit einem Stabmixer.

Wenn sich die Creme verdichtet hat und unter 30° C abgekühlt ist, können 2–3 Tr. ätherisches Rosen- oder Geraniumöl beigefügt werden. Danach mit einem sauberen, mit 70 %igem Alkohol abgeriebenen Glasstab nochmals durchrühren und verschließen. Etikettieren und an einem kühlen Ort aufbewahren. Angebrochene Cremetöpfe innerhalb etwa eines Monats zügig aufbrauchen.

Rosencreme eignet sich für die normale, trockene und empfindliche Haut. Sie ist eine leichte, geschmeidige Creme, die besonders für die kalte Jahreszeit zu empfehlen ist, weil sie einen ausgezeichneten Schutz vor Witterungseinflüssen, trockener Luft und extremen Temperaturdifferenzen bietet. Im Sommer wird die Creme nur hauchdünn aufgetragen – was nicht von der Haut aufgenommen wird, mit einem Papiertüchlein abtupfen.

26.8 Bewährte Rezepturen Hauterkrankungen

Teemischung bei chronischen Ekzemen *(Rauch und Kruletz)*

Fol. Betulae	
Cort. Berberidis	
Rad. Saponariae	
Fol. Juglandi	aa ad 100 g

M.f.spec. D.S.: 1 TL auf 250 ml Wasser, kalt ansetzen und über Nacht stehen lassen, morgens einmal kurz aufwallen und 20–30 Sek. ziehen lassen, abseihen. 2 × 1 Tasse tägl., über 2 Monate.

Hauttee *(H. Schilcher)*

Juglandis folium	
Juniperi fructus	
Matricariae flos	
Calendulae flos	
Cnici benedicti herba	
Solidaginis herba	aa ad 100 g

M.f.spec. D.S.: 1TL auf 1 Tasse mit heißem Wasser übergießen, 5 Min. bedeckt ziehen lassen. 2–3 Tassen tägl.

Tee bei Hautunreinheiten *(H. Ell-Beiser)*

Birkenblätter	10 g
Brennnesselkraut	20 g
Kamillenblüten	20 g
Löwenzahnwurzel	10 g
Stiefmütterchenkraut	30 g
Walnussblätter	10 g

M.f.spec. D.S.: 1TL auf 1 Tasse mit heißem Wasser übergießen, 5 Min. ziehen lassen und abgießen. 3 Tassen tägl. trinken.

Aknetee *(M. Pahlow)*

Stiefmütterchenkraut	10 g
Augentrostkraut	10 g
Haferstroh, gehäckselt	20 g

2 TL der Mischung mit 250 ml kaltem Wasser übergießen, 2 Std. ziehen lassen, abseihen. Mit 1 EL Honig vermengt 3 × 1 Tasse Tee trinken. Äußerlich die von Akne betroffenen Hautstellen damit behutsam abtupfen.

Psoriasistee *(Rauch und Kruletz)*

Herb. Violae tricol.	
Herb. Equiseti	
Cort. Quercus	
Rad. Saponariae rubr.	
Fruct. Juniperi	
Fol. Trifolii fibr.	aa ad 200 g

M.f.spec. D.S.: 2 TL mit 250 ml kaltem Wasser übergießen und über Nacht stehen lassen. Morgens erhitzen, nur kurz aufwallen lassen und 20–30 Sek. ziehen lassen. 2 × tägl. 1 Tasse mind. 3–4 Monate.

Neurodermitistee *(U. Bühring)*

Benediktenkraut	10 g
Goldrutenkraut	10 g
Schafgarbenkraut	10 g
Ringelblumenblüten	10 g
Wacholderbeeren	5 g
Walnussblätter	10 g

M.f.spec. D.S.: 1 TL mit 1 Tasse heißem Wasser übergießen, 10 Min. zugedeckt ziehen lassen.

Neurodermitistee für Kinder *(M. Girsch)*

Bellidis flos	20 g
Matricariae flos	10 g
Calendulae flos	10 g
Violae tric. herba	20 g

M.f.spec. D.S.: 1 TL mit 1 Tasse heißem Wasser übergießen, 10 Min. zugedeckt ziehen lassen. Mit 1 TL Milchzucker süßen.

Kräuterkissen bei Abszessen und Furunkeln *(Widmaier)*

Flor. Chamomillae		
Fol. Altheae		
Fol. Malvae		
Herb. Meliloti		
Sem. Lini	aa ad	100 g

M.f.spec. D.S.: 20–30 g der Teemischung in ein Stoffsäckchen füllen, in heißes Wasser legen, auswringen und möglichst heiß auf die entsprechende Hautpartie legen. **Trockenes Kräuterkissen:** Auf den Deckel eines Kochtopfs legen, erhitzen und heiß (42° C) auf die betreffende Stelle legen.

Teeaufguss bei Kopfschuppen und zur Förderung des Haarwachstums *(Rauch und Kruletz)*

Fol. Urticae	50 g
Fol. Betulae	50 g

M.f.spec. D.S.: 1 TL auf 250 ml Wasser, kochend überbrühen, 3 Min. ziehen lassen. Morgens und abends den Haarboden damit einreiben.

Juckreizlindernde Salbe I *(Glöckler)*

Equisetum oleum 10 % (Weleda)		50 g
Aqua dest.		75 g
Eucerinum anhydricum	aa ad	200 g

M.f.ungt. D.S.: mehrmals tägl. dünn auf die betroffenen Stellen auftragen.

Juckreizlindernde Salbe 2 *(Glöckler)*

Decoctum equiseti 10 % (Weleda)	30 g
Eucerinum anhydricum	70 g

M.f.ungt. D.S. wie oben

Windeldermatitisbad *(U. Bühring)*

Hammamelisrinde	250 g
Ringelblumenblütenköpfchen	50 g
Johanniskraut	100 g

M.f.spec. D.S.: 20 g der Mischung mit 250 ml kochendem Wasser überbrühen, 20 Min. ziehen lassen u. dem Badewasser zugeben. 2–3 × pro Woche baden.

Schweißhemmender Tee *(H. Ell-Beiser)*

Pfefferminzblätter	10 g
Salbeiblätter	30 g
Walnussblätter	20 g

M.f.spec. D.S.: 1 TL auf 1 Tasse mit heißem Wasser übergießen, 7 Min. ziehen lassen und abgießen. 3 Tassen abgekühlten Tee tägl. trinken.

Schweißhemmender Tee für die Wechseljahre *(U. Bühring)*

Hopfendrüsen
Salbeiblätter
Melissenblätter
Weißdornblüten und -blätter

M.f.spec. D.S.: 1 TL auf 1 Tasse mit heißem Wasser übergießen, 7 Min. ziehen lassen und abgießen. tägl. 3 Tassen lauwarmen Tee trinken.

Kräutertee bei Gürtelrose *(B. Vonarburg)*

Holunderblüten	30 g
Weidenrinde	20 g
Goldrutenkraut	20 g
Johanniskraut	20 g
Brennnesselblätter	10 g

3 × tägl. 1 TL dieser Mischung in einer Tasse mit kochend heißem Wasser anbrühen, 5 Minuten ziehen lassen, abfiltrieren und ungesüßt schluckweise nach den Mahlzeiten trinken.

Selbstgemachte Wundheilsalbe bei schlecht heilenden Wunden *(U. Bühring)*

Beinwellwurzel	30 g
Wundkleekraut	
Zistrosenblätter	
Lavendelblüten	
Ringelblumenblüten	
Kamillenblüten	
Gänseblümchenblüten	
Spitzwegerichblätter	aa ad 100 g

Die ganze Mischung in 800 ml Olivenöl ausziehen, abgießen und 100 g Bienenwachs einrühren. 200 ml Johanniskrautöl und 2 ml Sanddornfruchtfleischöl zugeben und in Döschen abfüllen (s. Kap. Praxis-Rezepte: Salben).

26.9 Fragen/Repetitorium

1. Nennen Sie die Heilwirkungen (5) von Schleimdrogen.
2. Nennen Sie fünf Heilpflanzen mit Schleimstoffen, einschließlich des verwendeten Pflanzenteils.
3. Welche Anwendungsmöglichkeiten für Schleimstoffe gibt es? Worauf müssen Sie achten?
4. Würden Sie einen Tee mit Schleimpflanzen unbegrenzt lange empfehlen? Warum (nicht)?
5. Nennen Sie die Heilpflanze, einschließlich des verwendeten Pflanzenteiles, die beim nässenden Ekzem bevorzugt äußerlich eingesetzt wird.
6. Stellen Sie einen Heilpflanzentee, einschließlich der verwendeten Pflanzenteile, zusammen, den Sie bei einer stoffwechselbedingten Hauterkrankung empfehlen.
7. Ulcus cruris (offenes Bein) ist schwierig zu behandeln. Nennen Sie je zwei Pflanzen, die die Wunde sauber halten, die Epithelialisierung fördern und die bei bakteriellen Superinfektionen eingesetzt werden können.
8. Welche Pflanzen empfehlen Sie bei Wunden bzw. oberflächlichen Verletzungen?
9. Ein Bluterguss – welche Pflanzen kommen zur Anwendung? In welcher Anwendungsform?
10. Nennen Sie ein Nachtschattengewächs, das sich bei Allergien und Neurodermitis durch seine cortisonähnlichen Eigenschaften bewährt hat.
11. Aus Nordamerika kommt die Nachtkerze *(Oenothera biennis)*, die geschätzt ist wegen ihrer wertvollen .... und vorrangig bei .... eingesetzt wird.
12. Ein Vater kommt mit seiner 10-jährigen Tochter in die Praxis. Sie leidet seit einigen Jahren unter Neurodermitis. Was empfehlen Sie (5)? Begründen Sie Ihre Empfehlungen (5).
13. Nennen Sie zwei Heilpflanzen mit blutstillenden Eigenschaften.
14. Welche Heilpflanzen kommen beim Abszess zur Anwendung? Welche Heilpflanzen lindern bei Juckreiz?
15. Welche Heilpflanze hat sich beim Herpes labialis (Lippen-Herpes) als viruzid erwiesen? Welche Heilpflanzen bringen Linderung bei der Gürtelrose?
16. Welche Heilpflanzenanwendungen (2) empfehlen Sie bei einem Sonnenbrand? Ein Tipp zur Warzenbehandlung.
17. Welche Heilpflanzen können Sie bei Insektenstichen empfehlen?
18. Welche Heilpflanzen bringen Linderung bei übermäßigem Schwitzen?
19. Sie haben sich beim Sammeln von Heilpflanzen eine „Wiesendermatitis“ geholt. Welches Pflanzenöl bringt Linderung?
20. Welche Heilpflanzen kommen bei den sog. „Sportverletzungen“ zum Einsatz?

27

Herz-, Kreislauf- und Gefäßerkrankungen

- Grundlagen der Flavonoide und zugehörigen Pflanzen (s. Kap. 17.6)
- Grundlagen der Digitalisglykoside und zugehörigen Pflanzen (s. Kap. 17.5)
- Heilpflanzen bei Herz-, Kreislauf- und Gefäßerkrankungen
- Praxis-Rezepte: Tinkturen/Herztinktur (mit Flavonoiddrogen)

„Leicht fiel das Herz uns in die Hosen,
würd es nicht auf das Zwerchfell stoßen.
Gefährlich, gar in unsern Tagen,
ists, auf der Zunge es zu tragen!
Man lasse es noch bestenfalls,
aus Angst, noch klopfen bis zum Hals.
Und nehms', wenn man das nötig fände,
mit Vorsicht fest in beide Hände!
Doch hat dies alles wenig Zweck:
man lass es auf dem rechten Fleck!“

„Oft klappen Herzenssachen nicht,
wobei das Herz meist nicht gleich bricht.
Herzklappenfehler heilt man wohl
im ersten Schmerz mit Alkohol.
Dreht sich's, wie meist, um Frauenzimmer
ist einer leicht geheilt für immer.“

Eugen Roth

„Man sieht nur mit dem Herzen gut,
das Wesentliche bleibt dem Auge verborgen.“

Antoine de Saint-Exupéry

Zahlreiche Redensarten beruhen auf der alten Auffassung, das Herz sei der Sitz der Empfindungen und der Seele: die Sprache des Herzens ist die einzig wahre.

Hand aufs Herz – haben wir es auf dem rechten Fleck? Sonst fassen wir uns doch ein Herz, nehmen es in beide Hände und geben ihm gutherzig einen Stoß! Manchmal geht uns etwas so zu Herzen, dass uns das Herz bricht! Wer etwas auf dem Herzen hat, dem liegt das wie ein Stein auf dem Herzen, oder es dreht sich das Herz gar im Leibe um. „Mein Ruh ist hin, mein Herz ist schwer, ich finde sie nimmer und nimmer mehr!“ Da sollten wir unserem Herzen Luft machen und ihm einen Ruck geben, es ausschütten und loswerden, was wir auf dem Herzen haben.

Wir sollten das Herz schon in die Hand nehmen, damit es nicht verloren geht, sonst blutet es oder bricht gar. Und bevor das Hasenherz in die Hose gerutscht ist, sollten wir vielleicht schweren Herzens – aber keinesfalls halbherzig – das Herz des Herzallerliebsten erobern. Dann geht mir das Herz auf! Ich hab mein Herz in Heidelberg verloren und du, du, liegst mir am Herzen, komm, tanz mit mir die Herz-Schmerz-Polka! Dein ist mein ganzes Herz, wo du nicht bist, will ich nicht sein, wir sind ein Herz und eine Seele. Herz: Was begehrst du mehr?

Das Herz hat in unseren Sprachgebrauch Eingang gefunden, weil es auf Emotionen reagiert: Es schlägt schneller, setzt aus oder schmerzt.

Manchmal bleibt das Herz vor Schreck stehen, oder es pocht vor Wut bis zum Halse. Gefühllose Menschen haben ein Herz aus Stein, ein kaltes, hartes oder ein verstocktes Herz. Hass und Verzweiflung machen das Herz eng, wir verschließen es und werden engherzig. Und: Was hilft gegen ein versteinertes Herz besser als herzerweichend zu weinen oder zu singen: „Geh aus mein Herz und suche Freud ...“?

Die Symbolik der Sprache ist deutlich: Um Krankheiten des Herzens zu behandeln, bedarf es mehr als nur der Behandlung des Körpers. Das Herz, so viel wissen wir, ist das „Herz“ des Menschen. Für die Ägypter war es die Wohnung der Gottheit, der Mittelpunkt aller geistigen Regungen und Sitz des Verstandes, des Willens und der Gefühle. In der Bibel steht in Lukas 24,32: „Brannte nicht unser Herz in uns, da er mit uns redete.“ In „Tausendundeine Nacht“ steht in der Geschichte des Königs Omar: „Das Wunderbarste von all dem, was im Menschen ist, ist sein Herz; denn es ordnet sein ganzes Wesen.“ Hildegard von Bingen sprach vom Herzen als Heimat der Seele (domus animae), und in den Minneliedern des Mittelalters wird es als Ort der Liebe besungen. Paracelsus schrieb: „Wisset nun ferner vom Sitz und der Stätte der Seele, dass sie im Herz sitzt, mitten im Menschen. Das Herz ist die Sonne, und wie die Sonne auf die Erde und sich selbst wirkt, also wirkt auch das Herz auf den Leib und sich selbst ..."

Der Anatom und Arzt William Harvey schrieb im Jahre 1628, nachdem ihm die Entdeckung des Blutkreislaufs gelungen war, dass eine geistig-seelische Störung, die Schmerz, überschwängliche Freude, Hoffnung und Angst hervorruft, die Gemütslage beeinflussen und sich auf das Herz ausdehnen kann. Das bestätigte der Kardiologe Dr. Robert Allan, der Begründer der modernen „Kardiopsychologie". Deshalb umfasst eine **naturheilkundliche Therapie** bei Herzerkrankungen auch Entspannungsübungen wie Atemübungen, Yoga oder Autogenes Training, um somit ein ganzheitliches Körpergefühl zu erlangen und Stress zu reduzieren. Bei **Stress** reagiert der Körper auf vielerlei Weise: die Muskeln kontrahieren sich vermehrt, die Herzfrequenz steigt an, die Gefäße verengen sich und das Blut gerinnt schneller. Einer der stärksten Stressauslöser ist übrigens das Gefühl der Isolation, ob im privaten oder im Arbeitsbereich. Liebe, Nähe und Zuwendung, verbale und körperliche (Massagen, Berührungen) Kommunikation helfen als bewährte Therapie, sich aus der krank machenden Isolation zu befreien. Sich mit anderen verbunden zu fühlen, ist ein wichtiger Heilungsprozess. Unzählige Studien haben gezeigt, dass Yogaübungen, Meditationen und Imagination heilende Wirkungen haben. Bei regelmäßig ausgeübtem Hatha-Yoga z. B. erhöht sich die Anzahl der T-Helferzellen und damit die Immunreaktion; regelmäßige Yogaübungen senken den Blutdruck.[36]

Das Herz wird dem **Element Feuer** zugeordnet; schon in der Alchemie gehören Herz und Gold, das Metall der Sonne, zusammen, und schon immer „entflammte" die Liebe unser Herz. Bei Geheimrat Goethe „brennt und leuchtet die schöne Flamme der Liebe in meinem Herzen" (aus einem Brief an Charlotte von Stein 1787). Übrigens griff Goethe gern zu **Arnika**, einer Sonnenpflanze, um seine „Herzspasmen" zu kurieren.

Das Herz hat die **Aufgabe**, uns den jeweiligen Lebensanforderungen flexibel und so ökonomisch wie möglich anzupassen. Alle Organe und Muskeln hängen vom steten Zustrom nähr- und sauerstoffreichen Blutes ab. Das Herz schlägt am Tag etwa einhunderttausend Mal und pumpt in einer Minute ca. 7 Liter Blut durch das 100.000 km lange Gefäßnetz des Körpers, um ihn mit Frischblut zu versorgen und sauerstoffarmes Blut zu den Lungen zu befördern. Dieses außergewöhnliche Organ ist in zwei Hälften geteilt: Die rechte Herzhälfte pumpt das verbrauchte Blut in den Lungenkreislauf, damit es dort mit Sauerstoff angereichert wird. Die linke Herzhälfte pumpt das sauerstoffreiche Blut in den Körper. Der regelmäßige Herzschlag wird u. a. gesteuert vom Sinusknoten, einer Anhäufung spezifischen Herzmuskelgewebes, das mittels elektrischer Impulse die Pumptätigkeit des Herzens reguliert. Der Sinusknoten steht in enger Verbindung mit dem vegetativen Nervensystem, das Organ- und psychische Funktionen beeinflusst.

Das ist mit ein Grund, weshalb **Herzerkrankungen ganzheitlich** betrachtet werden müssen. Herz, Kreislauf und Gefäße können nicht isoliert voneinander betrachtet werden. Sie sind Ausdruck der psycho-somatischen Einheit Mensch und bilden eine funktionelle Einheit. Wird diese Funktion nur an einer einzigen wesentlichen Stelle gestört, hat das Auswirkungen auf das ganze Geschehen. Aus diesem Grund kommt den pflanzlichen Herzmitteln eine viel breitere therapeutische Wirkung zu als die spezialisierte und isolierte Wirkung synthetischer Herzmittel, denn das Herz-Kreislauf-System ist mehr als ein mechanisches Pumpsystem.

In der **Therapie** von Herzkrankheiten besitzen Phytokardiaka (pflanzliche Herzmittel) aufgrund ihrer guten Verträglichkeit und ihres sehr guten Nutzen-Risiko-Verhältnisses eine große Akzeptanz. Sie werden in erster Linie eingesetzt bei

- **funktionellen Herzbeschwerden,**

- zur **Prävention**: Im Frühstadium von Herz-Kreislauf-Erkrankungen und bei altersbedingten degenerativen Veränderungen am Herzmuskel und an den Koronarien sind Phytokardiaka **besonders indiziert**.

- Bei **Herzinsuffizienz** werden Arzneipflanzen im NYHA-Stadium I-II mit großem Erfolg eingesetzt, und in den Stadien III-IV zumindest begleitend.

- Bei **Herzrhythmusstörungen** werden sie in eingeschränktem Maße, nämlich vorrangig bei psychovegetativ bedingten Rhythmusstörungen eingesetzt.

36 Literaturempfehlung: Ornish 1992 und 2002.

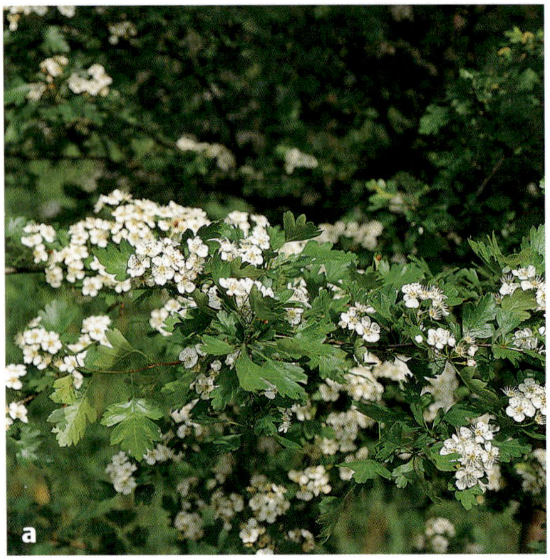

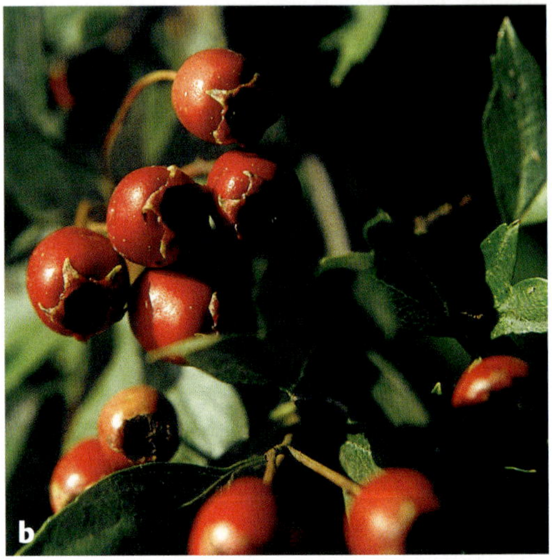

Abb. 50 a+b Weißdorn *Crataegus monogyna*, Blüten und Blätter sowie die Früchte stärken und kräftigen das Altersherz.

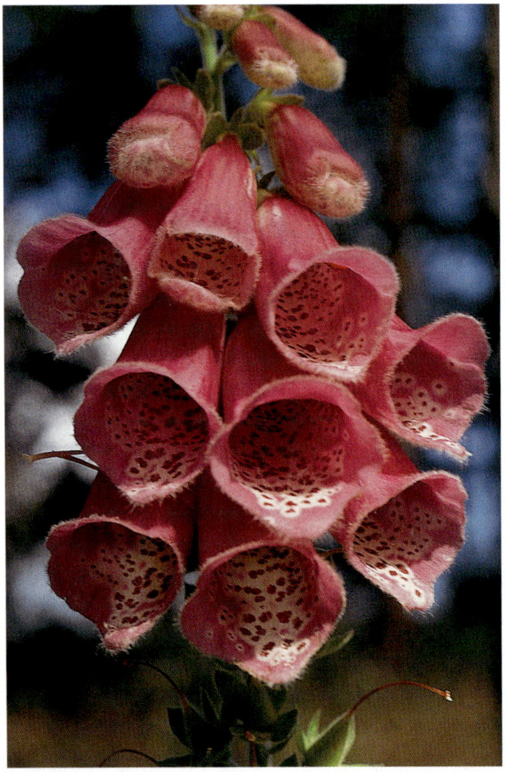

Abb. 51 Fingerhut *Digitalis purpurea*, Herzglykosid 1. Ordnung bei Herzinsuffizienz (verschreibungspflichtig).

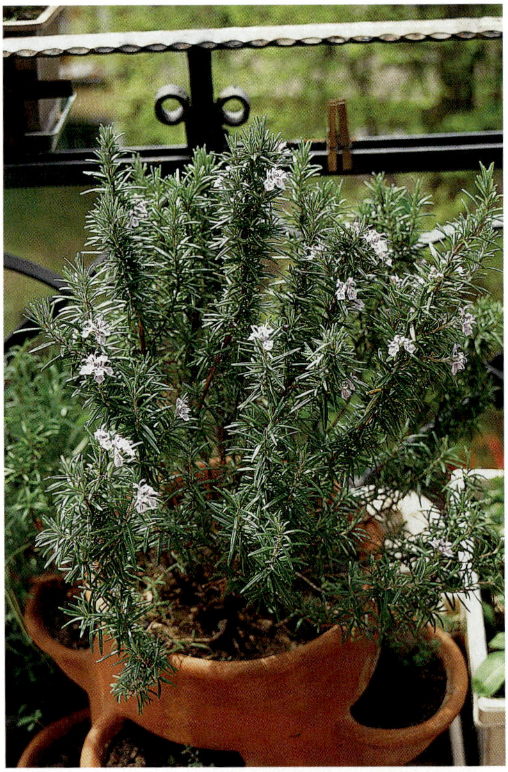

Abb. 52 Rosmarin *Rosmarinus officinalis*, regt den Kreislauf an.

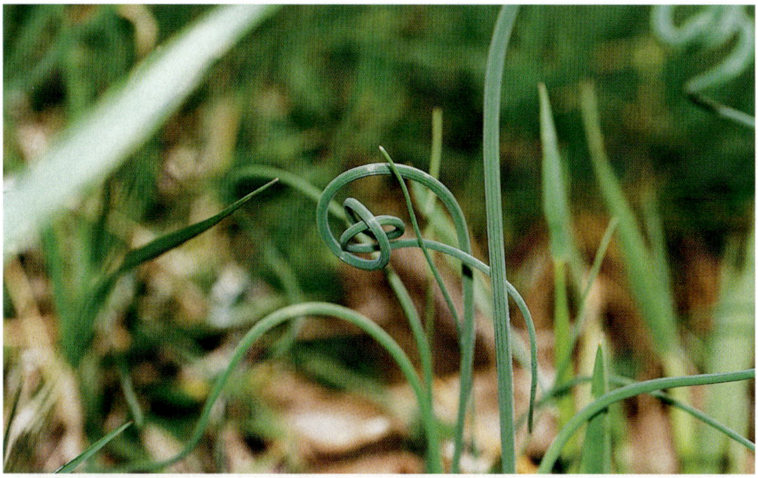

Abb. 53 Knoblauch *Allium sativum*, senkt Blutdruck und Cholesterinspiegel.

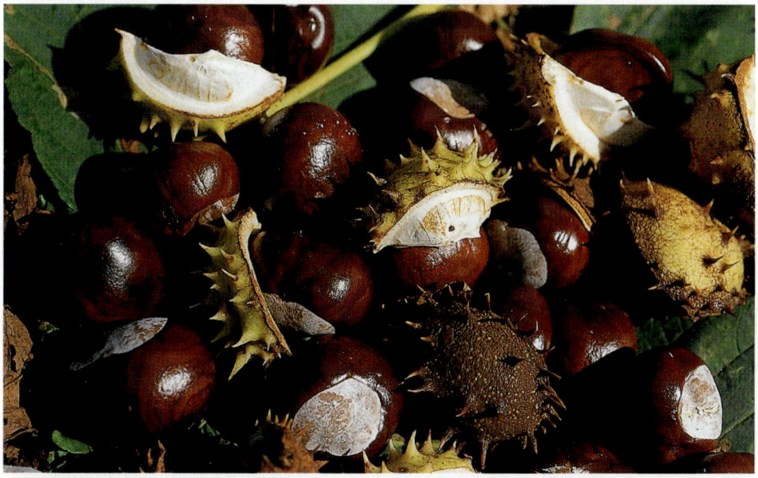

Abb. 54 Rosskastanie *Aesculus hippocastum*, wirksam bei Venenbeschwerden.

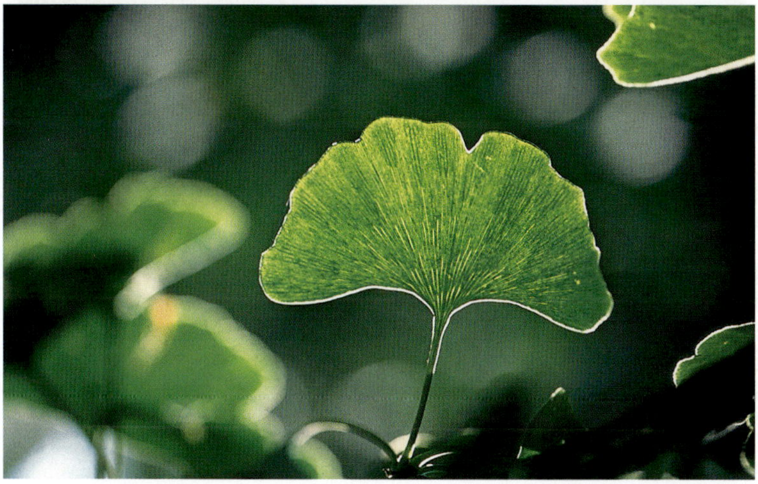

Abb. 55 Ginkgo *Ginkgo biloba*, verbessert die Gehirnleistung bei arteriellen Durchblutungsstörungen.

27.1 Herzerkrankungen

27.1.1 Funktionelle Herzbeschwerden

Funktionelle Herzbeschwerden können sich ähnlich äußern wie pektanginöse Beschwerden oder ein Herzinfarkt: ein immer wiederkehrendes Engegefühl oder Beklemmungsgefühl, oft verbunden mit Angst; nicht auf der Herzseite liegen können, Ziehen und Schmerzen an Herz und Arm oder Blutdrucksschwankungen. Typische Symptome des „Cor nervosum" sind Herzjagen, Herzstolpern oder Herzklopfen, Zeichen, die von den Betroffenen als sehr unangenehm empfunden werden. Dazu wird häufig eine innere Unruhe und Nervosität geschildert, Schlaflosigkeit, Erschöpfung und Stressempfinden. Als erstes Unterscheidungsmerkmal zur Angina pectoris mag gelten, dass die Beschwerden eher lästig als stark oder unerträglich sind, meistens bei Belastung besser werden und auf Nitropräparate unverändert bleiben.

Die Patienten müssen darüber aufgeklärt werden, dass ein negativer Befund lediglich bedeutet, dass glücklicherweise keine organische Erkrankung vorliegt, und nicht, dass sie „nichts haben bzw. simulieren", und dass Entspannungsverfahren und eine gesunde Lebensweise die Beschwerden lindern helfen. Auch wenn kein organischer Befund vorliegt: Funktionelle Herzbeschwerden müssen ernstgenommen, abgeklärt und behandelt werden.

Bei diesem Beschwerdebild muss ein Großteil der verordneten **Arzneipflanzen** eine beruhigende Komponente haben. Sie kommen als Tees, Bäder, Wickel, Kräuterkissen, Herzauflagen oder Pulswickel zur Anwendung. Gerade bei **nervösen Herzbeschwerden** mit Schlafstörungen eignen sich pflanzliche Sedativa. Auch Herzsalben eignen sich bevorzugt zur Beruhigung und Unterstützung des Herzens (siehe unten). Josef Karl empfiehlt Rp: Tct. Spartii, und Tct. Valerianae aa 50.0; M.S. 3–5 × 30 gtt., insbesondere vor dem Schlafen. Diese Tropfen in einen Tee mit **Melisse**, **Weißdorn**, **Herzgespann** und **Baldrian** geben und 1 TL Honig dazu, das ist eine gute Medizin für das „Cor nervosum".
Bestehen Herzbeschwerden aufgrund eines **Roemheld-Syndroms** (s. Kap. 20: Darmerkrankungen), werden zusätzlich Karminativa eingesetzt: **Kümmel**, **Fenchel**, **Anis**, außerdem Bitterstoffdrogen, das krampflindernde **Gänsefingerkraut** und das magenkrampflindernde **Herzgespann**.

Funktionelle Herzbeschwerden sind einer Phytotherapie ausgesprochen gut zugänglich. **Weißdorn** sollte in keiner Verordnung bei funktionellen Herzbeschwerden fehlen! Die folgenden Pflanzen sind im Kapitel 28 „Erkrankungen des ZNS" ausführlich beschrieben und eignen sich auch für die Selbstmedikation.

27.1.2 Heilpflanzen bei funktionellen Herzbeschwerden

Baldrian
Valeriana officinalis
Valerianae radix (M)

Bei Unruhezuständen des Herzens beruhigt und entspannt Baldrian und hemmt Stress und Nervosität.

Eisenkraut
Verbena officinalis
Verbenae herba (M)

Plinius, der römische Literat, schrieb 79 n. Chr.: „Keine Pflanze erfreut sich größerer Berühmtheit als das „heilige Kraut". Römische Gesandte gingen mit einem Strauß Eisenkraut in der Hand zu den Feinden und berührten damit den Friedensvertrag, denn Eisenkraut galt als Sinnbild des Friedens. Der Gattungsname „Verbena" leitet sich ab aus dem lateinischen „verbum: Wort", und in der Antike wurde auf dieses Kraut geschworen, denn „das Wort gilt". Im Mittelalter galt die Pflanze als Allheilmittel: „Wer sie trägt, schläft gut, ist frohen Mutes und nie müde."

Inhaltsstoffe: Iridoidglykoside (Verbenalin, Verbenin), Gerbstoffe, Bitterstoffe, Alkaloide, Flavonoide, Kaffeesäurederivate, wenig ätherisches Öl, Kieselsäure und Schleime.

Wirkungen: Beruhigend und leicht antidepressiv. Reguliert das nervöse („Schilddrüsen-")Herz bei Herzrhythmusstörungen. Wundheilungs- und verdauungsfördernd u. a.

Indikationen: Nervöse Anspannung und Erschöpfung, Hyperthyreose, nervöse Herzbeschwerden, Übererregung, Prüfungsangst, leichte Depressionen und Ängste, Schwächezustände und während der Rekonvaleszenz.

Darreichungsformen: Tee, Fertigpräparate.

Tagesdosis: 4,5 g Droge.

Nebenwirkungen: Überdosierung führt zu Übelkeit und Erbrechen.

Gegenanzeigen: Schwangerschaft.

Präparate: Pasisana® Mixtur.

Teezubereitung: 1 TL getrocknetes Kraut (1,5 g) mit 1 Tasse kochendem Wasser überbrühen, 7 Minuten ziehen lassen und abgießen.

Ginkgo, Japanischer Tempelbaum
Ginkgo biloba
Ginkgo bilobae folium (M)

(s.u.)

Klinische Studien haben ergeben, dass Ginkgo bei funktionellen Herzbeschwerden eine Verbesserung der peripheren Durchblutung bewirkt. Ginkgo kann gut kombiniert werden mit Weißdorn.

Hafer, Saat
Avena sativa
Avenae herba recens (M)

(s. u. und Kap. 26: Haut, 28: ZNS) „Hafer stärkt die Nervenkraft" (Hildegard von Bingen). Hafer gehört zur Familie der Süßgräser und ist wohl jedermann bekannt. Der Name Avena kommt aus dem Sanskrit „avasa: Nahrung" und weist darauf hin, dass Hafer eine wichtige Speise war. Der lat. Artname „sativa: angebaut" bedeutet, dass Hafer eine Kulturpflanze ist. Unter dem Begriff „grüner Hafer" versteht man die kurz vor der Vollblüte geernteten, schnell getrockneten, bei der Ernte noch grünen oberirdischen Teile der Haferpflanze, aber auch die frischen Haferpflanzen.

Inhaltsstoffe: Kieselsäure, Flavonoide, Triterpensaponine, Kalziumsalze, Vitamine B, E und K.

Wirkungen: Der alkoholische Haferkrautauszug entfaltet mild sedative und schlaffördernde Wirkungen, der Passiflora ähnlich (auch in der schwachen Wirksamkeit). Es wird vermutet, dass das Indolalkaloid Granin als Tryptophanderivat sedierend wirkt.

Indikationen: Nervöse Erschöpfung, Angst-, Spannungs- und Erregungszustände. Grüner Haferstrohtee wird in der Volksmedizin seit langem bei nervöser Erschöpfung, Schlaflosigkeit und Nervenschwäche, als Beruhigungsmittel und Tonikum für ältere Leute sowie als stärkendes Herz- und Kreislaufmittel eingesetzt. Haferfrüchte, Avenae fructus, werden als Nahrungsmittel und Diätetikum genutzt.

Präparate: Nervuton® N Tr., Avena sativa Urtinktur , Requiesan®, Sedatruw®.

Herzgespann
Leonurus cardiaca
Leonuri cardiacea herba (M)

Das Herzgespann ist geschützt; es kommt aus Westasien, wurde aber schon seit langem in Europa kultiviert. Es wird, wie der mittelalterliche Name „Gespann: Krampf" schon sagt, bei Herzkrämpfen und beim „angespannten Herz" verordnet. Schon Matthiolus rühmt es als herzkräftigend gegen Herzweh, Herzklopfen und Herzzittern, und Culpeper schrieb 1652: „Es gibt kein besseres Kraut, um die melancholischen Gedanken des Herzens zu zerstreuen und das Herz zu stärken." Der botanische Name bezieht sich auf die Form der Blätter: „leo: Löwe" und „ura: Schwanz", weil die Blätter einem Löwenschwanz ähneln sollen, und das griechische „cardiaca: Herz" ist in Bezug auf die Herz heilende Eigenschaft entstanden. Allerdings nimmt es auch Bezug auf den mit Ängsten verbundenen Magenkrampf der Kinder, den man früher als „Herzgespann" bezeichnet hatte.

Inhaltsstoffe: Iridoide (Ajugol, Galiridosid, Ajugosid), Bitterstoffe, Flavonoide, 5–9 % Gerbstoffe, Cholin und den Herzglykosiden ähnliche Alkaloide.

Wirkungen: Leicht negativ chronotrop (verlangsamt die Schlagfrequenz), schwach blutdrucksenkend, beruhigend. Herzgespann ist noch viel zu wenig untersucht; es scheint jedoch in baldrianähnlicher Weise zu beruhigen.

Indikationen: Nervöse Herzbeschwerden mit Ängsten, „Schilddrüsenherz", Roehmheld-Syndrom und nervöse Herzbeschwerden in den Wechseljahren. Begleitend bei Hypotonie und Hyperthyreose.

Darreichungsformen: Teedroge. Herzgespannkraut findet sich meist in Kombinationspräparaten und kann gut mit anderen Drogen als Teemischung verordnet werden.

Tagesdosis: 4,5 g Droge. Kurmäßig und längerfristig (8–10 Wochen) anwenden.

Nebenwirkungen/Gegenanzeigen: Nicht bekannt.

Präparate: Kneipp® Herz- und Kreislauf-Tee (mit Rosmarinblättern, Weißdornbeeren, Johanniskraut, Mate grün), Mutellon® Tr. (mit Wolfstrapp, Baldrian).

Teezubereitung: 1 TL feingeschnittene Droge mit 1 Tasse heißem Wasser übergießen und nach etwa 5 Min. abgießen. 2 × tägl. 1 Tasse trinken.

Kommission E: *Nervöse Herzbeschwerden, auch adjuvant im Rahmen einer Hyperthyreose.*

Johanniskraut
Hypericum perforatum
Hyperici herba (M)

Stimmungsaufhellende Pflanze mit beruhigender (wie Baldrian) und herzunterstützender (wie Weißdorn) Wirkung. Begleitend als Tee, Tinktur, Dragees.

Lavendel
Lavandula angustifolia
Lavandulae flos (M)

Bei Unruhezuständen, zur Unterstützung bei nervösen Herzsymptomen, zur Beruhigung und Harmonisierung, auch in den Wechseljahren. Lavendel-Tee, -Öleinreibungen, -Unterarmbad, -Vollbad (bei funktionellen Kreislaufstörungen) oder -Pulswickel wirken wohltuend.

Melisse
Melissa officinalis
Melissae folium (M)/ -aetheroleum

Die herzförmigen Blätter duften beim Zerreiben intensiv nach Zitrone. In diesen Duftblättern sitzt die Heilkraft, über die Hildegard von Bingen schrieb: „Dies Mittel macht das Herz fröhlich." „Herztrost" nannten sie die mittelalterlichen Kräuterbuchautoren. Die Melisse, von den Benediktinern nach Deutschland gebracht, ist bei Frauen wohl am bekanntesten als „Melissen- oder Karmelitergeist", der 1611 von dem Orden der barfüßigen Karmeliter eingeführt wurde. Die Blätter „stärken das nervöse Herz" (Volkskunde), harmonisieren und beruhigen. Bei psychogenen Herzleiden, nervöser Unruhe, „Stressherz" und im Klimakterium.

Passionsblume
Passiflora incarnata
Passiflorae herba (M)

Mild und sanft beruhigend, ausgleichend, blutdrucksenkend. Bei „Stressherz" und nervösem Herzen.

Rose
Rosa gallica x, damascena x, centifolia, canina u.a.
Rosae flos (M)

Harmonisierend bei psychogenen Herzleiden. „Die Rose öffnet das Herz."

Präparat: Wala Rosen Elixier.

Rosmarin
Rosmarinus officinalis
Rosmarinus folium / -aetheroleum

Rosmarin steigert den koronaren Durchfluss und besitzt eine positiv inotrope Wirkung am Herzen. Vor allem die herzkreislaufunterstützenden Eigenschaften in Herzsalben haben sich bewährt:

Präparat: Cor-Vel® Truw Herzsalbe.

Schlehe
Prunus spinosa
Pruni spinosae fructus

Als Tonikum zur Herzkräftigung, in der Rekonvaleszenz, beim Altersherz.

Präparate: Wala Schlehen-Elixier, Weleda Schlehen-Elixier.

Schlüsselblume
Primula veris
Primulae flos (M)

Leicht stimmungsaufhellend, beruhigt bei psychogenen Herzerkrankungen.

Weißdorn
Crataegus monogyna/ -laevigata (pentagyna, -nigra, -azarolus)
Crataegi folium cum flore/-fructus (M)

Weißdorn ist ein universelles Herzmittel, wichtigstes Präventivtherapeutikum und die erste von der Kommission E im Jahr 1983 untersuchte Droge. (Durch die später erneut erstellte Monographie „Weißdornblätter mit Blüten" wurde diese erste Monographie ersetzt; Zubereitungen aus nur einem Pflanzenteil oder aus den Früchten wurden zu wenig untersucht und gelten offiziell nur „zur Stärkung des Herzens".) Schon zu Paracelsus' Zeiten war Weißdornbeerenwein ein beliebtes Herztherapeutikum. Weißdorn ist die Schutzpflanze schlechthin, sogar ein Spazierstock aus seinem Holz soll Schutz vermitteln:

Das altbayrische Wort „Haglstegga" für Spazierstock weist auf die magische Bedeutung des Stabs hin, der vor allem Bösen, besonders aber vor der „hagazissa", der Hagesuse bzw. Hexe, die außerhalb der Gehägegrenze ihr Unwesen trieb schützen konnte. Wer die heimische Umfriedung verlassen musste nahm den Schutzstab mit. Crataegus leitet sich ab vom Griechischen: „kratys bzw. krataios: stark" und charakterisiert das harte, abwehrende, schützende Holz.

Inhaltsstoffe: 1–2 % Flavonoide (u. a. Hyperosid, Rutin, Vitexin), Procyanidine, biogene Amine, Triterpensäuren, Acetylcholin, Tyramin, Phenolcarbonsäuren, Sterole, Gerbstoffe. Die Früchte haben einen höheren Procyanidingehalt und mehr Vitamin C, aber einen deutlich niedrigeren Flavonoidgehalt als Blatt und Blüte.

Wirkungen: Steigert das Herzzeitvolumen und die Koronar- und Myokarddurchblutung durch Gefäßdilatation: **positiv dromotrop**, verbessert die Herzleistung und die Kontraktilität des Herzmuskels: **positiv inotrop**. Der periphere Gefäßwiderstand wird gesenkt und die subjektiven Beschwerden der Herzinsuffizienz verbessert. Weißdorn verlängert die Refraktärzeit und reguliert den Herzrhythmus (arrhythmieprotektiver Effekt: **negativ bathmotrop**). Bekannt ist die erhöhte Toleranz gegenüber Sauerstoff (verbesserte Sauerstoffversorgung bei Bergsteigern). Neue Untersuchungen weisen darauf hin, dass sich Weißdorn bei längerer Einnahme zur Prävention der Arteriosklerose eignet, und dass Weißdorn die Lebensqualität und das körperliche wie das seelische Befinden steigert, unabhängig davon, ob es als Monodroge oder als „Add-on"-Medikament gereicht wird.

Indikationen: Funktionelle Herzbeschwerden (Herzdruck und Beklemmungsgefühle, paroxysmale Tachykardie: anfallsweises Herzjagen), koronare Herzkrankheit, leichte Formen der Herzinsuffizienz (NYHA I+II), Herzrhythmusstörungen und Angina pectoris. Mittel der Wahl bei (noch nicht digitalisbedürftigem) Altersherz. Die Droge sowie wässrige, wässrig-ethanolische, weinige Auszüge und Frischpflanzensaft werden traditionell zur Stärkung und Kräftigung der Herz-Kreislauf-Funktion eingenommen.

Darreichungsformen: Tee, Tinktur, Fertigpräparate. Bei Herzinsuffizienz standardisierte Fertigarzneimittel mit der empfohlenen Tagesdosis von 160–190 mg nativem wässrigalkoholischem Auszug.

Anwendungsdauer: Mindestens 6 Wochen. Eine längere Einnahmedauer hat sich bewährt, da eine deutlich wahrnehmbare Wirksamkeit erst nach 5–6 Wochen ihr Optimum erreicht.

Hinweis: Digitaloiddrogen können sehr gut mit Weißdorn kombiniert werden, weil die pharmakologischen Angriffspunkte verschieden sind. Bei Weißdorn ist – im Gegensatz zu den Digitaloiddrogen – der positiv inotrope Effekt mit einer Verlängerung der Refraktärzeit (unempfindlich gegenüber Reizen) verbunden und führt zu rhythmusstabilisierenden Begleitwirkungen.

Tagesdosis: 5 g Droge; 160–900 mg nativer, wässrig-alkoholischer Auszug.

Nebenwirkungen/Gegenanzeigen: Nicht bekannt; beste Verträglichkeit, keine Wechselwirkungen!

Präparate: Crataegutt® forte Lösung, Crataegutt® novo 450 Filmtbl., Senicor® N Kapseln, Craegium® 240 Drg., Oxacant® mono, Oxacant® sedativ (mit Wolfstrapp, Melisse, Baldrian), Wala Weißdorn-Elixier.

Teezubereitung: 1 TL Droge (1–1,5 g) mit 1 Tasse kochendem Wasser überbrühen, zugedeckt 15 Minuten ziehen lassen, abgießen. 3–4-mal tägl. 1 Tasse trinken, b. B. mit Honig gesüßt. Auch in Kombination mit Melisse, Baldrian u. a. geeignet. Die Früchte werden zur Teezubereitung kaum verwendet, eher traditionell zur Stärkung und Kräftigung von Herz und Kreislauffunktion als Wein, Mus oder Fertigarzneimittel.

Teezubereitungen aus Weißdornblättern mit Blüten werden im Gegensatz zu standardisierten Fertigpräparaten von der Kommission E nur eine Wirkung im Sinne einer allgemeinen Stärkung und Kräftigung des Kreislaufs zugesprochen; sie sollen sich vor allem für präventive Maßnahmen eignen.

***Kommission E:** Herzinsuffizienz im Stadium II nach NYHA.*

27.1.3 Äußerliche Anwendungen: Herzsalben

Herzsalben, die meistens ätherische Öle enthalten, sind eine speziell wohltuende Form der Phytotherapie bei funktionellen Herzbeschwerden. Sie sind in der Regel Kombinationspräparate mit **Campher**-, **Rosmarin**- oder **Eukalyptus**öl, die im Sinne der Segmenttherapie über die Head-Zonen (kutiviszerale Reflexe) wirken. Herzsalben werden morgens und abends auf die Herzgegend aufgetragen, auf das dem Herzen zugeordnete Dermatom, das etwa handbreit auf Brusthöhe vom Sternum bis zur Axilla reicht.

Kampferbaum
Cinnamomum camphora
C. aethereoleum (M)

(s.u.)

Wirkungen: Hyperämisierend (äußere Anwendung).

Indikationen, äußerliche Anwendung: Funktionelle Herzbeschwerden.

Darreichungsformen, äußerliche Anwendung: In Form von Salben und Linimenten oder als Einreibung mit Campherspiritus (Spiritus camphoratus nach DAB). Mehrmals täglich damit einreiben.

Tagesdosis, äußerliche Anwendung: Konzentrationen von max. 25 %, in halbfesten Zubereitungen

10–20 %, in Campherspiritus 1–10 %.

Nebenwirkungen: Kontaktekzeme.

Gegenanzeigen, äußerliche Anwendung: Geschädigte Haut. Nicht bei Säuglingen und Kleinkindern.

Präparate: Pectocor® N Salbe, Cor-Vel® Truw Herzsalbe (Rosmarinöl, Menthol, Fichtennadelöl), Guttacor-Balsam® N (Rosmarinöl), Unguentum Cardiacum Kneipp® (Rosmarinöl, Levomenthol).

Kommission E: *Äußere Anwendung: Muskelrheumatismus, Herzbeschwerden. Innere Anwendung: hypotone Kreislaufregulationsstörungen. Innere und äußere Anwendung: Katarrhe der Luftwege.*

Rosmarin
Rosmarinus officinalis
Rosmarinus folium / -aetheroleum (M)

(s.u.)

Äußerlich angewendet wirkt Rosmarin durchblutungsfördernd. Bewährt hat sich ein Salbenlappen mit Aurum-Lavendel-Rose, vor allem nachts auf die Herzgegend gelegt, aber auch eine feucht-warme Rosmarinteekompresse.

Lavendel
Lavandula angustifolia
Lavandulae flos/ -aetheroleum (M)

Präparate: Oleum aetheroleum Lavandulae 10 %, ölige Einreibung Weleda, mehrmals tägl. den linken Brustbereich einreiben; Aurum Lavandulasalbe Weleda (Aurum D5/Ol. Aeth. Lavandulae 0,3 %, Ol. Aeth. Rosae 0,3 %).

27.1.4 Herzinsuffizienz (NYHA I und II)

Kann das Herz in der Frühphase einer sich entwickelnden Funktionsstörung seinen Aufgaben nicht genügend nachkommen, **kompensiert** es: Es gleicht durch gesteigerte Herztätigkeit bzw. erhöhte Frequenz eine verminderte körperliche Leistung aus und versucht, die Größe des Herzmuskels an die Druck- und Volumenbelastung anzupassen; in der Folge vergrößert es sich zunehmend.

Wenn aber auf dem Boden einer Herzerkrankung das Herz nicht mehr in der Lage ist, das Blut bedarfsgerecht durch den Lungen- oder Körperkreislauf zu pumpen, **dekompensiert** das Herz: Man spricht von einer **Herzinsuffizienz**. Eine Herzinsuffizienz ist die Unfähigkeit des Herzens, das vom Organismus benötigte Blutvolumen zu befördern und damit den Sauerstoff- und Nährstoffbedarf zu decken. Die verminderte Herzleistung verursacht eine Verringerung des peripheren Sauerstoffangebots und führt damit zu Müdigkeit und Schwäche, ersten Symptomen dieser Erkrankung. Eine Herzinsuffi-

zienz ist stets die Folge einer Grunderkrankung des Herzens oder der Gefäße (Koronare Herzkrankheit, entzündliche Herzerkrankungen) oder bedingt durch Missbildungen des Herzens. Um dennoch eine adäquate Herzleistung zu gewährleisten, hypertrophieren die noch gesunden Herzmuskelzellen.
Zu unterscheiden ist die

- **Linksherzinsuffizienz** mit Stauungserscheinungen im Lungenkreislauf (Atemnot im Ruhezustand, Tachykardie, Hypertrophie des linken Herzens, Stauungsbronchitis, Atemnot in der Nacht: Asthma kardiale, bis zum lebensbedrohlichen Lungenödem) von der

- **Rechtsherzinsuffizienz** mit Stauungen im großen Kreislauf (lageabhängige Ödeme, Nykturie = nächtliches Wasserlassen), Stauungsgastritis mit Appetitlosigkeit und Erbrechen, Stauungsleber durch Druckerhöhung im Bauchraum mit rechtsseitigen abdominellen Beschwerden, Aszites, Rechtsherzhypertrophie und Steigerung des zentralen und peripheren Venendrucks).

Die unterschiedlichen Stadien einer Herzinsuffizienz einzuteilen hat sich vor mehr als 50 Jahren die **N**ew **Y**ork **H**eart **A**ssociation vorgenommen. Seither gibt es laut **NYHA** vier Schweregrade der Beeinträchtigungen bei Herzinsuffizienz:

Stadium I: Beschwerdefreiheit und normale körperliche Belastbarkeit.

Stadium II: Keine Beschwerden in Ruhe, aber bei stärkerer körperlicher Belastung.

Stadium III: Keine Beschwerden in Ruhe; schon leichte körperliche Belastung aber verursacht Erschöpfung, Rhythmusstörungen, Luftnot oder Angina pectoris.

Stadium IV: Beschwerden in Ruhe.

In der **Phytotherapie** wird nicht die akute, sondern nur die chronische Herzinsuffizienz im Stadium NYHA I-II behandelt, und die Therapie sollte so früh wie möglich beginnen. Mittel der Wahl sind **Weißdorn**, der die Herzarbeit ökonomisiert und die Beschwerden lindert, sowie exakt eingestellte, normierte Digitaloide (**Adonisröschen**, **Maiglöckchen** und **Meerzwiebel**). Bei Digitaloiddrogen ist schon nach wenigen Tagen eine Besserung spürbar, bei **Weißdorn** kann es einige Wochen dauern. Ein Grundsatz der Herzinsuffizienztherapie ist es, hochdosiert zu beginnen und langsam (mit zunehmender Kompensation) zu reduzieren.
Bei einer schon begonnenen Therapie mit Digitalis (synthetischen Fertigarzneimitteln) dürfen Digitaloide nicht zusätzlich eingesetzt werden, weil es dadurch zu einer Überdigitalisierung kommen kann. Aber **Weißdorn** kann zur besseren Verträglichkeit der Digitalistherapie sehr gut mit diesen kombiniert werden, weil die pharmakologischen Angriffspunkte der beiden Wirkstoffe verschieden sind. Sind nach 6-wöchiger Behandlung die Beschwerden nicht besser geworden oder bestehen Beinödeme, ist eine ärztliche Rücksprache zu empfehlen.

Die Wirkungen der Digitaloide können mit Maßnahmen der **Naturheilkunde** unterstützt werden: Das ansteigende Armbad (Hauffe) regt die koronare Durchblutung an, die **Kartoffel**diät entwässert, entzieht Natrium und reichert Kalium an, die **Reis**diät entwässert und senkt den Blutdruck. Das **Senf**fußbad entlastet bei hypertensiven Krisen, ein Aderlass bei drohendem Lungenödem. Fasten und Lebermittel lindern den Zustand bei Pfortaderstauung (nach Zimmermann). Bei Herzglykosiden sollte zur besseren Verträglichkeit stets ein Lebermittel begleitend verordnet werden. Zu einer ganzheitlichen Therapie gehört auch leicht verdauliche, salzarme, kaliumreiche Kost und Flüssigkeitsbeschränkung (1,5–2 l/Tag) und je nach Beschwerdebild körperliche (und seelische) Entlastung oder (Bett-)Ruhe. Übergewicht, Nikotin- und Alkoholgenuss reduzieren und auf regelmäßigen Stuhlgang achten. Um die nächtliche Luftnot zu verringern, das Kopfteil des Bettes höher stellen, und abends keine schweren Mahlzeiten mehr einnehmen. Längerdauernde Kälte meiden: Sie führt zu einer Vasokonstriktion (Gefäßverengung) und erhöht damit den Widerstand, gegen den das Herz anarbeiten muss.

Vorsicht

mit Kalziumgaben: Kalzium verstärkt die Digitaliswirkung, es besteht die Gefahr einer Überdosierung! Kalium setzt die Digitaliswirkung herab.

Kontraindikationen

Kaliummangelzustände und Hyperkalzämie.

27.1.5 Herzglykoside

Eine „Hexe" (eine Weise Frau also) soll es gewesen sein, die 1775 den damals berühmten Botaniker und Arzt Dr. William Withering (1741–1799) auf den **Fingerhut** (Digitalis purpurea) aufmerksam machte zur Heilung der lebensgefährlichen „Beinwassersucht". Withering beschreibt in seiner berühmt gewordenen Monographie auch die Zeichen der Digitalis-überdosierung: Übelkeit, Sehstörungen und Pulsunregelmäßigkeiten. Das war der Beginn der Digitalis-ära, die heute schon nicht mehr zur Phytotherapie gehört, weil isolierte, chemisch genau definierte Reinsubstanzen verwendet werden (zwar stehen auch verträglichere eingestellte Pulver [pulvis normatus] der Digitalis-purpurea- und D.-lanata-Blätter für einen Infus zur Verfügung, doch diese Anwendungsform ist nur dann ärztlich vertretbar, wenn ein Untersuchungslabor zur ständigen Kontrolle zur Verfügung steht).

Herzglykoside
(s. Kap. 17.5: Wirkstoffe, Digitalisglykoside)

1. kräftigen das Schlagvolumen: **positiv inotrop**, daraus resultiert ein höheres Schlagvolumen,
2. verlangsamen die Herzfrequenz: **negativ chronotrop**, dadurch wird die Herzarbeit ökonomisiert,
3. setzen die Erregungsleitungsgeschwindigkeit herab: **negativ dromotrop**,
4. setzen die Reizschwelle herab, dadurch nimmt die Erregbarkeit zu: **positiv bathmotrop**. (Das kann bei Überdosierung zu Extrasystolen bzw. zu Kammerflimmern führen.)

Herzglykoside besitzen die außergewöhnliche Eigenschaft, Schlagkraft und Stärke des Herzens zu steigern ohne gleichzeitig den Sauerstoffbedarf des Herzmuskels zu erhöhen: Die Leistungsfähigkeit des Herzens wird gesteigert, ohne dabei das Organ zu überanstrengen, das heißt die **Herzarbeit wird ökonomisiert.**

Herzglykoside 1. Ordnung (Lanata- oder **Purpureaglykoside des Fingerhuts)** kumulieren und haben nur eine geringe therapeutische Breite, d. h., die volle wirksame Dosis liegt nahe der Menge, die bereits Vergiftungserscheinungen hervorruft (Übelkeit, Erbrechen, Farben sehen [gelb], Extrasystolen bis zum Herzstillstand). Hier muss die individuelle Dosis unter regelmäßiger Laborkontrolle herausgefunden werden. Aus diesem Grund unterliegen die reinen, aus Digitalis isolierten bzw. synthetisch hergestellten Herzglykoside und ihre Derivate der **Verschreibungspflicht**. Die Herzglykoside 1. Ordnung umfassen alle ätiologischen Bereiche der Herzinsuffizienz und wirken unterstützend auf die Muskelzelle, die Durchblutung und das Reizleitungssystem bis hin zur Leber- und Nierenunterstützung.

Herzglykoside 2. Ordnung: Digital**oide** (den **Fingerhut**glykosiden ähnlich wirkende „Herzpflanzen" wie **Meerzwiebel**, **Maiglöckchen** und **Adonisröschen**) haben denselben Wirkmechanismus, werden jedoch schlechter resorbiert, klingen schneller ab, haben eine kürzere Wirkungsdauer und dadurch nicht solche gravierenden Nebenwirkungen. Sie werden als Extraktpräparate eingesetzt und sind nicht verschreibungspflichtig.

27.1.6 Heilpflanzen bei Herzinsuffizienz

Herzglykoside 1. Ordnung

Hinweis

Herzglykoside 1. Ordnung sind verschreibungspflichtig (Rp)!

Roter Fingerhut ***Digitalis purpurea*** **Digitalis purpureae folium (M, Rp)**	(s.o.)

Wolliger Fingerhut
Digitalis lanata
Digitalis lanatae folium (M, Rp)

Das Digoxin aus D. lanata besitzt eine schnellere Eliminationsquote (20 %) als D. purpurea (7 %), neigt deshalb weniger zur Kumulation und ist das derzeit am häufigsten eingesetzte Herzglykosid.

Homöopathisch in der D1-D3 bei Bradyarrhythmien, ab D4 bei allen „Herzkrisen" und seelischen Erregungszuständen.

Herzglykoside 2. Ordnung (Digitaloide)

Die digitalisähnlich wirkenden Digitaloide werden bei leichteren Formen der Herzinsuffizienz eingesetzt oder zur Erhaltung eines Zustandes der Kompensation. Reine isolierte, bzw. synthetisch hergestellte Herzglykoside (Digoxin und seine Derivate) sind verschreibungspflichtig. Zubereitungen aus den Gesamtpflanzen (Adonisröschen, Maiglöckchen und Meerzwiebel) aber sind es nicht, sie sind apothekenpflichtig und damit auch für Heilpraktiker verordnungsfähig.

Adonisröschen
Adonis vernalis
Adonidis herba (M)

Das zierliche Hahnenfußgewächs mit den großen goldgelben Blüten kam einst als Einwanderer aus der südrussischen Steppe, fand hier auf sonnigen Hügeln und Heidewiesen seine neue Heimat und steht in Deutschland unter strengem **Naturschutz**! Adoniskraut lässt sich nur schwer kultivieren und stammt ausschließlich aus Wildbeständen. Dies ist aus Sicht des Naturschutzes eine problematische Situation, weil es die Herstellung standardisierter Produkte erschwert (der Gehalt der Hauptglykoside unterliegt starken Schwankungen).

Inhaltsstoffe: Herzwirksame Glykoside (z. B. Adonitoxin, Cymarin), Flavonoide.

Wirkungen: Positiv inotrop, zentral sedierend. Adonisglykoside wirken rasch, werden rasch abgebaut und kumulieren nicht. Sie erweitern zusätzlich die Koronarien und wirken harntreibend.

Indikationen: Funktionelle und nervöse Herzbeschwerden (Kardiosedativum) mit Herzschwäche und nervösen Unruhezuständen, leichte Herzinsuffizienz sowie bei Hyperthyreose bzw. beim so genannten „Schilddrüsenherz" mit Tachykardie und bei Angina pectoris.

Hinweis: Eine Anwendung ist auch bei eingeschränkter Nierenfunktion möglich (Glykoside werden über die Galle ausgeschieden).

Darreichungsformen: Fertigarzneimittel mit eingestelltem Adoniskrautpulver.

Tagesdosis: 0,6 g eingestelltes Adonispulver (DAB), max. Einzeldosis 1,0 g, max. Tagesdosis 3,0 g; Zubereitungen entsprechend.

Nebenwirkungen: Nicht bekannt. Bei Überdosierung typische Zeichen einer Digitalisintoxikation (Übelkeit, Erbrechen, Herzrhythmusstörungen).

Gegenanzeigen: Therapie mit Digitalisglykosiden, Kaliummangelzustände.

Wechselwirkungen: Wirkungssteigerung bei gleichzeitiger Gabe von Chinidin, Calcium, Saluretika, Laxanzien; bei Langzeittherapie mit Glukokortikoiden.

Präparate: Miroton® forte Drg. + Miroton® Lösung (mit Maiglöckchenkraut, Meerzwiebel, Oleanderblättern), Oxacant® forte N (mit Weißdorn, Maiglöckchen, Königin der Nacht), Oxacant® Khella N (mit Weißdorn, Maiglöckchen, Zahnstocher-Ammei, Königin der Nacht).

***Kommission E:** Leicht eingeschränkte Herzleistung (Herzinsuffizienz NYHA I-II), v. a. bei nervöser Begleitsymptomatik.*

Maiglöckchen
Convallaria majalis
Convalleriae herba (M)

Die Zwiebel der „Talrand-Lilie" (von „convallis: hoher Talkessel") steht unter **Naturschutz**; ein kleines Sträußchen ohne die Wurzel aber darf sehr wohl gepflückt werden und verzaubert mit seinem Duft! Das Maiglöckchen gehörte früher zu den 72 „Hexenkräutern" und war ein wichtiges Sympathiemittel und Symbol für „Glück in der Liebe". Die Blätter sind durch den ausgeprägten Saponingehalt und trotz ihrer Giftigkeit Bestandteile des alten „Schneeberger Schnupftabaks", der durch starke örtliche Reizung heftiges Niesen verursacht: es soll „das Gehirn reinigen“. Medizinisch verwendet werden die getrockneten, während der Blütezeit gesammelten oberirdischen Teile der Pflanze. Zur Blütezeit sind die herzwirksamen Glykoside in höchster Konzentration enthalten.

Inhaltsstoffe: Herzwirksame Glykoside (Convallatoxin, Convallatoxol u. a.) Steroidsaponine.

Wirkungen: Positiv inotrop, ökonomisiert die Herzarbeit, senkt den pathologisch erhöhten Venendruck, venentonisierend und aquaretisch (auch natriuretisch, kaliuretisch). Der Wirkungseintritt ist rasch. Die Convallariaglykoside sind schwächer als die der Meerzwiebel und für leichte Formen der Herzinsuffizienz geeignet. Sie kumulieren nicht, sind dadurch gut steuerbar und haben weniger Nebenwirkungen.

Indikationen: Herzinsuffizienz NYHA I-II, Herzneurosen, Altersherz und chronisches Cor pulmonale. Auch bei Digitalisüberempfindlichkeit (direkter Angriff am Myokard und fehlender Einfluss auf das Reizleitungssystem) und besonders zur Therapie von bradykarden und ödematösen Formen der Herzinsuffizienz.

Darreichungsformen: Fertigarzneimittel mit eingestelltem Maiglöckchenkrautpulver.

Tagesdosis: Mittlere Tagesdosis 0,6 g eingestelltes Maiglöckchenpulver (Pulvis normatus DAB); Zubereitungen entsprechend.

Nebenwirkungen: Übelkeit, Erbrechen, Herzrhythmusstörungen.

Gegenanzeigen: Therapie mit Digitalisglykosiden, Kaliummangelzustände.

Wechselwirkungen: siehe Adonisröschen.

Präparate: Convacard® Drg., Miroton® forte Drg. (mit Adoniskraut, Meerzwiebel, Oleanderblättern), Convastabil® (mit Weißdorn), Oxacant® forte N (mit Weißdorn, Adonisröschen, Königin der Nacht), Oxacant® Khella N (mit Weißdorn, Adonisröschen, Zahnstocher-Ammei [Ammi visnaga], Königin der Nacht [Selenicerus grandiflorus]).

***Kommission E:** Leichte Herzinsuffizienz (bei Belastung; NYHA-Stadium II), Altersherz, chronisches Cor pulmonale.*

Meerzwiebel
Urginea maritima
Scillae bulbus (M)

Das attraktive große Liliengewächs ist an den Küsten des Mittelmeers beheimatet und inzwischen streng **geschützt**, weil es vom Aussterben bedroht ist. 1500 v. Chr. wurde die Meerzwiebel schon im Papyrus Ebers erwähnt. Das Besondere an Urginea ist, dass sie nicht nur bei kardialen, sondern auch bei nephrogenen Ödemen eingesetzt werden kann, weil ihre Wirkung nierenfunktionsunabhängig ist und die Elimination über die Galle stattfindet. Verwendet werden die mittleren, fleischigen Zwiebelschuppen der weißen Meerzwiebel nach der Blüte.

Inhaltsstoffe: Bis 0,2 % herzwirksame Glykoside, Flavonoide, Anthocyane.

Wirkungen: Wichtigstes Herzglykosid 2. Ordnung: positiv inotrop, negativ chronotrop, ökonomisiert die Herzarbeit. Ausgeprägte diuretische Komponente.

Indikationen: Alle Formen der leichten bis mittelschweren Herzinsuffizienz mit kardialen und nephritischen Ödemen. Rechtsherzinsuffizienz, Cor pulmonale und Emphysem mit Koronarsklerose sowie **Grippe** mit Herzbeteiligung. Bradykarde Formen der Herzinsuffizienz (wegen des fehlenden Einflusses auf die Herzfrequenz geeignet).

Hinweis: Eine Anwendung ist auch bei eingeschränkter Nierenfunktion möglich (Glykoside werden über die Galle ausgeschieden).

Darreichungsformen: Fertigarzneimittel.

Tagesdosis: 0,1–0,5 g eingestelltes Meerzwiebelpulver DAB; Zubereitungen entsprechend.

Nebenwirkungen: Übelkeit, Erbrechen, Magenbeschwerden, Durchfälle, unregelmäßiger Puls. Schlecht magenverträglich, darum nach dem Essen einnehmen mit viel Flüssigkeit.

Gegenanzeigen: Therapie mit Digitalisglykosiden, Kaliummangelzustände, Hyperkalzämie, Erregungsleitungsstörungen.

Wechselwirkungen: Wirkungs- und damit auch Nebenwirkungssteigerung bei gleichzeitiger Gabe von Chinidin, Saluretika, Laxanzien und bei Langzeittherapie mit Glucocortikoiden.

Präparate: Digitalysat® Bürger, Scillase® N Kapseln, Talusin® Drg., Miroton® Lösung (mit Adoniskraut, Maiglöckchenkraut, Oleanderblättern), Cor-loges® Drg (mit Maiglöckchen).

***Kommission E:** Leichtere Formen der Herzinsuffizienz (auch bei verminderter Nierenleistung).*

Weißdorn
Crataegus monogyna/ -laevigata
Crataegi flos/-folium/ -fructus M

(s.o.)
Weißdorn ist zwar kein Digitaloid, aber nicht wegzudenken aus der Therapie einer leichten Herzinsuffizienz, vor allem der Altersherzsinsuffizienz, die erfahrungsgemäß sehr empfindlich reagiert auf Digitalispräparate! Crataegus kann zur besseren Verträglichkeit der Digitalistherapie sehr gut mit diesen kombiniert werden, weil die pharmakologischen Angriffspunkte der beiden Wirkstoffe verschieden sind. Weißdorn zeichnet sich aus durch einen langsamen Wirkungseintritt, einen nachhaltigen Effekt, keine toxische Belastung und gute Verträglichkeit in der Langzeitanwendung.

27.1.7 Herzrhythmusstörungen

Störungen im Reizbildungs- oder im Reizleitungssystem des Herzens können zu Unregelmäßigkeiten der Herzschlagfolge führen. Je nach Herzfrequenz wird eine Tachycardie (Herzschlag über 80 Schläge/Min.) von einer Bradycardie (Herzschlag unter 60 Schläge/Min.) unterschieden. Der Herzmuskel und sein ureigener Rhythmus wird nicht vom Willen beeinflusst, dafür ist das vegetative Nervensystem verantwortlich: Der Sympathikus beeinflusst alle Herzabschnitte, der Vagus innerviert bevorzugt die Vorhöfe. Wenn sich im normalen Grundrhythmus spontan auftretende Herzerregungen einstreuen, wird das Extrasystole genannt. Vereinzelte Extrasystolen gelten als harmlos, sie können psychisch bedingt sein und werden neurovegetativ ausgelöst.

Nur **psychovegetativ bedingte Herzrhythmusstörungen** sind der **Phytotherapie** zugängig! Häufig wird bei Patienten mit Herzneurosen, „Herzklopfen oder Herzstolpern" oder nervös bedingten Extrasystolen festgestellt, dass am Organ Herz „nichts fehlt", und kein Anlass zur Sorge gegeben sei. Die subjektiven Beschwerden bestehen aber weiter und machen häufig Angst. Die Aufklärung über die Harmlosigkeit der Beschwerden dient der ersten Beruhigung.
Zur begleitenden Therapie werden **Besenginster**, **Herzgespann** und **Weißdorn** eingesetzt. Werden Rhythmusstörungen durch ein **Roemheld-Syndrom** (massive Blähungen mit Verlagerung des Herzens infolge Zwerchfellhochstand, meist verursacht durch Sekretionsschwäche der Verdauungsorgane) oder Dysbiose hervorgerufen, werden Karminativa verordnet (vor allem **Kümmel**, **Fenchel**, **Anis**) oder eine Symbioselenkung durchgeführt (s. Kap. 29.2: Ausleitung, Darmsanierung).

Besenginster
Cytisus scoparius
Cytisi scoparii herba (M)

Auf sandigen Böden, in Heidegebieten und an Straßenböschungen verzaubert Cytisus im Frühsommer die Landschaft mit seinem kräftigen Gelb. Ihren Namen bekam die Pflanze, weil man früher die kräftigen, zähen Zweige zusammenband und als Besen nutzte.

Inhaltsstoffe: Chinolizidin-Alkaloide (Hauptalkaloid zu 90 % Spartein).

Wirkungen: Antiarrhythmisch, leicht negativ inotrop, Erhöhung des venösen Drucks. Spartein wirkt direkt auf das Reizleitungssystem des Herzens, indem es die gesteigerte Erregbarkeit des Herzens reduziert.

Indikationen: Funktionelle Herz- und Kreislaufbeschwerden; zur Regulierung des Reizleitungssystems des Herzens bei Arrhythmien ohne organische Ursache. Bei unerklärlichen Ohnmachten junger Frauen, bei denen es durch vegetative Fehlsteuerung zu einer Rhythmusstörung kommen kann (die das Gehirn kurzzeitig nicht ausreichend mit Sauerstoff versorgt).

Darreichungsformen: Nur standardisierte wässrig-ethanolische Auszüge zum Einnehmen.

Tagesdosis: Wässrig-ethanolische Auszüge entsprechend einer Tagesdosis von 1–1,5 g Droge. Zubereitungen: max. 1 mg/ml Spartein.

Hinweis: Besenginster ist gut verträglich und zur Langzeittherapie geeignet.

Nebenwirkungen: Vereinzelt Kopfschmerzen, Schwindel, Mydriasis.

Gegenanzeigen: Hypertonie, Schwangerschaft (kontrahiert die glatte Muskulatur des Uterus).

Wechselwirkungen: Bei gleichzeitiger Behandlung mit MAO-Hemmstoffen Blutdruckkrise möglich (durch Tyramingehalt der Droge).

Präparate: Cefacor® Filmtbl., Spartiol® Tr.

Kommission E: *Funktionelle Herz- und Kreislaufbeschwerden.*

Herzgespann (s.o.)
Leonurus cardiaca
Leonuri cardiacae herba (M)

Weißdorn (s.o.)
Crataegus monogyna /- laevigata
Crataegi folium cum flos (M)

27.2 Blutdruck-erkrankungen

27.2.1 Arterielle Hypertonie: der erhöhte Blutdruck

Hypertonie ist zu einer echten Volkskrankheit geworden: 20 % der Menschen zwischen 20 und 80 Jahren leiden an einer essenziellen Form des Bluthochdrucks. Viele wissen nichts von ihrer Erkrankung und erfahren sie eher als Zufallsbefund.

- 80–90 % aller **Hypertoniefälle** sind unbekannter Ursache (Ausschlussdiagnose) und werden als essenzielle oder **primäre Hypertonie** bezeichnet.

- Eine **Grenzwerthypertonie** geht mit Blutdruckwerten zwischen 140–90 mmHg einher. Sie ist die Form, die am ehesten mit Phytopharmaka behandelt werden kann.

- Ursachen für **sekundäre Hypertonien** sind meist Nieren- oder hormonelle Erkrankungen. In diesen Fällen kann der Bluthochdruck durch die Behandlung des Primärleidens beeinflusst werden.

Der **diastolische** Wert sollte unter 90–95 mmHG liegen; ab 115 mmHg gilt er als „schwere Hypertonie". Bei einem erhöhten diastolischen Wert muss auch auf eine venöse Insuffizienz hin untersucht werden (bei einem positiven Befund entsprechende „Venenmittel" verordnen).
Der **systolische** Wert sollte unter 140 mmHg bleiben; ab 140 mmHg spricht man von einer Hypertonie.

Ein erhöhter Blutdruck hat in erster Linie Auswirkungen auf das Gehirn (zerebrale Blutungen und Thrombosen), die Nieren (Niereninsuffizienz) und das Herz (Herzinsuffizienz, Angina pectoris und Myokardinfarkt), aber auch auf die Augen und das arterielle Gefäßsystem. Durch den ständig erhöhten Gefäßinnendruck kommt es zu einer verstärkten Druckarbeit des linken Ventrikels. Das führt nach einiger Zeit zu einer Insuffizienz des Herzens und nachfolgend zu einer kompensatorischen Hypertrophie des Herzmuskels.

Bluthochdruck ist einer der **Risikofaktoren** (zusammen mit Rauchen, Stress – sympathikotone Anspannung der Gefäße!, Übergewicht u. a.) für Arteriosklerose bzw. Herz-Kreislauf-Erkrankungen. Bei Bluthochdruck sucht man die **auslösenden Faktoren** zuerst in einer ungesunden Lebensweise: Übergewicht, Bewegungsmangel, Stress, seelisch-nervöse Anspannung, zuviel Süßes, zuviel Salz (entgegen früheren Meinungen: nur bei ca. 30 % der Hochdruckkranken; die Zusammenhänge zwischen Salzverzehr und Blutdruck wurden überschätzt), zu viel Alkohol (vor allem Bier und Spirituosen erhöhen den Blutdruck), Hyperlipidämie, Hyperproteinämie, Hyperurikämie und entsprechende Dispositionen. Nierenleiden, hormonelle Störungen, chronische Infekte oder Schwermetallvergiftungen können weitere Ursachen sein, ebenso familiäre Vorbelastungen (z. B. verstärkte Sympathikusaktivität).

Eine Hypertonie verläuft schleichend-chronisch, tut zu Beginn „nicht weh" und wird oft nur durch Zufall entdeckt; nur ca. 20 % der Hypertoniker werden behandelt. Erst die nach Jahren einsetzenden Folgeschäden machen sich deutlich bemerkbar. **Symptome** zeigen sich als Kopfschmerzen, teilweise pulssynchroner Klopfschmerz, Gesichtsrötung durch Blutfülle im Kopfbereich, Schwindelgefühl, Kurzatmigkeit, rasche Ermüdbarkeit, Nasenbluten, Sehfeldveränderung der Augen oder Ohrensausen. Die gravierendsten Komplikationen sind Herzinfarkt und Schlaganfall. **Ziel der Behandlung** ist nicht allein die Senkung des Blutdrucks, sondern die **Prävention kardiovaskulärer Erkrankungen**.

Naturheilkundliche Therapien sind

- **entspannende Maßnahmen** wie Autogenes Training, Qi-Gong oder Yoga und eventuell eine psychotherapeutische Begleitung zur Stressreduktion.

- Unterstützend wirkt die **Kneipp-Wassertherapie:** kalte und wechselwarme Anwendungen, Arm- und Fußbäder (bewirken eine reaktive Gefäßdilatation und damit eine zentrale Kreislaufentlastung), Wassertreten, Tautreten und Schneelaufen. Keine heißen Bäder! Eine geregelte Lebensweise mit ausreichendem Schlaf und angemessenen Arbeitspausen sind zu empfehlen, ebenso gemäßigtes **Ausdauertraining** wie Wandern, Schwimmen oder Radfahren. Kraftsportarten sind kontraindiziert, weil sie zu einem Blutdruckanstieg führen können.

- Auch **Ausleitungs- und Umstimmungsverfahren** haben sich bewährt, weil diese den Kreislauf reflektorisch beeinflussen und die Fließeigenschaften des Blutes verbessern: Aderlass, Schröpfen, Senffußbäder ($^1/_2$ Std. vor dem Schlafengehen: Die Gefäßdilatation entspannt auch und fördert den Schlaf). Bei akuter Bluthochdruckkrise wirken Aderlass, blutiges Schröpfen im Trapeziusbereich und Fasten.

- **Ernährungstherapie:** vegetarische Vollwertkost mit entlastenden Saft-, **Apfel-Reis**-, **Hafer**- oder **Kartoffel**tagen, vor allem **Sellerie** (2 große Stangen pro Tag) soll laut Studien von W. J. Elliott/Universität Chicago erhöhten Blutdruck um bis zu 14 % senken. Bei Übergewicht **Reduktionsdiät**; allein durch Abnehmen und regelmäßige Bewegung kann man relativ rasch die Blutdruckwerte senken! Bei Bluthochdruck blähende Speisen meiden („Carminativum Hetterich" oder ein „Vier-Winde-Tee" lindern).

- In letzter Zeit macht die bereits im alten Ägypten bekannte **Heliotherapie** wieder von sich reden: **Sonnenlicht** bzw. eine Ganzkörperbestrahlung mit UV-Licht führt, wahrscheinlich im Zusammenhang mit dem Vitamin-D-Metabolismus, zu einer Senkung des erhöhten Blutdrucks (s. Studie am Lehrstuhl für Naturheilkunde/Berlin).[37]

- Zusätzlich den korrekten Sitz des 3. Halswirbels überprüfen bzw. chiropraktisch reponieren.

- **Akupunktur** und **Homöopathie**.

- Nicht jeder mag Knoblauch und Zwiebel, die bewährtesten Mittel aus der „Küchenapotheke gegen hohen Blutdruck" (s.u.). Neuerdings fanden indische Wissenschaftler der Annamalai Universität in Chidabaram, Tamil Nadu, heraus, dass **Sesam**öl den Blutdruck senkt. In Studien sanken die Werte bei Patienten, die 60 Tage lang nur Speisen aßen, die mit Sesamöl zubereitet wurden, von 166 mmHg systolisch auf 134 und von 101 mmHg diastolisch auf 84,6; außerdem konnten die Patienten nach der Diät mit deutlich weniger Medikamenten auskommen, um die Werte zu halten. **Inhaltsstoffe**: reich (43 %) an ungesättigten Fettsäuren, in 100 ml Sesamöl 40 mg Vitamin E.

27.2.2 Heilpflanzen bei Bluthochdruck: Antihypertonika

Diese Pflanzen sind geeignet zur **Prävention** und zur Regulierung des Blutdrucks bei der **Grenzwerthypertonie**. Zusätzlich sind sedierende Pflanzen wie **Melisse**, **Baldrian**, **Lavendel** oder **Passionsblume** zu empfehlen (siehe 27.1.2: Funktionelle Herzbeschwerden).

Knoblauch
Allium sativum
Allii sativi bulbus (M)

(s. Kap. 23: Atemwege)

Liebespaare, ganze Nationen und auch die Geister scheiden sich an dieser kleinen weißen Zehe: Während die einen ihr von Herzen zugetan sind und auf sie schwören, sie als Heilmittel und höchsten Genuss zugleich ansehen, meiden die anderen den „Knofi" wie der Teufel das Weihwasser. Der Name „Knoblauch" entstammt dem althochdeutschen Wort „clofolau", abgeleitet von „clobo: kleben, spalten" bzw. „Kloben, Klaue". Das bezieht sich auf die in einzelne Zehen gespaltene Zwiebel, auf deutsch „gespaltene, zerklüftete Zwiebel" oder „Zehenlauch". Das englische Wort „clove" für „Brutzwiebel" leitet sich davon ab.

---

37 Prof. Dr. Malte Bühring erhielt hierfür 2001 den Rikli-Preis; Literatur: Nieren- und Hochdruckkrankheiten, 2000; 12: 628–630 sowie in: Müller-Lissner 2002.

Inhaltsstoffe: In der frischen, ganzen Zwiebel ca. 1 % geruchloses Alliin, in der zerkleinerten Zwiebel dessen Abbauprodukte (u. a. Allicin), 0,1–0,3 % wasserdampfflüchtiges „Lauchöl“ (Di-, Tri- und Polysulfide), Schleimstoffe, „duftende“ Steroide mit sexualhormonähnlicher Wirkung, Vitamine, Cholin, Adenosin, γ-Glutamylpeptide.

Wirkungen: Mild antihypertensiv (Adenosin), vasodilatativ, lipidsenkend. Hemmung der Thrombozytenaggregation, Verlängerung der Blutungs- und Gerinnungszeit, fibrinolytisch (Auflösung von Blutgerinnseln). Antibakteriell, antimykotisch; verbessert die Vigilanz (Aufmerksamkeit), verdauungsanregend.

Hinweis: Milder als Knoblauch wirkt der nah verwandte **Bärlauch** (*Allium ursinum* Allii ursini herba /-bulbus). Er kann in der kulinarischen „Selbstmedikation“ als Wildgemüse verwendet werden.

Indikationen: Leichtere Formen essenzieller Hypertonie, Hyperlipidämie, Arteriosklerose und zur Vorbeugung altersbedingter Gefäßerkrankungen.

Darreichungsformen: Frische oder getrocknete Droge (die daraus gewonnenen Pulver, Ölmazerate und Destillate sind phytochemisch sehr unterschiedlich und können nicht miteinander verglichen werden).

Tagesdosis: 3–4 g frische Knoblauchzwiebel, 900 mg getrocknetes Knoblauchpulver. Einzeldosis ca. 1 g frischer Knoblauch.

Hinweis: Bei Tagesdosen von 900 mg Knoblauchpulver, die für eine effektive Therapie notwendig sind, tritt in 50 % der Fälle Knoblauchgeruch auf; darauf sollte schon bei der Verordnung hingewiesen werden, denn häufig reduzieren die Patienten dann die Dosis. Weniger Geruch bedeutet aber weniger Wirkung! Kardamomfrüchte, Milch, Petersilienstängel, Gewürznelken, Ingwer oder Pfefferminzbonbons überdecken etwas den Mundgeruch.

Nebenwirkungen: Selten Magen-Darm-Beschwerden, allergische Reaktionen. Veränderung des Geruchs von Haut und Atemluft.

Gegenanzeigen: Nicht bekannt. In letzter Zeit wird aber als Vorsichtsmaßnahme empfohlen, vor chirurgischen Eingriffen und Zahnextraktionen Knoblauchpräparate abzusetzen. Bei kleineren Verletzungen hat zwar die geringfügige Verlängerung der Blutungszeit keine Relevanz. Allerdings gibt es Erfahrungsberichte, dass sich bei Gaben gerinnungshemmender Medikamente die Blutungszeit stark verlängert! Vorsicht also auch bei Knoblauchgaben bei einer KHK (Koronaren Herzkrankheit), die mit Marcumar o. Ä. behandelt wird – Quicktest durchführen!

Präparate: Kneipp® Knoblauch Dragees, Kneipp® Knoblauch-Pflanzensaft, Ravalgen aktiv Kapseln, Sapec®, Vitagutt® Kps.

Kommission E: *Adjuvant bei Erhöhung der Blutfettwerte und zur Vorbeugung altersbedingter Gefäßerkrankungen.*

Mistel
Viscum album
Visci herba

Milder, blutdrucksenkender Effekt. In der Monographie von 1984 heißt es: „Die blutdrucksenkenden Wirkungen und die therapeutische Wirksamkeit bei milden Formen der Hypertonie bedürfen einer Überprüfung.“ Also wurde keine Monographie erstellt und leider gibt es auch noch keine neueren Untersuchungen. Ein dem Acetylcholin ähnliches Cholinderivat regt den Parasympathikus an, die folgende Gefäßerweiterung entlastet das Herz und senkt den Blutdruck. Der blutdrucksenkende Effekt stellt sich erst nach längerem kurmäßigem Gebrauch ein und lindert auch Arterioskleroseerscheinungen und Kopfschmerz.

Teezubereitung: Mazerat: 1 TL feingeschnittenes Mistelkraut (2,5 g Droge) mit 1 Tasse kaltem Wasser übergießen und bei Raumtemperatur 10 Std. stehen lassen, danach abgießen. Täglich 1–2 Tassen trinken.

Präparate: Viscysat® Bürger Lsg., Mistel Curarina® Mistelöl-Kapseln, Cefavora® (mit Weißdorn und Ginkgo).

Olivenbaum
Olea europaea
Olivae oleum, -folium

Olivenöl wird zur Vorbeugung von Herz-Kreislauf-Erkrankungen eingesetzt. Regelmäßiger Verzehr vermindert das Risiko von Herz-Kreislauf-Erkrankungen und Arteriosklerose, senkt den Blutdruck und den Cholesterinspiegel. „Natives Olivenöl extra“ ist das wertvollste unter den Olivenölsorten, und nur das sollte medizinisch verwendet werden. In der Volksheilkunde werden auch die Blätter zur unterstützenden Therapie bei Bluthochdruck verwendet. Der Olivenbaum hat leider eine Nullmonographie bekommen wegen

„mangelndem Wirksamkeitsnachweis", aber in der Erfahrungsheilkunde (experienced based medicine) hat er seinen festen Stellenwert.

Präparate aus Olivenblättern: Olivysat® Bürger Lösung, Olivysat® mono Bürger Tbl.

Schlangenwurz *Rauvolfia serpentina* Rauvolfiae radix (M, Rp)

Rauvolfia ist ein immergrüner, bis 1 m hoher Strauch aus der Familie der Hundsgiftgewächse (Apocynaceae) mit weißlich-rosa Röhrenblüten. Ihren Namen bekam sie vom deutschen Arzt Leonhard Rauwolf, der in der Mitte des 16. Jahrhunderts auf seiner Reise nach Asien die Rauvolfia kennen gelernt hatte. Der Artname „serpentina" bezieht sich auf die schlangenähnliche Form der Wurzel. Die Wurzel ist bekannt aus der Ayurveda-Medizin und wurde schon in alten Hindutexten etwa 1000 Jahre v. Chr. erwähnt. Rauvolfia wächst an den Hängen des Himalajas und galt früher als universales Beruhigungsmittel. In den 40er Jahren bestätigten umfangreiche Untersuchungen die Wirksamkeit der Wurzel bei der Behandlung schwerer Psychosen. Bekannt ist auch, dass Rauvolfia Gandhis Schlaftee war, und dass der Tee aggressionsmindernd wirkt. Heute wird Rauvolfia aufgrund reichhaltiger Nebenwirkungen (s.u.) nur noch selten empfohlen.

Inhaltsstoffe: Mind. 1 % Gesamtalkaloide (berechnet als Reserpin).

Wirkungen: Sympathikolytisch, blutdrucksenkend, zentral sedierend und antiarrhythmisch. Wirkungseintritt erst nach 2–3 Wochen. Löst Angst- und Spannungszustände.

Indikationen: Leichte bis mittelschwere Formen der essenziellen Hypertonie, vor allem bei erhöhtem Sympathikotonus und Grenzwerthypertonie, Angst und Spannungszuständen.

Darreichungsformen: Verschreibungspflichtig! Droge und Drogenpulver mit genau eingestelltem Alkaloidgehalt.

Tagesdosis: 600 mg Droge; entsprechend 6 mg Gesamtalkaloiden.

Hinweis: Rauwolfiawurzel kann auch bei bestimmungsgemäßem Gebrauch das Reaktionsvermögen so weit verändern, dass die Fähigkeit zur aktiven Teilnahme am Straßenverkehr oder zum Bedienen von Maschinen beeinträchtigt wird. Dies gilt in verstärktem Maße im Zusammenwirken mit Alkohol.

Nebenwirkungen: Verstopfte Nase, depressive Verstimmung, Müdigkeit, Potenzstörungen, parkinsonähnliche Erscheinungen.

Gegenanzeigen: Depressionen, Ulcus ventriculi und duodeni, Phäochromozytom, Schwangerschaft, Stillzeit.

Wechselwirkungen: Mit Digitalisglykosiden Bradykardie, mit Neuroleptika und Barbituraten gegenseitige Wirkungsverstärkung, mit Sympathomimetika Blutdruckerhöhung.

Präparate: RauwolfiaViscomp Schuck (D2 mit Mistel).

***Kommission E:** Leichte, essenzielle Hypertonie (Grenzwerthypertonie), v. a. bei erhöhtem Symphathikotonus mit z. B. Sinustachykardie, Angst, Spannungszuständen, psychomotorischer Unruhe, sofern diätetische Maßnahmen allein nicht ausreichen.*

Weißdorn *Crataegus monogyna / -oxyacanta* Crataegi flos/- folium (M)

(s.o.)

In Studien wurde festgestellt, dass Weißdorn eine periphere arterielle Vasodilatation bewirkt und damit eine blutdrucksenkende Wirkung besitzt.

Zwiebel *Allium cepa* Allii cepae bulbus (M)

(s.u.)

Zwiebel senkt den Blutdruck und erhöhte Blutfettwerte. Zwar hat Knoblauch auf altersbedingte Gefäßerkrankungen eine wesentlich stärkere Wirkung als die Zwiebel, bereitet aber größere Geruchsprobleme. Monographiert ist die Zwiebel „zur Vorbeugung altersbedingter Gefäßveränderungen".

Tagesdosis: 50g frische oder 20g getrocknete Zwiebeln pro Tag.

27.2.3 Arterielle Hypotonie: der erniedrigte Blutdruck

Von Hypotonie im Allgemeinen spricht man bei Werten von 105/60 mmHg (Männer: 110/60, Frauen 100/60), bzw. wenn der systolische Messwert dauernd unter 100 mmHg liegt. Die Hypotonie lässt sich schwerlich genau präzisieren, es kommt dabei ganz auf das subjektive, individuelle Wohlbefinden an: Niedriger Blutdruck kann eine konstitutionelle „Normvariante" ohne Krankheitswert sein. Der niedrigste „Wohlfühlblutdruck" ist der beste und gilt als eine gute „Lebensversicherung", weil er als eine Art Garant zur Verhütung von Herz-Kreislauf-Erkrankungen anzusehen ist und einen wichtigen Schutzfaktor gegen Arteriosklerose darstellt.

Die **Ursachen** sind vielfältig: anlagebedingt, körperliche oder seelische Erschöpfungszustände, Anämien oder Blutverlust, Dehydratation, Mangelkrankheiten, chronische oder Infektionserkrankungen. Häufig tritt sie nach schweren Erkrankungen auf (an **Bittermittel** denken!) oder als psychosomatische Folgeerscheinung bei Depressionen. Umgekehrt aber kann auch ein niedriger Blutdruck zu depressiven Verstimmungszuständen mit Antriebslosigkeit, Müdigkeit und Leistungs- und Konzentrationsschwäche führen. Das sind gleichzeitig die häufigsten **Symptome** einer Hypotonie; zusätzlich Minderdurchblutung des Gehirns mit Kopfschmerzen, Schwindel, Schweißausbrüchen, Kollapsneigung, Blässe der Haut, kalte Hände und Füße, Gähnanfälle und Wetterfühligkeit. Die teilweise harmlose Regulationsstörung kann dennoch mit ihren Auswirkungen Lebensqualität und Lebensfreude einschränken.

Die **naturheilkundliche Therapie** richtet sich nach den Ursachen und wird erst dann durchgeführt, wenn orthostatische Probleme auftreten wie Müdigkeit, Schwindel oder Kopfschmerzen. Zur Selbsthilfe bei der nicht krankhaften Hypotonie gehören Kneipp-Maßnahmen (vor allem Wechselduschen und Wechselarmbad), morgens kalte Oberkörperwaschungen oder Fußbäder mit **Rosmarin**, kühle Pulswickel mit **Zitronen**saft, Sport, Gymnastik und Bewegung an der frischen Luft. Spezielles Kreislauftraining umfasst Hydrotherapie, Trockenbürsten und die Übung, bei längerem Stehen mit den Zehen zu wippen. Zu achten ist auf eine ausreichende Flüssigkeits- und Kochsalzzufuhr; am besten gleich morgens vor dem Aufstehen 250 ml Wasser trinken. Manchmal helfen auch Kompressionsstrümpfe oder Leibbinden. Plötzliches Aufstehen und übermäßige Hitze vermeiden (Urlaub gut planen). Kaffee, **Mate**- und **Schwarztee** haben als koffeinhaltige Getränke einen direkten Einfluss auf das pressorische Kreislaufzentrum. Wenn sie nicht im Übermaß (mehr als 4–5 Tassen/Tag) getrunken werden, können sie mit Erfolg den Blutdruck zumindest kurzfristig erhöhen. Zwei **Akupressurpunkte** haben sich ebenfalls bewährt und sind kostenlos und einfach durchzuführen: Den Qihai-Punkt einige Millimeter unter dem Bauchnabel mehrmals tägl. 1–2 Min. mit den Fingerkuppen massieren, und den inneren Nagelwinkel des kleinen Fingers 30 Sek. lang kräftig mit dem Daumennagel der jeweils anderen Hand massieren. Ein niedriger Blutdruck gilt als Domäne der Physiotherapie. Die **Phytotherapie** wird eher begleitend eingesetzt, aber **Rosmarin** und tonisierende **Bittermittel** gehören in jede Teemischung.

Kreislaufschwäche hängt häufig mit einem zu niedrigen Blutdruck zusammen, kann aber auch durch spontan auftretende Angst-, Schreck- oder Schocksymptome auftreten, oder durch Sonnenstich, Vergiftungen oder Erkrankungen des Gehirns. Die **Symptome** äußern sich in akutem Schwindel, Übelkeit, Brechreiz, Sehstörungen („Schwarzwerden" oder „Sternchen" vor den Augen) bis hin zur kurzen Ohnmacht. **Soforthilfe** bei nicht krankheitsbedingter, akuter Kreislaufschwäche: Die Patienten flach lagern und Beine hochlegen (Schemel, Decke), damit das Blut in den Körper zurück strömt. Kaltwasseranwendungen, 30 Tropfen **Enzian**tinktur oder Korodin®-Kreislauftropfen, Bohnen**kaffee** oder eine heiße Brühe helfen schnell wieder „auf die Beine". Für die akute Ohnmachtssituation steht **Campher** zur Verfügung. Wem beim Stehen schwindelig wird: Kurzfristig die Beine überkreuzen lässt den Blutdruck um 10–15 mmHg ansteigen!

27.2.4 Heilpflanzen bei Kreislaufbeschwerden: Antihypotonika

Kampferbaum
Cinnamomum camphora
C. aethereoleum (M)

Inhaltsstoffe: Natürlicher Campher mit Spuren von Cineol, Borneol, Eugenol u. a. Monoterpenen (und damit ein Phytopharmakon). Natürlichem Campher sollte der Vorzug gegeben werden, da der Geruch angenehmer, „runder" ist, was eine bessere Compliance gewährleistet.

Wirkungen: Kreislauftonisierend (innere Anwendung), hyperämisierend (äußere Anwendung).

Indikationen, innerliche Anwendung: Hypotone Kreislaufregulationsstörungen. Die kardiovaskuläre, kreislauftonisierende und blutdruckerhöhende Wirkung (durch Zunahme des peripheren Widerstands) von Campher konnte anhand kontrollierter Studien eindeutig nachgewiesen werden.

Darreichungsformen, innerliche Anwendung: Bei Hypotonie als Herz-Kreislauf-Tropfen (Korodin®).

Tagesdosis, innerliche Anwendung: 30–300 mg, Einzeldosis 10–20 mg.

Nebenwirkungen/ Gegenanzeigen: Nur bei äußerlicher Anwendung auf geschädigter Haut. Nicht anwenden bei Säuglingen und Kleinkindern.

Präparate, innerliche Anwendung: Korodin® Herz-Kreislauf-Tropfen® (mit Weißdornblättern mit Blüten).

Teezubereitung: Keine, wird nur als Fertigpräparat verordnet.

Kommission E: *Äußere Anwendung: Muskelrheumatismus, Herzbeschwerden. Innere Anwendung: hypotone Kreislaufregulationsstörungen. Innere und äußere Anwendung: Katarrhe der Luftwege.*

Ginseng
Panax ginseng
Ginseng radix (M)

(s. Kap. 28: ZNS)

Das „Lebenselixier des Ostens". Ginseng wirkt zentralstimulierend und verbessert die Leistungs- und Konzentrationsfähigkeit. Als Tonikum bei Kreislaufschwäche, Psychotonikum, bei Alterskrankheiten, Erschöpfung und Überforderung.

Präparate: Ginsavita® Dragees V, Ginseng ARKOCAPS® Kps., Ginseng Curarina®, Ginseng Twardypharm, Hevert-Aktivon® mono Drg.

Lavendel
Lavandula angustifolia
Lavandulae flos/ -aetheroleum (M)

(s. Kap. 28: ZNS)

Inhaltsstoffe: Mind. 1,5 % ätherisches Öl, ca. 12 % Laminaceengerbstoffe (darunter Rosmarinsäure).

Wirkungen, äußerliche Anwendung: kreislaufanregend, hyperämisierend. **Innerlich:** beruhigend, karminativ.

Indikationen, äußerlich: funktionelle Kreislaufstörungen. **Innerlich:** Unruhe, Schlaflosigkeit, funktionelle Oberbauchbeschwerden.

Nebenwirkungen/Gegenanzeigen: Nicht bekannt.

Präparate: Kneipp® Lavendelbad, 20–30 ml für ein Vollbad nehmen, 10–20 Min. baden. Oleum aetheroleum Lavandulae 10 %, ölige Einreibung Weleda, mehrmals tägl. den linken Brustbereich einreiben.

Vollbad: 100 g Droge mit 2 l Wasser überbrühen, 5 Min. ziehen lassen, den Aufguss abgießen und einem Vollbad zugeben. Bewährt hat sich eine Kombination mit kreislaufanregenden Drogen wie Campher und Rosmarin (10 ml Campherspiritus und ca. 50 g Rosmarinblätter) in das Lavendelbad.

Kommission E: *Innere Anwendung: Unruhezustände, Einschlafstörungen, funktionelle Oberbauchbeschwerden (nervöser Reizmagen, Roemheld-Syndrom, Meteorismus, nervöse Darmbeschwerden). Bäder: funktionelle Kreislaufstörungen.*

Rosmarin *Rosmarinus officinalis* Rosmarinus folium/ -aetheroleum (Chemotyp Campher) (M)

Wer einmal an den nadelförmigen Blättern des Rosmarins reibt und seinen intensiven, strengwürzigen Geruch einatmet, der spürt die Wirkung: Ein Duft, der wach macht, der die Sinne klärt. Rosmarin ist das Wachkraut für den Schreibtisch, die Pflanze, die den Kreislauf unterstützt, die als Badezusatz für kräftige Durchblutung sorgt: eine stärkende, tief durchwärmende Pflanze. Die alten Kräuterkundigen beschrieben den Rosmarin so: „Rosmarin sterket die Memory, das ist die Gedächtnüsz. Behütet vor Pestilenz, erwärmet das marck in den Beinen, bringet die sprach wieder, macht keck und herzhafftig, macht jung und retardiert das Alter, so man es allen Tag trinket." Mit heutigen Worten: Rosmarin regt den Blutkreislauf an, macht warme Gliedmaßen und stärkt die geistige Leistungsfähigkeit.

Inhaltsstoffe: 1,0–2,5 % ätherisches Öl mit 1,8-Cineol und Campher, Laminaceengerbstoffe mit Rosmarinsäure, bittere Diterpenphenole.

Wirkungen, innerliche Anwendung: Steigerung des Koronardurchflusses, stimulierend, positiv inotrop. **Äußerliche Anwendung:** hautreizend, durchblutungsfördernd, wärmend (vor allem bei kalten Händen und Füßen).

Indikationen, innerliche Anwendung: Kreislaufbeschwerden mit Hypotonie, Koronare Herzkrankheit, Rekonvaleszenz und chronische Schwächezustände. Bei konstitutioneller oder postinfektiöser Kreislaufschwäche sowie bei Kreislaufkollaps: 30 Tropfen Rosmarintinktur. **Äußerliche Anwendung:** Zur Anregung des Kreislaufs und bei chronischen Durchblutungsstörungen, die mit kalten Händen oder Füßen einhergehen.

Darreichungsformen: Droge für Aufgüsse; Drogenpulver, Trockenextrakte, Rosmarinwein, Frischpflanzensaft, Spiritus, Salbe (für die innerliche Anwendung sind alkoholische Extrakte zur Kreislaufanregung besser geeignet, weil ätherische Öle nur zu ca. 25 % in eine Teezubereitung übergehen). Ätherisches Öl für Inhalationen, Bade- oder Massagezubereitungen, oder auch einfach 1 Tropfen auf ein Taschentuch geben und tief einatmen.

Hinweis: Äußerlich können Einreibungen mit Rosmarin, am oberen Brustbeinende („Angstpunkt"), am Handgelenk, an der Innenseite des Armes (entlang des kleinen Fingers) oder am Solarplexus eingerieben, das Herz unterstützen.

Tagesdosis, innerliche Anwendung: 4–6 g Droge. **Äußerliche Anwendung:** 50 g Droge auf ein Vollbad, 6–10 % ätherisches Öl in Zubereitungen.

Nebenwirkungen: Bei normaler Dosierung sind keine Nebenwirkungen zu befürchten. Abends angewendet kann es zu Einschlafstörungen kommen.

Gegenanzeigen: Alkoholische oder ätherische Rosmarinzubereitungen sollen während der Schwangerschaft nicht eingenommen werden, da Bestandteile des ätherischen Öls toxische Wirkungen (Auslösung von Gebärmutterblutungen) haben können. Ab und zu eine Tasse Rosmarintee schadet nicht!

Präparate, innerliche Anwendung: Kneipp® Rosmarin Pflanzensaft. **Äußerliche Anwendung:** Cor-Vel® Truw Herzsalbe (mit Campher, Menthol, Fichtennadelöl), Guttacor-Balsam® N (mit Campher), Kneipp® Kreislaufbad Rosmarin-Aquasan (mit Campher), Leukona®-Kreislaufbad (mit Campher), Weleda Rosmarin Bademilch und Rosmarin Salbe 10 %.

Teezubereitung: 1 TL (2 g) gut zerkleinerte Droge mit 150 ml heißem Wasser übergießen, 7 Min. bedeckt stehen lassen und abgießen. 3–4-mal tägl. 1 Tasse trinken. Alkoholische Extrakte sind intensiver wirksam; zur Wirkungsverstärkung evtl. 10–20 Tropfen Tinktur/Tasse zugeben. Bewährt ist der **Rosmarinwein**: 20 g Rosmarin in 1 l trockenen Weißwein 1 Woche ziehen lassen, abgießen und tägl. 1 Likörgläschen trinken. Gut gegen Antriebsschwäche. **Vollbad**: 50 g Droge mit 1 l Wasser überbrühen, bedeckt 30 Min. ziehen lassen, abgießen und einem Vollbad zugeben.

Kommission E: *Innere Anwendung: dyspeptische Beschwerden. Äußere Anwendung: Kreislaufbeschwerden; adjuvant bei rheumatischen Erkrankungen.*

Taigawurzel *Eleutherococcus senticosus* Eleutherococci radix (M)

(s. Kap. 28: ZNS) Ähnlich tonisierende Eigenschaften wie Ginseng.

Weißdorn *Crataegus monogyna, C. laevigata* **Crataegus herba (M)**	(s.o.) Weißdorn wirkt blutdruckregulierend und unterstützt das Herz.

27.3 Degenerative Gefäßkrankheiten

Unter degenerativen Herz- und Gefäßerkrankungen versteht man nichtentzündliche Erkrankungen, die über eine längere Zeitspanne entstanden sind und – teils irreversible – Schädigungen am Herz-Kreislauf-System hervorgerufen haben. Krankheiten des Herz-Kreislauf-Systems stehen in Deutschland mittlerweile an erster Stelle der statistischen Todeshäufigkeit. Obwohl in der naturwissenschaftlich orientierten Kardiologie eine hohe Effizienz in Diagnostik und Therapie erreicht wurde, konnte an der Sterblichkeit der Herzerkrankungen wenig erreicht werden. Normalerweise wird bei Herz-Kreislauf-Erkrankungen erst dann von Krankheit gesprochen, wenn bereits Schäden vorliegen und nur noch Korrekturen möglich sind. Der **Vorbeugung** wurde lange Zeit keine Aufmerksamkeit geschenkt. Das hat sich in letzter Zeit grundlegend geändert. Heute steht (oder sollte stehen!) die Prävention an erster Stelle, und aus diesem Grund kommt trotz hocheffizienter Pharmaka den Heilpflanzen in der Präventivmedizin wieder eine bedeutende Rolle zu.
Man unterscheidet

- **Degenerative arteriosklerotische Veränderungen der Herzkranzgefäße**, zusammengefasst unter dem Begriff **koronare Herzkrankheit** KHK (Angina pectoris und Herzinfarkt).
- **Degeneration des Herzmuskels** (**Herzinsuffizienz**, s. o.), u. a. bedingt durch eine koronare Herzkrankheit (s. u.).
- **Degeneration peripherer und zentraler Arterien**: **Arteriosklerose** mit der Folgeerscheinung einer **arteriellen Verschlusskrankheit**, bei der die weiter vom Herz entfernten Bereiche nicht mehr ausreichend versorgt werden (Claudicatio intermittens): **periphere arterielle Gefäßerkrankung**. **Cerebralsklerose** mit Hirnleistungsstörungen (Demenz) oder einem Hirninfarkt, (Apoplex, Schlaganfall): **zentrale arterielle Gefäßerkrankung**.

27.3.1 Koronare Herzkrankheit (KHK)

Die koronarbedingte Herzkrankheit ist mit Abstand die häufigste Erkrankung des Herzens und im Anfangsstadium mit Phytotherapeutika gut zu beeinflussen. Sie ist zur Begleiterscheinung des modernen, hektischen Lebens geworden und wird aus diesem Grund auch als „Managerkrankheit" bezeichnet. Bei koronaren Durchblutungsstörungen wird das Myocard durch die verengten Herzkranzgefäße ungenügend durchblutet.

Pathophysiologisch liegt fast immer eine arteriosklerotische Verengung der Koronarien zugrunde durch Ablagerungen von Lipiden, Kalk oder Bindegewebe. Koronarien (Herzkranzgefäße) sind so genannte funktionelle Endarterien, sie bilden also keine Anastomosen (Gefäßverbindungen) aus wie das übrige Gefäßsystem. Wird das Gefäßlumen verengt, kann zum einen der Herzmuskel nicht mehr ausreichend mit Blut versorgt werden, und damit kann das Herz die geforderte Arbeitsleistung nicht mehr erbringen. Zum anderen kann es zu Angina pectoris kommen, wenn die Koronarien im Gefäßendbereich mit Sauerstoff unterversorgt werden, weil die Arterie weniger oder nicht mehr durchgängig ist. Das äußert sich mit den typischen **Symptomen** der **Herzenge: Angina pectoris**, die mit Engegefühl, Angst, Panik bis zur Todesangst, Herzschmerzen, Atemnot und evtl. in den linken Arm und Rücken ausstrahlenden Schmerzen einhergeht. Die Beschwerden können wieder vorübergehen oder im schlimmsten Falle in einem Herzinfarkt enden, dem vollständigen Verschluss einer Koronararterie oder einer ihrer Äste. Infarkte der linken Koronararterie, die 85 % der Volumenleistung erbringt, sind sehr viel gefährlicher als die der rechten.
Herz-Kreislauf-Erkrankungen haben viele Faktoren als **Ursache**, deshalb muss das Gesamtrisiko im Blickfeld stehen. Als hauptsächliche **Risikofaktoren** einer koronarbedingten Herzkrankheit gelten Arteriosklerose, Hypercholesterinämie, Nikotinabusus und Hypertonie, aber auch Übergewicht, Fehlernäh-

rung, mangelnde Bewegung, Diabetes mellitus, Dauerstress und psychosoziale Belastungen. Dr. Jochen Jordan (Klinik für Psychosomatische Medizin und Psychotherapie/Universität Frankfurt) berichtete auch von Mobbing bzw. Gefühlen wie Feindseligkeit, Überanstrengung, Ärger usw., die zu Herzschäden bis zum Infarkt führen können. Das Zauberwort heißt **Prävention**, und dabei muss bedacht werden, dass die **Akzeptanz** jeder vorbeugenden Behandlung davon abhängt, wie sehr sie Freude und Wohlbefinden vermittelt! Dazu passt, dass neuerdings vor allem der genussreiche mediterrane **Ernährungs**stil mit **Oliven**öl und ausreichend Obst und Gemüse empfohlen wird, mit etwas Fisch und einem kleinen Gläschen **Rotwein**. (Derzeit laufen Untersuchungen, inwieweit der Rotweininhaltsstoff Resveratrol kardiovaskulären- und Krebserkrankungen vorbeugt.) Je höher der Verzehr flavonoidhaltiger Nahrungsmittel („farbiges" Obst und Gemüse) ist desto niedriger ist die Herzinfarktrate; pflanzliche Farbstoffe können das Auftreten von Herzinfarkten in etwa um die Hälfte verringern! Der Genuss von **Zwiebeln** senkt das Risiko, einen Herzinfarkt zu erleiden z. B. durch den Gehalt an Quercetin (Flavonoid) und Allicin (Sulfid), die thrombozytenaggregationshemmend wirken. Auch **Grünem Tee** werden herzkreislaufschützende Eigenschaften nachgesagt. So schmeckt Medizin!

Zur naturheilkundlichen **Therapie** und zur **Vorbeugung** einer koronaren Herzkrankheit gehört also neben Atem-, Bewegungs-, Entspannungs- und Hydrotherapie auch eine entsprechende Ernährung, ballaststoffreich und basenüberschüssig, und zusätzlich sollte der Körper ausreichend mit Elektrolyten (Kalium, Magnesium, Kalzium und Natrium) versorgt sein werden. Mineralien sorgen für eine störungsfreie Tätigkeit des Herzens, besonders Magnesium ist für die Energiegewinnung nötig, für die Bereitstellung von Energie am Herzmuskel in einer verbrauchsgerechten Form (ATP: Adenosintriphosphat). Eine wichtige Rolle spielt auch die **Übersäuerung**, denn die Herzmuskulatur reagiert ausgesprochen sensibel gegenüber Säuren. Ursächlich werden Plaques an der Gefäßintima durch Eiweißverbindungen aufgebaut, Fett- und Kalkverbindungen kommen erst später dazu. Weil die Verstoffwechslung von tierischem Eiweiß und Industriezucker Säure erzeugt, sollten regelmäßig 6-wöchige basische Ernährungswochen durchgeführt werden, eiweiß- und zuckerlos. Übrigens: Auch Stress erzeugt Säure, deshalb mit Entspannung und einem moderaten Bewegungsprogramm kombinieren. Bekanntes Entsäuerungsrezept: „**KüKaLeiWa**": 2 TL **Kümmel**, 500 g rohe, geschälte **Kartoffeln**, 2 TL **Leinsamen** in 1 Liter **Wasser** ca. 20 Min. köcheln; wenn die Brühe lauwarm ist, abgießen und über den Tag verteilt trinken. Basische Pulver wie Kaisers Natrontabletten u. a. sind genauso bewährt.[38]

Bei **Angina pectoris** auch an das Roemheld-Syndrom mit seiner Beziehung zwischen Meteorismus und Herzkranzgefäßen denken: Durch den Zwerchfellhochstand wird die Herzachse verschoben und die Durchblutung der Koronarien vermindert, wodurch Herzschmerzen entstehen können („Herzbauchweh"). Dann lindern Karminativa (**Kümmel**, **Fenchel**, **Anis** u. a.). Eine **Senf**kompresse auf den linken Oberarm gebracht lindert im Notfall Angina-Pectoris-Anfälle rasch: 1–2 EL Senfmehl mit lauwarmem Wasser zu einem Brei verrühren, auf ein Tuch streichen und lose auflegen; nach 5–10 Min. wieder entfernen. Die heftige Hautreizung bewirkt reflektorisch (über die Head-Zone, die mit dem Herz in Verbindung steht) eine bessere Durchblutung der Herzkranzgefäße. Auch die 20-minütige Auflage einer Wärmflasche auf die linke Brustseite wirkt sich günstig aus; wichtig ist das anschließende kalte Abwaschen der durchwärmten Partie, damit es nicht zu einer Erschöpfung kommt.

27.3.2 Heilpflanzen bei der Koronaren Herzkrankheit (KHK)

Arnika
Arnica montana
Arnicae flos (M)

(s. Kap. 26: Haut) Nicht nur von Goethe ist es bekannt, dass er Arnika nahm, wenn er wieder einmal unter Herzspasmen litt; das war gang und gäbe zu seinen Zeiten. Auch Bergsteiger wissen schon lange um die raschen kreislauffördernden Eigenschaften von 5 Tropfen Arnikatinktur auf 1 Stück Würfelzucker. Arnika bekam von der Kommission E keine Monographie für den innerlichen Einsatz bei Stenokardien. Die innere Anwendung von Arnika bei koronaren Herzkrankheiten oder bei der akuten Behandlung einer Angina pec-

38 Siehe unter: www.acidose.de; www.azidose-info.de

toris wird heute kaum mehr verordnet aufgrund der (laut Fintelmann) überbewerteten Überempfindlichkeit einzelner Menschen gegen Arnika. Nach seiner Erfahrung aber wird Arnika bei innerer Verordnung überwiegend ausgezeichnet vertragen, sofern nicht überdosiert wird. Die **innerliche Arnikatherapie** bei koronarerer Herzkrankheit sollte **nur von erfahrenen Therapeuten** durchgeführt werden; Arnika hat nur eine Monographie für die äußerliche Anwendung erhalten.

Inhaltsstoffe: Sesquiterpenlactone vom Helenanolid-Typ (Arnikablüten aus Portugal/Spanien: Dihydrohelenalin, das kaum Allergien auslöst!), Flavonoide, ätherisches Öl (u. a. Thymol), Phenolcarbonsäuren.

Wirkungen, Innerliche Anwendung: schnell wirkende Durchblutungsförderung der Koronarien, kreislaufanregend. **Äußerliche Anwendung**: entzündungshemmend.

Indikationen: Pektanginöse Beschwerden. Arnika kann die Blutversorgung des Herzens durch die Herzkranzgefäße in ähnlicher Weise wie der Weißdorn bessern, wobei vor allem der schnell eintretende anregende Effekt in den Vordergrund tritt. Daher vorzugsweise bei akuten Schwächezuständen des Herzens und Angina pectoris sowie bei kurzfristigem Schwächezustand des Altersherzens. Äußerliche Anwendung: sog. Sportverletzungen.

Darreichungsformen: Tee, Tinktur (nur von erfahrenen Therapeuten), Kompressen (feucht-warme Arnikakompresse, auf die Herzgegend gelegt), Urtinktur nach HAB.

Tagesdosis: (laut Fintelmann, Lehrbuch Phytotherapie 10. Auflage) bei leichten Beschwerden: 5–10 Tr. Tinktur (mit etwas warmem Wasser verdünnt).

Nebenwirkungen: Korbblütlerallergie. Dosisabhängig, besonders bei sehr hoher Dosierung, kann es zu Intoxikationen mit Schwindel, Zittern, Tachykardie und Rhythmusstörungen bis zum Kollaps kommen.

Gegenanzeige: Bestehende Allergie gegenüber Korbblütlern oder der Arnika.

Präparate: Goldtropfen DHU (Komplexmittel u. a. mit Arnika Ø), Arnika-Urtinktur DHU.

Teezubereitungen: $^1/_2$ TL (0,2 g) Arnikablüten mit 1 Tasse heißem Wasser übergießen, 7 Min. ziehen lassen und abgießen (nach Bühring). Die Empfehlung von Fintelmann, im Lehrbuch Phytotherapie 10. Auflage lautet (m. E. zu hoch): bei leichten Beschwerden oder präventiv 2 TL (1 g Droge) Arnikablüten mit 1 Tasse kochendem Wasser übergießen, 10 Min. ziehen lassen, abgießen. 2-mal tägl. 1 Tasse langsam schluckweise trinken.

***Kommission E:** Zur äußerlichen Anwendung bei Verletzungs- und Unfallfolgen, z. B. bei Hämatomen, Distorsionen, Prellungen, Quetschungen, Frakturödemen, bei rheumatischen Muskel- und Gelenkbeschwerden. Entzündungen der Schleimhäute von Mund und Rachen, Furunkulose und Entzündungen als Folge von Insektenstichen; Oberflächenphlebitis.*

Buchweizen
Fagopyrum esculentum
Fagopyri herba (M)

(s.u.)

Buchweizenkraut verbessert die Mirkozirkulation in Kapillaren und Venen und kann begleitend eingesetzt werden.

Galgant
Alpinia officinarum
Galangae rhizoma (M)

(s. Kap. 21: Magen) „Der Galgant ist ganz warm und heilkräftig. Und wer Herzweh hat und wer im Herz schwach ist, der esse genügend Galgant und es wird ihm besser gehen", schrieb Hildegard von Bingen über dieses Ingwergewächs. In der Hildegard-Medizin gehört der Galgant zu den wichtigsten Drogen, vor allem bei funktionellen pektanginösen Beschwerden und beim Roemheld-Komplex. Galgant ist ein Scharfstoffmittel mit starker und schneller spasmolytischer Wirkung auf die glatte Muskulatur.

Inhaltsstoffe: Ätherische Öle, Scharfstoffe, bittere Flavonoide.

Wirkungen: Scharfstoffdrogen wirken über die Vagusreizung reflektorisch koronardilatierend, schnell krampflösend, entzündungshemmend, antibakteriell und antimykotisch.

Indikationen: Angina pectoris, schmerzhaftes Oberbauchsyndrom (Roemheld-Komplex), Verdauungsstörungen; Galgant wird bevorzugt in der Geriatrie eingesetzt.

Darreichungsformen: Tee, Tinktur, Gewürzpulver. Galgant wirkt schnell in einer Tasse Espresso!

Tagesdosis: 2–4 g Droge, 2–4 g Tinktur. Zubereitungen entsprechend.

Nebenwirkungen/Gegenanzeigen: Nicht bekannt.

Präparate: Hildegard-Medizin: Galgant Tbl., -Honig, -Urtinktur, -Wein und -Wurzelpulver, Stomachik® I Tr. (Soluna, mit Wermut, Angelika, Beifuß, Pomeranze, Kalmus, Tausendgüldenkraut, Enzian, Meisterwurz, Wacholder, Melisse, Pfefferminze, Rosmarin).

Teezubereitung: ½–1 TL geschnittene oder gepulverte Droge mit 1 Tasse heißem Wasser überbrühen, bedeckt 5 Min. ziehen lassen und abgießen. Nach Bedarf trinken.

Kommission E: *Dyspeptische Beschwerden, Appetitlosigkeit.*

Knoblauch
Allium sativum
Allii sativi bulbus (M)

(s.u.)

Königin der Nacht
Selenicereus grandiflorus

Die „Königin der Nacht" ist eine Kakteenart, die im tropischen Amerika verwildert vorkommt und dort auch kultiviert wird. Sie steigt mit Hilfe ihrer Luftwurzeln an Felsen, Wänden und Mauern auf und verzweigt sich weitschweifig mit ihren dünnen, oft gebogenen Ästen. Ihren Namen verdankt sie der Tatsache, dass sie ihre großen, intensiv nach Vanille duftenden Blüten nur einmal, zwischen 20 und 22 Uhr in der Nacht für 4–5 Std. öffnet. Die Pflanze erhielt leider von der Kommission E eine Nullmonographie, dafür hat sie in der **Homöopathie eine positive Monographie** bekommen und bleibt somit rezeptfähig. Cactus Grandiflorus Ø, D1, D2 sind die am häufigsten verwendeten Zubereitungen.

Indikationen: Herzdruck, Herzschmerz, Beklemmungsgefühl.

Präparate: Homöopathische Komplexmittel: Aurum-Gastreu® S R2, Diacard®, JuCor® Tr., Herzwein-Stüber (Lycopus europaeus Ø, Avena sativa Ø, Crataegus Ø).

Rosmarin
Rosmarinus officinalis
Rosmarini folium / -aetheroleum (M)

(s.o.)

Rosmarinöl hat sich zur äußerlichen Anwendung als Herzsalbe, als Badezusatz oder in Herzkompressen zur subjektiven Linderung bei stenokardischen Beschwerden vielfach bewährt.

Präparate, innerliche Anwendung: Kneipp Rosmarin Pflanzensaft. **Äußerliche Anwendung:** Cor-Vel® Truw Herzsalbe (mit Campher, Menthol, Fichtennadelöl), Kneipp® Kreislaufbad Rosmarin-Aquasan (mit Campher), Leukona®-Kreislaufbad (mit Campher).

Strophantus
Strophantus gratus
Strophanti grati semen (M, Rp)

Strophantus ist ein Lianengewächs der Urwälder im tropischen Westafrika (Str. gratus) und im tropischen Südafrika (Str. kombé), deren milchsaftführende Strophantuslianen sich an Bäumen hochwinden. Ihre attraktiven Blüten entwickeln zur Fruchtreife 50-cm-lange Balgfrüchte mit zahlreichen Samen, die als Droge verwendet werden und den Einheimischen das gefürchtete Pfeilgift liefern, das schon bei kleinsten Verletzungen zum Herzstillstand führt.

Indikationen: Das rezeptpflichtige Glykosid Strophanthin wird als das wirksamste aller Akutherzmittel bezeichnet, vor allem bei der **intravenösen** Injektion tritt die Wirkung wesentlich rascher (nach 5–15 Minuten) ein als bei Digitalisglykosiden, mit einer Wirkungsdauer von 1,5 Tagen. Es wird deshalb bei akuter Herzinsuffizienz verabreicht, bei Herzinsuffizienz mit Bradykardie, Koronarinsuffizienz und Digitalisüberempfindlichkeit. Strophantin hat auch eine revaskularisierende Wirkung, d. h. es fördert die Wiedereinsprossung von Kapillaren in infarziertes Gewebe durch Beeinflussung des Milchsäurestoffwechsels (das ist im übersäuerten Gewebe, wie es im ischämischen Gebiet bei Angina pectoris der Fall ist, schwer möglich). Und doch ist die intravenöse Strophanthinbehandlung heute weitgehend durch Digitalisglykoside abgelöst worden.

Ganz anders die **perorale** Darreichung der Tinktur: Dabei werden Strophantusglykoside nur zu ca. 20–30 % resorbiert. Oral verabreicht gilt es als ein leichtes, mildes Kardiotonikum, das hauptsächlich bei geringer Myokard- oder Koronarschädigung mit vorwiegend funktionellem Einschlag wirkt. In der von Heilpraktikern angewendeten Form in der D4 steht Strophantus nicht als Glykosiddroge zur Verfügung, sondern als homöopathisches Mittel „bei koronaren Durchblutungsstörungen".

Präparate: Homöopathische Komplexmittel: Strophantuhus Hevert Injektionslösung, Gold-Komplex, Infi®-Camphora-Tropfen, JuCor® Tropfen.

Weißdorn *Crataegus monogyna/ -laevigata* **Crataegi flos/-folium/ -fructus (M)**	(s.o.) Weißdorn wird zur Vorsorge und Langzeittherapie im Initialstadium einer koronaren Herzkrankheit eingesetzt. Neuere Untersuchungen weisen darauf hin, dass sich Weißdornzubereitungen, über einen langen Zeitraum eingenommen, auch zur Arterioskleroseprophylaxe eignen.

27.3.3 Arteriosklerose und Hyperlipidämie

Arteriosklerose ist eine krankhaft veränderte arterielle Durchblutungsstörung, bedingt durch eine Schädigung der Gefäßintima (innerste Schicht der Gefäßwand der Arterien), weil fettig-faserige Plaques (Ablagerungen) das Gefäßlumen im Laufe der Jahre eingeengt haben. Die Erkrankung beginnt zunächst unbemerkt und langsam. Sind die Gefäße durch die Schädigung in ihrer Elastizität eingeschränkt, muss das Herz mehr Pumparbeit leisten und kann durch die dauernde Überlastung geschädigt werden. Es kommt zu einer koronaren Herzkrankheit. Weil das Herz durch die eingeengten Gefäße mit größerem Druck arbeiten muss, steigt der systolische Blutdruck an, und die Arterien selbst werden durch die übermäßige Beanspruchung mehr und mehr geschädigt. Wenn sich an einem Plaque ein Thrombus (Blutgerinnsel) ausgebildet hat, der sich plötzlich loslöst und eine Endstromarterie komplett verschließt, wird der Herzmuskel unzureichend mit Sauerstoff und Nährstoffen versorgt: Es kommt zu einem Herzinfarkt (oder, je nach Betroffenheit der Gefäße, zu einem Hirninfarkt oder einem Verschluss der Beinarterien).

Ursachen: An der Schädigung der Gefäßwand sind u. a. **LDL-Cholesterin** und **aggressive Sauerstoffradikale** beteiligt. Oxidiert das LDL-Cholesterin unter Einwirkung von Sauerstoffradikalen, so wird es von Makrophagen als Fremdköper attackiert und zu Schaumzellen umgewandelt, die sich als Plaques an der Arterienintima anlagern (Antioxidanzien in die Therapie einbringen!). Wachstumsfaktoren und Enzyme fördern im Nachfolgenden eine Proliferation von Bindegewebszellen, so dass sich fettig-fibröse Plaques bilden. Enzyme der Schaumzellen sorgen für ein Auskristallisieren des Calciums in der Arterienintima, wodurch sich das Calcium in den Plaques anreichert und diese verhärten. Im Laufe der Zeit ist so aus einer elastischen Arterie ein starres Rohr geworden. Dieser Schädigung sollte so schnell als möglich vorgebeugt werden, denn „der Mensch ist so alt wie seine Gefäße", und jugendlich-elastische Gefäße gelten als Jungbrunnen.

Fettstoffwechselstörungen sind als eine der wesentlichen **Risikofaktoren** bei Arteriosklerose, Apoplex und Herzinfarkt anzusehen. Eine Behandlung der erhöhten Fettwerte ist damit gleichzeitig Prophylaxe der Arteriosklerose und ihrer Folgekrankheiten.

Fettstoffwechselstörungen, Übergewicht, Hypertonie und eine gestörte Glukosetoleranz mit fortschreitender Insulinresistenz (mit der Folge eines Typ-2-Diabetes) charakterisieren das so genannte „**Metabolische Syndrom**". Ernährungstherapie, körperliche Aktivität und Abnehmen können erheblich dazu beitragen, dessen Manifestation zu verzögern.

Die **Behandlung** beginnt mit einer **Ernährungs**beratung und Diätempfehlung. Körperliche Betätigung wirkt sich günstig aus, ebenso Nikotinkarenz; Alkoholkonsum muss eingeschränkt werden. Mehr als 5 Tassen Kaffee am Tag wirken sich negativ aus. Stress und seelische Belastungen erhöhen erwiesenermaßen die Blutfettwerte, deshalb sind Entspannungsübungen zu empfehlen. Der **Prävention** kommt die größte Bedeutung zu.

Ballaststoffe gehören zu den wichtigsten diätetischen Lipidsenkern und sollten Bestandteil jedes Diätplans sein (pro Tag mindestens 50 g Ballaststoffe).

Bitterstoffe in der Nahrung oder in Teemischungen (s. Kap. 21: Magenerkrankungen) fördern die Gallensekretion; Gallensäuren emulgieren Nahrungsfette, machen sie verdaubar und beheben dadurch Störungen in der Fettverdauung. Bei verstärkter Gallensäurensekretion wird vermehrt Cholesterin aus dem Organismus ausgeschieden und das Serumcholesterin gesenkt. Die Wirkung beruht auf einer Unterbrechung des enterohepatischen Kreislaufs. Über die Gallensäuren gelangen etwa 1000 mg Cholesterin pro Tag in den Darmtrakt. Etwa $^1/_5$ davon wird mit dem Stuhl ausgeschieden, der Rest wird rückresorbiert und wieder zur Synthese von Gallensäuren verwendet. Bittermittel erhöhen die Ausscheidung der Gallensäuren mit dem Stuhl und senken dadurch den Cholesterinspiegel. Besonders bewährt hat sich dabei die **Gelbwurz**, Curcuma longa, die lipidregulierend wirkt. Tierische Fette mit ihren gesättigten Fettsäuren sollten weitgehend gemieden werden, statt dessen Öle mit einfach (**Olivenöl**) und **mehrfach ungesättigten Fettsäuren** bevorzugen (**Saflor**, **Sonnenblumenöl**, **Soja**), weil sie zur Reduzierung des koronaren Risikos beitragen. **Omega-3-Fettsäuren** (in Kaltwasserfischen, **Sanddorn**, **Schwarznessel**, **Walnüssen**, **Kartoffeln**, Huhn u. a.) entfalten gefäßschützende Wirkungen, und zwar senken sie Triglyzeride und Cholesterin und zudem moderat den Blutdruck. Schwarznessel (Perilla frutescens) enthält in ihren Samen den wohl höchstens Gehalt an Omega-3-Fettsäuren (Tuim® Kps.). Eine Studie der Universität von Kalifornien ergab, dass bei 1 Glas **Apfel**saft täglich die darin enthaltenen **Polyphenole** die Oxidation des LDL-Cholesterins im Blut erheblich reduzieren. Äpfel, fein gerieben und roh gegessen, sind pektinreich: Sie binden im Darm Gallensäuren und wirken dadurch cholesterinsenkend: „One Apple a Day keeps the Doctor away." 2002 wurden auf einem Kongress in San Diego Studien vorgestellt, die bewiesen wie gut vor allem Mandeln, aber auch andere Nüsse (**Walnüsse**, **Haselnüsse**, **Erdnüsse**, **Pistazien** und **Macadamia**) den LDL-Cholesterinwert senken. Personen mit einem hohen Cholesterinspiegel können dabei tägl. 1 Hand voll **Mandeln** genießen, ohne an Gewicht zuzunehmen.[39] Eine weitere Studie von W. J. Elliott der Universität von Chicago ergab, dass die tägliche Einnahme von 2 Stangen **Sellerie** den Cholersterinspiegel um 7 % senke. Auch Tulsi, das Heilige oder Indische **Basilikum** senkt Blutfette. Tulsi ist Hindi und bedeutet: „unvergleichlich", und das scheint es auch in seiner Wirksamkeit zu sein: In der ayurvedischen Medizin wird es bei Fieber, Erkältungen und Lungenleiden genutzt, vor allem aber zur Senkung der Blutfette und des Blutzuckerspiegels. Auch die Palmlilie, **Yucca Schidigera**, wirkt cholesterinsenkend; in einer Studie konnten Werte von 280 mg auf 220 mg gesenkt werden, ohne Nebenwirkungen.[40] Yucca Schidigera ist als Nahrungsergänzungsmittel erhältlich.[41] Die **mediterrane Ernährung** (**Oliven**öl mit seinem hohen Anteil an einfach ungesättigten Fettsäuren und dem **Antioxidanz** Vitamin E, viel Gemüse und Obst, wenig Fleisch) beeinflusst die Lipidmuster im Blut nachweislich günstig: Gesamt- und LDL-Cholesterin werden gesenkt und zusätzlich stellen sich protektive und vasodilative Einflüsse auf die arteriellen Gefäßwände ein. **Rotwein** (in Eichenfässern gelagert), **Schwarz**- und **Grüntee**, **Rotbusch**- und **Honeybush**tee und vor allem **Zistrosen**tee sind ergiebige Polyphenolquellen (Polyphenole wurden früher als Gerbsäuren bezeichnet), die als Antioxidanzien aggressive Sauerstoffradikale unschädlich machen. Dieser Effekt schützt vor Ablagerungen und Schädigungen an den Blutgefäßen (s. o.). Das in **Tomaten** enthaltene Lycopen aus der Gruppe der Betacarotine ist eines der stärksten Radikalenfänger; es hilft auf diese Weise die Entstehung von Arteriosklerose (ebenso Krebs, Makuladegeneration) zu verhindern. **Flavonoidreiche** Lebensmittel (**Äpfel**, **Holunderbeeren**, **Kirschen**, **Himbeeren**, **Weintrauben**, **Rotkohl**, **Petersilie** u.v.m.) verhindern die Oxidation von LDL und schützen damit vor Arteriosklerose. Indische **Myrrhe** (das gemahlene Harz wird Guggulu-Pulver genannt) zeigt positive Effekte sowohl bei Fettstoffwechselstörungen (Senkung der LDL- und Triglyzeridwerte) als auch bei **Adipositas** (vermutlich, weil die Bitterstoffe sowohl der Insulinsekretion entgegen wirken wie auch durch die Aktivierung der Gallensekretion die Fettverbrennung unterstützen).

27.3.4 Heilpflanzen bei Arteriosklerose

Heilpflanzen bei Arteriosklerose bzw. bei Fettstoffwechselstörungen spielen eine wichtige Rolle in der Langzeittherapie erhöhter Blutfettwerte. Sie besitzen eine hohe Akzeptanz bei den Patienten, weil sie gut verträglich sind und eine geringe Nebenwirkungsrate besitzen.

39 Quelle: American Journal of Clinical Nutrition. 2003; 77 (6): 1379–1384, zit. in: Scheffer 2003.

40 Studie: Bingham R., Harris D.H., Laga, T.: Yucca Plant Saponin in the Treatment of Hypertension an Hypercholesterolemia. Journal of Applied Nutrition, 1978: 30; 127–134 (Quelle: DAZ 139. Jg., Nr.18 6.5. 1999: Nahrungsergänzung: „Yucca senkt Cholesterin").

41 MeRoSan Diätvertrieb, 64407 Fränkisch-Crumbach.

Artischocke *Cynara cardunculus* Cynarae folium (M)

(s. Kap. 22: Leber/Galle)

Wirkungen: 1. erhöhter Verbrauch von Cholesterin durch Bildung von Gallensäuren in der Leber; 2. verstärkte Ausscheidung von Cholesterin mit der Galle; 3. Hemmung der Neubildung von Cholesterin in den Leberzellen: Artischockenblätterextrakt hemmt die Biosynthese von Cholesterin in den Leberzellen, die Oxidation von LDL und senkt zudem die Serumlipide. Da oxidiertes LDL-Cholesterin bei der Entstehung der Arteriosklerose eine besondere pathogenetische Rolle spielt, können die Radikalenfängereigenschaften der Artischocke als ein wichtiger Aspekt der Prävention bei Fettstoffwechselstörungen angesehen werden. Außerdem konnten cholesterolytische Effekte nachgewiesen werden: Atherotische Plaques zeigten unter Behandlung mit Artischockenblättern Rückbildungstendenzen.

Durch die in der Artischocke enthaltenen Bitterstoffe kommt es auch zu einer verstärkten Cholerese, die zu einer Absenkung von Cholesterin im Blut führt, erstens durch die vermehrte Ausscheidung und zweitens durch den erhöhten Verbrauch von Cholesterin für die Gallensäurensynthese. So wird das Serumcholesterin gesenkt. Außerdem wirkt die Artischocke hepatoprotektiv, fördert also die Leberzellregeneration, wohingegen synthetische Lipidsenker die Leber schädigen können!

Indikationen: Artischocke ist eine **echte Alternative zu synthetischen Lipidsenkern** und hat durch ihre signifikante Senkung des Cholesterinspiegels eine präventive Wirkung bei arteriosklerotischen Gefäßveränderungen.

Anwendungsdauer: Artischockenblätter sind ausgezeichnet verträglich und sollten lange angewendet werden (mindestens 6 Wochen). Sie eignen sich für Langzeit- und Dauergebrauch.

Präparate: Hepar SL® forte Kps., Kneipp® Pflanzenpresssaft Artischocke, Carminagal® N-, Cynacur® Drg.

***Kommission E:** Dyspeptische Beschwerden (v. a. wenn sie auf Störungen des Leber-Galle-Systems zurückzuführen sind).*

Flohsamen, *Psyllium afrum;* Fl., Indischer *Plantago ovata*, Psylli semen (M)

Flohsamenschalen *Plantaginis ovatae testae*

(s. Kap. 20: Darm)

Inhaltsstoffe: 10–25 % Schleimstoffe (mit der Fähigkeit, Gallensäuren und Cholesterin u.v.m. zu binden).

Wirkungen: Lipidsenkend (um 5–15 %: Gallensäuren und LDL-Cholesterin werden an die Schleimstoffe gebunden, mit dem Stuhl ausgeschieden und dadurch aus dem enterohepatischen Kreislauf entfernt), blutzuckerspiegelsenkend und regulierend auf die Darmperistaltik.

Indikationen: Als Adjuvans zur Cholesterinspiegelsenkung. Flohsamen werden nicht resorbiert und führen dadurch zu keiner unerwünschten Gewichtszunahme.

Darreichungsform: 1 TL Flohsamen mit 200 ml Wasser einnehmen und rasch 2 Tassen Wasser nachtrinken.

Tagesdosis: 10–30 g Flohsamen bzw. 10–20 g Flohsamenschalen.

Präparate: Mucofalk® Granulat, Agiocur® Granulat, Plantocur® Gran.

***Kommission E:** Habituelle Obstipation, Colon irritabile.*

Guarbohne, Indische Büschelbohne *Cyanopsis tetragonoloba*

Die Indische Büschelbohne wächst in Indien und Pakistan und liefert das Guarmehl oder Guaran, einen gummiartigen Stoff, der in Wasser schnell stark viscose kolloidale Lösungen bildet und durch seinen hohen Quelleffekt zu den Ballaststoffen gezählt werden kann.

Wirkungen: Guarkernmehl gilt als eine **Alternative zu synthetischen Lipidsenkern**: Der daraus gewonnene wasserlösliche Ballaststoff Guar reduziert den Cholesterinspiegel. Die Wirkung beruht auf einer Unterbrechung des enterohepatischen Kreislaufs. Über die Gallensäuren gelangen etwa 1000 mg Cholesterin pro Tag in den Darmtrakt. Etwa $^1/_5$ davon wird mit dem Stuhl ausgeschieden, der Rest wird rückresorbiert und wieder zur Synthese von Gallensäuren verwendet. Guarkernmehl erhöht die Ausscheidung der Gallensäuren mit dem Stuhl und senkt dadurch den Cholesterinspiegel.

Tagesdosis: 5–10 g/Tag zu den Hauptmahlzeiten mit Wasser zusammen einnehmen; stufenweise kann die Dosierung auf 12–20 g gesteigert werden.

Nebenwirkungen: Guar hat einen unangenehmen Nachgeschmack; häufig treten Blähungen und Völlegefühl auf. Ein erwünschter Nebeneffekt ist die Regulierung des Verdauungsvorgangs bzw. die Vorbeugung gegen Obstipation: Guar ist auch bei Übergewicht angezeigt, weil es ein rasches Sättigungsgefühl vermittelt. Es verzögert die Magenentleerung und bewirkt dadurch eine verlangsamte Resorption von Kohlenhydraten im Darm, wodurch Insulin besser ausgenutzt wird und ein gleichmäßigeres Blutzuckerprofil entsteht.

Präparate: Glucotard® Granulat, Guar Verlan® Granulat. (Der Verträglichkeit halber zu Beginn ½ Beutel vor dem Frühstück, dann auf 1 Beutel steigern, später zusätzlich 1 Beutel vor dem Mittagessen.)

Hafer, Saat
Avena sativa

(s.o.)

Die Haferkleie ist ein Abfallprodukt bei der Haferflockengewinnung (Randschicht, Keimling und äußere Schichten des Haferkorns). Sie erhöht als Ballaststoff das Stuhlvolumen und beschleunigt die Verdauung. (Weil Giftstoffe dadurch weniger lang auf den Darm einwirken, gilt Haferkleie auch als Lebensmittel, das Krebs vorbeugen hilft.) Studien (Prof. Dr. A. Berg, Todtmoos-Studie an der Wehrawaldklinik) haben ergeben, dass bei täglicher Gabe von 50–100 g Haferkleie Triglycerin, Gesamtcholesterin und das LDL-Cholesterin signifikant gesenkt werden. Die hochwirksame Schlüsselsubstanz der Haferkleie ist beta-Glukan, eine lösliche Ballaststoffkomponente, die den enterohepatischen Kreislauf unterbricht, indem es Gallensäuren bindet und damit einer vermehrten Ausscheidung zuführt. Daraufhin ist der Organismus gezwungen, eigene Cholesterinreserven zur Neusynthese von Gallensäuren zu mobilisieren, worauf der Cholesterinspiegel im Blut sinkt. Haferkleie gilt damit als unterstützende diätetische Maßnahme zur Senkung des Risikos von Herz-Kreislauf-Erkrankungen. Außerdem senkt Hafer auch den Blutzuckerspiegel und soll bei der Therapie von Diabetes gute Dienste leisten.

Präparate: z. B. Kölln Haferkleie (deren Werbung: die Cholesterintherapie heißt Frühstück).

Knoblauch
Allium sativum
Allii sativi bulbus (M)

(s.o.)

Knoblauch ist eine der wichtigsten Pflanzen in der Arteriosklerose-Prophylaxe. In der Volksmedizin ist er schon lange zur Vorbeugung gegen Altersprozesse bzw. als „Verjüngungsmittel" bekannt.

Wirkungen: Er hemmt die Thrombozytenaggregation und besitzt fibrinolytische Aktivitäten, dadurch wird das Risiko zur Thrombenbildung gesenkt. Knoblauch vermindert die Bildung freier Radikale und damit die Lipidperoxidation. Er hemmt teilweise die Cholesterinbiosynthese, bewirkt eine Lipidsenkung (Serum-, LDL-Cholesterin und Triglyceride; HDL wird erhöht! In Studien konnte eine signifikante Senkung des Gesamtcholesterins und der Triglyceride um 10–12 % erreicht werden) und besitzt ausgeprägte antiarteriosklerotische Eigenschaften. Zudem erweitert Knoblauch die Blutgefäße und senkt damit auch den Blutdruck. Damit wirkt er der koronaren Herzerkrankung präventiv entgegen.

Indikationen: Hyper- und Dyslipoproteinämien, und wenn diätetische Maßnahmen nicht mehr zur Normalisierung des Lipidstoffwechsels ausreichen. Knoblauch unterstützt, aber ersetzt nicht die Diät!

Tagesdosis: 2–4 g frischer Knoblauch; 600–900 mg Knoblauchpulver. **Anwendungsdauer**: Langzeittherapie, mit Wirkungsbeginn nach 2–3 Monaten.

Präparate: Kneipp® Knoblauch Dragees, Kneipp® Knoblauch-Pflanzensaft, Ravalgen® aktiv Kapseln, Sapec®, Vitagutt® Kps.

Kommission E: *Adjuvant bei Erhöhung der Blutfettwerte und zur Vorbeugung altersbedingter Gefäßerkrankungen.*

Sojabohne
Glycine max
Lecithinum ex soja (M)

Die Sojabohne gehört zur Familie der Schmetterlingsblütler. Sie benötigt lediglich genügend Sonne und Feuchtigkeit, um in nur 100 Tagen reife Schoten mit ihren inhaltsschweren Bohnen hervorzubringen, die das begehrte Sojaöl enthalten.

Inhaltsstoffe: Ungesättigte Fettsäuren, u. a. Linolensäure, Lezithin, Isoflavone, Vitamin E, 37 % Eiweiß, Mineralien.

Wirkungen: Lipidsenkend, hepatoprotektiv, Hemmung der Lipidperoxidation.

Indikationen: Leichtere Fettstoffwechselstörungen, Hypercholesterinanämien.

Darreichungsformen: Zubereitungen aus Sojalecithin zum Einnehmen.

Tagesdosis: 1,5–2,7g Phospholipide aus Sojabohnen.

Nebenwirkungen: Nicht bekannt.

Gegenanzeigen: Selten gastrointestinale Beschwerden (Magenbeschwerden, weicher Stuhl, Diarrhöe).

Präparate: Essentiale® forte N, Lipostabil® 300 forte, Lipopharm® Kapseln.

Teezubereitung: Keine, wird nur als Fertigpräparat verordnet.

Kommission E: *Leichtere Fettstoffwechselstörungen, insbesondere Hypercholesterinanämien, sofern diätetische Maßnahmen alleine nicht ausreichen. Verbesserung des subjektiven Beschwerdebilds bei Appetitlosigkeit, Druckgefühl im rechten Oberbauch bei toxisch-nutritiven Leberschäden und chronischer Hepatitis.*

Topinambur
Helianthus tuberosus

Topinambur stammt aus Nordamerika und ist eine der Sonnenblume (Helianthus annuus) verwandte Pflanze. Medizinisch und kulinarisch interessant sind ihre reichlich vorhandenen Wurzelknollen, die zwischen Oktober und April geerntet werden. Topinamburknollen enthalten Inulin, ein stärkeähnlicher Zucker, der nicht bzw. nur in geringem Maße abgebaut und verwertet wird, weil im menschlichen Körper das entsprechende Enzym, die Inulase fehlt. Deshalb zählt Topinambur zu den **Ballaststoffen**. In Studien wurde nachgewiesen, dass Topinambur einen positiven Einfluss zeigt auf den Blutdruck, den Cholesterinspiegel, die Darmflora, Diabetes und Übergewicht. Inulin bindet u. a. Gallensäuren, Cholesterin, Triglyzeride und Phospholipide; das erhöht die Ausscheidung von Steroidmetaboliten über den Stuhl.

Inhaltsstoffe: 15–22 % Inulin, Eiweiß, Cholin, Betain, Mineralien (vor allem Kalium: 500–850 mg/100 g! und Spurenelemente, Polyphenole, Saponine und Vitamin A und C.

Wirkungen: Cholesterinsenkend (wasserlösliche Ballaststoffe weisen eine hohe Affinität zu Gallensäuren auf; sie binden Cholesterin, Triglyzeride, Phospholipide und freie Fettsäuren und scheiden sie mit dem Stuhl aus), dadurch gefäßprotektiv. Prebiotische Eigenschaft auf die Darmflora.

Anwendungen: Cholesterinsenkung, Arterioskleroseprophylaxe, Radikalenfänger, Aufbau und Regeneration der Darmflora (Bifidus). Für Diabetiker geeignet, weil insulinunabhängig.

27.3.5 Periphere und zentrale arterielle Gefäßerkrankungen

Arterien sind als blutführende Gefäße für eine kontinuierliche Versorgung mit lebenswichtigen Stoffen verantwortlich: Das Herz pumpt das in den Lungen mit Sauerstoff angereicherte Blut durch die Arterien hindurch an alle Körperstellen, bis ans Ende der Gliedmaßen. Die Pumprichtung des Herzens bestimmt die Fließrichtung des Blutes. Arterien entsprechen in ihrer Struktur der eines Baumes: Vom großen Stamm, der Aorta, teilen sie sich in Haupt- und Nebenäste bis in kleinste Haargefäße, den Kapillaren (lat. „capillus: Haar“). In den Kapillargefäßen findet der Austausch lebenswichtiger Stoffe und Stoffwechselendprodukte statt.

Periphere arterielle Verschlusskrankheit (PAVK): Claudicatio intermittens

Die periphere arterielle Verschlusskrankheit PAVK ist eine Erkrankung der Gefäße im arteriellen System. Sie ist bedingt durch eine Durchblutungsstörung infolge einer zunehmenden Verengung peripherer Arterien durch atherogene Plaques. Die Erkrankung ist gefährlich, weil die arteriosklerotischen Plaques an der Gefäßwand instabil sind und in das Gefäßlumen aufbrechen können. Daran kann sich ein aus Blutplättchen bestehender Thrombus anlagern, der das Gefäß einengt oder verschließt mit allen Folgen: Sauerstoffmangel im betroffenen Gebiet, Gewebsschädigung bis zur Nekrose und im letzten Stadium Gangrän. In 90 % der Fälle sind die Beine be-

troffen. Die Patienten klagen über Schmerzen beim Gehen und müssen regelmäßige Pausen einlegen (Claudicatio intermittens, Schaufensterkrankheit). Grundlage jeder Therapie ist die **Präventivtherapie** mit dem Vermeiden der Risikofaktoren: erhöhte Blutfettwerte, Hypertonie, Übergewicht, Bewegungsmangel und vor allem Rauchen. Bei schweren arteriellen Durchblutungsstörungen der Beine und Füße ist Ruhe und behutsames Gehtraining wichtig. Wollsocken ohne einschnürende Gummibänder tragen, enges Schuhwerk vermeiden, sorgfältige Pediküre um Nagelverletzungen zu vermeiden, und das Rauchen ganz einstellen. Bei sklerosierten arteriellen Gefäßen sollte Stress möglichst vermieden werden, denn Stress verengt die Gefäße.
Mittel der Wahl in der **Phytotherapie**: **Ginkgo**.

Zentrale arterielle Gefäßkrankheiten: Hirnleistungsstörungen (vaskuläre Demenz)

Die Menschen werden immer älter, und damit wächst die Anzahl der Personen mit altersbedingten degenerativen Gefäßerkrankungen, die unter einem Nachlassen der Hirnfunktionen leiden. Mit zunehmendem Alter lassen neben der Merkfähigkeit auch das Hör- und Sehvermögen deutlich nach. Der Krankheitsprozess verläuft chronisch und zeigt sich in **Symptomen** wie Gedächtnisstörungen, Konzentrationsschwäche, Schwindel, Schlaflosigkeit, Kopfschmerzen und depressiven Verstimmungen. In fortgeschrittenem Zustand kommt es zu Orientierungslosigkeit, Verwirrtheit, Einschränkung des Denkens und der Wahrnehmung bis hin zu Persönlichkeitsstörungen und dem klinischen Bild der Demenz. Von Hirnleistungsstörungen (Demenz) spricht man, wenn Störungen des Gedächtnisses, des Denkvermögens und der emotionalen Kontrolle (Sozialverhalten, Motivation) vorliegen, die länger als 6 Monate dauern und die Aktivitäten des täglichen Lebens schwer beeinträchtigen. Demenz kann nicht geheilt, aber die Symptome können gelindert werden.

Bei **Durchblutungsstörungen des Gehirns** ist vor allem die **Vorbeugung** wichtig. Das bedeutet in erster Linie, die Risikofaktoren zu beachten (s. o.). Es geht nicht darum, dem Leben mehr Jahre, sondern den Jahren mehr Leben zu schenken, mehr Lebensqualität, und dazu gehört neben vielen anderen Faktoren auch die Vorsorge für ein gesundes Leben, das Ausschalten von Risiken (s. o. 3.1.) und damit die Prävention degenerativ bedingter Gefäßerkrankungen. Bei **Demenzerkrankungen** sollte rechtzeitig mit Gedächtnis-, Koordinations- und Bewegungstraining begonnen werden nach dem Grundsatz: „Fördern durch fordern, aber nicht überfordern." Auf eine entsprechende Diät und ausreichende Trinkmenge achten. Wichtig ist auch die Entsäuerung, zum Beispiel mit Natriumbicarbonicum, „Kaisers Natrontabletten" oder „Basica Pulver, Tbl. oder Drink", oder mit einer zweiwöchigen Gemüsesuppenkur. Emotionale Zuwendung, feste Bezugspersonen und klar strukturierte Tagesprogramme erleichtern dem verwirrten Patienten das Leben.
Mittel der Wahl in der **Phytotherapie**: **Ginkgo**.

Neue Forschungsergebnisse: Forscher der Northumbria University[42] konnten nachweisen, dass **Zitronenmelisse** die Denkleistung erhöht, und sie erwägen den Einsatz auch für Patienten, die an Demenz leiden. Die Wirkung der Melisse wurde schon im 16. Jahrhundert als „Geistesbeschleuniger" beschrieben. In Laborversuchen stellten die Forscher fest, dass die Pflanze die Freisetzung von Acetylcholin fördert, das bei Alzheimerpatienten nur in geringen Mengen vorhanden ist. In den Versuchen, bei denen Probanden Kapseln mit getrocknetem Pflanzenextrakt verabreicht wurde, konnte nachgewiesen werden, dass die Gehirnleistung eindeutig verbessert wird. Weitere Studien werden folgen. Britische Neurowissenschaftler haben ermittelt, dass auch **Salbei**öl die Gedächtnisleistung verbessern kann: Vermutlich wird dabei das Enzym Acetylcholinesterase gehemmt, das auch Angriffspunkt von Medikamenten gegen die Symptome der Alzheimerkrankheit ist. Acetylcholinesterase baut den Botenstoff Acetylcholin ab, der positiv für das Funktionieren des Gedächtnisses ist. Wird das Enzym gehemmt, bleibt Acetylcholin länger verfügbar, das Gedächtnis arbeitet besser. **Rhodiola rosea**, eine Gebirgspflanze, die auch „Rosenwurz" genannt wird, soll schon von den Wikingern als Kraftspender verwendet worden sein. Rhodiola soll einen positiven Effekt auf den Botenstoffhaushalt im Gehirn ausüben und sei quasi als mentales Stimulans zu verwenden; hier fehlen aber noch gesicherte Nachweise. In der Apotheke ist schon ein Nahrungsergänzungspräparat mit Rhodiola, Magnesium und Vitamin B1 erhältlich: Lentaya.

42 Houghton PJ et al. 1999: 527–534.

Gute Erfahrungen bei leichter bis mittelschwerer Demenz hat man schon mit dem Acetylcholinesterasehemmer Galantamin gemacht, der ursprünglich aus dem heimischen Schneeglöckchen (Galanthus nivalis) und dem Kaukasischen **Schneeglöckchen** (G. woronowii) gewonnen wurde, inzwischen aber synthetisch hergestellt wird: Reminyl®.[43]

Tinnitus, Hörstörungen

Beide Erscheinungsbilder können u. a. von Mikrozirkulationsstörungen hervorgerufen werden.
Mittel der Wahl in der begleitenden **Phytotherapie** ist ebenfalls **Ginkgo**. Adjuvant kann auch **Buchweizen**kraut eingesetzt werden.

27.3.6 Heilpflanzen bei arteriellen Durchblutungsstörungen

Bei **peripheren** Durchblutungsstörungen wird hauptsächlich **Rosmarin** innerlich und äußerlich angewendet.
Arteriell wirksame durchblutungsfördernde Heilpflanzen wie **Arnika**, **Rosmarin**, **Knoblauch** oder **Schafgarbe** haben leider – außer **Ginkgo** und **Buchweizen** – keine entsprechenden Monographien bekommen.

Buchweizen
Fagopyrum esculentum
Fagopyri herba

(s.u.)

Durch seinen hohen Gehalt des Flavonoids Rutin verfügt Buchweizen über kapillarwirksame Eigenschaften, die zur Senkung der Kapillarbrüchigkeit und zur Abdichtung der zarten Gefäßwände beitragen. Zudem verbessert er die Elastizität und Mikrozirkulation in Kapillaren und Venolen und normalisiert den Flüssigkeits- und Stoffaustausch der Kapillaren.

Indikationen: Mikrozirkulationsstörungen, Arterioskleroseprophylaxe, chronische venöse Insuffizienz. Radikalenfänger.

Präparate: Fagorutin® Buchweizen-Tee, Fagorutin® Buchweizen Tbl.

Teezubereitung: 2 g zerkleinerte Droge mit 150 ml kochendem Wasser übergießen, 10 Min. ziehen lassen und durch ein Teesieb abgießen. Mehrmals tägl. 1 Tasse trinken.

Ginkgo, Japanischer Tempelbaum
Ginkgo biloba
Ginkgo bilobae folium (M)

„Dieses Baumes Blatt, der von Osten meinem Garten anvertraut,
gibt geheimen Sinn zu kosten, wie's den Wissenden erbaut.
Ist es ein lebendig Wesen, das sich in sich selbst getrennt?
Sind es zwei, die sich erlesen, dass man sie als eines kennt?
Solche Frage zu erwidern, fand ich wohl den rechten Sinn;
fühlst du nicht an meinen Liedern, dass ich Eins und doppelt bin?"

Goethe

Ginkgo, der älteste Baum der Welt, stammt vermutlich aus China. Seine Entstehung wird auf die Zeit vor 280–225 Millionen Jahren geschätzt, oder bis zum Beginn des pflanzlichen Lebens überhaupt, vor 400 Millionen Jahren – einer Zeit, in der es nur Nacktfarne und noch keine Vögel oder Säugetiere gab. Ginkgo hat Millionen Jahre überlebt. Er überdauerte zu Urzeiten Katastrophen unbeschadet und am 6. August 1945 die Atombombenexplosion in Hiroshima: Ein stattlicher Ginkgo stand nur 800 m vom Explosionszentrum entfernt und schien wie alles andere Lebende dem Untergang geweiht. Doch im nächsten Frühjahr trieb aus seinem Stamm neues hoffnungsvolles Grün: Ginkgo – ein Symbol der Unbesiegbarkeit, der Hoffnung und des Friedens und der Liebe.

Der deutsche Botaniker und Mediziner Engelbert Kaempfer (1651–1716) entdeckte bei seiner Reise nach Japan den „Tempelbaum" und nannte ihn „Silberaprikose", was auf japanisch „Ginkyo" heißt. Die Artbezeichnung „biloba" benannte Linné 1771 nach dem in der Mitte eingeschnitten Blatt: „biloba: zweilappig". Das zweigeteilte Blatt gilt als Symbol der Einheit. Als im Spätsommer des Jahres 1815 der 66-jährige Goethe der jungen Gattin Marianne des Bankiers v. Willemer begegnete, stand sein Herz in Flammen. Auf einem Spaziergang mit ihr sammelte der verliebte Goethe Blätter von Ginkgobäumen. Die Form

---

43 Quelle: Peskind ER, Raskind MA, Wessel T 2000: 2261–2268.

faszinierte ihn und ließ ihn in einem spontan darauf entstandenen Gedicht die Frage aufwerfen, ob das zweilappige Blatt als Zeichen der Liebenden „eins und doppelt ist?“ (s. o.).

Ginkgo ist eine der großen Heilpflanzen neuerer Zeit und hat sich in vielen Studien bewährt als „pflanzliches Gedächtnisschutzmittel“. Es kann sich in jeder Hinsicht mit synthetischen Antidementiva messen und schneidet hinsichtlich Verträglichkeit und Nebenwirkungen deutlich besser ab.

Inhaltsstoffe: 22–27 % Flavonglykoside, 4–10 % Proanthocyanidine, Biflavone, Terpenlaktone, Bilobalid, 1–2 % Ginkgolsäuren.

Wirkungen: Ginkgo fördert die **Mikrozirkulation** des Blutes, erhöht die Strömungsgeschwindigkeit im Kapillargebiet, verbessert die Fließeigenschaften des Blutes und bewirkt damit eine deutliche Steigerung des Blutflusses im Gehirn. Ginkgo verbessert die Gehirnleistung, das Lernvermögen und die Stressadaption, verbessert den zerebralen Energiestoffwechsel und schützt die Hirnzellen vor Hypoxie- und Ischämiefolgen. Ginkgo stabilisiert die **Kapillarpermeabilität** und reguliert den **Gefäßtonus** von Arteriolen und Venolen. Dadurch wird die Durchblutung bis in die kleinsten Gefäße gesteigert, ebenso der venöse Rückfluss. Auch das Stoffwechselgeschehen wird positiv beeinflusst.

Freie Radikale fördern die Arteriosklerosebildung (s. o.). Die Ginkgoflavonoide hemmen die Bildung freier Radikale und besitzen ausgeprägte **antioxidative** Eigenschaften. Die mitochondrialen Funktionen werden (vor allem durch Bilobalid) stabilisiert, so dass sie weniger empfindlich auf freie Radikale sind und in genügendem Maße der ATP-Bildung nachkommen können.

Ginkgo wirkt **neuroprotektiv**, d. h. er schützt die Nerven vor vermehrtem Abbau und zunehmender Zerstörung und er hat einen Einfluss auf degenerative Veränderungen zentraler cholinerger Systeme, wie sie bei der Alzheimer Demenz zu beobachten sind.

Schon in extrem niedrigen Konzentrationen kann PAF, der Platelet-Activating Factor, zur **Thrombozytenaggregation** führen. Ginkgo steuert diesen Reaktionen entgegen und wirkt antiischämisch.

Ginkgoextrakte entfalten positive Wirkungen auf Sinnesorgane: Die Netzhaut des **Auges**, die reich an ungesättigten Fettsäuren ist, reagiert äußerst empfindlich auf Membranschäden, die durch freie Radikale verursacht wurden. Ebenso reagiert das **vestibuläre Sinnesepithel**, das durch ein sehr feines Kapillarnetz versorgt wird, besonders empfindlich auf Anoxie. Ginkgo bewirkt durch seine membranstabilisierenden Eigenschaften und durch die Verbesserung des Zellstoffwechsels und der Nervenzellregeneration u. a. eine mikrozirkulationsfördernde Wirkung der Innenohrdurchblutung.

Indikationen: Hirnleistungsstörungen, periphere arterielle Verschlusskrankheit, Schwindel und Tinnitus und zur Verbesserung der peripheren Durchblutung bei funktionellen Herzbeschwerden. Ginkgo wird bevorzugt in der **Geriatrie** eingesetzt, zur **Prävention** wie in der Therapie.

Darreichungsformen: Nur in Form von Fertigpräparaten mit standardisierten Extrakten sinnvoll, die mind. 25 % Ginkgoflavonglykoside und mind. 6 % Terpenlactone enthalten.

Tagesdosis: Bei der Behandlung des dementiellen Syndroms 120–240 mg, ansonsten 120–160 mg nativer Trockenextrakt in 2–3 Einzeldosen.

Anwendungsdauer: Beim dementiellen Syndrom mind. 8–12 Wochen, bei der peripheren arteriellen Verschlusskrankheit mind. 6 Wochen, bei Schwindel und Tinnitus 6–8 Wochen.

Nebenwirkungen: Sehr selten leichte Magen-Darm-Beschwerden, Kopfschmerzen, allergische Hautreaktionen.

Gegenanzeigen: Überempfindlichkeit gegenüber Ginkgo-biloba-Zubereitungen.

Präparate: Duogink® 3000 Dragees, Gingium® Filmtbl. + Lsg., Gingopret® Lösung, Kaveri® 50 Tbl., Rökan® Plus 80 mg Tbl., Tebonin® Tbl.

Teezubereitung: Nicht empfohlen, weil die Ginkgolsäuren allergenes Potenzial besitzen!

Kommission E: *Symptomatische Behandlung von hirnorganisch bedingten Leistungsstörungen im Rahmen eines therapeutischen Gesamtkonzepts beim dementiellen Syndrom; zur primären Zielgruppe gehören dementielle Syndrome bei primär degenerativer Demenz, vaskuläre Demenz und Mischformen aus beiden.*

Verbesserung der schmerzfreien Gehstrecke bei peripherer arterieller Verschlusskrankheit im Stadium II nach Fontaine (Claudicatio intermittens) im Rahmen physikalisch-therapeutischer Maßnahmen (v. a. Gehtraining). Schwindel und Tinnitus.

Knoblauch ***Allium sativum*** **Allii sativi bulbus (M)**	(s.o.) Bei arteriosklerotisch bedingten Gefäßerkrankungen ist die frühzeitige, präventive Einnahme von Knoblauch besonders wichtig und sinnvoll. Knoblauch wirkt u. a. lipidsenkend, vasodilatativ, hemmt die Thrombozytenaggregation, verlängert die Blutungs- und Gerinnungszeit und steigert die fibrinolytische Aktivität. **Präparate**: Kneipp® Knoblauch Dragees, Kneipp Knoblauch-Pflanzensaft, Ravalgen® aktiv Kapseln, Sapec®, Vitagutt® Kps. ***Kommission E:*** *Zur Vorbeugung altersbedingter Gefäßerkrankungen und adjuvant bei Erhöhung der Blutfettwerte.*
Rosmarin ***Rosmarinus officinalis*** **Rosmarini folium / -aetheroleum (M)**	(s.o.) Rosmarin regt den Kreislauf an und steigert den koronaren Durchfluss. Er wird **äußerlich** bei chronischen Durchblutungsstörungen eingesetzt, die mit kalten Händen oder Füßen einhergehen. **Präparate, innerliche Anwendung:** Kneipp® Rosmarin Pflanzensaft. Kneipp® Herz- und Kreislauftee (mit Weißdorn, Herzgespann, Mate grün, Johanniskraut). **Äußerliche Anwendung:** Kneipp® Kreislaufbad Rosmarin-Aquasan (mit Kampfer), Leukona®-Kreislaufbad (mit Campfer). ***Kommission E:*** *Innere Anwendung: dyspeptische Beschwerden. Äußere Anwendung: Kreislaufbeschwerden; adjuvant bei rheumatischen Erkrankungen.*
Schafgarbe ***Achillea millefolium*** **Millefolii herba / -flos (M)**	(s. Kap. 22: Leber/Galle) In der Naturheilkunde haben sich Gaben von Schafgarbe bewährt als begleitendes Mittel bei mangelnder Durchblutung der Peripherie.
Zwiebel ***Allium cepa*** **Allii cepae bulbus (M)**	(s. o. und Kap. 4: Atemwege) Die Zwiebel gehört zu den Liliengewächsen und ist eine der ältesten Kulturpflanzen. Überlieferungen aus der Zeit um 3400 v. Chr. berichten vom Anbau im Nildelta zur Zeit der ältesten ägyptischen Dynastie. Im pharaonischen Ägypten galt Allium als sakrale Pflanze und war der Großen Göttin Isis geweiht. Später galten die billigen Zwiebeln als „Arme-Leute-Essen". Da sich das einfache Volk keine teuren Arztbesuche und Medikamente leisten konnte, war die Zwiebel ein willkommenes Heilmittel aus der Küche, jederzeit und preiswert verfügbar. **Inhaltsstoffe:** Schwefelhaltige Aminosäuren, ätherisches Öl, Peptide, Flavonoide, DiphenylaMin. Bei der Spaltung des Propylalliins entsteht das tränenreizende Thiopropanal-S-oxid. **Wirkungen:** Lipidsenkend, blutdrucksenkend, Hemmung der Thrombozytenaggregation, antibakteriell, antiasthmatisch und antiallergisch. **Indikationen:** Vorbeugung altersbedingter Gefäßveränderungen. **Darreichungsformen:** Zerkleinerte Zwiebeln, Presssaft frischer Zwiebeln, Fertigpräparate. **Tagesdosis:** Zwiebelfrischpresssaft (50 g Zwiebeln selbst entsaften: die frischen Zwiebeln grob-mittelfein zerkleinern und anschließend auspressen) 3 × tägl. 1 El Zwiebelfrischpresssaft) bzw. 20 g getrocknete Droge. **Nebenwirkungen/Gegenanzeigen**: Nicht bekannt. **Präparate:** florabio naturreiner Heilpflanzensaft Zwiebel Presssaft. ***Kommission E:*** *Appetitlosigkeit, zur Vorbeugung altersbedingter Gefäßerkrankungen.*

27.4 Venöse Gefäßerkrankungen: chronische venöse Insuffizienz

Epidemiologischen Studien zufolge leiden über die Hälfte aller Deutschen an einer Form der Venenerkrankungen; bei über 90 % aller Fälle sind die Beinvenen betroffen.
Die Beinvenen führen das Blut über die große Hohlvene in den rechten Vorhof zum Herzen zurück, das heißt, sie müssen gegen die Schwerkraft arbeiten. Unterstützung bekommt die Beinvene durch spiralförmige elastische Fasern und Venenklappen im Inneren der Vene. Diese Klappen bestimmen die Flussrichtung des Blutes (Richtung Herz) und arbeiten wie ein Ventil, indem sie den Rückstrom verhindern. Außerhalb der Vene sorgt die Wadenmuskelpumpe durch Anspannung der Beinmuskeln beim Gehen dafür, dass die zwischen den Muskeln liegenden Venen komprimiert werden und dadurch das Blut Richtung Herz zurückgeführt wird. Beim Entspannen der Muskulatur entsteht in den Venen ein Unterdruck, der das Blut regelrecht nach oben saugt. Ausreichende Bewegung ist also eine wichtige Voraussetzung für die Beinvenengesundheit!
Bei bestehender Venenerkrankung werden mit der Zeit die Venenklappen undicht. Das führt zu einer Erweiterung der Gefäße, und das Blut fließt zurück in Richtung Fuß oder pendelt zwischen den einzelnen Klappenetagen hin und her. Die daraus resultierende Blutstauung führt zur Ausbildung von Krampfadern. **Krampfadern** (mittelhochdeutsch „krump: geschlängelt") sind irreversible Erweiterungen oberflächlicher Venen mit Schlängelungen und Knotenbildung. Gleichzeitig werden die Venenwände geschädigt und der Stoffwechsel in diesem Gebiet beeinträchtigt.

Die **Ursachen** für venöse Gefäßerkrankungen sind vielgestaltig: Ein schwaches Bindegewebe kann dem hydrostatischen Druck, bedingt durch die aufrechte Haltung, auf die Dauer nicht standhalten. Mit zunehmendem Alter werden auch die Venenklappen starrer und schließen schlechter. Nachlassende Muskeltätigkeit durch mangelnde Bewegung ist ein Zeichen unserer Zeit, das die Ausprägung einer Venenerkrankung begünstigt, ebenso Übergewicht. In der Schwangerschaft lockert sich das Bindegewebe, die Venenwände erweitern sich und die Spannkraft wird vermindert. Das ständige Tragen hoher Absätze lässt die Wadenmuskulatur verkümmern und ihre Funktion als Venenpumpe einbüßen.

Erste Anzeichen für eine venöse Stauung sind müde Beine, die sich am Abend schwer anfühlen, geschwollene Knöchel und Schmerzen bei langem Stehen, nächtliche Wadenkrämpfe und die Entstehung so genannter Besenreiser. Besonders ausgeprägt sind die Symptome bei hoher Umgebungstemperatur, weil in den dann erweiterten Blutgefäßen das Blut eher „versackt". In schweren Fällen können sich mehrere Zentimeter dicke Krampfadern bilden, die mehr sind als ein kosmetisches Problem! Spätestens dann sollte auf die „Venengesundheit" geachtet werden! Durch Früherkennung und Eigeninitiative lassen sich Folgeschäden vermeiden, auch wenn eine erbliche Disposition besteht.

Werden die Venen ihrer Aufgabe nicht mehr gerecht, spricht man von einer **venösen Insuffizienz**, die in 3 Stadien verläuft (nach Widmer):

- **Stadium I:** Stauungszeichen im Fußknöchelbereich ohne Ernährungsstörungen des Gewebes.
- **Stadium II:** Stauungszeichen mit Ernährungsstörungen, Pigmentverschiebungen und Induration (Verhärtung, Verdichtung des Gewebes), noch ohne Unterschenkelgeschwür.
- **Stadium III:** akutes oder abgeheiltes Unterschenkelgeschwür (Ulcus cruris).

Mögliche **Komplikationen** einer Varikosis (Krampfaderleiden) sind ödematöse Stauungen, Ulcus cruris, Phlebitis und Thrombophlebitis bzw. Thrombose. Durch die Behinderungen des venösen Rückflusses erhöht sich die Durchlässigkeit der Venenwand und es kommt es zu einer Ansammlung von Flüssigkeit außerhalb der Gefäße und Zellen, zu **Ödemen**. Sie ziehen eine weitere Schädigung und Stoffwechselstörung des umgebenden Gewebes nach sich, und auf dieser Grundlage der behinderten Stoffwechsellage kann sich mit der Zeit als Endglied einer Kette chronischer Prozesse im Venenbereich ein sog. „Offenes Bein": **Ulcus cruris** mit ausgesprochen schlechter Heilungstendenz bilden. Die Venenstauung hat zu Versorgungsstörungen des Gewebes geführt, bei der Zellen absterben und ein Geschwür entsteht mit defektem oder absterbendem Gewebe.

Das Risiko einer **Thrombose** (vollständiger oder teilweiser Verschluss von Venen oder Arterien durch ein Blutgerinnsel), erkennbar an bläulichen Verfärbungen und schmerzhafter Schwellung des Beins mit Umfangvergrößerung, wird durch den Blutstau erhöht. Häufig bildet sich auch eine **Phlebitis** (Venenentzündung), oder durch Ausbildung von Blutgerinnseln eine **Thrombophlebitis** (akute Thrombose oberflächlicher Venen mit entzündlicher Gefäßwandreaktion) mit Rötung, Schwellung, Hitze und Schmerzen.

Vorbeugend sollten Venenkranke flache Schuhe tragen, öfter barfuß gehen, kneippen, Übungen wie Trippeln auf den Zehen, Fersengang oder Seilspringen durchführen und sich eine Sportart aussuchen, die anhaltend Spaß macht, z. B. ist Walking besonders zu empfehlen oder Wassertreten.
Es gilt der **3S–3L-Merksatz:** „**S**tehen und **s**itzen ist **s**chlecht, **l**ieber **L**aufen oder **L**iegen."
Zusätzlich: Treppe statt Fahrstuhl, Fahrrad statt Auto, Spaziergang statt Sessel.
Vorrang bei der **Behandlung** von Venenerkrankungen hat die Physiotherapie mit der fachgerechten Anlegung eines **Kompressionsverbands**: Durch den von außen angelegten Druck werden die Ödeme „ausgetrieben", die Muskelpumpe wird unterstützt und das Bindegewebe bekommt mehr Halt, sodass es dem erhöhten Venendruck nicht mehr nachgeben muss. Dadurch wird die Strömungsgeschwindigkeit des Blutes gesteigert und weitere Ausbildungen von Ödemen verhindert. Lymphdrainage oder eine behutsame, fachgerechte Massage unterstützen den Behandlungsverlauf.

Hat sich das Beschwerdebild gebessert, können gut sitzende Kompressionsstrümpfe verordnet werden. Der Kompressionsstrumpf dient der Langzeittherapie einer venösen Erkrankung, zur Nachsorge und Sicherung des durch den Kompressionsverband erreichten Therapieergebnisses und zur Unterstützung des venösen Rückflusses während und bis 6 Wochen nach einer Schwangerschaft.
Bei einer **Venenentzündung** haben sich Quarkauflagen, **Kohl**auflagen, Teekompressen mit **Honigklee** und **Ringelblume** und **Borretsch**essenz (Weleda) bewährt. Eine akute oberflächliche **Thrombophlebitis** wird zuerst äußerlich mit Retterspitz-, **Zaubernuss**-, **Arnika**-, **Echinacea**-, **Kamille**-, Quark- oder Alkoholumschlägen behandelt. Innerlich hat sich „Veno-Kattwiga-N" (mit Aescin, Procain) bewährt. Erst in der subakuten Phase kommen Kompressionsverbände oder Stützstrümpfe zur Anwendung (s. Kap. 26: Hauterkrankungen).

27.4.1 Heilpflanzen bei venösen Gefäßerkrankungen

Arzneipflanzen sollten bei Venenerkrankungen möglichst frühzeitig eingesetzt werden. Pflanzliche Ödemprotektiva wirken kapillarabdichtend, venentonisierend und antiödematös. Sie beeinflussen funktionelle Gefäßveränderungen und stabilisieren die Venenfunktion, können aber bestehende pathologische Veränderungen nicht mehr rückgängig machen. Mittel der Wahl sind **Rosskastanien**zubereitungen. Die innerliche Anwendung sollte mit einer äußerlichen Anwendung kombiniert werden. Bei Venenleiden auch an die Unterstützung der Leber denken (**Mariendistel**).

Arnika
Arnica montana
Arnicae flos (M)

(s. Kap. 26: Haut) Bei venöser Insuffizienz mit Stauungszeichen im Stadium I-II und bei einer Oberflächenphlebitis verdünnte Arnikaumschläge oder Salbenzubereitungen anwenden.

Präparate für Umschläge: Arniflor-N® Salbe, arnika-loges® Gel, Kneipp® Arnika Gel, Kneipp® Arnika Salbe, Weleda Arnika-Essenz, Arnika Wundtuch, Arnika Salbe Weleda.

Buchweizen
Fagopyrum esculentum
Fagopyri herba

Die kleinen dreikantigen, weizengroßen Früchte des Knöterichgewächses ähneln in ihrer Form den Bucheckern; dieser Ähnlichkeit verdankt der Buchweizen seinen Namen, auch den botanischen: lat. „fagus: Buche" und griech. „pyrus: Weizen". Dass der Buchweizen seit Urzeiten als wichtige Nahrungspflanze gilt wird durch den Artnamen: „esculentum: essbar, genießbar" charakterisiert. Doch für therapeutische Zubereitungen werden nicht die nahrhaften Nüsschen verwendet, sondern das blühende Kraut. Es hat einen hohen Gehalt an Rutin (Flavonoid) und wurde aus diesem Grund vom „Studienkreis der Entwicklungsgeschichte der Arzneipflanzen/Würzburg" zur Arzneipflanze des Jahres 1999 gekürt.

Inhaltsstoffe: Im Durchschnitt bis zu 6 % Flavonoide (darunter 90 % Rutin bei kontrolliertem Anbau ausgewählter Sorten), Kaffeesäurederivate, Phenylcarbonsäure, Salicylsäure, Gerbstoffe.

Wirkungen: Radikalenfänger, ödemprotektiv, antihämorrhagisch. Verbesserung der Elastizität und Mikrozirkulation in Kapillaren und Venolen. Der Flüssigkeits- und Stoffaustausch der Kapillaren und Venolen wird normalisiert und venöse Stauungen schwellen ab, der Rückgang der Entzündungsbereitschaft wird unterstützt und Spannungsschmerzen und Schweregefühl in den Beinen gemindert. Die Flavonoide wirken als gefäßwandaktive Substanzen einer gesteigerten Kapillardurchlässigkeit entgegen. Buchweizen „sorgt für gute Durchblutung bis in feinste Kapillaren".

Indikationen: Chronische venöse Insuffizienz Stadium I-II, Ödeme, periphere Durchblutungsstörungen und Ulcus cruris, Mikrozirkulationsstörungen, Arteriosklerose-Prophylaxe.

Darreichungsformen: Fertigarzneimittel mit standardisiertem Gehalt an Rutin.

Tagesdosis: 150 mg Rutin in gut bioverfügbarer Form (Fagorutin® Buchweizen-Tabletten oder -tee).

Nebenwirkungen: In sehr seltenen Fällen Kopfschmerzen und Photosensibilisierung nach intensiver Sonneneinstrahlung möglich.

Gegenanzeigen: Bislang nicht bekannt.

Präparate: Fagorutin® Buchweizen-Tee, Fagorutin® Buchweizen Tbl..

Teezubereitung: 2 g zerkleinerte Droge mit 150 ml kochendem Wasser übergießen, 10 Min. ziehen lassen und abgießen. Mehrmals tägl. 1 Tasse trinken.

***Kommission E:** Wurde von der Kommission E nicht bearbeitet, ist aber von höchstem medizinischen Interesse. Die Wirksamkeit von standardisierten Buchweizenkrautzubereitungen ist bei Mikrozirkulationsstörungen experimentell und bei der chronisch venösen Insuffizienz klinisch eindeutig nachgewiesen.*

Honigklee
Melilotus officinalis
Meliloti herba (M)

(s. Kap. 26: Haut) Der Honigklee wird auch Gelber Steinklee genannt – im Gegensatz zum Weißen Steinklee, der genauso fein duftet, sich aber nicht durch die gleichen Heileigenschaften auszeichnet: Ihm fehlen die Flavone. Cumarine und Saponine sind in beiden Arten enthalten. Honigklee unterstützt als eines der wenigen Lymphmittel den Lymphstrom und fördert den Abfluss von Lymphe.

Inhaltsstoffe: Cumarine (Melilotosid, Melilotin u. a.), Flavonoide, Saponine, Schleim, ätherische Öle.

Wirkungen: Antiödematös und kapillarresistenzsteigernd bei entzündlichen und Stauungsödemen. Senkt die Gefäßpermeabilität und bessert dadurch den venösen Rückfluss. Lymphokinetisch (sorgt für einen beschleunigten Abtransport der Lymphe).

Indikationen: Chronische venöse Insuffizienz, thrombophlebitisches- und postthrombotisches Syndrom, Phlebitis, Lymph- und Venenstauungen.

Darreichungsformen: Teezubereitung zur innerlichen und äußerlichen Anwendung, Salben, Linimente, Kataplasmen und Kräuterkissen zur äußeren, Salben und Zäpfchen zur rektalen Anwendung. Die Einnahme in Form von Fertigarzneimitteln mit einem standardisierten Mindestgehalt an Cumarinen ist empfehlenswert.

Hinweis: Eine Kombination mit anderen gefäßaktiven Stoffen wie Rosskastanienextrakt ist sinnvoll.

Tagesdosis: Entsprechend 3–30 mg Cumarin.

Nebenwirkungen: Nicht bekannt.

Gegenanzeigen: In seltenen Fällen Kopfschmerzen.

Präparate, innerliche Anwendung: Meli Rephastan® Flüssigkeit. **Äußerliche Anwendung:** Phlebodril® N Creme (mit Mäusedorn).

Teezubereitung: Innerlich: 1–2 TL feingeschnittene Droge (1,5–3 g) mit 1 Tasse heißem Wasser übergießen, 10 Min. ziehen lassen und abgießen. 2–3 × tägl. 1 Tasse trinken. Oder eine Mullkompresse damit tränken und 2–3 × tägl. auf die betroffenen Stellen auflegen.

***Kommission E:** Innere Anwendung: chronische venöse Insuffizienz (v. a. bei Schmerzen, Schweregefühl in den Beinen, nächtlichen Wadenkrämpfen, Juckreiz, Schwellung). Adjuvant bei Thrombophlebitis, postthrombotischem Syndrom, Hämorrhoiden und bei Lymphstauungen. Äußere Anwendung: Prellungen, Verstauchungen oberflächliche Blutergüsse.*

Mäusedorn, Stacheliger
Ruscus aculeatus
Rusci aculeati rhizoma (M)

Wenn in ländlichen Gebieten die Mäuse überhand nahmen, so behalf man sich früher mit Ruscus aculeatus (lat. „rusticus: ländlich" und „aculeatus: stachlig") – die harten, stachelspitzigen Mäusedornblätter wurden auf die Speisen gelegt, um kleine Nager von Getreide, Speck oder Käse fern zu halten, weil die Spitzen den Mäusen das Maul zerstechen sollten. Andere Quellen leiten die Herkunft des Namens von lat. „russ(e)us, ruber: rot" nach der Farbe der Beeren und „scopa: Besen" ab. Die reifen hartledrigen Sprossen fasste man früher zu kleinen Sträußen zusammen und verwendete sie als Topfkratzer oder kleine Handbesen.

Inhaltsstoffe: 4–6 % Steroidsaponine, Ruscin und Ruscosid, ätherische Öle, Harz und Mineralien wie Kalium und Calzium.

Wirkungen: Erhöhung des Venentonus, kapillarabdichtend, antiphlogistisch, antiexsudativ und aquaretisch. Bindegewebsstützend und -straffend, indem Ruscus die Stützfaser Elastin vor dem Abbau schützt und so zur Erhaltung des venösen Stützgewebes beiträgt. Das wirkt wie ein „Stützstrumpf von innen".

Indikationen: Adjuvant bei chronischer venöser Insuffizienz und ihrem Beschwerdebild.

Darreichungsformen: Nur Fertigarzneimittel mit einem standardisierten Mindestgehalt an Steroidsaponinen. Sinnvoll ist die Kombination mit Rosskastaniensamen und Steinkleekraut.

Tagesdosis: Gesamtextrakt entsprechend 7–11 mg Gesamtruscogeninen.

Hinweis: Die Therapie sollte über mehrere Monate erfolgen.

Nebenwirkungen: Selten Magenbeschwerden.

Hinweis: Mäusedornwurzelextrakt ist aufgrund seiner eher guten Magenverträglichkeit eine Alternative für Patienten, die Rosskastanienextrakte wegen Magenbeschwerden schlecht vertragen.

Gegenanzeigen: Nicht bekannt.

Präparate, innerliche Anwendung: Phlebodril® mono Kapseln, Fagorutin® Ruscus Kapseln, Venobiase Brausetabletten (mit schwarzem Johannisbeersaft). **Äußerliche Anwendung:** Phlebodril® N Creme (mit Steinkleekraut).

Kommission E: *Adjuvant bei chronisch venöser Insuffizienz (v. a. bei Schmerzen, Schweregefühl in den Beinen, nächtlichen Wadenkrämpfen, Juckreiz, Schwellung). Adjuvant bei Hämorrhoiden (v. a. bei Juckreiz, Brennen).*

Ringelblume
Calendula officinalis
Calendulae flos (M)

(s. Kap. 26: Haut) Zur Venenpflege, wundheilend und lymphabflussfördernd.

Rosskastanie
Aesculus hippocastanum
Hippocastani semen (M)

Matthiolus beschrieb im Jahre 1565 die Anwendung der zerkleinerten Früchte bei müden, erschöpften Pferden: „Sie sollen den keichenden Rossen sehr behülflich sein." Das weist auf eine alte Heilanwendung hin, die türkische Pferdeknechte bei Husten und Dämpfigkeit der Rösser eingesetzt haben: Das Saponin, das im Samen reichlich vorhanden ist, löst den zähen Schleim in den Bronchien erkrankter Tiere. Zur damaligen Zeit diente die Frucht auch als stärkender Futterzusatz für erschöpfte Pferde. Der lateinische Gattungsname „Aesculus" von „esca: Futter" deutet schon auf die Verwendung als Viehfutter hin. Der Artname „hippocastanum" leitet sich vom griechischen „hippo: Pferd" und „castanum: Kastanie" ab, und beides weist auf die Vorliebe der Pferde für die Kastanien hin

Inhaltsstoffe: 3–10 % eines Triterpensaponingemisches (bezeichnet als Aescin = Escin), die Cumarinderivate Aesculin und Fraxin, Flavonoide wie Rutin, Quercetin, und Kämpferol, Adenosin, Catechingerbstoffe, Proanthocyanidine (Leukoanthocyane und Catechin), Bitterstoffe, Stärke und fettes Öl, Phytosterine und Sterole (Sitosterol). Das Cumarin Aesculin regt den Stoffwechsel an und fördert die Durchblutung, das Saponin Aescin wirkt gewebsentwässernd, tonisierend und antientzündlich.

Wirkungen: Venentonisierend, schwellungshemmend, antiexsudativ, kapillarresistenzsteigernd, ödemprotektiv, zusammenziehend, entzündungshemmend und gewebsentwässernd. Hirndrucksenkend nach Hirntraumen. Der venöse Rückfluss wird gefördert, erschlaffte Venen gestrafft, die Thrombosebildung verhindert, die Kapillarbrüchigkeit herabgesetzt und die Blutflussgeschwindigkeit beschleunigt. Aescin reduziert die Durchlässigkeit der Kapillaren und damit die Einlagerung von Flüssigkeit im Gewebe.

Indikationen: Chronische venöse Insuffizienz (Schmerzen und Schweregefühl in den Beinen, nächtliche Wadenkrämpfe, Juckreiz, venöse Stauungen, Krampfadern, Venenentzündungen und Hämorrhoiden), postthrombotisches Syndrom, Thrombophlebitis, Ulcus cruris, posttraumatische und postoperative Weichteilschwellungen. Außerdem als Präventivmaßnahme bei langen Flugreisen (so genannte „Lufthansastudie"). Ödeme (statische und posttraumatische, Hirnödem), bei akutem WS-Syndrom, Brachialgia paraesthetica nocturna (Schwellungsgefühl von Hand und Arm nach dem Nachtschlaf, oft auch bei Karpaltunnelsyndrom) und zur Prophylaxe einer Apoplexie.

Darreichungsformen: Bei innerer Anwendung nur standardisierte Fertigarzneimittel. Äußerlich reines Aescin in gut penetrierender Salbengrundlage.

Tagesdosis: 100 mg Aescin.

Nebenwirkungen: Bei innerer Anwendung in Einzelfällen Juckreiz, Übelkeit, Magenbeschwerden.

Gegenanzeigen: Nicht bekannt.

Präparate, innerliche Anwendung: Aescorin® forte, Venalot® novo Depot, Venostasin® Kps., Apoplektal® retard N (**nach** dem Essen einnehmen, sonst Magenbeschwerden). **Äußerliche Anwendung:** Venostasin® Creme, Aesculus Essenz WALA.

Teezubereitung: Keine.

Kommission E: *Chronisch venöse Insuffizienz (Schmerzen und Schweregefühl in den Beinen, Wadenkrämpfe, Juckreiz, Beinschwellungen).*

Schafgarbe
Achillea millefolium
Millefolii herba / -flos (M)

(s. Kap. 22: Leber/Galle) Schafgarbe tonisiert die Venen und Pfortadergefäße und entlastet den Plexus Hämorrhoidalis. Sie wirkt u. a. entzündungshemmend, krampflösend und leicht abführend und gilt als unterstützendes Tonikum in der Teemischung. Als wirksame Inhaltsstoffe werden die Hesperidinverbindungen, Flavonoide wie Citrin, Quercetin und Rutin mit gefäßabdichtender Wirkung gezählt.

Weinlaub, Rotes
Vitis vinifera
Vitis folium

Französische Weinbauern stellen schon seit langem Aufgüsse zum Trinken und Breiumschläge zur äußerlichen Anwendung aus Weinlaub her, um Venenerkrankungen zu lindern. Erst kürzlich (2002) konnte in einer klinischen Studie[44] der Nachweis erbracht werden, dass der Trockenextrakt aus Rotem Weinlaub die Verminderung von Beinödemen und Beschwerden wie schwere müde Beine oder Spannungsgefühl bewirkt. Rotes Weinlaub ist sehr gut magenverträglich.

Inhaltsstoffe: Flavonoide (Quercetin, Rutin, Kämpferol), Polyphenole, Kaffeesäurederivate, Gerbstoffe, organische Säuren, Oxalsäure.

Wirkungen: Antiödematös, entzündungshemmend, kapillarabdichtend, antioxidativ. Hemmung der Thrombozytenaggregation.

Indikationen: Chronische venöse Insuffizienz.

Nebenwirkungen/Gegenanzeigen: Nicht bekannt.

Tagesdosis: 360 mg ehtanolisch-wässriger Extrakt; Fertigarzneimittel empfohlen.

Präparate: Antistax® Venenkapseln, -salbe und Venentropfen.

Weinraute
Ruta graveolens
Rutae folium/ -herba (N)

Wirkungen: Der Flavonoidwirkstoff Rutin (mit Troxerutin und Rutosid) wirkt gefäßabdichtend. Die Membrandurchlässigkeit wird herabgesetzt, dadurch entsteht eine Schutzwirkung und Ödeme werden verhindert.

Indikationen: Venöse Insuffizienz, venöse Ödeme, Thrombophlebitis, Ulcus cruris. Rutin wurde früher bei Urticaria und Strahlenschäden eingesetzt und ist ein wichtiger Radikalenfänger.

Nebenwirkungen/Gegenanzeigen: Die Pflanze wird heute in der Phytotherapie nicht mehr verwendet und hat eine Negativmonographie erhalten, weil durch das ätherische Öl zu viele toxikologische Nebenwirkungen auftreten: Kontakt-, Lichtdermatitis, schwere Leber- und Nierenschäden, bei Überdosierung auch Abort mit Todesfällen in der Schwangerschaft. Die in der Droge enthaltenen Furanocumarine wirken phototoxisch und mutagen.

Präparate: Ruta graveolens Dil. (D1-D6) (Weleda).

---

44 Quellen: Ärztezeitung vom 23.3.04 und NaturaMed. 2003; 18 (7): 53 ff. Chronische Venenerkrankungen: Roter Weinlaubextrakt zeigt protektive Effekte.

Zaubernuss
Hamamelis virginiana
Hamamelidis folium / -cortex (M)

(s. Kap. 26: Haut)

Inhaltsstoffe: Gerbstoffe, Flavonoide, äth. Öle u. a.

Wirkungen: Adstringierend, antiphlogistisch, lokal hämostyptisch, sekretionshemmend, gewebeverdichtend, kapillarpermeabilitätshemmend, mild oberflächenanästhesierend, juckreizstillend, vasokonstriktorisch und wundheilungsfördernd.

Indikationen: Krampfaderbeschwerden, Hämorrhoiden u. a.

Nebenwirkungen/Gegenanzeigen: Nicht bekannt.

Präparate: Aescosulf N Truw, Reproven N.

Teezubereitung für Umschläge und Spülungen: 5–10 g Droge mit 250 ml kochendem Wasser übergießen, 15 Min. ziehen lassen und abgießen.

Kommission E: *Leichte Hautverletzungen, lokale Entzündungen der Haut- und Schleimhäute, Hämorrhoiden, Krampfaderbeschwerden.*

27.5 Praxis-Rezepte: Herztinktur, Venentinktur

Herztinktur: herzstärkend und beruhigend

Weißdornblüten und -blätter	20 g
Herzgespannkraut	10 g
Johanniskraut mit Blüten	10 g
Rosenblüten	5 g
Schlüsselblumenblüten	5 g

Die gut zerkleinerten Kräuter in ein weites Glas mit **950 ml 40 %igem Alkohol** geben. Auf ein Fensterbrett stellen, mehrmals täglich gut durchschütteln und nach 2–3 Wochen durch einen Teefilter abfiltrieren. In kleine dunkle 30-ml-Tropffläschchen abfüllen und beschriften. 3 × täglich 15–20 Tropfen einnehmen.

Der **Alkoholgehalt von Tinkturen** kann mit Hilfe der Auszugstabelle und der Kreuzregel (s. Kap. 5: Tinkturen) ermittelt werden. Je nach Hauptwirkstoff der Pflanze wird die Alkoholkonzentration festgestellt und anschließend für die entsprechende Tinkturenmischung die „mittlere Konzentration“ bestimmt:

Venentinktur

Steinkleekraut	10 g
Ringelblumenblüten	10 g
Schafgarbenkraut	10 g
Rosskastaniensamen (ohne Schale)	10 g
Buchweizenkraut	10 g

Die zerkleinerten Kräuter in ein weites Glas mit **950 ml 35%igem Alkohol** geben. Auf ein Fensterbrett stellen, mehrmals täglich gut durchschütteln und nach 2–3 Wochen durch einen Teefilter abfiltrieren. In kleine dunkle Tropffläschchen abfüllen und beschriften. 3 × täglich 15–20 Tropfen nach dem Essen einnehmen.

27.6 Bewährte Rezepturen Herz-, Kreislauf- und Gefäßerkrankungen

Funktionelle Herzbeschwerden *(Bühring)*

Weißdornblüten und -blätter	30 g
Herzgespannkraut	20 g
Melissenblätter	15 g
Rosenblüten	15 g
Fenchelfrüchte, zerstoßen	10 g
Orangenblüten	10 g

1 TL der Mischung mit heißem Wasser übergießen, 10 Min. ziehen lassen, abseihen. 3 × tägl. 1 Tasse.

Nervöse Herzbeschwerden (Schilddrüse) *(Rothmaler)*

Herba Leonuri cardiacae	30 g
Rad. Valerianae	30 g
Fol. cum Flor. Crataegi	20 g
Fol. Melissae	10 g
Fruct. Foeniculi	10 g

1 EL der Mischung mit ¼ l kochendem Wasser übergießen, 10 Min. ziehen lassen. 3 × tägl. 1 Tasse.

„Schilddrüsenherz" *(J. Karl)*

Tct. Adonidis	10
Tct. Valerianae	10
Leonurus card. ∅	10

M.D.S. öfter 25 gtt./Wasser oder Zucker.

Species antiscleroticae *(Zimmermann)*

Herb. Visci	
Flor. Crataegi	aa 25
Herb. Millefolii	
Herb. Equiseti	aa 20
Herb. Bursae pastoris	10

3 × 1 Tasse Tee trinken.

Roemheld-Syndrom *(M. Pahlow)*

Weißdornblüten	30
Melissenblätter	10
Kamillenblüten	10
Kümmelfrüchte, zerstoßen	10
Korianderfrüchte	10

1 TL der Mischung mit kochendem Wasser übergießen, 10 Min. ziehen lassen, abseihen. 3 × tägl. **ungesüßt**, lauwarm, schluckweise trinken.

Herz- und Kreislauftee *(Rothmaler)*

Flor. Arnicae	
Flor. Primulae	
Fol. cum Flor. Crataegi	
Fol. Rosmarini	
Fol. Melissae	aa 100

M.f.spec. D.S.: 1–2 TL mit ¼ l kochendem Wasser übergießen, 10 Min. bedeckt ziehen lassen. 3 × tägl. 1 Tasse zwischen den Mahlzeiten warm trinken.

Milde Hypertonie *(Rothmaler)*

Herb. Visci albi	
Fol. et Flor. Crataegi	
Fol. Melissae	aa ad 100 g

2 TL auf 1 Tasse, heiß überbrühen, 5–10 Min. ziehen lassen. Morgens und abends je 1 Tasse warm schluckweise trinken.

Teem. bei Hochdruckneigung *(Zimmermann)*

Flor. Crataegi	
Fruct. Crataegi	
Herb. Equiseti	
Herb. Visci albi	
Bulbi Allii sat.	aa ad 15
Flor. Arnicae	5
Herb. Millefolii	ad 100

1 EL voll auf 1 Tasse Wasser kalt ansetzen, kurz aufkochen und einige Minuten ziehen lassen.

Täglich 2 Tassen in kleinen Schlucken trinken.

Tee bei Hypotonie *(H. Ell-Beiser)*

Rosmarinblätter	20 g
Thymianblätter	10 g
Hagebuttenfrüchte	10 g
Ingwerwurzel	10 g
Lavendelblüten	10 g
Weißdornblüten und -blätter	20 g

M.f.spec. D.S.: 1 TL mit 1 Tasse heißem Wasser übergießen, 10 Min. ziehen lassen und abgießen. 3 × tägl. 1 Tasse trinken.

Lymph-Venen-Tee *(J. Karl)*

Fol. Hamamel.		30
Herb. Meliloti		20
Herb. Millefolii		15
Herb. Equiseti		60
Fruct. Cynosbati	ad	150

Pro Tag 1 EL auf 2 Tassen Infus.

Venentee *(Bühring)*

Buchweizenkraut	30 g
Honigkleekraut	10 g
Schafgarbenkraut	20 g
Weißdornblüten und -blätter	20 g
Hohlzahnkraut	20 g

1 TL der Mischung mit kochendem Wasser übergießen, 10 Min. ziehen lassen, abseihen. 3 × tägl. 1 Tasse.

Arteriosklerose *(Rothmaler)*

Sirup. Allii sativi	80
Spirit. Melissae comp. ad	100

M.D.S.: 2–3 × tägl. 1 TL einnehmen.

27.7 Fragen/Repetitorium

1. In welche Untergruppen werden Glykoside eingeteilt (5)? Wie ist das Grundprinzip der Glykosidwirkung?
2. Nennen Sie die **Haupt**wirkungen der Digitalisglykoside.
3. Die Nebenwirkungen (3) der Digitalis-Herzglykoside sind.
4. Nennen Sie zwei „Herzglykoside 2. Ordnung" (Digitaloide): Wie heißt das Herzglykosid 1. Ordnung?
5. Nennen Sie fünf Flavonoid-Pflanzen.
6. Welche Wirkungen (3) haben Flavonoide?
7. Stellen Sie eine Teemischung zusammen aus 5 Heilpflanzen für eine Frau mit funktionellen Herzbeschwerden; sie leidet zusätzlich an Verdauungsstörungen.
8. Die wichtigste **„**Herzpflanze", die unbedenklich über längere Zeit eingenommen werden kann, heißt: .... Sie wird verordnet bei .... und wirkt (3). Was wissen Sie über diese Heilpflanze?
9. Ihr Bekannter leidet an „Herzenge" (Angina pectoris). Welches „Gewürz" (nach Hildegard von Bingen) empfehlen Sie ihm für seine Hausapotheke?
10. Stellen Sie einen Tee aus drei Heilpflanzen für einen erschöpften 40-jährigen Mann mit „funktionellen (nervösen) Herzbeschwerden" zusammen.
11. Bei Bluthochdruck gibt es aus der „Küchenapotheke" zwei wichtige Heilpflanzen. – Welche?
12. Welche Heilpflanzen empfehlen Sie bei Hyperlipidämie?
13. Welche Heilpflanzen kommen zum Einsatz zur Vorbeugung altersbedingter Gefäßerkrankungen? Welche Diätempfehlungen sprechen Sie aus?
14. Wie heißt die wichtigste Heilpflanze bei niedrigem Blutdruck und ständig kalten Füßen? Nennen Sie zwei Anwendungsformen dafür.
15. Welche Heilpflanze ist das „Mittel der Wahl" bei peripheren und zentralen arteriellen Gefäßstörungen? Was wissen Sie über die Geschichte und Wirkung dieser Heilpflanze?
16. Welche Heilpflanzen (3) eignen sich bei Venenbeschwerden zur äußerlichen Anwendung?
17. Welche Heilpflanzen (2) verbessern die arterielle Durchblutung?
18. Beschreiben Sie die Wirkungen der Rosskastanie.
19. Wie wird eine Tinktur hergestellt? Worauf ist zu achten?
20. Was ist eine Urtinktur? Worin besteht der Unterschied eines Frischpflanzenauszugs zur Tinktur?

28 Erkrankungen des Nervensystems und der Psyche

- Salicin und zugehörige Pflanzen (s. Kap. 17.7)
- Alkaloide und zugehörige Pflanzen (s. Kap. 15)
- Heilpflanzen bei Erkrankungen des Nervensystems und der Psyche
- Praxis-Rezept: Kräuterkissen (s. Kap. 11.3)

In der heutigen Zeit, in der uns berufliche Anforderungen, Ängste um Ausbildungs- und Arbeitsplatz, Doppel- und Dreifachbelastungen, Probleme menschlicher oder (umwelt-) politischer Art bedrängen, kommt es häufig zu nervösen Angst-, Spannungs- und Unruhezuständen, zu depressiven Verstimmungen und zu Schlafstörungen. Dann braucht ein „überreiztes Nervenkostüm" zuerst einmal vermehrt Unterstützung im zwischenmenschlichen Bereich. Bei solchen Beschwerden die Grenze zu ziehen zwischen Krankheit und Gesundheit ist nicht leicht; es gilt die Faustregel: Je mehr jemand in seinem gewohnten Alltag durch Angst und Depression beeinträchtigt ist, desto stärker ist die Krankheit ausgeprägt.

Die **Phytotherapie** ist anlässlich des großen Durchbruchs moderner synthetischer Psychopharmaka zeitweilig ins Hintertreffen geraten. Erst im Nachhinein wurde offenbar, dass die synthetischen Mittel zu Gewöhnung, Abhängigkeit, Sucht, Verdrängung oder Betäubung und vielerlei anderen Nebenwirkungen führen können; beim plötzlichen Absetzen synthetischer Antidepressiva während einer Langzeittherapie kann es zu schweren Entzugserscheinung kommen, bis hin zu psychotischen Zuständen. Für schwere, akute Befindlichkeitsstörungen sowie zur Prämedikation vor operativen oder diagnostischen Eingriffen oder bei der Behandlung echter Psychosen sind synthetische Psychopharmaka sicher die Mittel der Wahl. Aber bei den vielen leichten bis mittelschweren Angst- und Unruhezuständen oder bei depressiven Verstimmungen oder Schlafstörungen sind Heilpflanzenanwendungen eindeutig zu bevorzugen und seit langem bewährt! Eine gezielte und umfassende Behandlung mit Heilpflanzen kann Selbstheilungskräfte und körpereigene Funktionen anregen und den Organismus zur Ruhe bringen.

28.1 Schlafstörungen, nervöse Unruhe

„Den Seinen gibt's der Herr im Schlaf."

Psalm 127,2

„Süßer Schlaf, du kommst wie ein reines Glück, ungebeten, unerfleht, am willigsten. Du lösest die Knoten der strengen Gedanken, vermischest alle Bilder der Freude und des Schmerzes; ungehindert fließt der Kreis innerer Harmonien, und eingelullt in gefälligen Wahnsinn, versinken wir und hören auf zu sein."

Goethe

„Der Schlaf ist die köstlichste Erfindung", dichtete Heinrich Heine und dachte dabei sicher an eine erholsame, entspannende Nachtruhe, verquickt mit schönen Träumen. Ein Drittel unseres Lebens verbringen wir mit Schlafen, eine Zeit, die durchaus nicht „verschlafen", sondern lebensnotwendig ist. Ein erholsamer Schlaf ist Urquell der Gesundheit, der Körper und Seele regeneriert. Leider ist es nicht immer so; wer kennt das nicht: Man wälzt sich von einer Seite auf die andere und hofft vergeblich auf das genüssliche Versinken in Morpheus Armen. Die Stunden scheinen nicht zu verrinnen, die Nacht ewig lang und es ist keine Erlösung in Sicht. Wenn Schäfchen zählen, ruhig atmen, an etwas Schönes denken, die Sorgen „abschalten", beten, meditieren oder visualisieren nicht zum Schlaf verhilft, dann am besten wieder aufstehen und bei einem Tässchen Kräutertee die Gedanken aufschreiben, die einen nicht zum Schlafen kommen lassen. Danach geht es oft besser.

Bei der **Therapie** von Schlafstörungen und der Suche nach ihren **Ursachen** muss der Mensch und sein Umfeld wahrgenommen werden. Oft führen Aus-

wirkungen der modernen Hektik zu Überreiztheit, Nervosität, Unruhe und Erregungszuständen, bis hin zu Aggressionen und Ängsten, die in eine depressive Verstimmung übergehen können; Schlafstörungen sind die Folge. Auch körperliche Beschwerden und Erkrankungen sowie Medikamente (Appetitzügler, Betablocker, Bronchodilatatoren, Kontrazeptiva, Kortikosteroide, trizyklische Antidepressiva, Zytostatika u. a.) können zu Schlafstörungen führen. Wenn im therapeutischen Gespräch die Ursachen herausgefunden wurden, kann gemeinsam nach Wegen gesucht werden, diese Ursachen anzugehen, und zwar möglichst, bevor die Störung in eine Somatisierung übergeht.
Ungefähr 1/3 der deutschen Bevölkerung leidet an Ein- und Durchschlafstörungen. Behandlungsbedürftig sind Schlafstörungen dann, wenn über mehr als 1 Monat regelmäßig 3–4 Nächte/Woche der schlechte Schlaf auch zu Tagesbeeinträchtigungen führt. Das hat enorme Auswirkungen auf die soziale und berufliche Leistungsfähigkeit: Leistungsabfall, Unkonzentriertheit, Tagesmüdigkeit, Gereiztheit, Neigung zu Unfällen, Kreislaufprobleme, Verdauungsstörungen, Muskelverspannungen, Kopfschmerzen oder depressive Verstimmungen können die Folge sein.
Häufig bringen Änderungen in der Lebensweise, körperliche Aktivität und entspannende Maßnahmen Besserung. Den persönlichen Lebensrhythmus anzunehmen ist eine Lernaufgabe des Lebens. Wer herausgefunden hat, ob er ein „Morgen- oder ein Abendmensch" ist, kann hernach seine eigenen Schlafgewohnheiten viel besser ausrichten.

Im Hinblick auf eine gesunde **Schlafhygiene** sollte zuerst der Alltag „durchforstet" werden, denn an erster Stelle steht die Selbsthilfe:

- Sind die Füße warm (mit kalten Füssen findet niemand Schlaf!), bin ich wirklich müde?
- Ist das Schlafzimmer gut gelüftet und die Temperatur die richtige? Ist mein Zimmer dunkel und leise? Habe ich die passende Matratze, Bettdecke und Nachtkleid?
- Habe ich tagsüber für Bewegung gesorgt, oder durfte nur das Gehirn tätig sein?
- War meine Mittagsruhe nicht zu kurz und nicht zu lang (10–30 Min. max.)?
- Sollte ich vielleicht erst noch einen Spaziergang machen, um manche Dinge für heute abschließen zu können – morgen kommt ein neuer Tag? Vielleicht Entspannungsübungen ausprobieren?
- Habe ich zu spät zu viel gegessen, oder zu eiweißreich? (Kohlenhydratreiche Nahrungsmittel abends sind besser, sie erhöhen die Aufnahme der für den Schlaf wichtigen Aminosäure Tryptophan.)
- Belasten mich noch unlösbare Probleme, Sorgen und Ängste, Trauer oder z. B. die Wechseljahre?
- Belastet mich Lärm, Dauergeräusche oder der schnarchende Bettnachbar?
- Bin ich eine „Nachteule" oder ein Mensch, der einfach wenig Schlaf braucht – vielleicht sind 4–5 Stunden für mich genug?
- Nehme ich Medikamente ein mit entsprechenden Nebenwirkungen, konsumiere ich zu viele Reizmittel? Statt Schwarztee oder Kaffee vielleicht **Roibos**tee trinken, koffeinfrei, aber reich an Vitalstoffen. Wie steht es mit Wasseradern und Elektrosmog am Bettplatz (Netzfreischalter!)?
- Ist mein Kreislauf in Ordnung, der Blutzucker, die Schilddrüse, habe ich irgendwo noch Schmerzen, die ich zuerst lindern sollte, leide ich unter Hauterkrankungen mit Juckreiz,
- oder muss mein Herz unterstützt werden?
- Wache ich immer zur „Leberzeit" auf? – Dann sollte ich anstelle von Schlaftabletten die Leber unterstützen mit **Mariendistel** und **Löwenzahn**.
- Leide ich unter „Restless-Legs", unruhigen Beinen? Manchmal nützt umherlaufen, kalt-warme Wechselduschen, massieren oder Waschungen der Beine, Gymnastik oder die Zufuhr von Eisen oder Magnesium – einen Versuch ist es wert.
- Was tut mir allabendlich gut zur Schlafenszeit? Ein warmes Bad mit beruhigenden Kräuterzusätzen, ein Spaziergang, eine entspannende Geschichte, Tagebuch schreiben?

Oft hilft es, Wohltuendes zum Ritual zu machen („Ritual" kommt aus dem Sanskrit: „rta: Ordnung") – es tut gut, in seinen Gedanken und in seinem Lebenswandel wieder Ordnung zu machen.[45]

Früher wurde abends Lattichsalat (**Kopfsalat**) gegessen (Kopfsalat enthält u. a. den fettlöslichen

45 Siehe auch unter: www.schlafschule.com; www.dags.de.

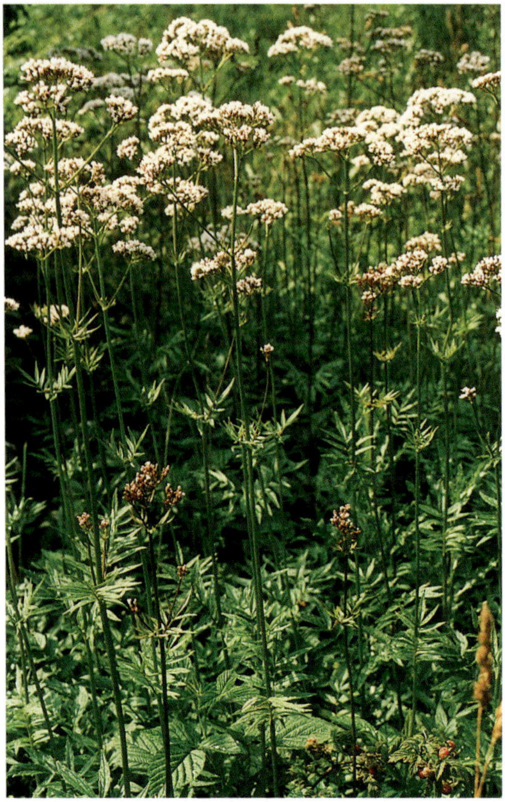

Abb. 56 Baldrian *Valeriana officinalis*, beruhigt bei Nervosität und Prüfungsangst.

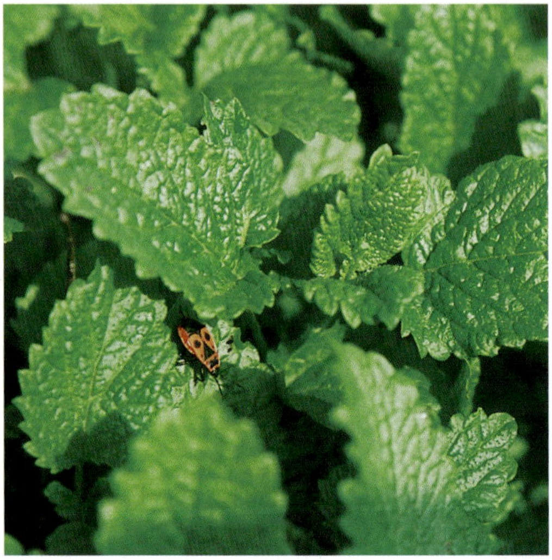

Abb. 57 Melisse *Melissa officinalis*, lindert Stress und hilft bei Schlafstörungen.

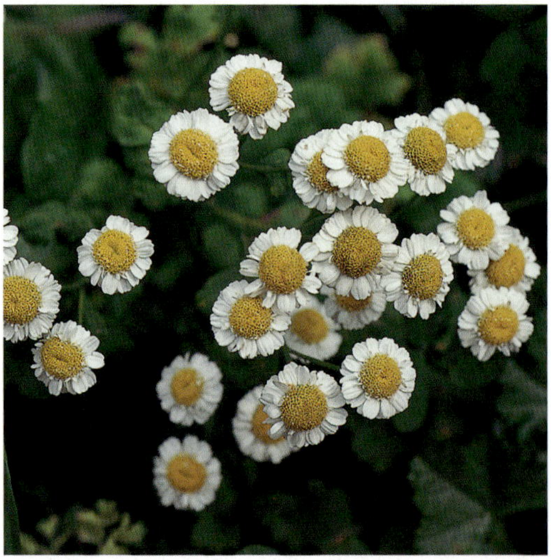

Abb. 58 Mutterkraut *Tanacetum parthenium*, wirksam bei hormonell bedingter Migräne.

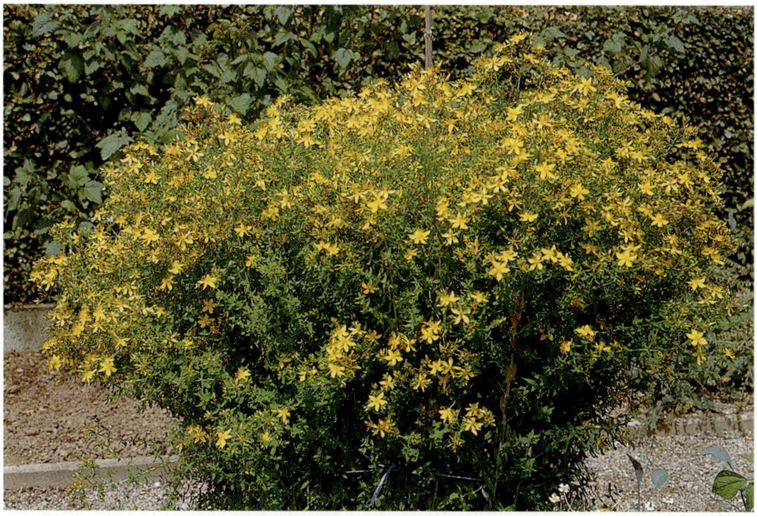

Abb. 59 Johanniskraut *Hypericum perforatum*, wirkt gegen depressive Verstimmungen.

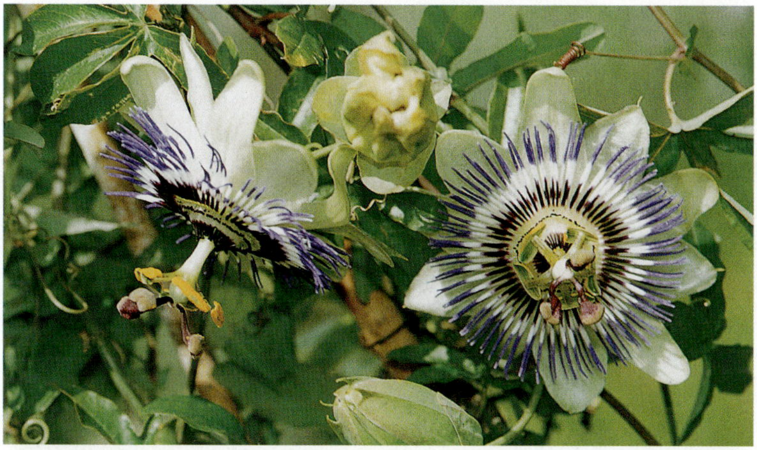

Abb. 60 Passionsblume *Passiflora incarnata*, mild wirkende Bruhigungspflanze auch für Kinder.

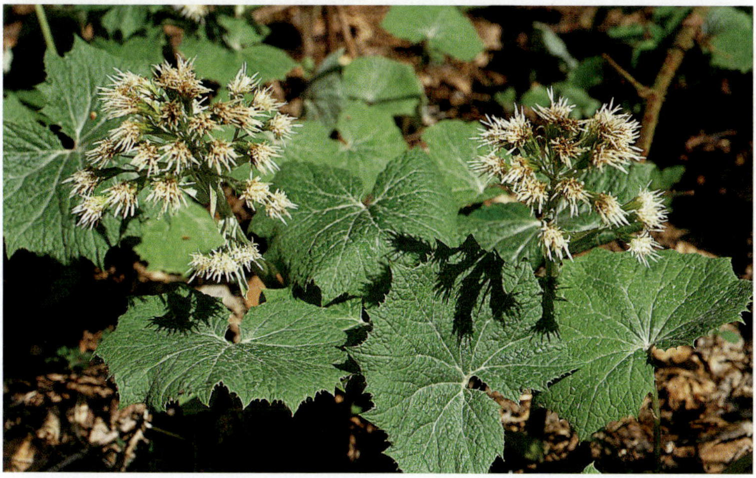

Abb. 61 Pestwurz *Petasites hybridus*, effizientes Migräneprophylaktikum für Erwachsene und Kinder.

Wirkstoff Lactucarium, der beruhigend, schlaffördernd und schmerzlindernd wirkt), Mohnköpfe in Bier getunkt oder **Äpfel** roh gegessen. Heutzutage sind **Weintrauben** eine schmackhafte **Einschlafhilfe** (300 g vor dem Schlafengehen fördern die Produktion des Hormons Melatonin). **Erdnüsse** und **Bananen** sind Vitamin-B-reich und haben sich bei hartnäckigen Schlafstörungen bewährt. **Milch** und **Honig** enthalten den schlaffördernden Stoff Tryptophan, der die Produktion des beruhigenden Hormons Serotonin anregt. Kneipp-Maßnahmen und leise sanfte Musik sind ebenfalls bewährte Schlafhilfen. Aufgeregten Nichtschläfern oder älteren Menschen kann auch einmal eine Tasse **Kaffee** oder Coffea D4 angeboten werden.

Es ist besser, sich mit **Heilpflanzen** in Morpheus Arme führen zu lassen, als sich mit Schlaftabletten zu betäuben, die für traumlose Nächte sorgen und meist ein benebeltes Aufwachen zur Folge haben. Träumen ist gesund, und „Schlafpflanzen" wirken deshalb so gut, weil sie die für einen erholsamen Schlaf so wichtigen Traumphasen (REM) nicht stören. Allerdings benötigen sie häufig eine längere Zeitdauer, bis die Wirkung einsetzt, ca. 1–3 Wochen. Darauf ist im Beratungsgespräch hinzuweisen, damit die Schlafsuchenden nicht aus lauter Enttäuschung über eine nicht erhaltene Soforthilfe gleich wieder zu synthetischen „Hämmern" greifen.

Die Natur bietet eine große Fülle von beruhigenden und schlaffördernden Heilpflanzen an, die den physiologischen Schlafrhythmus erhalten, die Leistungsfähigkeit nicht beeinträchtigen, gut verträglich sind, keinen „Hang-over-Effekt" bewirken und keine unerwünschten Nebenwirkungen haben. Sie sind keine eigentlichen „Schlafmittel", besitzen keine hypnotischen, schlafinduzierenden Wirkungen und führen dadurch auch nicht zu Abhängigkeiten oder Gewöhnung. Das Ziel der Therapie ist es nicht, durch „Betäubung" das Einschlafen zu erleichtern. Phytopharmaka bieten deshalb keine Hilfe bei akuten Angst-, Spannungs- und Erregungszuständen oder Panikstörungen, auch nicht bei Durchschlafstörungen oder morgendlichem „Früherwachen". Ziel ist es viel mehr, die uns natürlicherweise mitgegebene Ruheregulation wieder zu aktivieren. Und dabei wirken pflanzliche Schlafmittel in erster Linie schlafanstoßend, ohne die Schlafphasen negativ zu beeinflussen. Sie führen weder zu Gewöhnung noch zu Abhängigkeit. Zu beachten ist trotzdem, dass auch pflanzliche Schlafmittel nicht zu einer Dauertherapie gehören sollten. Sie sollen dem natürlichen Schlaf den Weg bereiten, denn der kann durch nichts ersetzt werden!

Schlafpflanzen mit ätherischen Ölen eignen sich nicht nur für beruhigende Tees oder Tinkturen, sondern auch für Brustkompressen, Kräuterkissen oder zur Badetherapie. Was gibt es angenehmeres als ein wohlig warmes, duftendes Bad! Durch die sich entfaltenden ätherischen Öle wird über das limbische System auch die Stimmung positiv beeinflusst.

Schlafstörungen bessern sich oft durch **leberfunktionsunterstützende** Pflanzen (**Mariendistel**, **Artischocke**, **Löwenzahn** oder **Wegwarte**), weil die Leber nachts eine aktive Phase hat. Älteren Menschen sollte zusätzlich **herzunterstützender Weißdorn** verordnet werden, bei Schlafstörungen in den **Wechseljahren Hopfen** und **Melisse**. Wer wegen **Magendrücken** nicht einschlafen kann gibt **Fenchel**samen, **Pfefferminz**blätter und **Kamillen**-, **Orangen**- und **Lavendel**blüten in die Teemischung.

Kräuterkissen (s. Kap. 11.3: Kräuterkissen) sind alte Volksheilmittel und wirken pharmakologisch gesehen als so genannte „Duftstofftherapie". Kräuterkissen wurden häufig als Placebo oder Suggestivmittel abgetan, aber die Duftwirkungen erklären sich hirnphysiologisch aus der Verknüpfung zwischen Riechzentrum und limbischem System, das die Gefühlswelt, das Vegetativum und die Sexualität steuert. Seit sich die Aromatherapie bei uns als Heilmethode durchgesetzt hat, sind auch Kräuterkissen wieder als wohltuende, wirksame und nebenwirkungsfreie Therapie anerkannt.

50–150 g beruhigende Pflanzen mit ätherischen Ölen (Dost, Kamillen- und Rosenblüten, Lavendel- und Orangenblüten, Baldrianwurzel, Melissenblätter, Beifußblüten, Dillsamen, Waldmeister- oder Honigkleekraut oder Hopfenzapfen) in einen kleinen Kissenbezug einnähen und neben das Kopfkissen legen.

Nervosität und Unruhe sind Phänomene, die zu unserer hektischen Zeit zu gehören scheinen, und es ist nicht einfach, daraus auszuscheren. Das Gefühl, den Anforderungen nicht mehr nachzukommen, ungenügend leistungsfähig zu sein und den Druck und Stress kaum mehr aushalten zu können macht Angst und auf die Dauer krank. Wo uns der Kopf steht, wissen wir schon lange nicht mehr, Zeithaben wird zum Fremdwort und Ruhepausen zum Luxusgut.

Nervöse Unruhe äußert sich in Überaktivität, Reizbarkeit, Ängsten und Überempfindlichkeit und ist oft begleitet von Schlafstörungen, Kopfschmerzen, Herz-Kreislauf- oder Magen-Darm-Beschwerden oder von neurovegetativen Beschwerden wie Schwitzen oder hektischen Rötungen auf der Haut. Höchste Zeit, sich Zeit zu nehmen und das derzeitige Leben anzuschauen: Ist es wirklich so wie ich es mir wünsche?; Was ist mir wirklich wichtig in meinem Leben? Heutzutage gibt es Seminare, in denen man lernen kann, wie man Stress abbaut, die Zeit budgetiert, wie man meditiert, visualisiert, positive Affirmationen einsetzt, wie man zur Entspannung kommt. „Erquicklich ist die Mittagsruh', nur kommt man leider nicht dazu", dichtete weise Wilhelm Busch. Oft genug sind es die kleinen Änderungen die helfen: öfters eine kleine Ruhepause einlegen, wenn es nicht mehr weiter geht. 5 Minuten früher losfahren als nötig, um nicht in Hektik zu geraten und sich gewahr werden, dass man es nicht allen recht machen muss und es einem zusteht, den eigenen Rhythmus zu leben.

Therapeutisch eingesetzt werden bei diesen Beschwerden die gleichen beruhigenden Heilpflanzen wie oben und unten erwähnt, und natürlich zusätzlich die Heilpflanzen, die zu dem jeweiligen Beschwerdebild passenden.

28.1.1 Heilpflanzen bei Schlafstörungen, Nervosität und Unruhe

Baldrian
Valeriana officinalis
Valerianae radix (M)

In der Mythologie der nordischen Völker spielte Baldrian eine ganz beachtliche Rolle. Wie viele Pflanzen mit starkem Aroma wurde auch die „Stinkwurz" zur Abwehr von Bösem verwendet. Geister, die Übles wollten, Hexen, die das Vieh verzauberten oder gar der Teufel persönlich: Mit Baldrian ließen sie sich fernhalten. Ein Volksreim zeugt von der schützenden Kraft der aromatischen Kräuter: „Baldrian, Dost und Dill, kann die Hex nicht, wie sie will." Der Gebrauch von Baldrian versprach auch Freundschaft und aphrodisische Kräfte: „Wiltu gute Freundschaft machen under menne und under weibe, so nym valerianam und stoß die zu trincken in wein", weiß eine Handschrift aus dem 12. Jahrhundert zu berichten. Und sogar gegen die Pest wurde Baldrian eingesetzt: „Eßt Bibernell und Baldrian, so geht Euch die Pest nicht an." Baldrianwurzel verschafft nervösen Menschen ruhige Nächte und aufgeregten Prüflingen klare Konzentration.

Inhaltsstoffe: 0,5–1,5 % ätherisches Öl, (beruhigende) Valerensäuren, 0,5–2 % instabile Valepotriate, Alkaloidspuren.

Wirkungen: Einnahme am Abend: Förderung der Schlafbereitschaft, Verkürzung der Einschlafzeit, Verbesserung der Schlafqualität mit vermindertem nächtlichem Aufwachen und verbesserter Tagesbefindlichkeit. **Einnahme am Tag:** beruhigend und entkrampfend, psychisch ausgleichend und antriebssteigernd mit Steigerung des Konzentrations- und Leistungsvermögens und besserer Bewältigung von Stresssymptomen. Außerdem wurde eine schnelle Dämpfung von Abstinenzerscheinungen bei Alkohol- und Opiatentzug beobachtet.

Indikationen: Nervöse Erregungs- und Unruhezustände und nervös bedingte (Ein-) Schlafstörungen, nervöse Herz- und Magenbeschwerden. Lampenfieber und Prüfungsangst, Angst- und Spannungszustände, nervöse Erschöpfungszustände, Reizblase und Bettnässen. Lernschwierigkeiten bei Kindern mit Nervosität, Angst- und Spannungszustände und Wetterfühligkeitssymptome.

Darreichungsformen, innerliche Anwendung: Tee (Infus, Kaltmazerat oder Kombination), Tinktur (70 % Ethanol, ausreichend dosieren, sonst kommt die anregende Wirkung zum Tragen!), Extrakt, Presssaft, Wein, Fertigpräparate.

Äußerliche Anwendung: Baldrianöl, alkoholische Baldrianextrakte und Dekokt als Badezusatz.

Tagesdosis: 10–15 g, Kinder: 2,5 g. Bei akuten Beschwerden die 2–3fache Tagesdosis. Infus 2–3 g Droge (1 TL) pro Tasse ein- bis mehrmals tägl., Tinktur: $^1/_2$-1 TL (2–3 ml) ein- bis mehrmals tägl., Extrakte: entsprechend 2–3 g Droge, ein- bis mehrmals tägl. 100 g Droge für 1 Vollbad. Baldrian wurde häufig als Placebo-Pflanze abgetan, inzwischen wurde aber erkannt, dass dieses Fehlurteil aufgrund einer zu niedrigen Dosierung zustande kam. Die traditionelle Anwendung von 10–20 Tr. Baldriantinktur auf einem Stück Würfelzucker ist eine deutliche Unterdosierung. Außerdem hat man festgestellt, dass die sog. paradoxen Reaktionen des Baldrians eher durch Unterdosierung zustande kamen: Unter 200 mg (Extraktmenge) regt Baldrian eher an; zum Beruhigen braucht es 900 mg.

Nebenwirkungen: Bei Überdosierung (nur bei Präparaten möglich, nicht bei Tee), vor allem bei älteren Patienten, selten paradoxe Reaktionen: Unruhe, Schlaflosigkeit. Es sind weder Abhängigkeit noch Entzugserscheinungen zu befürchten.

Gegenanzeigen: Nicht bekannt.

Präparate: florabio Baldriansaft, Valdispert® 45mg/-125mg Drg., Kneipp® Baldrian Pflanzensaft Nerventrost, Hovaletten® (mit Hopfen), Euvegal® Entspannungs- und Einschlafdragees (mit Melisse), Euvegal® Balance 500 Tbl., Neurapas® balance Tbl. (mit Johanniskraut und Passionsblume), Sedariston® Tr. Flüssigkeit. (mit Johanniskraut, Melisse), Biral® forte Drg. (mit Passionsblume), Sedonium® 300 mg. **Badeextrakt:** Silvapin® N.

Teezubereitung: Kleingeschnittene Wurzeln (1 TL/Tasse) kalt ansetzen, 1 Stunde lang köcheln und 2–3 Stunden neben der Herdplatte nachziehen lassen. Wegen der etwas langwierigen Zubereitung am besten gleich 3–5 Liter zubereiten und den Tee im Kühlschrank lagern. Abends 2 Tassen erwärmen, bei Bedarf mit Honig süßen und genießen. Diese Teezubereitung ist wirkungsvoller als eine Überbrühung mit kochendem Wasser. Baldrian kann bei **nervösen Erregungszuständen** mit Melisse, bei **nervös bedingten Schlafstörungen** mit Hopfen, bei **Angstzuständen** mit Johanniskraut und Passionsblume und bei **funktionellen Herzbeschwerden** mit Weißdorn kombiniert werden; die Kombinationen tragen erfahrungsgemäß zu einer Wirkungsverstärkung bei.

Äußerliche Anwendung: 100 g Droge (für 1 Vollbad) mit 2 l Wasser heiß übergießen, nach 10 Min. abgießen und dem Badewasser zugeben.

Kommission E: Unruhezustände, nervös bedingte Einschlafstörungen.

Dill
Anethum graveolens
Anethi fructus (M)

Dillsamen gelten als altes traditionelles **Kinderschlafmittel**. Das ätherische Öl im Samen übt eine beruhigende Wirkung aus bei überstrapazierten Nerven und in Stresssituationen. Man gab die Samen nervösen unruhigen Kindern zum Kauen. Daher hat Dill seinen Namen: aus dem Altnorwegischen „dilla: einlullen". Aus Nordamerika wurde überliefert, dass Kinder Dillsamen bekamen, um sie für den Gottesdienst „ruhig zu stellen"; daraufhin nannte man die Samen auch „meeting seed", eben weil sie den ruhigen Ablauf von Veranstaltungen ermöglichten. Hierzulande werden die Samen gemörsert und in Milch verabreicht, oder in einem Schlafkissen neben das Kopfkissen gelegt. Für ältere Menschen zieht man die gemörserten Samen in Wein aus.

Inhaltsstoffe: Cumarinderivate, carvonreiches ätherisches Öl.

Wirkungen: Krampflösend, beruhigend, bakteriostatisch.

Indikationen: Beruhigung, Verdauungsbeschwerden.

Nebenwirkungen/Gegenanzeigen: Keine bekannt.

Darreichungsformen: Droge, Gewürz, Präparate.

Dosierung: 3 g Droge.

Teezubereitung: $1/2$ TL frisch gequetschten Samen mit 1 Tasse heißem Wasser überbrühen, zugedeckt 7 Min. ziehen lassen, abgießen.

***Kommission E**: Dyspeptische Beschwerden.*

Hafer, Saat
Avena sativa
Avenae herba recens (M)

(s. Kap. 27: Herz) Der Grüne Hafer hat sich als Haferstrohtee in den letzten Jahren hauptsächlich in der Volksmedizin einen guten Ruf erworben: als Beruhigungsmittel bei nervöser Erschöpfung, Schlaflosigkeit und Nervenschwäche. Der alkoholische Haferkrautauszug wirkt mild sedativ und euphorisch (ein „Hafertag" mit Hafergrütze vitalisierend).

Hinweis: In der Ayurveda-Medizin wird eine Abkochung der Haferfrüchte zur Opiumentziehungskur verwendet, und die alkoholische Tinktur zur Nikotinentwöhnung eingesetzt (der laut Studie noch 2 Monate nach Absetzen der Medikation deutlich war), mit hervorragendem Erfolg.

Präparate: Passiflora/Avena Comp. (Kinderzäpfchen von WALA), Nervuton® N Tr., Requiesan®, Sedatruw®.

***Kommission E**: entzündliche und seborrhoische Hauterkrankungen, speziell mit Juckreiz.*

Hopfen
Humulus lupulus
Lupuli strobulus/-glandula (M)

Die Herkunft des Namens ist ungewiss: ob aus dem angelsächsischen „hoppan: hinüberhüpfen, über Zäune klettern" oder vom altdeutschen „hop: Schopf" wegen des schopfartigen Blütenstandes oder aus dem Altfränkischen „humilo: hummeln, herumtasten", womit die Suche der Ranke nach einer Stütze gemeint sein könnte. Die baumhoch rankende Liane wächst in fast allen Ländern der Welt wild an Flussufern und feuchten Gebüschen.

Es werden wohl Mönche gewesen sein, die den Hopfen erstmals für die Bierbrauerei entdeckten. Doch nicht nur für ein gutes Bier taugt der Hopfen, er hat sich auch einen Namen gemacht als Magenbitter, zum Schlafen oder als Anaphrodisiacum. Gerne wird darüber spekuliert, ob gehopftes Bier, das den männlichen Geschlechtstrieb dämpft, aus diesen Gründen von den Mönchen gebraut wurde. Lassen wir die Frage offen. „Hopfen und Malz, Gott erhalt's." Wenn aber „Hopfen und Malz verloren" sind, dann sagt der Volksmund „Gott gibt den Verstand, der Hopfen nimmt ihn". Auf alle Fälle gibt Hopfen dem Bier die Würze und dem Menschen die Ruhe.

Inhaltsstoffe: In den Drüsenschuppen der Hopfenzapfen: ätherisches Öl, Harz mit den Hopfenbittersäuren Humulon und Lupulon; in den Zapfenblättern der Fruchtstände: Flavonoide und Gerbstoffe. Bei längerer Lagerung entsteht aus Humulon und Lupulon der sedierende Wirkstoff 2-Methyl-3-buten-ol, der bereits bei niedrigen Temperaturen stark flüchtig ist und die bewährte Anwendung von Hopfenkissen zur Beruhigung erklärt, und der sich im Übrigen auch im Johanniskraut findet!

Wirkungen: Mildes Sedativum, schlafffördernd, beruhigend, krampflösend. Durch Bitterstoffe appetit-, Speichel- und Magensaftsekretiosnfördernd. Dämpft die (männliche) sexuelle Erregung und lindert Wechseljahrsbeschwerden.

Indikationen, innerliche Anwendung: Schlaflosigkeit, vor allem Einschlafstörungen, Befindlichkeitsstörungen wie Unruhe, Angstzustände, nervöse Reizbarkeit mit Erschöpfung, Rastlosigkeit, Nervosität, nervöse Magenerkrankungen und Appetitlosigkeit. Sexuelle Überregbarkeit, Wechseljahrsbeschwerden und Anaphrodisiakum für Männer.

Darreichungsformen, innerliche Anwendung: Tee, Tinktur, Hopfensherry, Fertigpräparate. **Äußerliche Anwendung:** Badezusatz, Aromatherapie, Schlafkissen (alle 2–3 Wochen das Kissen mit neuen Kräutern füllen). Hopfenzapfen werden vorwiegend mit Baldrian, Melisse, Passionsblume kombiniert.

Tagesdosis: Einzeldosis 0,5 g Droge, 20 g für ein Vollbad.

Nebenwirkungen/Gegenanzeigen: Nicht bekannt.

Hinweis: Beim Hopfenpflücken können Kopfschmerz, Schläfrigkeit, Dermatitis oder Gelenkbeschwerden auftreten. Hopfenpflückerinnen bekommen aufgrund des hohen Phytoöstrogengehaltes ihre erste Menstruation oft verfrüht oder leiden an Zyklusanomalien.

Präparate: Nervenruh® forte N Drg., Ardeysedon® N Drg. (mit Baldrian), Luvased® Drg. (mit Baldrian), Vivinox® N Beruhigungsdrg. (mit Baldrian, Passionsblume), Leukona Beruhigungsbad® (mit Hopfen).

Teezubereitung: 1–2 TL (0,4–0,8 g) Hopfenzapfen (Lupuli strobulus) mit 150 ml siedendem Wasser überbrühen, 10 Min. abgedeckt ziehen lassen und abgießen. 2–3-mal täglich 1 Tasse trinken besonders vor dem Schlafengehen.

Hopfenmilch: 2 TL Hopfenzapfen mit 200 ml Milch kurz aufkochen, bedeckt 7 Min. ziehen lassen, abgießen und mit 1 TL Honig süßen. Bewährte **Kissenmischung** für unruhige Säuglinge und Kleinkinder: Orangenblüten, Melisse, Lavendel, Dillsamen, Kamille, Hopfen.

Kommission E: *Unruhe- und Angstzustände, Schlafstörungen.*

Kalifornischer Mohn *Eschscholzia californica* Eschscholziae herba

Das ist eine besonders schöne orangefarbene, zur Mohnfamilie gehörende Zierpflanze, die aus Amerika kommend bei uns eingebürgert wurde. Sie ist die Nationalblume des Staates Kalifornien, wo sie der deutsche Arzt und Botaniker J.F. Eschscholtz erstmalig zu Gesicht bekam. Sie wird wegen ihrer goldfarbenen Blüte auch „Gold-Poppy" oder „Goldmohn" genannt, und früher glaubte man, dass sich die Blüten auf der Erde zu Gold verwandeln würden. „Schlafmützchen" heißt sie, weil die zusammengefalteten Blütenblätter vor dem Erblühen der Pflanze noch in einer zartgrünen schützenden Hülle stecken, die wie eine längliche Zipfelmütze, eben eine Schlafmütze aussieht. Goldmohn ist eine wichtige Pflanze in der Homoöpathie und wird u. a. in der Pädiatrie verwendet.

Inhaltsstoffe: Alkaloide (Protopin, Crytopin, Chelidonin, Sanguinarin), Flavonglykosid Rutosid.

Wirkungen: Sedativ, schlafffördernd, mild schmerzstillend, leicht antidepressiv und krampflösend. Die Wirkung ist mild, ausgleichend und **nicht narkotisch**.

Darreichungsformen: Fluidextrakt, Tinktur und als Tee.

Indikationen: Einschlafstörungen, nächtliches Aufwachen, nervöse Anspannung, Unruhe, krampfartige Schmerzen. Auch für Jugendliche und für **Kinder** geeignet, bei kindlicher Neuropathie oder Enuresis nocturna.

Nebenwirkungen/Gegenanzeigen: nicht bekannt.

Präparate: Requiesan® (mit Hafer).

Teezubereitung: 1 TL Kraut mit 150 ml siedendem Wasser überbrühen, 5 Min. ziehen lassen und abgießen. 2–3-mal täglich 1 Tasse mit Honig gesüßt trinken, besonders vor dem Schlafengehen. Gute Alternative für die, die Baldrian nicht (riechen) mögen.

Kamille
Matricaria recutita
Matricariae flos/ Chamomillae aetheroleum (M)

Die Kamille ist ein hervorragendes Spasmolytikum und Beruhigungsmittel, vor allem bei Schlaflosigkeit der Kinder während der Zahnungsperiode! In der Teemischung und als Schlafkissen hat sie sich seit langem bewährt, nicht nur in der Pädiatrie.

Lavendel
Lavandula angustifolia
Lavandulae flos (M)

„Er ist das blaugekleidete Wunder des Südens", schwärmte Maurice Messegue, der kräuterkundige Franzose vom Lavendel, dem Inbegriff aromatischer intensiver Düfte unter sonnenglühendem Himmel. Die Pflanze besticht mit ihrem zauberhaften Duftblau der Blüten und beruhigt Seele und Sinne. Das wusste schon Julius Caesar, der nach einem anstrengenden Tag im Senat gerne in Lavendel badete und seine Seele baumeln ließ. Lavendel leitet sich ab von lat.: „lavare: waschen". Ein Bad ohne Lavendel war in Rom unvorstellbar und dient auch heute noch dem Wohlbefinden.

Inhaltsstoffe: 1–3 % ätherisches Öl, Cumarine, 12 % Laminaceengerbstoffe, Flavonoide, Phytosterole, Phenolcarbonsäuren.

Wirkungen: Beruhigend, karminativ, gallefördernd.

Indikationen: Innerliche Anwendung: Einschlafstörungen und Unruhezustände, Reizbarkeit, Nervosität, nervöses Herzklopfen und Verdauungsbeschwerden. Antidepressiv, hebt die Stimmung. In der französischen Volksmedizin werden unruhigen Säuglingen und Kleinkindern Lavendelsträußchen oder -duftsäckchen in ihrer Nähe aufgehängt. Verdauungsbeschwerden. **Äußerliche Anwendung:** Bad gegen Unruhe und Nervosität.

Darreichungsformen: Innerliche Anwendung: Tee, Tinktur, Wein, Fertigpräparate. **Äußerliche Anwendung:** Schlafkissen, Lavendelstrauß an der Wiege von Säuglingen. Badezusatz: funktionelle Kreislaufstörungen (100 g Droge/2 l heißes Wasser), Aromatherapie (Duftkissen, ätherische Ölauflage, Aromalampe).

Tagesdosis: 3–5g Droge. Als Badezusatz: 60–100 g Droge für ein Vollbad.

Nebenwirkungen/Gegenanzeigen: Für die Droge nicht bekannt. Bei empfindlichen Personen aufgrund der Cumarinverbindungen Kopfschmerzen.

Präparate: Valeriana-Strath® Tr., **zum Einreiben:** Oleum aethereoleum Lavandulae 10 % Weleda. **Badezusatz:** Kneipp® Lavendelbad, Schupp's Lavendel Ölbad®.

Teezubereitung: 1–2 TL (0,8–1,6 g Droge) mit 1 Tasse heißem Wasser überbrühen und 5 Min. abgedeckt ziehen lassen.

Kommission E: *Innere Anwendung: Unruhezustände, Einschlafstörungen, funktionelle Oberbauchbeschwerden (nervöser Reizmagen, Roemheld-Syndrom, Meteorismus, nervöse Darmbeschwerden). Bäder: funktionelle Kreislaufstörungen.*

Linde
Tilia cordata und *Tilia platyphyllos*
Tiliae flos (M)

Lindenblütentee ist als schweißtreibendes Mittel bei Erkältungskrankheiten geläufig. Sie stärken die körpereigene Abwehrkraft, das ist wissenschaftlich erwiesen. Darüber hinaus wirken die Blüten schmerz- und reizlindernd, erweichend, wärmend und mild abführend und, das gilt als Geheimtipp, beruhigend und schlaffördernd, vor allem bei kleinen Kindern und älteren Menschen.

Melisse
Melissa officinalis
Melissae folium/ -aetheroleum (M)

(s. Kap. 21: Magen und Kap. 27: Herz) Paracelsus schätzte die Melisse mit ihren ätherischen, extrem flüchtigen Ölen kostbarer ein als Gold – das ist sie auch, wenn man den Preis von 1 g reinem ätherischem (höchst flüchtigem) Melissenöl mit dem Preis von 1 g Gold vergleicht. Kostbar sind auch die neuesten Forschungsergebnisse der Northumbria University, nach denen Melisse die Denkleistung erhöht und die Freisetzung von Acetylcholin fördert. Deshalb könnte die Pflanze auch für an Demenz leidende Patienten eingesetzt werden; John Gerard bezeichnete sie schon im 16. Jahrhundert als „Geistesbeschleuniger"! Das duftende Kraut aus der Familie der Lippenblütler wird auch **Zitronenmelisse** genannt, weil die herzförmigen Blätter beim Zerreiben angenehm nach Zitrone duften. Der Name Melisse stammt von „melissa: honigsüß". Melisse ist eine bekannte Bienenfutterpflanze und wird von Imkern gern in der Nähe des Stocks gepflanzt.

Inhaltsstoffe: 0,02 – 0,2 % ätherisches Öl, Flavonoide, Gerbstoffe, Phenylcarbonsäuren, Bitterstoffe.

Wirkungen: Beruhigend, stresslösend, entblähend, krampflösend.

Indikationen: Einschlafstörungen, vor allem, wenn das Einschlafen mit Ängsten und Herzklopfen verbunden ist, nervöse Herzbeschwerden, nervöse Magen- und Darmstörungen, Erschöpfungszustände, als mildes Beruhigungsmittel. Besonders bewährt bei Schlafstörungen der Kinder, die durch Bauchschmerzen hervorgerufen werden, weil Melisse gleichzeitig krampflösend und blähungswidrig wirkt. Zur Entspannung bei Kopfschmerzen.

Darreichungsformen: Innerliche Anwendung: Tee, Tinktur, Destillat, Fertigpräparate. **Äußerliche Anwendung:** Melissengeist, Schlafkissen, Badetherapie, Duftlampe.

Tagesdosis: 3–5g Droge. 20–50 g Droge (2–3 Hand voll frische Blätter) für ein Vollbad.

Nebenwirkungen/Gegenanzeigen: Nicht bekannt.

Präparate: florabio naturreiner Frischpflanzenpresssaft Melisse (Vorteil: enthält mehr ätherische Öle als Tee), Kneipp® Melisse Pflanzensaft, Euvegal® Tropfen N, Pascosedon® Tr., Kneipp® Beruhigungsbad spezial, Kneipp® Sedativ-Bad (mit Baldrianöl).

Teezubereitung: 1 TL (1 g) Droge mit 1 Tasse heißem Wasser überbrühen und 7 Min. bedeckt ziehen lassen. 3–5 × täglich 1 Tasse. trinken bzw. abends 2 Tassen.

Tipp: Melissenblätter sollte man selbst sammeln, dann können sie bis zu 0,8 % ätherisches Öl enthalten: 1 Woche vor Blühbeginn (meist Anfang Juni) zwischen 11–12 Uhr morgens (bei leichter Bewölkung zwischen 12–14 Uhr) ca. 10 cm über dem Boden abschneiden. Anschließend die Blätter vom Stängel streifen, Blätter zum Trocknen und Aufbewahren ganz lassen und rasch und schonend bei unter 40° C trocknen. Solchermaßen behandelt verliert die Melisse innerhalb 1 Jahres höchstens 5–10 % ihrer ätherischen Öle, wohingegen sie bei zerkleinerten Blättern (wie leider üblich) 50–70 % des äth. Öles verliert.

***Kommission E:** Nervös bedingte Einschlafstörungen, funktionelle Magen-Darm-Beschwerden.*

Passionsblume
Passiflora incarnata
Passiflorae herba (M)

Die Gattung der Passionsblumengewächse umfasst ungefähr 500 Arten, die sich im feucht-warmen Klima des tropischen Regenwaldes wohlfühlen. Die Botaniker des 19. Jahrhunderts waren begeistert von dem schönen rankenden Lianengewächs mit der prächtigen Blüte und brachten die Pflanze nach Europa. Hier blüht sie, treibt aber keine Früchte. Schade, dabei bringen die schönen Blüten von 60 Passiflora-Arten essbare eiförmige Früchte. Von „Passiflora edulis" kennt man den aromatischen Maracuja-Saft, der aber keine therapeutische Wirkung hat (oder nur noch nicht erforscht wurde?). Ihren deutschen Namen erhielt die Pflanze vom Aussehen ihrer Blüte, die mit ihrem Kranz der Nebenkronblätter an die Dornenkrone in der Passionsgeschichte erinnern soll.

Inhaltsstoffe: Flavonoide (u. a. Maltol mit weißdornähnlicher, beruhigender, Herz-Kreislauf-unterstützender Wirkung), Cumarinderivate, Spuren von ätherischem Öl und cyanogenen Glykosiden.

Wirkungen: Mild beruhigend, schlaffördernd, krampflösend und mild angstlösend. Passionsblumenextrakt weist papaverinähnliche Spasmolyseeffekte auf und senkt die motorische Aktivität.

Indikationen: Zur unterstützenden Therapie bei nervöser Unruhe, Einschlafstörungen, Depressionszuständen, Konzentrationsschwierigkeiten, Kreislaufschwäche, Klimakteriums- und wetterbedingten Beschwerden und nervös bedingten Beschwerden im Magen-Darm-Bereich. Gutes Tagessedativum, auch im Kindesalter und in der Pubertät. Aufgrund ihrer schwachen Wirkung fast ausschließlich in Kombination mit anderen beruhigenden Pflanzen.

Darreichungsformen: Tee (teuer!), Fertigpräparate. **Äußerliche Anwendung:** Waschungen.

Tagesdosis: 4–8 g Droge.

Nebenwirkungen/Gegenanzeigen: Nicht bekannt.

Präparate: Passiflora Curarina® Tr., Biral® forte Drg. (mit Baldrian), Passiorin® N Saft (mit Weissdorn), Neuropas® balance (mit Johanniskraut und Baldrian).

Teezubereitung: 1–2 TL (1,5–3 g) Droge mit 1 Tasse siedendem Wasser übergießen und 5 Minuten ziehen lassen. 2–3-mal täglich 1 Tasse oder vor dem Schlafengehen 1–2 Tassen trinken.

Kommission E: *Nervöse Unruhe.*

Pomeranze
Citrus aurantium
Aurantii pericarpium/-fructus immaturus/-flos/-aetheroleum (M)

„Wer könnte traurig sein beim Anblick der lächelnden Orange, niedergeschlagen beim Duft ihrer zärtlichen Süße", schrieb einst der Dichter Giovanni Delacasa über die Süßorange. Es ist wirklich ein einzigartiger süßköstlicher Geschmack, der aus der reifen Frucht quillt und dem Gaumen schmeichelt. Eine Unterart der Orange ist die Bitterorange, die auch den Namen Pomeranze trägt und eine kugelrunde heilkräftige Arzneifrucht ist. Paracelsus nannte sie „Poma aurantia: Goldapfel", und daraus entwickelte sich der Name Pomeranze. Blüte, unreife Frucht, Fruchtschale der ausgereiften Frucht und das daraus gewonnene ätherische Öl machen aus der orangegoldenen Frucht dieses Rautengewächses eine wahre Fundgrube für die Gesundheit. Eine positive Monographie haben nur die Schalen erhalten; die Blüten werden in der Volksmedizin angewendet.

Inhaltsstoffe: Bis zu 2 % ätherisches Öl (Limonen u. a.), Bitterstoffe, bitterschmeckende Flavonoide, Furanocumarine.

Wirkungen: **Blüten:** Sedierend, nervenstärkend, entspannend und leicht spasmolytisch. **Schalen:** appetitanregend, Steigerung der Magensaftsekretion, tonisierend.

Indikationen: Blüten besonders in der Pädiatrie zur Entspannung und Schlafförderung, ein wohlschmeckendes Nervinum und Einschlafmittel für nervöse Unruhezustände. **Pomeranzenschalen** bei Appetitstörungen, Magenbeschwerden und als Geschmackskorrigens in der Pädiatrie. Bitterorangenblütenwasser (Hydrolat) zur Beruhigung und bei Einschlafstörungen der Kinder (teelöffelweise).

Darreichungsformen: Blüten und Schalen als Teedroge, Tinktur, Orangenblütenwasser („Aqua aurantii Flores"), Sirup, ätherisches Öl (Neroli).

Tagesdosis: 4–6 g Droge (Schale!), 2–3 g Tinktur, 1–2 g Trockenextrakt.

Nebenwirkungen/Gegenanzeigen: Photosensibilisierung aufgrund der Furanocumarine möglich, vor allem bei hellhäutigen Personen.

Präparate: Sirupus aurantii.

Teezubereitung: 1 TL Blüten mit 1 Tasse heißem Wasser übergießen, 7 Min. ziehen lassen und abgießen. 3 × tägl. 1 Tasse vor den Mahlzeiten.

Kommission E: *Appetitlosigkeit, dyspeptische Beschwerden.*

28.2 Depressive Verstimmungen und Ängste

28.2.1 Depressionen

„... und meine Welt war plötzlich grau, das Dunkel schob die Freude fort ...", beschrieb die amerikanische Schriftstellerin Sylvia Plath (1932–1963) den Zustand ihrer Schwermut, der heutzutage je nach Ausmaß depressive Verstimmung oder Depression genannt wird. Wem sind nicht schon einmal Schatten auf der Seele gelegen? Wenn aber eine Seelenverstimmung mehr ist als schlechte Laune, gedrückte Stimmung oder vorübergehende Niedergeschlagenheit, zeigt sich im Zustand der „-losigkeiten" die Schwere der Erkrankung: Hoffnungslosigkeit, Ratlosigkeit, Antriebslosigkeit, Entscheidungslosigkeit, Konzentrationslosigkeit, Phantasielosigkeit, Schlaflosigkeit, Appetitlosigkeit, Sinnlosigkeit, Gefühllosigkeit, Interesselosigkeit, Freudlosigkeit u.v.m. Dabei kann es neben vielerlei körperlichen Beschwerden zum Lebensüberdruss bis zu Selbsttötungsabsichten kommen. Es handelt sich um eine ernste Erkrankung, die die Menschen durch die Geschichte begleitet und deren Beschreibung wir schon im alten Ägypten finden. Depressive Verstimmungen mit Traurigkeiten und Ängsten sind entwicklungsgeschichtlich sehr alte Gefühle. Sie gehen deshalb mit einem ausgesprochen körpernahen Empfinden einher, d. h. diese Gefühle sind häufig mit vielerlei körperlichen Beschwerden verbunden. Das macht die **Diagnose** nicht immer leicht, vor allem, wenn die eigentlichen Gefühle in den Hintergrund treten (oder gedrängt werden) und eher die körperlichen Auswirkungen gespürt werden (wollen, weil dies akzeptierter ist in unserer Gesellschaft; viele Betroffene glauben immer noch, dass psychischen Erkrankungen ein Makel anhaftet). Die **Ursachen** sind vielfältig und noch nicht ausreichend erforscht. Psychische Faktoren wie Dauerstress, Tod, Scheidung, Verlust des Arbeitsplatzes, Unfälle, Erbfaktoren, langwierige Erkrankungen u.v.m. können aufs Gemüt schlagen. Schlafstörungen und Ängste begleiten belastend die Depression. Dann stehen Psychotherapie, Entspannungsübungen und sozialtherapeutische Hilfen im Vordergrund.

An Konflikten und Krisen reift die Persönlichkeit, sie gehören zu unserem Leben. Manchmal genügt es, sich mit guten Freunden oder Freundinnen auszusprechen. Aber wer nicht mehr aus eigener Kraft aus der Krise findet, wer sich aus seiner Verzweiflung nicht mehr alleine befreien kann, sucht zu Recht nach therapeutischer Hilfe.

Laut WHO leiden 3 – 5 % der Weltbevölkerung an Depressionen, nahezu ein Fünftel der erwachsenen Bevölkerung erleidet wenigstens einmal in ihrem Leben eine Depression (depressive Episode), und zwar nicht nur Erwachsene, Alte oder Einsame, sondern durchaus auch Kinder und Jugendliche. Frauen sind etwa doppelt so häufig betroffen wie Männer.

Einteilung von **Depressionen:**

- anlagemäßig vererbte **endogene Depressionen** unbekannter Ursache, vermutlich aufgrund von Erbfaktoren, hormonellen Störungen o. Ä.,

- **somatogene Depressionen**, die im Zusammenhang mit schweren Organerkrankungen stehen (dabei steht die Behandlung der Grunderkrankung im Vordergrund),

- **psychogene und reaktive Depressionen** infolge einer extremen Belastungssituation.

- **Winterdepression**; dabei hat sich vor allem die Kombination mit **Johanniskraut**gaben und Lichttherapie (mit 3000 Lux) bewährt, die vermutlich die Serotoninproduktion erhöht und das Immunsystem stärkt. Negative phototoxische Reaktionen wurden bisher nicht beobachtet!

- So genannte **larvierte Depressionen** sind als solche häufig schlecht zu erkennen, sie äußern sich durch Somatisierungen wie Schwäche, Müdigkeit, Herzklopfen, Zittern, Atembeschwerden, Schlaflosigkeit, Niedergeschlagenheit oder Verdauungsstörungen. Bei ihnen wie auch bei

- **Depressionen im Klimakterium** zeigten sich in Studien gute Erfolge mit einer **Johanniskraut**therapie, und zudem können die somatischen Begleiterscheinungen gut mit Arzneipflanzen (vor allem Bitterstoffe) gelindert werden.

Zur **Differenzialdiagnostik** steht ein grobes Schema für die Einteilung in leichte, mittlere und schwere Depressionen zur Verfügung. Bestimmte Schlüsselsymptome sind dabei für die Praxis hilfreich, zum einen weil die leichten Depressionen, die am häufigsten vorkommen, auch am häufigsten verkannt und dadurch nicht therapiert werden, zum anderen damit schwere Depressionen korrekt behandelt werden – denn dann sind Phytopharmaka, zumindest alleine, überfordert. Wichtig ist auch, die Behandlung 6–8 Monate durchzuführen, denn Depressionen dauern über diese Zeit an. Zu früh die Behandlung einzustellen ist einer der häufigsten Fehler in der Therapie.

Die **Hauptsymptome** sind: gedrückte Stimmung, Niedergeschlagenheit; Interesse- und Freudlosigkeit; Antriebslosigkeit.

Andere Symptome können sein: Konzentrationsstörungen, geringes Selbstwertgefühl, Schuldgefühle, Hemmungen, Unruhe, Schlafstörungen, Appetitlosigkeit.

Man teilt ein in:

- **leichte Depressionen** mit 2 Haupt- und 2 anderen Symptomen

- **mittlere Depressionen** mit 2 Haupt- und 3–4 anderen Symptomen

- **schwere Depressionen** mit 3 Haupt- und 4 und mehr anderen Symptomen.

Grundsätzlich ruht die **Therapie** auf zwei Hauptpfeilern, auf der Psychotherapie und auf der medikamentösen Behandlung. **Schwere endogene Depressionen** stellen eine Kontraindikation für die Phytotherapie dar! Die Therapie mit synthetischen Antidepressiva ist allerdings schwierig und vor allem mit einer schlechten Compliance verbunden, weil viele Patienten sie nicht gern einnehmen, da sie deren enorme Nebenwirkungen fürchten oder weil sie bereits resistent gegen die Wirkung sind.

Ca. 80 % der Patienten mit Depressionen leiden an einer **leichten bis mittelschweren** Form der **Depression** und sind einer Therapie mit Phytopharmaka zugänglich, vor allem die sog. Winterdepressionen. Abklärung der Ursache, psychotherapeutische Begleitung und Entspannungsverfahren (autogenes Training, progressive Muskelentspannung, Yoga) stehen am Beginn der Therapie. Für leichte bis mittelschwere **Depressionen** sind spezielle **Heilpflanzen** ausführlich erforscht und deren Wirkungen bestens klinisch belegt worden. Sie benötigen allerdings einen gewissen Zeitraum bis zu ihrer vollen Wirksamkeit.

Häufig besteht bei Depressionen ein Mangel bzw. ein Ungleichgewicht an Botenstoffen (an den **Neurotransmittern** Serotonin, Noradrenalin, Melatonin u. a.). Serotonin scheint eine wichtige Rolle bei diesen Vorgängen zu spielen; es wird aus der Aminosäure L-Tryptophan gebildet, kommt im ZNS und vor allem im enterischen Nervensystem in hoher Konzentration vor und ist u. a. für den Schlaf-Wach-Rhythmus und die Stimmungslage zuständig. Die oft beobachtete Beziehung zwischen Depression und Leberfunktionsstörung lässt sich u. a. vermutlich ebenso auf einen Mangel an Neurotransmittern zurück führen: Die **Leber** ist auch an der Bildung von Hormonen und Neurotransmittern beteiligt und kann im Erkrankungsfall dieser Aufgabe nicht mehr genügend nachkommen. Also bei der Therapie die Leber unterstützen (**Mariendistel**, **Artischocke**, **Löwenzahn**; s. Kap. 22: Lebererkrankungen). Die meisten **Antidepressiva** greifen in das biochemische Kommunikationssystem des Gehirns ein. Die Übertragung von Informationen im Gehirn geschieht von Neuron zu Neuron (Nervenzelle) durch so genannte Neurotransmitter. Ist zum Beispiel der Neurotransmitter **Serotonin** nicht ausreichend vorhanden, ist die Stimmung gedrückt. Um dem Mangel an Serotonin entgegen zu wirken versucht man ihren Abbau zu verhindern, damit mehr Botenstoffe erhalten bleiben. Dazu werden Enzyme (z. B. MAO) gehemmt, die die Neurotransmitter in der Zelle abbauen. Die so genannten SSRI (selektive Wiederaufnahmehemmer, synthetische Arzneimittel oder **Johanniskraut**) verhindern deren Wiederaufnahme, so dass genügend Serotonin zur Verfügung steht.

Zu einer umfassenden **Heilpflanzentherapie** bei depressiven Verstimmungen gehören in die Teemischung auch **Bittermittel** (s. Kap. 16: Wirkstoffe, Bitterstoffe), die tonisieren und ganz eindeutig „gute Laune" machen: **Tausendgüldenkraut**, **Wermut** („macht Mut"), **Engelwurz** („Angstwurz"), kreislaufunterstützende (**Rosmarin**, **Thymian**) oder herzunterstützende (**Weißdorn**) Pflanzen und, je nach Beschwerdebild, beruhigende Arzneipflanzen (**Baldrian**, **Melisse**, **Lavendel**); iranische Wissenschaftler prüften den adjuvanten Einsatz von Lavendel bei Depressionen und kamen zu positiven Ergebnissen.[46]

28.2.2 Ängste

Angst ist zuerst einmal eine wesentliche Hilfe, situationsgerecht zu reagieren, denn ohne Angst wären wir Gefahren des Lebens hilflos ausgeliefert. Angst ist eine normale Reaktion des Körpers auf spezielle Herausforderungen, sie warnt vor gefährlichen Situationen und macht uns umsichtig. Zur kulturellen Entfaltung des Menschen gehört es, mit der Angst umzugehen, nicht, sie abzuschaffen.

Wenn aber Ängste den Alltag bestimmen, dann handelt es sich um **Angststörungen** (nicht an bestimmte auslösende Situationen gebunden) oder um **Phobien** (an ganz bestimmte Auslöser gebunden), psychiatrische Grundstörungen, die den Menschen quälen und lähmen. Ungefähr 15 % aller Menschen leiden im Laufe ihres Lebens an einer vorübergehenden oder länger dauernden Angststörung. Sie treten wiederholt und in unterschiedlicher Ausprägung auf, sind meist rationalen Erklärungen gegenüber unzugänglich und zeichnen sich durch starke körperliche **Symptomatik** aus wie Herzrasen, Erstickungsgefühl, Schweißausbruch, Schwindel, Zittern, Engegefühl im Hals oder in der Brust, Mundtrockenheit, Schwindel, Hitzewallungen oder Kälteschauer, Taubheits- oder Kribbelgefühle u. a. Im Krankheitsfall verschlimmert Angst Schmerzen und unterdrückt das Immunsystem. Ein ausgeprägtes Vermeidungsverhalten (nicht mehr aus dem Haus gehen o. Ä.) und der vermehrte Griff zu (betäubendem) Alkohol oder Tabletten schränkt die Lebensqualität deutlich ein. Manchmal spürt man nur die körperlichen Auswirkungen, und die eigentlichen Angstgefühle treten in den Hintergrund. Umso wichtiger ist eine genaue Diagnose. Die **Ursachen** sind noch weitgehend ungeklärt, diskutiert wird ein gestörtes Zusammenspiel verschiedener Botenstoffe im Ge-

---

46 Akhondzadeh S et al. 2003: 123–127 ; s. auch unter: www.psychatrie.de

hirn, traumatische Erfahrungen im Leben, Umweltfaktoren u.v.m.

Therapie der ersten Wahl ist die Psychotherapie, ob aufdeckende Methoden oder in Form von Verhaltenstherapie. Bisher konnten leichtere bis mittelschwere Angstzustände mit einem **Phytopharmakon** aus der **Kava-Kava**-Wurzel gut beeinflusst werden (aktuelles siehe dort). Als Alternative haben sich Euvegal® Balance (mit Baldrian) oder Kombinationspräparate bewährt, z. B. Psychotonin® sed. Kps. (Johanniskraut mit Baldrian) und Neurapas® balance Tbl. (mit Johanniskraut, Baldrian und Passionsblume), die laut Studienaussagen deutlich und schnell Angstsymptome lindern. Bei vorübergehender Ängstlichkeit lindern **Baldrian**, **Lavendel**,[47] **Melisse**, **Hopfen**, **Johanniskraut** und **Passionsblume** die akuten Beschwerden.[48]

Naturheilkundliche Ratschläge bei Depressionen und Ängsten sind „Naturheilmittel für die Psyche":

- gesund genießen, d. h. vitalstoffreich und fleischarm (mediterrane Kost) **ernähren:** Tryptophan z. B. wird aus Aminosäuren aufgebaut; Vitamine der B-Gruppe („Nervenvitamine") spielen eine Rolle: vor allem beim Vorhandensein hoher Werte von B12, aber auch von B1, B2 und B6 reagieren depressive Patienten nachweislich besser auf eine Behandlung; das Säure-Basen-Verhältnis beeinflusst die Produktion der Neurotransmitter.

- Ganz bewusst eine freundliche **Umgebung** schaffen, Licht, Blumen, schöne Düfte und schöne Stoffe u.v.m. in den Wohnraum bringen, das macht das Leben angenehmer.

- Aktiv und in **Bewegung** bleiben (nicht nur wegen der sog. „Glückshormone", den Endorphinen, die bei starker körperlicher Aktivität ausgeschüttet werden und zu einer Art Glücksgefühl führen, sondern auch, weil die mit der Bewegung verbundene vermehrte Sauerstoffzufuhr sämtliche Zellen und Gewebe mit Sauerstoff überflutet und dadurch zu einer verbesserten Stoffwechselfunktion führt, verbunden mit vermehrter Ausscheidung von Giften, die ihrerseits zu psychischen Störungen beitragen können). Jede Bewegungsart bringt Schwung ins Leben; zu einer Besserung der psychischen Symptomatik trägt ein regelmäßiges, individuell ausgesuchtes (Was macht mir Spaß?) und ausreichendes Training wie Gymnastik, Jogging, Schwimmen, Radfahren, Skilanglauf usw. bei. Bewegung im Freien bringt mehr **Licht**, auch an bedeckten Tagen, das wirkt stimmungsaufhellend.

- Für einen gesunden **Schlaf** sorgen, auch für ein „Nickerchen" oder regelmäßige kleine **Ruhepausen** untertags, nicht „einigeln", sondern regelmäßige **Unternehmungen** mit anderen pflegen (Sport, Wanderungen, Spiele, Kurse), Entspannung, Meditation, Autosuggestion u. Ä.

- Die **Aromatherapie** (dafür sind gesonderte Kenntnisse bzw. Ausbildungen erforderlich) hält eine große Auswahl an stimmungsaufhellenden ätherischen Ölen bereit (s. Kap. 11), vor allem Zitrusöle, die in der Aromalampe ganz einfach zur Anwendung kommen können (2–3 Tr. mit etwas Wasser in eine Duftlampe geben; das aromatisiert den Wohnraum).

28.2.3 Heilpflanzen bei depressiven Verstimmungen und Ängsten

Bei depressiven Verstimmungen, und erst recht bei Depressionen, müssen Patient und Therapeut zuerst gemeinsam nach den Ursachen fahnden und anschließend eine geeignete Therapie zusammenstellen, bei der **Heilpflanzen** begleitend und mit gutem Erfolg eingesetzt werden können.

Hanf
Cannabis sativa
(Rp, Btm)

Hanf – selten gab es eine so umstrittene Pflanze wie diese. Für die einen gefährlicher Genussrausch, für die anderen Göttermilch an der Wiege zur Zivilisation: Hanf als Schamanenpflanze für die Reise in die unsichtbare, innere Welt und Hanf als gefürchtete Abstiegsdroge in die Kriminalität. Hanf ist eine der vielseitigsten Pflanzen und kann mehr als kleine Kifferträume erfüllen. Hanf prägte in der Antike Ansehen und Wohlstand vieler Völker, lieferte Material für Seile, Netze, Stoffe und Papier. Aus alten Pyramiden-

47 Studie: Morris N 2002: 223–228.
48 Hilfreiche Adressen bei Angststörungen: www.angstzentrum-berlin.de, www.verein-horizonte.de; www.panik-attacken.de

schriften ist von Waschungen und Fußbädern mit gemahlenen Samen bei Glaukom zu lesen. Die erste Gutenberg-Bibel, die übrigens hervorragend erhalten ist, wurde auf Hanfpapier gedruckt, und darin ist die Verwendung von Hanf bei Geburtsschmerzen beschrieben. Hildegard von Bingen empfiehlt differenziert die Anwendung von Hanf, der berühmte Arzt Avicenna reichte Hanf gegen Kopfschmerzen. In Russland galt ein Inhalat mit Hanfsamen als einzig wirksames Mittel gegen Zahnschmerzen, und das Einreiben mit dem Samenöl als wirksam bei Gicht- und Rheumaschmerz.

Die Gattung Hanf gehört (wie Hopfen und Feige) zur Familie der Maulbeergewächse, den Moraceen. Das wirksame Haschisch wird von den weiblichen blühenden Hanfpflanzen durch Abstreifen des Harzes der gerade fruchtenden Zweigspitzen gewonnen (Marihuana). In den Deckblättern der Blüten ist der als berauschend bekannte THC-Gehalt am höchsten.

Inhaltsstoffe: THC (trans-Delta-9-Tetrahydro-cannabinol), ätherische Öle, Zucker, Flavonoide, Alkaloide sowie Chlorophyll.

Wirkungen: Angstlösend, antidepressiv, euphorisierend, stimulierend, schmerzlindernd, muskelentspannend, antiepileptisch, bronchienerweiternd, blutdrucksenkend und stimmungsaufhellend. Wissenschaftliche Studien haben bewiesen, dass der Hanf eindeutig als bestens verträgliches und wirkungsvolles Mittel zur Behandlung von Übelkeit und Erbrechen gilt, und sie konnten die schmerzlindernden und krampfstillenden Eigenschaften bei Muskelanspannungen und Kopfschmerzen nachweisen. Hanf als Medizin führt zu einer deutlichen Senkung des Augeninnendrucks sowie zu einer wohltuenden Steigerung von Appetit und Stimmung bei schweren Erkrankungen. Die psychoaktive Stimmungsveränderung, ein meist euphorischer Zustand mit intensivierter Sinneswahrnehmung, ist gewollt und begehrt oder als unerwünschte Nebenwirkung anzusehen.

Indikationen: Angstzustände, depressive Verstimmungen, Übelkeit und Erbrechen im Rahmen einer Chemotherapie, chronische Schmerzen; Spasmen (schmerzhafte Muskelanspannung), Multiple Sklerose, Asthmakrämpfe, Kopfschmerzen, Glaukom und Herpesviren.

Darreichungsformen: Präparate (das verschreibungspflichtige Dronabinol macht nicht süchtig!), Joints, Gebäck, Getränk, Tinktur. Selbstanbau und -zubereitung auch im Krankheitsfall leider verboten. Allerdings wurde einem an M. Crohn leidenen Patienten erstmals (12/03) per Gerichtsurteil der Anbau zur Eigentherapie gestattet, nachdem zuvor sämtliche Therapien ohne Erfolg geblieben waren.

Tagesdosis: Die psychoaktiv sowie die analgetisch wirksame Dosis liegt bei 4–8 mg (lt. Rätsch). Für Dronabinol (Cannabinoid): einschleichende Dosierung von 2 × 2,5 mg oder 2 × 5 mg orales Dronabinol; Steigerung bis auf 5 × 10 mg pro Tag möglich. Zur Appetitsteigerung 2 × 2,5 mg; bei Spastik und Schmerzen 7,5–10 mg. Gemäß **Betäubungsmittel-Verschreibungsverordnung** liegt die Verordnungshöchstmenge für Dronabinol bei 500 mg innerhalb 30 Tagen. Die Aufnahme der wirksamen Stoffe geschieht beim Rauchen (eines Joints) sehr viel schneller als oral.

Nebenwirkungen: Gelegentlich Unruhe, Schlaflosigkeit, Reizbarkeit, Appetitstörung. Der Rauschzustand ist abhängig von der Dosierung, der Qualität der Präparate und der Disposition und dem Charakter des Empfängers. Bei mäßigem „Genuss" kommt es zu keinen Schäden.

Gegenanzeigen: Kardiale Vorerkrankungen und schwerwiegende psychiatrische Diagnosen. Eine Abhängigkeitsentwicklung weist eher auf eine vorab bestehende psychosoziale Störung hin.

Präparate: Dronabinol® (verschreibungspflichtig).

Ginseng
Panax ginseng
Ginseng radix (M)

(s.u.)

Adaptogene Wirkung bei depressiven Verstimmungen und Erschöpfung; Ginseng besitzt auch anxiolytische Wirkungen.

Johanniskraut
Hypericum perforatum
Hyperici herba (M)

„Am Waldrand blüht Johanniskraut, sein Öl heilt jede wunde Haut,
sein Tee zieht den, der depressiv, nervös verstimmt, aus seinem Tief,
und nimmt das quälende Rundum der Frau im Klimakterium."

Ein unbekannter Dichter fasste in wenigen Worten die wesentlichen Heilwirkungen von Johanniskraut gekonnt zusammen. Weltweit gibt es etwa 400 verschiedene Hypericumarten; in unserem Raum finden wir, oft nebeneinander, 9 verschiedene Johanniskrautarten. Typische Merkmale des **echten** arzneilich verwendeten Johanniskrauts: die wie „perforiert" aussehenden Blätter (Sitz der Öldrüsen), der zweikantige Stängel sowie die Rotfärbung beim Zerreiben der Blüte. In den Sekretbehältern (Öldrüsen) finden sich fette Öle, Harze und ätherische Öle mit roten Farbpigmenten Hypericin, einem der Hauptwirkstoffe.

„Fuga daemonum" wurde Johanniskraut genannt: Der menschliche Geist wird durch Hypericum über die bedrohlichen inneren Bilder, über die Dämonen hinausgehoben. Der Artname „perforatum: durchlöchert" weist auf die wie perforiert aussehenden Blätter hin.

Inhaltsstoffe: 2–4 % Hyperforin und Hypericine (0,1–0,15 % im Kraut, 0,2–0,3 % in Blüten), 2–4 % Flavonoide (Hyperosid, Rutosid, Kämpferol, Quercetin, Quercitrin, Isoquercitrin), 6–15 % Gerbstoffe, (Catechin-Typ) und 0,1–0,3 % ätherisches Öl mit dem Abbauprodukt der Hopfenbuttersäure, 2-Methyl-3-buten-ol. Kleine Mengen an oligomeren Procyanidinen, Pektin, Cholin und Xantone.

Wirkungen, Innerliche Anwendung: stimmungsaufhellend, anxiolytisch (angstlösend), mild sedierend und mild leistungs- und herzkraftfördernd. Die Hypericine sind Naphtodianthron-Derivate und die auffälligste Substanzgruppe im Johanniskraut. Sie verleihen dem Extrakt seine rote Färbung und intensive Fluoreszenz. Hypericine sind photodynamisch und bewirken eine erhöhte Lichtutilisation, d. h. nach Einnahme zieht sich die menschliche Haut einen höheren Nutzen aus der vorhandenen Lichtmenge. Das ätherische Öl mit dem Abbauprodukt der Hopfenbuttersäure, 2-Methyl-3-buten-ol gilt als das „sedative Prinzip im Hopfen". Die oligomeren Procyanidine haben eine ähnliche Struktur und ähnlich herzstärkende Wirkung wie beim Weißdorn. Johanniskraut wirkt auch viruzid, u. a. gegen Bornaviren, die ihrerseits Depressionen auslösen können (Störung des Serotoninspiegels). **Äußerlich:** Johanniskraut gilt durch seinen Gehalt an Hyperforin, das antibiotisch wirksame Phloroglucinderivat, als ein „Breitbandantibiotikum" (s. Kap. 26: Haut).

Wirkungsmechanismus: Johanniskraut als Gesamtextrakt hemmt die synaptosomale Wiederaufnahme der Neurotransmitter Serotonin, Noradrenalin, Dopamin, GABA (γ-Aminobuttersäure) und, etwas schwächer, von L-Glutamat und sorgt für eine längere Verweildauer im synaptischen Spalt. Keines der bekannten synthetischen Standardantidepressiva zeigt ein ähnlich breites Wirkungsspektrum! Neben der vermehrten Ausschüttung von Neurotransmittern kommt es auch zu einer Steigerung der nächtlichen Melatoninsekretion (Hypericum sensibilisiert für Licht, d. h. es verbessert die Lichtutilisation (Lichtaufnahme) im Organismus, so dass Hypericum als „Lichttherapie von innen" wirkt). Der chemische Aufbau der photosensibilisierenden Substanz Hypericin ist dem des Hämatoporphyrins, einem Abbauprodukt des Hämoglobins, ähnlich, das ebenso antidepressive Eigenschaften aufweist.

Indikationen, Innerliche Anwendung: psychovegetative Störungen, leichte bis mittelschwere depressive Verstimmungszustände, Angstzustände, Winterdepression, nervöse Unruhe, Erschöpfung und Burn-out-Syndrom, Schlafstörungen in Zusammenhang mit Depressionen, Wetterfühligkeit, Wechseljahresbeschwerden, Migräne, Bettnässen und Reizblase. Tonikum und Energielieferant in der Rekonvaleszenz und bei Schwächezuständen. **Äußerliche Anwendung:** wundheilungsfördernd u. a. (s. Kap. Haut).

Darreichungsformen: Tee, Tinktur (66 % Alkohol), Fluidextrakt, Frischpflanzenpresssäfte (2–3 × wirksamer als Drogen), Fertigpräparate. Bei depressiven Verstimmungen mit Leistungsabfall zusammen mit Ginseng, bei hypotoner Kreislaufregulation mit Rosmarin und Ginseng verordnen.

Tagesdosis, Innerliche Anwendung: 2–4 g Droge oder 0,2–1,0 mg Gesamthypericin. Bei diagnostizierten Depressionen Präparate mit 900 mg Gesamtextrakt pro Tag, bei leichteren depressiven Verstimungen 300–600 mg Trockenextrakt pro Tag ausreichend.

Hinweis: Hoch und lange genug dosieren, weil der Wirkungseintritt erst allmählich erfolgt. Nach 8 Tagen beginnt die Wirkung und entfaltet die höchste Wirksamkeit nach 2–3 Wochen. 3–6 Monate lang einnehmen und möglichst nicht im Winter absetzen (Lichtmangel!).

Nebenwirkungen: Photosensibilisierung ist möglich (sehr selten), insbesondere bei hellhäutigen Personen. Intensive Sonnenbestrahlung während der Anwendungszeit unterlassen, bzw. erhöhten Sonnenschutz einsetzen. **Übrigens:** Bei einer Lichttherapie zur Behandlung von Depressionen kommt es zu keiner Photosensibilisierung, wie Studien ergeben haben!

Hinweis: Der Vorteil von Johanniskrautpräparaten liegt in ihrer guten Verträglichkeit im Gegensatz zu trizyklischen Antidepressiva: Keine dieser typischen Nebenwirkungen (Mundtrockenheit, Schwindel, Kopfschmerzen, Muskelzuckungen, Erregungszustände, Verstopfung, negative Beeinflussung des Reaktionsvermögens und der Fahrtüchtigkeit) wurden unter der Einnahme von Johanniskraut beobachtet!

Gegenanzeigen: Schwere endogene Depression. Gleichzeitige Anwendung von Präparaten, die eine Wechselwirkung mit Johanniskraut eingehen.

Wechselwirkungen: sind dosisabhängig; bei einer Tagesdosis von weniger als 900 mg wurden keine Wechselwirkungen beobachtet. Bei einer Dosis darüber wurden sie bisher beobachtet bei Ciclosporin, Digoxin, Indinavir u. a. Proteaseinhibitoren in der Anti-HIV-Behandlung, Nefazodon, Amitriptylin, Nortriptylin, Paroxetin, Dertralin und Theophyllin; abgeschwächte Wirkung von Antikoagulanzien vom Cumarintyp (regelmäßige Quickwertbestimmungen durchführen!). Noch fraglich sind Auswirkungen auf orale Kontrazeptiva (bei Studien wurden zwar vermehrt Zwischenblutungen festgestellt, aber keine hormonellen Veränderungen). Hyperforingehalte über 40 mg/Tag sind **kontraindiziert** bei Herzklappenträgern, frischem Lungenödem, tiefer Venenthrombose, Thrombophilie und Herzwandaneurysmen.

Hinweis: Bei Fertigpräparaten Wechselwirkungen beachten!

Präparate: Hyperforat® Tr., Esbericum® Kps., Laif® 600 bzw. Laif® 900 Tbl., florabio naturreiner Heilpflanzensaft Johanniskraut, Jarsin® 300 Drg., Kneipp® Johanniskraut Pflanzensaft N, Psychotonin® sed. Kps. (mit Baldrian) und Neurapas® balance Tbl. (mit Baldrian und Passionsblume), die beiden letzten speziell auch bei **Angst**syndrom.

Teezubereitung: 2 TL Droge (2–4 g) mit 150 ml kochendem Wasser übergießen und 5–10 Min. ziehen lassen. 2-mal tägl. 1–2 Tassen trinken.

Kommission E: *Innere Anwendung: psychovegetative Störungen, depressive Verstimmungszustände, Angst und/oder nervöse Unruhe. Ölige Zubereitung; innere Anwendung: dyspeptische Beschwerden. Ölige Zubereitungen; äußere Anwendung: Behandlung und Nachbehandlung von scharfen und stumpfen Verletzungen, Verbrennungen 1. Grades, Behandlung und Nachbehandlung von Myalgien.*

Rauschpfeffer, Kava-Kava *Piper methysticum* Kava Kava rhizoma

Die Südseebewohner genießen seit Jahrhunderten den Kava-Kava-Trunk als euphorisierendes, diskussionsanregendes Getränk für rituelle Zusammenkünfte. Dort wird die Wurzel zerkleinert, zerstoßen und gekaut, bis ein milchig-trüber Brei entsteht; dabei erfolgt eine enzymatische Spaltung durch den Mundspeichel, die erst die volle Wirkung erzeugt. Nach der Einnahme sind die Eingeboren entspannt, erfrischt und beruhigt. Sie fühlen sich zufrieden und behaglich und vor allem von Angst befreit. Als 1771 der britische Weltumsegler James Cook (1728–1779) von seiner ersten Südseereise zurückkam, erreichten seine Berichte den Forscher J.G. Forster. Dieser nahm an der zweiten Expedition über den Stillen Ozean teil, um Kava-Kava ausführlich zu erforschen, und verfasste daraufhin die erste Literatur über die Pflanzenwelt der Südsee. Ihm zu Ehren trägt die Pflanze seinen **Namen**: Piper methysticum Forster. „Kava" ist polynesisch und heißt: scharf oder bitter. Wer einmal die Wurzeln pur probiert hat, weiß warum. Der Gattungsname Piper könnte aus einer Verstümmelung des Sanskritwortes „pippali" entstanden sein und bedeutet Pfeffer. Methysticum stammt vom griechischen „methyskomai" und heißt „berauschen". Die wortgetreue Übersetzung Rauschpfeffer verleitet zu der irreführenden Annahme, Kava-Kava sei ein Rauschmittel. In der richtigen Dosierung aber wirkt der Rauschpfeffer keinesfalls berauschend, sondern er entspannt und regt zugleich geistig an.

Vor allem aber ist Kava-Kava ein pflanzliches Anxiolytikum und wurde bis vor kurzem bei Angststörungen leichter bis mittelgradiger Ausprägung mit großem Erfolg eingesetzt. Dann aber wurde Kava-Kava am 14.6.2002 gemäß § 69 AMG, Abs. 1 von der BfArM vom Markt genommen unter der Begründung, hepatotoxische Reaktionen auszulösen, deren Schwere über ein vertretbares Maß hinausgehe und dem keine hinreichende therapeutische Wirksamkeit gegenüber stehe: ein Arzneimittelskandal. Der Skandal ist allerdings anders gelagert, denn bei genauem Hinschauen entpuppten sich die Vorwürfe als haltlos.[49] Außerdem haben die synthetischen Alternativen (denn Kava-Kava ist das einzige pflanzliche Anxiolytikum) ein weitaus höheres Nebenwirkungsprofil. Die Mitglieder der Kommission E und der Zentralverband der Ärzte für Naturheilverfahren nahmen dazu in

49 Weitere Infos unter www.uni-muenster.de/Chemie/PB/Kava/analyse.html

einem Schreiben an das BfArM Stellung und forderten die Wiederzulassung von Kava-Kava unter folgenden Voraussetzungen: Verschreibungspflicht, klare Indikationsstellung, maximale Tagesdosen (120 mg Kava-Pyrone) u.v.m. Der Fall wird weiter überprüft, und es ist vorgesehen, Kava-Kava wieder einzuführen (in England ist dies schon geschehen).

Inhaltsstoffe: Etwa 5 % Kava-Pyrone (Kava-Lactone, darunter Kavain, Dihydrokavain, Methysticin, Yangonin u. a.), Flavonoide, geringe Mengen ätherisches Öl.

Wirkungen: Kava-Kava wirkt als Tranquilizer ausgleichend und angstlösend, stimmungsausgleichend, leicht euphorisierend, schmerzlindernd, muskelrelaxierend und schlafförderndd. Im Gegensatz zu Benzodiazepinen bleibt trotz der beruhigenden und angstlösenden Wirkung bei Kava-Kava die Konzentrationsfähigkeit und kognitive Fähigkeit erhalten. Zugleich lässt sich eine erhöhte geistige Aktivität und mehr Willenskraft feststellen, eine Verbesserung der zerebralen Informationsverarbeitung mit Verbesserung der Gedächtnisleistung und Steigerung der Aufmerksamkeit.

Indikationen: Nervöse Angst-, Spannungs- und Unruhezustände. Reizblase, Enuresis nocturna. Außerdem psychovegetative Beschwerden im Klimakterium, depressive Verstimmungen, Konzentrations-, Leistungs- und Gedächtnisschwäche. Auch bei Alkoholentzugserscheinungen, zur Examensvorbereitung, bei beruflichen Strapazen, Leistungsschwäche im Alter und seelischen Belastungen.

Darreichungsformen: Fertigpräparate; derzeit nur homöopathische Präparate erhältlich.

Tagesdosis: 60–120 mg Kavapyrone.

Nebenwirkungen: Bei länger dauernder Einnahme vorübergehende Gelbfärbung der Haut und Hautanhangsgebilde; in diesem Fall ist von einer weiteren Einnahme des Medikaments abzusehen. In seltenen Fällen allergische Hautreaktionen, Akkomodationsstörungen, Pupillenerweiterungen, Störungen des okulomotorischen Gleichgewichts. Das Arzneimittel kann auch bei bestimmungsgemäßen Gebrauch die Sehleistung und das Konzentrationsvermögen im Straßenverkehr oder bei der Bedienung von Maschinen beeinflussen. Bei **Überdosierung** kommt es zu zentralnervösen Dämpfungserscheinungen mit Relaxation der Skelettmuskulatur.

Gegenanzeigen: Schwangerschaft, Stillzeit, endogene Depressionen (Kontraindikation, weil die Patienten durch die Wirkung von Kava-Kava den „Mut" zum Selbstmord aufbringen könnten).

Hinweis: Eine Wirkungsverstärkung von zentral wirksamen Substanzen wie Alkohol, Barbituraten und Psychopharmaka ist möglich. Ohne ärztlichen Rat nicht länger als 3 Monate einnehmen.

Präparate: am 14.6.2002 wurde die Zulassung für Kava-Kava widerrufen und alle phytotherapeutischen Präparate vom Markt genommen (s. o.).

Teezubereitung: Keine, wird nur als Fertigpräparat verordnet.

Kommission E: *Keine mehr; (früher: Nervöse Angst-, Spannungs- und Unruhezustände), aber eine positive WHO- und ESCOP-Monographie: Therapeutic indications: nervous anxiety, tension and restlessness. Dosage: adults and children over 12 years: dried rhizome or extracts corresponding to a daily dose of 60–120 mg kacalactones. Duration of administration: generally 4 weeks, with a maximum of 8 weeks.*

Taigawurzel
Eleutherococcus senticosus
Eleutherococci radix (M)

(s.u.)

Bei leichten depressiven Verstimmungen.

28.3 Erschöpfungszustände und vegetative Dystonie

„Der Leib sagt es der Seele oft,
dass er auf ihre Besserung hofft.
Er fleht, das Rauchen einzudämmen;
ihn nicht mit Bier zu überschwemmen,
ihm etwas Ruhe doch zu gönnen –
bald wird er's nicht mehr schaffen können.
Die Seele murrt: „Lass das Geplärr,
du bist der Knecht – ich bin der Herr!"
Der Körper, tief beleidigt, schweigt.
Bis er dann eines Tages streikt:
Die Seele, hilflos und bedeppt
den kranken Leib zum Doktor schleppt.
Und was meint ihr, erfährt sie dort?
Genau dasselbe, Wort für Wort,
womit der Leib ihr Jahr und Tag
vergeblich in den Ohren lag."

Eugen Roth

In unsere moderne Zeit passen Müdigkeit und Erschöpfung schlecht; gefragt sind Dynamik, Leistung, Tempo. Um diesen Anforderungen nachzukommen gibt der Mensch sein Bestes, bis der Körper ausgebrannt ist (Burn-out-Syndrom) und streikt. Die Leistungsschwäche ist eine wichtige Botschaft des Körpers und der Seele, die signalisiert, dass der Mensch Ruhe und Erholung braucht.
Erschöpfung kann verschiedene **Ursachen** haben, sowohl im körperlich-organischen als auch im geistig-seelischen Bereich. Vor der Behandlung müssen Organerkrankungen ausgeschlossen bzw. behandelt werden (u. a. Schilddrüsenunterfunktion, Anämie, Diabetes, Hypotonie, Infekte, Leber- oder Krebserkrankung). Stress, Überforderung, Lärm, Wohn- und Umweltgifte, Elektrosmog oder geopathische Störungen, mangelhafte Ernährung oder Sauerstoffmangel führen häufig zur Erschöpfung. Vielfältige **Symptome** können auf Erschöpfung hinweisen: Herz- und Kreislaufbeschwerden, Müdigkeit, Mutlosigkeit, Ängstlichkeit, Verdrießlichkeit, Reizbarkeit, Unzufriedenheit, Interesselosigkeit und körperliche Symptome wie Schwindel, Blutdrucklabilität, Appetitlosigkeit, Kopf- und Nackenbeschwerden, Myogelosen, Kälte-Wärme-Störungen oder psychosexuelle Probleme. Gibt es keine Hinweise auf organische Befunde, werden die Erkrankten oft als Simulanten abgetan oder für Neurotiker gehalten.

Häufig wird als Diagnose **vegetative Dystonie** genannt. Vegetative Dystonien gehen vom vegetativen Nervensystem aus, also vom Sympathikus und Parasympathikus. Der **Rhythmus** zwischen Leistungs- und Erholungsphasen ist für die vegetative Konstitution eines Menschen ausschlaggebend. Im guten Zusammenwirken von Körper und Seele entstehen Kraft, Antrieb und Initiative. Erschöpfung ist häufig Ausdruck eines Ungleichgewichts von Spannung und Entspannung, Aktivität und Ruhe, Wachsein und Schlaf. „Die Kunst des Ausruhens ist ein Teil der Kunst des Arbeitens" (John Steinbeck). Wo fließt die Energie hin, und wo kann sie wieder aufgetankt werden?
Anzeichen für eine vegetative Dystonie sind Schweißausbrüche, Zittern, Durchfälle, Tachykardien oder auch Gereiztheit und Aggressivität. Auch bei einer Schilddrüsenüberfunktion und chronischem Alkoholismus finden sich die Zeichen einer vegetativen Dystonie.

Die **Naturheilkunde** empfiehlt zuerst das Beachten natürlicher Lebensrhythmen und versucht, die Vitalität durch eine geordnete Lebensweise zurückzugewinnen. Das Leben wieder beleben und Kraft schöpfen kann man durch Gespräche mit Freunden und Zeitgeschenke an sich selbst, durch gesunde (Wildkräuter!-) Ernährung („Energie essen"), Bewegung die Freude macht, Entspannung, Kneipp-Maßnahmen (bestens bewährt!) und die Anwendung von **Heilpflanzen**. Gute Phytotherapeutika dürfen keinen „aufputschenden" Charakter besitzen, sie sollen dem Organismus behilflich sein, seelische und körperliche Aktivitäten wieder selbst regulieren zu können.
„Nervennahrung" bieten **Johanniskraut**, **Baldrian**, **Melisse**, **Hopfen**, **Passionsblume** und **Bibernelle** (Künzle: „die Bibernelle macht bärenstark"), **Hafer**, **Lavendel**, **Herzgespann** und Weißdorn, oder „WALA-Nervennahrung" (mit Honig, Wegwarte, Brennnessel und Walderdbeere). Gut tun Bäder mit kräftigendem **Rosmarin**, mit beruhigendem **Lavendel**, **Baldrian** und **Hopfen** oder mit herzstärkender **Zitronenmelisse**. Ist ein niedriger Blutdruck für die Erschöpfung und die Schwere in den Beinen verantwortlich, bringt **Rosmarin** die Lebensgeister in Schwung, zusammen mit **Mate**, **Grüntee**, **Basilikum** oder **Lapacho**tee. Ab und zu einen „**Hafer**tag" oder, noch besser, einen „**Dinkel**tag" einlegen, das beruhigt die Nerven und vitalisiert! Hippokrates empfahl schon zu seiner Zeit den Vitamin B-reichen **Sellerie** als „Antistressmittel". **Bittermittel** (Tonika) stärken,

der Mensch fühlt sich rundherum besser und die geistige Leistungsfähigkeit nimmt wieder zu: **Wermut**, **Enzian**, **Engelwurz**, **Ingwer** u.v.m.; oder „Bitterstern" und „Schwedenbitter". Ebenso stärken **Brennnessel**samen, **Pollen** und **Gelee-royale**.

Zum Beschwerdebild der vegetativen Dystonie gehört oft auch die **Wetterfühligkeit**. Das ist zwar keine Erkrankung an sich, aber ein Hinweis darauf, dass etwas nicht im Gleichgewicht ist. Wenn bestimmte Wetterlagen, vor allem Wetteränderungen (plötzlicher Temperaturanstieg, Einströmen polarer Kaltluft, Luftdruckschwankungen, Föhn) das körperliche und seelische Befinden beeinflussen, stellen sich **Symptome** ein wie Kopfschmerzen, Erschöpfung, Schlafstörungen und Müdigkeit, Kreislaufstörungen, Gereiztheit, Niedergeschlagenheit und Gelenkschmerzen.

Naturheilkundliche Empfehlungen: Genügend trinken (nicht Alkohol, Kaffee oder Schwarztee, das entzieht dem Körper Wasser, sondern verdünnte Frucht- und Obstsäfte oder dünne Kräutertees), frische Luft tanken, denn von **Sauerstoff** durchflutete Zellen neigen weniger zu Schmerz. **Basische**, eher vegetarische Vollwerternährung verhindert eine Übersäuerung und optimiert dadurch Stoffwechselprozesse. Sport, regelmäßig saunieren, möglichst kein Stress, kein Nikotin und kein Übergewicht und vor allem **Kneipp**-Maßnahmen (wechselwarme Duschen, Fußbäder, Wassertreten, Trockenbürsten: Gefäßtraining!) reduzieren deutlich die Wetterfühligkeit! In der **Phytotherapie** hat sich der Einsatz von **Melisse** und **Lavendel**, **Johanniskraut**, **Passionsblume** und **Baldrian** bewährt; zur Unterstützung des Kreislaufs **Weißdorn**.

28.3.1 Heilpflanzen bei Erschöpfung

Ginseng
Panax ginseng
Ginseng radix (M)

Schon immer suchten die Menschen nach einem Elixier, das zu einem langen Leben verhilft, ohne Alterserscheinungen und Gebrechen. Das Allheilmittel entdeckten sie nicht, aber sie fanden Ginseng. Ginseng – ein Lebenselixier, das Liebe, Gesundheit und ein langes Leben schenkt, ein Zaubertrunk der allheilenden Göttin: Der botanische Name „Panax" kommt vom griechischen „Panacea: allheilende Göttin". „Ginseng" heißt „Menschenwurzel", weil die Wurzel anthropomorph ist, menschenähnlich geformt wie die Wurzel der Alraune.

Die Ginsengwurzel ist schlecht zu kultivieren und wächst nur langsam, das erhöht ihren käuflichen Wert. In der Sung-Dynastie (926–1126 n. Chr.) wurde ihr Gewicht mit reinem Silber aufgewogen. 50 g einer koreanischen Wurzel kosten noch heute bis zu 100 Dollar. Die Kostbarkeit der Wurzel war lange Zeit der Grund, weshalb größere Studien ausblieben: Sie waren einfach zu teuer. Mittlerweile aber ist die Wurzel ausreichend untersucht und mit einer positiven Monographie bewertet worden. Echter Ginseng wächst in den Urwäldern Nordkoreas oder in der Mandschurei; in Korea, China und Japan sowie in der Ukraine wird er angebaut. Sieben Jahre lang dauert es, bis die Wurzel ein Gewicht von 60–100 g erreicht hat und geerntet werden kann.

Übrigens: Seit 20 Jahren werden Ginsengwurzeln auch in Deutschland angebaut; wer die Pflanze einmal mit eigenen Augen bewundern möchte, sollte einen Besuch dort machen: „FloraFarm – Der Ginsengspezialist, Bockhorn 1, 29664 Walsrode, www.florafarm.de; info@florafarm.de, Tel. 05162-1393.

Zur Drogenverarbeitung wird die Wurzel gewaschen, mit Schwefeldioxid gebleicht und anschließend (langsam) an der Sonne getrocknet. Das ergibt die **„Weiße Ginsengwurzel"**, die vom DAB gefordert wird, mit einem hohen Gehalt an ätherischen Ölen, die die adaptogene Wirkung ausmachen. Die so genannte **Rote Ginsengwurzel** ist nicht offizinell; sie wird zur Konservierung vor dem Trocknen mit gespanntem Wasserdampf behandelt. Dadurch wird sie hart und färbt sich glasig rot. Inhaltsstoffe und Wirkungen sollen dabei nicht beeinträchtigt werden – das wird derzeit kontrovers diskutiert, weil durch die Wasserdampfbehandlung ätherische Öle entweichen.

Inhaltsstoffe: Saponine, Alkohole, Peptide, Proteine und Polysaccharide. Mind. 1,5 % Ginsenoside (bislang 11 Einzelverbindungen identifiziert, berechnet als Ginsenosid Rg1), ätherisches Öl, Phytosterole, Peptidoglykane.

Wirkungen: „Adaptogen", d. h. Ginseng erhöht die Belastbarkeit gegenüber Stresssituationen. Psychotonikum mit tonisierender, beruhigender und zentralstimulierender Wirkung auf das ZNS, das Endokrinum und das Immunsystem. Steigert Reaktions- und Leistungsfähigkeit, Koordination und Konzentration, Arbeitsgenauigkeit und Merkfähigkeit, verbessert den Allgemeinzustand und altersbedingte Depressionszustände, erleichtert körperliches Training und verringert geistige Ermüdung. Ginseng verbessert den Sauerstoffgehalt des Blutes (Erythrozyten können den Sauerstoff besser an sich binden), das Atmen und repariert laut Studien geschädigtes Erbmaterial im Zellkern schneller. Er wirkt leicht blutzucker- und blutfettsenkend (Neuerdings werden Ginsengbeeren zur Blutzuckersenkung erforscht).

Ginseng wirkt am besten bei Gesunden. Er hat seine Stärke nicht in der Behandlung bestimmter Erkrankungen, sondern in der Vorbeugung: Er erhöht in unspezifischer Weise die Abwehrkraft des Organismus gegenüber verschiedenen Umwelteinflüssen, vermag so die Anfälligkeit für Krankheiten zu mindern und unterstützt die Genesung nach langwierigen Erkrankungen.

Indikationen: Konzentrationsschwäche, Überforderungs- und Erschöpfungssyndrom, Prophylaxe und Therapie des „Burn-out-Syndroms". Als Tonikum bei Müdigkeit, Überanstrengung und Schwächezuständen im Alltag, bei leichteren Depressionszuständen, Hypotonie, Libidoverlust und Potenzschwäche sowie als Phytogeriatrikum, wenn die Leistungsfähigkeit, das Auffassungsvermögen oder die Koordinationsfähigkeit nachgelassen hat. Zur Begleitung bei Leistungssportlern.

Darreichungsformen: Pulver, Sirup, Wein, Fertigpräparate.

Tagesdosis: 1–2 g; die Tagesmenge an Ginsenoiden muss mindestens 10 mg betragen.

Anwendungsdauer: In der Regel nicht länger als 3 Monate. Eine erneute Anwendung ist nach 2–3 Monaten möglich.

Hinweis: Ginseng sollte prophylaktisch eingenommen werden (bis zu 3 Monaten), die Wirkung macht sich erst allmählich bemerkbar.

Nebenwirkungen: Aus der Literatur ist das so genannte „Ginsengmissbrauchssyndrom" bekannt, wo bei gleichzeitiger Einnahme von Ginseng und Koffein Bluthochdruck, Schlaflosigkeit, Ödeme und morgendlicher Durchfall auftreten.

Gegenanzeigen: Bei bekanntem Bluthochdruck und Arteriosklerose sollte Ginseng nicht eingenommen werden. Bei Überdosierung: Durchfall, Bluthochdruck, Spannung in den Brüsten.

Präparate: Ginsana® Kps., Ginseng Curarina® Kps., Kneipp® Ginsenetten Drg., Orgaplasma® Drg.

Teezubereitung: 1–2 g Droge mit kochendem Wasser übergießen und 5–10 Min. ziehen lassen.

Kommission E: *Als Tonikum zur Stärkung und Kräftigung bei Müdigkeits- und Schwächegefühl, nachlassender Leistungs- und Konzentrationsfähigkeit. Rekonvaleszenz.*

Guarana
Paullinia cupana
Paulliniae semen, Pasta Guarana

(s.u.)

Die blutroten Guaranasamen enthalten den koffeinhaltigen Wirkstoff Guaranin. Schon 1–2 Wochen nach Einnahme zeigt sich eine spürbare Verbesserung des Schwächezustandes. Die brasilianischen Indianer trinken Zubereitungen aus Guarana schon lange zur Leistungssteigerung und bei Erschöpfungszuständen. 1–2 Monate lang durchführen.

Kolanuss
Cola nitida, Cola acuminata
Colae Semen (M)

In den Küstenländern Westafrikas wächst der immergrüne 20 m hohe Baum. Nachdem die blassgelben, purpur gestreiften Blüten verblüht sind, entwickeln sich die bis 3 kg schweren Sammelfrüchte, in denen die kastanienähnlichen, 20 g schweren Kolasamen ruhen. Die Eingeborenen schätzen seit langem die frischen Samen als ein kräftiges Anregungsmittel bei Ermüdung und Abgespanntheit, als Zaubermittel und als Aphrodisiacum. Sie bieten die Kolasamen Gästen und Geliebten an und opfern sie ihren Göttern. Mit Cocaextract und anderen Ingredienzien gemischt wurde daraus das wohl berühmteste Erfrischungsgetränk der Welt kreiert: Coca-Cola.

Inhaltsstoffe: 1,5 % Methylxanthine (1,5–3 % Coffein, 0,1 % Theobromin), bis 0,4 % Catechingerbstoffe.

Wirkungen: Stimulierend, wachmachend und wachhaltend, tonisierend, konzentrationsfördernd und allgemein stärkend. Atemanaleptisch (d. h. direkt zentral erregend auf das gesamte ZNS, v.a. auf das Atemzentrum), magensäurestimulierend, motilitätssteigernd und schwach diuretisch sowie lipolyptisch (mobilisiert die körpereigenen Fettbestände).

Indikationen: Geistige und körperliche Erschöpfung, Ermüdung und Abgespanntheit.

Darreichungsformen: Trockenextrakt, Fluidextrakt, Tinktur oder Kolawein (3 × täglich 2 Likörgläser nach dem Essen). Energy Drinks.

Tagesdosis: 2,6 g Kolasamen, 0,25–0,75 g Kolaextrakt, 2,5–7,5 g Kolafluidextrakt, 10–30 g Kolatinktur, 60–180 g Kolawein.

Nebenwirkungen: Einschlafstörungen, Übererregbarkeit, nervöse Unruhezustände, Magenbeschwerden.

Gegenanzeigen: Ulcus ventriculi et duodeni.

Präparate: Kola-Dallmann® Kautabl., Repursan® mit Potenzholz (mit Vitaminen), Salus Multi-Vitamin Energetikum® Liquidum (mit Vitaminen).

Teezubereitung: Keine, wird nur als Fertigpräparat verordnet.

***Kommission E:** Geistige und körperliche Ermüdung.*

Mate
Ilex paraguariensis
Mate folium (M)

Mate ist ein immergrüner, strauchartiger Baum aus Südamerika. Die frisch geernteten großen Blätter werden kurz erhitzt, um ihre grüne Farbe zu erhalten und dann entweder getrocknet (grüne Mate) oder über einem Holzfeuer geröstet (braune Mate, Mate folium tostum). Der geröstete Matetee entspricht geschmacklich dem normalen fermentierten schwarzen Tee, während der ungeröstete Matetee dem grünen, unfermentierten Tee entspricht. Mate ist ein Nationalgetränk in Brasilien und gilt als eine Art Äquivalent zur Friedenspfeife der nordamerikanischen Indianer.

Inhaltsstoffe: Bis 1,7 % Koffein, bis 0,45 % Theobromin, 4–16 % Gerbstoffe, ätherische Öle, Harze.

Wirkungen: Stimulierend, erfrischt Körper und Geist, analeptisch, kräftigt den Herzmuskel. Koffein wirkt leicht schmerzstillend und harntreibend. Mate eignet sich als Begleitung bei Fastenkuren.

Indikationen: Genusstee bei körperlicher und geistiger Erschöpfung, sowie bei leichten Harnwegsinfekten.

Darreichungsformen: Tee, Fertigpräparate.

Tagesdosis: 3 g Droge.

Nebenwirkungen/Gegenanzeigen: Nicht bekannt.

Präparate: Martol® Mate-Kapseln.

Teezubereitung: 1–2 TL Droge mit 150 ml heißem, nicht mehr sprudelndem Wasser überbrühen, je nach persönlichem Geschmack 5–10 Min. ziehen lassen und abgießen. Kurz gezogene Aufgüsse wirken stimulierender. Morgens und mittags 1–2 Tassen trinken.

***Kommission E:** Geistige und körperlicher Ermüdung.*

Taigawurzel
Eleutherococcus senticosus
Eleutherococci radix (M)

Eleutherococcus ist ein 2–5m hoher Strauch und gehört wie der Ginseng zur Gattung der Araleaceae. Die Taigawurzel kommt allerdings nur in Sibirien und in Japan vor. Seine Verwandtschaft mit dem Efeu erkennt man an den Früchten.

Inhaltsstoffe: Phenylpropanderivate, Lignane, Cumarine, β-Sitosterolglucosid, Saponine, Sterole und Polysaccharide.

Wirkungen: Adaptogen und stressreduzierend, steigert die mentale und physische Leistungsfähigkeit. Steigert die Anzahl der T-Lymphozyten und wirkt dadurch immunstimulierend.

Indikationen: Anwendungsgebiete wie Ginseng: Steigerung der unspezifischen Immunabwehr, Müdigkeit, Schwäche, nachlassende Leistungs- und Konzentrationsfähigkeit, Rekonvaleszenz.

Darreichungsformen: Tee, Fertigpräparate.

Tagesdosis: 2–3 g Droge.

Nebenwirkungen: Nicht bekannt.

Gegenanzeigen: Bluthochdruck.

Anwendungsdauer: Nicht länger als 3 Monate (Langzeitstudien fehlen). Eine erneute Anwendung ist nach 2 Monaten möglich.

Präparate: Emergotin® aktiv, Eleu-Kokk, Eleu Curarina Guarana: als Nahrungsergänzungsmittel über die Apotheke zu beziehen.

Teezubereitung: Nicht gebräuchlich. (1 g zerkleinerte Droge mit 1 Tasse kochendem Wasser übergießen, 10 Min. ziehen lassen und abgießen. Mit Honig gesüßt 2–3 Tassen tägl. trinken.)

***Kommission E:** Müdigkeits- und Schwächegefühl, nachlassende Leistungs- und Konzentrationsfähigkeit, Rekonvaleszenz.*

28.4 Schmerzen/ Kopfschmerzen

Schmerz ist eine unangenehme sensorische und emotionale Erfahrung; er entsteht, wenn Schmerzrezeptoren an den freien Nervenenden durch Druck, Verletzung, Hitze, Kälte oder Entzündung angesprochen werden. Der Schmerzimpuls wird von spezialisierten Schmerzrezeptoren, so genannten Nozirezeptoren registriert, in elektrische Aktionspotenziale umgewandelt und über die Nervenfasern zum Rückenmark bis ins Großhirn weitergeleitet. Dort werden diese Impulse in die Empfindung „Schmerz" umgesetzt.
Gesunde Menschen haben keine Schmerzen. Schmerzen sind als Hinweis zu verstehen, dass „etwas nicht in Ordnung" ist. Schmerzen können körperliche und seelische Ursachen haben, und nicht selten bedingt eines das andere.
Das seelische, ganz individuelle Erleben dieser Wahrnehmung prägt das Ausmaß des Schmerzes mit, jeder Mensch leidet anders. Schmerzen und das Ausmaß des Schmerzerlebens werden sehr unterschiedlich wahrgenommen: nach Erkenntnissen der Chronobiologie ist das Schmerzempfinden gegen 14 Uhr am geringsten und gegen 18 Uhr am stärksten; Vegetarier sind weniger schmerzanfällig als „Fleischesser", und Frauen schmerzempfindlicher als Männer, sie nehmen die Schmerzreize aber anders auf und verarbeiten sie auf andere Art und Weise; dadurch kommen sie mit weniger Schmerzmitteln aus. Angst steigert die Intensität der Schmerzempfindung; Ablenkung kann Schmerzen lindern. Schmerz isoliert, macht Angst und verändert, wenn er länger dauert, das vitale Selbstverständnis eines Menschen. In dieser Situation brauchen Menschen Verständnis und Beratung, eine möglichst stressfreie, angenehme Atmosphäre und das Gefühl, nicht alleine gelassen zu sein. Manchmal stellt sich schon eine Besserung ein, wenn sich die Betroffenen im Gespräch mit anderen austauschen können und ernst genommen fühlen.

Akuter Schmerz ist eine der wichtigsten Sinnesmodalitäten, er besitzt eine Schutz- und Warnfunktion und wird als „Wachhund der Gesundheit" bezeichnet.
Chronische Schmerzen stellen eine massive Beeinträchtigung der Lebensqualität dar. In Deutschland leiden ca. sieben Millionen Menschen unter chronischen Schmerzen. Das ist eine Art Dauerfolter, die den ganzen Organismus in Besitz nimmt und Auswirkungen auf körperlicher und seelischer Ebene nach sich zieht. Wenn der Schmerz chronisch wird (nach 3–6 Monaten anhaltender Schmerzen) entwickelt sich eine Art Schmerzgedächtnis, wobei Schmerzen auch dann auftreten, wenn die eigentliche Ursache längst beseitigt ist: Er hat sich von seiner Ursprungserkrankung abgekoppelt und ist selbst zur Krankheit geworden, zur **Schmerzkrankheit**. Nervenzellen vergessen nichts, sie merken sich den Auslöser des Schmerzes und reagieren das nächste Mal schon bei nur geringen Schmerzreizen. Dabei werden auf der Rückenmarksebene Neurone daueraktiviert; dadurch erhöht sich deren Erregbarkeit, die auch motorische Nervenzellen aktiviert. Die neuronale Aktivität nimmt allgemein zu, die Beschwerden breiten sich auf andere Körperregionen aus. Schon leichte Reize oder Berührungen können dann Schmerzen auslösen, und wahrscheinlich kann auch das ständige Einströmen von Schmerzreizen im Gehirn irreversible Umbauvorgänge an Nervenzellen auslösen. Es setzt eine Spirale von Angst vor Schmerzen, Anspannung und Schmerz ein, die zu einem Teufelskreis führt. Verzweiflung, Hoffnungslosigkeit, Vereinsamung, Depression und sozialer Rückzug sind die Folge. Ganz wichtig sind dann kompetente Ansprechpartner, die bei der Schmerzbewältigung zur Seite stehen! Auf alle Fälle sollten Dauerschmerzen frühzeitig und ausreichend behandelt werden, um der Chronifizierung des Schmerzes zuvorzukommen. Bei chronischen Schmerzen dringend fachliche Hilfe erfragen, z. B. bei: Deutsche Schmerzliga e.V. Frankfurt; Deutsche Schmerzhilfe e.V., Hamburg; Gesellschaft zum Studium des Schmerzes Universität Heidelberg.[50]

Chronische Schmerzen müssen **ganzheitlich behandelt** werden: Dazu gehört die Behandlung der Grunderkrankung, Herdsuche und -ausschaltung, Phytoanalgetika, Entspannungsformen, Akupunktur, Physiotherapie, Homöopathie, Neuraltherapie, Ableitungs- und Entgiftungsverfahren, Säure-Basen-Ausgleich und Stoffwechselkuren, Ernährungsum-

50 Adressen:
Deutsche Schmerzliga e.V., Postfach 100834, 60008 Frankfurt;
Deutsche Schmerzhilfe e.V., Woldsenweg 3, 20249 Hamburg;
Gesellschaft zum Studium des Schmerzes, Universität Heidelberg, Im Neuenheimer Feld 326, 69120 Heidelberg.

stellung mit ausreichendem Angebot an mehrfach ungesättigten Fettsäuren, Kneipp-Maßnahmen und die Integration von Psyche und sozialem Umfeld in die Behandlungsstrategie. Gezieltes Gesundheitsverhalten und aktive Mitarbeit sind wesentliche Faktoren der Krankheitsbewältigung und der besseren Schmerzverarbeitung.
Starke chronische Schmerzen (Tumorschmerzen u. a.) werden heutzutage mit Opioiden wirkungsvoll behandelt; das erzeugt keine Abhängigkeit, wenn sie in retardierter Form, also gleichmäßig über einen längeren Zeitraum an den Körper abgegeben werden. Süchtig machen nur stoßweise verabreichte, hochdosierte „kicks"; also: Schwerkranken nicht die Schmerzlinderung nehmen vor lauter Sorge, sie abhängig zu machen, das ist ethisch nicht zu vertreten!!

28.4.1 Kopfschmerzen

Sie sind weltweit bekannt, und seit Jahrtausenden schon wurden Ägypter, Azteken, Japaner, Gallier, Römer und Chinesen nachweislich durch solche Beschwerden geplagt, die im Altertum zu teilweise obskuren Behandlungen geführt haben: Sogar Löcher wurden in die Schädeldecke gebohrt, um die üblen Geister heraus zu lassen!
Kopfschmerzen und besonders **Spannungskopfschmerzen** gehören auch heute noch zu den häufigsten gesundheitlichen Beschwerden, und Schmerzmittel gegen „Kopfweh" sind die meistverkauften Medikamente in Deutschland. Solche Schmerzen sind Leit- oder Begleit**symptome**, Alarmsignale unseres Körpers und eine Aufforderung, bestimmten Dingen vermehrte Aufmerksamkeit zu schenken und nach dem Grund der Schmerzen zu sehen. Hinter länger dauernden Kopfschmerzen kann eine Fülle von Ursachen stecken, deshalb ist eine gründliche Anamnese und Differenzialdiagnose für eine erfolgreiche Therapie wichtig. Ein Kopfschmerztagebuch sollte auf alle Fälle geführt werden und kann wichtige Aufschlüsse geben. Das ausführliche Patientengespräch kann helfen, **Ursachen** aufzudecken: Augen- oder Zahnerkrankungen, sklerotische Gefäßveränderungen im Gehirn, seelische Belastungen und Depressionen, Gehirnerschütterung, Schädeltrauma oder ein Hirntumor, Bluthochdruck oder Hypotonie, Erkrankungen im Verdauungssystem (Magen, Darm, Leber, Galle) oder der Nieren, hormonelle oder Stoffwechselstörungen, Erkältungen, Sinusitis, Hals-Wirbelsäulen- oder Schulter-Arm-Syndrom, Wetterwechsel, Neuralgien oder Vergiftungen.
Spannungskopfschmerzen entstehen bei längerem Arbeiten in angespannter Kopfhaltung, z. B. vor dem Computer oder beim Autofahren. Meist handelt es sich um eine Fehlsteuerung des Gefäßtonus im Bereich des Kopfes. Der Schmerz ist dumpf, drückend oder ziehend, meist beidseitig und konstant, manchmal zieht er sich wie ein „Ring um den Kopf". Verspannungen der Hals-, Hinterhaupts- und Nackenmuskeln können die Schmerzen auslösen, psychosozialer Stress, Ängste, Depressionen und Schlafdefizit spielen eine zusätzliche Rolle als disponierende Faktoren.

Zur **naturheilkundlichen Behandlung** gehört als erstes das Missverhältnis zwischen Anspannung und Entspannung zu überdenken: Spannungen abbauen, wo immer es nur geht! Außerdem die Unterstützung des Stoffwechsels, Säure-Basen-Haushalt unbedingt ausgleichen!, und zur besseren Entgiftung ausreichend Trinken: einfach (warmes) Wasser, dünne Tees, verdünnte Obst- oder Gemüsesäfte oder dünne basische Brühen. Verdauungsprobleme beseitigen und auf regelmäßigen Stuhlgang achten, damit die verstärkte Ausscheidung von Stoffwechselendprodukten Kopfschmerzen den „Nährboden entzieht" (evtl. Darmreinigung, Darmsanierung). Menschen mit Kopfschmerzen leiden oft unter eiskalten Füßen: warme bzw. ansteigende **Fußbäder** mit Salz, **Senf**mehl, **Rosmarin** oder **Ingwer** oder auch Wechselfußbäder verbessern reflektorisch die Kopfdurchblutung und helfen zu entspannen, genauso ein wohlig-warmes Vollbad. **Zwiebel**fußauflagen dienen der Reizableitung über die Fußsohlen, kurzzeitiges (1–2 Min.) Auftupfen mit **Meerrettich**nackenkompressen oder **Senf**ölauflagen bringen über kutiviszerale Reize Wärme und Entspannung, warme **Lavendel**unterarmbäder leiten Spannung aus dem Kopfbereich. Manchmal aber tut eher ein kalter Waschlappen auf die Stirn gut, oder eisgekühlte Erbsensäckchen (äußerliche Anwendungen s. Kap. 25: Rheumatische Erkrankungen). Fußreflexzonenmassage (alle 10 Fußzehen) kann schnelle Hilfe bringen; das können auch Eltern lernen und ihren Kindern bieten (die genießen das!). Magnesiumspiegel überprüfen: Magnesium entspannt und gleicht vegetativ aus. Es ist reichlich enthalten in grünem Gemüse, Nüssen und Hülsenfrüchten und vor allem in Wildgemüse: Bärenklau, Franzosenkraut, Gänsefuß, Guter Heinrich, Schlangenknöterich und Weidenröschen (s. Kap. 31: Anhang, Wildgemüse, Kulturgemüse).

Eines der ältesten **Kopfschmerzmittel**, das Aspirin, stammt ursprünglich aus der **Weiden**rinde (Salicylsäure). „Aspirin" wirkt sofort gegen Kopfschmerzen, während pflanzliche Weidenrindenpräparate 2–3 Stunden bis zu ihrer Wirkung benötigen, sich also eher gegen chronische, langanhaltende Kopfschmerzen eignen. Neuere Untersuchungen, beispielsweise bei der **Pfefferminze**, zeigen hervorragende Erfolge in der Akutwirkung gegen Kopfschmerzen. Schon Plinius der Ältere empfahl das Auflegen von Minzenblättern auf die Schläfen. Verdünntes, echtes Pfefferminzöl lindert Kopfschmerzen (auch bei Schulkindern), und zwar nebenwirkungsfrei: Es hemmt die Bildung von Schmerzstoffen, steigert die Durchblutung der Haut und entspannt zugleich die Muskulatur. Außerdem wirkt Menthol lokalanästhetisch. **Johanniskraut** hebt nicht nur die Stimmung, es lindert auch Kopfschmerzen, wenn sie auf Verspannungen und Depressionen zurückzuführen sind. Laut neuesten Forschungsergebnissen beugt Johanniskraut chronischen Schmerzen vor, indem es die Programmierung von Dauerschmerzen stoppt und reduziert. In letzter Zeit machen immer wieder **Sauerkirschen** von sich reden (s. Kap. 25.3.1: Rheuma): Sie enthalten eine schmerzhemmende Substanz, die ähnlich wirkt wie Acetylsalicylsäure und Ibuprofen, aber deutlich weniger Nebenwirkungen besitzt (eine wohlschmeckende Therapie ...). Bei **chronischen Kopfschmerzen** können Phyto-Analgetika (mit **Weiden**rinde, **Teufelskralle**) begleitend eingesetzt werden, um die Dosierung synthetischer Analgetika zu reduzieren. Bei Kopfschmerzen mit oder aufgrund von **Verdauungsstörungen** **Fenchel**tee oder Bitterstoffe (**Beifuß**, **Engelwurz**, **Schafgarbe**) trinken, die Leber entlasten durch **Mariendistel**samen und in sehr geringen Dosen (1–2 g/Tag) cumarinhaltige Teepflanzen wie **Waldmeister** oder **Honigklee** genießen. Kopfschmerzen, die auf **Durchblutungsstörungen** zurückgehen, können mit **Ginkgo** gelindert werden; Kopfschmerzen aufgrund von **Stress** oder nach einem **„Alkoholkater"** lindert **Guarana**. Außerdem lindert alles, was zur Entspannung führt: durchblutungsfördernde, entspannende Öl-Einreibungen (mit **Fenchel**, **Ingwer**, **Lavendel**, **Lorbeer**, **Rosmarin**, **Wacholder**, **Zimt**: 1–2 EL gut zerkleinerte Droge in 50 ml fettem Öl 20 Tage lang ausziehen), oder entkrampfende Heilpflanzentees (**Fenchel**, **Gänsefingerkraut**, **Kamille**, **Melisse**, **Schafgarbe** u. a.). Zur Schmerzlinderung hat sich auch „Aconit-Schmerzöl" bewährt oder „Moor-Lavendelöl" (Wala).

28.4.2 Migräne

Diese Erkrankung betrifft ungefähr 10 % der erwachsenen Bevölkerung, und neuerdings auch immer mehr Kinder. Der Apostel Paulus, Julius Caesar, Hildegard von Bingen, Immanuel Kant und Sigmund Freud litten darunter, deshalb hielt man Migräne für eine Erkrankung geistig hochstehender Menschen. Später, etwa bis ins 19. Jahrhundert, galt die Migräne als typische Erkrankung von Frauen der gehobenen Gesellschaft und wurde als Hysterie eingestuft. Bis heute haftet der Erkrankung ein gewisser Makel an, der Schuldgefühle vermittelt in dem Sinne, etwas falsch zu machen oder besonders empfindlich zu sein.
Migräne tritt meistens anfallsartig auf mit folgenden **Symptomen**: Der Schmerzcharakter ist klopfend, bohrend oder berstend, meist halbseitig in Begleitung von Übelkeit, Erbrechen, Lärm- und Lichtscheue, manchmal begleitet von visuellen Erscheinungen wie Lichtblitzen, Geräuschempfindlichkeit und vegetativen Begleiterscheinungen wie Schweißausbruch, Durchfall, Sensibilitätsstörungen oder Schwindel und starkem Harndrang. Offenbar liegt der Migräne eine Störung in der Reizverarbeitung und evtl. im Stoffwechselgeschehen zugrunde; die Reize werden verstärkt wahrgenommen und setzen – anders als beim Gesunden – in den Hirnstammkernen Botenstoffe frei. Die Blutgefäße des Gehirns verengen sich zu Beginn einer Migräneattacke und setzen enorme Mengen des Neurotransmitters Serotonin frei. Dadurch kommt es zu einer Mangeldurchblutung und zu Sauerstoffmangel, der sich häufig in der so genannten „Aura" zeigt. Als Reaktion auf die unzureichende Gefäßversorgung folgt eine schlagartige Weitstellung der Gefäße, um den Blutfluss zu erhöhen. Das führt aber dazu, dass die Gefäßwände ausgesprochen schmerzempfindlich werden und ein typischer Migräneschmerzanfall folgt. Eine Migräne kann mit oder ohne Aura (Vorzeichen, z. B. neurologische Symptome) auftreten.
Die meisten **Migräneauslöser** enthalten die Substanzen Tyramin oder Phenylethylamin, die chemisch verwandt sind mit dem Stresshormon Adrenalin und ihre Wirkung im zentralen Nervensystem entfalten. Als Auslöser sind bekannt: Genussmittel

wie Schokolade, Kaffee, Cola oder Zigaretten, aber auch Nahrungsmittel wie Nüsse, Tomaten, Rotwein, Käse, Bananen, Gewürzmischungen (vor allem mit Glutamat), Milchprodukte o. Ä. Zu Migräneanfällen können aber auch Vitalstoff- oder Flüssigkeitsmangel, Stress, Entlastung (sog. Wochenendmigräne), Ängste, orale Kontrazeptiva, Störfelder, Narben, Flackerlicht, ungewohnte Höhe, Hunger, Wetterfaktoren, Frühjahrs- oder Herbstbeginn oder Zeitverschiebungen (Jetlag) führen. Wichtig ist ein „Migränetagebuch", um dadurch den Auslösern auf die Spur zu kommen.

Naturheilkundliche Empfehlungen: ausreichender Schlaf, genügend Bewegung (baut Spannungen ab und beugt dadurch Kopfweh vor) und gesunde, basenreiche **Ernährung**. Durch gezielten Säureabbau im Gewebe lässt sich das Befinden deutlich verbessern; allein durch die Regulation des Säure-Basen-Haushaltes kann die Häufigkeit der Anfälle gesenkt werden! **Kneipp**anwendungen (ansteigende Fußbäder, Wechselarm- oder -fußbad), kalte Kompressen oder Wärmflasche, Einläufe, spezielle Lockerungsgymnastik für den verspannten Nacken und **Entspannungs**verfahren (Yoga, Muskelrelaxation nach Jacobson u. Ä.), Akupunktur oder auch Akupressur; das führen die Betroffenen meistens automatisch selbst durch nach dem „Davos-Prinzip" (da, wo's weh tut) – sie führt meist zu einer Linderung. Allgemein sollte man bei Migräne die bekannten Auslöser (s. o.) vermeiden und eine Entgiftungs/ Ausleitungskur durchführen, um Stoffwechselbelastungen zu beheben. **Heilfasten** (therapeutisch begleitet) kann Migräne vorbeugen, das haben Studien in einer Bad Brückenauer Klinik belegt: Schon nach 3 Tagen Fasten waren 87 % der Betroffenen migränefrei, nach einer 2–3-Wochenkur sogar 94 %, und es traten mindestens ½ Jahr lang keine weiteren Migräneanfälle auf.

Eine **Prophylaxe** beruht auf der Ausschaltung beeinflussbarer „Triggerfaktoren", die einen Migräneanfall auslösen können, an erster Stelle: Stress, spezielle Nahrungsmittel, Störungen des Wach- und Schlafrhythmus. Auch rechtfertigt sich eine **prophylaktische Therapie** mit Phytopharmaka (**Pestwurz**), die die Anfallshäufigkeit um 60 % reduziert, wenn eine Migräne öfter als 2- bis 3-mal im Monat auftritt.
In der **Behandlung** der Migräne ist es sinnvoll, sich nicht nur auf die „Attackentherapie" zu konzentrieren, sondern der prophylaktischen Therapie einen wichtigeren Stellenwert einzuräumen; ideal wäre die gegenseitige Ergänzung beider Therapieformen. Einheitliche Therapieempfehlungen gibt es nicht; für jeden Patienten muss sorgfältig und gemeinsam mit ihm ein ganz individuelles Therapieschema aufgestellt und gegebenenfalls auch wieder verändert und neu konzipiert werden!
Mittel der Wahl in der **Phytotherapie** sind **Pestwurz** und **Mutterkraut**.[51]

Guarana
Paullinia cupana
Paulliniae semen, Pasta guarana

Guarana, eine Kletterpflanze aus der Familie der Seifengewächse (Sapindaceae), ist beheimatet im tropischen Regenwald. Die Indianer Brasiliens verwenden den gerösteten, gemahlenen Samen (Pasta guarana) von Paullinia cupana seit langem als ihr Nationalgetränk, das bei uns „Brasilianischer Kakao" oder auch „Ginseng Brasiliens" genannt wird. Es dient ihnen als Aufbaumittel, zur Leistungssteigerung, gegen Kreislaufstörungen, Nervenbeschwerden und um die feuchte Hitze in den Tropen erträglicher zu machen. Seit einigen Jahren steht die Urtinktur der Samen in Europa als pflanzliches Analgetikum zur Verfügung. Guarana ist rasch wirksam und gut verträglich.

Inhaltsstoffe: Theobromin, Koffein, Guaranin und Theophyllin, Gerbstoffe, ätherische Öle, Saponine, Guaraninsäure, Glukose, der tanninähnliche Stoff Guaranatin (mit dem Kolatin der Kolanüsse eng verwandt) und Harze.

Wirkungen: Stimulierend, schmerzlindernd. Guarana ist auch für Migräneanfällige geeignet, die keinen Kaffee vertragen! Zwar weist Guarana mit 4–5 % Guaranin den vierfachen Koffeingehalt im Vergleich zu Kaffee auf, doch ist es hier an Gerbstoffe gebunden, die die Resorption verzögern und keine erregenden Nebenwirkungen wie Tachykardie oder Nervosität hervorrufen. Guaranin wird über mehrere Stunden langsam und schonend an den Organismus abgegeben. Die stimulierende Wirkung hält 4–8 Stunden an, ohne Nebenwirkungen zu verursachen.

Indikationen: Migräne, nervöse Kopfschmerzen, Spannungskopfschmerz, „Alkoholkater", Muskelverspannung, Neuralgien, Erschöpfung, Müdigkeit, nachlassende Konzentra-

51 Siehe auch unter: www.migraeneliga-deutschland.de; www.migraene-kopfschmerzen.de

tion, Prüfungs- und Stresssituationen, als Fit- und Muntermacher und Energiespender für Kraft, Ausdauer und Leistungsfähigkeit. Guarana ist empfehlenswert für Menschen, die erhöhtem Stress ausgesetzt sind und ihre Leistung auf „natürliche" Weise steigern möchten. Außerdem wirkt es gegen erhöhtes Hungergefühl zur Begleitung bei Abmagerungskuren.

Präparate: Diverse Präparate in Apotheken, Drogerien und Naturkostläden erhältlich.

Mädesüß
Filipendula ulmaria
Spiraceae herba/ -flos (M)

(s. Kap. 23: Atemwege) Mädesüßtee kann genauso wie Weidenrinde bei chronischen Kopfschmerzen zur leichten Schmerzlinderung eingesetzt werden.

Mutterkraut
Tanacetum parthenium
Chrysanthemi parthenii herba

Das Mutterkraut stammt ursprünglich aus dem Orient und dem Mittelmeergebiet. Es wächst in Kulturen oder auch verwildert auf nährstoffreichen Lehmböden und ist eine beliebte Gartenpflanze, die gut ohne Pflege gedeiht und sich stark vermehren kann. Manchmal verschwindet es auch plötzlich ohne ersichtlichen Grund von der Anbaufläche. Tanacetum parthenium ist als Heilpflanze in Deutschland noch weitgehend unbekannt, in Großbritannien, Frankreich und in der Schweiz dagegen sehr verbreitet. Neuerdings wird Parthenii herba aber auch hier in klinischen Untersuchungen getestet, um die Wirksamkeit bei Migräne zu belegen. Dabei konnte eindeutig nachgewiesen werden, dass sich nach 4-monatiger Behandlung mit Partheniumextrakten Anzahl und Intensität von Migräneanfällen signifikant verminderten und die damit verbundenen Begleiterscheinungen wie Übelkeit und Erbrechen ebenso.

Bereits 1772 schrieb der Engländer John Hill in seinem Buch „The family herbal": „Beim schlimmsten Kopfschmerz übersteigt dieses Kraut alles was man sonst kennt ..."

Inhaltsstoffe: Ätherische Öle, Bitterstoffe.

Wirkungen: Entzündungshemmend, schmerzlindernd, tonisierend. Die ätherischen Öle hemmen die Thrombozytenaggregation und die Prostaglandinsynthese und führen zur verminderten Freisetzung von Serotonin.

Indikationen: Migräne (vor allem hormonell bedingte), Kopfschmerzen.

Darreichungsformen: Tee; Tinktur, Fertigpräparat oder Frischblatt: Tägl. 1 Blatt auf einem Stück Butterbrot einnehmen; 1 Monat Einnahme, 1 Monat Pause, diesen Turnus 2-mal wiederholen, danach $^1/_2$ Jahr Pause und b.B. Zyklus wiederholen.

Tagesdosis: 1 g Droge.

Nebenwirkungen/Gegenanzeigen: Kontaktallergie, Schwangerschaft.

Präparate: Nemagran® Tr. (ø vor allem bei hormonell bedingter Migräne wirksam). In England, Österreich und der Schweiz ist das Präparat Partenelle® erhältlich.

Teezubereitung: 1 TL Droge mit 1 Tasse heißem Wasser übergießen, 7 Min. ziehen lassen und abgießen. 3 Tassen tägl. trinken, bzw. bei Bedarf.

***Kommission E:** keine Monographie erstellt.*

Pestwurz
Petasites hybridus
Petasitidis rhizoma (M)

Die Pestwurz gehört zur Familie der Korbblütler und ist in fast ganz Europa und auch in Nord- und Westasien zu Hause. Man findet sie an feuchten, nährstoffreichen, oft überschwemmten Wiesen, Flussufern und Gräben, wo sie mit ihren nahezu regenschirmgroßen Blättern den Boden bedeckt. Der Gattungsname stammt aus dem Griechischen: „petasos: großer, breitkrempiger Hut" und nimmt Bezug auf die großen Blätter. Griechische Hirten sollen sie als Kopfbedeckung getragen haben. Der Beiname „hybridus" nimmt Bezug auf die Zweihäusigkeit und bringt zum Ausdruck, dass die Pflanze durch Kreuzung entstanden ist. Der deutsche Name weist auf die mittelalterlich Verwendung bei Pest hin.

Inhaltsstoffe: Sesquiterpene, Schleimstoffe, Pyrrolizidinalkaloide (diese unerwünschten Stoffe sind in speziellen Züchtungen nicht/kaum mehr vorhanden).

Wirkungen: Intensiv krampflösend (vergleichbar mit Papaverin des Schlafmohns: 14-mal stärker als Papaverin!), schmerzlindernd und entzündungshemmend. Der Pflanzenextrakt greift in den Arachidonsäuremetabolismus ein und wirkt über eine Hemmung der Leukotriensynthese antientzündlich, außerdem wird die Kontraktion von glatten Muskelzellen gehemmt. Die Wirksamkeit beruht wahrscheinlich auf dem krampflösenden Effekt, der sich auch auf die Blutgefäße im Hals-Kopf-Bereich auswirkt. In einer 1996 erfolgten Doppelblindstudie mit Pestwurzextrakt (2 × 2 Kapseln Petadolex®) konnten Migräneattacken signifikant vermindert werden, ohne auftretende Nebenwirkungen.[52]

Indikationen: Effizientes Migräneprophylaktikum für Erwachsene und Kinder. Die prophylaktische Behandlung mit der Pestwurz wird kurmäßig durchgeführt. Abhängig vom Schweregrad der Erkrankung ist eine 3–4-monatige Behandlung sinnvoll. Lindert auch schmerzhafte Muskelverspannungen im Schulter-Nacken-Bereich, Harnwegsspasmen, Asthma und spastische Bronchitis.

Darreichungsformen: Heute nur noch in Pyrrolizidinalkaloid-freien Fertigpräparaten.

Tagesdosis: 4,5–7 g Droge; 4–6 Monate lang einsetzen, danach 3–4 Monate Pause einlegen. B.B. erneut einnehmen.

Hinweis: Bereits nach 4 Wochen sinkt die Anzahl der Migräneattacken um ca. 45 %; der maximale Behandlungserfolg stellt sich nach 8 Wochen ein: 62 % weniger Migränetage.

Nebenwirkungen/Gegenanzeigen: Nicht bekannt. Auch für Kinder geeignet.

Präparate: Petadolex® (Weber & Weber, Pyrrolizidinalkaloid-frei).

***Kommission E:** Adjuvant bei akuten krampfartigen Schmerzen im Bereich der ableitenden Harnwege, v.a. bei Steinleiden.*

Pfefferminze *Mentha x piperita* Menthae piperitae aetheroleum (M)

Die vielen verschiedenen Minzarten wuchern und durchwandern mit ihren Ausläufern den Garten. Ein Minzenblatt, zerrieben und den Pflanzensaft auf die Haut aufgetragen, wirkt schon leicht schmerzlindernd. (Wer die **lokalanästhetische** Wirkung von Pfefferminze selbst erfahren möchte, zerreibt mehrere solcher Blätter und trägt den Pflanzensaft auf eine 2-cm-große Stelle auf dem Unterarm auf. Dann behutsam mit dem Finger vor, über und nach der „Minzensaftstrasse" darüber fahren und spüren, wie die Empfindlichkeit über dieser „Saftstrasse" erheblich reduziert ist.) Besonders bewährt haben sich aber Anwendungen mit dem ätherischen Öl, das mit seinem Hauptbestandteil Menthol lokalanästhetisch wirkt. Es wird verdünnt oder unverdünnt äußerlich eingerieben und hat sich bei migräneartigem Kopfschmerz, Myalgien und neuralgiformen Beschwerden bewährt. In den meisten Fällen wird es schnell resorbiert, erzeugt zunächst ein Kältegefühl und nachwirkend eine örtliche Betäubung. Der Schmerz beginnt nach 15 Minuten nachzulassen. In einer vom Bundesforschungsministerium geförderten Studie der Kieler Universitätsklinik für Neurologie (Projektleiter: Prof. Dr. Hartmut Göbel), konnte in einem direkten Vergleich zwischen 10%igem **Minzöl und Paracetamol** (Wirkstoff in vielen Schmerzmitteln) belegt werden, dass beide in der Wirksamkeit gleich gut sind! Aber: Bei dem auf Stirn und Schläfen aufgetragenen Öl sind keine Nebenwirkungen zu erwarten. (5 Tr. echtes ätherisches Minzöl entsprechen 1000 mg Paracetamol!)

Inhaltsstoffe: Ätherische Öle mit Menthol.

Wirkungen: Kühlend, örtlich betäubend, schmerzlindernd, krampflösend. Die Kälterezeptoren der Haut werden erregt, durch Weiterleitung des Kältereizes wird die Schmerzleitung blockiert und es kommt zum Rückgang der Schmerzwahrnehmung, die noch unterstützt wird durch zentralstimulierende Eigenschaften des Pfefferminzöles. Ätherisches Minzöl hemmt die Wirkung der Botenstoffe zwischen Schmerzrezeptoren und Nerven. Zusätzlich wird der Blutfluss in den Kapillaren gesteigert und so die Verkrampfung der am Schädel ansetzenden Muskulatur gelöst (eine Begleiterscheinung beim Spannungskopfschmerz).

Indikationen: Kopfschmerzen bei Erwachsenen und bei Schulkindern, Migräne, Neuralgien.

Darreichungsform: **Äußerliche** Anwendung einer 10 %igen ätherisch-Ölmischung zum Einreiben in die betroffene Hautpartie.

Nebenwirkungen/Gegenanzeigen: Bei Säuglingen und Kleinkindern nicht im Bereich des Gesichts, speziell der Nase anwenden.

Präparate: Euminz® Lösung (ab 6 Jahren; durch die äußerliche Anwendung werden innere Organe nicht belastet, deshalb ist es auch für Schwangere und Leberkranke geeignet), Inspirol Heilpflanzenöl® Lösung. Japanisches Heilpflanzenöl ist nicht geeignet, weil ihm die Menthofurane fehlen; enthält nur Menthol! China-Öl.

---

52 Internationale Multicenterstudie, durchgeführt in neurologischen Zentren Deutschlands und der USA, von Prof. Richard Lipton und Prof. Dr. Hartmut Göbel, Weber & Weber GmbH & Co. KG. Studie akzeptiert in „Neurology" 2004. Eine Studie mit Petadolex® bei 108 Kindern wurde 2004 das „Headache" akzeptiert.

***Kommission E:** krampfartige Beschwerden im oberen Gastrointestinaltrakt und der Gallenwege (innere Anwendung). Colon irritabile (innere Anwendung). Katarrhe der oberen Luftwege (innere und äußere Anwendung, Nasensalben). Mundschleimhautentzündungen (innere Anwendung). Myalgien (äußere Anwendung). Neuralgiforme Beschwerden (äußere Anwendung).*

Teufelskralle, Afrikanische
Harpagophytum procumbens
Harpagophyti radix (M)

(s. Kap. 25: Rheuma) Teufelskralle wird vor allem bei rheumatischen Erkrankungen mit großem Erfolg eingesetzt, hat sich aber auch bei langanhaltenden Kopfschmerzen bewährt.

Indikationen: Spannungskopfschmerzen mit HWS-Syndrom, Neuralgien, rheumat. Beschwerden.

Präparate: Harpagoforte® ASmedic Kps., Arthrotabs® Tbl., Rheuma-Sern® Kps., Doloteffin® Tbl., Teltonal® Dispers Brausetbl.

Teezubereitung: In der Schmerztherapie nur Fertigpräparate.

***Kommission E:** Appetitlosigkeit, dyspeptische Beschwerden, adjuvant bei degenerativen Erkrankungen des Bewegungsapparates.*

Weide
Salix alba, S. purpurea, S. daphnoides
Salicis cortex (M)

(s. Kap. 25: Rheuma)

Inhaltsstoffe: Salicylalkoholderivate, Catechingerbstoffe, Kaffeesäurederivate, Flavonoide.

Wirkungen: Analgetisch, antipyretisch, antiphlogistisch.

Indikationen: Langanhaltende, chronische (nicht akute) Kopfschmerzen, fieberhafte Erkrankungen und bei Beschwerden innerhalb des rheumatischem Formenkreises.

Darreichungsformen: Tee, Fertigpräparate.

Tagesdosis: 180–240 mg, erfahrungsgemäß bedarf es zur Schmerzlinderung einer höheren Dosierung als von der Kommission E vorgegeben. Für die Teezubereitung 8–15 g Weidenrinde, weil die Inhaltsstoffe nicht zu 100 % in den Tee übergehen.

Nebenwirkungen/Gegenanzeigen: Salicylsäureüberempfindlichkeit.

Präparate: ASSALIX® Dragees, Assplant® Dragees, Rheumakaps®, Zeller Kopfweh-Dragees® (mit Colasamen-Extrakt).

Teezubereitung: 1 TL Droge mit 1 Tasse kochendem Wasser übergießen und nach etwa 20 Min. durch ein Teesieb abgießen. Mehrmals tägl. 1 Tasse heiß trinken.

***Kommission E:** Fieberhafte Erkrankungen, rheumatische Beschwerden, Kopfschmerzen.*

28.5 Anregungen zu konzentriertem Lernen und zur Prüfungsvorbereitung

Dieses bange Gefühl, dieses „Nervenflattern" und die Angst, zu versagen, alles, was über Monate gelernt wurde einfach nicht präsent zu haben – wer kennt das nicht.

Prüfungsangst und **Lampenfieber** kann zu richtigen Denkblockaden führen und die Betroffenen in eine Krise stürzen. Doch Prüfungen sind fester Bestandteil des normalen Lebens, sie beginnen schon im Kindes- und Schulalter; deshalb ist es wichtig, mit dem Lampenfieber umgehen zu lernen. Mit einer realistischen Selbsteinschätzung und gut vorbereitetem Prüfungsstoff ist der erste Schritt getan. Nicht nur Mentaltraining, auch körperliche Bewegung an der frischen Luft (Sauerstoff!) und eine vitalstoffreiche Ernährung (mit ausreichend **Hafer**, **Pollen**, **Weizenkeimen**, **Mandeln**, **Walnüssen** und **Rosinen** als mentales „Kraftfutter"), genügend Flüssigkeit und ausreichend Schlaf gehören dazu. „Schlaf ist der Retter des Nervensystems", sagte der russische Nobelpreisträger I. Petrowitsch Pawlow. Doch wenn das Nervenkostüm nicht mitmacht und schweißnasse Hände, Herzklopfen, Bauch- und Kopfweh, Durchfall, Übelkeit oder Kreislaufstörungen verursacht, können **Arzneipflanzen** den Körper wieder in die Balance bringen:

Baldrian ist die bekannteste Pflanze gegen Lampenfieber und Prüfungsangst; Baldrian und auch **Melisse** beruhigen, ohne müde zu machen; Baldrian hilft auch bei einer nervös bedingten Übersäuerung des Magens, bei Sodbrennen. **Melisse** und **Salbei** sollen laut neueren Forschungen die Denkleistung fördern und die Konzentration erhöhen (s. Kap. 27.3.5: Herzerkrankungen). Bei nervösen Magenbeschwerden **Fenchel**, **Melisse** und **Süßholz** geben. **Johanniskraut** hebt die Stimmung (sollte aber mindestens 4 Wochen davor eingesetzt werden); **Ginseng** unterstützt die Leistungs- und Konzentrationsfähigkeit und kommt dem „Burn-Out-Syndrom" entgegen; es wird ebenfalls einige Wochen davor eingenommen; **Orangen**blütentee ist auch für Kinder geeignet, er beruhigt und tonisiert durch seine Bitterstoffe. **Eisenkraut** (Verbena officinalis) gilt als die Prüfungspflanze bei Nervosität und hilft, die richtigen Worte zu finden („verb: das Wort gilt"); mit Verbena berührten die Römer die Friedensverträge. Um ganz in seiner Mitte zu sein, **Bitterstoffe** (**Engelwurz**, **Ingwer** u. a., s. Kap. 16 Wirkstoffe: Bitterstoffe) einsetzen, die tonisieren, das vegetative Nervensystem ausgleichen, die Stimmung und das Zutrauen verbessern und die Herzdurchblutung fördern. **Weißdorn** und **Herzgespann** unterstützen das Herz. **Basilikum** fördert die Konzentrationsfähigkeit und wirkt gut gegen Anspannung und Stress – ideal als Tee für alle, die viel geistig arbeiten müssen oder in Prüfungssituationen stehen und nachts durchlernen müssen. **Rosmarin** „stärket die memory, das ist das gedächtnüsz", er gehört zu jeder Konzentrationsmischung; Rosmarinwein (30 g Rosmarin/1 l Rot- oder Weißwein, nach 1 Tag abgießen und tägl. 1 Likörgläschen trinken) regt den Kreislauf an und hilft, nervlich bedingte Erschöpfungszustände rasch zu überwinden. Eine Mischung aus **Wermut**, **Pfefferminze** und **Rosmarin** ist als **„Muntermacher"** bekannt. Genauso das **Vitalitätstonikum** von Maurice Messegues: 6 Stängel frisches **Bohnenkraut**, je 1 Zweig **Rosmarin**, **Lavendel**, **Thymian** und **Pfefferminze** 2 Stunden in 1 L Bioapfelsaft hineinhängen. Das Ganze in die Sonne stellen und gelegentlich umrühren. Der erfrischende Drink wirkt konzentrationsfördernd und gibt spontane Power: Bohnenkraut, Rosmarin, Thymian und Pfefferminze beleben, aktivieren und regen an; Lavendel stärkt die Nerven und beruhigt bei Stress.

Die **„Küchenapotheke"** hat gesunde Leckereien zu bieten: Wer jeden Tag eine Hand voll **Heidelbeeren** genießt, bleibt bis ins hohe Alter topfit, fanden Forscher der Boston-Universität/USA heraus. Die Anthocyane fangen zerstörerische freie Radikale; sie entfalten eine schützende Wirkung auf die Blutgefäße, fördern Gedächtnis- und Lernfähigkeit und beugen dem Risiko von Herz-Kreislauf-Erkrankungen vor. **Mangos** enthalten viel B-Vitamine, vor allem Niazin (B3), das als „Nervennahrung" für die Zellatmung und erholsamen Schlaf verantwortlich ist. **Johannisbeeren** enthalten nicht nur sehr viel Vitamin C, sondern ebenfalls B-Vitamine, vor allem Niazin (B3). **Salate** wirken beruhigend, schlaffördernd und schmerzlindernd; ihre Inhaltsstoffe sind hitzeempfindlich und fettlöslich – also den Salat wie gehabt mit gutem Öl anmachen. **Sellerie** wird schon in alten Lehrbüchern als „Lernmittel für Studierende" gepriesen, auch Hippokrates empfahl ihn als Anti-Stress-Medizin. Sellerie enthält bis auf Vitamin B12 alle B-Vitamine („Nervenvitamine") und schützt vor nervösen Störungen und depressiver Stimmung. **Dill**samen beruhigen überstrapazierte Nerven in Stresssituationen; man kann sie einfach zum Essen geben. **Banane** ist reich an Tryptophan, das im Körper zu Serotonin umgewandelt wird; Serotonin sorgt für eine ausgeglichene Stimmung und beflügelt das Denkvermögen. **Dinkel** gilt als „Nervennahrung", er ist ebenso reich an der Aminosäure Tryptophan. **Weintrauben** mit ihrem hohen Gehalt an B- und C-Vitaminen, Folsäure, Magnesium, Mangan und Kalium gelten ebenso als Nervennahrung, auch **Rosenkohl** (B1 und Folsäure) und **Fenchel**gemüse (Kalium). Nicht zu vergessen der **Honig**, der hilft aus einem Erschöpfungstief herauszukommen, und Pollen.

Zur **Vitalisierung** und zur Förderung der Konzentration hat sich in der Volksheilkunde eine traditionsreiche beruhigende, zu Klarheit verhelfende „Blaue-Blüten-Tinktur" bewährt. Die blauen Blüten von **Salbei**, **Thymian**, **Ysop**, **Lavendel**, **Gundermann**, **Rosmarin**, **Eisenkraut**, **Vergissmeinnicht**, **Borretsch**, **Wegwarte**, **Kornblume** und **Veilchen** (eine Auswahl von 9 Blüten treffen) mit 38%igem Alkohol (1:10) bedecken, 3 Wochen stehen lassen, gelegentlich schütteln und anschließend abgießen (die Tinktur selbst wird nicht blau). Im Bedarfsfall 3-mal tägl. 15 Tr. Einnehmen.

28.6 Bewährte Rezepturen Erkrankungen des Nervensystems und der Psyche

Einschlafstörungen, Nervosität *(Widmaier)*

Rad. Valerianae (Baldrianwurzel)	30 g
Stro. Lupuli (Hopfenzapfen)	25 g
Flor. Lavandulae (Lavendelblüten)	15 g
Fol. Melissae (Melissenblätter)	30 g

M.f.spec. D.S.: 1 EL der Mischung mit ¼ l kochendem Wasser übergießen, 10–15 Min. ziehen lassen. Vor dem Schlafengehen 1 Tasse warm und schluckweise trinken.

Nervöse Unruhe, Reizbarkeit, Erschöpfung, Schlafstörungen *(Widmaier)*

Passiflora ∅ (Passionsblume)	
Avena sat. ∅ (Hafer)	
Valeriana ∅ (Baldrian)	aa 10 g

D.S.: 3 × tägl. 10 Tr. Bei Schlafstörungen 30 Tr. vor dem Schlafengehen.

Bad bei Schlafstörungen, Nervosität, Übererregbarkeit, Spannungszuständen *(Widmaier)*

Rad. Valerianae (Baldrianwurzel)	
Strob. Lupuli (Hopfenzapfen)	aa 100 g

D.S.: Die ganze Menge mit 2 l kochendem Wasser übergießen, 20 Min. ziehen lassen, durchseihen und dem Badewasser zugeben. Badedauer 10–20 Minuten, Badetemperatur 35–37° C.

Schlaftee *(J. Karl)*

Rad. Valerianae (Baldrianwurzel)	50 g
Strob. Lupuli (Hopfenzapfen)	15 g
Fol. Melissae (Melissenblätter)	
Flos. et Fol. Crataegi (Weißdorn)	aa 20 g
Auranti pericarpium conc.	ad 150 g

M.D.S.: 1 knapper EL auf 1 größere Tasse Wasser als Infus – evtl. mit Honig süßen.

Herz-Schlafwein *(J. Karl)*

Extr. Crataegi fluid. (Weißdorn)	50 g
Vini Valerianae (Badrian)	ad 500 g

M.D.S.: 1–2 Likörgläschen ¼ Std. vor dem Schlafen.

„Nervenstärkende" Teemischung *(Bühring)*

Mateblätter	20 g
Melissenblätter	20 g
Weißdornblätter und -blüten	10 g
Ginsengwurzel	10 g
Engelwurzwurzel	10 g
Dillsamen	10 g
Rosenblüten	10 g

M.f.spec. D.S.: 1 TL mit 1 Tasse heißem Wasser übergießen und 10 Min. ziehen lassen. Mit 1–2 TL Honig süßen; 1–3 Tassen tägl.

Tagesnervinum *(J. Karl)*

Strob. Lupuli (Hopfenzapfen)	20 g
Fol. Lavandulae (Lavendelblüten)	20 g
Herb. Hyperici (Johanniskraut)	30 g
Fol. Melissae (Melissenblätter)	30 g
Aurantii pericarpium conc. (Pomeranzenschalen)	ad 150 g

M.D.S.: 1 EL auf 2 Tassen Infus, tagsüber schluckweise trinken.

Kindertee zur Beruhigung *(Zimmerman)*

Fruct. Anisi (Anisfrüchte)	
Fruct. Anethi (Dillfrüchte)	aa 20 g
Flos. Sambuci (Holunderblüten)	
Fol. Melissae (Melissenblüten)	aa 30 g

M.f.spec. D.S.: 1 TL mit 1 Tasse heißem Wasser übergießen, 10 Min. ziehen lassen. 1 Tasse abends.

Kindernervinum *(J. Karl)*

Avena ∅ (Hafer)		
Passiflora ∅ (Passionsblume)	aa	10 g
Sirup Aurantii (Pomeranze) ad		250 g

M.D.S.: Zum Schlafen 1–2 TL

Kindertee zur Beruhigung *(M. Girsch)*

Passiflorae herba	20 g
Melissae folium	10 g
Matricariae flos	10 g
Foeniculi fructus	10 g

M.f.spec. D.S.: 1 TL mit 1 Tasse heißem Wasser übergießen, 10 Min. ziehen lassen. 1 Tasse abends.

Schlaftee für Kinder mit Verdauungsbeschwererden *(H. Ell-Beiser)*

Lavendelblüten	20 g
Melissenblätter	20 g
Baldrianwurzel	10 g
Fenchelsamen	20 g
Anissamen	10 g

M.f.spec. D.S.: 1 TL mit 1 Tasse heißem Wasser übergießen, 10 Min. ziehen lassen, abgießen. Vor dem Abendessen 1 Tasse mit Honig gesüßt trinken.

Schlaftee für Kinder *(U. Bühring)*

Melissenblätter	20 g
Orangenblüten	10 g
Lindenblüten	10 g
Schlüsselblumenblüten	10 g
Passionsblumenkraut	20 g
Dillsamen	10 g
Kalifornischer-Mohn-Kraut	10 g
Kamillenblüten	10 g

M.f.spec. D.S.: 1 TL mit 1 Tasse heißem Wasser übergießen, 7 Min. ziehen lassen. 1 Tasse abends.

Bei leichten Depressionen und Ängsten *(Bühring)*

Johanniskraut	30 g
Baldrianwurzel	20 g
Passionsblumenkraut	30 g
Orangenblüten	10 g
Melissenblätter	10 g

M.f.spec. D.S.: 1 TL mit 1 Tasse heißem Wasser übergießen, 10 Min. ziehen lassen. 3 × 1 Tasse tägl.

Stimmungsaufhellende Teemischung *(U. Bühring)*

Johanniskraut	40 g
Schlüsselblumenblüten	10 g
Schafgarbenblüten	20 g
Lavendelblüten	10 g
Orangenblüten	10 g
Rosenblüten	10 g

M.f.spec. D.S.: 1 TL mit 1 Tasse heißem Wasser übergießen ,10 Min. ziehen lassen. 3 × 1 Tasse tägl.

Teemischung bei Kopfschmerzen *(U. Bühring)*

Pfefferminzblätter	25 g
Mutterkraut	25 g
Mädesüßblüten	30 g
Rosmarin- oder Melissenblätter (eher Hypo- bzw. Hypertonie)	10 g
Waldmeisterkraut	10 g

M.f.spec. D.S.: 1 TL mit 1 Tasse heißem Wasser übergießen, 10 Min. ziehen lassen. 1–3 Tassen je nach Bedarf.

Kopfwehtee (H. Ell-Beiser)

Weidenrinde	20 g
Mädesüßblüten	40 g
Pfefferminzblätter	40 g

M.f.spec. D.S.: 1 TL mit 1 Tasse heißem Wasser übergießen, 10 Min. ziehen lassen und abgießen. Mehrmals tägl. 1 Tasse trinken.

Tee bei Wetterfühligkeit *(Bühring)*

Melissenblätter	30 g
Passionsblumenkraut	20 g
Johanniskraut	20 g
Weißdornblätter und -blüten	10 g
Lavendelblüten	10 g
Baldrianwurzel	10 g

M.f.spec. D.S.: 1 TL mit 1 Tasse heißem Wasser übergießen, 10 Min. ziehen lassen. 1 TL Melissengeist in 1 EL Honig emulgieren und zugeben. 3 × 1 Tasse tägl. trinken.

Konzentrationsfördernde Teemischung *(U. Bühring)*

Basilikumblätter	30 g
Rosmarinblätter	20 g
Eisenkraut	10 g
Baldrianwurzel	10 g
Melissenblätter	10 g
Engelwurzwurzel	10 g
Lavendelblüten	10 g

M.f.spec. D.S.: 1 TL mit 1 Tasse heißem Wasser übergießen, 1 dünne Scheibe frischen Ingwer zugeben und 10 Min. ziehen lassen. Mit 1–2 TL Honig süßen; 1–3 Tassen.

Konzentrationsfördernde Teemischung *(R. Beiser)*

Basilikumblätter (Ocimum sanctum)	30 g
Basilikumblätter (Ocimum basilicum)	30 g
Rosmarinblätter	10 g
Grüner Tee	10 g

M.f.spec. D.S.: 1 TL mit 250 ml heißem Wasser übergießen, 5 Min. ziehen lassen und abgießen. Mehrmals tägl. 1 Tasse trinken.

28.7 Fragen/Repetitorium

1. Was sind Alkaloide? Nennen Sie fünf Alkaloid-Pflanzen.
2. Wie können Vergiftungserscheinungen mit Alkaloid-Pflanzen aussehen?
3. Erste Hilfe bei Alkaloidvergiftung (2).
4. Wie wirkt Salicylsäure? Was unterscheidet die natürlich vorkommende Salicylsäure von der synthetisch hergestellten Acetylsalicylsäure (2)?
5. Nennen Sie die beiden wichtigsten „Salicylsäurepflanzen" mit deutschem und botanischem Namen.
6. Worauf sollte man in Bezug auf eine „gesunde Schlafhygiene" achten?
7. Ihre Mutter kann wegen ihres „nervösen Herzens" nicht einschlafen: Welche Teemischung empfehlen Sie?
8. Ihr schulpflichtiger Sohn ist ein echter „Nervenzipfel". Welche Teemischung bereiten Sie ihm zu?
9. Kleine Kinder wollen abends oft nicht einschlafen – bereiten Sie eine Kinderteemischung zu.
10. Welche Heilpflanze entspannt, ohne müde zu machen? Welche Heilpflanze wenden Sie bei Lampenfieber und Prüfungsangst an?
11. Welche Heilpflanze kommt bei leichten und mittelschweren Depressionen zum Einsatz? Nennen Sie ihren botanischen Namen: Welche Nebenwirkung kann auftreten (1)? Welche Wechselwirkungen treten bei hoher Dosierung auf? Welche Kontraindikation gibt es (1)?
12. Stellen Sie eine Teemischung zusammen, die Erschöpfungszustände lindert: Pflanzen aus welcher Wirkstoffgruppe unterstützen besonders und werden aus diesem Grund in Teemischung und Ernährung integriert?
13. Ein 50-jähriger Mann klagt über Konzentrations-, Leistungs- und Gedächtnisschwäche und ständigen Stress – Welche Heilpflanze empfehlen Sie ihm, für welchen Zeitraum?
14. Welche Heilpflanzen (3) können bei Kopfschmerzen eingesetzt werden, in welcher Art der Anwendung bzw. Zubereitung?
15. Aspirin – Von welcher Pflanze wurde dieses berühmte Medikament ursprünglich entwickelt, wie heißt ihr Hauptwirkstoff, was sind die Nebenwirkungen?
16. Zwei Heilpflanzen lindern bei Wetterfühligkeit: Welche?
17. Welche Heilpflanzen (2) haben sich speziell bei Migräne bewährt?
18. Nennen Sie fünf Heilpflanzen, die sich für ein beruhigendes Kräuterkissen eignen.
19. In der Pflanzenheilkunde gibt es einige Pflanzen, die auf unterschiedliche Art Schmerzen lindern können. Nennen Sie drei Pflanzen, die krampflösend wirken. Bei welchen Erkrankungen setzen Sie sie ein (5)? Welche schmerzlindernden Pflanzen kennen Sie außerdem (3)?

29

Ausleitung und Regeneration

29.1 Frühjahrskur – Entgiftungskur

Die Sehnsucht nach frühlingshaften Temperaturen entsteht an kalten Wintertagen. Im Winter sitzt man „hinter dem Ofen“, bewegt sich weniger, ist weniger an der frischen Luft, hat weniger Sonnenbestrahlung – und die Ernährung ist vitaminärmer und kohlenstoffreicher. Der Winter hat seine Spuren hinterlassen, und im erwachenden Frühling machen sich erste Zipperlein bemerkbar: Frühjahrsmüdigkeit, Arbeitsunlust, eine gewisse Trägheit, vielleicht sind ein paar Pfund mehr auf der Waage zu sehen, und die Haut sah auch schon einmal rosiger aus. Frühjahrsmüdigkeit ist keine Krankheit, der Organismus braucht lediglich etwas Zeit, um sich umzustellen, sich von überflüssigem Ballast zu befreien, eine Art „Frühjahrsputz“ durchzuführen und, wie die Natur, langsam zu erwachen. Das ist die Zeit für eine Frühjahrskur. Diese „Reinigung“ (der Volksmund spricht von „Blutreinigung“) hat eine uralte Tradition: schon im Alten Testament ist vom Brauch der Juden zu lesen, im Frühjahr bittere Kräuter zu essen (s. Kap. 1: Geschichte der Heilpflanzenkunde).

Sinn einer Frühjahrskur ist es, die **„Schlacken“**, die sich im Laufe des Winters im Körper angesammelt haben, loszuwerden. „Schlacken“ ist ein laienhafter Begriff für die Stoffwechselendprodukte und Toxine, die am Schluss des Stoffwechselprozesses aus unterschiedlichen Gründen nicht ausgeschieden werden, sondern im Gewebe liegen bleiben und zu verschiedensten Beschwerden oder Beeinträchtigungen führen können: zu einem schlechten Hautbild, zu Müdigkeit, Kopfschmerzen, Verdauungsstörungen oder zu rheumatischen Beschwerden.

Eine Frühjahrskur wird deshalb auch zur Aktivierung der Stoffwechsel- und Entgiftungsfunktion bei rheumatischen Erkrankungen und Hautleiden durchgeführt. Ausgeschieden werden sollen bei einer Stoffwechselkur auch Umweltschadstoffe und andere Gifte, die der Körper heutzutage in zunehmendem Maße aufnimmt und die sich teilweise in Organen und im Bindegewebe ablagern und den Körper belasten. Die Unterstützung der körpereigenen Entgiftungsfunktionen schützt vor Beschwerden und Erkrankungen. Für das Ausscheiden von Giften und Stoffwechselendprodukten sind die **Ausscheidungsorgane** zuständig: **Niere, Leber, Darm** und **Haut.** Durch eine Frühjahrskur werden diese Organe angeregt; sie „entschlackt“ den Körper, leitet Giftstoffe aus, unterstützt die Darmsanierung, regt den Blutkreislauf an und reduziert zu hohen Blutdruck und Übergewicht. Begleitet werden sollte eine solche Kur von vitalisierender Bewegung an der frischen Luft, durch Kalt- und Warmwasseranwendungen und einem regelmäßigen Tagesablauf, in den bewusste Entspannungspausen integriert sind.

Unterstützt werden kann die Frühjahrs-Kur durch **Fasten**: Ohne Nahrung findet ein gezielter Abbau von Stoffwechselendprodukten, Toxinen, Fetten statt. Es ist bekannt, dass sich Fastende bei einer gut durchgeführten Fastenkur, ist erst der dritte Tag vorbei, wach und geistig klar, spirituell offen und sensibel für alle Sinne und die Natur fühlen. Fasten kann eine Kraftquelle sein für das innere Wohlbefinden. Nach einer Darmentleerung (Glaubersalz; jeden 2. Tag durchführen, damit die gelösten Gifte auf alle Fälle ausgeschieden werden!) ca. 3 l/Tag dünnen **Kräutertee** (**Brennnessel**, **Birken**blätter, **Gänseblümchen**, **Stiefmütterchen**, **Fenchel**, **Löwenzahn**), warmes-heißes Wasser, verdünnte Obst- oder Gemüsesäfte oder **Wildkräuterbrühen** (**Gänseblümchen**, **Giersch**, **Gundermann**, **Schafgarbe**, **Spitzwegerich**, **Vogelmiere** u. a., pro Suppenteller 2 EL) trinken. Nach 3–7 Tagen „Fastenbrechen“ mit 1–3 gut gekauten Äpfeln. Dann kehrt man behutsam zur vitalstoffreichen, über die Zeit der Frühjahrskur möglichst vegetarischen Vollwertkost zurück.

Hinweise

Nicht fasten in der Schwangerschaft; auch Kinder sollten nicht fasten.

Teemischungen sind besonders geeignet, den Stoffwechsel anzuregen: zum einen durch die in ihnen enthaltenen wirksamen Heilpflanzen und zum anderen durch die Flüssigkeitszufuhr, die hilft, die Gifte auszuscheiden. Der Organismus wird durch die Anwendung von Stoffwechseltees gut durchblutet, so dass sich Schadstoffe und „Stoffwechselschlacken" lösen und über die Nieren ausgeschwemmt werden können.

Zu einem **Stoffwechseltee** gehören harntreibende, stoffwechselfördernde Mittel (**Antidyskratika,** s. Kap. 25: Rheumatische Erkrankungen), ein mildes Abführmittel (**Laxans**), um besser auszuleiten und zur besseren Verträglichkeit ein blähungswidriges Mittel (**Karminativum**) sowie Pflanzen mit **Bitterstoffen** (**Löwenzahn**, **Schafgarbe**, **Wegwartenwurzel**, **Enzian**, **Kalmus**, **Tausendgüldenkraut**, s. Kap. 16: Wirkstoffe), die durch die Anregung der Verdauungssäfte für eine optimale Verdauung sorgen. Dadurch werden Blähungen und Gärungen verhindert, die Gallenfunktion angeregt und die Leberfunktion unterstützt. Außerdem sorgen sie durch die Anregung der Gallensekretion für einen besseren Stuhlgang und unterstützen auf diese Weise die Entgiftung über den Darm – denn gelöste Stoffe werden hauptsächlich über den Darm und die Nieren ausgeschieden. Bitterstoffe wirken immer auch belebend, sie sind seit Urzeiten bekannt als stimmungsaufhellendes **Lebenselixier**, „ad longam vitam – für ein langes Leben". Die belebende Wirkung ist im Frühjahr besonders willkommen.

Die **Leber** ist neben dem Darm das Hauptentgiftungsorgan. Ihre Tätigkeit wird gefördert durch die gezielte Gabe von leberwirksamen Heilpflanzen (**Artischocke**, **Mariendistel**, **Löwenzahn**, die gleichzeitig für eine gute **Verdauung** sorgen) und durch das Anlegen eines Leberwickels, zum Beispiel mit **Schafgarben**tee. Außerdem unterstützt man die Leber, indem man für eine geregelte Verdauung sorgt. Ein **Schafgarben-Leberwickel** nach dem Essen auf die Leber gelegt, fördert die Verdauung, lindert schmerzhaften Blähbauch und unterstützt die Leber in ihrer (Entgiftungs-)Funktion:
4 EL Schafgarbenkraut mit 1 l heißem, nicht mehr kochendem Wasser übergießen, 10 Min. ziehen lassen und durch ein Sieb in eine Schüssel abgießen. Ein Wickel-Innentuch (Küchentuch, Windel) hineinlegen und mit dem Schafgarbensud tränken. Das Tuch auswringen, auf die Lebergegend legen (rechter Oberbauch), mit einem Frotteetuch bedecken, einen Wollschal fest darum wickeln damit keine "Kältebrücke" entsteht und auf Wunsch noch eine Wärmeflasche darauf legen. Mit dem Wickel ½ Stunde lang ruhen, dann den Wickel abnehmen, mit dem Wollschal die Lebergegend noch warm halten und ½ Stunde nachruhen.
Die Ausscheidungstätigkeit der **Niere** wird durch reichhaltiges Trinken unterstützt (ca. 2 l „Neutralflüssigkeit" täglich). Kaffee, Schwarztee und Alkohol zählen nicht zu den Getränken, weil mehr Flüssigkeit ausgeschieden wird als zugeführt. Milch gilt als Nahrungsmittel und nicht als Getränk. Empfehlenswert sind kohlensäurearme Mineralwasser und dünne Kräutertees (1 EL Kraut auf 1 Liter Wasser), stark verdünnte Frucht- und Gemüsesäfte oder dünnes Apfelessigwasser. Pflanzen, die die Ausscheidungsfunktion der Niere unterstützen (**Brennnessel**, **Birke**, **Löwenzahn**, **Giersch**, **Schlüsselblume**, **Vogelmiere**, **Gänseblümchen**) werden als Tee gereicht (s. Kap. 24: Nierenerkrankungen) – verbunden mit genügend **zusätzlicher** Flüssigkeit.
Die Ausscheidung über den **Darm** wird über eine ballaststoffreiche Ernährung und Heilpflanzen wie **Lein**- und **Flohsamen**, **Fenchel**, Bitterstoffe wie **Löwenzahn**, **Schafgarbe**, **Chicoree** oder durch **Sauerkrautsaft** angeregt. Genügend Bewegung und Flüssigkeit unterstützen die Therapie. Bei Verstopfung bilden sich Fäulnis- oder Gärungsbakterien, die die Leber belasten können. Bei einer Entgiftungs-, Fasten- oder Frühjahrskur sollte man deshalb auf einen geregelten Stuhlgang (1- bis 2-mal täglich achten), damit es nicht zu einer Rückresorption von Giftstoffen kommt. In manchen Fällen ist eine Darmsanierung notwendig (s. u. 29.2: Darmsanierung).
Die **Haut** bezeichnet man als das größte Ausscheidungsorgan des Körpers. Durch Trockenbürsten oder Wechselduschen werden Hautdurchblutung und Hautatmung angeregt. Auch **Schwitzen** ist eine Entgiftungsmaßnahme, vor allem ist der „Arbeitsschweiß" effektiv, also der Schweiß, der durch Bewegung, Anstrengung oder Sport entsteht. Bewegung und sportliche Betätigung verstärken die Durchblutung und sorgen dadurch für einen verstärkten Abtransport der Stoffwechselendprodukte. Die Ausscheidung über die Haut wird auch unterstützt durch Wärmeanwendungen wie z. B. Sauna. **Heilpflanzen** wie **Bärlauch**, **Brennnessel**, **Vogelmiere**, **Gänseblümchen**, **Birke** unterstützen die Hautfunktion und fördern die Ausscheidung über die Haut.
Die Ausscheidung über die **Lunge** kann zusätzlich unterstützt werden mit **Brunnenkresse**, **Meerrettich**, **Kapuzinerkresse**, **Kresse**, **Radieschen**, **Rettich** (s. Kap. 23: Atemwegserkrankungen).

29.1.1 Anleitung zur Durchführung der Frühjahrskur

Der Begriff **Frühjahrs-„kur“** zeigt schon, dass es sich um eine begrenzte Zeit handelt: 3 bis max. 10 Wochen. In dieser Zeit möglichst auf üppiges, schweres Essen und auf Genussgifte wie Alkohol, Nikotin und Kaffee verzichten. **Teekuren, Frischpflanzensäfte** und **Wildkräuter** ergänzen die Ernährung für eine gelungene Kurzeit.

Teekur: Heilpflanzen können zu gleichen Teilen als Tee gemischt oder einzeln nacheinander getrunken werden (z. B. 3 Wochen **Brennnessel**, 3 Wochen **Birken**blätter, 3 Wochen **Löwenzahn**). Dreimal täglich eine Tasse trinken.
Teezubereitung: 1 TL mit 1 Tasse kochendem Wasser übergießen, 5–10 Minuten zugedeckt ziehen lassen, abgießen und 3-mal tägl. 1 Tasse trinken. Zusätzlich 2 l Flüssigkeit trinken: Wasser oder dünne Tees (ganz dünner Entschlackungstee: 1 EL Kraut auf 1 Liter Wasser. Diesen Tee trinkt man zusätzlich zur Teekur!).
Teemischungen zur Frühjahrskur:
Brennnessel, **Birke**, **Löwenzahn**, **Pfefferminze**, **Zitronenmelisse**
oder **Schafgarbe**, **Fenchel**, **Brennnessel**, **Stiefmütterchen**, **Goldrute**.

Frischsaftkur: Pflanzen selbst sammeln und in einem Entsafter auszupressen ist sehr mühsam. Man benötigt riesige Mengen und müsste jeden zweiten Tag frische Pflanzen sammeln, weil sich der Saft nicht länger hält. Deshalb ist es empfehlenswert, im Reformhaus oder in der Apotheke **Frischpflanzensäfte** *(florabio, Schoenenberger, Kneipp)* zu kaufen. Diese Säfte müssen **immer verdünnt** werden im Verhältnis 1:5, d. h. 1 EL Saft und 5 El Wasser, Apfelsaft oder Buttermilch. Buttermilch eignet sich besonders gut, da sie den teilweise herben Geschmack der Wildkräuter bindet und zusätzlich durch ihren hohen Milchsäuregehalt Heilkraft besitzt.
Die **Dosis** wird langsam gesteigert, z. B. mit 2 EL Frischsaft pro Tag beginnen, wöchentlich um 1 EL steigern bis zur Tagesgabe von 6 EL. Es kann zu anfänglichen Durchfällen im Sinne einer Reinigung kommen. Bei anhaltenden Beschwerden die Dosis reduzieren oder absetzen. Pro Woche wird etwa 1 Flasche verbraucht. **Empfehlenswerte Frischpflanzensäfte**: **Löwenzahn**, **Brennnessel**, **Birke**, **Artischocke**, **Kartoffel**, **Schwarzrettich**, **Bärlauch**, “Manna-Feigen ohne Sennes“, **Schafgarbe**.

Wildkräutergerichte, zum Beispiel mit **Brennnessel**, **Löwenzahn**, **Giersch**, **Schlüsselblumen**, **Vogelmiere**, **Gänseblümchen**, **Birke**, **Spitzwegerich**, **Bärlauch**, **Brunnenkresse** ergänzen die Kur aufs Köstlichste (s. Kap. 31: Wildgemüse).

29.2 Darmsanierung

Eine Störung der Darmflora, **Dysbiose** genannt, liegt vor, wenn das Mengenverhältnis zwischen den verschiedenen Bakterienstämmen, die den Darm besiedeln, im Ungleichgewicht ist, d. h. wenn sich bestimmte Keime unverhältnismäßig ausbreiten auf Kosten anderer, die geschädigt und verdrängt werden; dann ist das gesamte System aus dem Gleichgewicht gebracht und die Darmflora kann nicht mehr richtig funktionieren. Chronische Störungen der Darmflora beeinträchtigen die örtliche Abwehr von Darminfektionen und lassen Stoffwechselgifte, Viren oder potenzielle Allergene in die Blutbahn gelangen. Ein gesundes Darmmilieu (s. Kap. 20: Darmerkrankungen), Eubiose oder Eubakterie genannt, kann gestört werden durch Abführmittel, Medikamente (z. B. Antibiotika, Kortikoide, NSAR), Chemo- bzw. Strahlentherapie, Fehlernährung oder durch Durchfälle (vor allem chronische), Erkrankungen des Verdauungssystems, Sub- oder Anazidität (Fehlen von freier Salzsäure im Magensaft), durch Allergien oder durch einen gestörten Säure-Basen-Haushalt, und sich so umwandeln zu einer Dysbiose oder Dysbakterie. Eine Dysbiose wird durch eine Stuhluntersuchung diagnostiziert.
Manchmal ist eine Funktionsschwäche der **Bauchspeicheldrüse** mitbeteiligt, denn durch die fehlenden Pankreasenzyme werden Fett und Eiweiß unzureichend aufgespalten und dadurch die physiologische Darmflora überfordert; es kommt zu einer Dysbiose. Zusätzlich kommt es zu verstärkter Bildung biogener Amine wie Histamin und gleichzeitig zu vermindertem Abbau histaminhaltiger Nahrungsmittel (Thunfisch, Sardinen, Geräuchertes, Emmentaler-, Harzer Käse, Rotwein und Sekt). Das führt zu allergischen Reaktionen (Rhinitis, Urtikaria oder Durchfall), die häufig als „Nahrungsmittelallergie“ fehldiagnostiziert werden. Als Ausdruck einer allergischen Sensibilisierung findet sich im Blut ein erhöhter IgE-Spiegel. Eine Stuhluntersuchung auf

die pankreatische Elastase-1 bringt den Nachweis, ob es sich eventuell um eine **Pankreasinsuffizienz** handelt, die dann entsprechend zu behandeln ist (s. Kap. 22: Leber-, Galle-, Pankreaserkrankungen). Auch mangelnde Sekretbildung im Magen und ungenügende **Galle**bildung können zu einer Dysbiose führen. Wenn unzureichend verdaute oder nur angedaute Nahrung in den Darm gelangt kommt es zu Fäulnis- oder Gärungsprozessen. Die steigende Aktivität der Fäulnisflora führt zur vermehrten Produktion von Stoffwechselgiften, das macht sich mit Meteorismus und Flatulenz bemerkbar. Bei der Gärung kommt es zur Bildung von Fuselalkohol (Methylalkohol), der die **Leber** belastet. Genauso fördert eine übermäßig fett- oder eiweißreiche **Ernährung** das Wachstum von Fäulnisbakterien und behindert die nützlichen Milchsäurebakterien. Eine schlechte Eiweißverdauung bewirkt eine „Stoffwechselvergiftung" des Körpers und schädigt die Darmflora. Durch nachfolgende Gärungsprozesse entstehende Toxine können über die Darmwand in den Organismus gelangen und vielfältige Störungen nach sich ziehen. Auf einer gestörten Darmflora breitet sich häufig ein Pilzrasen aus, zum Beispiel mit **Candida** albicans. Zuckerhaltige Nahrungsmittel stellen lebenswichtige Nährstoffe für pathologische Hefepilze dar, deshalb sollte bei einer gestörten Darmflora der Zuckerkonsum drastisch reduziert bzw. eingestellt werden (wird kontrovers diskutiert).
Eine dysbiotische Darmflora macht sich meistens durch **Symptome** wie Blähungen aufgrund von Gärungs- und Fäulnisprodukten bemerkbar, durch Müdigkeit, Kopfschmerzen oder Nahrungsmittelunverträglichkeiten. Man geht heute davon aus, dass Störungen der Darmflora eine übersteigerte Reaktion des intestinalen **Immunsystems** zur Folge haben weil sie u. a. zur Einschränkung der epithelialen Barriere führen – das wiederum scheint in der Pathogenese von Colitis ulcerosa und Morbus Crohn eine wesentliche Rolle zu spielen. Auch das vermehrte Auftreten von Darmkrebs wird damit in Verbindung gebracht, denn potenzielle **Kanzerogene** und Nahrungsmittelallergene können nur noch reduziert neutralisiert werden, es kommt durch den veränderten Mikrobenstoffwechsel zu einer vermehrten Bildung krebsfördernder Substanzen und zu einer erhöhten Belastung durch freie Radikale. Eine Darmsanierung mit Zufuhr von Probiotika wirkt diesen Störungen entgegen. **Probiotika** sind nicht pathogene, meist lebende Mikroorganismen wie Laktobazillen, Bifidobakterien und spez. Streptokokken (S. faecium), die pathogene Keime abwehren sowie immunstimulierend und präventiv gegen Darmkrebs wirken.

Eine **Darmsanierung** ist oft die einzige Möglichkeit der Regeneration und zugleich der Einstieg in eine gesunde Lebensweise, die körperlich und seelisch zu einer Neuorientierung führen kann. Ziel einer Symbioselenkung ist die Wiederherstellung der gesunden Funktion des Verdauungstraktes und der Darmflora, um Verdauungsprobleme zu beseitigen, eine Resorption aller wichtigen Nährstoffe zu gewährleisten und Lücken im Darm-Immunsystem zu schließen. Eine Darmsanierung sollte mindestens 1–3 Monate lang durchgeführt werden. Am besten (d. h. wenn die Patienten gut mitmachen) leitet man die Sanierung mit klassischem **Fasten** ein: 2 „Entlastungstage" nur mit Obst oder Gemüse, 5 Tage „Fasten" mit Gemüsebrühe und verdünnten Säften, 2 „Aufbautage" mit leichter vegetarischer Kost. Während dieser Zeit jeden 2. Tag einen Einlauf durchführen, damit die Stuhlentleerung problemlos erfolgen kann und es zu keiner Rückresorption von Giftstoffen kommt, die durch das Fasten gelöst wurden.
Auf eine ausreichende Salzsäureproduktion im Magen sollte geachtet werden, die das Eindringen von Krankheitserregern zu verhindern hilft. Die **Haronga**-Rinde regt die Salzsäurebildung im Magen an, sorgt gleichzeitig für eine verstärkte Natriumbicarbonatbildung der Bauchspeicheldrüse und für eine Anregung der Galle und somit für eine Säureneutralisation im Dünndarm. Bio-**Apfel**essig hilft die Anlagerung von Pilzfäden an der Darmschleimhaut zu verringern: 3-mal tägl. 1 TL in wenig Wasser gemischt trinken. **Knoblauch** oder frischer **Bärlauch** mit ihren bakteriostatisch wirkenden Schwefelverbindungen Alliin und Allicin und dem Spurenelement Geranium bekämpfen schädliche Pilze und Bakterien. **Milchzucker** (z. B. „Edelweiss" Milchzucker oder „Eugalan"), am besten in **Kamillen**tee, eignet sich als „Nährstoff" für die natürlichen Darmbakterien, vor allem nach Einnahme von Antibiotika. Die physiologischen Darmbakterien „lieben" Nahrungsbestandteile mit Pektin (**Apfel**, **Karotten**) oder komplexe Kohlenhydrate (**Topinambur**). Sie nehmen schnell an Zahl und Masse zu und verdrängen die pathogenen Keime. Auch **Myrrhe** eliminiert schädliche Darmbakterien. **Flohsamen** oder **Leinsamen** adsorbieren Bakterien, Toxine, Kanzerogene u. a. und unterstützen dadurch die physiologische Bakterienflora. Immer wieder einen „Schleimtag"

einlegen: 5- bis 6-mal/Tag den Schleimabsud von je 1–2 TL Leinsamen/Flohsamen einnehmen. Die Blätter der **Zistrose** regulieren die Darmflora und stärken die Abwehrkräfte, wirken antioxidativ und entgiftend, vor allem auf Schwermetalle (Cystus-Tee, Dr. Pandalis). **Pfefferminze** beruhigt und entkrampft den Verdauungstrakt. Bei starken Blähungen lindern **Heublumen**auflagen zuverlässig und schnell. Als Begleittherapie für eine Darmsanierung wird das schleimhautregenerierende **Sanddorn**fruchtfleischöl empfohlen. Am besten 2- bis 3-mal täglich 3–5 Tr. des kostbaren (fetten) Öls in Joghurt einnehmen. Neben der diätetischen und mikrobiologischen Therapie ist die Gabe von **Bitterstoffen** unabdingbar. Bitterstoffe verbessern die Durchblutung der Verdauungsschleimhäute und tragen über die Regulation der Verdauungssäfte zur Verbesserung des Darmmilieus bei. Zusätzlich empfehlenswert sind pflanzliche Rohkost und milchsaure Kost (Joghurt mit lebenden Bakterienkulturen, Sauerkraut). **Sauerkraut** (milchsaure Bakterien) mit Äpfeln oder **Ananas** gemischt oder Kanne-Brottrunk unterstützen die Darmsanierung. **Bewährte Darmfloramittel** sind (neben Molke und milchsaurer Kost) Präparate wie Bio-Cult® Kps., Mikroflorana-F® N, Mutaflor®, Omniflora® N Kps., Colibiogen® (Kinder), Paidoflor® oder Perenterol® forte (Hefepilze Saccharomyces boulardii).

Häufig wird auch eine Symbioselenkung mit **Chlorella pyrenoidosa** durchgeführt. Sie ist durch ihren hohen Chlorophyllgehalt (dem höchsten im Pflanzenreich) in der Lage, das Wachstum pathogener Bakterien zu unterdrücken und Milchsäurebakterien u. a. zu fördern. Studien zufolge fördert die Mikroalge auch Abwehrfunktionen, z. B. Produktion und Aktivität von Makrophagen, und unterstützt so das darmassoziierte Immunsystem gegen pathogene Bakterien.

29.2.1 Heilpflanzen zur Darmsanierung

Bärlauch ***Allium ursinum*** **Allii ursini herba**	Bärlauch entgiftet mit seinen schwefelaktiven Substanzen den Körper. Außerdem besitzt er eine keimhemmende Wirkung auf die Bakterienflora des Darmes, ohne die "nützlichen" Darmbakterien, die der Körper zur Verdauung braucht, zu zerstören. Besonders wirksam ist er daher nach einer Behandlung mit Antibiotika oder Sulfonamiden oder bei einer Candida-Überbesiedelung, um das zerstörte Gleichgewicht im Darm wieder aufzubauen. **Präparate**: Bio Bärlauch® Granulat, Dr. Pandalis
Fenchel ***Foeniculum vulgare*** **Foeniculi fructus (M)**	(s. Kap. 20: Darm) Lindert Blähungen.
Sand-Flohsamen, ***Ps. arenarium*** **Flohsamen, schwarzer** ***Psyllium afrum,*** **Psylli semen (M)** **und** **Indischer Flohsamen,** **Plantago ovata,** ***Plantaginis ovatae semen/ -testa*** **Psylli semen**	Schützt den gesamten Darmtrakt und adsorbiert Toxine und Kanzerogene: 1 TL mit 1–2 Glas Wasser.
Galgant ***Alpinia officinarum*** **Galangae rhizoma (M)**	(s. Kap. 21: Magen) Galgant ist ein Ingwergewächs, das sich durch einen brennend scharfen Geschmack mit angenehm würzigem Aroma auszeichnet. **Inhaltsstoffe**: Ätherische Öle, Scharfstoffe, bittere Flavonoide.

Wirkungen: Schnelle krampflösende Wirkung, entzündungshemmend, antibakteriell, antimykotisch (Hefe- und Schimmelpilze).

Indikationen: Verdauungsstörungen, Meteorismus, Dysbiose, Darmcandidose.

Darreichungsformen: Tee, Tinktur, Gewürzpulver.

Tagesdosis: 2–4 g Droge, 2–4 g Tinktur.

Nebenwirkungen/Gegenanzeigen: Nicht bekannt.

Präparate: Hildegard-Medizin: Galgant, Alpina Tbl., Stomachik® Tr. (Soluna).

Teezubereitung: ½–1 TL Droge mit 1 Tasse heißem Wasser überbrühen, bedeckt 5 Min. ziehen lassen und abgießen.

***Kommission E:** Dyspeptische Beschwerden, Appetitlosigkeit.*

Gelbwurz, javanische *Curcuma xantorrhiza* Curcumae xantorrhizae rhizoma (M)

(s. Kap. 21: Magen, Kap. 22: Leber und Kap. 26: Haut) Seit Urzeiten wird dieses attraktiv blühende Ingwergewächs mit seinem aparten Aroma und dem stark färbendem Gelbton in (sub-) tropischen Gebieten angebaut. Die Pflanze findet Verwendung als Gewürz, Kosmetikum, Färbemittel und Arzneidroge. Die Gelbwurz tötet durch ihre ätherischen Öle und Scharfstoffe krankheitserregende Bakterien ab, ohne die natürliche Darmflora zu schädigen.

Inhaltsstoffe: 3–12 % ätherische Öle, Ferulasäure, Kaffeesäurederivate.

Wirkungen: Gallefördernd, entzündungshemmend, antibakteriell gegen gramnegative Keime, antiviral, antioxidativ und leberschützend.

Indikationen: Verdauungsbeschwerden, entzündliche Erkrankungen der Gallenblase, Reizdarm und Reizmagen, Begleittherapie zur Darmsanierung.

Darreichungsformen: Zerkleinerte Droge, Fertigpräparate.

Tagesdosis: 2 g Droge.

Nebenwirkungen: Bei längerer Anwendung Magenbeschwerden.

Gegenanzeigen: Verschluss der Gallenwege.

Präparate: Curcumen® Kps.

Teezubereitung: 1 TL zerkleinerte Wurzel mit 1 Tasse kochendem Wasser übergießen, 5 Min. bedeckt ziehen lassen und abgießen. Je 1 Tasse vor den Mahlzeiten trinken.

***Kommission E:** Dyspeptische Beschwerden.*

Haronga, Drachenblutbaum *Harungana madagascariensis* Harunganae folium/-cortex (M)

(s. Kap. 22: Leber, Galle, Pankreas) Dieses Johanniskrautgewächs aus dem fernen Madagaskar ist ein bis 12 m hoher Baum, Die Madagassen kauten die Rinde und die Blätter nach fettem Essen zur besseren Verdauung.

Inhaltsstoffe: Dihydroxyanthracenderivate (Rinde: Harunganin, Madagascin, Blätter: Hypericin, Pseudohypericin).

Wirkungen: Intensive Anregung der Verdauungssaftproduktion in Magen, Galle und Bauchspeicheldrüse. Völlegefühl, Gasbildung und Blähungen lassen rasch nach.

Indikationen: Begleittherapie zur Darmsanierung, Verdauungsbeschwerden (Magen, Leber, Galle) und leichte exokrine Pankreasinsuffizienz.

Darreichungsformen: Fertigpräparate.

Tagesdosis: 25–50 g Droge bzw. 7,5–15 mg eines wässrig-alkoholischen Trockenextraktes. Nicht länger als 2 Monate einnehmen (aufgrund fehlender Langzeitstudien).

Nebenwirkungen: Photosensibilisierung möglich aufgrund des Gehalts an Pseudo- und Hypericin.

Gegenanzeigen: Akute Pankreatitis, akute Schübe einer chronisch-rezidivierenden Pankreatitis, schwere Leber-Gallestörungen, Verschluss der Gallenwege, Ileus.

Präparate: Harongan® Tbl./Tr., Enzym-Harongan® Mantel Drg. (mit javanischer Gelbwurz, Pankreasenzym).

***Kommission E:** Dyspeptische Beschwerden, leichte exokrine Pankreasinsuffizienz.*

Ingwer *Zingiber officinalis* Zingiberis rhizoma (M)

(s. Kap. 21: Magen und 22: Leber) Im Orient wurde Ingwer schon vor 5000 Jahren lobend erwähnt. Wer im klassischen Altertum mit dem exotischen Ingwer seine Mahlzeiten bereicherte, gehörte ganz sicher zur Oberschicht, denn Ingwer wurde wie Gold und Silber gehandelt.

Inhaltsstoffe: 2–3 % ätherische Öle (Zingiberen, Zingiberol) und 5–8 % Scharfstoffe („Harze“, Gingerol, Shogaol u.ä.), Bitterstoffe, Fette, Zucker, Schleime.

Wirkungen: Brechreizlindernd, verdauungsfördernd, keimhemmend (antibakteriell, antimikrobiell), cholagog, steigert Tonus und Peristaltik des Darms.

Indikationen: Als Begleittherapie zur Darmsanierung (Ingwertee mit Zitronensaft und [wenig!] Honig), gegen Übelkeit, Verdauungsstörungen mit Blähungen und Gärungsbeschwerden, Reisekrankheit.

Darreichungsformen: Tee, Tinktur, Fertigpräparate.

Tagesdosis: 2–4 g Droge.

Nebenwirkungen/Gegenanzeigen: Nicht bekannt.

Präparate: Zintona.

Teezubereitung: Ca. ½–1 TL frisch zerkleinerte Ingwerwurzel mit 1 Tasse heißem Wasser übergießen, nach 7 Min. abgießen.

***Kommission E:** Dyspeptische Beschwerden, Verhütung der Symptome der Reisekrankheit.*

Knoblauch
Allium sativum
Allii sativi bulbus (M)

(s. Kap. 27: Herz, Kap. 23: Atemwege und Kap. 29.4: Schwermetallausleitung) Knoblauch steigert die Abwehrkraft des Immunsystems und verbessert die Darmflora. Er hemmt unnatürliche Gärungsprozesse und regt noch in einer Verdünnung von 1:1000 die Bewegung der Darmzotten an. Vor allem wirkt sich bei einer gestörten Darmflora der antibakterielle Effekt der Knoblauchinhaltsstoffe im Darm günstig aus: fremde Keime werden unterdrückt und die physiologischen Coli-Bakterien gestärkt. Die frische Knolle ist am wirkungsvollsten (geruchsbindende Hausmittel sind Milch, Petersilienstängel und Ingwer).

Inhaltsstoffe: Schwefelhaltiges Allicin, Schleimstoffe, „duftende“ Steroide mit sexualhormonähnlicher Wirkung, Spurenelemente sowie Enzyme.

Wirkungen: Antibakteriell, antimykotisch; entgiftende Funktion bei Schwermetallvergiftungen.

Indikationen: Darmmykose, infektiöser Darmkatarrh.

Darreichungsformen: Frische Knoblauchzehen, Tinktur, Knoblauchöl, Fertigpräparate.

Tagesdosis: 4 g frische Knolle, als Einzelgabe 1 g bzw. 900 mg getrocknetes Knoblauchpulver. (Bei „Geruchsängsten“ Tct. Allii sativi 100.0, D.S. teelöffelweise in Milch.)

Nebenwirkungen: Selten Magen-Darm-Beschwerden, allergische Reaktionen.

Gegenanzeigen: Nicht bekannt. In letzter Zeit wird allerdings als Vorsichtsmaßnahme empfohlen, vor chirurgischen Eingriffen und Zahnextraktionen Knoblauchpräparate abzusetzen. Bei kleineren Verletzungen hat die geringfügige Verlängerung der Blutungszeit keine Relevanz.

Präparate: Kneipp® Knoblauch-Pflanzensaft, Vitagutt® Knoblauch 300 Kps., Sapec® Drg.

***Kommission E:** Adjuvant bei Erhöhung der Blutfettwerte, zur Vorbeugung altersbedingter Gefäßveränderungen.*

Meerrettich
Armoracia rusticana
Armoraciae radix (M)

Schwarz- oder Bierrettich
Raphanus sativus
Raphanistri radix (M)

(s. Kap. 22: Leber/Galle, 23: Atemwege, 24: Harnwege)

Beide Pflanzen wirken verdauungsfördernd, antimikrobiell und unterstützen mit ihren Senfölglykosiden die Eiweißverdauung: sie behindern die Entstehung von Eiweißfäulnis im Darm, die Bildung von Giftstoffen wie Indikan und Cadaverin und das Auftreten von Blähungen und Völlegefühl. Meerrettich und Rettich sind in der Volksheilkunde als wertvolle „Blutreinigungsmittel“ bekannt und werden zur Darmsanierung eingesetzt.

Tagesdosis: 1–2 TL der frisch geriebenen Meerrettichwurzel (z. B. in geriebenem Apfel oder Joghurt), bzw. täglich 1 frischer Rettich.

Präparate: Kneipp® Rettich Pflanzensaft.

Zistrose
Cistus incanus
Cistus folium

Zistrose reguliert die Darmflora und wirkt antioxidativ und entgiftend (s. u. Kap. 29.4: Schwermetallausleitung).

29.3 Darmmykose (Candida albicans)

Seit Jahren nehmen Pilzerkrankungen zu. Für den Menschen schädliche Pilze gedeihen in Wärme, Feuchte und Dunkelheit bestens, vor allem wenn das Immunsystem durch falsche Ernährung, Wohn- und Umweltgifte, Stress, auch übertriebene Hygiene oder durch Medikamente geschwächt ist. Vor allem (zu häufig und „falsch" eingesetzte) Antibiotika töten nicht nur krankmachende Mikroben, sondern auch wertvolle Bakterienstämme, die als Symbionten im gesamten Verdauungstrakt eine wichtige Schranke gegen Pilze bilden. Gemäß dem Lehrsatz in der Naturheilkunde „Der Erreger ist nichts, das Terrain ist alles" sollte zuerst eine gesunde Lebensweise in den Vordergrund der Behandlung gerückt werden.

Bei **Darmpilz** handelt es sich meist um Hefen der Gattung Candida albicans. Die Hefepilze, die normalerweise mit anderen Mikroorganismen zusammen ein ökologisches Gleichgewicht bilden, vermehren sich bei einer gestörten Darmflora ungehemmt und rasant; sie wandeln im Darm Zucker, und zwar hauptsächlich Trauben- und Malzzucker, in minderwertigen Alkohol (Fusel) um, der die Leber belastet und zum Entgleisen der Leberwerte führen kann („Alkoholismus von innen"). Gefährlich ist, dass sie sich schnell vermehren, dass die Hefen Hyphen (Pilzfäden) bilden können, wodurch sie in der Lage sind, in Gewebe und die Blutbahn einzudringen, und dass sie giftige Stoffwechselprodukte bilden. Auf einer gestörten Darmflora breitet sich Candida albicans bevorzugt aus, vor allem wenn nach Antibiotikagaben die „abgetöteten" Darmbakterien nicht wieder aufgebaut wurden.

Die **Diagnose** einer Darmmykose ist nicht einfach zu stellen, weil die Symptomatik oft sehr allgemein verläuft. Es kommt zu einem Wechsel von Verstopfung und Durchfällen mit weichen, klebrigen, ungeformten Stühlen und starken Blähungen, Abgeschlagenheit und Reizbarkeit. Weitere Zeichen sind Heißhunger auf Süßes und eine Unverträglichkeit von Alkohol, Zink- und Eisenmangel sowie Hauterscheinungen und Allergien. Der Nachweis erfolgt durch eine Stuhlprobe.

Eine Sonderform der Candida-Mykose ist der **Soorbefall des Säuglings.** Infiziert sich ein Säugling während der Geburt mit Hefepilzen aus der mütterlichen Scheide, so kann es zum Mundsoor kommen. Vor allem abwehrgeschwächte und flaschenernährte Säuglinge haben ein erhöhtes Erkrankungsrisiko. In ausgeprägten Fällen kann es zu Behinderungen bei der Nahrungsaufnahme kommen. Gelangen die Candida-albicans-Pilze mit dem infizierten Darminhalt in die Windel und von hier aus auf die Säuglingshaut, kommt es zum sog. Windelsoor. Dort findet der Pilz ein ideales feucht-warmes Klima vor und kann sich rapide ausbreiten.

Das Ziel einer Mykosetherapie ist immer die **Wiederherstellung der ganzheitlichen Gesundheit** und die Mobilisierung der Selbstheilungskräfte. Die **Therapie** kann, insbesondere bei herabgesetztem Immunstatus, sehr langwierig sein und erfordert neben der Darmsanierung eine sorgfältige antimykotische Therapie. Nahrungsumstellung und Phytotherapie werden unterstützend eingesetzt.

In der **Volksheilkunde** hat sich das Trinken von 2–3 Tassen **Wermut**- oder **Lapacho**tee bewährt, ebenso der Verzehr von täglich (!) 6 frischen Knoblauchzehen, und aus der „Küchenapotheke" **Kohl** und das reichliche Würzen mit Hefeflocken, **Knoblauch**, **Meerrettich** und mit dem antimykotischen **Galgant**. Neuerdings kann auch **Sanddorn**fruchtfleischöl eingesetzt werden (speziell zur Mykosetherapie wurden "Melasan® Pflanzenölkapseln" entwickelt, die zusätzlich Nachtkerzen- und Teebaumöl enthalten). Häufig besteht eine mangelnde Sekretion an Verdauungssäften (Magen, Galle, Pankreas), die dazu führt, dass Nahrung nicht genügend aufgespalten, verdaut und resorbiert wird. Das führt zu einem Überangebot an Nährstoffen im Darm, woran sich die Pilze „gütlich tun". Aus diesem Grund möglichst in jede Speisefolge reichlich **Bitterstoffe** (s. Kap. 16: Wirkstoffe) integrieren, als Salat (**Radicchio**, **Endivie**, **Löwenzahn**), Gemüse oder Gewürz (**Beifuß**), und alle Speisen mit verdauungsfördernden aromatischen, scharfen und vor allem **bitteren** Gewürzen und Kräutern würzen und anschließend gut kauen (... ist halb verdaut): **Bärlauch**, **Basilikum**, **Bohnenkraut**, **Beifuß**, **Gelbwurz**, **Ingwer**, **Knoblauch**, **Löwenzahn**, **Meerrettich**, **Rettich**, **Thymian**, **Oregano**, **Koriander**, **Nelken**, **Zimt**, **Zwiebel** u.v.m. Zur Unterstützung dienen Enzym- und Vitamin C-Gaben, Molkekuren, Joghurt, Sauerkraut und „Kanne Brottrunk", der durch die **rechtsdrehende Milchsäure** der mykotischen Entwicklung entgegenwirkt: 3-mal tägl. 1 Glas. **Kohl** und **Sauerkraut** haben sich besonders bewährt, damit können Darmpilze bis in die Krypten angegriffen werden. Eine ballaststoffreiche Kost mit Salaten, Obst und Gemüse unterstützt das Befreien des Darmes von Pilznestern. **Ackerschachtelhalm**tee hat sich als Darm regenerierend erwiesen (3-mal 1 Tasse tägl.). Unabdingbar gehört die

Ausleitung von Giften und die zugehörige Unterstützung der Entgiftungsorgane Leber und Niere dazu (s. o. Darmsanierung). „Nystatin", das bekannteste antimykotische Mittel, das gegen Hefepilze eingesetzt wird, wird unterschiedlich diskutiert; es hat den Vorteil, dass es bei innerlicher Einnahme im Darm nicht resorbiert, sondern wieder ausgeschieden wird. Allerdings schädigt Nystatin auch gesunde Hefen wie Saccharomyces boulardii.

29.3.1 Drei-Phasentherapie der Darmmykose

Bewährt hat sich eine **Drei-Phasentherapie**. Sie beginnt mit der Umstellung der Ernährung auf kohlenhydratarme Anti-Pilz-Kost. Parallel dazu soll eine mindestens 3-wöchige antimykotische Therapie folgen und darauf aufbauend 3–6 Wochen lang eine Darmsanierung, direkt nach der antimykotischen Therapie. Die Reihenfolge dieser drei Phasen nicht verändern, sie bauen aufeinander auf.
Während der **gesamten Kurdauer Bitterstoffgaben** bzw. -präparate einnehmen (Ventri-loges, Iberogast, Amaratropfen).[53]

Phase 1: Umstellung der Ernährung auf eine Anti-Pilz-Kost

Sinnvoll ist eine Anti-Pilz-Diät von 1–3 Wochen, je nach Stärke des Befalls. Dabei gilt es, den Hefen ihre Nahrungsgrundlage (alle „einfachen" Kohlenhydrate) zu entziehen. **Zucker** (in Speisen, Getränken (Obstsäfte), Honig, Süßigkeiten, Weißmehlprodukte) strikt meiden und Alkohol reduzieren. In der ersten Woche auch auf süßes Obst verzichten. Im Vordergrund steht eine vollwertige Ernährung mit viel Salat, Gemüse und Vollkornprodukten. Die ballaststoffreiche Kost stärkt nicht nur das Immunsystem, sie übt vermutlich auch einen mechanischen „Putzeffekt" aus, indem sie durch ihre faserige Struktur die Pilznester in den Darmzotten „herausfegt" und gleichzeitig die Darmbewegungen anregt. Der hohe Gehalt an sekundären Pflanzenstoffen mit antimikrobieller Wirkung (s. o.) macht die Vollwert-Ernährung zur idealen Anti-Pilz-Diät; allerdings ist der Erfolg nur dann von Dauer, wenn die Ernährungsumstellung konsequent durchgeführt wird. An **Bittergaben** (s. o.) denken!

53 Tipp: Gut verständlicher Patientenratgeber: www.repha.de.

Phase 2: Gleichzeitig eine mindestens 3-wöchige antimykotische Therapie

Je nach Schwere des Krankheitsbildes kann die antimykotische Therapie mit **Phytopharmaka** durchgeführt werden: „Myrrhinil-Intest®" (mit **Myrrhe**, **Kaffeekohle**, **Kamille**), 3 Wochen lang 3 × 3–4 Drg., zugleich mehrmals täglich "Repha-Os" Mundspray (mit **Blutwurz**, **Ratanhia**wurzel, **Myrrhe**, **Anis**öl, **Eucalyptus**öl, **Pfefferminz**öl, **Nelken**öl, Levomenthol). Kleinen Kindern Tropaeolum Urtinktur/ALCEA 3 × 2 Tropfen geben.
Gute Erfahrungen wurden mit **Kümmel**öl gemacht. Für das ätherische Kümmelöl ist eine beträchtliche fungizide Wirkung (vergleichsweise stärker als Nystatin) festgestellt worden. Man nimmt 3-mal tägl. 1–2 Tr. Kümmelöl in Joghurt ein. Die Volksheilkunde empfiehlt therapiebegleitend einen **Essigtrunk**: 1 EL biologischer Apfelessig (mit **Kapuzinerkresse**) auf ½ Glas warmes Wasser, frühmorgens nüchtern getrunken. Auf gute Mundhygiene und evtl. Zahnsanierung achten. Zusätzlich sollte als hygienische Maßnahme die Zahnbürste alle 2–3 Tage gewechselt werden, da eine Darmbesiedelung mit Candida häufig zusammen mit einem Befall im Mund auftritt. Zahnspangen und -bürsten sollten stets gründlich gereinigt werden, weil sie Pilzreservoire darstellen können: Beides über Nacht in **Kapuzinerkresse**-Essigwasser (1:1) oder in **Myrrhen**tinktur desinfizieren (40 Tr. in 1 Glas Wasser), oder zumindest regelmäßig einsprühen mit Repha-Os® Mundspray.

Phase 3: Symbioselenkung bzw. Darmsanierung (ca. 3–6 Wochen lang)

Im Anschluss erfolgt eine Darmsanierung (s. Kap. 29.2: Darmsanierung), und zusätzlich zu den empfohlenen Maßnahmen und Arzneipflanzen eine Therapie mit mikrobiologischen Präparaten durchführen. Begleitend eine schleimhautpflegende **Teemischung** (*Girsch*): Je 40 g Matricarii flos und Millefolii herba mit 20 g Liquiritiae radix mischen; 2- bis 3-mal tägl. 1 TL mit 1 Tasse Wasser als Infus zubereitet trinken.

29.4 Schwermetall-/ Amalgamausleitung

Amalgam ist eine Legierung aus Quecksilber (Hg) und anderen Metallen, wobei der Quecksilberanteil meist über 50 % liegt. Die Hauptquelle für eine Quecksilberbelastung beim Menschen sind Amalgamfüllungen in Zähnen. Amalgambestandteile können in Spuren aus Zahnfüllungen freigesetzt, vom Körper aufgenommen und in verschiedenen Organen abgelagert werden. Auch nach Amalgamentfernung aus den Zähnen verbleibt das Quecksilber u. a. im Nervensystem. Dort und in schlecht durchbluteten Geweben baut sich eingelagertes Quecksilber ohne korrekte Ausleitungstherapie praktisch nicht mehr ab. Es gibt für Quecksilber keine echten Grenzwerte, auch niedrige Mengen können zu schweren Krankheiten führen. Schon in kleinsten Mengen kann Quecksilber das Nervensystem nachhaltig stören; eine direkte Aufnahme von wenigen Gramm wirkt tödlich. Die Amalgambestandteile beeinflussen den Zellstoffwechsel u. a. durch Blockade lebenswichtiger Enzyme und können deswegen nach Jahren und Jahrzehnten vielfältige Symptome und Krankheiten verursachen oder mit verursachen.

Zahnamalgam ist eine Mischung, die zu etwa 50 % aus flüssigem Quecksilber und zu 50 % aus einem Puder (Alloy) aus Kupfer, Silber, Zinn, Zink und Spuren anderer Schwermetalle wie Palladium besteht. Der Begriff „Amalgam" stammt aus dem Arabischen und bedeutet „erweichende Salbe". Die Orientalen beobachteten, dass einige Metalle, die als Pulver in das flüssige metallische Quecksilber eingebracht wurden, sich auflösten und eine Mischung eingingen. Amalgam ist im chemischen Sinn keine Legierung, sondern eine lockere, umkehrbare Bindung der einzelnen Bestandteile. Das Metallpulver gewann man früher, indem man von Silbermünzen feinste Späne abfeilte. Diese Feilung enthält heute die Metalle Silber, Kupfer und Zinn sowie kleine Mengen von Zink und manchmal auch Nickel, Kadmium, Palladium etc. Im frisch zusammengerührten Zustand ist das Amalgam wie eine Knetmasse zu verarbeiten. Es passt sich den Hohlräumen im Zahn gut an, härtet nach ungefähr 30 Minuten von selbst und dehnt dich dabei noch etwas aus, sodass die Füllung sehr „dicht" sitzt. Die praktische Handhabbarkeit ist neben dem Kostenaspekt eines der Hauptargumente, warum dieser Werkstoff sich so weit verbreiten konnte.
Wenn über längere Zeit kleine Mengen Quecksilber vom Körper aufgenommen werden und sich im Organismus anreichern, wie es bei Menschen geschieht die Amalgamfüllungen in den Zähnen haben, findet eine schleichende, chronische Vergiftung statt. Für Patienten und für Therapeuten gleichermaßen ist der Zusammenhang oft kaum auszumachen, denn die Symptome sind sehr vielfältig. Charakteristisch für **chronische Quecksilbervergiftungen** ist das intervallartige Auftreten der Symptome; mal geht es besser, mal schlechter: Allergien, Hörstörungen, Infektanfälligkeit, Kopfschmerzen, Migräne, Leber-, Nierenschäden, Magenschmerzen, Bronchitis, Durchfälle (Colitis), Nasennebenhöhlenentzündungen, Depressionen, Nervosität, niedriger Blutdruck, reduzierte Merkfähigkeit, Empfindungsstörungen, Energielosigkeit, Ermüdung, Gelenkschmerzen, Metallgeschmack, blauvioletter Saum an den Zahnhälsen, Zungenbrennen u.v.m. können Hinweise auf eine Schwermetallvergiftung sein.

29.4.1 Amalgamausleitung

Die richtige Schwermetallausleitung in mehreren Stufen beschreibt sehr empfehlenswert Dr. Joachim Mutter[54]. Idealerweise wird mit dem fachgerechten Entfernen der Amalgamfüllungen begonnen und parallel dazu sollten die Ausscheidungs- und Entgiftungsorgane Leber, Niere, Galle, Darm unterstützt werden (s. Kap. 20: Darm, 22: Leber, 24: Harnwege, 26: Haut, 29.1: Frühjahrskur). Die Leber z. B. entgiftet etwa 90 % des Quecksilbers und entsorgt es über die Galle in den Darm, der Darm scheidet ebenfalls aktiv über die Schleimhaut Quecksilber aus. Damit der Enddarm keine Gifte rückresorbiert, unbedingt auf regelmäßigen Stuhlgang achten, bzw. zu bestimmten Zeiten die Schwermetalle mit Gerbstoffen binden (s. u.).
Wichtig ist, zur Unterstützung viel (dünne Flüssigkeiten) zu **trinken** und auf eine **basenreiche** Ernährung zu achten. Bei einer Übersäuerung des Körpers mit Basenpulver oder -tbl. (Basica, Bullrich, Kaiser Natron) abpuffern, denn nur ein „entsäuerter" Körper kann auch entgiften. Stress (übersäuert!) abbauen und viel Bewegung an der frischen Luft unterstützen die Therapie.

Phytotherapie: Viele Heilpflanzen haben die Kraft, Schwermetalle zu binden und unschädlich zu machen, die Ausscheidung von Giftstoffen anzuregen oder die Entgiftungsorgane in ihrer Funktion anzuregen. Schwefelhaltige Heilpflanzen aus der „Küchenapotheke" können den Körper von Stoffwechselendprodukten oder Metallen befreien und tragen damit

54 Mutter J: Amalgam/Quecksilbervergiftungen richtig ausleiten, zu beziehen über: Natura Viva Verlag, 71256 Weil der Stadt, Lukas Moserweg 2, Tel. 07033-1380816.

zur Heilung bei, z. B. Bärlauch (frische Blätter auf Brot, in Suppen oder als Pesto), Knoblauch und Zwiebel (als Gewürz), Kapuzinerkresse (Blüten und Blätter im Salat), Korianderkraut (als Suppe) oder Meerrettich.

Zu beachten ist das genaue Therapievorgehen:

1. Bevor die eigentliche Ausleitung beginnt, Ausscheidungsorgane aktivieren, **Heilpflanzen zur Aktivierung der Ausscheidung**
2. Entfernen der Amalgamfüllungen: **Gerbstoffe zum Binden**
3. Zum Mobilisieren und Binden: **Schwefelverbindungen**
4. Ausleitung nach Dr. Klinghardt mit **Korianderkraut**

29.4.2 Heilpflanzen zur Aktivierung der Ausscheidung

Das sind Pflanzen, die die Entgiftungsorgane in ihrer Funktion stärken und die Ausscheidung von Giftstoffen anregen, also Pflanzen, die **Leber** und **Galle** anregen (durch erhöhten Gallefluss wird die Toxinausscheidung gesteigert), die die **Niere** anregen (um im Blut gelöste Giftstoffe zur Ausscheidung zu bringen) und Pflanzen die die **Darm**tätigkeit anregen (damit keinesfalls eine Verstopfung besteht, bei der die Gifte vermehrt rückresorbiert werden).

Hinweis: Die meisten der unten aufgeführten Pflanzen sind unter dem Hauptanwendungsgebiet im entsprechenden Kapitel ausführlich beschrieben.

Brennnessel
Urtica dioica und Urtica urens **Urticae herba/-folium (M)**

Brennnessel ist eine der bekanntesten Pflanzen zur Entgiftung über die Niere.

Inhaltsstoffe: Mineralstoffe (Si, K, Ca, Fe), Acetylcholin, ungesättigte Fettsäuren, Caffeoylchinasäuren und Chlorophyll. In den Brennhaaren biogene Amine wie Histamin und Serotonin.

Wirkungen: Harntreibend. Die verstärkte Wasserdiurese beruht auf einer osmotischen Wirkung durch den hohen Mineralgehalt (K) und kommt nur in Verbindung mit reichlich Flüssigkeit zur Wirkung.

Darreichungsformen: Tee, Tinktur, Frischpflanzenpresssaft, Brennnesselwasser.

Teezubereitung: 1 TL Droge (1 g) mit 150 ml siedendem Wasser übergießen und nach 10–15 Min. abgießen. 3–4-mal täglich 1 Tasse Tee trinken.

Goldrute, echte
Solidago virgaurea/-canadensis/-gigantea
Solidaginis herba (M)

Goldrute ist das Nierenmittel erster Wahl; sie bewirkt eine direkte Leistungssteigerung der Nieren und unterstützt die Ausscheidung von wasserlöslichen Giften.

Inhaltsstoffe: Saponine, ätherische Öle, Bitterstoffe, Katechingerbstoffe, Flavonoide.

Wirkungen: Stimuliert u. a. die Hg-Ausscheidung über die Nieren.

Darreichungsformen: Tee, Tinktur, Präparate.

Teezubereitung: 1 TL (3 g) Droge mit 150 ml heißem Wasser überbrühen und nach 20 Min. abgießen (um Flavonoide bestmöglich zu lösen). 2–4-mal tägl. 1 Tasse Tee zwischen den Mahlzeiten trinken.

Kaffeekohle
Carbo coffeae
Coffeae arabica

(s. Kap. 20: Darm) Durch die stark vergrößerte Oberfläche besitzt Kaffeekohle ein enormes Adsorptionsvermögen und kann dadurch Giftstoffe wie Alkaloide und Schwermetalle binden.

Inhaltsstoffe: Coffein, Gerbstoff, Vitamine (B1, D) u. a.

Wirkungen: Kaffee als Einlauf (nicht als Getränk!) regt die Leber zur Entgiftung an. Radikalenfänger.

Darreichungsformen: Kaffeeeinlauf: 3 EL nicht zu fein gemahlenen Kaffee mit 1 l Wasser 3 Min. kochen und weitere 10 Min. ziehen lassen. Durchsieben und körperwarm als Einlauf benutzen: 0,5–1 l einlaufen lassen, 10–15 Min. halten. Je schwerer die Vergiftungserscheinungen, desto häufigere Anwendungen. Ein- bis mehrmals täglich Einläufe.

Präparat: Carbo Königsfeld®, Kohle-Pulvis.

Lein ***Linum usitatissimum*** **Lini semen (M)**	
Sand-Flohsamen, ***Ps. arenarium*** **Flohsamen, schwarzer** ***Psyllium afrum,*** **Psylli semen (M)** **und** **Indischer Flohsamen,** **Plantago ovata,** ***Plantaginis ovatae semen/ -testa*** **Psylli semen**	(s. Kap. 20: Darm) **Inhaltsstoffe**: Reichlich Schleime und Ballaststoffe. **Wirkungen**: Stuhlregulierend, peristaltikanregend, schleimhautschützend. Die Samen aller drei Pflanzen gelangen ungehindert in den Dickdarm und binden dort das (zugeführte!) Wasser an die Samen. Es kommt zu einer Volumenzunahme und dadurch zu einem erhöhten Füllungsdruck, der einen Dehnungsreflex auf die Darmwand auslöst. Nachfolgend wird die Darmperistaltik ausgelöst und der Stuhl ausgeschieden. Zugleich werden die Samen auch eingesetzt zum Schutz der Darmschleimhaut, weil sie Gallensäuren, Giftstoffe und Karzinogene binden. **Indikationen:** Verstopfung u.v.m. **Darreichungsform**: 1–2-mal tägl. 2 EL Lein- bzw. 1–2 TL Flohsamen zwischen den Mahlzeiten mit je 200 ml Flüssigkeit pro EL/TL Samen einnehmen. Nicht einnehmen, wenn Gerbstoffpflanzen angeordnet sind. **Gegenanzeigen**: Darmtumore, Ileus oder Strikturen. **Hinweis:** Verminderte Resorption möglich; deshalb sollten andere Medikamente erst 30–60 Minuten später eingenommen werden.
Löwenzahn ***Taraxacum officinale*** **Taraxaci radix cum herba, im Frühjahr geerntet. (M)**	**Inhaltsstoffe**: Bitterstoffe, Mineralstoffe (Kalium), Schleimstoffe, Inulin. **Darreichungsformen:** Frischpflanzenpresssaft, Tee, Tinktur, Wildgemüse. **Wirkungen**: Durch die Bitterstoffe cholagog und sekretionsfördernd im oberen Gastrointestinaltrakt. Harntreibend. Fördert Hg-Ausscheidung durch Anregung der Verdauung im oberen Magen-Darm-Trakt. **Teezubereitung:** 1 TL (3–4 g) Droge mit 1 Tasse kaltem Wasser kurz aufkochen, nach 7 Min. abgießen. 2–3 × täglich 4–6 Wochen lang.
Mariendistel ***Silybum marianum*** **Cardui mariani fructus (M)**	Die wichtigste Heilpflanze, um das „Entgiftungsorgan Leber“ zu schützen! **Inhaltsstoffe**: 1,5–3% Silymarin, fettes Öl, Eiweiß, Schleimstoffe. **Wirkungen**: Silymarin wirkt hepatoprotektiv gegenüber zahlreichen Leberschädigungen und als Radikalenfänger. Es stimuliert die Leberzellregeneration, stabilisiert die Lipidstrukturen der Leberzellmembranen und wirkt dadurch toxischen Leberschädigungen entgegen. **Darreichungsformen:** Fertigpräparate (Teezubereitungen nur bei Verdauungsbeschwerden).
Schöllkraut ***Chelidonium majus*** **Chelidonii herba (M)**	**Inhaltsstoffe**: Alkaloide, Flavonoide, Saponine, Carotinoide, wenig ätherisches Öl. **Darreichungsformen:** Fertigpräparate, Tinkturen. **Wirkungen**: Fördert den Gallefluss und damit die Hg-Ausscheidung über die Galle. Zentral-sedativ bei Zittern, spasmolytisch mit direktem Angriff auf die glatte Muskulatur. **Teezubereitung**: Präparate bevorzugen; Schöllkraut ist eine Alkaloiddroge und sollte nur als 10%iger Anteil für eine Teemischung verordnet werden.
Wermut ***Artemisia absinthium*** **Absinthii herba (M)**	**Inhaltsstoffe**: Ätherische Öle mit Thujon, Bitterstoffe, Flavonoide, Ascorbinsäure. **Wirkungen**: Fördert Hg-Ausscheidung durch Anregung der Gallensekretion. **Darreichungsformen:** Tee, Tinktur, ätherisches Öl.

In der Naturheilkunde werden auch Algen zur Ausleitung verordnet:

Braunalgen (Salzwasseralgen)	**Inhaltsstoffe:** Jod, viele Spurenelemente und Eiweiße. **Wirkungen:** Binden freies Hg im Darmtrakt und scheiden es mit dem Stuhl aus.

Süßwasser-Mikroalgen (Süßwasseralgen, Chlorella pyrenoidosa und Chlorella vulgaris)

Inhaltsstoffe: 19 verschiedene Aminosäuren, Vitamine, Nukleinsäure und reichlich Chlorophyll.

Wirkungen: Chlorella-Algen binden die im Verdauungskanal gelegenen Schwermetalle und scheiden sie aus.

Regulieren die Darmtätigkeit durch ihren hohen Anteil an Ballaststoffen.

29.4.3 Heilpflanzen mit Gerbstoffen – zum Binden

Gerbstoffe (s. Kap. 18: Wirkstoffe) verbinden sich mit Metallen wie Quecksilber zu unlöslichen Komplexen, die über den Stuhl ausgeschieden werden (auch Pestizide werden durch Gerbstoffe gebunden, weil sie einen Metallkern haben). Sie sind als Komplex gebunden zu groß, um über die Darmschleimhaut in das Blut oder in die Lymphe zu gelangen. Aus diesem Grund sollte unmittelbar nach dem Entfernen von Amalgamfüllungen mit gerbstoffreichen Tees gegurgelt werden. Am besten eine Thermosflasche mit „Gerbstofftee" in die zahnärztliche Praxis mitnehmen und anstelle von Wasser mit diesem Tee den Mund spülen, und die ersten 1–2 Tassen noch vor dem Verlassen der Praxis vor Ort trinken. Die folgenden 2–3 Tage 3-mal tägl. 1 Tasse „Gerbstoff-Tee" trinken, damit die verschluckten Metallpartikel baldmöglichst im Verdauungstrakt gebunden und mit dem Stuhl ausgeschieden werden. Dann kann das Quecksilber in den unteren Darmabschnitten auch nicht rückresorbiert und über den Pfortaderkreislauf wieder in die Leber aufgenommen werden. Gerbstoffe werden nicht resorbiert und können aus diesem Grund auch lediglich die im Verdauungskanal befindlichen Metallionen binden; die im Körper abgelagerten Schwermetalle lösen sich durch gerbstoffreiche Tees nicht. Um sie aus ihren Depots zu lösen, werden Schwefelverbindungen eingesetzt (s. Kap. 29.4.5).

Blutwurz
Potentilla erecta
Tormentillae rhizoma (M)

(s. Kap. 20: Darm) Blutwurz ist die „Gerbstoffdroge Nummer Eins" in Deutschland.

Inhaltsstoffe: 15–20 % Catechin-Gerbstoffe, Triterpensäureglucosid Tormentosid (Leitsubstanz), Phenolcarbonsäuren, Harze, ätherische Öle.

Wirkungen: Durchfall-, entzündungs- und keimhemmend, blutstillend, schmerzlindernd. Bindet Schwermetalle.

Darreichungsformen: Tee, pulverisierte Droge, Tinktur (1:10, mehrmals tägl., bei akuten Zuständen stdl. 10–30 Tr. in Tee verdünnt einnehmen; Zahnfleischpinselung mit Blutwurztinktur), Fertigpräparate.

Teezubereitung: 1 TL (3–4 g) **frisch zerkleinerte** Droge mit 1 Tasse kaltem Wasser kurz (max. 5 Min.) aufkochen, sofort abgießen.

Gundermann
Glechoma hederacea
Hederae terrestris herba

Gundermann gehörte zu den germanischen „Gundkräutern" und heißt im Volksmund „Herr des Eiters"; mit „gund" bezeichnet man Eiter und andere giftige Körpersekrete. Gundermann fördert die Bleiausschwemmung aus dem Körper; das weiß man u. a. von Büchsenmachern und Malern, die zu diesem Zweck traditionell den Gundermann verwendeten. George Catlin (1796–1872) zum Beispiel, der die frei lebenden Prärieindianer trefflich auf Papier und Leinwand gezaubert hat, trank regelmäßig konzentrierten Gundermanntee, um einer Bleivergiftung vorzubeugen. Auch in der Erfahrungsmedizin lassen sich mit Gundelrebentee gute Ergebnisse ohne Nebenwirkungen erzielen.

Inhaltsstoffe: Ätherisches Öl, Gerb- und Bitterstoffe, Saponine und Vitamin C.

Wirkung: Spezifikum bei Bleibelastung. Zur Hg- und Pb-Ausscheidung.

Darreichungsformen: Tee, Küche (Salatbeigabe, s. Kap. 31: Wildgemüse). **Hinweis:** Speziell bei mit starkem Durchfall begleiteten Magen-Darm-Entzündungen.

Teezubereitung: 1–2 TL (3–4 g) Droge mit 250 ml heißem Wasser übergießen, 5 Min. bedeckt ziehen lassen und abgießen. Bei Bedarf 1 Tasse oder zur Kur 2-mal tägl. 1 Tasse trinken.

Storchenschnabel, blutroter
Geranium sanguineum

Storchenschnabel ***Geranium robertianum*** **Geranii robertiani herba/Geranii robertiani radix**	Kraut- und Wurzeln der gerbstoffreichen Storchenschnabelpflanzen werden in der Volksmedizin seit langem eingesetzt zur Behandlung von Durchfall und von Hauterkrankungen, bei Blutungen, Entzündungen des Zahnfleisches und der Mundschleimhaut und zur Ausleitung von Giften. **Inhaltsstoffe:** Gerbstoffe (reichlich in der Wurzel), Bitterstoffe, Flavonoide, Phenolcarbonsäuren, ätherisches Öl, organische Säuren. **Wirkungen**: Bindet Schwermetalle. Zusammenziehend, blutstillend und stoffwechselanregend; antimikrobiell, antiviral, immunmodulatorisch und antioxidativ. **Darreichungsformen:** Tee, Urtinktur, frisch gepresster Saft, Wein oder Pulver. **Teezubereitung:** 2 TL des getrockneten Krautes (oder 1 TL der getrockneten Wurzel) mit 250 ml kochendem Wasser übergießen, nach 5 Min. (Kraut) oder 15 Min. (Wurzel) abgießen. 2mal tägl. 1 Tasse trinken.
Walnuss ***Juglans regia*** **Juglandis folium (M)**	**Inhaltsstoffe**: ca. 10 % Gerbstoffe, Flavonoide, Bitterstoffe, Juglon, Phenolcarbonsäuren (Kaffeesäure, Gallus- oder Salicylsäure u. a.). **Wirkungen**: Spezifikum bei Pestizidbelastung. Adstringierend, entzündungshemmend, juckreizlindernd, kapillarpermeabilitätshemmend und mild lymphabflussfördernd. **Teezubereitung:** 1 TL (1 g) Droge mit 150 ml kochendem Wasser übergießen, 5–10 Min. ziehen lassen. 2 Tassen tägl. trinken.
Wegwarte ***Cichorium intybus*** **Cichorii radix (M)**	Wegwartenwurzel ist in der Volksheilkunde als speziell schwermetallbindend bekannt. **Inhaltsstoffe**: Bitterstoffe, Gerbstoffe. **Wirkungen**: Bindet Schwermetalle, gallenflussfördernd. **Teezubereitung:** ½–1 TL zerkleinerte Droge mit 1 Tasse heißem Wasser übergießen, 5 Min. ziehen lassen und abgießen. Tägl. 2 Tassen trinken.
Zistrose ***Cistus incanus ssp. tauricus*** **Cistus folium**	**Inhaltsstoffe**: Polyphenole (polyphenolreichste Pflanze Europas!), ätherische Öle, Harze (Ladanum), Glykoside und Gerbstoffe. **Wirkungen**: Bindet Schwermetalle; der besonders hohe Polyphenolgehalt gilt als verantwortlich für die entgiftende Wirkung auf mit der Nahrung aufgenommene Schwermetalle. **Teezubereitung**: 1 EL Droge mit 0,2 l Wasser bedecken und zum Kochen bringen. Bei schwacher Hitze 1–5 Minuten köcheln lassen, dann abgießen.

29.4.4 Schwefelverbindungen – zum Binden

Die Schulmedizin verwendet Schwefelverbindungen zur Metallausleitung in Form einer DMPS-Therapie (= Injektionen mit Dimercapto-I-propansulfonsäure), homöopathisch wird potenzierter Schwefel (Sulfur D4-D6) eingesetzt. In der Phytotherapie nutzt man die Kräfte schwefelhaltiger Heilpflanzen wie Bärlauch, Knoblauch und Zwiebel. Der hohe Gehalt an Schwefel und Cystein machen sie zu einem Chelatbildner für toxische Metalle. Schwefelverbindungen lösen Quecksilber aus den Depots und binden Schwermetalle; so wird Quecksilber nicht erneut über die Darmschleimhaut aufgenommen bzw. im Körper ablagert.

Hinweise

Unterstützt wird diese Ausleitung mit **ausscheidungsfördernden** (in Kap. 29.1 besprochenen) Pflanzen. Damit die über Leber, Galle und den Blutkreislauf in Umlauf gebrachten Metallionen nicht via Darm rückresorbiert werden, alle 2 Wochen 2 Tage lang 2–3 Tassen „**Gerbstoff**-Tee" trinken.

Bärlauch
Allium ursinum
Allii ursini herba

Bärlauch entgiftet mit seinen schwefelaktiven Substanzen (Sulfhydryl-Gruppen) den Körper. Quecksilber wird aus den Depots mobilisiert, als Komplex gebunden ins Blut aufgenommen und über Nieren und Darm ausgeschieden. Menschen, die während einer Quecksilber-Belastung viel Bärlauch aßen, hatten weniger Vergiftungssymptome und geringere Quecksilber-Konzentrationen im Körper. Bärlauch hat eine ähnliche Wirkung wie DMPS, mobilisiert aber weniger Quecksilber. Wer DMPS nicht verträgt oder nicht einnehmen möchte, kann alternativ Bärlauch einsetzen, wobei die Entgiftung dann allerdings länger dauert. Bärlauch sollte schon vor und während des Entfernens von Amalgamfüllungen zugeführt werden.

Inhaltstoffe: Höchster Gehalt an schwefelaktiven Verbindungen: bis 7,8 mg Schwefel pro 100 g Trockensubstanz (zum Vergleich: Knoblauch: 1,7 mg/100 g). Eisen, Magnesium, Mangan und Adenosin.

Wirkungen: Löst Quecksilber aus den Depots und bindet Schwermetalle. Antimikrobiell, lipidsenkend, antioxidativ, aggregationshemmend und fibrinolytisch. Bärlauch besitzt eine keimhemmende Wirkung auf die Bakterienflora des Darmes, unterstützt die Beseitigung von pathogen Keimen und Pilzen im Darm.

Darreichungsformen: Tinktur, Pesto, Wildgemüse. Bärlauch wird im Frühjahr nicht ganz am Boden abgeschnitten, damit die Pflanze wieder nachwachsen kann und zur Blüte kommt. Am besten **frisch** zu Salaten etc. verwenden, oder eine haltbare Bärlauchpesto (kleingeschnittene Blätter mit Öl und Salz vermengt) herstellen, die das ganze Jahr über eingenommen werden kann.

Bärlauch-Tinktur: Frische, saubere Blätter klein schneiden, in ein helles Schraubglas bis zum oberen Rand einfüllen und mit 45 %igem Weingeist auffüllen. Drei Wochen lang stehen lassen, gelegentlich schütteln, danach abgießen und in dunkle Tropffläschchen abfiltern. 3-mal täglich 20 Tropfen einnehmen.

Knoblauch
Allium sativum
Allii sativi bulbus (M)

Knoblauch wirkt einer Bleivergiftung entgegen. Schon der Verzehr von 1–3 Zehen täglich kann bleibedingte Blutbildveränderungen (z. B. Tüpfelerythrozyten) innerhalb weniger Wochen zurückbilden. Inzwischen gilt als erwiesen, dass die Schwefelverbindungen im Knoblauch auch Cadmium und Quecksilber ausleiten. Deshalb sollte der „Duft" nach Knoblauch nicht abschrecken vor solch einfachen, aber durchschlagenden Entgiftungskuren. Das Selen im Knoblauch besitzt zusätzlich eine entgiftende Funktion bei Schwermetallvergiftungen mit Blei, Cadmium oder Quecksilber. Dr. med. Nikolaus Weger aus Innig berichtet im Ärztemagazin „Selecta", dass mit der täglichen Einnahme von 4 g frischem Knoblauch ein Entgiftungseffekt zu erzielen ist.

Inhaltsstoffe: Alliine, Sulfhydryl-Gruppen.

Wirkungen: Löst Quecksilber aus den Depots und bindet Schwermetalle.

Darreichungsformen: Präparate, Küche; Tagesdosis: 4 g frische Knoblauchzwiebeln.

Zwiebel
Allium cepa
Allii cepae bulbus (M)

Inhaltsstoffe: Schwefelhaltige Aminosäuren, ätherisches Öl, Peptide, Flavonoide, Diphenylamin.

Wirkungen: Löst Quecksilber aus den Depots und bindet Schwermetalle; der hohe Gehalt an Schwefelverbindungen macht die Zwiebel zu einem Chelatbildner für toxische Metalle.

Darreichungsformen: Zerkleinerte Zwiebeln, Presssaft frischer Zwiebeln, Fertigpräparate.

29.4.5 Ausleitung nach Dr. Klinghardt

Eine neue, ausgesprochen wirksame Methode, die als erste Therapieform auch die Quecksilberdepots im Nervensystem messbar abbauen kann, wurde von Dr. Klinghardt/USA entwickelt. Dabei spielen frisches Korianderkraut, Bärlauch sowie die Mikroalgen Chlorella pyrenoidosa und vulgaris eine herausragende Rolle.

Bärlauch
Allium ursinum
Allii ursini herba

(s.o.)

Koriander
Coriandrum sativum
Coriandri herba

Obwohl Koriander hin und wieder als „chinesische Petersilie" bezeichnet wird, gilt nicht China, sondern das Mittelmeergebiet und der Mittlere Osten als seine ursprüngliche Heimat. Im frühen Mittelalter gelangte der Doldenblütler durch die Römer nach Mitteleuropa. Die Korianderpflanze besitzt kräftig-grüne, feingefiederte Blätter, wird bis zu 60 cm hoch und trägt im Juli und August zahlreiche weiße Blüten, die sich zur Fruchtreife in goldbraune, kugelrunde und aromatisch wohlschmeckende Samen verwandeln. Sie fördern die Verdauung und lindern Blähungen (und haben von der Kommission E eine positive Monographie bekommen für dyspeptische Beschwerden und Appetitlosigkeit). Die aromatischen Inhaltsstoffe der **Blätter** (nicht jeder mag allerdings den typischen „Wanzengeruch" dieser Blätter!) sind offenbar in der Lage, eine effektive Quecksilberentgiftung des Nervensystems und der Depots in den Zellen zu bewirken, indem sie das an den Ionenkanälchen der Zellen anhaftende Quecksilber lösen. Dabei ist nur das frische Kraut und nicht der ebenfalls in der Küche verwendete Samen von therapeutischer Bedeutung. Das getrocknete Kraut ist unwirksam.

Korianderkraut wurde durch Dr. Klinghardt ausführlich untersucht und als besonders geeignet zur Ausleitung von Schwermetallen befunden sowie als Zusatztherapie bei Krankheitsbildern, die mit Schwermetallablagerungen einhergehen.[55]

Inhaltsstoffe: Ätherisches Öl, fettes Öl mit ungesättigten Fettsäuren, Hydroxycumarine.

Wirkungen: Korianderkraut bindet Schwermetalle (Quecksilbereinlagerungen) und leitet sie aus Gehirn und Nervenzellen aus. Wahrscheinlich ist die wirksame Substanz ein leicht flüchtiger, fettlöslicher Aromastoff, der ins Gehirn gelangt und die Ionenkanälchen in der Nervenzellmembran öffnet. Intakte Tubulinstrukturen sind jetzt fähig, in der Zelle gebundenes Quecksilber nach außen zu transportieren. Das funktioniert allerdings nur, wenn mehr Quecksilber im Inneren der Zelle ist als außerhalb, also ein Konzentrationsgefälle existiert. Dies bedeutet, dass erst die Depots, die außerhalb der Zellen im Bindegewebe (Extrazellulärraum) abgelagert sind, durch Bärlauch, Chlorella und/oder mit DMPS-Gaben entfernt werden müssen, bevor Korianderkraut eingesetzt wird. Auch bei noch vorhandenen Amalgamfüllungen darf Korianderkraut nicht eingesetzt werden, sonst wird der Organismus zu stark mit dem „verlagern" des Quecksilbers im Zentralnervensystem belastet. Erfahrungsgemäß können viele Patienten mit „Amalgamkrankheit" erst ½ bis 1 Jahr nach der Ausleitung durch Bärlauch/Gerbstoffe/Chorella und/oder DMPS mit der zusätzlichen Einnahme des Korianderkrauts beginnen.

Anwendung: Zur Amalgamausleitung Koriandertinktur normalerweise 5–10 Tr. täglich geben, eine höhere Dosierung ist möglich während der ersten 14 Tage: 2–3-mal tägl. 20–30 Tropfen. Die Tropfen direkt auf die Zunge geben und vor dem Hinunterschlucken möglichst lange im Mund belassen. In der kinesiologischen Literatur wird beschrieben: „Es ist auffallend, dass die Patienten kurz nach der Einnahme zu hüsteln beginnen." Das bedeutet, Amalgam dampft über die Lunge ab; deshalb sollte der Therapeut einigen Abstand zum Patienten einhalten.

Hinweis: Es können in dieser Zeit der Entgiftung viele „alte" Beschwerden auftreten. Zur Unterstützung Knoblauch oder Bärlauch sowie Nieren-, Galle-Leber-unterstützende Heilpflanzen einnehmen.

Gegenanzeigen: Schwangerschaft (in der Schwangerschaft grundsätzlich keine Ausleitungstherapien durchführen!). Bei noch vorhandenen Amalgamfüllungen keine Korianderkraut- Therapie (s. o.).

Darreichungsformen: Tinktur, Paste.

Korianderpaste: Korianderkraut (biologische Ware) mit etwas Salz und so viel Olivenöl im Mixer verrühren bis eine cremigen Paste entsteht. 3-mal tägl. 1–2 EL zu den Mahlzeiten einnehmen. Nach 1 Woche 2 Tage Pause einhalten, danach die Kur noch 1 Woche fortsetzen. Zusätzlich viel trinken, um die Entgiftungssysteme nicht zu überlasten. Falls starke Reaktionen auftreten, muss die Dosis bis zum Abklingen der Beschwerden reduziert werden, ansonsten kann man sie auch bedenkenlos erhöhen.

---

55 Quelle: Omura Y, Beckmann SL 1995: 133–148 u. 195–229.

Korianderkrauttinktur: Kleingeschnittene Korianderkrautblätter (biologische Ware) locker in ein Glas bis zum oberen Rand füllen, mit 70 %igem Alkohol übergießen und 3 Wochen stehen lassen. Regelmäßig schütteln und abgießen. 1–3-mal täglich 5 Tr. einnehmen, und vorsichtig allmählich höher gehen bis zu 3-mal tägl. 30 Tropfen. Die Tropfen auf die Zunge geben und vor dem Hinunterschlucken möglichst lange im Mund behalten.

Süßwasser-Mikroalge Chlorella pyrenoidosa und Chlorella vulgaris (s.o.)

29.5 Bewährte Rezepturen Ausleitung

Teemischung zur Unterstützung der Entgiftungsorgane *(U. Bühring)*

Brennnesselkraut
Goldrutenkraut
Löwenzahnkraut und -wurzel
Artischockenblätter
Schafgarbenkraut aa 100 g

1 EL mit 250 ml siedendem Wasser übergießen, 7 Min. ziehen lassen, abgießen und 3-mal tägl. 1 Tasse trinken, 6 Wochen lang.

Gerbstoff-Teemischung zum Binden *(U. Bühring)*

Blutwurzwurzel
Gundermannkraut
Rosenblütenblätter
Walnussblätter
Zistrosenblätter aa 100 g

1 EL mit 250 ml siedendem Wasser übergießen, 7 Min. ziehen lassen, abgießen und direkt nach der Amalgamentfernung 3 Tage lang 2–3-mal tägl. 1 Tasse trinken, bzw. jede 2. Woche 3 Tage lang.

Teemischung zur Ausleitung *(H. Ell-Beiser)*

Erdrauchkraut
Goldrutenkraut
Gundelrebenkraut
Storchenschnabelkraut
Walnussblätter aa 100 g

1 EL mit 250 ml siedendem Wasser übergießen, 5–10 Min. ziehen lassen, absieben und evtl. mit Honig gesüßt über den Tag verteilt trinken, ca. 6–12 Wochen lang.

Teemischung zur Ausleitung *(H. Ell-Beiser)*

Brennnesselblätter	30 g
Goldrutenkraut	20 g
Gundelrebenkraut	20 g
Wegwartenwurzel	10 g
Stiefmütterchenkraut	20 g

1 EL mit 250 ml siedendem Wasser übergießen, 10 Min. ziehen lassen, absieben und tägl. 3 Tassen trinken.

Ausleitungsschema Nestmann *(Ilsenstein)*

1. Bevor die eigentliche Schwermetallausleitung beginnt, werden die Ausleitungsorgane aktiviert:

Hepatica Nestmann
zur Ausleitung über die Leber

Solidago Nestmann
zur Ausleitung über die Nieren

Dosierung: jeweils 3 × 30 Tropfen

Dauer: 2–4 Wochen lang vor der eigentl. Schwermetallausleitung

2. Zur Lösung der Schwermetalle aus Gewebe und Organe:

Bärlauchwein / Nestmann

binden der Schwermetallionen im Blut und Gewebe

Dosierung: 3 × 1 Teelöffel pro Tag

Nepro-Rella

binden der Schwermetallionen im Darm

Dosierung: anfangs 3 × 2 Tbl. pro Tag

Dauer: mindestens 4 Wochen lang zusammen mit Solidago und Hepatica Nestmann

3. Anschließend der Einsatz von Koriander (Cilantro):

Cilantro Tbl. oder Essenz Nestmann

mobilisieren der Schwermetallionen im Nervengewebe

Dosierung: 1–3 Tbl. pro Tag. Je nach Belastung und Gewicht des Patienten.

Dauer: mindestens 4 Wochen lang zusammen mit Solidago, Hepatica, Bärlauch und Nepro-Rella. Nach Ende der Schwermetallausleitung noch mindestens 4 Wochen lang Solidago und Hepatica einsetzen.

Hinweise

Während der Schwermetallausleitung viel trinken (z. B. stilles Wasser, Kräutertee).
Kein Einsatz von Cilantro (Koriander) bei vorhandenen Amalgam-Füllungen, dafür können Bärlauch, Nepro-Rella, Solidago und Hepatica eingesetzt werden.
Keine Schwermetallausleitung während der Schwangerschaft und bei akuten Erkrankungen (z. B. Rheumaschub).

29.6 Fragen/Repetitorium

1. Zur Regeneration einer fehlbesiedelten Darmflora empfehlen Sie folgende Pflanzen (3):
2. Welche Heilpflanzen können in die Ernährung integriert werden? Was für Diätempfehlungen sprechen Sie aus? Heilpflanzen aus welcher Wirkstoffgruppe sollten immer mitverordnet werden?
3. Nennen Sie drei Heilpflanzen, die eine Candidatherapie unterstützen.
4. Beschreiben Sie in Kurzform die „Dreiphasentherapie" bei Darmmykose.
5. Nennen Sie 5 Heilpflanzen für eine Frühjahrskur, einschließlich des verwendeten Pflanzenteils.
6. Welche Organe sollten bei einer Frühjahrskur unterstützt werden und warum? Nennen Sie jeweils 3 Heilpflanzen.
7. Heilpflanzen aus welcher Wirkstoffgruppe unterstützen eine Frühjahrskur (nennen Sie 5 Beispiele), und warum?
8. Wie lange dauert eine Frühjahrskur?
9. Welche Zubereitungsarten von Heilpflanzen kommen bei einer Frühjahrskur zum Einsatz?
10. Stellen Sie eine Teemischung für die Frühjahrskur mit genauer Zubereitung zusammen, genauso eine Kur mit Frischpflanzensäften.
11. Heilpflanzen aus welcher Wirkstoffgruppe können Schwermetalle an sich binden (nennen Sie 5 Beispiele)?
12. Was sind die Grundprinzipien in der Phytotherapie, um Amalgam auszuleiten? Welche Organe müssen in ihrer Funktion unterstützt werden? Stellen Sie eine Teemischung zur Ausleitung zusammen.
13. Wie ist das Therapievorgehen bei einer Amalgamausleitung?
14. Nennen Sie 5 Heilpflanzen zur Aktivierung der Ausscheidungsorgane.
15. Nennen Sie 5 Heilpflanzen zum „Binden".
16. Nennen Sie 2 Heilpflanzen mit Schwefelverbindungen.

Teil V
Anhang

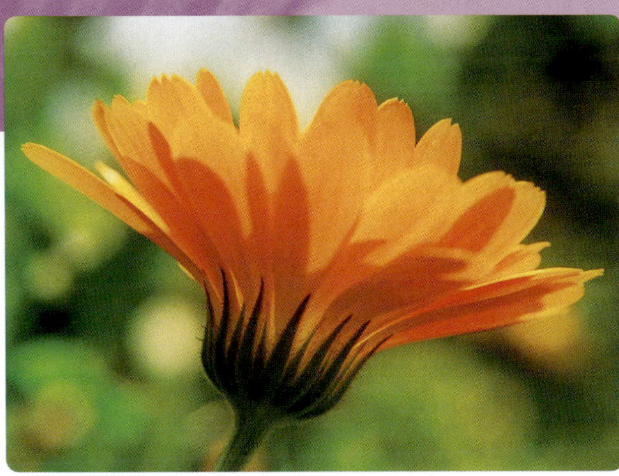

30
Aus Freya's Zaubergarten

„Gesundheit erflehen die Menschen von den Göttern,
dass es aber in ihrer Hand liegt,
diese zu bewahren, daran denken sie nicht."

Demokrit

Dort, wo die grüne Welt noch in Ordnung ist, wachsen die Blatt- und Blütenkinder der zauberkundigen Göttin Freya. In verwilderten und in gepflegten Gärten, auf naturbelassenen Wiesen und Feldrainen, in lichten Laubwäldern, am sich schlängelnden Bach und im Heckengebüsch können wilde Kräuter und duftende Blütenpflanzen ihre natürlichen Heilkräfte entfalten, ihre Würzkraft, ihren arteigenen Duft.[56] Wer mit den grünen Schätzen (wieder) wissenden Umgang pflegt, kann „ernten ohne zu säen", kann aus der Fülle der Natur zart-aromatische Blütenkost und köstlich wilde Blattspeisen mit überraschenden Heilkräften zubereiten – für die „Gesundheit, die schmeckt". Wildkräuter werden heute für teures Geld in edlen Lokalitäten verwöhnten Städtern und Gourmets serviert. Für Oskar Marti zum Beispiel, dem „Poet am Herd" sind „Wildkräuter der Inbegriff der Ehrlichkeit in der Küche".[57]

Gesundes Wildgemüse

Seit Millionen von Jahren ernähren sich Menschen durch wilde Kräuter; ohne sie würden wir heute nicht existieren. Wildkräuter sind ernährungswissenschaftlich äußerst interessant; sie übertreffen das Kulturgemüse in Bezug auf die Inhaltsstoffe ganz erheblich. Vor allem der Gehalt an Mineralstoffen, Spurenelementen und Vitaminen übersteigt den des Kulturgemüses um ein Vielfaches: **Brennnessel** z. B. enthält 30-mal so viel Vitamin C und 50-mal so viel Eisen wie Kopfsalat. Wildkräuter sind keine „Notlösung" in Hungerszeiten, sondern eine unglaubliche Bereicherung, geschmackvoll, würzig, farbenfroh. Sympathisch für Zögernde: Man muss nicht (wieder) von der Wiese leben und zu Kuh oder Hase „mutieren", aus Gesundheitsgründen genügt auch eine kleine Beigabe zum alltäglichen Küchenzettel. Allerdings: Wildgemüse kann süchtig machen! Wer einmal gelernt und geschmeckt hat, wie köstlich die unterschiedlichen Geschmacksnuancen bei fachgerechter Zubereitung munden, der mag sich nicht mehr begnügen mit „bravem langweiligem Gemüse aus dem Supermarkt", dem juckt bei Spaziergängen die Hand um Genüssliches zu sammeln und in die Küche zu bringen - da ist die ganze urige wilde, köstlich verführerische, aromatische, wohltuende, vitalisierende und aphrodisierende Kraft aus der Natur darin. Das schmeckt, hält gesund und macht gute Laune und Lust nach mehr. Wer Wildgemüse kennt, braucht nicht zu Nahrungsergänzungsmitteln zu greifen – wie ungleich geschmackvoller sind die grünbunten aromareichen Köstlichkeiten im Vergleich zu einer großen Nährstoffkapsel, die schwer herunterzuwürgen ist! Ganz abgesehen davon, dass noch lange nicht bekannt ist, wie diese Unmengen an Zusatznährstoffen im Organismus tatsächlich wirken, und welches Nebenwirkungspozential sie besitzen (so etwas erfahren wir oft erst nach vielen Jahrzehnten). Kulturgemüse ist im Laufe der Zeit „ärmer" geworden an Vitaminen, Spurenelementen und Mineralien. Mit teuren Tabletten glaubt man, schnell Ersatz zu schaffen – wie wäre es statt dessen mit einem Spaziergang in die Natur, ausgestattet mit botanischen Kenntnissen (auch um Verwechslungen auszuschließen) und einem Sammelkorb (s. Kap. 3.2 Sammeln, trocknen, aufbewahren)? In freier Natur finden sich zum Beispiel in 100 g **Hagebutten**, je nach Standort, 300–3.000 mg Vitamin C, das sind bis zu 3 g!

Auf dem europäischen Kontinent wachsen rund 12.000 verschiedene Pflanzen; rund 1.500 davon sind als essbar bekannt (Wie viele kennen Sie?), und wahrscheinlich sind es noch viel mehr, denn als giftig gelten nur einige hundert Pflanzen. Guten Appetit und viel Freude beim Spaziergang.

56 Wer mehr dazu nachlesen möchte: Bühring, U.: Aus Freya's Zaubergarten: Kochen mit Wildkräutern.
57 Marti 1994.

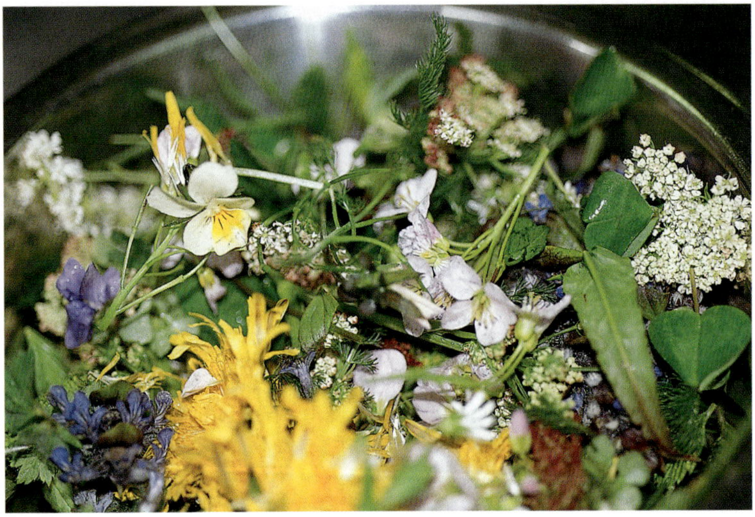

Abb. 62 Gesunde Delikatesse: Farben essen.

Wilde Kräuter können roh als Salat oder gedünstet als Blattgemüse oder Wildspinat verwendet werden, zu Suppen, Omelettes, Eintöpfen, Gemüserouladen oder Frikadellen. Zum Einstieg in solche „wilde Mahlzeiten" ist es für empfindliche Mägen ratsam, behutsam anzufangen und Wildkräuter mit Kulturgemüse zu mischen, der Bekömmlichkeit wegen. Viele Wiesenpflanzen sind herb, aromatisch oder bitter, und dennoch eine wohlschmeckende gesunde „wilde Würze von der Wiese": Hier macht's die Dosis, und die sollte eher sparsam bemessen sein, ca. 1–2 EL / Person. Solche **Würzkräuter** werden für Soßen, Kräuterbutter oder -quark, Suppen, Getränke oder als Salatwürze sehr klein geschnitten verwendet. **Sie werden hier mit * gekennzeichnet.**

Wie die wilden Pflanzen schmecken

Ackersenf **Blätter**, frisch-säuerlich, leicht scharf, eher als Salat- oder Gemüse**beigabe.**

Bach-Ehrenpreis bitter-frisch, als Mischgemüse oder Salat**beigabe.**

Bärlauch **Blätter**, roh kräftig nach Knoblauch schmeckend, gekocht milder, üppig zu verwenden. **Zwiebelchen** wie Zwiebeln, **Blüten** zur Dekoration und junge grüne Samen als knoblauchpfeffrigen „Bärlauchkaviar".

***Beifuß** **Blätter**, bitter und verdauungsfördernd.

Beinwell **Blätter**, mild, nicht lange kochen (schleimhaltig), nicht zu häufig essen (Pyrrolizidinalkaloide, liebt Stickstoff). In Pfannkuchenteig ausgebacken köstlich! Blätter enthalten Vitamin B 12!

Brennessel **Blätter** (liebt Stickstoff). Sehr gesund, etwas streng-fischig. Am besten als Mischgemüse, zum Beispiel mit Giersch. Mit Milchprodukten geschmacklich abrunden. **Samen** als gesunde vitalisierende Nüsschen über Suppen und Salate streuen.

***Brunnenkresse** **Blätter**, nur roh, scharf, sparsam verwenden, kann Magen und Nieren reizen.

Buche **Junge Keimblätter** (Elefantenöhrchen), als milde Salatbeigabe für den „Waldsalat".

Distel **Junge Triebe** und **Knospen** sind gekocht zart-bitter, artischockenähnlich.

***Dost, wilder Majoran** **Blühende Triebspitzen**, aromatisch, wie Majoran zu verwenden.

Frauenmantel **Blätter**, herb, als Mischgemüse geeignet.

Gänseblümchen **Blätter**, nussig-aromatisch, dem Feldsalat ähnlich und wie dieser zu verwenden. **Blüten,** süßlich-mild.

Gänsefingerkraut **Blätter**, herb, nur wenig dem Gemüse beigeben.

Giersch **Junge Blätter,** herb-karottig, üppig zu verwenden. ***Sommerblätter** petersilienähnlich, nur als Würze. **Blüten,** süß, fein.

***Gundermann** **Blätter**, wunderbar als Hustentee und Gewürz, aber sehr herb! Nur 1 Blatt/Person, ganz kleingeschnitten!, oder als Würze in Wildkräuterbowlen oder mit Schokoladenkuvertüre bepinselt als „Wiesen-After-eight", ein Hochgenuß! **Blüten**, zart, üppig zu verwenden.

Günsel, kriechender **Blätter**, etwas scharf-bitter, als Gemüse- oder Salatbeigabe.

Heinrich, guter **Blätter**, hervorragendes, nährstoffreiches Wildgemüse, üppig zu verwenden.

Hirtentäschel Pikanter Rettichgeschmack, junge **Blätter** üppig als Salat. **Blüten** und nussig schmeckende **Samen** übers Essen streuen.

Hohlzahn **Blätter**, herb-bitter, wenig als Beigabe.

Hopfen Die **Sprossen** im Mai schmecken dem Spargel ähnlich und werden wie dieser zubereitet. Köstlich!

Huflattich Wunderbar mild-feines Gemüse**blatt**. **Blüten** honigduftend, in Sahne ausziehen; selten essen (Pyrrolizidinalkaloide).

Klette **Junge Blätter,** etwas bitter, die geschälte **Wurzel** schmeckt wie Schwarzwurzel. Das (mühsam zu entschälende) **Mark der Stängel** ist eine Delikatesse: nußartig-mild.

Knoblauchsrauke **Blätter**, mild nach Knoblauch. Darf reichlich genossen werden. **Blüten** üppig übers Essen streuen.

Linde Eine Köstlichkeit! Die jungen weichen **Blätter**, mild-nussig, reichlich verwenden.

Löwenzahn **Blätter,** je älter, desto bitterer. Zum Entbittern nicht in lauwarmes Wasser legen, sondern statt dessen kleingeschnittene Beigaben zufügen: Birnen, Äpfel, Kartoffeln, Champignons, Mais, Avocados, Eier, Käse, Brotwürfel, Nüsse, Speck. **Knospen** wunderbar mild-zart, **Wurzeln** recht bitter, aber sehr aromatisch. Geröstet und gemahlen als Kaffee-Ersatz. **Blüten** süßlich; aufs Butterbrot, über Desserts und Salate.

Malve Rohe **Blüten als essbare Dekoration** mildsüß, **Blätter** etwas herb, als Beigabe, junge **Früchte** (Käsli) mild, leicht schleimig.

Melde **Blätter**, feines, mild schmeckendes Wildgemüse, reichlich zu verwenden.

Nachtkerze Rohe **Blüten** als essbare Dekoration, rosa **Wurzeln** („Schinkenwurzel"), im Herbst des ersten oder im Frühjahr des zweiten Jahres geerntet als mild-würziges Wurzelgemüse, wie Schwarzwurzeln zubereiten.

Nelkenwurz **Blätter** herb, wenig als Beigabe. **Wurzeln** zum Würzen, wie Gewürznelke.

Pastinak **Samen** als kümmelähnliche Würze, junge **Blätter** leicht bitter, **Wurzeln**, in Salzwasser zum Entbittern gekocht, mild und leicht süßlich, der Möhre ähnlich.

Pfennigkraut **Blätter**, leicht scharf und bitter, als Beigabe verwenden.

Portulak **Blätter**, vor der Blüte, roh gegessen ein feines leicht salzig-würziges Wildgemüse.

*__Quendel (wilder Thymian)__ **Blüten und Blätter**, wie Thymian zu verwenden.

Rotklee **Blätter** mild, spinatähnlich, reichlich verwenden. **Blüten** angenehm süßlich-mild.

Sauerampfer **Blätter**, angenehm säuerlich, eine Delikatesse. Roh nicht zu viel des Guten.

Sauerklee **Blüten und Blätter**, wie Sauerampfer zu verwenden.

Schafgarbe **Junge Blätter**, bitter. Häufig, aber sparsam als Salat- und Gemüsebeigabe verwenden oder einfach kleingehackt aufs Butterbrot oder in Pfannkuchenteig ausgebacken.

Scharbockskraut **Blätter,** etwas scharf, nur **vor der Blüte** verwenden. Die **Blüten sind giftig**! **Brut-** und **Wurzelknöllchen** nach der Blüte gekocht, mehlig-mild, vitaminreich!

Schlangenknöterich **Blätter**, schmecken besser als Spinat, reichlich verwenden.

Spitzwegerich **Blätter**, leicht herb-salzig. Im Frühjahr viel, später im Jahr weniger verwenden zu Salat oder Suppe (20 Min. gekocht schmeckt sie wie Champignonsuppe!). Die ganze Pflanze und die **Knospen** duften beim Zerreiben nach Champignons. Die **Samen** können wie Leinsamen verwendet werden.

Taubenkropf-Leimkraut Die **Blätter** sind pikantscharf, als Beilage zu Salat und Gemüse.

Taubnessel Die **jungen Blätter** wie Brennessel, aber milder, **Blüten** üppig verwenden!

Teufelskralle **Junge Blätter,** kohlähnliches Gemüse, Blüten süßlich, maisähnlich; fleischige **Wurzel** möhrenähnlich mild.

Vogelmiere Die **obersten 2 cm des Triebes samt Blüte** verwenden, schmeckt köstlich nach rohen Maiskölbchen, reichlich zu verwenden, aber: Die Pflanze liebt Stickstoff.

Wegwarte Junge **Blätter,** mild, als Salat. Ältere Blätter bitter (mit der Zichorie verwandt).
Wurzel wurde früher als Kaffee-Ersatz geröstet.

Weidenröschen **Sprosse** und **Blätter** schmecken zart-säuerlich als Salat oder Mischgemüse.

Wiesenbärenklau Mild, süßlich-aromatisch. **Junge Blätter** und **Triebe** als Gemüse oder wie Spargel. Die **Knospen,** noch in der Blattscheide eingehüllt, wie Broccoli verwenden. Vorsicht, nicht mit dem Riesenbärenklau im Jugendstadium verwechseln, der eine ausgeprägte Wiesendermatitis auslösen kann!

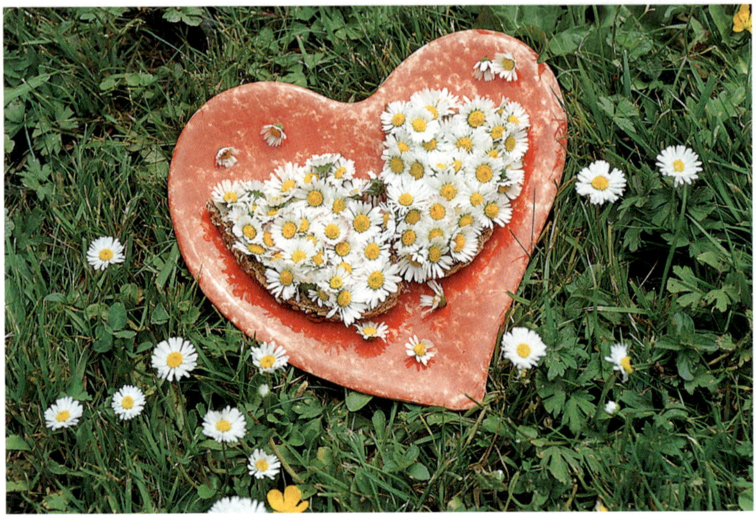

Abb. 63 Gänseblümchenbrot – nicht nur für den Kindergeburtstag.

Wiesenbocksbart Traditionelles Wildgemüse. **Wurzel** wie Schwarzwurzel, **junge Sprosse** spargelähnlich, **Blätter,** roh geknabbert oder gekocht mild-süßlich, sehr fein!

Wiesenlabkraut **Obere Triebe,** milde Gemüsebeigabe, üppig verwenden.

Wiesenschaumkraut **Blühender Trieb,** nur roh essen. Wunderbar milde, köstliche Schärfe, meerrettichähnlich! Macht sich gut zu Obst!

Tees aus Wildpflanzen

Für Wanderer ist es naheliegend, sich über einem kleinen Feuerchen einen „wilden Tee" zu köcheln. Übers ganze Jahr stehen Pflanzen bereit, den Durst zu stillen und Gesundheit zu schenken. Wer sich auskennt unter „grünen Freundinnen", hat eine reiche Auswahl:

Blätter: Birke, Buche, Brennessel, Breitwegerich, Brombeere, Gundermann, Himbeere, Hirtentäschel, Huflattich, Klee, Linde, Löwenzahn, Majoran, Malve, Minze, Odermennig, Schafgarbe, Spitzwegerich, Stiefmütterchen, Thymian, Vogelmiere, Walderdbeere, Wegwarte, Weißdorn.

Blütenblätter: Heckenrose, Holunder, Kamille, Klee, Linde, Malve, Taubnessel, Schafgarbe, Schlehe (nicht zuviel!), Sonnenblume, Stiefmütterchen, Veilchen, Wegwarte, Weißdorn.

Früchte: Äpfel, Birne, Brombeere, Hagebutte, Heidelbeere, Himbeere, Holunder (nur gekocht!), Erdbeere, Schlehe, Walderdbeere, Weißdorn.

Essbare Blüten – Schönheiten zum Vernaschen

Wenn Pflanzen zum Blühen kommen, zeigen sie sich in ihrer höchsten Vollendung. Blüten mit ihrem wunderbaren Duft und ihrer strahlenden Schönheit sind die „Seele der Pflanze" und eine Freude für Auge und Gaumen. Viele von ihnen sind essbar und heilsam und enthalten wertvolle Inhaltsstoffe, die in anderen Pflanzenteilen nicht vorkommen: Blütenfarben, die heilkräftig sind für Leib und Seele, Blütennektar und sekundäre Pflanzenstoffe wie Saponine oder Flavonoide, Senföle, ätherische Öle, Mineralien oder Vitamine. Damit wertvolle Bestandteile wie Nektar und Blütenstaub nicht herausgeschwemmt werden, sollten Blüten nicht gewaschen und natürlich nur roh gegessen werden. Dafür aber lohnt sich ein kleiner Blick in das Innere der Blüte, damit nicht andere Blütenliebhaber wie kleine Insekten mitverspeist werden. Blüten können, **maßvoll** angewendet, eine wunderbare Bereicherung, Dekoration und kulinarische Krönung sein. Schöner lassen sich gesunde Speisen kaum dekorieren.

Die wichtigsten essbaren Blüten

Ackerstiefmütterchen, Bärlauch, Dahlie, Dost, Fenchel, Frauenmantel, Gänseblümchen, Giersch, Gundermann, Holunder, Huflattich, Klatschmohn (nur die Blütenblätter), Knoblauchsrauke, Königskerze, (Schnitt-) Lauch, Linde, Löwenzahn (ausgezupfte Blütenblätter und Knospen: eine absolute Delikatesse!), Majoran, Malve, Melisse, Minze, Nachtkerze, Nelkenwurz, Odermennig, Pastinake, Quendel, Ringelblume, Rose, Rotklee, Sauerklee, Schlüsselblume, Senf, Sonnenblume, Spitzwegerich (Blütenknospen), Taglilie (mild-süßlich, zu Obstsalat bestens geeignet), Taubnessel, Teufelskralle, Thymian, Veilchen, Vogelmiere, Weidenröschen, Wiesensalbei, Wiesenschaumkraut.

Wildpflanzen, die auch zur Winterzeit zu finden sind

Brunnenkresse, Ehrenpreis, Fingerkraut, Gänseblümchen (blühend), Gundermann, Hirtentäschel, Klee, Knoblauchsrauke, Labkraut, Löwenzahn, Nelkenwurz, Schafgarbe, Taubenkropf, rote Taubnessel (blühend), Vogelmiere (blühend), Walderdbeerblätter, Wegerich.

Sammelkalender – eine Auswahl

Bärlauch Blätter März bis Juni, Zwiebel August bis Oktober
Beifuß Blühendes Kraut Juli bis September
Beinwell Blätter März bis Juli, Wurzel Februar bis April und Oktober
Brennessel Blätter Februar bis Juli, Triebspitzen fast das ganze Jahr, Samen Juli bis Oktober. Wurzel: Oktober
Brunnenkresse Blätter Februar bis Mai und Oktober bis Dezember, Samen zur Samenreife
Dost Blühendes Kraut und Blätter von April bis September
Gänseblümchen Blüte und Blatt fast das ganze Jahr über
Giersch März bis Juni die jungen Blätter, ältere als Würze Juli bis August, Blüten im Juli
Gundermann Blühendes Kraut von März bis August, einzelne Blättchen das ganze Jahr über
Heckenrose Blütenblätter Mai bis August, Früchte September bis November
Holunder Blüte Mai bis Juni, Frucht August bis September
Hopfen Triebe April bis Juni, Zapfen August bis Oktober
Huflattich Blüten Februar bis April, Blätter März bis Mai
Löwenzahn Blätter Februar bis November, Blüten April bis Juni, Wurzel März (bitter) und Oktober (durch Inulin süßlich)
Minze Zarte Blättchen April bis September
Quendel Bühendes Kraut Mai bis August
Sauerampfer Blätter und Triebe März bis August
Schafgarbe Blätter März bis Juni, Blüte (für medizinische Zwecke) Juni bis August
Vogelmiere Bühende Triebe fast das ganze Jahr über
Wegerich Junge Blätter März bis Juli, Blütenknospe im Juni
Wiesenbärenklau Blätter und Triebe vor der Blüte März bis Juni
Wiesenknöterich Blätter und Sprossen vor der Blüte März bis Juni
Wiesenschaumkraut Blätter mit Blüten April bis Juni

Pflanzen für die Naturapotheke – frisch von der Wiese

Die „**Wiesenapotheke**" liefert frische Blätter zur **Sofortbehandlung** von Verletzungen, die man sich während einer Wanderung zuziehen kann. Sie soll eine ärztliche Behandlung, falls notwendig, keinesfalls ersetzen. Solche Pflanzenblätter sollten möglichst sauber sein und leicht zerrieben werden, damit der heilende Pflanzensaft austritt. Nicht in offene blutende Wunden geben! Werden größere Mengen als Wundauflage oder Umschlag benötigt, können diese auch auf einer harten Unterlage mit einer Flasche, wie mit einem Wellholz, zerquetscht werden. Oder es kann der Pflanzensaft, auf diese Weise in ein sauberes Taschentuch gepresst, als „Saftkompresse" verwendet werden.

Ackerschachtelhalm Die **grünen Triebe** als Tee (½ Stunde gekocht) bei Hauterkrankungen, Furunkeln, offenen Krampfadern.
Ampfer Die **Blätter** des großen oder krausen Ampfers, auch Alpenampfer genannt, haben eine stark kühlende Wirkung. Sie sind durch ihre Größe gut geeignet für Umschläge. Bei Sonnenstich auf Stirn oder Kopf gelegt, auf die Haut bei Sonnenbrand oder kleineren Verbrennungen. Auf wundgelaufene Füße, geschwollene heiße Knie, oder sogar bei hohem Fieber als „ableitende Therapie" um Füße und Waden gewickelt. Vorsicht, nie zu lange aufliegen lassen, der Blattumschlag könnte zu stark auskühlen! Außerdem ist ein Ampferblatt als „grüne Alufolie" zu empfehlen: Früher brachten die Bauern die Butter in Amp-

ferblätter eingeschlagen von der Alm ins Dorf, damit sie frisch blieb. Warum also nicht das Vesperbrot in Ampfer einwickeln?

Augentrost **Blühendes Kraut** als Tee, Augenbad oder Kompresse bei Bindehautentzündung.

Bärlauchblätter und -stängel Frisch gequetschter Blattsaft aufgetragen erzeugt eine örtlich erhöhte Blutzufuhr und ist bei schlecht heilenden Wunden, Abszessen, Geschwüren und Furunkeln anzuwenden. Der weiße untere Teil des Stängels wirkt lindernd bei Insektenstichen.

Beifuß Beifuß**blätter** werden seit altersher in die Strümpfe gelegt (bei Fuß!), und zwar mit ihrer drüsigweißen Unterseite, die Fettpuderwirkung hat, direkt auf die Fußsohle. Das erfrischt müde gelaufene Füße und beugt wirksam der Fußblasenbildung vor, ähnlich dem Wegerich. Tee aus **blühendem Kraut** als **Fußbad** oder Kompresse bei Muskelkater, überanstrengten, geschwollenen oder kalten Füßen, Kopfschmerzen.

Beinwell Frisch gequetschte Blätter als Umschlag, frisch geriebene Wurzel als Wundauflage auf geschlossene Wunden oder getrocknete, geriebene Wurzel mit warmem Beinwellblättertee für ein Kataplasma (Breiumschlag) bei Knochenhaut-, Schleimbeutel- oder Sehnenscheidenentzündung, bei Gelenkergüssen, Drüsenschwellungen, Prellungen oder Verrenkungen, Knochenbrüchen(!) und Verbrennungen. Auch bei tiefen Schnittverletzungen wirkt er als Erste-Hilfe-Pflaster durch seinen hohen Allantoingehalt schnell und zuverlässig.

Blutweiderich Als Blütenteekompresse bei Hautkrankheiten und Wunden, wirkt zusammenziehend und schmerzstillend.

Blutwurz Eine Wurzelteeabkochung wirkt blutstillend und zusammenziehend. Bei Schleimhautentzündungen im Mund- und Rachenraum, als Kompresse bei blutenden Wunden und Verbrennungen, Wurzelpulver als Wundpuder zu verwenden, bestens bewährt auch in der Tierheilkunde!

Breitwegerich Wird zur Heilung und Kräftigung müder und wunder Füße direkt als Einlage (Blattoberseite auf die Fußsohle) in die Schuhe gelegt („plantago" von „planta: Fußsohle"). Bei beginnenden Blasen an den Füßen einen Blattumschlag anlegen und weitergehen. Das frische gequetschte Blatt als Wundauflage bei Wunden, Entzündungen, Insektenstichen. Die Wunde wird desinfiziert, Keime werden abgetötet, die Entzündung gehemmt und die Wundheilung beschleunigt.

Brunnenkresse Frische Blätter auf Wunden fördern die Wundheilung und gute Vernarbung.

Eiche Starke Rindenabkochung für Kompressen bei nässenden Ekzemen, Hämorrhoiden, Frostbeulen, Entzündungen; zum Gurgeln bei Mundschleimhautentzündungen.

Eisenkraut Frische (oder auch in Essig gekochte) Blätter auf Quetschungen, Blutergüsse und schmerzende Rheumastellen.

Gänseblümchen Das **„Wiesenwundpflaster für Kinder"** bei Insektenstichen, kleinen Hautaufschürfungen, Verstauchungen, Prellungen. Wirkt entzündungshemmend, abschwellend, schmerzlindernd. Einen Blattumschlag aus frisch zerdrückten Blättern anlegen.

Giersch Das gequetschte Kraut wird bei Rheuma, Gicht und „Ischias", bei Wunden und Insektenstichen verwendet, es lindert und verkürzt den Schmerz. Früher legten Rheumatiker Giersch als Einlagen in ihre Schuhe.

Günsel, kriechender Frisch gequetschtes Kraut wirkt heilend und schnell vernarbend bei Wunden.

Gundermann Frisch gequetschtes Kraut gegen Entzündungen, wirkt zusammenziehend und schmerzlindernd, auch als Badezusatz bei Rheuma.

Hauswurz Zerquetschtes **Frischblatt** bei Verbrennungen, Hühneraugen, Hämorrhoiden, Entzündungen.

Hirtentäschel Wirkt blutstillend. **Blühendes Kraut** als „Saftkompresse" bei oberflächlich blutenden Wunden verwenden, oder den Saft bei Nasenbluten hoch schnupfen.

Hopfen Frisch zerstoßene **Blätter** auf Quetschwunden. Pflaster aus gekochten Hopfen**zapfen** bei Gichtschmerzen und Verbrennungen.

Huflattich Gilt als samtweiche kühlende Wundauflage bei Schwellungen. Wohltuend auf geschwollenen Füßen, entzündeten Wunden, Brandwunden, Insektenstichen und bei Bindehauterkrankungen. Das **Blatt** mit der filzigen Unterseite wie eine Kompresse auflegen, bei Kopfschmerzen auf die Stirn. Auch Huflattich enthält Pyrrolizidinalkaloide und darf **innerlich nur kurzfristig** angewendet werden.

Klette **Frisch gequetschte Blätter** bei Furunkeln, Abszessen (auch des Zahnfleischs), zur Schmerzlinderung bei rheumatischen Beschwerden.

Königskerze **Blätter und Blüten**, gekocht und zu Paste verrührt, bei Frostbeulen und Prellungen.

Labkraut, echtes Als Teekompresse bei schlecht heilenden Wunden.

Leinkraut In Milch oder Wasser gekocht als schmerzlindernde Kompresse bei Hämorrhoiden.

Löwenzahn Als Breiumschlag aus gehackten **Blättern und Blüten** gegen Geschwüre und Hauterkrankungen.

Malve **Blätter- und Blütentee** zum Gurgeln oder bei Verletzungen und trockener Haut als Kompresse. Wirkt schleimhautschützend. Die zerriebenen Blütenblätter bei Verletzungen und Juckreiz.

Minze Frisch zerriebene **Blätter** wirken kühlend, abschwellend, schmerz- und juckreizstillend bei Entzündungen, Insektenstichen und Schwellungen.

Natternkopf Als Teekompresse auf entzündete Wunden.

Odermennig Als Tee zum Gurgeln bei Heiserkeit und Halsentzündung, „Sängerkraut".

Pestwurz Das zerquetschte **Kraut** wird mit Gaze umhüllt und auf Abszesse gebracht, um sie schneller reifen zu lassen.

Rose Die **Blütenblätter** als kühlender Umschlag bei Brandwunden. Bei geschwollenen Augen, zum Beispiel durch Heuschnupfen, werden die Blütenblätter aufs Auge gelegt und eine feuchte Kompresse (Taschentuch) darüber gebreitet, das wirkt wunderbar kühlend und abschwellend! Das Rezept aus alten Tagen für die „verwöhnte Frauenwelt": Rosenblüten im Mullbeutelchen in heißes Wasser tauchen, auspressen und lauwarm auf die Augen legen, bis die Beutelchen kalt sind. Der Therapie dienlich ist es, dabei „an etwas Liebliches zu denken".

Sauerampfer Kühlend und abschwellend. Zerriebene Blätter auf kleinere Verletzungen, Schnittwunden, Abschürfungen und Verbrennungen – kühlt und heilt. Bei größeren Verletzungen als Teekompresse.

Schafgarbe Als Wundheilblatt schon in der Antike berühmt. *Maurice Messegues* nannte es „Jodtinktur der Wiesen und Felder", und noch im 2. Weltkrieg wurden die verletzten Soldaten mit Schafgarbe behandelt. Es gehört zu den besten Mitteln zur Wundheilung: blutstillend, desinfizierend, antiseptisch, entzündungshemmend, krampflösend, juckreizlindernd bei Insektenstichen und abschwellend. Die Pflanze selbst nicht in offene Wunden bringen! Bei Blutungen oder Schürfwunden den Pflanzensaft in ein sauberes Tüchlein pressen (mittels Wellholz, Flasche o. Ä.) und als Auflage verwenden. Bei Nasenbluten den frischen Saft hoch schnupfen. Das frische Kraut, in der Nase herumgedreht, erzeugt Nasenbluten (durch Stachelborsten an den Fiederblättchen). Als Teekompresse bei Hämorrhoiden und Krampfadern. **Vorsicht:** Schafgarbe gehört zu den Pflanzen, die bei Sonnenbestrahlung eine Wiesenhautentzündung oder auch eine Korbblütlerallergie auslösen können. Immer erst eine Probe machen, indem ein Blättchen zerrieben und der Saft in die Ellenbeuge eingerieben wird (bei Rötung nicht anwenden!).

Schlangenknöterich Geriebene, gekochte Wurzel (Kochzeit: 10 Min.) bei Verletzungen: zusammenziehend, blutungshemmend, abschwellend.

Spitzwegerich Antibiotisch wirksames, abschwellendes, entzündungshemmendes, schmerz- und juckreizlinderndes und blutstillendes Heilblatt mit dem „Wundhormon" Aucubin. Schon von den Indianern seit langem als Wundverband verwendet. Frischblattauflage, durch Auspressen des Pflanzensaftes gewonnen (oder Teekompresse) als Erste Hilfe bei Insektenstichen, Brennnesselquaddeln, Hieb-, Stich- und Schnittverletzungen. **Spitzwegerichtrick:** Am meisten Saft gewinnt man, wenn man ca. 6 lange Blätter verknotet und diesen Knoten zwischen den Händen durch kreisende Bewegungen ausquetscht; in 1 Min. hat man ca. 1 TL–1 EL grünen Heilsaft in der Hand! Bei beginnenden Fußblasen kann ein Umschlag aus Spitzwegerichblättern angelegt und weiter gewandert werden.

Stiefmütterchen Als Teekompresse bei Hauterkrankungen.

Storchenschnabel, stinkender und blutroter Frischblattauflage und Kompresse als antiseptisches, vernarbungsförderndes Wundheilmittel, den Saft bei Lippenherpes.

Wiesensalbei Blühendes Kraut als Tee zum Gurgeln oder Kompresse auf Wunden. Als Frischblatt bei Mundschleimhautentzündungen. Dem Arzneisalbei ähnlich in der Wirkung, aber schwächer.

Wundklee Zerquetschtes, blühendes Kraut bei Herpes und als Wundpflaster, bei Zerrungen das gequetschte Kraut als Wundeinlage in den Verband einbinden.

31

Die Gesundheit auf dem Teller

Wildgemüsemenü

- Spitzwegerichsüppchen
- Bunter Wiesensalat
- Schwarzwälder Pesto zu Spaghetti
- Nymphenspeise
- Blütenreiches Maidessert
- Wildkräuterbowle

Abendmenü

- Wildkräuterbutter
- Brie in Garten und Wiese eingelegt

Die Rezepte sind für je 4-5 Personen angegeben. Mengenangaben für Wildkräuter: +++ viel, ++ mittel, + wenig.

Spitzwegerichsüppchen

Zwiebeln oder Schalotten, Butter oder Öl, Gemüsebrühe, Milch, wenig würzigen Reibekäse, auf Wunsch Kartoffeln zum Binden,
pro Person 1 kleine Hand voll zarter Spitzwegerichblätter (auch Knospen, Blüten und Samen):

Die sehr klein geschnittenen Spitzwegerichblätter mit Zwiebeln/Schalotten in Fett andünsten. Mit einer Mischung aus Gemüsebrühe und Milch im Verhältnis 1:1 ablöschen. 20 Min. (mindestens, sonst entwickelt sich der championartige Geruch nicht!) lang köcheln lassen. Mit wenig kleingeschnittenen ***Wildkräutern*** *(+Löwenzahn, +Schafgarbe, +Giersch, +Gundermann),* Muskat, Reibekäse und etwas Rahm verfeinern und mit Wegerichknospen, -blüten und -samen und einigen Gänseblümchenblüten bestreuen. Diese Suppe überrascht alle Gäste, weil der Geschmack nach Champignons faszinierend gut ist.

Bunter Wiesensalat

Kopfsalat (gut geeignet sind Frisée- und Eichblattsalate), Gemüsebrühe, Essig, Öl, etwas Rahm oder Joghurt, nach Geschmack etwas Akazienblütenhonig,
wilde Kräuter und Blüten, was Wiese und Garten hergeben

Das Dressing wie gewohnt zubereiten, eher mild, um die ungewohnt herben und bitteren Geschmacksnoten der Wildkräuter etwas zu überdecken, evtl. mit etwas Honig süßen. Den Salat mit den wilden, grob gezupften Kräutern mischen und mit Blüten dekorieren. Das sieht zauberhaft aus, und so ganz nebenbei ist die „Gesundheit auf dem Teller".

Wildkräuter-Pesto zu Spaghetti

3-4 Knoblauchzehen, 25 g Sonnenblumenkerne und 25 g Walnusskerne (oder 50 g Pinienkerne), 50 g Parmesankäse am Stück, 200 ml Olivenöl, Saft einer Zitrone, Salz,
120 g Wild- und Gartenkräuter *(+++Brennnessel [evtl. kurz blanchieren], +++Bärenklau, +++Giersch, +++Bärlauch, ++Spitzwegerich ++Dost, +++Basilikum,*

+++Knoblauchsrauke, +Schafgarbe, +Löwenzahn, +Liebstöckel, ++Sauerampfer, +Beifuß, +Bohnenkraut, +Thymian, ++Ruccola, +Petersilie):

Die Kräuter waschen, trocken tupfen und ganz klein schneiden, die Nüsse ohne Fett goldbraun anrösten und mörsern. Parmesankäse reiben und alles zusammen im Olivenöl kurz pürieren. Mit Zitronensaft und Salz abschmecken. Hier ist die wilde, gesunde Power der Wiesenpflanzen drin. Zu Spaghetti gereicht unvergleichlich gut, es passt aber auch gut als Brotaufstrich, zu Gemüse- oder Reisgerichten.

Nymphenspeise

200 g Quark, 50 g Joghurt, 1-2 EL Honig, ½ Zitrone, Mark von 1 Vanilleschote, 100 ml Sahne, Bitterschokoladetäfelchen,
2–3 EL Pfefferminzblätter:

Quark, Joghurt und Honig mit Zitronensaft verrühren. Das Mark der Vanilleschote mit der steif geschlagenen Sahne und den sehr **fein gehackten** Pfefferminzblättern unter den Quark heben. Den Quark so lange wie möglich in den Kühlschrank stellen (am besten schon am Vortag zubereiten). Mit Bitterschokoladetäfelchen dekoriert servieren, oder mit eisgekühlten Gundermannblättchen, die zuvor mit Schokoladenkuvertüre überpinselt wurden: oberköstlich! Die von Götterhand verwandelte Nymphe Mintha gab der Minze ihren Namen und wird mit diesem Gericht geehrt.

Blütenreiches Maidessert

8 Waldmeisterstängel, 1 kleine Hand voll essbarer süßer Blüten (Löwenzahn, Rotklee o. Ä., s. o.),
320 ml Apfelsaft, 35 g Mondamin, 200 ml süße Sahne, Saft und Schale von 2 Bio-Orangen:

Waldmeister klein schneiden; Orangenschale abreiben, Saft auspressen. Alles mit dem Apfelsaft zusammen einmal aufkochen und abgießen, evtl. mit etwas Honig süßen; die Flüssigkeit erneut zum kochen bringen. In der Zwischenzeit Mondamin mit wenig Apfelsaft anrühren, in den kochenden Saft geben, einmal aufwallen und danach erkalten lassen. Wenn die Masse kalt ist, steifgeschlagene Sahne und Blüten darunter heben. Mit Blüten dekoriert servieren – ein Dessert zum dahinschmelzen!

Wildkräuterbowle

1 l Apfelsaft, 1 l Mineralwasser, 1-2 Zitronen,
einen großen Strauß mit duftenden Wiesenkräutern *(+++Dost, +++Minze, +++Holunderblüten, +++Giersch, +++Duftrosen, ++Schafgarbe, +Gundermann)* oder mit Kräutern aus dem Garten *(+++Melisse, +++Pfefferminz, +++Majoran, +++Zitroneneisenkraut, ++Fenchel, ++Bohnenkraut, ++Thymian, ++Duftrosen, +Ysop)* oder ein kleines Sträußchen *(13 Stängel/l) Waldmeister oder Honigklee:*

Den Kräuterstrauß 2-4 Std. im Apfelsaft marinieren (bei Sonnenschein 2 Std., bei trübem Wetter 4 Std.), danach ausdrücken, entfernen und den Zitronensaft und das Mineralwasser zugeben; „notfalls" statt dem Mineralwasser mit Sekt auffüllen. Waldmeister und Honigklee anwelken lassen und nur 20 Min. lang hineinhängen. Mit Blüten dekoriert servieren. Das ergibt eine köstlich erfrischende Sommerbowle voll aromatischer, heilsamer Würze, die bei allen Festen gut ankommt. Zum Wohl!

Abendmenü

Zwei leckere, einfache Rezepte, die gut vorzubereiten sind:

Wildkräuterbutter

1 Pfund Butter, Kräutersalz,1 EL Zitronensaft,
1 gute Hand voll aromatischer Wildkräuter *(Giersch, Gundermann, Minze, Dost u. a.), dazu einige dekorative farbige, essbare Blüten, z. B. Rotklee, Veilchen, Löwenzahn u.v.m) oder aus dem Garten Basilikum, Kapuzinerkresse, Rose u.v.m.:*

Kräuter klein schneiden, gleich salzen und etwas Saft ziehen lassen. Zitronensaft darüber gießen, alles unter die weiche Butter mengen, abschmecken und dekorieren. Das geht einfach und schnell, sieht immer gut aus und passt zu allem: auf Brot, zu Kartoffel-, Reis-, Gemüse-, Geflügel- und Fleischgerichten. Blatt- und Blütenbutter kann man auch gut einfrieren.

Brie in Garten und Wiese eingelegt (nach Brigitte Klemme)

250 g Briekäse, 80 ml Olivenöl, 60 ml Wasser, Saft von 2 Zitronen, 3 Knoblauchzehen, Zitronenschale von 1 Bio-Zitrone, 1-2 EL Honig, Salz, frischer Pfeffer,
5 Dost- oder Minzenstängel, 7 Beinwell- oder andere großblättrige Wildkräuterblätter:

Eine Marinade herstellen aus Wasser, Öl und Zitronensaft und abschmecken mit Salz, Pfeffer und Honig. Käse in mundgerechte Stückchen und Knoblauch in Scheiben schneiden, Zitronenschalenstreifen abschälen. In eine große Schüssel abwechselnd schichten: Käse, Kräuter, Knoblauch, Zitronenschale und das Ganze noch einmal; einige Blätter übrig lassen. Die Marinade darüber gießen und mindestens 12 Stunden (bis 2 Tage) ziehen lassen. Zum Anrichten von den neu gesammelten großen Beinwellblättern die dicken Rippen herausschneiden, eine Schale damit auslegen und die Käsemenge darauf geben; Würzkräuter darüber streuen. Bis zum Verzehr kühl stellen. Schmeckt mit Vollkornbaguette überraschend würzig und ist der „Renner" auf lukullischen Festen!

31.1 Wildgemüse – Kulturgemüse: eine Gegenüberstellung

Tab. 8 Wildgemüse: Wasser- und Mineralstoffgehalt

Wassergehalt (in %) und Mineralstoffgehalt (in mg/100 g[1]) essbaren Anteils. (Mittelwerte)						
Wildgemüse	**Wasser %**	**K mg**	**P mg**	**Mg mg**	**Ca mg**	**Fe mg**
Vogelmiere	91,5	680	54	39	80	8,4
Löwenzahn	89,9	590	68	23	50	1,2
Franzosenkraut	87,7	390	56	56	410	14,0
Gänseblümchen	87,5	600	88	33	190	2,7
Weißer Gänsefuß	86,9	920	80	93	310	3,0
Huflattich	84,8	670	51	58	320	3,8
Brennnessel	84,8	410	105	71	630	7,8
Schlangenknöterich	84,0	580	74	69	100	3,9
Wilde Malve	82,0	450	95	58	200	5,1
Guter Heinrich	81,7	730	95	66	110	3,5
Bärenklau	79,8	540	125	75	320	3,2
Schmalbl. Weidenröschen	75,0	450	94	81	150	2,7
Mittelwert	84,6	584	82	60	238	4,1[2]
Bedarf pro Tag für Erwachsene in mg	3000 - 4000	800	300 - 350	800	12-18	

[1] 1 mg (Milligramm) = $^{1}/_{1000}$ g (Gramm)
[2] ohne Franzosenkraut

Quelle: Franke 1985, geändert

Tab. 9 Kulturgemüse: Wasser- und Mineralstoffgehalt

Wassergehalt (in %) und Mineralstoffgehalt (in mg/100 g[1]) essbaren Anteils. Mittelwerte.						
Kulturgemüse	**Wasser %**	**K mg**	**P mg**	**Mg mg**	**Ca mg**	**Fe mg**
Chinakohl	95,4	202	30	11	40	0,6
Kopfsalat	95,0	224	33	11	37	1,1
Chicorée	94,4	192	26	13	26	0,7
Endiviensalat	94,3	346	54	10	54	1,4
Feldsalat	93,4	421	49	13	35	2,0
Mangold	92,2	376	39	-	103	2,7
Weißkohl	92,1	227	28	23	46	0,5
Rothkohl	91,8	266	30	18	35	0,5
Blumenkohl	91,6	328	54	17	20	0,6
Spinat	91,6	633	55	58	126	4,1
Grünkohl	86,3	490	87	31	212	1,9
Rosenkohl	85,0	411	84	22	31	1,1
Mittelwert	91,9	343	47,4	20,6	63,7	1,4

Quelle: Souci, Fachmann, Kraut: Die Zusammensetzung der Lebensmittel. Stuttgart: WVG; 1986/87.

Tab. 10 Kultur- und Wildgemüse im Vergleich: Reineiweißgehalt

Reineiweißgehalt (in g pro 100 g essbaren Anteils)			
Kulturgemüse		**Wildgemüse**	
Spätweißkohl	0,2	Vogelmiere	1,5
Chicorée	0,4	Gänseblümchen	2,6
Spätrotkohl	0,4	Sauerampfer	2,8
Endiviensalat	0,5	Löwenzahn	3,3
Kopfsalat	0,6	Winterkresse	4,0
Spätwirsing	0,6	Bittere Kresse	4,1
Kopfsalat*)	0,9	Weiße Taubnessel	4,1
Frühporree	1,0	Weißer Gänsefuß	4,3
Chinakohl	1,3	Guter Heinrich	5,3
Feldsalat	1,8	Wilde Malve	5,6
Herbstspinat	2,1	Große Brennnessel	5,9
Spinat*)	2,5	Moschusmalve	6,3
Rosenkohl	2,8	Giersch, Geißfuß	6,7
Grünkohl	3,0	Wegmalve	7,2
Mittelwert	1,3		4,5

*) eigene Analyse

Quelle: Kulturgemüse nach Schuphan 1976. Wildgemüse nach Franke u. Lawrenz 1980, Dümmer 1984.

Tab. 11 Kultur- und Wildgemüse im Vergleich: Vitamin-C-Gehalt

Vitamin-C-Gehalt (in mg/100 g essbaren Anteils, Mittelwerte)			
Kulturgemüse		**Wildgemüse**	
Endiviensalat	10	Gänseblümchen	87
Chicorée	10	Huflattich	104
Kopfsalat	13	Vogelmiere	115
Bohnen, grün	20	Löwenzahn	115
Spargel	21	Sauerampfer	117
Erbsen, grün	25	Franzosenkraut	125
Porree	30	Scharbockskraut	131
Feldsalat	35	Gartenmelde	157
Chinakohl	36	Wilde Malve	178
Mangold	39	Wiesenkerbel	179
Wirsing	45	Guter Heinrich	184
Weißkohl	46	Giersch, Geißfuß	201
Rotkohl	50	Weißer Gänsefuß	236
Spinat, frisch	52	Bärenklau	291
Gartenkresse	59	Winterkresse	314
Blumenkohl	73	Große Brennnessel	333
Grünkohl	105	Schmalbl. Weidenröschen	351
Broccoli	114	Großer Wiesenknopf	360
Rosenkohl	114	Gänsefingerkraut	402
Mittelwert	47,2		209
Bedarf pro Tag für Erwachsene		75 mg	

Quelle: Kulturgemüse: Souci und Mitarbeiter 1986/87. Wildgemüse: Franke und Kensbock 1981, Schneider 1984.

Tab. 12 Kultur- und Wildgemüse im Vergleich: Provitamin-A-Gehalt

Provitamin-A-(Carotin-) Gehalt (in µg[1] Retinoläquivalenten pro 100 g essbaren Anteils)			
Kulturgemüse		**Wildgemüse**	
Rotkohl	5	Gänseblümchen	160
Blumenkohl	5,5	Sauerampfer	215
Wirsing	6,5	Huflattich	250
Weißkohl	7	Bärenklau	360
Chinakohl	13	Vogelmiere	383
Porree	58	Scharbockskraut	390
Rosenkohl	67	Schmalbl. Weidenröschen	490
Kopfsalat	130	Weiße Taubnessel	539
Endiviensalat	190	Franzosenkraut	595
Chicorée	215	Wegmalve	606
Broccoli	317	Giersch, Geißfuß	684
Gartenkresse	365	Wiesenkerbel	720
Mangold	590	Brennnessel	740
Feldsalat	650	Grosser Wiesenknopf	830
Grünkohl	680	Wilde Malve	940
Spinat	700	Guter Heinrich	948
Karotten	2000	Rotklee	1156
Mittelwert	250[2])		588
Bedarf pro Tag für Erwachsene: 800-1000 µg			

[1]) 1 µg –Mikrogramm = $^1/_{1000}$ mg (Milligramm)
[2]) Ohne Karotten

32

Kommunikation mit Pflanzen

Seit den enormen Fortschritten in Wissenschaft, Forschung und Medizin und aufgrund der heutigen analytischen Denkgewohnheiten sehen die meisten Menschen Pflanzen reduziert auf ihre Inhaltsstoffe. Nur aufgrund ihrer Wirkstoffe sollen sie heilen. Auf der anderen Seite spüren viele, dass die fortschrittliche Medizin oft genug den Menschen nicht mehr ganzheitlich wahrnimmt, sondern reduziert auf kranke Organe und pathologische Laborparameter; Befunde sind wichtiger geworden als die individuelle Befindlichkeit. Pflanzen aber sind mehr als bloße Wirkstoffbehälter, sie besitzen eine ordnende Intelligenz, die unglaublich präzise Biorhythmus und Kybernetik steuert, und sie haben vielerlei Kommunikationsmöglichkeiten untereinander, aber auch mit Tieren und Menschen: Pflanzen können auf ihre Art riechen, sehen, spüren, schmecken und hören, sie besitzen eine ganze Menge „pflanzlicher Regungen". Dies alles lässt darauf schließen, dass nicht nur Wirkstoffe aneinandergefügt worden sind.

Goethe nannte die Pflanze ein „sinnlich-übersinnliches Wesen"; der Anthropologe Max Scheler (1874–1928) „ekstatische Wesen". Ekstatisch bedeutet in diesem Sinne „aus sich heraustreten": Mit ihren nach außen gerichteten Blättern empfängt die Pflanze Impulse von Sonne, Mond und den Planeten, die ihr Lebensrhythmus und Gestalt geben. Über ihre Wurzelspitzen, die über die Mykorrhiza über Hunderte von Hektar miteinander Verbindung haben, ist die Pflanze verquickt mit anderen Pflanzen ihres Ökotops. Sie steht in Bezug zum Makrokosmos, zu Boden und Licht, Erde und Himmel. Wer Pflanzen genau beobachtet, kann wieder zum Staunen kommen und seine „grünen Wunder" erleben, kann zusehen, wie Kälte und Wärme, Licht und Schatten oder zartestes Streicheln die Grünen zur „Rührung" bringt.

Licht ist für die Pflanze lebensnotwendig; in vielen pflanzlichen Organen sind photosensitive Komponenten enthalten, die ganz spezifisch auf bestimmte Wellenlängen des Lichtes reagieren. Solche Lichtsensoren teilen der Pflanze mit, ob es Tag oder Nacht ist oder von welcher Seite das Licht scheint, elementar wichtige Informationen für Pflanzenwesen, die ihr Wachstum und ihren Stoffwechsel danach richten. Ist es Pflanzen zu heiß, so stellen manche ihre Blätter in Nord-Süd-Richtung, um lediglich von der milden Morgen- und Abendsonne beschienen zu werden. Blätter von Bäumen wenden sich fächerförmig der Sonne zu, um von ihr rundum beschienen zu werden und zugleich den Stamm schützend zu beschatten. Auf zu viel schädliche UV-B-Strahlung reagieren Pflanzen durch die Herstellung bestimmter Pigmente, die die UV-B-Strahlen herausfiltern können, sie stellen sich dann quasi ihre eigene Sonnenschutzcreme her. Dass Pflanzen das brauchen, wissen alle, die ihre Zimmerpflanze schon einmal nach der Winterzeit zu früh der direkten Sonne im Freien ausgesetzt haben: Die Pflanze reagiert dann mit „Sonnenbrand"!

Pflanzen können sich selbständig **bewegen**, sie drehen und biegen sich, strecken und wenden sich, öffnen und schließen sich, heben und senken ihre Blütenköpfe und können Samen mit hörbarem Knall weit von sich schleudern. Pflanzen erfahren viele „bewegende Momente" in ihrem Leben, sie reagieren auf Lichtreize, Berührungen, Erschütterungen und vor allem auf die Schwerkraft.

Findet die Pflanze vom Lebenselixier Licht zu wenig, „läuft" sie ihm nach: Ranken wachsen dem Licht entgegen und, am besten bei einem Sonnenblumenfeld zu erkennen, Blüten wenden sich der Sonne zu. Viele Pflanzen schließen ihre Blütenblätter, wenn es dunkel wird („gehen schlafen") oder wenn es regnet: **Ringelblume** – Regenblume. Auch auf Reize wie Kälte oder Wärme reagieren Pflanzen sehr sensibel. Gerade Frühlingsblüher reagieren schon auf Temperaturunterschiede von weniger als 1° C und wagen es, ihre Blütenblätter zu öffnen, oder eben nicht. Meistens bewegen Pflanzen sich – von menschlicher Seite her wahrgenommen – sehr langsam, so dass wir Zeitraffer benötigen, um Bewegungen wahrzunehmen. In ihrem eigenen Zeitmaß tastet sie sich voran, um optimale Wachstumsbedingungen zu finden für ihre Wurzeln, Stiele, Sprossen oder Ranken. Wer genügend Geduld besitzt und dem **Hopfen** oder der Zaunrübe ein Haar oder Streichholz an ihre Ranke hält

kann miterleben, wie sie Halt sucht, hin und her schwenkt, schließlich eine Rundung bildet und die Stütze annimmt und umschlingt. Mimosenblätter oder Venusfliegenfalle reagieren allerdings blitzschnell; und auch den **Nachtkerzen**blüten können wir beim abendlichen Aufblühen zuschauen; das dauert zu Beginn der Dämmerung 1/4 Stunde – ein Fest!
Pflanzenzellen „haben Nerven": Sie empfangen Reize und leiten die Botschaft direkt von Zelle zu Zelle weiter, ohne allerdings ein **Nervensystem** zu besitzen. Pflanzen empfinden auch Schmerzen: Forscher fanden die Substanz Jasmonsäure, die mit dem Hormon Prostaglandin verwandt ist und die Schmerzempfindung erhöht. Bei Verletzungen und Virenbefall bilden Pflanzen vermehrt Salizylsäure, die bekannterweise schmerzstillend wirkt.
Eine Berührung der empfindsamen Mimose wird über Aktionspotenziale fortgesetzt über das gesamte Blatt; genauso beim **Sonnentau**: Diese zauberhafte Pflanze mit ihren schillernden klebrigen Härchen hält unvorsichtige Insekten fest. Aber auch benachbarte Härchen, die gar nicht berührt wurden, haben die „Botschaft" erhalten und neigen sich dieser Stelle zu, so dass das Insekt keine Chance hat zu entkommen.

Menschen können sich gut **riechen**, oder auch nicht, das beginnt schon im „Urzustand": Der männliche Samenfaden riecht und findet die Eizelle und verschmilzt mit ihr. Pflanzen können auch riechen – z. B. der Teufelszwirn, ein Schmarotzer, der seine wohlduftende Wirtspflanze umgarnt, Senker in sie hineintreibt und ihr damit Wasser und Nährstoffe entzieht. Er „riecht" die flüchtigen organischen Stoffe, die die Wirtspflanze aussendet in einer unglaublich geringen, für den Menschen nicht mehr wahrnehmbaren Konzentration. Verletzte **Tomaten** senden den Duftstoff Methyljasmonat als Notsignal aus, um benachbarte Pflanzen vor der zu erwartenden Gefahr zu warnen und sie zur Produktion von Schädlingsabwehrstoffen anzuregen. Pflanzen können selbst ihr Lebensquell Wasser „riechen": Wurzeln wachsen immer feuchten Stellen entgegen, die **Luzerne** z. B. bis 12 m tief, sie durchbohrt dafür sogar Beton!
Wenn die Blätter einer Akazie gefressen werden, weiß man, dass sie die Produktion einer giftigen „Chemikalie" bis zur tödlichen Dosis erhöht und gleichzeitig Äthylen freisetzt, das der Wind kilometerweit zu anderen Akazienbäumen trägt. Daraufhin reagieren diese ebenfalls mit der erhöhten Einlagerung von Tannin in den Blättern und verderben damit nachkommenden Tieren die Fresslust. So helfen sich Akazien im „Familienverband" untereinander! Auch Birken verströmen Duftstoffe, die von anderen Bäumen als Warnsignal verstanden werden, die dann bestimmte Substanzen erzeugen, die Insekten vom Fraß abhalten. Pflanzen können sich wehren, bittere, saure, scharfe oder gar ätzende und hoch giftige Substanzen entwickeln und sich damit hungrige Leckermäuler vom Leib halten. Biogärtner wissen um diese Art der **Kommunikation**, wenn sie die Mischkultur als bewährten Pflanzenschutz nutzen. Pflanzen unterstützen sich gegenseitig, indem sie z. B. durch gewisse Ausdünstungen die Blühfreudigkeit anderer Pflanzen anregen oder den Aromagehalt bestimmter Pflanzen erhöhen können. Und dass sich nicht alle Pflanzen „riechen" mögen, ist schon seit langem bekannt! Auch die Hausapotheke der Pflanzen ist nichts Neues mehr, denn Pflanzen mit Pflanzen zu heilen (z. B. mit Schachtelhalmtee gegen Mehltau), ist im Biogarten eine Selbstverständlichkeit.
Pflanzen sind gute **Mathematiker**: Die **Venusfalle** z. B. besitzt einen Zeitsinn und einen Zählmechanismus: Ihre Blatthälften, die im rechtem Winkel zueinander stehen, sind an den Rändern mit Zähnchen besetzt. Auf der Innenseite jedes Blattes befinden sich 3 Borsten, die innerhalb 1/3 Sekunde zusammen klappen, wenn sie von einem Insekt berührt werden. Aber: Nicht bei der ersten Berührung, das Insekt muss sie 2-mal innerhalb von 20 Sekunden berührt haben, damit sie ihren Schließmechanismus in Gang setzt!

Kommunikation im Pflanzen- und Tierreich

Es gibt viele Beispiele für die Kommunikation zwischen Tier und Pflanze. Insbesondere zur Sicherstellung ihrer **Fortpflanzung** haben sich Pflanzen (und Tiere) einiges einfallen lassen. Duft und Farbe sind die verführerische „Locksprache" der Pflanzen. Vor allem die Orchideen: Manche von ihnen sehen nicht nur wie Insekten aus, sie riechen auch wie diese: Der Duft, den z. B. eine Bienenragwurz aussendet, ist dem Geruch der Drüsen aus dem Hinterleib von weiblichen Bienen verwandt. Damit werden männliche Bienen angelockt. Außerdem hat die Blüte auch noch die gleiche Färbung wie die Umgebung des Geschlechtsteils von Bienen, und zusätzlich ist die Oberfläche der Orchideenblüte so pelzig wie der Genitalbereich der Biene – wer kann da noch widerstehen?

Kommunikation zwischen Pflanze und Mensch

Cleve Backster, der in den USA als Spezialist für den CIA und das FBI Lügendetektoranalysen durchgeführt hatte, entdeckte das Phänomen telepathischer Kommunikation zwischen Mensch und Pflanze. Der Polygraph seines Lügendetektors war an einen Drachenbaum angeschlossen und zeigte allein bei dem Gedanken, ein Blatt in heißen Kaffee zu tunken, einen signifikanten Ausschlag. Solche Untersuchungen zeigten, dass die elektrischen Impulse, die der Mensch beim Denken erzeugt, mit den Schwingungen der Pflanze in Wechselbeziehung treten. Bei weiteren Forschungen entdeckte er, wie intensiv und auch emotional Pflanzen über große Distanzen miteinander und mit „ihren" Menschen verbunden sind: Eine Pflanze zum Beispiel reagierte auf den Stress, den der ihr zugewandte Mensch beim Starten und Landen eines Flugzeuges Tausende von Kilometern entfernt ausgesetzt war!

Pflanzen erkennen Menschen wieder und geben ihre Botschaften darüber auch an andere Pflanzen weiter: Zwei Pflanzen wurden mit 1 m Abstand auf ein Fensterbrett gestellt, beide regelmäßig gegossen, wobei die eine zusätzlich eine bestimmte Dosis Gift bekam. Daraufhin reagierte sie mit typischen Angstschwingungen, und zwar schon bevor sich der Mensch mit der „Giftspritze" näherte, sie kümmerte und ging schließlich ein. Die Nachbarpflanze reagierte aber genauso, obwohl sie kein Gift bekam, kränkelte und ging einige Tage nach ihrer „grünen Freundin" ebenfalls ein. Bewiesen ist auch, dass wir Pflanzen über Streicheln zu mehr Wachstum anregen können (was man alles beweisen muss!): In Greenwich wurde ein Experiment durchgeführt, wie Pflanzen zu mehr Ertrag gesteigert werden könnten: Durch den Einsatz einer „Pflanzenstreichelmaschine" kam es zu einem Mehrertrag von über 20 %! Zum Glück bewirken das nicht nur Maschinen.

Bekannt sind auch die Ergebnisse von „Jugend forscht", bei denen Pflanzen auf ihre „Musikvorlieben" untersucht wurden: Bei Bach und Beethoven wachsen Bohnen vital und schnell in die Höhe, bei Hardrock kümmern sie. Wer den „Grünen Daumen" besitzt, weiß, wie sehr Pflanzen die Zuneigung und Pflege eines Menschen spüren und es ihnen mit üppigem Wachstum danken. Pflanzen können so intensiv mit Menschen kommunizieren, dass sie ihre Schwingungen genau auf den Herzschlag eines sie berührenden Menschen einstimmen. Sie wenden sich mit aller Hingabe dem Menschen zu und reagieren über eine Art elektrisches Feld auf seine Energieschwingung – und umgekehrt. Zeichen genug, um zu erkennen, dass Pflanzen beachtenswerte Lebewesen sind.

Für viele **Naturvölker** ist die Sprache der Pflanzen keine Fremdsprache, sie reden mit ihnen, weil sie sich eins mit der Natur fühlen. Wenn wir heutzutage in die Energieschwingung einer Pflanze „eintauchen", werden wir einen Teil ihrer Zauberwelt gewahr. Um sich darauf „einzuschwingen", braucht es Offenheit und „Empfänglichkeit" gegenüber einer Pflanze und ihren Kommunikationsmöglichkeiten. Dankbarkeit gegenüber der grünen Welt, dass sie uns am Leben hält, und das „Sich-eingebunden-fühlen" in die Schöpfung lässt uns die Pflanzen wahrnehmen mit der ihnen eigenen Energie. Manchmal stellen sich dann spontan bestimmte Vorstellungen und Empfindungen ein, ein instinktives „Bauchwissen", das nicht zensiert werden sollte vom Gehirn (S. Kap. 20: Darmerkrankungen, enterisches Nervensystem). Solche Bilder sind sehr kostbar und sollten gut behütet aufbewahrt werden, in einem schönen Buch, im Gedächtnis, in der Seele ...

Pflanzenmeditationen

Zu allen Zeiten verbündeten sich Menschen durch magische Rituale und Zaubersprüche mit Pflanzen. In alten Kulturen war es Tradition, der Seele der Pflanze zu begegnen. Vor allem Schamaninnen und Heilerinnen haben sich rituell mit den „Pflanzendevas" in Kontakt gebracht.

Indianische Kräutersammler etwa suchen den „Häuptling" der Pflanze, lassen sich mit dem Gesicht nach Osten gerichtet vor der Pflanze nieder, begrüßen ihn und geben der Pflanze ein Geschenk, meist Tabak oder Maismehl. Dann erst erbitten sie vom Pflanzengeist Hilfe, um Krankheiten heilen zu können. Ein Schamane aus dem **Himalaya** geht nackt oder in ein Tuch eingehüllt von Westen her auf eine Pflanze zu und schenkt ihr Reis oder Ghee (Butterschmalz). Dann singt er den Pflanzendevas ein heiliges Lied, um sie als Verbündete gegen die Krankheit zu gewinnen. Der **taoistische** Wurzelschneider, der dem Ginsenggeist begegnen möchte, übt sich vier Wochen lang in sexueller Enthaltsamkeit und isst kein Fleisch. Er singt dem Ginsengdeva ein Lied vor, gräbt die Wurzel mit den Händen aus und erbittet seine Hilfe. Um sich auf Pflanzendevas vorzubereiten, nahmen viele Naturvölker im streng rituellen

Kontext auch psychotrope Pflanzen zu sich, wie die Totenwinde (Ayahuasca) oder die Brugmansia. Andere Schamanen trommeln und tanzen bis zur Trance oder eröffnen sich durch Meditationstechniken eine transpersonale Welt.

Wer sich **heute** der Seele der Pflanzen nähern möchte, kann sich sensibilisieren in einer Form, wie es jedem Einzelnen von uns entspricht, denn was zählt ist das Echte, die ehrliche gute Absicht, das Offensein für das, was sich zeigen möchte. Diese ruhige Offenheit kann durch Fasten, ein Schwitzbad oder Räuchern unterstützt werden, oder z. B. durch Yoga. Innere Ruhe, ernsthaftes Gebet oder Atemkontrolle ermöglichen einen Rückzug aus dem Reich der Äußerlichkeiten und eine Hinwendung zur inneren Konzentration. Edward Bach z. B. nahm, bevor er sich auf die Suche nach Pflanzen begab, ein entspannendes Bad, legte frische Kleider an und versetzte sich in einen meditativen Zustand.
Zur **unterstützenden Vorbereitung** eignet sich seit alters her der **Beifuß**. Das bewusste und intensive Einatmen des Duftes von zerriebenem Beifuß, getrocknet oder frisch, kann meditativ und empfänglich machen. Der Ethnobotaniker Dr. Wolf-Dieter Storl empfiehlt, den Körper mit dem Rauch von Beifuß zu weihen, so dass „Naturgeister besseren Zugang haben. Der Duft dieses seit der Steinzeit heiligen Krautes beruhigt die Hüter der Schwelle, die den Zugang zur transsinnlichen Welt bewachen." Um das „dritte Auge" zu reinigen, zu öffnen und anzuregen empfiehlt Storl, die Stirn mit frischem Quellwasser zu betupfen oder, noch besser, mit dem „Sinau", dem Tau des **Frauenmantels**. „Meditierende können den Energieschub spüren, der von diesem geheimnisvoll funkelnden Tropfen ausgeht", den einst die Alchemisten als Himmelswasser zur Herstellung des Steines der Weisen verwenden wollten. Auch eine Tinktur aus **Beifuß**, **Wegwarten**- und **Blutweiderich**blüten dient der Öffnung des dritten Auges.
Um den Pflanzen auf eine andere, intensivere Art zu begegnen, muss man nicht aufs Land flüchten. Auch mitten in der Stadt kann man mit Hilfe der Pflanzen kleine meditative Einheiten in den Alltag integrieren. Oft können mutige, kräftige oder auch ganz zarte Pflanzen allein durch ihr Dasein Lebensenergie und Inspiration vermitteln. Beim täglichen Gang zur Schule oder an den Arbeitsplatz kann man einen Moment innehalten, der Erde um sich herum Aufmerksamkeit schenken und die Pflanzen wahrnehmen. Tiere können eine Meditation vertiefen, ob das eine schnurrende Katze auf dem Schoß ist oder hingebungsvolles Kraulen des Hundes. Hirten sind darin besonders geschult und gelten gleichzeitig als intuitive Kenner von Heilpflanzen. In der Ruhe der Tierbeobachtung und beim gleichzeitigen Wahrnehmen von Duft und Gestalt der Pflanzen nähern sie sich dem Wesen der Pflanze. Es gibt viele Möglichkeiten; es gilt herauszufinden, was für einen selbst „stimmt".

Meditationen nach W.-D. Storl

Anleitung zu einer Naturmeditation

Gehen Sie an einem sonnigen Tag in die Natur hinaus. Sie haben sich auf eine Ihnen gemäße Art vorbereitet (s. o.), möglichst nichts gegessen oder nur leichte, vegetarische Kost zu sich genommen. Während Sie aufmerksam und achtsam durch die Natur gehen, werden Sie irgendwann einmal spüren, dass Sie eine Pflanze „anspricht". Dort machen Sie Halt, setzen sich zu ihr hin, knien oder legen sich neben sie, und nehmen sie wachen Sinnes ganz in sich auf. Kümmern Sie sich um nichts anderes als um diese Pflanze. Betrachten Sie sie, ihre Blätter, ihre Stängel, Blüte, Farbe, Textur, Duft oder Glanz. Lassen Sie die Außenwelt so sein, wie sie gerade ist, ganz egal, ob Vögel, Mücken oder Motorengeräusche Sie umgeben, lassen Sie eine Ebene der Offenheit zu. Störende Geräusche lassen Sie gelten, ohne ihnen zu viel Gewicht zu geben, genauso Ihre Gedanken: Lassen Sie sie kommen und gehen. Spüren Sie dabei die sanfte Brise des Windes, hören Sie das Gezwitscher der Vögel, das Knabbern der Insekten oder das Schwirren ihrer Flügel.
Mit der Zeit dringen Sie tiefer in die Pflanze ein und nehmen Dinge wahr, die Ihnen sonst fern sind. Es können Tiere sein, Insekten beispielsweise, die diese Pflanze besuchen, bestäuben, an ihr herumkrabbeln, sie anknabbern. Sie sehen Nektartröpfchen im Blütenkelch oder feine Härchen am Stängel, und mit der Zeit können Sie vielleicht andere Dinge wahrnehmen, den Säftestrom in den Kapillargefäßen, oder eine mikroskopische Intensität Ihrer Sichtweise. Aktivieren Sie Ihre anderen Sinne. Berühren Sie alle Teile der Pflanze behutsam, schnuppern Sie an ihr und, wenn Sie sicher sind, dass sie nicht giftig ist, kosten Sie von ihr. Fragen Sie sie, welchen Teil Sie nehmen dürfen. Berühren Sie die Pflanze mit den Lippen und kosten Sie dieses vertiefte Gefühlsleben aus. So können Sie ganz in der Pflanze aufgehen, die Welt besteht aus dieser Pflanze. Sie sind die Pflanze,

Sie verstehen sie, Sie fühlen wie sie, Sie spüren ihre Lebenssäfte, Sie und die Pflanze sind eine Dimension. Verlieren Sie sich in der Pflanze und spüren Sie die Wonne, sie zu sein. Sie sind wie eine Geliebte, ganz nahe bei und in der Pflanze.
Irgendwann hört dieser magische Zustand von alleine auf, vielleicht durch einen Vogelschrei, oder weil ein Stein drückt, ein Traktor vorbeirattert oder eine Ameise beißt. Schauen Sie mit Ihrer geöffneten Seele noch einmal Ihre Pflanze abschiednehmend an, wie eine gute Freundin, und kommen Sie allmählich in den Alltag zurück. Nehmen Sie sich Zeit für diesen Abschied vom Pflanzenhimmel auf die Menschenerde. Danken Sie vor allem der Pflanze für die Einblicke, die sie Sie gewähren ließ. Vielleicht geben Sie ihr etwas von Ihnen: einen Schluck Wasser, ein Haar, ein letztes Streicheln. Und wenn es Ihnen möglich ist, so besuchen Sie sie wieder: am Abend vor dem Schlafengehen, am nächsten Tag, Wochen später, oder immer wieder in Gedanken. Versuchen Sie, sooft es Ihnen möglich ist, die Pflanze und die Erinnerung an sie in Ihr Gedächtnis zurückzuholen. Holen Sie sich Ihre inneren Bilder und erleben Sie sie nach. Wenn Sie möchten, schreiben Sie oder malen Sie gleich anschließend auf, was Ihnen dabei wichtig war, eindrücklich, beglückend, oder was Sie ganz sicher nicht vergessen möchten. Nur für Sie selbst.
Und dann kommen Sie langsam wieder zurück in die Welt des Alltags.

Der Pflanze ganz nahe sein

Sie stehen barfuß da, mit geschlossenen Augen und dem Gesicht nach Osten gerichtet, und lenken Ihr Bewusstsein auf Ihre Füße. Visualisieren Sie sie in Ihrer Vorstellung und lassen Sie sie zu Wurzeln werden und immer tiefer und verzweigter in die Erde wachsen. Nach einer Weile spüren Sie die feuchte Kühle des weichen Erdbodens und dringen immer tiefer in die dunkle Erde ein. Strecken Sie nun die Arme aus, der Sonne entgegen und spüren Sie, wie die Sonne Ihre Handflächen wärmt, wie Leben hineinkommt, wie Licht den ganzen Körper durchflutet. In Ihrer Wahrnehmung werden Sie allmählich selbst zu einer Pflanze, vielleicht zu einem Baum. Sie spüren die feuchte kühle Tiefe in der Erde und die helle warme luftige Höhe des Himmels. Sie spüren, wie der Wind durch Sie hindurchweht. Ihre Gedanken sind in das Himmelsblau geflogen. Sie fühlen sich mit der Welt verbunden. Lassen Sie es dauern, bis Sie wieder zurückkommen mögen, genießen Sie das Aufgehen und Losgelöstsein vom Irdischen, Ihre Pflanzennähe und Ihre Seelenverwandtschaft. Danken Sie dem Kosmos und den vier Himmelsrichtungen, begonnen mit dem Osten, dann rechtsläufig dem Süden, Westen und Norden. Danken Sie dem Himmel, der das Licht schenkt und der Erde, die uns nährt.

Pflanzenbotschaft empfangen

Ein Versuch, einer Heilpflanze näher zu kommen und ihr nachzuspüren: Suchen Sie sich eine gemütliche Stellung, lassen Sie überflüssige Gedanken vorbeiziehen und bringen Sie sich in eine harmonische Stimmung. Suchen Sie sich ein (nicht giftiges) Heilkraut aus, das Sie noch nicht gut kennen, kosten Sie es pur oder auch als Tee, und tragen Sie einen Teil der Pflanze direkt auf Ihrer Haut, möglichst auf der Brust. Lassen Sie sich Zeit und schauen Sie den Bildern zu, die kommen, den Gedanken und Gefühlen, die spontan aufsteigen. Legen Sie den Pflanzenteil nach einer Weile auf Ihren Bauch (Solar plexus, Sonnengeflecht) und geben Sie sich derselben Ruhe und Beobachtung hin, und zum Schluss legen Sie sich die Pflanze auf die Stirn, auf das dritte Auge. Schreiben Sie sich Ihre Beobachtungen auf. Später können Sie dasselbe mit einer anderen Pflanze machen und im Nachhinein die Botschaften dieser Pflanzen miteinander vergleichen. Sie können solche Meditationen tagsüber oder nachts durchführen. Tagsüber sind die Pflanzen mit Photosynthese beschäftigt und geben überflüssigen Sauerstoff ab. Nachts werden sie „tierähnlicher": Sie atmen Sauerstoff ein und Kohlenstoff aus. Vom eher vegetativen Seinszustand verwandeln sie sich in einen eher animalischen. Das ist der Grund, weshalb man sich früher scheute, nachts ins Freie zu gehen, denn nachts „befreien sich die Vegetationsgeister vom physischen unmittelbaren Pflanzengebilde und schweifen frei umher" (Erlkönig). Vielleicht begegnet Ihnen ein Pflanzengeist in irgendeiner Gestalt, oder Sie haben das Gefühl, der Pflanzenseele näher zu kommen. Genießen Sie und bewahren Sie die Erkenntnisse, die Ihnen die Pflanzen schenken.

33

Sonnentee und Blütenessenzen: „Bachblüten“ selbst gemacht

„Die Herstellung der Blütenessenzen weckt die Liebe zur Natur, öffnet uns den subtilen Kräften und Schwingungen der Pflanzen und Bäume. Wenn wir die Verantwortung für unsere Gesundheit und damit die Herstellung der Mittel, die unserem Heil dienen, selbst in die Hand nehmen, können wir uns der wahren Heilung wieder erschließen.“

Willy Küttel

Der englische Arzt Dr. Bach begründete die nach ihm benannte „Bachblütentherapie“ um 1930. Dr. Bach, ein anerkannter Biologe, Immunologe, Pathologe und Homöopath, erfuhr nach langem Suchen und in meditativer Weise, dass wild wachsende Heilpflanzen Botschaften in sich tragen, die ihrem Wesen gemäß den Heilungsprozess eines Menschen hilfreich unterstützen können. Er erspürte diese Pflanzen durch tiefes Verstehen und Erfühlen der Botschaften aus der Pflanzenwelt. Das Wesen der Pflanzen zeigte sich ihm besonders in der Blüte. Das führte zu der nach ihm benannten Therapie, der **Bachblütentherapie**.

Wer selbst die Botschaften von „Bachblüten“ erkunden und sich darauf einlassen möchte, macht sich zuerst gedanklich frei von dem, was ihn im Alltag beschäftigt und öffnet sich für das, was in diesem Augenblick von der Pflanze wahrzunehmen ist (s. Kap. 32: Kommunikation mit Pflanzen). Wer die Pflanzenbotschaft für sich erkennt und sich ihrem Wesen öffnet, kann sie als Hilfe auf seinem Lebensweg einsetzen. Dr. Bach sah es als eine Vervollkommnung des Selbst an: „Da der Schöpfer in seiner Gnade gewisse mit göttlichen Heileigenschaften ausgestattete Kräuter geschaffen hat, die uns helfen, Krankheiten zu überwinden, wollen wir diese suchen und sie, so gut wir eben können, dazu verwenden, den Berg unserer Selbstentfaltung immer weiter zu erklimmen, bis wir eines Tages auf dem Gipfel der Vollkommenheit stehen werden“ (Dr. Edward Bach)[58].

58 Zit. in: Küttel 1998 und Scheffer/Storl 1995.

Die Heilkräfte der Pflanzen wirken auf verschiedenen Ebenen, der körperlichen, der feinstofflichen und der spirituell-geistigen. Auf der **körperlichen** Ebene sind es die (mehr oder weniger) messbaren Inhaltsstoffe, die wir als Auszüge in Tees, Tinkturen oder Salben zu uns nehmen. Destillierte ätherische Öle wirken eher **feinstofflich,** auf der körperlichen wie auf der seelischen Ebene, sie beeinflussen auch Stimmungen und Gefühle. Die **geistig-spirituelle** Ebene (nach Dr. Bach) spricht vor allem die Seele an – über die Seele der Pflanze.

Bei den beiden zuletzt genannten „Ebenen“ kommt es auch auf unsere „Antennen“ an, auf Empfang und Resonanz im Sinne von Geben und Nehmen, um die feinstofflichen Energien, die subtilen Schwingungen zur Heilung wahrnehmen zu können.

Sonnentee ansetzen und anwenden

„Das ganze Heilungsprinzip meiner Methode ist einfach,
und selbst die Pflanzen können von jedermann gesammelt
und verarbeitet werden, dem es Vergnügen macht.“

Dr. Edward Bach

Eine **offene und meditative Haltung** ist die wichtigste Voraussetzung für das Wahrnehmen von Pflanzenbotschaften. Wer sich mit feinstofflichen Energien befasst, wird feinfühlig und öffnet sich für seine Intuition. Wer sich einer Pflanze meditativ statt analytisch nähert, kommt dem Wesen der Pflanze näher. Bei solch einer einfühlsamen Annäherung an Pflanzen ist die eigene Stimmung und Gesinnung wichtig, denn die Pflanze spürt unsere Absicht. Cleve Bexter hat dies in seinem Buch „Das Geheimnis der Pflanzen“ nachgewiesen (s. Kap. „Pflanzenbegegnung“). Johanna Paungger schreibt in ihrem Buch „Aus eigener Kraft“: „Entscheidend ist, dass bei jeder Berührung, früher oder später immer die innere Absicht der Berührung zutage tritt, niemals die äußere, angebliche oder vorgetäuschte." Es ist gut, sich für eine solche Pflanzenbegegnung einzustimmen: Dr. Bach bereitete sich vor, indem er fastete und zum Zeichen der inneren Reinheit frische, leichte Kleidung anlegte. Die Schamanen nähern sich den Pflanzen ehrerbietig, bitten sie um ihre Gabe und bedanken sich dafür. Jeder von uns kann seinen eigenen meditativen Zugang finden (s. Kap. 32: Kommunikation mit Pflanzen).

Um einen „Sonnentee" nach der **Sonnenmethode** anzusetzen, wählt man einen sonnigen, wolkenlosen Tag (möglichst bei aufsteigendem, zunehmendem Mond). Intuitiv und ganz persönlich ausgesuchte Blüte(n) im Stadium ihrer vollsten Entfaltung behutsam pflücken und in eine Glasschale mit Quellwasser legen. 3-4 Stunden in der Sonne stehen lassen, ohne dass Schatten auf das Wasser trifft (von den Navajo- und Mohawk-Indianern ist eine besonders achtsame **Sonnentee**methode überliefert: Die Stängel einer wurzelnden Pflanze so umbiegen, dass die Blütenköpfe in eine Schale mit Wasser eingetaucht sind und eine Weile in der Sonne stehen lassen. So bleibt die Pflanze unbeschadet).
Anschließend einen Teil des mit den Pflanzenschwingungen „imprägnierten" Quellwassers als **„Sonnentee"** trinken und den anderen Teil mit der Pipette abfiltern, um damit ein 20-ml-Fläschchen zur Hälfte zu füllen und mit Alkohol (Cognac) aufzugießen. Das ist die **Urtinktur,** die **„Stockbottle"** – die Vorratsflasche, die lange haltbar ist. Vielleicht tut es an dieser Stelle gut, die Flasche mit dem Blütenwasser noch einmal in beide Hände zu nehmen und für seine Heilkraft mit Worten oder Gedanken zu danken. Reicht die Kraft der Sonne nicht mehr aus, könnten die Pflanzen auch mit dem Quellwasser zusammen in einem Emailtopf auf dem Herd ½ Stunde lang erwärmt werden (ca. 35 °C), auch so können die Informationen übertragen werden. Man nennt das die **Kochmethode**, die Dr. Bach hauptsächlich für die Frühjahrsblüher verwendet hatte, einer Zeit, in der die Sonnenkraft noch nicht ausreichend vorhanden ist.
Für die **Anwendung** von Bachblüten stellt man aus der Stockbottle ein „Anwendungsfläschchen" her: Eine 30-ml-Flasche zur Hälfte mit Quellwasser und zur anderen Hälfte mit Cognac füllen und 10 Tropfen von der Stockbottle zugeben. Die Informationen werden auf diese Weise auf das Wasser-Alkohol-Gemisch übertragen und sind bereit zur Anwendung: 3–5 × täglich 3–5 Tr. unter die Zunge geben. Die Therapie ist meistens dann beendet, wenn das Fläschchen leer ist oder das Einnehmen vergessen wird.

Die Zutaten: Wasser, Sonne und Blüten

Wasser ist mehr als nur sichtbare molekulare Struktur. Wasser ist die Grundlage allen Lebens (der menschliche Körper besteht zu 67 % aus Wasser) und ein Informationsmedium. Wassermoleküle, die dem Sonnenlicht ausgesetzt waren, vibrieren stärker, ihre Eigenschwingung ist erhöht. Das Maß der Eigenschwingung bestimmt seine Qualität als Informationsübermittler. Von der Sonne beschienenes Quellwasser ist besonders geeignet, Träger für die Pflanzenbotschaft zu sein.
Das Licht der **Sonne** überträgt die Schwingungen auf das Wasser. Licht ist Energie in Farben. Doch die Sonne ist nicht „nur" Wärme oder Energie, sie vermittelt auch (Lebens-)Freude, Erkenntnis und Geistesblitze.
Die **Blüten**(blätter) sind die Träger der heilenden Kräfte. Die der Pflanze innewohnenden feinstofflichen Informationen werden mit Hilfe des Sonnenlichts und seiner Wärme auf das Medium Wasser übertragen. Das solchermaßen „imprägnierte" Wasser bildet das Konzentrat, die Blütenessenz. Dazu sollen die Blüten behutsam gepflückt und keinesfalls gedrückt werden. Manche sammeln die Blüten unter Zuhilfenahme eines größeren Pflanzenblattes, so dass die Blüte nicht mit der Hand berührt wird und ihre Eigenschwingung nicht verloren geht.

Die Farben der Blütenessenzen

Schon vor Tausenden von Jahren haben Ägypter und Chinesen mit Farben therapiert. Farben enthalten bestimmte Informationen des Lichtspektrums, sie sind Schwingungen, Energien. Bei der Auswahl der Blütenessenzen können die Informationen der jeweiligen Blütenfarbe mitberücksichtigt werden:

- **Rot** ist Feuer, Hitze, Bewegung und Aktivität. Rot macht munter, gibt Wärme und drängt zu Entscheidung und Auseinandersetzung. Rot entspricht dem Herzen und den Blutgefäßen, der Niere und der Muskulatur, und Rot steigert den Blutdruck. Rot schenkt Mut und Kraft.
Bei Kraftlosigkeit, Erschöpfung und Einsamkeit.

- **Orange** ist Optimismus, Lebensfreude und gesundes Leben. Orange fördert Vertrauen und die Lust

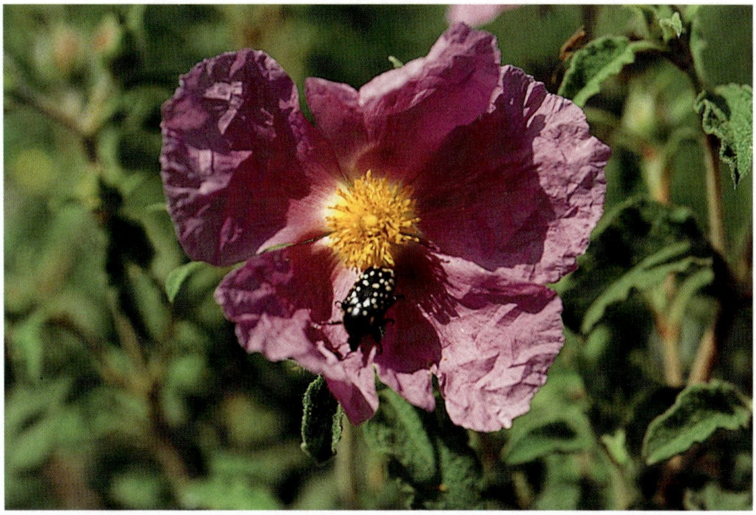

Abb. 64 Zistrose *Cistus incanus* Zistrosenblätter heilen die Haut; ihre Blüten berühren die Seele (s. Kap. 26: Hauterkrankungen).

am Leben, an Genuss und Sinnlichkeit und wirkt verdauungsanregend. Es ist sanfter als Rot, schenkt Wohlbehagen und lässt alltägliche Sorgen leichter nehmen. Orange ist die Farbe der Kinder und vitaler Menschen.
Bei Mutlosigkeit und Überempfindlichkeit.

- **Gelb** ist Leichtigkeit und Heiterkeit, schenkt Behaglichkeit, Zufriedenheit und Wärme. Es wirkt auf Magen, Leber, Bauchspeicheldrüse und Bronchien und regt zum Entgiften an. Gelb ist die Kraft der Sonne und die Farbe der Weisheit und Erkenntnis. Gelb fördert die Konzentration und geistige Beweglichkeit.
Bei Angst und mangelndem Interesse.

- **Grün** ist Neubeginn und Wachstum, fördert Harmonie und Stabilität. Grün regeneriert, besänftigt, tonisiert und erhält die Gesundheit, schenkt Hoffnung, Vertrauen, Geborgenheit und Sicherheit. Grün ist Entspannung und sorgt für inneren Frieden.
Bei Unsicherheit, Einsamkeit und übertriebener Sorge um andere.

- **Blau** ist Ruhe, Weite und Tiefe, Unendlichkeit, Träume und Sehnsucht. Blau kühlt und lindert Entzündungen, gibt Erholung, Entspannung und Schlaf. Blau ist entspannend für Augen, Nerven und Haut. Blau ist die Farbe des Friedens und der Wahrheit.
Bei innerer Unruhe und Überempfindlichkeit.

- **Violett** wirkt ausgleichend auf das zentrale Nervensystem, verleiht Selbstwertgefühl und fördert den Schlaf. Es erhebt und befreit die Seele und den Geist. Violett steht für Spiritualität, Barmherzigkeit und Bewusstseinserweiterung, regt zum Meditieren an und hilft beim Loslassen und Sterben.
Bei Mutlosigkeit und Verzweiflung.

- **Indigo** als tiefstrahlendes Blau vereinigt alle Farbschwingungen in sich. Indigo hilft bei Erschöpfung, bewirkt Heilung im ganzheitlichen Sinne und verhilft zur geistig-seelischen Entwicklung. Indigo entspricht dem universellem Bewusstsein.
Bei Haltlosigkeit, Dumpfheit und Erschöpfung.

34

Kräuterbräuche heutzutage

„Was nicht gefeiert wird, geht unbemerkt vorbei. Man kann die kleinsten Ereignisse zu einem großartigen Moment des Lebens gestalten, indem man sich die Zeit nimmt sie zu feiern."

Zsusanna Budapest

(Heil-) Pflanzen wandeln sich im immerwährenden Kreislauf der Natur. Unsere Vorfahren besaßen ein tiefes Verständnis in diese Wandlungsprozesse und sie verbanden altes Kräuterwissen mit Festen, die heute immer noch bzw. wieder gefeiert werden.

Jahreskreisfeste

Der keltische Jahreskalender umfasst acht große religiöse Feiertage. Die **Tag-und-Nacht-Gleiche** im Frühjahr und im Herbst und die **Sonnenwenden** im Sommer und im Winter bilden die vier Hauptfeste; sie sind **Sonnenfeste** und werden vom Stand der Sonne bestimmt. Die vier dazwischen liegenden Feste, die so genannten Kreuzvierteltage, sind **Mondfeste**; sie sind zeitlich beweglicher als die Sonnenfeste, weil sie als Vollmondfeste gefeiert wurden: Lichtmess, Walpurgis, Schnitterfest und Samhain. So glich das Jahr einem achtspeichigen Spinnrad. Die (Zeit-) Räume dazwischen waren für die Kelten besondere „Zeitenräume", Risse im Weltgefüge, Zwischen-Zeiten mit Grenzen zwischen den Übergängen von einem göttlichen Herrschaftsbereich zum anderen, von einem Zeitraum zum nächsten. Diese Zeiten, in denen die Menschen mittels Räucherungen, Wahrträumen oder Trance mit der Anderswelt kommunizieren konnten, wurden als heilige Festtage gefeiert.

Wintersonnenwende (Julfest): 20.–23. Dezember

Dies Fest ist das letzte und das erste innerhalb eines Jahreskreises, die längste Nacht und der kürzeste Tag des Jahres. Das Rad (germanisch „jol: Rad") hat eine Umdrehung gemacht, die Dunkelheit erreicht die Grenzen ihrer Macht, sie wird schwächer und das Licht gewinnt an Kraft. Der Kranz wird gewunden (heute ist es der Adventskranz) und mit vier Kerzen, je einer für jede Jahreszeit geschmückt, als Symbol des nie endenden Jahreszyklus. Samen, die in der Erde geruht haben, erwachen und bereiten sich auf das Keimen vor.

Kräuter für diese Zeit sind immergrüne Pflanzen als Zeichen für die Unsterblichkeit der Natur, zum Beispiel **Wacholder**, der reinigt und schützt. Die Sonnenpflanze **Esche** bringt Licht in den Herd, **Kamille** bereichert mit ihrer sonnengespeicherten Kraft Liebestränke, geräucherte **Kiefer** reinigt das Haus und die **Mistel** soll Böses abwehren.

In diese Zeit fallen die **Rau(ch)nächte vom 25. Dezember–6. Januar**

Das sind die Tage zwischen Weihnacht und Dreikönig, jene 12 Tage und Nächte „zwischen den Jahren". Raunächte sind **Rauchnächte**, eine Zeit in der geräuchert wird (s. Kap. 12: Räuchern). Unsere Ahnen gingen davon aus, dass in diesen Zeiten der Schleier zur Anderswelt besonders dünn sei und sie leichter Kontakt mit jenseitigen Kräften und Gottheiten herstellen konnten. Räuchern mit „nordischem Weihrauch" von **Tanne** oder **Wacholder**, immergrünen Gewächsen, die die Kraft der unbesiegbaren Sonne in sich tragen, soll Schutz bieten und die dunklen Mächte vertreiben. Die heiligen geweihten Nächte sind die empfänglichste Zeit für Orakel und Weissagungen. Raunächte sind „Losnächte", d. h. **Orakelnächte**; da vertrieben sich die Menschen die Zeit mit Geschichten erzählen und Orakelspielen: Wie wird das neue Jahr? Was bringt die Zukunft? Bekannt ist das Bleigießen. Gefeiert werden diese Tage heute, indem man ein Feuer 12-mal rückläufig (gegen den Sonnenlauf) umkreist und dabei das vergangene Jahr verabschiedet, Monat für Monat, um anschließend 12 Runden mit dem Sonnenlauf das Feuer zu umrunden und den neuen Monaten des Jahres Leben einzuhauchen, Pläne, Vorhaben und Wünsche. **Immergrüne Pflanzen** werden dabei ins Feuer gegeben, und der aufsteigende Rauch möge die Wünsche in den Himmel tragen.

(Maria) Lichtmess (Imbolc): 31. Januar–2. Februar (in der Neumondphase)

Am 2. Februar ist Lichtmess, die Sonne beginnt die dunklen Wintertage zu vertreiben. Lichtmess markiert die Mitte der dunklen Jahreshälfte zwischen Wintersonnenwende und Frühlings-Tag-und-Nacht-Gleiche; nach dem keltischen Kalender beginnt jetzt der Frühling. Das keimende Samenkorn wächst dem Licht entgegen. Lichtmess ist ein Fest des Neubeginns und der Reinigung, und „gereinigt“ wurde im Vorfrühling schon immer: „Frühjahrsputz“ im Haus und Frühjahrskur im Körper. Altes muss weichen, um Neuem Platz zu machen. Der Frühlingsbaum **Birke** ist der Baum der Lichtgöttin Brigid und steht für den Neuanfang; aus seinen Zweigen wurde der reinigende Reisigbesen hergestellt, und Birkentee „reinigt“ den Körper. Um das Zunehmen des Lichtes zu begrüßen, stellt man an diesem Abend eine Kerze ans Fenster und schmückt sie mit **Lichtmesskräutern**: **Gänseblümchen** für die Reinheit und Klarheit des Lichtmesstages, **Winterkresse** und **Hirtentäschel** für das lebensspendende Grün und zarte Birkenzweige für das junge Licht.

Frühjahrs-Tag-und-Nacht-Gleiche (Ostara): 20.–23. März

Dies ist die Nacht des Gleichgewichts, die Dunkelheit und das Licht sind sich ebenbürtig. Die Natur schüttelt die Winterruhe ab, die Sonne gewinnt an Kraft und erste Knospen brechen auf. Der Keimling ist durch die Erde gestoßen, genießt die Kraft des Frühlings und das Licht der Sonne und entfaltet behutsam seine Keimblätter. Das an den Mond gebundene Fest wurde nach der Göttin Ostara benannt, der „Göttin des strahlenden Lichts“, die die noch kalte Erde berührt und damit neues Wachstum und Blühen bringt. Zu dieser Zeit suchten unsere Vorfahren erneuernde Frühlingskräuter, neun an der Zahl, um daraus die „Grüne Suppe“ zuzubereiten, die die Frühjahrsmüdigkeit vertrieb. **Kräuter** dieses Festes sind vor allem die „Suppenkräuter“, **Scharbockskraut**, **Gundermann**, **Gänseblümchen**, **Brennnessel**, **Giersch**, **Kresse**, **Schafgarbe**, **Wegerich** und **Taubnessel**, aber auch **Hasel** und **Holunder**, die Fruchtbarkeit und Heilkraft versprachen.

Walpurgis (Beltane): 30. April

Das ist die Hoch-Zeit von Himmel und Erde, ein rauschendes Fest der puren Lebensfreude. Beltane, der Sonnengott („Bel, Belenos: der Strahlende, Leuchtende“) zeigt an, dass die helle Jahreszeit beginnt. Der Keimling hat sich zur Pflanze entwickelt und entfaltet seine Knospen. Die Göttin ist die Maikönigin, die nach dem Tanz bei ihrem göttlichen Partner liegt und die Fruchtbarkeit für dieses Jahr sichert. Schon immer gehört zu diesem Fest der „jungen kraftvollen Triebe“ Lust, Liebe und Erotik.
Kräuter dieses Festes sind der Maibaum, traditionell eine **Birke**, deren Zweige die Lebensgeister und damit Fruchtbarkeit wecken sollten. Junge Mädchen wuschen sich mit dem Tau der **Weißdorn**blüten das Gesicht, um Schönheit zu erlangen. **Bärlauch** hielt die bösen Hexen fern, **Gundermann**, als Kranz auf dem Kopf getragen, half sie zu erkennen; **Waldmeister** diente berauschendem Trank. Die schönste Jungfrau im Dorf bekam einen Kranz aus **Weißdorn**, **Gänseblümchen** und Birkenlaub als Verkörperung der Liebesgöttin. Frische Birkenreiser und **Ebereschen**zweige schmückten Häuser, stachlige **Schlehen**zweige schützten Hof und Stall.

Sommersonnenwende (Johanni oder Litha): 21. Juni

Das Sonnenrad steht auf der Himmelsmitte, der Sonnenzyklus hat seinen Höhepunkt erreicht, der längste Tag und die kürzeste Nacht stehen bevor. Sonne ist Leben, von ihr hängt Wachsen und Gedeihen ab. Die Knospe ist zur Blüte gereift, die befruchtet wurde. Nun birgt sie in sich den jungen Samen und will zur Reife wachsen. Im gesamten deutschsprachigen Raum werden heute noch „**Johannifeuer**“ entzündet, und wer darum tanzt und darüber springt, dem soll Gesundheit, Kraft, Liebe und Fruchtbarkeit auf allen Ebenen geschenkt werden. Vor allem Liebespaare springen Hände haltend durch das Feuer und verbringen die Nacht unter freiem Himmel auf einem Liebeslager mit duftenden Kräutern. Heilbringende „Johannikräuter“ wurden und werden gesammelt, Kränze aus Johanniskraut, Beifuß und **Eisenkraut** gewunden und um Lenden und den Kopf getragen und nach dem Feuersprung den Flammen übergeben: Schlechtes und Unheil soll sich verwandeln in Gutes. Die Asche wurde früher auf dem Feld verteilt, um eine gute Ernte zu haben. **Johannikräu-**

ter sind **Johanniskraut**, zu einem „Feuerbuschen" gebunden und gegen Blitz und Unwetter unterm Dach aufgehängt, und Sonnenpflanzen wie der heilige **Beifuß**, **Arnika** und **Kamille**, **Schafgarbe** und **Fenchel**, **Königskerze**, **Blutwurz**, **Holunder** und **Thymian**.

Schnitterfest (Lugnasad): 2. August und Kräuterweihe: 15. August (Maria Himmelfahrt)

Es ist die Zeit des ersten Kornschnitts, des üppigen Wachstums und der Reife; das goldene Korn bringt Brot und Leben und die Kräuter sind voller Duft. **Anis** wurde in das Brot gebacken, um Fruchtbarkeit zu schenken. Die keltischen Schnitterinnen ehrten den „Getreidegott" mit Kornpuppen und üppigen Erntewagen und hoben die letzte Garbe auf, als Trägerin besonderen Saatgutes.
Die **Kräuterweihe** feierte man in der ersten Vollmondnacht im August zur Ehre der Mondgöttin. Die an diesem Tag gesammelten Kräuter wurden zu einem Strauß oder „Buschen" gebunden und werden heutzutage, nachdem in der Christianisierung das Fest zum „Marienfest" umbenannt wurde, in katholischen Gegenden in der Kirche geweiht. Diesen Kräutern werden besondere Heilkräfte für Mensch und Tier nachgesagt, sie sollen schützen vor bösen Mächten und Krankheiten. Bei Gewitter und Krankheit, bei Geburten und in den Raunächten werden die getrockneten Kräuter zum Schutz geräuchert oder in den Tee gegeben. **Kräuter** des Kräuterbuschens sind je nach Region unterschiedlich, es sind 9 oder 99, 7 oder 77; die wichtigsten: **Beifuß** und **Schafgarbe**, **Johanniskraut** und **Tausendgüldenkraut**, **Königskerze** und **Arnika**, **Baldrian** und **Rainfarn**, **Kamille** und **Dost**.

Herbst-Tag-und-Nacht-Gleiche: Erntedank (Mabon) 22. September

Das ist einer der vier Kardinalpunkte im Sonnenjahr; Tag und Nacht sind wieder gleich lang, von nun an werden die Tage kürzer und die Nächte länger, es wird kühler und der Sommer nimmt seinen Abschied. Zugvögel sammeln sich um ihre Reise in den Süden anzutreten, Tiere wie Menschen sorgen für ihren Wintervorrat. Das Arbeitsjahr des bäuerlichen Lebens geht zu Ende, die Ernte ist eingebracht. Bei Tanz, Gesang und Festmahl mit dem jungen Wein dankten unsere Vorfahren für die Gaben und achteten darauf, dass nicht alles der Natur geraubt wurde: Die letzten drei auf dem Feld verbliebenen Pflanzen wurden stehen gelassen und mit Blumen und Früchten geschmückt. **Kräuter** für dieses Fest sind das **Benediktenkraut** das Kraft verleiht, **Eicheln** für die Fruchtbarkeit, die **Ringelblume**, um prophetische Träume wahr werden zu lassen, **Salbei** für Weisheit und Unsterblichkeit und Getreide, Obst und Gemüse um den Göttinnen zu danken.

Allerseelen (Samain), Dunkelheitsfest, Halloween: 31. Oktober auf 1. November

Das Samainfest („Sommerende") ist der keltische Vorläufer des im 9. Jahrhundert christianisierten und heute wieder modern gewordenen „Halloween-Festes". Samain, der Schwarze Gott der Unterwelt tritt seine Herrschaft an und damit beginnen die dunkelsten Wochen des Jahres. Die Lebenskräfte ziehen sich zurück, um sich in Ruhe und Geborgenheit auf den Neubeginn vorzubereiten; die Ähre ist abgestorben, der Same fällt zu Boden und ruht. Das war schon immer die Zeit, in Ruhe Atem zu holen und gelebte Gewohnheiten zu überdenken, um später überflüssig Gewordenes loszuwerden, und mit dem Wiedererwachen des Lichts neue „Triebe" (Ideen, Wünsche, Vorhaben) entwickeln und verwirklichen zu können. Wieder sind die Mauern dünn zwischen den Welten, und es ist eher möglich, mit den Toten in Verbindung zu treten und ihnen Ehre zu erweisen. Es ist ratsam, in dieser Zeit **Knoblauch** und **Engelwurz** als Schutz bei sich zu tragen. **Kräuter** für dieses Fest sind **Äpfel** als Symbol der Unsterblichkeit und die **Eiche** als Symbol der Fülle und der Kraft, der **Kürbis** mit einer Kerze in der Mitte zur Ehre der Geister der Lebenden und der Toten, und geräucherter **Wermut**, um die Geister der Verstorbenen herbeizurufen.

Damit hat sich der Jahreskreislauf geschlossen. Um mit der Natur zu gehen, die Erfahrung der Anbindung und Rückbindung an die Natur mit ihren heilenden Pflanzen zu erleben, schließen sich heute vor allem Frauen wieder zusammen, um gemeinsam das Ritual (Sanskrit „rta: Ordnung") der Jahreskreisfeste zu feiern.

35 Über die Autorin

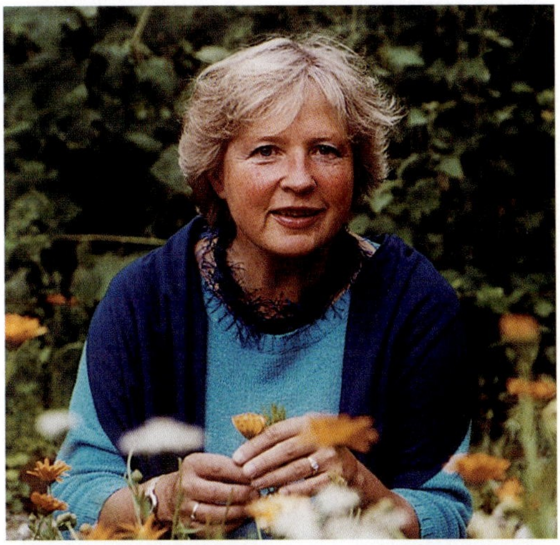

Ursel Bühring, Jahrgang 1950, ist Heilpraktikerin, Krankenschwester, Natur- und Umweltpädagogin und Phytotherapeutin. Ihre Arbeit ist geprägt durch eine tiefe Verbundenheit mit den Pflanzen – ihre innere Triebfeder für die intensive Beschäftigung mit Heilpflanzen. Seit vielen Jahren ist sie als **Dozentin** für Pflanzenheilkunde an verschiedenen Institutionen im In- und Ausland tätig.

Frau Bühring veröffentlichte bereits mehrere Pflanzenbücher und sog. „Heilpflanzen-Blätter" imSelbstverlag (über die Freiburger Heilpflanzenschule erhältlich). Daneben ist sie als **Autorin** von Fachbüchern und Heilpflanzenartikeln im In- und Ausland bekannt und wirkt regelmäßig bei Radio- und Fernsehsendungen mit. Im August 2001 wurde Frau Bühring für ihr Engagement in der Pflanzenheilkunde der „**Regiopreis** für Gesundheit und Ernährung" (Freiburg) vom Kulturförderkreis der Wirtschaft verliehen.

1997 gründete sie die **Freiburger Heilpflanzenschule** mit dem Ziel, das traditionelle Wissen über Kräuterheilkunde wieder aufzugreifen und mit den neuesten Erkenntnissen der Phytomedizin zu verbinden. 2002 wurde ihr kompetentes und gleichzeitig praxisnahes Unterrichtskonzept durch den FVDH (Freier Verband Deutscher Heilpraktiker) zertifiziert. Neben einjährigen berufsbegleitenden Phytotherapieausbildungen werden an der Schule auch Aufbaukurse in Phytotherapie, Kurzausbildungen in Kinder- und Frauen-Naturheilkunde mit Schwerpunkt Phytotherapie und Kurzausbildungen in Heilkräutergarten-Praxis, Kräuterwerkstatt u.a. angeboten.

Die Ausbildungen und Kurse richten sich an Heilpraktiker, Angehörige aus Heil- und Pflegeberufen, an Medizinstudenten (die ab 2004 Naturheilkunde – inklusive Phytotherapie – als Pflichtteil absolvieren müssen) und ebenso an interessierte Laien, die sich einen alternativen Umgang mit der Medizin aneignen wollen und mehr Eigenverantwortlichkeit für ihre Gesundheit übernehmen möchten.

Weitere Informationen können Sie erhalten bei:

Freiburger HeilpflanzenSchule
Ursel Bühring

Zertifiziertes Studienprogramm für Pflanzenheilkunde

Zechenweg 6, 79111 Freiburg
Tel. 07 61-5 56 55 90-5, Fax -6

info@heilpflanzenschule.de
www.heilpflanzenschule.de

36 Weiterführende Adressen

Bezugsquellen Pflanzen und/oder Samen

ARTEMISIA GbR
Heil- und Duftpflanzen aus dem Biolandbetrieb
Alexandra von der Chevallerie und Erwin Heger
Vorderer Moosweg 1
79350 Sexau

Tel. 0 76 41-4 68 98 64
Fax 0 76 41-4 68 98 62
E-Mail: compost@artemisiagarten.de
www.artemisiagarten.de

Blumenschule Schongau
Augsburgerstr. 62
86956 Schongau

Tel. 0 88 61-73 73
Fax 0 88 61-12 72
E-mail: Blumenschule-Schongau@t-online.de
www.Blumenschule.de

Hof Berggarten
Wilde Blumen für lebendige Gärten
Großherrischwand, Lindenweg 17
79737 Herrischried

Tel. 0 77 64-2 39
Fax 0 77 64-2 15
E-Mail: hof-berggarten@t-online.de
www.hof-berggarten.de

Staudengärtnerei Dieter Gaissmayer
Jungviehweide 3
89257 Illertissen

Tel. 0 73 03-72 58
Fax 0 73 03-4 21 81
E-Mail: info@staudengaissmayer.de
http://www.staudengaissmayer.de

Artemisia Allgäuer Kräutergarten
Heilkräuter und Teemischungen
Hopfen 29
88167 Stiefenhofen im Allgäu

Tel. 0 83 86-96 05 10
E-Mail: info@artemisia.de
www.artemisia.de

Medizinal- und Kräutertees

Sidroga GmbH (Medizinaltees)
Mumpferfährstr. 68
79713 Bad Säckingen

Tel. 0 77 61-9 39 76-0
Fax 0 77 61-9 39 76-48
E-Mail: administration@sidroga.com
www.sidroga.com

Kneipp-Werke (Medizinaltees)
Steinbachtal 43
97082 Würzburg

Tel. 09 31-8 00 20
Fax 09 31-80 01 97
E-Mail: info@kneipp.de
www.kneipp.de
Fabrikverkauf: (Di, Mi, Fr 10–16 Uhr, Do 12–18 Uhr; Mo geschlossen)
Johannes-Gutenberg-Str. 8
97199 Ochsenfurt-Hohestadt

Medizinaltees Alfred Stüber GmbH
Ältestes Auslieferungslager der A. Vogel-Produkte Deutschland
Postf. 7050
72734 Reutlingen

Tel. 0 71 21-5 20 21
Fax 0 71 21-58 04 99
E-Mail: email@stuebers.de

La Luna Kräutermanufaktur
(Demeter- und Biolandqualität)
Rudi Beiser
Herrenstr. 12
77948 Friesenheim

Tel. 0 78 21-99 77 61

Lebensbaum
Donum naturae (kbA-Qualität, DAB-geprüft)
über Naturkosthandel zu beziehen

Firma Gahlke (kbA- und konventionelle Ware, DAB-geprüft)
Großhändler, der Naturkostläden und Apotheken beliefert.

KräuterSchulte
Schlossstr. 7
76593 Gernsbach/Schwarzwald

Tel. 0 72 24-38 46
Fax 6 84 34
E-Mail: kraeuterschulte@aol.com
Die Kräuter der Welt, Biokräuter, Tees, Tinkturen, Flüssigextrakte, Öle

Ätherische Öle

Primavera life
Herstellung und Vertrieb von ätherischen Ölen
Am Fichtenholz 5
87477 Sulzberg

Tel. 0 83 76-80 80, Fax: 8 08 39
E-Mail: info@primavera-life.de
www.primavera-life.de

Heilpflanzengärten

Heilkräuterlehrpfad Löffingen
(Raum Titisee-Neustadt an der B 31)
Heilkräuter in ihrer natürlichen Umgebung
Initiator Heilpraktiker Peter Spiegel

Tel. 0 76 54-86 10

Kytta-Arzneigarten
(Nähe Alpirsbach/Schwarzwald – zwischen Schenkenzell und Schiltach)
mit ca. 250 Heilkräutern

Näheres unter: www.tee.org/kgarten/liste-bw.html

Heilpflanzengarten der Firma WALA
73087 Bad Boll/Eckwälden (bei Göppingen)
www.wala.de/hintergruende/heilgarten/index.htm

Anmeldung zu *Führungen*:
Tel. 0 71 64-93 02 50
Fax 0 71 64-93 02 97

Heilpflanzengarten der Firma WELEDA
Schwäbisch Gmünd
Kontakte über Pflegefachberaterin
Fr. Birgitt Bahlmann

Tel. 0 71 71-91 91 79
Fax 0 71 71-91 95 07
E-Mail: bbahlmann@weleda.de

Heilkräutergarten im Merian Park
Botanischer Garten in Brüglingen bei Basel
Heilpflanzen nach Indikationen geordnet
Vorder Brüglingen 5
CH-4052 Basel

www.bogabrueglingen.ch

Naturlehrpfad Heilpflanzengarten Liemberg
Bio-Betrieb Hans Zaugg Liemberg
CH-4938 Rohrbachgraben

Tel. 00 41-62-9 65 29 61

Zahlreiche Heilpflanzengärten in Deutschland sind in der **Bad Heilbrunner Gesundheitsdatenbank** mit den wichtigsten Angaben beschrieben und aufgelistet:
www.tee.org/kgarten/uebersicht.html

Internetadressen

- **www.botanik.uni-wuerzburg.de**
  Einleitung in die Phytotherapie
- **www.apothekergarten.de**
  Adressen und Informationen über Lehr- und Schaugärten
- **www.phytotherapie.org**
  Die Seiten der Deutschen Gesellschaft für Phytotherapie – aktuelle Informationen und Forschungsergebnisse
- **www.phytotherapie-komitee.de**
  Die Seiten des Komitees Forschung Naturmedizin – aktuelle Informationen und Forschungsergebnisse

- **www.cambase.de**
  Universität Witten-Herdecke, von Dr. Veronica Carstens gelouncht; Komplimentärmedizin wissenschaftlich
- **www.egms.de**
  Medizinisch-wissenschaftliche Publikationen
- **www.Medline.de**
  Gut für Online-Recherchen Medizin
- **www.das-gesundheitsportal.com**
  Alternative Heilmethoden und Diagnoseverfahren
- **www.heilpflanzen-welt.de**
- **www.smgp.de**
  Homepage der Schweizerischen medizinischen Gesellschaft für Phytotherapie
- **www.pharmakobotanik.de**
  Informationen für Ärzte, Apotheker und interessierte Laien
- **www.pflanzen-bilder.de**
  Große Auswahl an Heilpflanzenbildern
- **www.herbmed.org/index.asp**
  Amerikanische Heilkräuterdatenbank der Alternative Medicine Foundation
- **www.botanikus.de**
  Heilpflanzenbilder und -datenbank
- **www.escop.com**
  The European Scientific Cooperative on Phytotherapy (ESCOP). Internetseite mit internationalen Links

Zeitschriften

Gesundheitsnachrichten A. Vogel AG, Hätschen, Postfach 63, CH-9053 Teufen.

Natürlich AZ Fachverlage AG, Neumattstr. 1, CH-5001 Aarau. 12 Ausgaben jährlich; mit regelmäßiger Rubrik „Chrüteregge" (Kräuterecke). www.natuerlich-online.ch

Zeitschrift für Phytotherapie Hippokrates Verlag, Postfach 300504, 70445 Stuttgart. 6 Ausgaben jährlich. www.hippokrates.de

Kraut und Rüben Deutscher Landwirtschaftsverlag GmbH, Lothstr. 29, 80797 München. 12 Ausgaben jährlich. www.krautundrueben.de

Natur und Medizin Mitgliederbrief der Fördergemeinschaft für Erfahrungsheilkunde NATUR UND MEDIZIN e.V., Carstens-Stiftung. 6 Ausgaben jährlich. www.naturundmedizin.de

Naturheilpraxis Pflaum Verlag GmbH & Co. KG, Postfach 190731, 80607 München. Erscheint monatlich. www.naturheilpraxis.de

Naturarzt AccessMarketing GmbH, Alt Falkenstein 37 a, 61462 Königstein. Erscheint monatlich. www.naturarzt-access.de

Natur und Heilen Verlag Natur und Heilen, Nikolaistr. 5, 80805 München. Erscheint monatlich. www.naturundheilen.de

Aus- und Fortbildungsmöglichkeiten

Artemisia Allgäuer Heilpflanzenseminare
Hopfen 29
88167 Stiefenhofen im Allgäu
Tel.: 0 83 86-96 05 10
E-Mail: info@artemisia.de
Internet: http://www.artemisia.de

Freiburger Heilpflanzenschule Ursel Bühring
Zechenweg 6
79111 Freiburg
Tel.: 07 61-5 56 55 90-5
Fax: 07 61-5 56 55 90-6
E-Mail: info@heilpflanzenschule.de
Internet: http://www.heilpflanzenschule.de

Heilen mit Pflanzen e. V.
Institut für Phytotherapie und Heilpraktikerschule
Klaus Krämer
Paul-Lincke-Ufer 42/43
10999 Berlin-Kreuzberg
Tel.: 0 30-61 12 89 33
E-Mail: buero@heilen-mit-pflanzen.de
Internet: http://www.heilen-mit-pflanzen.de

Heilpflanzenschule Verden
Dipl. Biol. Margitta Paprotka-Kühne
Schafwinkeler Dorfstr. 1 A
27308 Kirchlinteln
Tel.: 0 42 37-94 22 82
Fax: 0 42 37-94 40 112
E-Mail: mpk@heilpflanzenschule-verden.de
Internet: www.heilpflanzenschule-verden.de

Phytaro Heilpflanzenschule
HP Peter Germann
Köln-Berliner-Str. 9
44287 Dortmund
Tel.: 02 31-4 44 06 75
E-Mail: info@phytaro.de
Internet: http://www.phytaro.de

37 Literatur

Adamaszek K, Bloemeke V, Brühl M, Bühring U: Naturheilverfahren in der Hebammenarbeit. Stuttgart: Hippokrates; 2002.

Afzal M, Ahmad SA, Ahmad SH, Holt AH, Syed TA: Management of Psoriasis with Aloe vera extract in a hydrophilic cream: a placebo-controlled, double-blind study. Trop Med. Int. Health. 1996; 1:505 ff.

AID Verbraucherinformation „Wildgemüse". Faltblatt Nr. 2521. (Bezugsadresse: AID-Verbraucherdienst, Konstantinstr.124, 53179 Bonn.)

Akhondzadeh S et al: Comparison of Lavendula angustifolia Tincture and Imprimanine in the treatment of mild to moderate depression: a double-blind, randomized trial. Prog. Neuropsychopharmacol. Biol. Psychiatrie. 2003; 27(1): 123-127.

Augustin M: Naturheilverfahren bei Hauterkrankungen. Stuttgart: Hippokrates; 2002.

Bader M: Räuchern mit heimischen Kräutern. München: Kösel; 2003.

Bathmanghelidj F: Faridun: Wasser, die gesunde Lösung. Kirchzarten: VAK; 2002.

Bergmann H, Bühring U, Groß A: Kleine grüne Wunder. Mit Kindern die Natur entdecken. Freiburg: Selbstverlag; 2002. (Bezugsadresse: Freiburger Heilpflanzenschule, Oberbirken 17, 79252 Stegen, *www.heilpflanzenschule.de.)*

Bingham R, Bellew, BA: Yucca Plant Saponin in the Management of Arthritis. Journal of Applied Nutrition. 1975; 27: 45-50.

Bingham R, Harris DH, Laga T: Yucca Plant Saponin in the Treatment of Hypertension and Hypercholesterolemia. Journal of Applied Nutrition. 1978; 30: 127-134.

Bocksch M: Heilpflanzen. Kennzeichen, Heilwirkung, Anwendung. München: BLV; 1989.

Bommert W (Hrsg.), Klemme B: Delikatessen am Wegesrand. Düsseldorf: Rau; 1995.

Braun H, Frohne D: Heilpflanzenlexikon. Stuttgart: Gustav Fischer; 1994.

Buff W, Von der Dunk K: Giftpflanzen in Natur und Garten. Berlin: Paul Parey; 1988.

Bühring U, Schneider J: Blütenrezeptkarten. 2 Postkartenbücher. Selbstverlag. (Bezugsadresse: Freiburger Heilpflanzenschule)

Bühring U, Sonn A: Heilpflanzen in der Pflege. Bern: Huber Verlag; 2004.

Bühring U: Aus Freya's Zaubergarten: Kochen mit Wildkräutern, Band 1-4. Stegen: Edition Achillea; 1992. (Bezugsadresse: Freiburger Heilpflanzenschule.*)*

Bühring U: Freiburger Heilpflanzenblätter, Sammelband 1-4. Stegen: Edition Achillea; 2002. (Bezugsadresse: Freiburger Heilpflanzenschule.*)*

Chrubasik S, Wink M (Hrsg.): Phytotherapie bei Störungen und Erkrankungen des Nervensystems. Ludwigshafen: M. Rherinheimer; 1998.

Chrubasik S, Wink M (Hrsg.): Rheumatherapie mit Phytopharmaka. Stuttgart: Hippokrates; 1997.

Dioscorides: Kreutterbuch von 1610. Reprint: München: Konrad Kölbl; 1964.

Ell-Beiser H, Girsch M: Naturheilkunde für Kinder mit Schwerpunkt Phytotherapie. Friesenheim: Selbstverlag; 2002. (Bezugsadresse: Helga Ell-Beiser, Herrenstr.12, 77948 Friesenheim.)

Engel F-M: Mein Küchengarten-Brevier. Gemüse, Würzkräuter, Beeren. CH-Bern: Hallwag; 1978.

Ennet D, Reuter HD: Lexikon der Pflanzenheilkunde. Stuttgart: Hippokrates; 1998.

Erhardt GW, Götz E, Bödecker N, Seybold S (Hrsg.): Zander Handwörterbuch der Pflanzennamen. 17. Aufl. Stuttgart: Ulmer; 2002.

Fintelmann V, Menßen H-G, Siegers, C-P: Phytotherapie Manual. 2. Aufl. Stuttgart: Hippokrates; 1993.

Fintelmann V, Weiß RF: Lehrbuch der Phytotherapie. 10. Aufl. Stuttgart: Hippokrates; 2002.

Fischer-Rizzi S: Medizin der Erde. Legenden, Mythen, Heilanwendung und Betrachtung unserer Heilpflanzen. München: Hugendubel; 2000.

Fischer-Rizzi S: Botschaft an den Himmel. Anwendung, Wirkung und Geschichten von duftendem Räucherwerk. München: Hugendubel; 2002.

Frohne D, Pfänder HJ: Giftpflanzen. Ein Handbuch für Apotheker, Ärzte, Toxikologen und Biologen. 4. Aufl. Stuttgart: WVG; 2004.

Frohne D: Heilpflanzenlexikon. Ein Leitfaden auf wissenschaftlicher Grundlage. 7. Aufl. Stuttgart: WVG; 2002.

Funke H: Die Welt der Heilpflanzen. Bd. 1: Wirkstoffe. München: Richard Pflaum; 1980.

Gawlik W: Götter, Zauber und Arznei. Schäftlarn: Barthel und Barthel; 1994.

Gessner O, Orzechowski G: Gift- und Arzneipflanzen von Mitteleuropa. Heidelberg: Carl Winter Universitätsverlag; 1974.

Gillert O, Rulffs W: Hydrotherapie und Balneotherapie. Theorie und Praxis. 11. Aufl. Neuausgabe. München: Richard Pflaum; 1990.

Grau J, Jung R, Münker B: Beeren, Wildgemüse, Heilkräuter. München: Orbis; 2001.

Heeger EF: Handbuch des Arznei- und Gewürzpflanzenanbaus. Reprint: Frankfurt a.M.: Deutscher Landwirtschaftsverlag Harri Deutsch; 1989.

Helm E-M: Feld-, Wald- und Wiesenkochbuch. 5. Aufl. München: BLV; 1987.

Hess Heer P, Krauchthaler R: Schönheit durch Kräuter und Essenzen. Selbstgemachte Kosmetik für Haut und Haar. CH-Aarau: AT; 1998.

Houghton PJ, Perry EK, Perry NS, Pickering AT, Wang WW: Medicinal Plants and Alzheimer's disease: from ethnobotany to phytotherapie. J. Pharm. Pharmacol. 1999; 51: 527-534.

Karl J: Neue Therapiekonzepte für die Praxis der Naturheilkunde. München: Richard Pflaum; 1995.

Keville K, Green M: Die Seele der Pflanzen. Ätherische Öle und Kräuteressenzen selbst gewinnen und anwenden. Holm: Deukalion; 1997.

Kölbl K: Kölbl's Kräuterfibel. Reprint: München: Konrad Kölbl; 1993.

Kraft K, Blaser G: Checkliste Phytotherapie. Stuttgart: Thieme; 2000.

Küster H: Wo der Pfeffer wächst. Ein Lexikon zur Kulturgeschichte der Gewürze. München: C.H. Beck; 1987.

Küttel W: Heilende Blütenessenzen. Bewusster leben mit Bachblüten. CH-Aarau: AT; 1998.

Lewin L: Gifte u. Vergiftungen. Lehrbuch der Toxikologie. Heidelberg: Karl F. Haug; 1992.

Liebster G: Heilkraft aus dem Garten. Gehölze, Gemüse und Kräuter als Heilpflanzen. Herrsching: Manfred Pawlak Verlagsges.; 1991.

Lonicerus A: Kräuterbuch von 1679. Reprint: München: Konrad Kölbl; 1962.

Madaus G: Lehrbuch der biol. Heilmittel. Bd. II. Leipzig: Thieme; 1938: 1396.

Marti O: Frühling in der Küche. Ein Poet am Herd. 3. Aufl. CH-Bern: Hallwag; 1994.

Messegue M: Das Messegue Heilkräuter-Lexikon. A-Wien: Fritz Molden; 1976.

Meyer E: Tee-Rezepturen. Ein Handbuch für Apotheker und Ärzte. Stuttgart: DAV; 1995.

Morris N: The effects of lavender baths on psychological well-beeing: two exploratory randomised control trials. Complement Ther. Med. 2002; 10 (4): 223-228.

Müller B: Ökosystem Darm. Zentrale Rolle der Mikroflora für die Immunfunktion. NaturaMed. 2002; 17: 33-34.

Müller-Lissner A: Bluthochdruck: UV-Licht zeigt antihypertensive Effekte. NaturaMed. 2002; 17.

Mutter J: Amalgam-/Quecksilbervergiftungen richtig ausleiten. Weil der Stadt: Natura Viva; o.J.

Neumayer P: Natürliche Antibiotika. Sanfte Heilung aus dem Pflanzenreich. Berlin: Ullstein; 2003.

Omura Y, Beckmann SL: Acupuncture & Electro-Therapeutics. Res., Int. J. 1995; 20: 133-148 u. 195-229.

Ornish D: Revolution in der Herztherapie. Stuttgart: Kreuz; 1992.

Ornish D: Die revolutionäre Therapie: Heilen mit Liebe. München: Mosaik; 2002.

Pahlow M: Das große Buch der Heilpflanzen. Gesund durch die Heilkräfte der Natur. München: Gräfe & Unzer; 1999.

Parsadet et al.: Effectiveness of oral Ginkgo biloba in treating limited slowly spreading vitiligo. Clin. Exp. Dermatol. 2003; 28: 285-287.

Peskind ER, Raskind MA, Wessel T: Galantamine in AD: a 6-month randomized, placebo-controlled trial with a 6-month extension. Neurology 2000; 54: 2261-2268.

Poletti A, Schilcher H, Müller A: Heilkräftige Pflanzen. Weil der Stadt: Walter Hädecke; 2000.

Price S, Price L: Aromatherapie. Praxishandbuch für Pflege- und Gesundheitsberufe. CH-Bern: Huber; 2003.

Raab W, Kindl U: Pflegekosmetik. Ein Leitfaden. 3. Aufl. Stuttgart: WVG; 2004.

Rätsch C: Enzyklopädie der psychoaktiven Pflanzen. CH-Aarau: AT; 2002.

Rätsch C: Räucherstoffe – Der Atem des Drachen. CH-Aarau: AT; 2002.

Reuter HD: Therapie mit Phytopharmaka. Stuttgart: Gustav Fischer; 1997.

Roth L, Daunderer M, Kormann K: Giftpflanzen – Pflanzengifte. Hamburg: Nikol Verlagsges.; 2000.

Rothmaler R: Phytotherapie. Stuttgart: Sonntag; 1994.

Rousseau JJ: Botanische Lehrbriefe. Frankfurt a.M.: Insel Taschenbuch; 1979.

Saller R et al.: Combined Herbal Preparation for Tropical Treatment of Herpes labialis. Forsch. Komplementärmed. Klass. Naturheilk. 2001; 8: 373-382.

Saller R, Reichling J, Hellenbrecht D: Phytotherapie. Klinische, pharmakologische und pharmazeutische Grundlagen. Heidelberg: Karl F. Haug; 1995.

Schauer T, Caspari C: Der große BLV-Pflanzenführer. Über 1500 Blütenpflanzen Deutschlands und der Nachbarländer. München: BLV; 2001.

Scheffer K: Helfen Mandeln gegen das metabolische Syndrom? NaturaMed. 2003; 18: 7.

Scheffer M, Storl WD: Das Heilgeheimnis der Bachblüten. Von der Weisheit der Pflanzenseelen. München: Heyne; 1995.

Scheffer M: Bach-Blütentherapie. Berlin: Ullstein; 2000.

Schilcher H, Kammerer S: Leitfaden Phytotherapie. München: Urban & Fischer; 2003.

Schilcher H: Kleines Heilkräuterlexikon. Weil der Stadt: Hädecke; 1999.

Schilcher H: Phytotherapie in der Kinderheilkunde. Stuttgart: WVG; 1999.

Schmitz R: Geschichte der Pharmazie I. Eschborn: Govi-Verlag ¬Pharmazeutischer Verlag; 1998.

Schneckenburger S: In tausend Formen magst Du Dich verstecken. Goethe und die Pflanzenwelt. Hrsg.: Stadt Frankfurt a.M. (Bezugsadresse: Palmengarten der Stadt Frankfurt a.M., Siesmayerstr. 61, 60323 Frankfurt am Main, Tel. 0 69-21 23 33 83.)

Schönfelder I, Schönfelder P: Der neue Kosmos-Heilpflanzenführer. Über 600 Heil- und Giftpflanzen Europas. Stuttgart: Kosmos; 2001.

Sonn A: Wickel und Auflagen. 2. Aufl. Stuttgart: Thieme; 2004.

Steinbach G (Hrsg.): Beeren, Wildgemüse Heilkräuter. München: Mosaik; 1996.

Stoffler HD: Der Hortulus des Walahfrid Strabo. Aus dem Kräutergarten des Klosters Reichenau. Sigmaringen: Thorbecke; 1989.

Storl WD: Heilkräuter und Zauberpflanzen zwischen Haustür und Gartentor. CH-Aarau: AT; 2002.

Storl WD: Kräuterkunde. Braunschweig: Aurum Verlag; 1996.

Storl WD: Von Heilkräutern und Pflanzengottheiten. Bielefeld: J. Kamphausen; 1997.

Teuscher E: Biogene Arzneimittel. Stuttgart: WVG; 2004.

Tompkins P, Bird C: Das geheime Leben der Pflanzen. Frankfurt a.M.: Fischer Taschenbuch; 1977.

Vonarburg B: Homöotanik. Farbiger Arzneipflanzenführer der klassischen Homöopathie. 4 Bde. Stuttgart, Heidelberg: Karl F. Haug; 1997-2002.

Vonarburg B: Natürlich gesund mit Heilpflanzen. CH-Aarau: AT; 1988.

Wagner H, Dorsch W, Bayer T, Breu W, Willer F: Antiasthmatic effects of onions: inhibition of 5-lipoxygenase and cyclooxygenase in vitro by thiosulfinates and „Cepaenes". Prostaglandins Leukot. Essent. Fatty Acids. 1990; 39: 59-62.

Wagner H, Wiesenauer M: Phytotherapie/Phytopharmaka und pflanzliche Homöopathika. Stuttgart: Gustav Fischer; 1995.

Wagner H: Arzneidrogen und ihre Inhaltsstoffe Band 2. Stuttgart: WVG; 1999.

Wichtl M (Hrsg.): Teedrogen und Phytopharmaka – Ein Handbuch für die Praxis auf wissenschaftlicher Grundlage. Stuttgart: WVG; 2002.

Zimmermann E: Aromatherapie für Pflege- und Heilberufe. Stuttgart: Sonntag; 2001.

Zimmermann W: Praktische Phytotherapie. Stuttgart: Sonntag; 1994.

38 Pflanzenindex

A

B

C

D

E

F

G

H

I

J

K

L

M

N

O

P

Q

R

S

39 Sachregister

B

C

D

E

F

G

H

I

J

K

L

M

N

O

P

Q

R

S

T

U

V

W

Z